U0233384

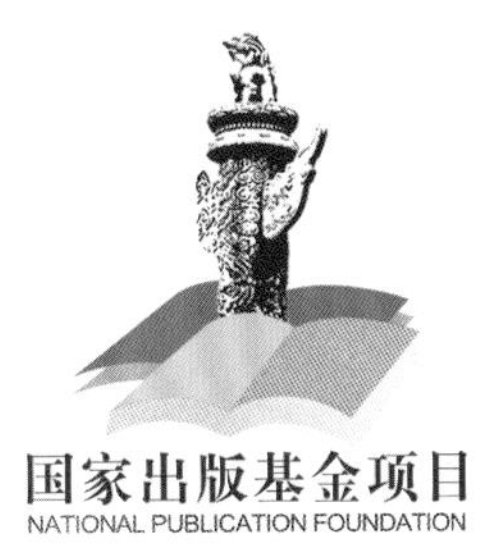

“十二五”国家重点图书

中华临床医学影像学

心血管分册

CHINESE CLINICAL MEDICAL IMAGING

CARDIOVASCULAR

“十二五”国家重点图书

中华临床医学影像学

心血管分册

CHINESE CLINICAL MEDICAL IMAGING

CARDIOVASCULAR

丛书主编　郭启勇
分册主编　李坤成

北京大学医学出版社

ZHONGHUA LINCHUANG YIXUE YINGXIANGXUE
XINXUEGUAN FENCE

图书在版编目（CIP）数据

中华临床医学影像学. 心血管分册 / 李坤成主编. —北京：北京大学医学出版社，2016.1

国家出版基金项目 “十二五”国家重点图书

ISBN 978-7-5659-0817-0

Ⅰ. ①中… Ⅱ. ①李… Ⅲ. ①心脏血管疾病—影像诊断 Ⅳ. ①R445②R540.4

中国版本图书馆CIP数据核字（2014）第056929号

中华临床医学影像学　心血管分册

主　　编：李坤成
出版发行：北京大学医学出版社
地　　址：（100191）北京市海淀区学院路38号　北京大学医学部院内
电　　话：发行部 010-82802230；图书邮购 010-82802495
网　　址：http：//www.pumpress.com.cn
E-mail：booksale@bjmu.edu.cn
印　　刷：北京圣彩虹制版印刷技术有限公司
经　　销：新华书店
责任编辑：许　立　**责任校对**：金彤文　**责任印制**：李　啸
开　　本：889mm × 1194mm　1/16　**印张**：25　**字数**：766千字
版　　次：2016年1月第1版　2016年1月第1次印刷
书　　号：ISBN 978-7-5659-0817-0
定　　价：228.00元

中华临床医学影像学
编审委员会

心血管分册编委会

分 册 主 编　李坤成

分册副主编　李　选

编　委　（按姓名汉语拼音排序）

杜祥颖　首都医科大学宣武医院

范占明　首都医科大学附属北京安贞医院

李　选　北京大学第三医院

李坤成　首都医科大学宣武医院

史河水　华中科技大学同济医学院附属协和医院

孙立军　中国人民解放军第四军医大学西京医院

王佩芬　复旦大学医学院附属中山医院

夏黎明　华中科技大学同济医学院附属同济医院

袁旭春　深圳市孙逸仙心血管病医院

郑　宏　中国医学科学院中国协和医科大学阜外心血管病医院

朱　铭　上海交通大学医学院附属新华医院

分册主编简介

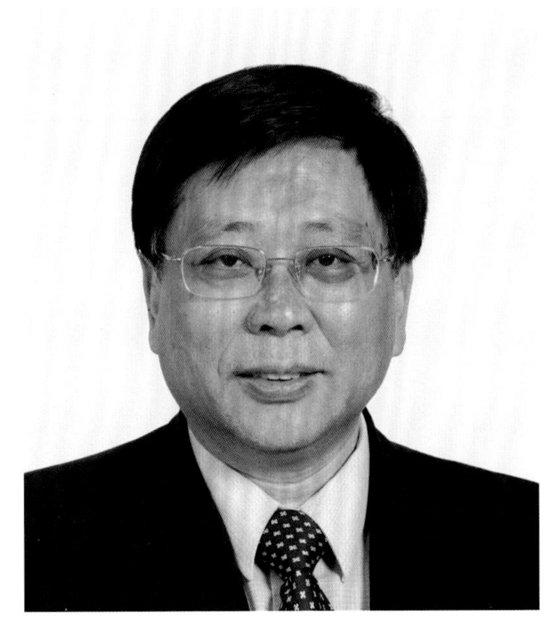

李坤成，医学博士、主任医师、二级教授，首都医科大学医学影像学系主任，宣武医院医学影像部和放射科主任。专长神经影像学和心血管影像学，主要在比较影像学、医学影像数字化和质量控制等3个方向开展研究工作。已经在《中华放射学杂志》《中国医学影像技术》等国内统计源期刊发表论文700余篇，主编专著15部，参编专著41部，发表SCI论文170余篇，单篇最高影响因子15.343分，累计影响因子520分，单篇最高被引用频次300余次，总被引频次3000余次。获得省部级奖励12项。培养硕士研究生48名，博士研究生30名，博士后11名。现为北美放射学会、欧洲放射学会和国际磁共振学会会员，国家医疗器械评审专家委员会医用放射影像设备评估中心委员，中华医学会放射学分会副主任委员，中华医学会放射学分会北京分会副主任委员，中国医学影像技术研究会常务理事。《中国医学影像技术》杂志主编，《中华放射学杂志》《中国CT和MR杂志》《临床放射学杂志》《中国临床影像学杂志》和《磁共振成像》杂志副总编，《中国医疗设备》等4种杂志的常务编委，《首都医科大学学报》等20种杂志的编委。美国《Clinical Imaging》杂志名誉主编（Honorary Editor）。美国宾夕法尼亚州立大学医学中心客座教授（Visiting Professor），享受国务院政府特殊津贴，卫生部突出贡献中青年专家，北京市领军人才。北京市医学影像质量控制和改进中心主任，北京市磁共振成像脑信息学重点实验室主任。第12和13届北京市人大常委会常委，第13届北京市政协常委，北京国际医药促进会监事长。

序 1

近年来，医学影像学发展迅速，作为现代临床医学体系的重要组成部分，在传统成像技术基础上新技术、新方法的应用不断涌现，使现代医学影像学内涵不断刷新、扩展。迄今，国内医学影像学著作出版颇多，多属有关专著，尚缺少系统性丛书。欣闻“中华临床医学影像学”丛书问世，倍感欣慰。

“中华临床医学影像学”丛书由新闻出版总署立项，国家出版基金资助，并获批国家“十二五”重点图书。保证了本丛书具有高起点和权威性。丛书总主编、各分册主编、副主编及编著者均为我国当前在医学影像学领域第一线工作的有影响力的专家、学者，通过他们的努力，保证了丛书的专业性和时代性。

这套丛书共十二分册，涵盖传统影像学各系统、各专业领域的内容，同时将全身综合性疾病、分子影像学、医学影像信息学及质量控制等重要内容进行专门编著，对于医学影像学知识体系的阐述更较全面，内容更为充实、完整。另外，丛书的编辑特点可以概括为结合临床、病种齐全、纲领清晰、文图并重、检索方便，做到继承传统和开拓创新的适当结合，具有明显的时代性。

祝愿并相信“中华临床医学影像学”丛书的出版，对我国医学影像学进而临床医学和医学科学的发展将起到积极推进作用，谨此对总主编郭启勇教授、各分册主编、副主编及参与编写的各位专家和同道们的辛勤努力表示衷心敬意和感谢！

中国工程院院士

中国医学科学院阜外心血管病医院放射科　教授　主任医师

序 2

医学影像学诞生已百余年，各种影像学新技术、新方法、新应用日新月异、层出不穷。近年来，影像学已从主要依靠形态学诊断发展为集形态、功能、代谢等信息为一体的综合诊断体系，介入诊疗技术、计算机信息技术、分子影像技术等使影像学的范畴不断发展延伸，医学影像学新知识的更新速度已经到了让人应接不暇的程度，医学影像工作者和相关临床医生对系统、全面、实用的医学影像学工具书的需求已经达到渴望的地步，“中华临床医学影像学”丛书的出版恰逢其时！

“中华临床医学影像学”是由国家出版基金资助，由中华放射学会主任委员、国内影像学知名专家、中华医学会放射学分会专业学组组长组成的专家团队主持撰写的专业影像学丛书。丛书共包括十二分册，内容涵盖神经、头颈、心血管、胸部、乳腺、消化、泌尿生殖、骨关节与软组织、儿科等诸多系统及专业领域，同时涉及全身综合疾病影像学、PET与分子影像学、医学影像信息学与质量控制等诸多新角度、新内容。在继承传统经典影像学内容的基础上，丛书更体现了影像学的进展和现状，从而保证本丛书的实用性和时代性。

本丛书的特点是传统现代并重，临床影像兼顾，纲领脉络清晰，文字简明扼要，内容充分翔实，典型图像丰富。各分册收录的疾病种类齐全，分类清晰。各疾病相关临床内容全面，包括发病率、病因、临床诊断要点、疾病的演变治疗和随诊等，为读者呈现出立体化的临床诊断思路。影像学表现按检查方法分别阐述，诊断与鉴别诊断要点突出。每节配有大量示范病例图像，以加深理解，方便参考。书后配专业索引，便于根据各种关键词检索到需要的内容。这些特点体现了丛书的系统性、实用性、易读性、方便性。

“中华临床医学影像学”是一套兼顾影像学和临床医学的系统性丛书，以各专业影像学科医生及临床各科室医生为主要读者对象而量身定制的，它同时着眼于目前广大读者在临床工作和拓展学习的实际需求，相信大家会发现这是一部内容丰富、精练易读、高效实用的影像学丛书，相信它会成为大家爱不释手的重要参考书。

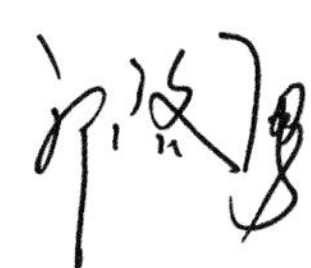

丛书主编

中国医科大学　副校长

中国医科大学附属盛京医院　院长

前　言

心血管疾病是现代社会威胁人类健康和生命的主要疾病之一。在心血管疾病的临床处理中，医学影像学占据重要地位，尤其是在疑难疾病的诊断中。近年来，随着医学影像设备和技术的快速发展，心血管疾病影像学也得到了长足的进步，尤其是随着64排螺旋CT的普及应用，冠状动脉硬化性心脏病这一最重要的心血管疾病的无创影像学诊断取得了巨大进步，同时，心血管MR检查的价值也逐步为影像科医生和临床医生所认可。因此，如何将心血管影像学的技术进展和对疾病诊疗的价值简明扼要、条理清晰地呈现给广大影像科医生和心血管科医生，是我们迫切需要解决的问题。

本书作为“中华临床医学影像学”丛书的一个分册，共九章，采用整套丛书所一致应用的条目式结构，力图层次分明、条理清楚地将心血管疾病的流行病学、病理和病理生理、临床表现和治疗、影像学诊断和鉴别诊断要点介绍给广大读者，从而便于读者记忆和自行查阅。本书内容包括心血管系统的影像学检查方法、冠状动脉粥样硬化性心脏病、心肌病、后得性心脏病、先天性心脏病、心包疾病、大血管疾病、肺动脉栓塞等的影像诊断，同时涵盖了心血管系统介入治疗的重要技术和方法的内容。

邀请了国内十余位心血管系统影像诊断方面的知名专家参与编写本书。书稿是大家集体智慧的结晶，凝结着每一位编者的心血和汗水。本书的编写还得到丛书总编郭启勇教授和北京大学医学出版社的大力支持和协助，在此表示深深的敬意和感谢。但是，由于编者知识和水平所限以及对新的编写体例的适应，更由于医学知识的不断更新，书中难免有错漏和不够全面之处，还请读者能够谅解，同时欢迎各位同道赐教和指正。

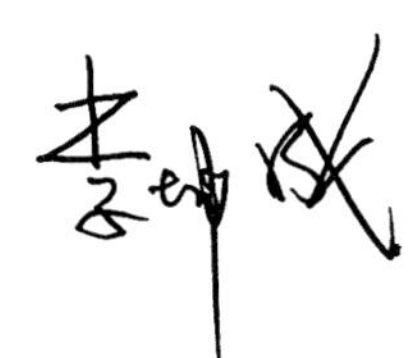

目　录

心血管系统的影像学检查方法

1

第 1 节　心脏大血管的普通 X 线检查

一、X 线检查的基本原理

【X 线的物理特性】

- X 线的发现及其基本物理性质
  - 1895 年由德国物理学家伦琴（Roentgen）发现
  - 是一种波长极短的电磁波，其波长范围在 0.0006 ~ 50nm（1nm = 10^{-7}cm），目前临床应用 X 线波长为 0.008 ~ 0.031nm
  - 以光速进行直线传播
  - 首张 X 线医学影像图片是伦琴夫人手的照片
- X 线的特性
  - 穿透性
    - 波长极短，能穿透普通光线所不能穿透的物质
    - 在穿透过程中，部分射线被所穿透的物质吸收，产生 X 线衰减
    - X 线穿透物质的能力与其波长成反比，即 X 线波长越短、其穿透能力越强，而 X 线的波长与 X 线管球电压成反比
      - 管球电压越高，产生 X 线的波长越短，其穿透力越强
      - 管球电压越低，产生 X 线的波长越长，其穿透力越弱
    - X 线的穿透力与被穿透物质的原子序数成反比
      - 原子序数越高，X 线越难穿透
      - 原子序数较低的物质，容易被 X 线穿透
    - X 线的穿透力与被穿透物质的密度和厚度有关
      - 密度高和厚度大者不易被 X 线所穿透
      - 密度低和厚度小则容易被穿透
  - 荧光效应
    - 当 X 线照射到荧光物质（如钨酸钙、铂氰化钡等）时，后者能将 X 线转换成波长较长的荧光，肉眼可以观察到，称之为荧光效应
    - 根据 X 线荧光效应原理制成荧光屏
    - 荧光屏曾经在 X 线透视检查中普遍应用，近年来已经逐渐被影像增强器替代
  - 摄影效应
    - X 线可使胶片感光而获得摄影图像，即为摄影效应，伦琴即根据此特性发现 X 线
    - 摄影效应原理：X 线照射胶片使感光层溴化银的银离子还原成金属银，再经显影和定影处理，产生灰阶图像
    - 常规胶片摄影已逐渐被计算机 X 线摄影（computed radiography，CR）和直接数字化 X 线摄影（direct digital radiography，DDR）或简称数字 X 线摄影（digital radiography，DR）替代
  - 电离效应
    - X 线照射能使组成物质的分子解离为正负离子，为电离效应
    - X 线通过空气时，空气的电离程度（即产生正负离子量）与空气所吸收的 X 射线量成正比，测量空气电离程度可以计算 X 线辐射剂量，其国际单位为“伦琴”（R）

- 生物效应
  - X线穿透机体，能引起活体组织细胞及体液的生物学变化，导致细胞生长受阻、甚至破坏细胞结构，称之为生物效应
  - 有利之处：应用X线可以杀伤肿瘤细胞，进行“放射治疗”
  - 不利之处：
  - 对X线诊断而言，生物学效应造成副损伤，其损害程度与遭受X射线辐射的剂量大小和不同组织对X线的敏感程度有关
  - 人的生殖和造血系统对X射线十分敏感，最容易遭受伤害，在进行诊断性X线检查时，必须采取防护措施

【X线成像的基本原理】

X线成像必须具备以下3个条件

- X线具有足够穿透力，以穿透被照射组织结构
- 被透射组织结构具有密度或（和）厚度差异，以形成X线图像的对比度
  - X线穿透高密度或较厚组织结构时，X线被吸收得较多，到达荧光屏、胶片、CR成像板或DR平板的射线量则较少
  - 穿透低密度或较薄组织结构时，被吸收的X线量较少，到达荧光屏、胶片、CR成像板或DR平板的射线量就较多
- 具有接受和形成X线图像的介质，包括传统胶片、CR成像板和DR的平板等

【X线成像的对比度】

- 天然对比度
  - 由人体组织结构本身密度差形成X线图像对比度，称之为天然对比度
  - 具有良好天然对比的四大类组织
    - 骨骼：含钙量高达68%，其密度最高，吸收的X线最多，图像上呈白色影像，与周围组织结构的反差较大，对比度较高
    - 软组织和液体：比重与水相似，彼此的密度差别很小，在X线图像上均呈灰色影像
    - 脂肪组织：密度与比重均较软组织和水小，在X线图像上呈灰黑色影像
    - 气体：密度和比重很低，吸收X线最少，在X线图像上呈黑色影像
- 人工对比
  - 天然对比不足以显示结构或病变时，为增加诊断信息，向体内引入高或低密度物质以获取人工对比度的检查，称之为造影
  - 用于造影检查的物质称之为对比剂（或造影剂）
  - 对比剂分高密度和低密度两类，常用高密度对比剂是钡剂和碘剂，而低密度对比剂主要有二氧化碳气、空气和氧气

【计算机摄影的基本原理】

- 基本原理
  - 应用成像板（image plate，IP）取代传统胶片作为X线图像的载体
  - 成像板把穿透机体的X线光子以潜影方式贮存起来
  - 用激光束扫描被曝光的成像板，使贮存的潜影激发出不同强度的荧光
  - 用光电倍增管将荧光转换为电信号，再由模/数转换器转换为数字信号
  - 数字信号经计算机处理，数/模转换为模拟图像
  - CR图像可以打印传统胶片，也可存贮于硬盘、磁带和光盘
- 临床CR系统构成
  - 成像板：若干个
  - 激光阅读器
  - 图像处理工作站
  - 图像存储系统
  - 打印机
- CR的优势
  - CR成像板可直接替代传统胶片，不必更换原有X线设备，成本较低
  - CR的宽容度较大，后处理功能较强，使X线摄影的废片率几乎降低为零，适用于应用移动X线机拍摄床旁片
  - 成像板在明室操作，反复使用，显著改善了技师的工作环境

【数字化摄影的基本原理】

- 数字化摄影（DR）是指在具有图像处理功能的计算机控制下，采用一维或二维X线探测器直接把X线影像信息转化为数字信息的技术
- 成像方法主要有数字平板探测器（flat panel detector，FPD）和影像增强器-电荷耦合器两种
  - 数字平板探测器：利用半导体（非晶硅或非晶硒阵列）将X线能量直接转换为电信号，

并形成数字影像

- 影像增强器 - 电荷耦合器：由影像增强管将X线转换成可见光，再由电荷耦合器或光电摄像管将可见光转换成视频信号，然后经图像卡进行模 / 数转换成数字化矩阵图像

- DR 的优势
  - 与 CR 比较，DR 的 X 线辐射剂量更小，时间分辨力、动态范围和密度分辨力均更高，操作更加简便、快速
  - DR 和 CR 共同使 X 线图像实现了数字化，图像质量显著提高，为图像存储与传输系统（picture archiving and communication system，PACS）和远程影像学奠定了坚实基础
  - DR 将逐渐取代传统 X 线摄影和 CR，成为普通 X 线心脏检查的主要方法

二、心脏的普通 X 线检查

【概述】

- 心脏位于纵隔之内，与两侧胸腔相邻，与肺的X线吸收差较大，天然对比度很高，X线心脏检查在临床广泛应用
- 心脏普通 X 线检查分类
  - 透视
  - 摄影
- 心脏普通 X 线检查的特点
  - 不能直接显示心脏内部结构，而是根据心脏边缘和轮廓分析来判断心脏及各房室的增大
  - 通过观察心脏和大血管搏动幅度和节律来判断心功能
  - 在显示肺循环（特别是肺水肿）方面有独到之处，优于其他影像学方法

【心脏的 X 线透视检查】

- 优点
  - 可以转动患者，从不同角度观察心脏大血管轮廓及其搏动，有利于病变的定位，并分析病变与周围结构（如：肺、横膈、胸膜及骨等）的关系
  - 必要时可取显示病变最佳的位置摄影，以纠正因体位不正、吸气不足等因素所致的摄影失真
  - 简便易行，价格低廉
- 缺点
  - 检查时间长
  - X 线辐射剂量大
  - 图像欠清晰
  - 检查结果受操作者经验的影响较大
  - 不能保存图像，不利于前后两次检查的对比
- 其首选检查方法的地位已被超声心动图取代，目前仅为补充检查手段

【心脏的 X 线摄影检查】

- 优点
  - 曝光时间仅为数十毫秒，患者接受的 X 线剂量比透视小得多
  - 所获图像空间分辨力高
  - 应用标准检查体位，有利于图像保存和随访
- 心脏 X 线摄影体位
  - 后前位（图 1-1-1）：患者直立，前胸壁贴近胶片 - 暗盒，X 线由后向前水平穿过人体胸部
  - 右前斜位（图 1-1-2）：患者直立向左旋转45°，右肩贴近胶片 - 暗盒
  - 左前斜位（图 1-1-3）：患者直立向右旋转

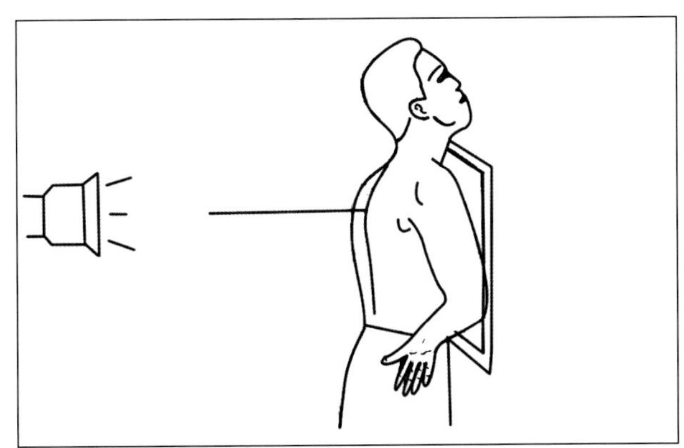

图 1-1-1　后前位示意图

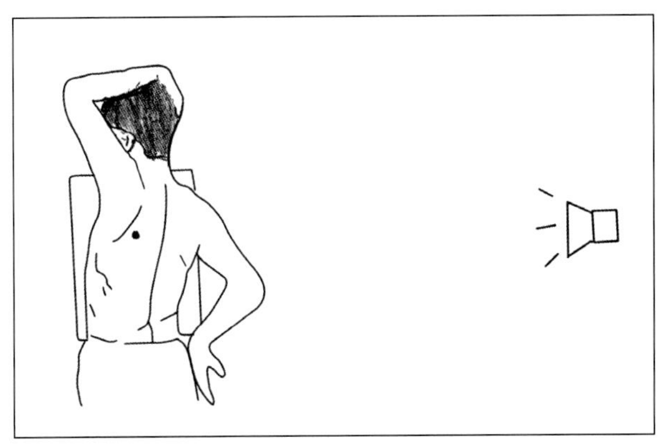

图 1-1-2　右前斜位示意图

60°，左肩贴近胶片 - 暗盒

- 左侧位（图 1-1-4）：患者取侧位，左胸壁贴近胶片 - 暗盒
- 后前位为基本位置，根据病情需要可再选择加照斜位或左侧位像，目前，多选择后前位和左侧位组合
- 为减小放大率所致失真，投照时要求 X 线管球距离胶片 - 暗盒至少 2m

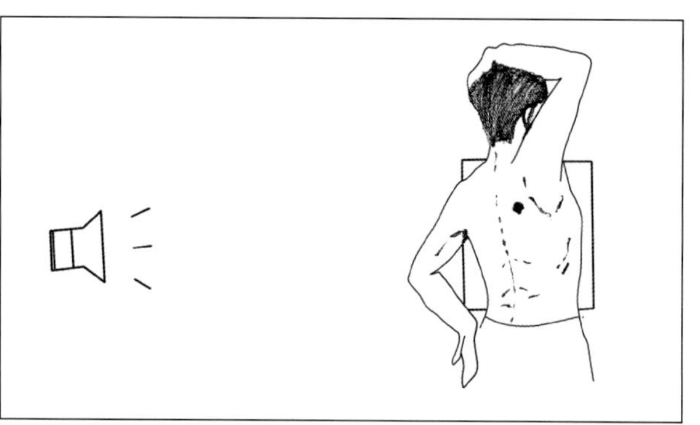

图 1-1-3 左前斜位示意图

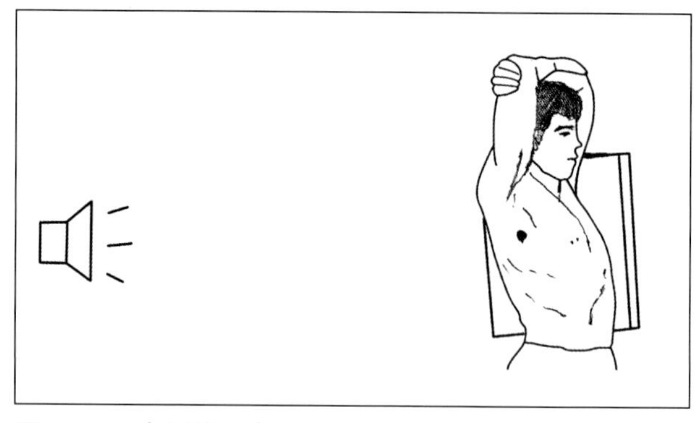

图 1-1-4 左侧位示意图

（李坤成）

第 2 节 心脏大血管的 X 线造影检查

【概念】

- X 线心血管造影（X-ray angiocardiography）是将对比剂经动脉或静脉引进心腔或（和）大血管，通过 X 线摄影显示心脏大血管的解剖结构，并判断心脏血液循环功能的影像学检查技术
- X 线冠状动脉造影（coronary arteriography，CA）是 X 线心血管造影的一种特殊类型，只针对冠状动脉

【X 线心血管造影检查设备】

- 要求
  - 装备热容量较大的 X 线管球
  - 具有可快速调整（可在 360° 方向上进行调整）X 线管球位置的专门机械臂（通常为 C 形臂）
  - 最好具有双向摄影（即一次注射对比剂同时摄取两个体位图像）的能力
  - 配有电视录像系统，可在术中即时调阅前期造影录像和 X 线电影记录
  - 进行 X 线电影摄影的速率较高，最好能达到 90 F/s（通常为 25 F/s ~ 50F/s）
- 影像记录模式
  - 电影胶片，曾经是心血管造影机应用最为广泛的记录方式
  - 数字式录像系统和数字式大容量磁带机或光盘存储刻录系统，实现了图像的无胶片存储和传输
  - 数字减影血管造影（digital subtraction angiography，DSA）代替传统血管造影方式，配备有路径图（road map）功能，便于进行介入治疗
- 对比剂注射设备
  - 专用高压注射器：需要经过细长的导管向心脏或大血管内快速注射对比剂（即“团注”），而对比剂的黏滞度较高
  - 根据造影的要求选择注射的压力、流率和流量
  - 高压注射器由心电图触发：在心动周期的某一时相注入对比剂，可减少对比剂的用量，降低因注射对比剂而引发的不良反应
- 其他设备
  - 心导管检查：需配备心电图和压力监测系统，以便随时监测患者心电图的变化，并测定心腔内压力
  - 心腔内电生理检查：需配备多导生理记录仪

【X 线对比剂】

- 概述
  - 1927 年，葡萄牙医生莫尼滋（Moniz）将碘

化钠经静脉注入颈总动脉使之显影，发明了X线动脉血管造影（arteriography）
  - 至20世纪50年代，随着经皮穿刺技术和有机碘化物对比剂的应用，X线血管造影技术逐渐成熟
- 含碘高密度对比剂分类
  - 离子型对比剂
    - 单体对比剂：泛影葡胺、泛影酸钠等，以前者为常用
    - 双聚体对比剂：低渗泛影葡胺钠（hexabrix）
  - 非离子型对比剂：碘普罗胺注射液（优维显）、碘佛醇注射液（optiray）、碘海醇注射液（omnipaque）和碘西胺（iosimide）等
- 对比剂浓度：用于心血管造影通常浓度较高，离子型对比剂选择76%的泛影葡胺，非离子型对比剂碘的浓度常为370mg/ml或者350mg/ml，甚至400mg/ml
- 对比剂用量：通常X线心血管造影所用对比剂的剂量为（0.8～1.5）ml/kg
- 对比剂的安全性
  - 离子型对比剂的价格低廉，但是患者容易发生毒副作用，其安全性较差；非离子型对比剂较为安全，但是价格较为昂贵
  - 对比剂反应：可发生于注射过程中或注射后
    - 轻症：颜面及全身皮肤潮红、荨麻疹、恶心、呕吐、寒战、呼吸困难等表现
    - 重症：血压降低，休克，心、肾衰竭，甚至死亡（发生率约1/10000）
  - 对比剂反应的预防
    - 术前认真了解患者是否有过敏史
    - 碘过敏试验
      - 正式注射对比剂之前，先应用1ml对比剂静脉注射，观察20分钟后，没有发生上述反应者，再进行X线造影检查
      - 该项试验并不可靠，极个别患者应用试验剂量就发生休克，也有患者“碘过敏试验”阴性，但在X线造影过程中却发生严重毒副作用
    - 随时作好抢救准备，尤其对有高危因素（例如：有过敏史、肝、肾功能不全）而又必须进行X线心血管造影检查的患者
    - 最好使用非离子型对比剂
    - 术前肌内或静脉注射抗组胺药物或地塞米松，以预防毒副作用的发生

【数字减影血管造影技术】

- 数字减影血管造影（digital subtraction angiography，DSA）包含两个含义
  - 图像的数字化
    - 间接数字化：应用影像增强器（image intensifier）输入屏把X线变换成电子束，电子在增强屏中被加速，聚焦轰击在输出荧光屏上，形成一幅可见光图像，通过电视摄像机将增强器上的图像拍摄下来，并加以数字化，在显示器上显示出电视图像
    - 直接数字化：应用数字平板探测器
  - 减影
    - 以对比剂抵达感兴趣区前摄取无血管的影像作为“蒙片”（mask）
    - 以对比剂抵达感兴趣区时所摄取含血管的影像作为“被减影片”
    - 将蒙片与被减影片的数据相减，即可去除传统X线血管造影图像上背景结构的影像数据，仅保留血管影像的数据，突出显示血管影像
    - 再经数/模转换，将数字信号还原成为模拟图像
- 减影方式
  - 时间减影
    - 在注射对比剂前先摄取感兴趣区图像，并在其中选取1张作为蒙片
    - 注射对比剂，在造影片中选择含对比剂浓度最高、最清晰的图像与蒙片进行数字减影处理
    - 该方法消除背景骨骼的效果较好
  - 能量减影
    - 对比剂中的碘与周围软组织的能量衰减有差别，碘在33kev水平的衰减系数明显不连续，此临界值称为K缘，而软组织的衰减系数无此特性
    - 使用高于和低于K缘两种不同能量的X线，摄取同一感兴趣区的2幅影像，彼此进行减影，可保留含碘的血管影而消除软组织的影像

            - 该方法能有效消除背景中的软组织影，但是不能消除骨骼的影像
        - 混合减影
            - 先应用能量减影方法去除软组织影，保留含碘血管与骨骼影像
            - 再进行时间减影消除骨骼影，仅显示由含碘对比剂充盈的血管
    - 数字减影血管造影的优点
        - 消除了背景结构的干扰，显示血管更为清楚
        - 每次注射对比剂的用量大为减少，增加了X线血管造影检查的安全性，为介入治疗奠定了基础
        - 有利于图像的保存和传输
    - CT和MRI血管成像技术不断成熟，从诊断角度已经可以替代X线血管造影，目前DSA主要用于进行血管内介入治疗

【X线心血管造影检查方法】

- 大静脉-右心造影
    - 概述：通常采用穿刺股静脉（或肘静脉）插入导管的方法，导管先端分别放置于上下腔静脉、右心房、右心室或者肺动脉之内，注射对比剂，分别获取腔静脉、右心房、右心室和肺动脉的图像
    - 适应证
        - 显示右心系统和肺循环的病变（尤其先天性心脏病畸形）
        - 评价三尖瓣和肺动脉瓣功能，以及肺循环功能
        - 显示左心系统的形态和功能状况（须应用DSA技术）
    - 操作步骤（以股静脉穿刺为例）
        - 备皮：范围从脐下至膝上（包括双侧腹股沟、阴部）区域
        - 消毒铺单
        - 选择穿刺点：在耻骨联合-髂前上棘连线中点、腹股沟韧带下1～2cm，股动脉搏动最强点内侧0.5～1.0cm处穿刺
        - 局部麻醉：应用0.5%～2.0%普鲁卡因在穿刺点进行皮肤及血管两侧的浸润麻醉
        - 穿刺：采用18～20#静脉穿刺针（带针芯或者连接充满含有肝素生理盐水的针筒），与皮肤呈45°角进针，穿刺针进入静脉时，术者会感到“阻力突然消失”，此时拔出针芯或回抽注射器，可见颜色较深的静脉血涌出
        - 设置导管鞘：将导丝经穿刺针送入血管约20cm，保留导丝，退出穿刺针，沿导丝送入导管外鞘和扩张管
        - 导管引入：经导管外鞘送入导管，插管到目标部位
        - 注射对比剂及造影
        - 压迫止血：检查结束后，将导管连同导管外鞘撤出，局部指压止血约10分钟，包扎伤口，穿刺点局部沙包压迫6小时
- 大动脉-左心造影
    - 概述：通常采用穿刺股动脉（或肘动脉）插入导管，导管先端放置在主动脉、左心室或左心房，分别获取主动脉和左心房室的图像，以显示左心房室和主动脉的各种病变，并用于左心功能测定
    - 操作步骤
        - 备皮、消毒和局部麻醉
        - 穿刺点选择：在耻骨联合-髂前上棘连线中点、腹股沟韧带下1～2cm，股动脉搏动最强处
        - 穿刺：应用带针芯的动脉穿刺针，与皮肤表面呈30°～45°角进针，当穿刺针刺入股动脉时，术者感觉有“落空感”，拔出针芯可见鲜红的动脉血喷出
        - 设置导管鞘：经穿刺针将导丝送入股动脉内约20cm，退出穿刺针，沿导丝送入有侧孔和防止血液回流活门的扩张管和导管外鞘，再保留导管外鞘
        - 导管引入
        - 对比剂注射和造影
        - 压迫止血：也可用封闭器
- X线冠状动脉造影
    - 适应证：冠状动脉病变的诊断和介入治疗
    - 操作步骤
        - 在穿刺插管方面与大动脉-左心室造影相同
        - 需要将导管分别插入左、右冠状动脉的开口
    - 造影的特殊性
        - 冠状动脉走行迂曲，为了准确、全面显示冠状动脉及其病变，要求进行多体位

投照

- 不同角度的左、右前斜位投照，同时适当进行头足或足头方向的倾斜
- 通常加做左心室造影

【X线心血管造影检查的禁忌证】

- X线心血管造影属于创伤性、射线辐射性检查，价格比较昂贵，为其他影像方法不能满足诊断的最终诊断方法，或有介入治疗需求情况下采用
- 禁忌证
  - 严重出血
  - 凝血机制障碍
  - “碘过敏”或者为过敏体质
  - 严重心律失常
  - 急性心功能不全
  - 洋地黄中毒
  - 急性重症感染
  - 甲状腺危象
  - 肝、肾衰竭等

【术前准备】

- 肝、肾功能实验室检查确定肝肾功能正常
- 凝血酶原时间、出凝血时间确定其在正常范围
- “碘过敏实验”确定为阴性
- 检查患者穿刺部位，皮肤完好，无局部感染
- 穿刺部位备皮
- 术前禁食、禁水4小时
- 术前半小时肌内注射地西泮10mg
- 对术中可能出现的危险和并发症告知患者或家属，并进行必要解释，患者或家属签署书面知情同意书
- 术前建立静脉通道，以利于麻醉和治疗，必要时留置导尿管

（李坤成）

第3节 心脏大血管的CT检查

【概述】

- 心脏在不停搏动，常规CT的扫描速度不能满足心脏成像的需求，在很长一段时期内心脏CT检查的价值十分有限
- 电子束CT（electron beam CT，EBCT）问世，在心脏的检查方面取得一些进展，但由于价格昂贵，设备普及率很低，并未发挥重要作用
- 多排（或多层）螺旋CT（multi-detector or multi-slice spiral CT，MSCT）的问世极大地推动了心脏CT检查的进展，尤其是64排MSCT的临床应用，使CT心脏检查取得突破

一、电子束CT

- EBCT通过电子枪发射电子束，借助电子束偏转轰击阳极靶来产生X线
- 与常规CT的X线球管和探测器系统的机械旋转相比，电子束的偏转速度快，EBCT时间分辨力显著提高，单幅图像的采集时间可达50ms
- EBCT可以采用多种扫描模式，分别获取心脏形态和功能信息
- EBCT心脏平扫检查主要用于冠状动脉的钙化评分，并可根据评分分值的高低，判断被检查者发生冠心病的危险程度
- 对绝大多数心脏的EBCT检查而言，需要经静脉注射对比剂进行增强扫描，以增加血池与心脏大血管壁的对比度
- EBCT的图像仍旧是层面采集，而且体层相对较厚，并非真正意义的容积采集，不可能由横断面采集获得其他方位的高分辨力图像
- EBCT通常由获取心脏短轴位或长轴位图像来进行心脏的形态学分析，应用EBCT仅能获取冠状动脉的主干，而且图像质量较差，临床不能用于评价冠状动脉病变

二、多排（或多层）螺旋CT心脏检查

【概述】

- 常规CT的单层图像采集时间在秒或亚秒水平，而心动周期通常接近1s，CT图像采集过程几乎覆盖整个心动周期，仅可勉强观察心脏的大体形态，不可能进行心脏形态学测量、心

功能测定和冠状动脉成像

- 多排螺旋 CT（具有 4 排以上的探测器）问世以后，开始尝试应用 MSCT 进行心脏成像检查，但直到 16 层 MSCT，冠状动脉成像成功率仅在 50% ~ 70%，不能在临床普及应用
- 64 排（或层）MSCT 问世之后，X 线管球的单圈旋转时间达到 0.33 ~ 0.35s，结合部分采集和多扇区重建技术的应用，可以使时间分辨率达到 200ms 甚至 100ms 之内
- MSCT 的空间分辨率可达到各向同性 0.5 ~ 0.625mm，甚至纵向分辨率可达 0.2 ~ 0.3mm，实现容积数据采集，适用于各种心脏疾病的检查，使冠状动脉 CT 血管成像成为临床实用技术

【多排螺旋 CT 成像】

- 目前对 MSCT 的称谓主要有多排螺旋 CT 和多层螺旋 CT 两种，二者分别针对探测器排数和旋转一圈所能生成图像的层数而命名
- 目前高端 MSCT 设备已经实现容积扫描，衡量 CT 的空间成像能力的更重要指标是其 z 轴空间分辨率和探测器总宽度
- 目前能够生产最高端 MSCT 机共有 4 家跨国公司，其发展方向截然不同
  - Siemens 公司：采取两个 X 线管球的方式，X 线管球旋转一周最快 0.28s，其最高时间分辨率达到 83ms，根据患者的心率情况，最快 0.25s 即可完成心脏冠状动脉的成像数据
  - Toshiba 公司：应用 320 排宽体探测器，管球旋转一圈应用双倍采集数据的方法可以获得 640 层图像，覆盖范围高达 16cm
  - GE 公司：改变 X 线发生器的工作方式，实现瞬间反复切换管电压获取能谱图像，CT 的组织对比分辨力得到极大提高
  - Philips 公司：采用 128 排探测器和飞焦点技术获取 256 层图像，管球旋转一周时间为 0.27s，覆盖 8cm 范围，完成冠状动脉检查仅需旋转 2 周
- 针对冠状动脉成像而言，目前任何一家的产品在时间分辨率方面还没有突破 50ms 大关，受探测器大小的限制，平面内空间分辨力尚未超过 0.5mm^2，鉴于冠状动脉及其分支很细，MSCT 显示冠状动脉的能力还不如传统 X 线心血管造影
- MSCT 采用锥形 X 线束覆盖整个探测器宽度，而不像单排螺旋 CT 那样采用扇形 X 线束
- 对螺旋扫描而言，其螺距概念也与单排螺旋 CT 不同，通常以旋转一圈的近床距离与所应用探测器总宽度的比值作为螺距值，也有将其称为螺距系数
- MSCT 的图像重建需要整合多排探测器上获得的 z 轴同一位置的数据来实现，而不像单层螺旋 CT 那样采用同一排探测器的数据，通常再通过线性内插法和反投影算法来获取层面图像
- MSCT 应用锥形 X 线束，需要应用特殊算法进行消除伪影的校正

【多排螺旋 CT 心脏成像特点】

- 特殊之处：提高时间分辨率和采集图像之间的空间配准
- 提高时间分辨率的技术
  - 缩短旋转时间：螺旋 CT 旋转速度最快也仅达到 0.27s/ 圈，采用 360° 数据进行图像重建，仍不能满足临床需要
  - 半扫描重建技术
    - 应用不足 360° 的数据重建图像
    - 影响图像的对比度，但心脏 MSCT 检查通常采用对比增强扫描，可使血池与心脏大血管壁的对比度增强
    - 心脏的半扫描重建技术通常采用约 240° 的数据，其时间分辨率约为旋转时间的一半
- 空间配准
  - 心脏在不断运动，数据的空间配准十分重要，尤其在显示心脏细微结构时
  - 根据心搏为周期性运动，可假定不同心动周期的相同时相，心脏运动时相相同，心脏成像中就可以应用心电图触发 / 门控技术来实现图像的空间配准，从而获得整个心脏的连续图像
- 采集时间窗
  - 心率较慢（65 次 / 分以下）时，心脏相对静止的时期主要在舒张中晚期
  - 心率较快（70 次 / 分以上）时，心脏相对静止的时期主要在收缩末期

【心脏 CT 扫描技术及简要原理】

- 前瞻性心电图触发（prospective ECG triggering）采集
  - 前瞻性心电图触发采集通常称之为前门控

采集，是指在心动周期的设定时相启动X线球管曝光和数据采集，从而获取所需图像数据，在不同心动周期的相同时相上，连续获得不同空间位置的图像数据，将所获数据总和起来，获得特定心动周期时相整个心脏的影像数据的技术
  - 前门控采集主要采用序列扫描模式，现在也有应用前门控进行大螺距快速扫描的模式
  - 前门控采集以前主要用于EBCT的心脏成像和MSCT的钙化积分扫描
  - 前门控采集已经成为与回顾性门控采集并列的MSCT心脏采集模式，主要用于在心率较慢（小于65bpm）的条件下
  - 前门控采集的优势与困难
    - 极大降低X线辐射剂量
    - 采集心动周期的时相判断依赖于以前心动周期的归纳，受心律失常的影响较大
    - 难以应用其他提高时间分辨率的技术，通常不适用于较快心率
- 回顾性心电图门控（retrospective ECG gating）采集
  - 回顾性心电图门控采集通常称之为后门控采集，是指在心脏螺旋采集的同时获取心电图数据，二者在时间上配准，在图像重建时再对数据进行选择，应用特定时相的数据，获得特定心动周期时相的图像
  - 后门控采集采用螺旋方式进行扫描
  - 后门控采集的优势和不足
    - 获取的数据覆盖整个心动周期，可以分别重建出心动周期不同时相的图像，获得心脏的动态CT图像，可进行心功能测定
    - X线辐射剂量较高，而其中一部分剂量用于获取心脏快速运动期的数据，属于无效辐射
    - 能够应用多扇区重建技术提高时间分辨率
- 非门控采集
  - 患者不能配合屏气或心律显著不齐、无法实施门控采集，且无需观察冠状动脉时，应用常规螺旋扫描方式采集心脏的图像数据
  - 优势在于扫描速度快，辐射剂量低，但图像的运动伪影干扰明显，显示心脏细微结构差
- 多扇区重建技术
  - MSCT时间分辨率还不足以冻结心脏运动图像，引入多扇区重建技术加以补偿
  - 心脏半重建技术通常需要采集240°的数据，把这240°数据分别在2～4个心动周期内获取，则可能将“时间分辨率”提高2～4倍
  - 应用该技术获取的多扇区数据受心动周期与管球旋转时间关系的影响较大，只有在心动周期与旋转时间适当匹配时，才能获得最佳的多扇区重建效果
  - 多扇区重建只是在时间分辨率不足情况下的一种替代方法

【对比强化技术】
- 目的：心腔及血管内的血液与心肌和血管壁缺乏天然对比度，在心脏MSCT成像中应用对比剂提高血管的对比度
- 使用高浓度对比剂，常用含碘浓度为：350mg/ml和370mg/ml，最高浓度可达400mg/ml，同时还应使用高注射流率（通常为4ml/s～5ml/s），并以相同流率追加注射30～40ml生理盐水
- 对比剂追踪技术：对比剂在心腔和血管内存留和保持较高浓度的时间有限，必须准确掌握扫描时机，尤其在进行冠状动脉成像时
  - 小剂量团注测试（test bolus）
    - 团注测试技术是指在增强扫描前，先以与增强扫描相同的流率注射小剂量对比剂（一般为20ml），进行同层动态扫描，获取感兴趣区的时间密度曲线，确定对比剂到达感兴趣区时间，从而设定正式扫描延迟时间的技术
    - 准确的判断对比剂的循环时间为其主要优点，使扫描计划更为准确，尤其对有血液循环异常的病例而言，更能保证扫描的成功
    - 缺点是需要增加对比剂的用量，扫描过程相对繁琐和耗时，放射剂量也略有增高
  - 团注追踪（bolus tracking）
    - 团注追踪技术是指在注射对比剂后进行同层动态扫描，连续监测感兴趣区的CT值，一旦其达到设定阈值，即启动扫描的技术
    - 包括自动追踪和手动追踪两种方式

- 优点是不增加对比剂用量，操作相对简单，射线辐射剂量略低
- 缺点是无法事先了解患者的血液循环状况，若患者有循环异常，则可能出现扫描时机判断不准，影响图像质量，甚至导致检查失败

【MSCT 的心脏扫描方法】

- 扫描前准备
  - 减慢心率：口服 β 受体阻滞剂
  - 屏气训练
  - 正确连接心电图导联线，确保接合紧密
- 扫描
  - 正侧位定位像
  - 钙化积分扫描，评价冠状动脉钙化同时确定增强扫描范围
  - 对比剂团注测试：一般选择主动脉根部时间 - 密度曲线的对比剂峰值后 2 ~ 4s 为扫描的延迟时间
  - 团注追踪技术：预先设定监测层面、检测血管，以及触发阈值和延迟时间，通常亦选择主动脉起始部为监测层面，监测主动脉对比剂浓度，选择触发阈值为 100 Hu 或者 150Hu，延迟时间为 4 ~ 6s
  - 造影扫描
    - 冠状动脉扫描多选择最快旋转速度，覆盖肺动脉水平至心脏膈面
    - 采取回顾性心电图门控扫描时，必须选择较小螺距值（通常约在 0.2 水平）
    - 需重建相应时相的薄层图像
    - 回顾性门控扫描可选择单扇区或多扇区重建方式
  - 非冠状动脉成像：相对简单
    - 成人可应用心电图门控扫描方式，以清楚显示心内结构，并进行心功能评价，有助于各种心脏病的诊断和随访
    - 儿童（尤其小儿）通常难以控制其呼吸，为降低 X 线的辐射剂量，多选用非门控方式扫描，图像质量会有一定程度的下降
    - 对比剂注射应考虑检查目的，避免需观察的心腔内存在高密度伪影或无对比剂填充

【MSCT 心脏检查的后处理技术】

- 应用于 MSCT 心脏成像的后处理技术包括：冠状动脉钙化积分评价，多平面重建（MPR），最大密度投影（MIP），容积重现（VR），仿真内镜（VE），血管追踪及心功能测量等
- 冠状动脉钙化积分：估计被检查者是否有冠心病，但其诊断准确度较差
- 多平面重组（multi-planar reformation，MPR）和最大密度投影（maximum intensity projection，MIP）：常用的后处理方法
  - 优点是诊断准确度高，但需要进行逐层细致观察，并要求影像医生对图像的空间想象和整合
  - 应用 MPR 还可进行心室长、短轴径线的测量，有助于心功能评价
- 容积重现（Volume rendering，VR）
  - 三维显示解剖结构及病变
  - 受所选阈值的影响较大，若阈值选择不当，则导致误差
- 血管追踪技术及曲面重组（curved planar reformation）
  - 获得所观察血管全程的曲面体层像，尤其适用于观察冠状动脉和颈动脉等走行迂曲的血管
  - 要特别注意多角度观察，避免因追踪路线中心不准所致血管狭窄的假阳性结果
  - 注意结合原始体层图像的仔细观察，以避免因后处理偏差所致的诊断错误

（李坤成）

第4节　心脏大血管的磁共振成像检查

【磁共振成像的基本原理】

- 核磁共振现象和磁共振成像
  - 部分原子核不仅具有一定质量，带有一定量正电荷，还具有两个彼此相关的特征性参数，自旋（spin）和磁矩（magnetic moment）
  - 产生磁矩的原子核必须符合以下条件：
    - 中子和质子均为奇数
    - 中子为奇数，质子为偶数
    - 中子为偶数，质子为奇数
  - 人体内有磁矩的原子核主要有：^{1}H（氢）、^{31}P（磷）、^{23}Na（钠）、^{13}C（碳）、^{19}F（氟）等
  - 原子核的自旋与磁矩呈正比，见公式1-4-1

$$U=\gamma S \qquad \text{公式 1-4-1}$$

U：磁矩　S：自旋 γ：比例常数又称旋磁比

    - 不同原子核的γ值各异，^{1}H的γ值为42.5MHz/T
  - 氢核（^{1}H），即质子
    - 结构最简单，但其磁性较强，是构成水、脂肪和糖类（碳水化合物）等有机物质的基本成分，人体内部含量高，在各器官、组织中分布广泛
    - 质子可以看做是一个具有固定质量、带单位正电荷、不停地绕自身轴高速旋转的小磁针
    - 人体内部存在大量质子，在自然状态下，其磁矩指向在360° 方向上各不相同，呈杂乱无章地分布，其磁矩互相抵消，故宏观上人体不显磁性（图1-4-1）

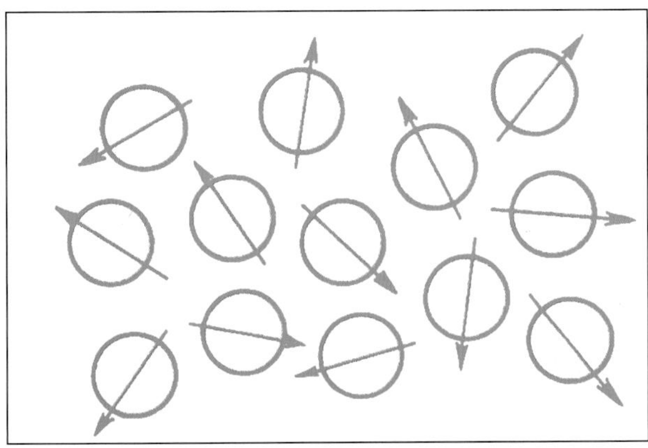

图1-4-1　自然状态下质子磁矩杂乱无章地分布

  - 进动
    - 当将人体置于强磁场之中时，质子除绕自身轴旋转外，同时还围绕外磁场磁矩转动（呈陀螺样运动），该运动方式被称为进动（precession），又称拉莫（Lamor）旋进（图1-4-2）
    - 质子绕外磁场磁矩进动的角频率（W_0）称拉莫频率，其大小与外磁场强度成正比，见公式1-4-2

$$W_0=\gamma B_0 \qquad \text{公式 1-4-2}$$

B_0：外磁场的磁感应强度，单位为Tesla，简称T。γ：旋磁比

  - 磁矩
    - 受外磁场的影响，原来杂乱无章排列的质子磁矩指向发生偏转，部分质子的磁矩与外磁场磁矩的夹角小于90°，质子磁矩指向外磁场磁矩（B_0）的方向，处于低位能状态；另一部分质子磁矩的夹角大于90°，其质子磁矩与B_0方向相反，处于高位能状态
    - 顺外磁场方向的质子比逆外磁场方向的质子多百万分之一，而质子的数量极多，将全部质子的磁矩叠加起来，就产生一个沿外磁场磁矩方向的宏观磁矩；即人体置于外磁场中后，质子磁矩受外磁场

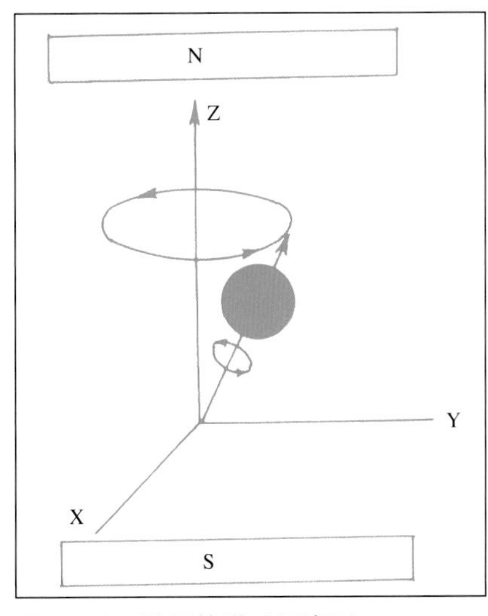

图1-4-2　质子的进动示意图

磁矩的影响，呈有序化排列，使人体产生了磁性（图 1-4-3）。

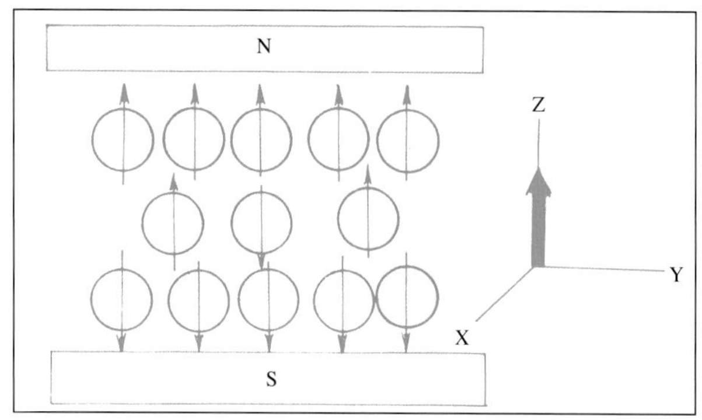

图 1-4-3 **质子在外加磁场中磁矩叠加产生宏观磁性**

- 质子产生的磁场的两部分
  - 纵向磁化分矢量：处于高能级者与主磁场方向相反，处于低能级者与主磁场的方向相同，是形成宏观磁矩的基础
  - 横向磁化分矢量：以主磁场（B_0）为轴心，在 X-Y 平面不停旋转，大量质子的横向磁化分矢量所处相位不同，其磁化矢量彼此抵消，不产生宏观横向磁化矢量
- 核磁共振
  - 在外磁场垂直方向上加入射频脉冲（高频无线电波），当其频率与质子进动频率相同时，便发生核磁共振（nuclear magnetic resonance，NMR）现象
  - 质子吸收射频脉冲的能量，使宏观磁矩发生偏转，整个自旋系统偏离平衡状态（图 1-4-4）
  - 射频脉冲去除后，自旋系统自发恢复到平衡状态，并将所吸收的能量仍以射频脉冲的方式释放，此射频脉冲即为 NMR 信号
  - 用线圈接收 NMR 信号，经计算机处理后，就可得到 MR 图像（图 1-4-5）

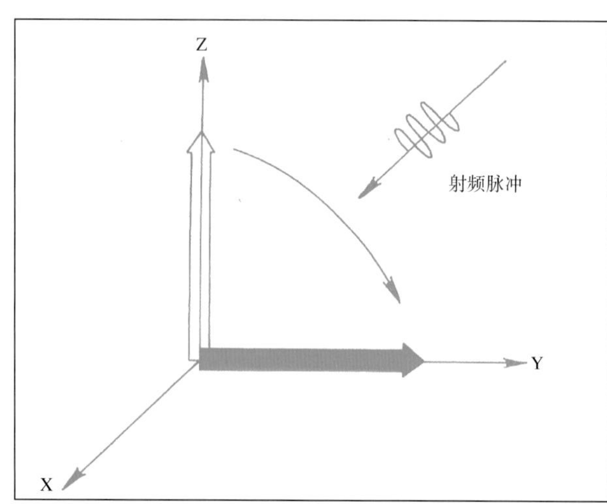

图 1-4-4 **射频脉冲与质子发生核磁共振使宏观磁矩由 Z 轴倒入 X-Y 平面**

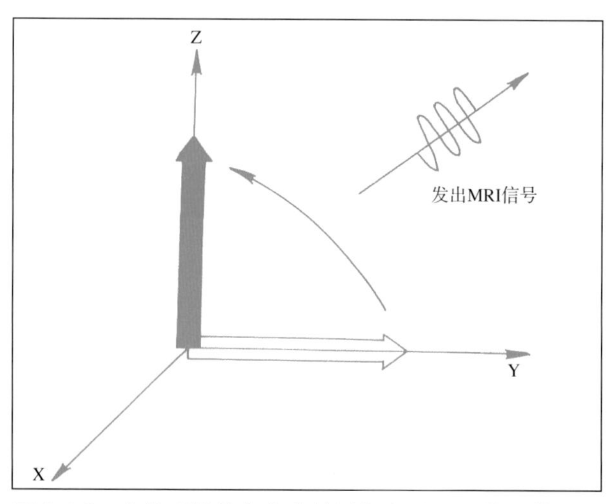

图 1-4-5 **自旋系统恢复稳态的过程中以 MRI 信号的方式发射所吸收的能量**

  - 使宏观磁矩偏转 90° 的脉冲称为 90° 脉冲，使之偏转 180° 的脉冲称为 180° 脉冲，实际应用时，射频脉冲以组合方式发放，组合脉冲又称脉冲序列（pulse sequence）
- 弛豫
  - 宏观磁矩在射频脉冲的作用下吸收能量发生偏转，使整个自旋系统偏离平衡状态，当去除射频脉冲后，自旋系统自发恢复到平衡状态的过程称弛豫（relaxation）
  - 90° 脉冲的弛豫过程
    - X、Y 和 Z 轴代表空间三维方向，彼此相互垂直，质子自旋系统置入外磁场时，Z 轴方向为宏观磁矩指向，其磁矩最大，而 Y 轴方向磁矩为零（图 1-4-6 A）
    - 引入 90° 脉冲后，宏观磁矩由 Z 轴倒入 Y 轴，致 Y 轴上磁矩最大，而 Z 轴上为零（图 1-4-6 B）
    - 射频脉冲去除后，自旋系统的弛豫过程由两种成分组成，即纵向弛豫和横向弛豫

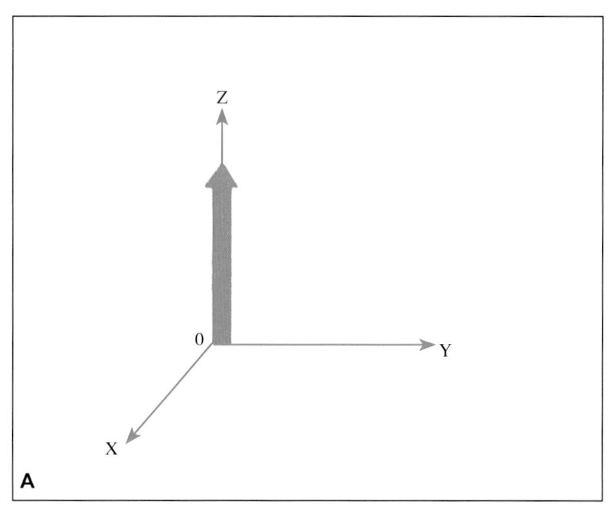

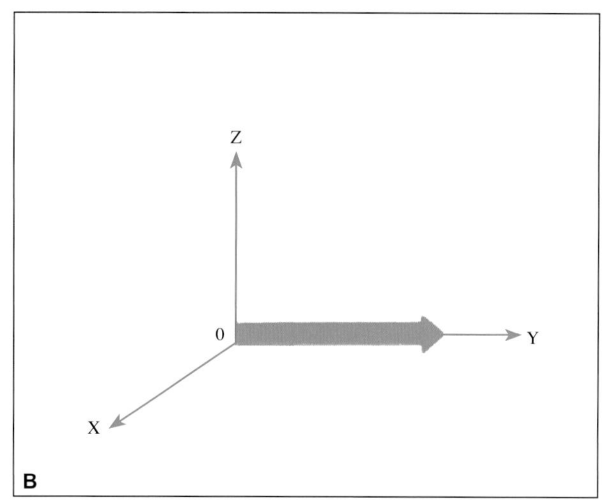

图 1-4-6 **质子宏观磁矩的变化**

- 纵向弛豫
  - 纵向弛豫（longitudinal relaxation）是指宏观磁矩在纵向（Z 轴方向）上由零恢复至最大的过程
  - 此过程中，质子释放 NMR 所吸收的能量，反映质子自旋系统与外界环境之间的关系（图 1-4-7）
  - 弛豫曲线为指数递增曲线，Z 轴的宏观磁矩从零恢复到最大值的 63% 时，称为纵向弛豫时间（longitudinal relaxation time），用 T1 标示，通常人体组织的 T1 值为数百毫秒
- 横向弛豫
  - 横向弛豫（transverse relaxation）是指宏观磁矩在水平方向（Y 轴方向）上由最大趋于零的过程，表示各个质子磁矩进动的相位由有序恢复到杂乱无章的状态
  - 此过程不发生质子与外界环境之间的能量交换，仅反映质子与质子之间的

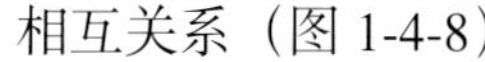
相互关系（图 1-4-8）
  - 弛豫曲线呈指数衰减曲线，Y 轴磁矩由初始最大值衰减了 63%，或衰减至 37% 时所需的时间称横向弛豫时间，用 T2 表示，通常人体组织的 T2 时间较短，远小于 T1 值，为数十毫秒

- 磁共振成像（magnetic resonance imaging，MRI）
  - 利用人体组织的核磁共振特性进行成像
  - NMR 的质子数量与 MRI 的信号强度成正比，某器官或组织的质子数量越多，其发出的 MRI 信号就越强；反之，则弱
  - 人体各器官及不同组织的质子含量有一定差别，所发出 MRI 信号强度强弱不等，就构成了 MRI 图像的基础对比度
  - 人体各组织器官的 T1 和 T2 长短的差别远大于质子含量的差异，尤其在病变与正常组织之间，为了获得更大对比度，临床上更多应用 T1 加权像和 T2 加权像，以利于显示病变

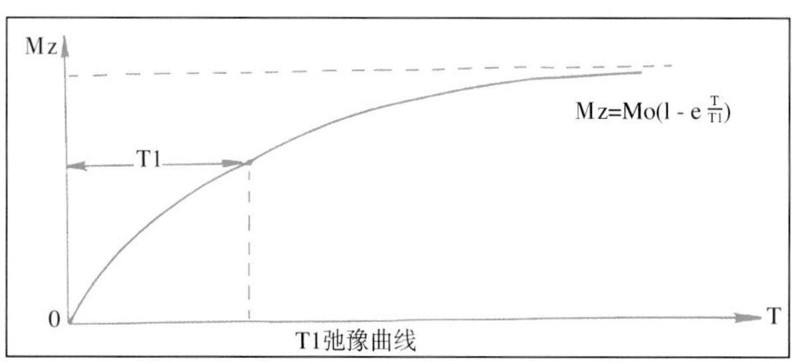

图 1-4-7 **纵向弛豫图示**

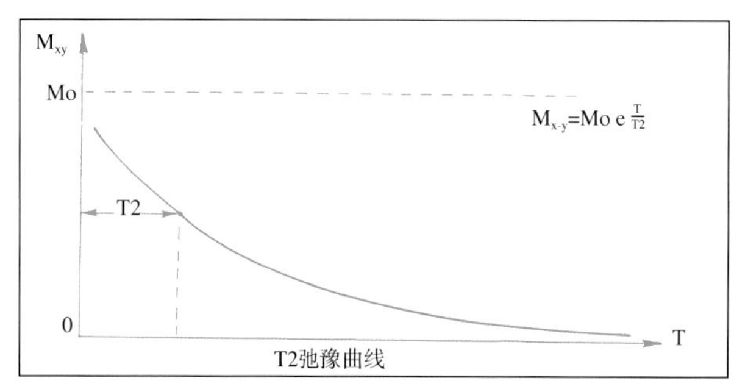

图 1-4-8 **横向弛豫图示**

- 在外磁场固定不变的情况下，具体组织的 T1 和 T2 值均为常数，两种弛豫过程均呈指数形式，一开始递增或递减的速度较快，然后越来越慢

- 磁共振成像的立体定位
  - “空间编码”技术：在外加强磁场基础上分别叠加三个、在三维方向（即 X、Y、Z 轴）上随空间位置改变而呈线性变化的磁场，称为梯度磁场（gradient field）（图 1-4-9）
  - 人体置于叠加梯度场的静磁场中时，根据公式 1-4-2，由于不同空间位置质子（以 X、Y 和 Z 三维方向标示）的磁场强度不同，具有不同的共振频率；依赖质子在三维方向上的频率差别，可确定具体质子的空间位置
- 磁共振成像图像层面选择和图像重建
  - MR 成像的选层：Z 轴为宏观外磁场磁矩方向，在叠加梯度场后，垂直于 Z 轴各平面的磁场强度呈线性变化，每一个层面的拉莫进动频率各不相同，用确定频率的射频脉冲激发人体自旋系统，则仅有一个层面的质子与此射频脉冲发生共振，而其他层面的质子因进动频率不同而不被激发
  - 相位和频率编码：在所选定层面的 X 和 Y 轴方向上，分别叠加梯度场，进行频率和相位编码
    - 相位编码：Y 轴叠加梯度场后，使垂直于 Y 轴的各条直线上的质子磁矩进动速度呈线性变化，产生相位差
    - 频率编码：在 X 轴上叠加梯度场使垂直于 X 轴的各条直线上的质子磁矩的进动频率呈线性变化
    - 由相位编码和频率编码线数组成 MRI 图像的矩阵
  - 图像重建：其中最重要的是二维傅立叶转换
    - 傅立叶转换的本质是将振幅对时间的曲线转换成振幅对频率曲线
    - 确定 MRI 的选层之后，在 X-Y 平面叠加 X 和 Y 梯度场是进行傅立叶转换的基础
    - 沿 X 轴获取 Nx 个点的数据，并重复沿 Y 轴测量获取 Ny 次数据，则产生矩阵为 Nx × Ny 对应于 MR 图像的像素的振幅点
    - 分别沿 X 轴和 Y 轴进行两次傅立叶转换，便获取了 Nx × Ny 个像素的二维频谱，像素的强度代表成像层面的信号分布
    - 获取一幅 MR 图像，必须在相位编码轴上重复激发，激发次数等于相位编码数，而频率编码不必重复

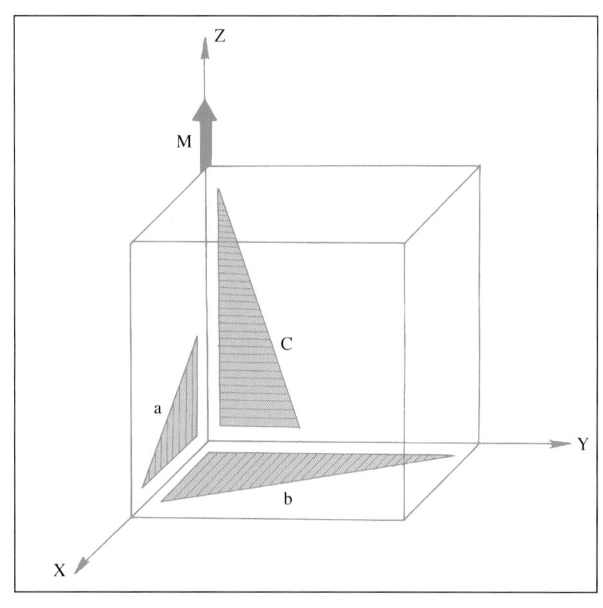

图 1-4-9 三维梯度场（a、b、c）叠加在主磁场 M 上，实现 MRI 的空间定位

【磁共振成像的基本脉冲序列】

- 自旋回波脉冲序列
  - 先发射一个 90° 脉冲，使宏观磁矩从 Z 轴倒入 Y 轴（由纵向倒入横向），即进入 X-Y 平面
  - 由于磁场的不均匀性，进动中各质子的相位由同步逐渐变为异步，称为去相位（dephasing）
  - 伴随去相位过程，横向磁矩由刚从 Z 轴倒入 Y 轴时的最大逐渐变小，最终趋于零，相对应产生一个自由感应衰减信号（free induction decay，FID）
  - 间隔 τ 时间后，在 Y 轴加一个 180° 脉冲，宏观磁矩绕 X 轴转 180° 至 -Y 轴方向，使异步进动的质子重新趋于同步状态，称相位重聚（rephasing）
  - 自旋系统的横向磁矩出现先趋于零、又接近最大、然后又趋于零的变化过程，与此相适应，产生一个由小至大，又由大至小的自旋回波（spin echo，SE）信号（图 1-4-10）
  - 发放 90° 脉冲至产生回波的时间称回波时

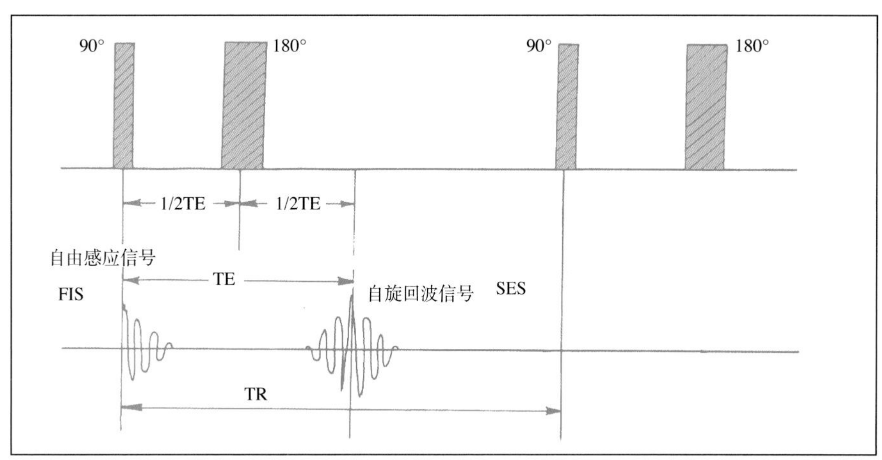

图 1-4-10 **自旋回波脉冲序列示意图**

间（time of echo，TE）

- 两个 90° 脉冲的间隔时间称重复时间（time of repetition，TR）
- SE 脉冲序列所得 MR 信号的振幅，见公式 1-4-3

$I = N(H)(1-e^{-TR/T1})e^{-TE/T2}$　　　公式 1-4-3

I：MR 信号振幅　　　$N(H)$：质子密度

- 根据公式 1-4-3，决定 SE 序列 MRI 图像对比度的因素有：质子密度、T1 和 T2 值、TR 和 TE 时间，再加上“流空效应”（flow void），共 6 个因素，以下前 4 个因素由被检查者的组织特性所决定，后 2 个因素由操作者选择，以获取不同对比度的图像
  - 质子密度：被成像组织单位体积内的质子数量越多，产生的信号就越强，质子密度决定图像的基本对比度
  - T1 时间：T1 短的组织在第 2 个射频脉冲发放之前，纵向弛豫完全，MR 信号强，在图像上呈白色；相反，T1 长的组织，纵向弛豫不完全，MR 信号弱，呈黑色
  - T2 时间：T2 长的组织，横向磁矩衰减得慢，产生的 MR 信号强；相反，T2 短的组织，横向磁矩衰减得快，信号就弱
  - 流空效应：在 SE 序列图像上，以一定速度流动的液体产生流空效应，呈无或低信号
    - 较快速流动的血液呈无或低信号
    - 若血流速度较慢，血管则呈灰色
    - 慢速血流产生亮白高信号
    - 脑脊液亦产生流空效应，表现为低信号
  - 脉冲重复时间（TR）：如果 TE 不变，TR 越长，组织纵向弛豫越完全，则 MRI 信号越强；反之，信号越弱
  - 回波时间（TE）：若 TR 不变，TE 越长，横向弛豫越完全，产生的 MRI 信号越弱；相反，短 TE 获取的 MRI 信号则强
- 进行 SE 法 MRI 扫描时，操作者可选择不同的 TR 和 TE 组合，获取 3 种不同性质的 MRI 图像
  - 质子密度加权像（proton density weighted imaging，PDWI）
    - 取 TR 远大于组织 T1 值，TE 远小于组织的 T2 值，则 $e^{-TR/T1}$ 近似为零，可忽略不计，而 $e^{-TE/T2}$ 近似为 1，故公式 1-4-3 可简化为公式 1-4-4

$I = N(H)$　　　公式 1-4-4

    - 实际应用时常选 TR：2000ms 左右，TE：30ms 以下
    - PDWI 的信噪比最高，图像质量好，但由于各器官组织水含量相差较小，故图像对比度较差
  - T1 加权像（T1 weighted imaging，T1WI）
    - 取 TR 约等于成像组织 T1 值，TE 远小于 T2 值，此时 $e^{-TE/T2}$ 近似于 1，故公式 1-4-3 简化为公式 1-4-5

$I = N(H)(1-e^{-TR/T1})$　　　公式 1-4-5

    - 此时 MRI 信号强度除与质子密度有关

外，主要与组织 T1 值有关

- 通常选 TR 约 500ms、TE 小于 30ms
- T1WI 主要受被成像组织 T1 值的影响，反映质子与周围环境的关系，有利于显示组织器官的解剖结构，而且信噪比较高，图像质量较好

- T2 加权像（T2 weighted imaging，T2WI）
  - 取 TR 远大于被成像组织 T1 值，TE 约等于其 T2 值，则 $e^{-TR/T1}$ 近似为零，可忽略不计，$e^{-TE/T2}$ 小于 1，故公式 1-4-3 简化为公式 1-4-6

$$I = N(H)e^{-TE/T2} \quad \text{公式 1-4-6}$$

  - 信号强度除与质子密度有关外，主要与组织 T2 值有关
  - 通常选 TR 约 2000ms、TE 约 90ms
  - T2WI 主要受组织 T2 值的影响，有利于显示病变本身情况，但其信噪比较低，图像质量略差

- 快速扫描脉冲序列
  - 快速扫描技术有两个基本技术要点：小角度激发（< 90° 角）和反转梯度回波
  - 小角度激发（图 1-4-11）
    - SE 脉冲序列向质子系统发射 90° 脉冲，使宏观磁矩倒入 X-Y 平面，每次激发后，都要经过较长重复时间完成纵向弛豫，才能再进行第 2 次激发，故成像速度慢

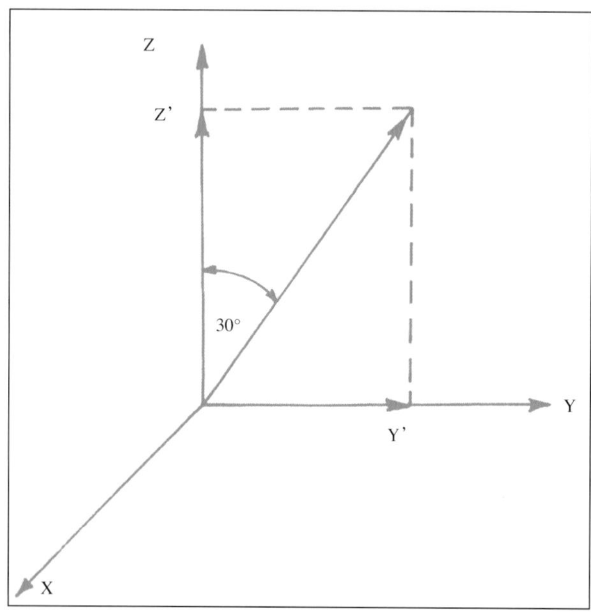

图 1-4-11 小角度激发缩短 TR 值

    - 用小于 90° 的脉冲对质子自旋系统进行小角度激发，纵向磁矩与平衡态相比，仅小角度倾斜（如 30°），其纵向磁矩降低并不明显，而横向 Y 轴的磁矩增加幅度仍然较大，激发后磁矩大部分保持在纵向，仅需很短时间即恢复到平衡状态，可显著缩短 TR（如 2ms），加快扫描速度
    - 小角度激发角小于 45° 时，图像含较强 T2 加权因素，称为准 T2 加权像
    - 激发角接近 90° 角时，图像含 T1 因素多，称为准 T1 加权像，图像信噪比较高
  - 梯度回波
    - 利用反转梯度场取代 SE 脉冲序列的 180° 脉冲产生回波，称为梯度回波（gradient echo，GE）
    - 实施过程
      - 在 X 轴（频率编码）上加双极梯度
      - 首先负向梯度场通过选择层面，使自旋系统去相位，自旋逐渐散开，彼此形成相位差
      - 继之梯度场反转，加一个与负向梯度大小相等、时间相同的正向梯度场，使自旋瞬间反向
      - 原来具有较大相位的自旋转为较小，自旋以与去相位相同的速率复相位，并产生一个回波信号，此信号即为 GE
    - GE 脉冲序列使 TE 大为缩短，甚至可短至 1ms
  - 快速扫描脉冲序列结合应用小角度激发和梯度回波技术，使扫描速度大为加快，但图像质量较 SE 略差

- 回波平面成像（echo-planar imaging，EPI）
  - 基本原理
    - 继 Z 轴层面选择 90° 脉冲后，立即在 X 轴加 180° 脉冲，随后在 Y 轴应用波动或双向梯度场（正负转换频率约 1000Hz），在 X-Y 平面上反复进行磁化的去相位和复相位，诱发一系列回波充填 K 空间，此过程组成一个光栅样轨迹（图 1-4-12）

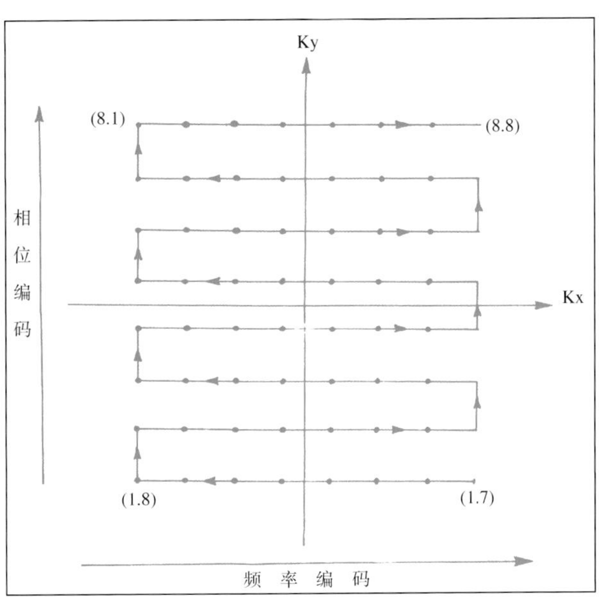

图 1-4-12 **EPI 成像原理**

- 再进行傅立叶转换，产生一系列条形频谱，一次激发即收集到重建图像所需的所有数据
- EPI 不必进行相位编码，成像速度主要取决于梯度场振荡的读出（梯度场切换）速度
- 为提高信噪比和图像质量，结合应用 EPI 与 SE 或 GE 脉冲，称为杂交技术
- EPI 成像速度极快，扫描速度可达毫秒级，能有效消除各种运动伪影，包括周期性（呼吸和心跳）和非周期性（吞咽、胃肠蠕动等）运动
- EPI 扫描可不用心电图门控，用于心肌灌注扫描，在冠心病的诊断上发挥重要作用

- 全平衡稳态进动快速成像（fast imaging with steady state precession，SSFP）
  - 采用很短 TR、TE 和较大激发角，通常 TR 小于 5ms，TE 小于 2ms，翻转角在 40° ~70°（图 1-4-13）
  - 其对比度取决于 $T2^*/T1$ 的比值，由于具有较长 T2 值的液体（包括血液）呈亮白高信号，该序列十分适用于心脏成像，可清晰显示心脏大血管结构，并进行心功能分析
- 磁共振血管造影（magnetic resonance angiography，MRA）
  - 时间飞越（time of flight，TOF）
    - 应用 GE 技术，选取适宜 TR 和激发角，使血流产生流入增强
    - 该序列的脉冲间隔极短，反复被激发静止组织，使其纵向磁矩不能充分弛豫而处于饱和状态，产生的信号很弱，呈灰黑色
    - 血管内流动速度足够快的血液，在采集

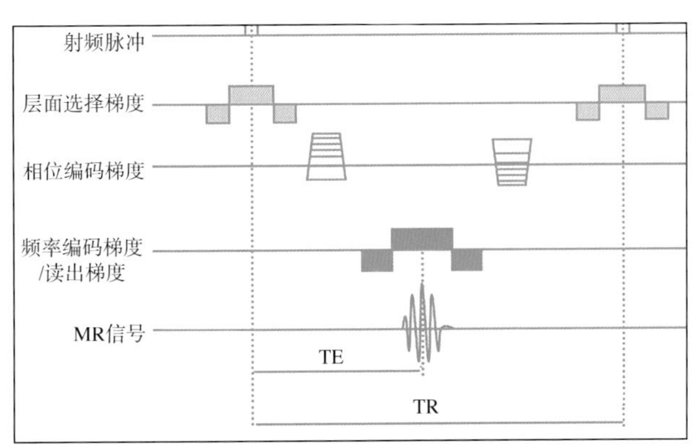

图 1-4-13 **全平衡稳态进动快速成像的脉冲序列结构图**

MR 信号时被激发的饱和质子已经流出扫描野，成像容积外完全磁化的自旋（又称不饱和自旋）流入，后者的纵向磁矩大，发出亮白高信号使血管显影（图 1-4-14）。

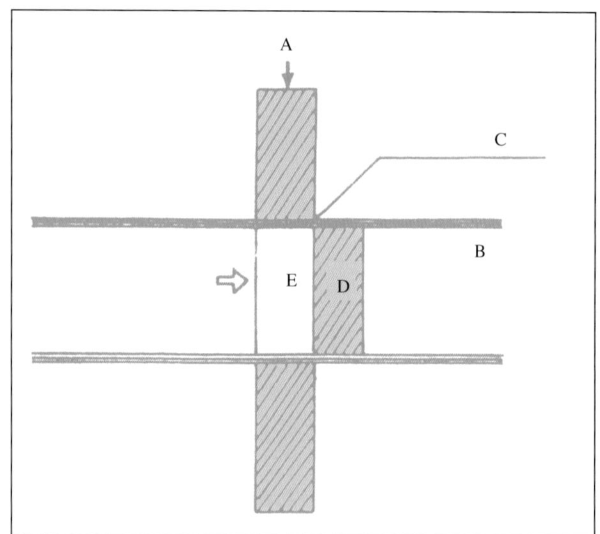

图 1-4-14 TOF 法 MRA 原理图解
A. 激发层面；B. 血管腔；C. 血管壁反复被激发饱和呈黑灰信号；D. 饱和自旋随血流流出激发层面；E. 不饱和自旋流入激发层面呈亮白高信号

- TOF MRA 对快速血流敏感，但是除血流外，短 T1 的组织也呈高信号，例如亚急性期血肿，应注意加以鉴别

○ 相位对比（phase contrast，PC）

- 应用 GE 和双极流动编码梯度脉冲，对成像层面内质子加一个先负后正、大小相等、方向相反的脉冲，使静止组织的横向磁矩对应出现一个先负后正、大小相等、方向相反、对称性的相位改变，将正负相位叠加
- 静止组织总相位差为零，故呈低信号或无信号
- 血液由于流动，其正负方向上的相位改变不同，叠加以后的总相位差大于零故血流呈亮白高信号（图 1-4-15）
- 相位差与血流速度成正比
- PC 法 MRA 的扫描时间较长，但可测量血流速度和标示血流方向
- PC 法 MRA 对极慢血流敏感，可区分血管闭塞与极慢血流

○ 造影增强首次通过法（contrast-enhanced first-pass method，CEFP）

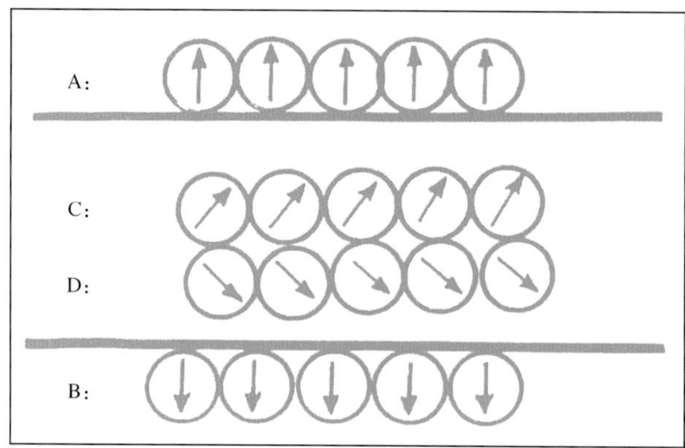

图 1-4-15 PC 法 MRA 原理图解
A. 静止组织正向相位；B. 静止组织负向相位 A+B = 0 呈低信号；C. 血流正向相位；D. 血流负向相位 C + D>0 呈高信号

- 经静脉团注 Gd-DTPA 后，立即进行超快速扫描，通过调整扫描启动时间，可分别获取动、静脉和毛细血管的图像
- 可清晰显示细小血管，扫描时间极短，对多种疾病的诊断和鉴别诊断发挥作用，在临床得到广泛应用
- 需要注射对比剂，增加了检查费用，对肾功能不全者有引发肾源性系统性纤维化症（nephrogenic systemic fibrosis）的风险为其主要不足之处

○ 血流磁共振血管成像

- 血流磁共振血管成像基于快速自旋回波技术，应用心电图门控选择在心动周期不同时相进行成像，又被称为新鲜血流成像（fresh blood imaging，FBI）
- 若选择在收缩期成像，则抑制快速流动的动脉血信号，而仅显示静脉；选择在舒张期触发，则可获得同时获得动、静脉图像，再应用反转恢复脉冲和减影方法，可进一步抑制血管周围组织的信号，增强血流信号强度，并分别显示动、静脉
- 该脉冲序列可在冠状和矢状位获取三维数据，成像时间短，尤其适用于血流缓慢的下肢动脉和静脉
- 该成像方法无需使用对比剂，克服了 CEFP-MRA 技术的不足，且成像时间短，受到普遍欢迎和好评，已经开始在临床推广应用

【心血管磁共振成像的临床应用】

● 适应证

- 心肌病变：包括各型心肌病，急、慢性心肌梗死及其主要并发症室壁瘤形成，高血压病和主动脉瓣病变所致的心脏改变，肺动脉高压或肺动脉瓣病变等所致的心肌肥厚及慢性肺源性心脏病等
- 大血管疾病：包括各种动脉瘤、主动脉夹层、大动脉炎、主动脉缩窄及褶曲畸形、上下腔静脉狭窄和阻塞，以及各种大血管先天性畸形和变异
- 心包疾患：包括心包积液、缩窄性心包炎、心包缺损以及心包占位性病变等
- 先天性心脏病：各种类型先天性心脏病，特别是各种复杂畸形
- 心脏肿瘤：包括心腔内、心壁内及其与心包、纵隔肿瘤的鉴别
- 心功能测定
- 心脏瓣膜病

● MRI 的优点
- 软组织对比度最高，可准确区分心内膜、心肌与心外膜
- 任意方向直接切层能力：不同方向切层，可全面显示心脏大血管结构，无观察死角
- 容积扫描能力：可行各种平面、曲面或不规则切面的重建，进行解剖结构或病变的立体追踪，尽管 64 排以上 MSCT 容积成像能力也很强，但其属于有射线技术
- 无创伤、无射线辐射损伤，对人体无损害
- 成像参数多
- 多模态成像能力：一次 MRI 心脏检查可以提供心脏大血管结构、大血管、冠状动脉、瓣膜形态及功能、室壁运动、心功能、血流方向及流量、心肌灌注及活性、代谢等多种信息，号称“一站式”（one stop shop）或“影像学超市”，成像潜力十分巨大
- 较高的空间分辨力

● MRI 的缺点
- 设备和检查费比较昂贵
- 检查时间较长：通常心脏检查需要 45 分钟，为主要缺点
- 个别患者存在幽闭恐惧症（claustrophobia）

● MRI 扫描的禁忌证
- 置有心脏起搏器者
- 术后体内置有大块金属植入物（如：人工股骨头、胸椎矫形钢板等）者
- 术后体内置有动脉瘤止血夹者
- 心力衰竭不能平卧者
- 昏迷躁动不能配合检查者
- 眼球内疑有金属异物者

● 临床检查注意事项
- 通常采用心电图门控
- SE 曾为最常用序列，心脏 MRI 一般仅行 T1WI，在心脏肿瘤、心肌心包疾病时，才加扫 T2WI
- 目前，多直接应用各种快速和超快速扫描技术，先观察形态学和心功能改变，然后再根据需要进行 MRA、心肌灌注及心肌活性扫描，必要时进行冠状动脉 MRA 扫描
- 心脏大血管 MRI 检查必须获得心脏长、短轴位图像，再根据病变情况补充获取体轴横断位、矢状和冠状位图像，主要心脏大血管疾患的层面方位选择见表 1-4-1
- 根据具体情况，操作者可根据任意选择切层方位，以利于清楚显示心脏解剖结构和病变的细节
- 扫描前一定要去除被检查者身上（尤其胸部）的一切金属物品，否则，可导致局部磁场扭曲，图像变形
- 扫描过程中被检查者制动是完成检查的基础

表 1-4-1　主要心脏大血管疾病层面方位的选择

	疾　病	层面方位
心肌梗死及室壁瘤	前壁或 / 下壁 前壁或（和）前间壁 后壁	横 + 长轴或（和）短轴 横 + 短轴 横 + 长、短轴
心脏或心旁肿瘤	心腔内或心肌 心旁	横 + 长、短轴 横 + 冠、矢状断
心肌病变 心脏瓣膜病		横 + 长、短轴
心包疾患		横 + 冠、矢状
先天性心脏病	间隔缺损 复杂畸形	横 + 左斜 横 + 冠、矢，必要时加长、短轴
主动脉疾患	主动脉夹层 主动脉缩窄 马方综合征 头臂血管病变	横 + 左斜 横 + 冠、左斜

（李坤成）

主要参考文献

[1] 刘玉清. 心血管病影像诊断学. 合肥: 安徽科学技术出版社, 2000.

[2] 李坤成. 心血管磁共振成像诊断学. 北京: 人民卫生出版社, 1997.

[3] 戴汝平. 心血管CT诊断学. 北京: 人民卫生出版社, 2001.

[4] 李坤成. 中华影像医学心血管卷, 人民卫生出版社, 北京, 2007年.

[5] Ho VB, Reddy GP. Cardiovascular Imaging. Elsevier Saunders, 2011.

冠状动脉粥样硬化性心脏病

2

第1节 概 述

一、概念

- 冠状动脉是供应心脏血液的动脉，起于主动脉根部，分左右两支，走行于心脏表面
- 冠状动脉性心脏病（coronary artery disease，CAD）指由于冠状动脉供血不足或者心肌需氧量增加引起的心肌血供与需求之间不平衡导致心肌损害和功能失调，简称冠心病
  - 同义词：缺血性心脏病（ischemia heart disease，IHD）
- 冠状动脉粥样硬化性心脏病（coronary atherosclerosis heart disease，CAHD）特指由于冠状动脉粥样硬化致心肌供血供氧不足而引起的心脏病
  - 冠状动脉粥样硬化是90%以上冠心病的病因
  - 其次为冠状动脉的功能性改变，如冠状动脉痉挛
  - 少见的原因包括可引起心肌缺血的冠状动脉先天性变异，如冠状动脉走行异常的壁冠状动脉，冠状动脉畸形中的单支冠状动脉、冠状动脉瘘、左冠状动脉起自肺动脉、先天性冠状动脉狭窄或闭锁等
    - 冠状动脉起自对侧冠状窦（如左冠状动脉起自右冠窦）行经主动脉与右室流出道或主肺动脉间隙时可能引起心肌缺血甚至猝死

二、冠状动脉的影像学解剖

- 冠状动脉的评价都始于对其起始部和近段轴位的观察
- 主动脉根部有三个冠窦，包括右冠窦（或后窦）、左冠窦（或前窦）、无冠窦。右冠状动脉和左主干分别起源于相应的冠窦，在轴位像上左主干起始处位于右冠状动脉的头侧
- 右冠状动脉（right coronary artery，RCA）起自右冠窦后行于右房室沟内，于右心室锐缘转向后方，并在接近后室间沟分出后室间支（posterior descending artery，PDA）和左室后支
  - RCA供血右心室游离壁
  - 右冠状动脉分为近、中、远段，近中段以锐缘支为界，中段为锐缘支至RCA转自水平处，其远侧即为远段
  - RCA近侧分支有圆锥支和窦房结支，50%圆锥支直接起自主动脉根部，窦房结支则有约40%的人起源于回旋支（left circumflex artery，LCX）
  - 左室后支供血左心室后下壁
  - 其他重要大分支包括锐缘支、房室结支
- 左主干（left main artery，LM）起自左冠窦，并分为两支重要的分支，前降支（left anterior descending artery，LAD）和LCX。LM长度变异较大，在5～20mm，有时LM分为三支，即所谓中间支从左主干上发出。少数人LM缺如，LAD和LCX分别直接开口于左冠窦

- 前降支
  - LAD 向前向下走行于室间沟，到达心尖部
  - LAD 沿途发出数支对角支（diagonal branch，最多可有 6 支），依次命名为 D1、D2 等，走行于心外膜下，并参与左心室前侧壁的血供
  - 前室间隔支呈直角自 LAD 发出，供应室间隔前 2/3
  - LAD 以第 1、2 对角支为分界分为近、中、远段
- LCX
  - LCX 走行于左房室沟，80% ~ 85% 的人 LCX 在发出第一钝缘支（obtuse marginal branch，OM1）后终于心脏钝缘
  - 供血左心室侧壁
  - LCX 的主要分支是钝缘支，依次命名为 OM1、OM2 等，部分冠状动脉左优势型的人 LCX 可以延续至后十字区，发出后室间支、房室结支以及左室后支
  - LCX 根据主要钝缘支发出部位分为近段和远段（图 2-1-1）

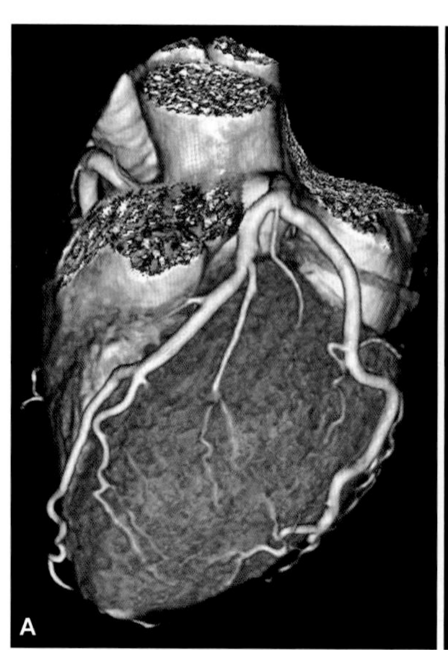
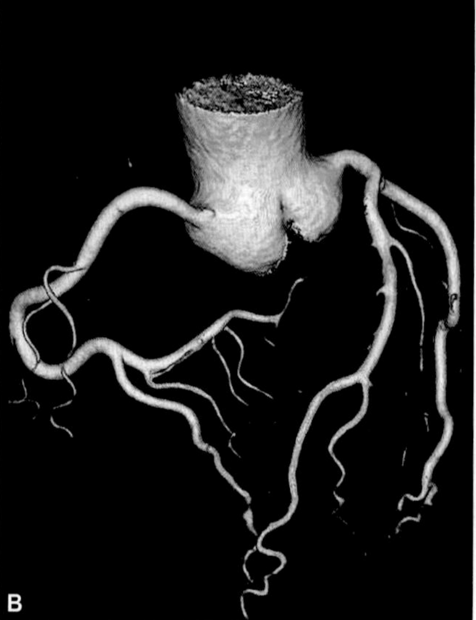
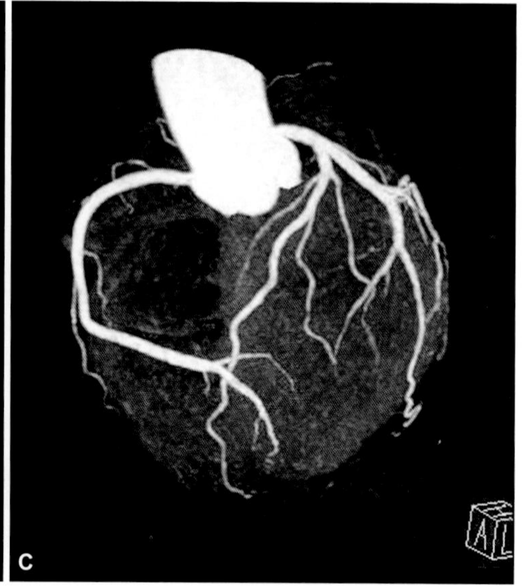

图 2-1-1 **冠状动脉正常 CT 解剖，不同的容积再现图像分别显示冠状动脉**

三、冠状动脉优势型和分段

- 冠状动脉优势型分布根据房室结支、后室间支和左室后支的起源划分
  - 80% ~ 85% 的人为右优势型，8% ~ 10% 为左优势型，其后室间支和左室后支分别发自 RCA 和 LCX，只有 7% ~ 8% 的人为均衡型
- 冠状动脉 CTA 的分段一般根据 1975 年 AHA 制定的 15 节段法
  - RCA 近、中、远段分别为 1 ~ 3 段，PDA 为第 4 段
  - LM 为第 5 段
  - LAD 近、中、远段依次为 6 ~ 8 段，D1、D2 分别为 9、10 段
  - LCX 近、远段分别为 11 和 13 段，钝缘支为 12 段
  - 左室后支为 14 段，若 PDA 发自 LCX 则为 15 段（图 2-1-2）

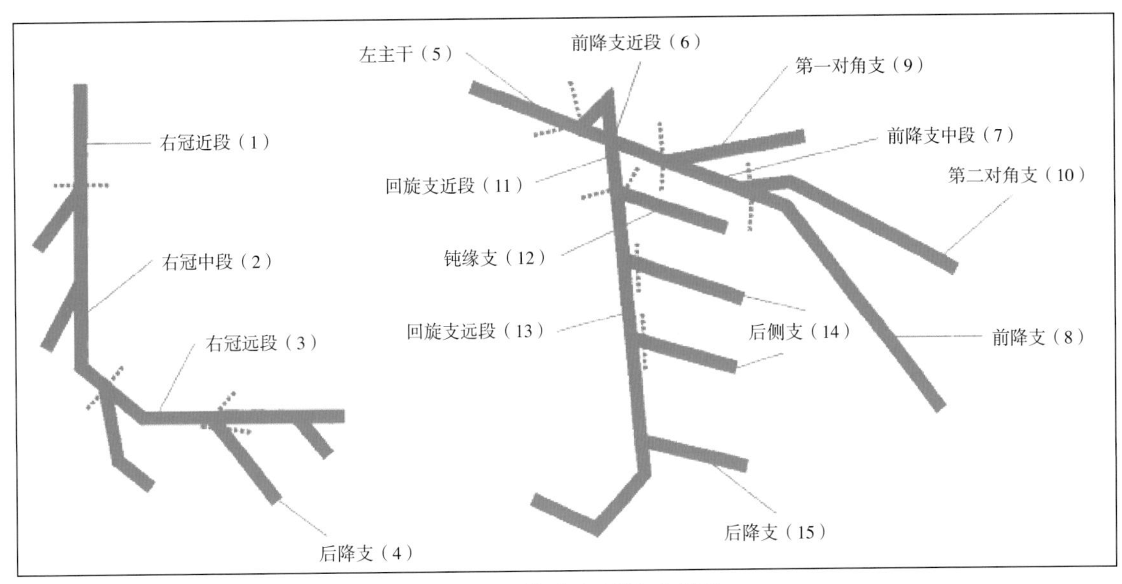

图 2-1-2 **冠状动脉 AHA 分段法**

四、冠状动脉的解剖变异

- 冠状动脉的解剖变异较为罕见（详见第 5 章第 10 节），为 0.3% ~ 5.6%，多为在无症状患者中偶然发现
- 随着 MSCT 冠状动脉成像在临床中的广泛应用，关于冠状动脉先天性变异的报道渐多

五、冠状动脉粥样硬化病理

冠状动脉粥样硬化（coronary atherosclerosis）是以冠状动脉内膜下脂质沉积、平滑肌细胞增生与泡沫细胞形成、纤维组织及黏多糖等基质增多，导致冠状动脉管壁增厚变硬并失去弹性、管腔变窄的病变，是冠心病最主要的病因

- 冠状动脉粥样硬化的病理学特征
  - 冠状动脉粥样硬化发病机制仍未阐明，目前较为公认的是损伤应答学说，强调粥样硬化是一个炎症过程，白细胞包括单核细胞和淋巴细胞的黏附、选择素和多种黏附分子、炎症因子的参与，平滑肌细胞和巨噬细胞的凋亡等，在冠状动脉粥样硬化的发生和进展中都起到重要的作用
  - 冠状动脉粥样硬化的不同阶段为脂纹（fatty streak）、纤维斑块（fibrous plaque）、粥样斑块（atheromatous plaque）直至发生斑块复合病变，对整个冠状动脉而言，不同阶段的病变可同时存在
- 脂纹：是动脉粥样硬化的早期病变，最早可见于 9 岁以下的儿童，表现为冠状动脉主干及粗大分支近段不隆起或稍隆起于内膜表面的小黄色条纹，脂纹内含体积较大的脂滴细胞即泡沫细胞，来源于巨噬细胞和平滑肌细胞，此外还有合成型平滑肌细胞、淋巴细胞和单核细胞、肥大细胞等
- 纤维斑块：少数脂纹可进展为纤维斑块
  - 泡沫细胞大量坏死，超过巨噬细胞的清除能力可形成细胞外脂质核心，平滑肌细胞大量增生分布于泡沫细胞之间，产生胶原、弹性纤维和蛋白多糖，导致病变演变为纤维斑块
  - 纤维斑块表面为一层由多量平滑肌细胞、大量细胞外基质、胶原纤维和弹性纤维组成的纤维帽，纤维帽下为富含胆固醇的脂质池，随着胶原纤维不断增加和玻璃样变，脂质核心被埋于深层；脂质核心周围可见巨噬细胞、淋巴细胞等炎性细胞浸润
- 粥样斑块：泡沫细胞坏死崩解释放出许多溶酶体酶，促进其他细胞坏死崩解，病变逐渐进展为粥样斑块
  - 粥样斑块也称粥瘤（atheroma），表现纤维帽趋于老化，平滑肌细胞分散埋

藏于细胞外基质中，深部的大量无定形坏死物质内富含细胞外脂质及胆固醇结晶、钙化等，底部和边缘可见肉芽组织增生，外周可见少许泡沫细胞浸润和淋巴细胞浸润，病变严重者中膜平滑肌细胞不同程度萎缩，中膜变薄，外膜可见新生毛细血管、不同程度结缔组织增生及淋巴细胞、浆细胞浸润

- 在粥样斑块的基础上可发生斑块出血、溃疡、血栓形成和发生钙化等复合病变，实际上也就是表现出不稳定或者易损斑块（vulnerable plaque）的性质

○ 易损斑块（图 2-1-3）：是近年公认的标准术语，不推荐使用不稳定斑块等说法

■ 易损斑块即使不造成显著的管腔狭窄，但其易破裂和强烈的促血栓形成的倾向，因而成为急性心脏事件包括不稳定心绞痛、急性心肌梗死和心源性猝死的最重要的病因

■ 易损斑块的主要组织学特征

- 大的脂质核心，占斑块体积的 40% 以上，多为偏心性
- 纤维帽变薄，厚度≤ 65μm，主要由 I 型胶原纤维组成，内有大量的炎性细胞浸润，平滑肌细胞成分较少，形成薄弱的肩部
- 斑块的肩部及基底部有较多新生的微血管

■ 在冠状动脉左前降支最多见

■ 多种机制参与斑块向不稳定的方向进展

- 始动因素是内皮的损伤，泡沫细胞增多、崩解以及巨噬细胞凋亡减少、清除能力下降导致了脂质坏死核心扩大
- 平滑肌细胞的凋亡和基质金属酶活性的增强、基质金属酶抑制物活性的降低导致纤维基质合成减少、降解增强，

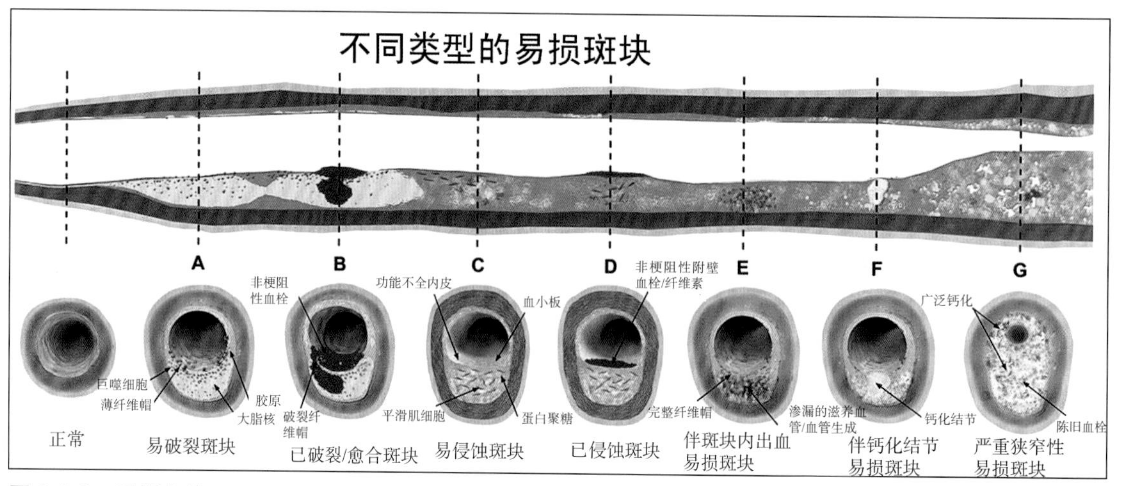

图 2-1-3 **易损斑块**

A. 易破裂斑块，脂质核心大，纤维帽薄及巨噬细胞浸润；B. 已破裂斑块—亚闭塞性血栓及早期机化；C. 易糜烂斑块—富含平滑肌细胞的斑块内有蛋白多糖基质；D. 已糜烂斑块伴亚闭塞性血栓；E. 继发于血管滋养管泄漏的斑块内出血；F. 钙化小结突入血管腔；G. 慢性狭窄性斑块伴严重钙化，陈旧性血栓及偏心性狭窄（引自：Naghavi M, Libby P, Falk E, et al. From vulnerable plaque to vulnerable patient: a call for new definitions and risk assessment strategies: Part I. Circulation, 2003, 108: 1772-1778.）

从而纤维帽趋向不稳定、变薄

- 斑块肩部和基底部的新生血管因结构不完整具有易破裂倾向，从而可导致斑块出血，血管内皮生长因子是重要的诱导血管新生的因素

■ 易损斑块的风险：导致冠状动脉管腔狭窄程度急性加剧甚至闭塞

- 在血流剪切力等作用下可以发生出血而导致斑块急速增大
- 斑块可以破裂而释放大量的促凝物质
- 坏死的粥样物质本身可以形成栓塞
- 斑块破裂导致深层内膜损伤及胶原暴露，通过内源和外源性凝血途径导致血栓形成

■ 以前认为钙化斑块是稳定斑块，事实上局灶性的、小结节样的钙盐沉积于坏死核心和纤维帽内，增加了动脉壁的脆性并降低了其弹性

- 相对而言具有较厚且完整的纤维帽、斑块脂质核心体积小或部分、全部纤维化的斑块较不易破裂，在一定时间内可保持稳定，因之称为非易损斑块

- 冠状动脉粥样硬化的形态学特征
  - 冠状动脉斑块常见于左前降支、回旋支、右冠状动脉以及冠状动脉较粗大的分支，其在冠状动脉的分布可以是节段性和局限性的，也可以是较长段的弥漫性病变
  - 斑块累及范围可以是某一支或多支冠状动脉，但心肌内的小分支或壁冠状动脉本身较少发生粥样硬化，其机制未明
  - 临床上习惯将左前降支、回旋支及右冠状动脉称为3支血管，按其受累情形称为单支、2支或3支病变
  - 冠状动脉同等百分比的狭窄，主干和分支权重显然不同，而主干近段和远端的病变权重也不一样，因此有若干种积分系统来评估冠状动脉病变的严重程度及预后，如Gensini积分系统，这些积分系统在评估冠心病的严重程度和预后方面有一定意义
  - 冠状动脉粥样硬化引起的管腔狭窄可以表现为偏心性或向心性
    - 偏心性狭窄是指狭窄部位的斑块位于或偏向于管腔中心线一侧，从而导致管腔偏向于一侧的不均匀变窄
    - 向心性狭窄时斑块均匀分布于管腔内而引起管腔的中心性变窄
    - 偏心性狭窄部位管壁尚有一定的弹性储备，而向心性狭窄管壁则丧失了弹性
    - 随着血管内超声（Intravenous ultrasound，IVUS）技术的进展，所谓的向心性狭窄其实非常少见，目前倾向于将无明显偏心的狭窄称为向心性狭窄
  - 动脉粥样硬化后管腔的重构（remodeling）被IVUS所证实，虽然其早已被病理学发现，但一直未能获得影像学的证据
    - 管壁的病变向腔外发展，形成所谓的自适应性扩张或代偿性瘤样扩张，称为正性重构，这种维持管腔没有显著性狭窄的改变极易在冠状动脉造影时漏诊
- 冠状动脉管腔狭窄的评价
  - 冠状动脉病变长度：
    - 依据病变近远端相对“正常”的管腔进行评价，ACC/AHA将病变分为局限性的（<10mm）、管状的（10～20mm）、弥漫性（>20mm）的狭窄，发生率也依次递减
    - 弥漫性狭窄可引起管腔内血流压力进行性下降，因此对冠状动脉血流动力学的影响比同等程度的局限性狭窄更加显著
    - 病变长度是评估经皮腔内冠状动脉成形术（percutaneous transluminal coronary angioplasty，PTCA）后发生再狭窄的重要预测因子，因为长段病变的斑块负荷更加严重
  - 病变的狭窄程度评估
    - 以病变近远端相对“正常”的管腔面积或内径的平均值作为参考，按管腔直径减少的百分比值（图2-1-4）进行分级
    - 冠状动脉狭窄程度的分级依次为Ⅰ级：＜25%；Ⅱ级：25%～50%；Ⅲ级：51%～75%；Ⅳ级：76%以上或闭塞
    - 冠状动脉管腔狭窄程度≥50%时被称为显著性狭窄
    - 亚临界的＜50%的狭窄程度也有重要的预后意义，这些病损往往最易破裂导致急性心脏事件
    - 冠状动脉管腔狭窄程度大于80%时，在静息状态下冠状动脉血流量已经减少
    - 冠状动脉闭塞常常是动脉粥样硬化伴有急性、亚急性血栓形成所致

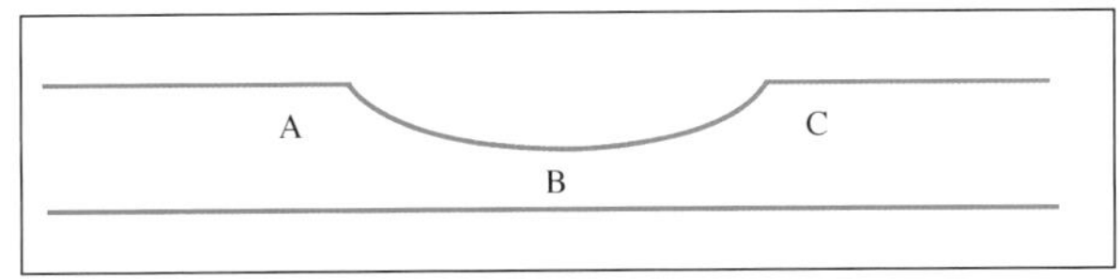

图2-1-4 **管腔狭窄程度=100%×B/（A+C）/2**

六、冠心病的病理和病理生理

- 冠状动脉循环的特点
  - 正常情况下冠状动脉血流量和携氧量与心肌细胞需氧量之间是相适应的
  - 心肌需氧量与心率、收缩力和室壁张力有关，一个简化而实用的衡量指标就是心率

和血压的乘积，血液的携氧和供氧能力也很重要
- 心外膜冠状动脉的灌注主要依赖舒张期
- 心肌微循环的特点是平均每一个心肌细胞和一支毛细血管相邻，因此物质的交换可以快速进行，心肌细胞对血氧的摄取已经接近极限，有 65% ~ 75% 的血氧为心肌细胞摄取，满足增加心肌氧耗几乎唯一的办法就是增加心肌灌注
- 由于收缩期室壁机械压迫作用，心内膜下心肌血流量在收缩期的减少较心外膜下显著
- 负荷状态下冠状动脉最大血流量可达到静息状态的 6 ~ 7 倍，微循环在负荷状态下，部分静息状态下未开放的血管扩张，即所谓“征募”，从而维持心肌灌注的平衡
- 冠状动脉血流和微循环灌注在静息状态下都有一定的储备
- 冠状动脉循环调节中最重要的是自身代谢调节机制，其中在心肌代谢增加而产生的各种物质中腺苷是最重要的因子，其具有强烈的舒张小动脉的作用

- 冠心病的发病机制
  - 心肌缺血的机制
    - 供氧不足性缺血：如冠状动脉狭窄和痉挛等，主要是急性冠状动脉综合征（acute coronary syndrome，ACS）和心肌梗死（myocardial infarction）
    - 需氧增加性缺血：存在重度慢性冠状动脉狭窄时，应激和运动可引起心肌需氧量不足，而冠状动脉血流量增加不足，常常有慢性稳定型心绞痛发作
    - 两种机制可单独或合并存在
    - 冠状动脉狭窄时，狭窄部位压力梯度增加，血流灌注压在狭窄远端迅速下降，静息时这种驱动力的下降可被微循环扩张代偿从而维持
    - 狭窄程度在 50% 及以上时导致冠状动脉血流量储备（coronary flow reserve，CFR）下降，心肌需氧量增加的情况下将出现供血不足的情形
    - 狭窄程度在 85% ~ 90% 时，静息状态下冠状动脉的血流量也开始减低
    - 当狭窄程度达 90% 以上时 CFR 消耗殆尽
    - 冠状动脉管径 50% 的狭窄定义为冠心病的阈值
    - 弥漫性冠状动脉狭窄和局限性狭窄不同，弥漫性狭窄可引起沿狭窄段连续的灌注压力的下降，因此可以解释某些患者有灌注显像异常而冠状动脉造影没有发现显著的局限性狭窄的原因
    - 心外膜下冠状动脉狭窄时，心内膜下与心外膜下血流比值下降，导致心内膜下心肌较中层及外层心肌对缺血更加敏感，这种效应在某些应激、运动和应用腺苷、双嘧达莫等药物时加重，即发生心内膜下血流向心外膜侧的垂直转移，即所谓“窃血”效应
    - 引起冠状动脉血流和灌注储备减低的重要因素还有冠状动脉痉挛等
    - 严重贫血、一氧化碳中毒或失血性休克时均可因冠状动脉血流供氧不足导致心肌缺血表现
  - 心肌缺血的后果
    - 心肌缺血后心肌功能的异常要早于心电图的异常，首先是舒张功能的改变，其次是收缩功能出现异常
    - 心肌顿抑（myocardial stunning）：短暂而严重的心肌缺血后出现心肌顿抑，即使心电图和灌注恢复正常，局部仍出现持久的心肌收缩功能异常，再逐渐恢复
    - 心肌冬眠（myocardial hibernation）：慢性缺血引起静息心功能异常时，心肌处于冬眠状态，其代谢和收缩功能下调，与下降的血流量相匹配，当血流灌注恢复后，心肌功能即可恢复正常
  - 心肌梗死的机制
    - 几乎所有的心肌梗死都是由冠状动脉粥样硬化引起的，通常粥样硬化斑块上还有血栓形成，缓慢进展的冠状动脉高度狭窄可发展为管腔完全闭塞，但通常并不引起急性 ST 段抬高型心肌梗死
    - 斑块破裂是急性冠脉综合征的病理基础，ACS 包括不稳定型冠心病、急性心肌梗死和心源性猝死，1/4 心肌梗死者在心电图上表现为 ST 段抬高，此外大约 3/4 的患者被临床诊断为无 ST 段抬高的心肌梗

死或不稳定型心绞痛

- ST段抬高的心肌梗死：冠状动脉内斑块多是复杂或不规则形态的，组织学显示糜烂或破裂，血栓在早期可以血小板为主，后期则可以表现为红色或白色血栓完全持续的堵塞管腔
- 非ST段抬高的心肌梗死：多为不完全的冠状动脉闭塞，或伴有冠状动脉痉挛，冠状动脉内相对更容易看到血小板激活聚集形成的白血栓，并有约15%的人群没有显著性管腔狭窄，弥漫性病变在非ST段抬高患者更常见
- 微循环障碍：其血流的阻塞往往较快解除，被认为是不稳定型心绞痛和ST段抬高型心肌梗死的中间状态

- 心肌梗死的发生和进展
  - 心内膜下是最容易出现缺血性损伤和坏死的部位，冠状动脉闭塞15～20分钟即可发生心内膜下心肌坏死，并在4～6小时内呈波阵状向透壁方向发展，逐步累及心外膜下缺血程度较轻的心肌
  - 无复流现象
    - 发生于心肌梗死的核心区，由于多种机制导致的微循环的破坏和阻塞导致，即使心外膜下冠状动脉的血流灌注恢复，心肌组织的灌注仍然不能恢复，从而导致心肌的持续性坏死和进行性的功能损害，即不能从血管重建术中获益
    - 其原因不明，可能与心肌细胞和微血管床的损伤有关，包括白细胞的集聚、微栓塞等
  - 心肌梗死延展和伸展
    - 延展：指心肌梗死24小时到四周时发生的再梗死，从而导致梗死区域的扩大，梗死区周围有残存的心肌缺血区即所谓危险区是其发病基础
    - 伸展：梗死心肌节段的功能性改变，心肌坏死数量无增加，表现为局部心肌变薄、延长，心腔扩大
      - 伸展区的心内膜下容易形成血栓
      - 急性心肌梗死数周至数月后，伸展的室壁为纤维瘢痕组织代替可能形成室壁瘤
      - 一般心肌坏死超过左室心肌总数10%是发生伸展的先决条件，梗死面积越大越容易发生伸展
      - 梗死伸展多发生在透壁心梗的基础上，非透壁心梗一般不发生伸展
      - 心肌梗死伸展容易导致心功能不全，乃至心脏破裂
  - 心肌梗死的并发症：包括乳头肌功能失调或断裂、心脏破裂或心包填塞、体循环或肺循环栓塞以及室壁瘤、心肌梗死后综合征

- 冠心病的影像学检查与评价

冠心病的临床诊断包括症状、体征和心电图、心肌酶学、影像学检查。心电图是重要的常规检查，但是对心肌梗死的定位和范围的判定均较粗略

  - 选择性冠状动脉造影：被认为是金标准，而且是微创治疗的基础
    - 只能观察充满对比剂的管腔，容易漏诊主干开口的病变和正性重构的病变，不能真正反映管腔狭窄的功能学意义
    - 近年发展出冠状动脉血流储备分数（fractional flow reserve，FFR）等指标作为补充
  - 血管内超声（intravenous ultrasound，IVUS）：将超声探头装载在导丝头端，借助马达可以进行匀速推进或拉出，获得一系列冠状动脉断面图像，可以区分内膜、中膜及外膜三层结构，分辨率达到250μm
  - 光学相干断层（optical coherence tomography，OCT）：借助导管技术的一项高分辨率断层光学成像技术，分辨率高达40μm，可以明确冠状动脉粥样斑块的组织学特征，发现冠状动脉造影漏诊的轻微粥样硬化病变
  - 多层螺旋CT（multislice CT，MSCT）：特别是64层螺旋CT、双源CT的出现使得CT冠状动脉成像取得了长足的进展，图像质量明显提高
    - CT冠状动脉成像能同时观察管腔、管壁，是无创性冠状动脉检查中最为普及者，相对而言双源CT单扇区时间分辨率较高，多无需降低心率
    - CT可以同时对心脏功能做出定量定性分析

    - 由于曝光剂量过大、覆盖范围有限的原因，CT经典的心肌灌注曾经一度沉寂，众多学者关注的是基于常规冠状动脉CT对心肌首过灌注的分析
    - 目前CT已经可以实现一个心动周期完成扫描，这依赖于大宽度探测器的使用如320层CT及使用大螺距快速扫描的第二代双源CT的出现
    - 随着宽体探测器的应用，全心脏的灌注扫描序列正重新变为热点
  - MR冠状动脉成像：尚处于临床前期研究，受到很多因素制约，较多技术困难需要克服，其诊断价值尚无前瞻性大样本多中心研究的证据
    - MR冠状动脉成像不受钙化的影响，可以作为钙化较多的冠状动脉CT检查的补充
    - 斑块信号特征一定程度上反映了斑块的组成，高场强、高分辨率MR成像能对斑块的易损性做出预测
    - 针对易损斑块演进过程中分子事件的靶向对比剂开发使得MR在粥样斑块的分子影像有一席之地，为粥样硬化的靶向诊断和治疗提供了一种监测手段
    - 常规MR扫描可以识别心肌水肿
    - MR增强延迟显像目前被公认为是和PET/CT等同的评估心肌活性的手段
    - MR心功能分析被认为可以成为临床金标准
  - 超声心动图：一种方便、价廉的方法，在心肌梗死后心功能、节段性室壁运动和心肌活性的判断中广为应用
    - 超声声学造影在向分子影像学领域进发，众多的靶向超声对比剂被开发出来，携带有靶向治疗粥样硬化和促血管生成基因的微泡也在研究之中
    - 超声技术可评估冠状动脉血流和血流储备，但由于受到心脏运动的限制、声窗和体位的限制，导致超声探头很难和冠状动脉血流方向平行，因而对冠状动脉血流测量存在困难，目前比较容易在体外测量的冠状动脉包括左主干远段、LAD近段，而LCX和RCA则较少能被探及，据估计50%以上的RCA的血流超声无法测量
  - SPECT和PET：是心肌灌注评估、心肌活性预测的临床常规手段，PET/CT更是评估心肌活性的金标准，但是其空间分辨率不高，假阳性率高，价格昂贵而不利于推广，靶向标记的各种核素的开发为其开辟了新的领域

- 心肌梗死的预后因子

有关心肌梗死的远期预后，是指发生心肌梗死4周后存活患者的预后。国外有人报道AMI后第一年的病死率在无并发症者中为7%～10%，但在出现并发症者中，特别是有心力衰竭患者中可高达30%～50%。远期预后主要决定于心功能情况、再梗死及猝死的发生。影响这些情况发生的高危因素很多，以下仅描述和影像学关系较密切者

  - 左室射血分数（LVEF）：可反映左心功能
    - LVEF ≤ 30%，一年内死亡率增高，有人认为LVEF降低可作为预后不良独立预测指标，但EF值变异较大
    - 无左心衰竭者也可有LVEF异常
    - 运动时，EF下降明显对评价预后更有价值
  - 大面积心肌梗死
  - 梗死的部位及类型
    - 前壁心肌梗死伴有室壁运动异常者（包括运动减弱、消失或矛盾运动），其病变程度重、累及范围广泛者预后差
    - 累及多支、左主干及左前降支和右冠状动脉同时闭塞者预后差
    - 透壁性心肌梗死常比非透壁性心肌梗死的梗死面积大，预后较差
  - 再梗死或梗死后延展：主要因存活心肌丧失而影响预后。非ST段抬高型心肌梗死易发生再梗死
  - 运动试验强阳性
  - 有药物不易控制的糖尿病、高脂血症、高血压患者及年龄大于70岁者

重点推荐文献

[1] 叶任高, 陆再英. 内科学, 5版, 北京: 人民卫生出版社; 2007: 271-312.

[2] Peter Libby, Robert O. Bonow, Douglas L. Mannl, Eugene Braunwald. Braunwald's Heart Disease: A Textbook of Cardiovascular Medicine[M]. 8th edition. Philadelphia, Saunders/Elsevier. 2007: 227-501.

[3] Mark DB, Berman DS, Budoff MJ, et al. ACCF/ACR/AHA/NASCI/SAIP/SCAI/ SCCT 2010 expert consensus document on coronary computed tomographic angiography: a report of the American College of Cardiology Foundation Task Force on Expert Consensus Documents. J Am Coll Cardiol[J], 2010, 55(23): 2663-99.

第 2 节　冠状动脉疾病

冠状动脉疾病的评估包括对冠状动脉粥样硬化斑块及其引起的管腔狭窄、支架置入术后与冠状动脉旁路移植术后管腔通畅性的评估，少见的还包括能引起心肌缺血或心源性猝死的先天性畸形，以及冠状动脉夹层

一、冠状动脉粥样硬化性管腔狭窄

【概念与概述】

- 因冠状动脉管壁粥样硬化斑块形成导致管腔不同程度狭窄

【病理与病因】

一般特征

- 一般发病机制
  - 冠状动脉内膜下脂质沉积、平滑肌细胞增生与泡沫细胞形成、纤维组织及黏多糖等基质增多，导致冠状动脉壁增厚变硬并失去弹性、管腔变窄
- 遗传学
  - 遗传学基础在冠心病的发生发展中起着至关重要的作用，家族性高脂血症在人群中的发生率约为 1/500，易发生冠状动脉粥样硬化
- 病因学
  - 高血压、高胆固醇血症、吸烟、糖尿病、肥胖、体力活动过少、过度饮酒、紧张脑力劳动、情绪易激动、精神紧张者，易发生冠状动脉粥样硬化
  - 高密度脂蛋白过低，凝血功能异常者
  - 少数患者与家族性遗传因素有关
- 流行病学
  - 本病为心血管系统常见病
  - 欧美国家发病率更高，美国每年约 150 万人患冠心病，其冠心病患者超过 1100 万

大体病理及手术所见

- 粥样硬化斑块常见于前降支近中段，分支口部较重，早期斑块分散，随病变进展斑块可相互融合
- 横断面斑块多呈新月形，管腔不同程度狭窄。有时并发血栓形成，管腔完全阻塞

显微镜下特征

- 见第 2 章第 1 节

【临床表现】

表现

- 最常见体征 / 症状
  - 心绞痛
- 临床病史
  - 多数患者有高血压、高脂血症

疾病人群分布

- 年龄
  - 多见于 40 岁以上人群，随年龄的增长发病率增高，60 岁以上患者明显多于中青年患者
- 性别
  - 男女比例约 2 ∶ 1。雌激素有抗动脉粥样硬化作用，女性在绝经后发病率明显增加

治疗

- 内科保守治疗
- 支架（stent）植入术
- 冠状动脉旁路移植术（coronary artery bypass grafting，CABG）

【影像学表现】

概述

- 部位
  - 左冠状动脉好发，常见动脉分叉处和前降支的近、中段
- 大小

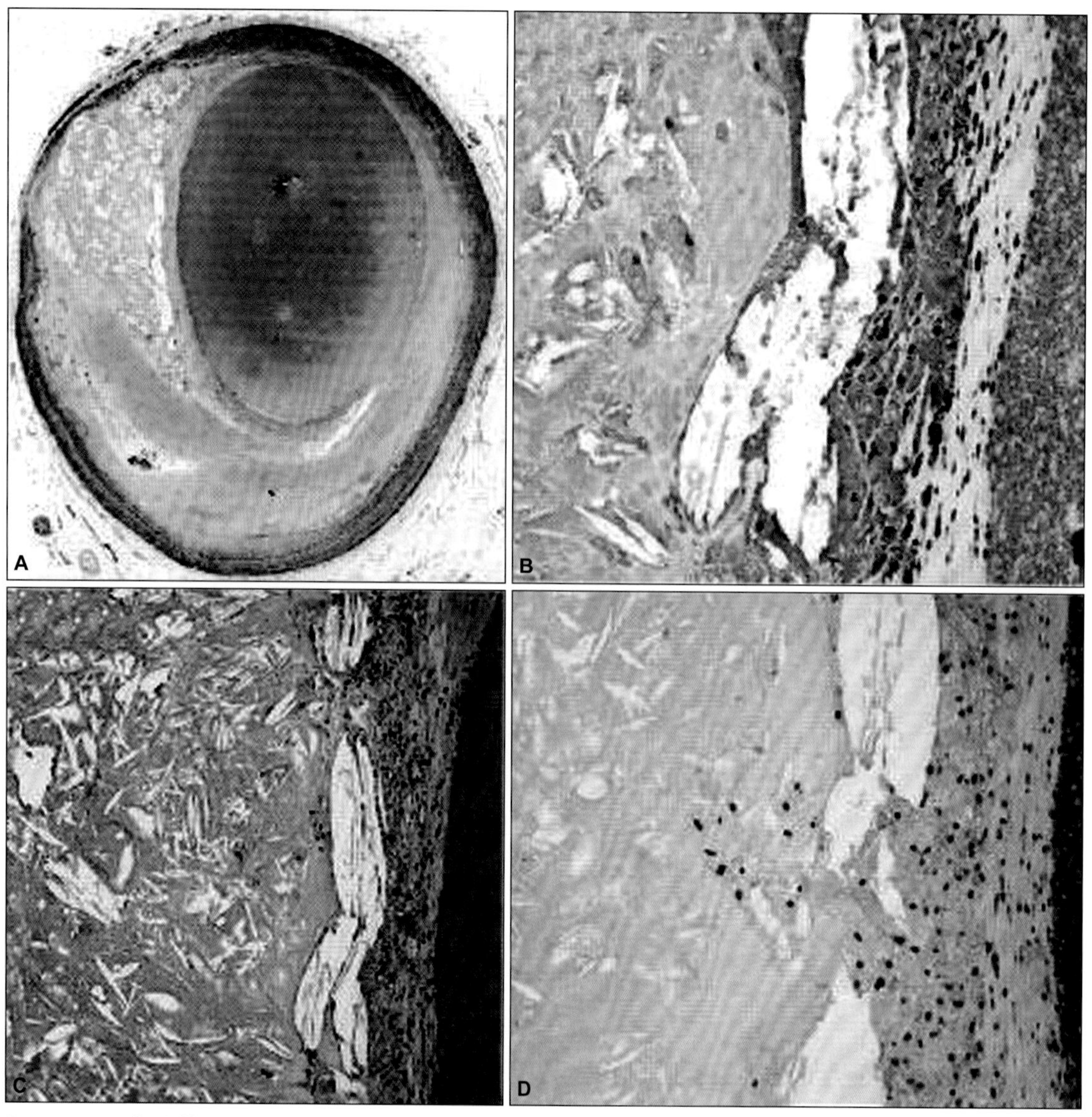

图 2-2-1 **易损斑块**
A. 薄纤维帽，大脂质核心；B. 免疫组化染色示纤维帽内大量 CD68+ 巨噬细胞；C. 纤维帽内大量胆固醇结晶；D. 纤维帽 alpha 肌动蛋白阳性平滑肌细胞缺乏（Kolodgie FD, Virmani R, Burke AP, FarbA, et al. Pathologic assessment of the vulnerable human coronary plaque. Heart 2004; 90: 1385-91.）

  - 大小不等，局灶性或弥漫分布
- 形态学
  - 多数为偏心性，少数呈向心性分布
  - 钙化斑块、纤维斑块、脂质斑块

X 线表现

- X 线平片
  - 没有灵敏度和特异性，偶尔能发现冠状动脉走行区的钙化
  - 冠心病引起的心脏整体形态和肺血的改变对于评估病情有一定意义
- 选择性 X 线冠状动脉造影（selected X-ray coronary angiography，CAG）
  - 是诊断冠状动脉管腔狭窄的“金标准”，也是经皮冠状动脉治疗术（percutaneous coronary intervention，PCI）的首要影像学导向工具
  - 管腔可呈规则或不规则狭窄，向心性或偏心性狭窄，局限性或弥漫性狭窄（图 2-2-2）
  - 斑块溃疡表现为偏心性充盈缺损上的“龛影”
  - 血栓形成表现为腔内充盈缺损，可被对比剂环绕
  - 冠状动脉阻塞则呈杯口状或鼠尾状
  - 部分患者冠状动脉内和冠状动脉间侧支循环形成

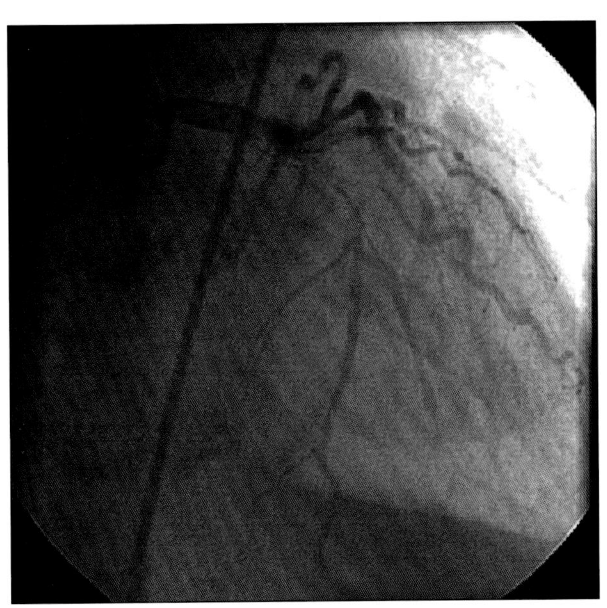

图 2-2-2 **前降支近段重度狭窄**
男性，68 岁，CAG 显示前降支近段重度狭窄

- 少数病例沿冠状动脉走行可发现钙化

CT 表现

- CT 平扫
  - 沿冠状动脉走行区钙化结节
  - 冠状动脉钙化积分（coronary artery calcification scoring）的 Agatston 方法，规定 CT 值≥130Hu，面积≥ $1mm^2$ 的斑块是钙化
  - Agatston 积分在 400 以上时，钙化限制了对冠状动脉管腔的识别与狭窄程度的准确评估
- MSCTA
  - 一般用于评价管径 1.5mm 以上的冠状动脉
  - 评价管腔狭窄程度时，因正常冠状动脉管径由粗到细，且管腔存在正性重构，一般以狭窄近侧和远侧正常管径的平均值作参考
  - 当冠状动脉管腔直径狭窄≥ 50% 时被定义为显著性狭窄
  - 冠状动脉 CTA 还可评价管壁斑块，多数斑块呈偏心性分布（图 2-2-3）

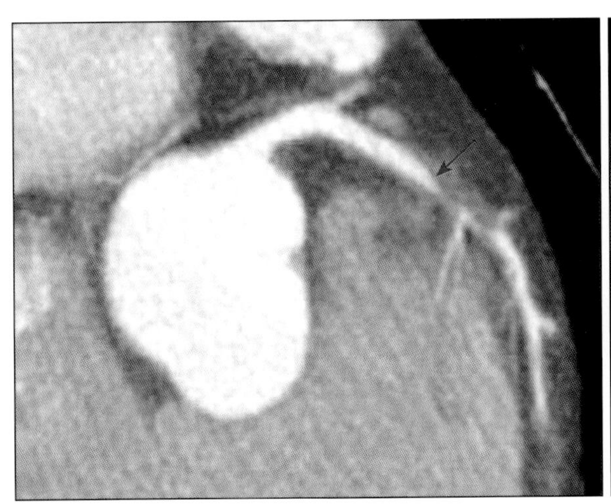

图 2-2-3 **冠状动脉粥样硬化性管腔狭窄**
男性，52 岁，胸痛、胸闷 2 年余。MSCTA 血管长轴位与短轴位显示前降支近段脂质斑块，管腔局限性偏心性重度狭窄

  - 一般来说，钙化斑块 CT 值≥ 300Hu，纤维斑块 CT 值 100Hu 左右，软斑块 CT 值 <50Hu
  - 冠状动脉粥样硬化并存在正性重构时，管腔一般无显著性狭窄，但斑块往往具有破裂倾向而导致急性冠状动脉事件
  - 呼吸运动、心律失常、心率过快、金属伪影、血管腔内对比剂浓度过低等均会影响冠状动脉 CTA 图像质量与血管评价的准确性
  - CTA 难以判断冠状动脉血流方向

MR 表现

- MRA（3D FIESTA）
  - 轻度狭窄时，冠状动脉主干或分支局部管腔变窄，范围较大时则呈节段性狭窄或串珠状改变
  - 严重狭窄时，冠状动脉管腔可呈“线样”高信号，甚至完全不显示
- 冠状动脉管壁成像（黑血序列）
  - 狭窄段管壁表现为局限性偏心性增厚或弥漫性增厚，增厚的管壁信号多样化，可呈低信号、等信号、高信号或高低混杂信号，

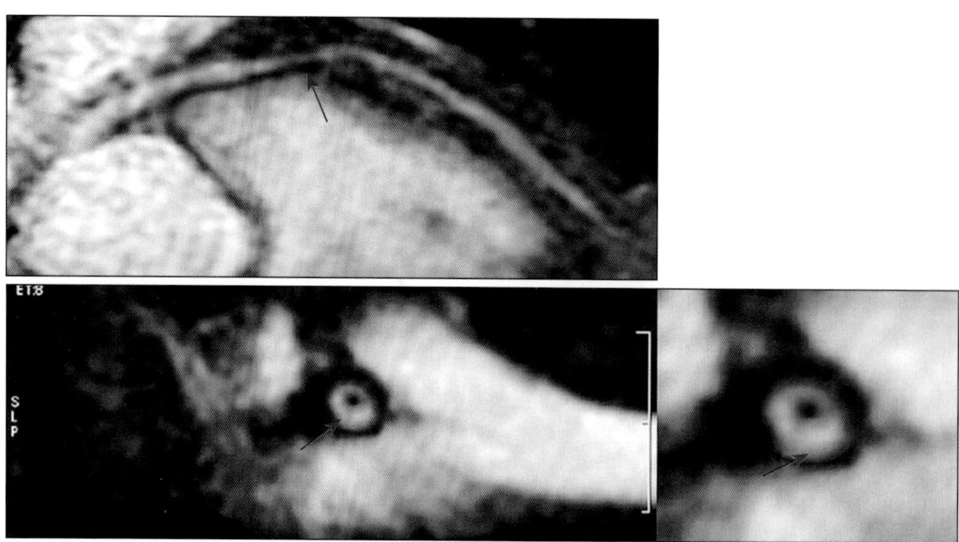

图 2-2-4 **冠状动脉粥样硬化性管腔狭窄**
与图 2-2-3 同一患者。MRA 血管长轴位与短轴位显示前降支近段脂质斑块，呈等信号，管腔局限性偏心性重度狭窄。右下图为左下图的局部放大像（短箭头）

其信号的高低与斑块的性质及其主要成分有关
- 纤维性斑块一般呈高信号
- 脂质斑块一般呈等信号（图 2-2-4）
- 钙化斑块多呈低信号
- 斑块破裂出血时，破裂的斑块内部信号随出血时间而不断发生变化

○ 由于管壁的重构效应，相对于管壁的明显增厚，狭窄段管腔横截面积并不随之相应程度减小，只有当斑块体积较大或短时间内迅速增大（如斑块内出血）时，管腔才出现明显狭窄

○ 管壁图像在评估斑块风险及预后方面价值大于管腔成像

● MR 冠状动脉成像应用不如多层螺旋 CT，检查时间长，评价冠状动脉节段较少，较 MSCT 更易高估管腔的狭窄程度是其不足

○ 一项最近的 Mata 分析的资料显示，MSCT 和 MR 诊断冠心病的灵敏度、特异度分别为 87.4% 与 70.3%、97.2% 与 87.1%，MRI 评价冠状动脉显著性狭窄的准确度总体上低于冠状动脉 MSCTA

○ 无辐射，不受钙化斑块的影响，评价管壁斑块性质等方面优于 MSCT

○ 随着高场强 MR 设备的临床应用和靶向特异性对比剂的开发，MR 冠状动脉成像有望对易损斑块进行更加准确定性和预后评价

推荐影像学方法

● MSCTA 为首选无创性筛查手段

● 冠状动脉造影结合介入治疗是急性狭窄或闭塞的首选处理办法

【鉴别诊断】

● 冠状动脉痉挛

○ 冠状动脉造影中可以出现，动态观察和应用药物可以鉴别

● 伪象

○ 常见于 MSCTA，多角度多时相观察可以识别

诊断与鉴别诊断精要

● 多角度多时相的观察有助于准确评价冠状动脉狭窄或闭塞

● 对临床信息的充分理解有助于识别影像表现不明显的冠状动脉闭塞

二、冠状动脉支架植入术（PCI）术后评价

【概述】

- 目前，全球每年约100万人接受PCI治疗，其中支架应用率达80%
- 随着PCI在我国的推广应用，冠状动脉支架植入患者不断增加，术后支架位置、形态、内腔通畅性以及支架内再狭窄（in-stent restenosis，ISR）的评价，是影像学检查的重要内容，而无创性影像学检查正受到临床医生和患者的重视
- ISR
  - 分为造影ISR和临床ISR，前者指造影检查时发现PCI治疗的靶病变出现50%及50%以上的狭窄；后者指靶病变再次血运重建、心肌梗死或心性死亡
  - 支架边缘外5mm内新的增生性病变一般也考虑为支架相关的ISR
  - ISR与内皮细胞损伤后的修复及功能异常、血小板激活及血栓形成、炎症反应和内膜增生有关
  - ISR在支架术后第一个月内不常见，3个月时达高峰，3～6个月时趋于稳定

【影像表现】

X线表现

- X线摄片
  - 可以显示高密度的支架影
  - 偶尔能发现冠状动脉走行区的钙化
- 选择性X线冠状动脉造影（CAG）
  - 是诊断冠状动脉支架内再狭窄或闭塞的“金标准”
  - 支架的位置，管腔是否变形
  - 支架内规则或不规则狭窄，向心性或偏心性狭窄，局限性或弥漫性狭窄
  - 支架两端5mm范围内有无新出现的狭窄
  - 冠状动脉侧支循环

CT表现

- CT平扫
  - 沿冠状动脉走行区高密度支架影
  - 支架形态有无异常
  - 冠状动脉钙化斑块
- MSCTA
  - 受制于MSCT图像空间分辨力的限制，以及高密度支架金属伪影的影响，对部分支架内腔狭窄程度的评价受限
  - 可显示支架的位置、长度、形态，内腔是否通畅（图2-2-5）
  - 支架两端冠状动脉有无显著性狭窄
  - 不能判断支架内血流方向

MR表现

- 受到支架金属材料的影响，多数支架植入术患者不宜进行MR检查

推荐影像学方法

- MSCTA为首选无创性检查手段，但受支架材料影响很大
- 冠状动脉造影评价支架内狭窄更准确

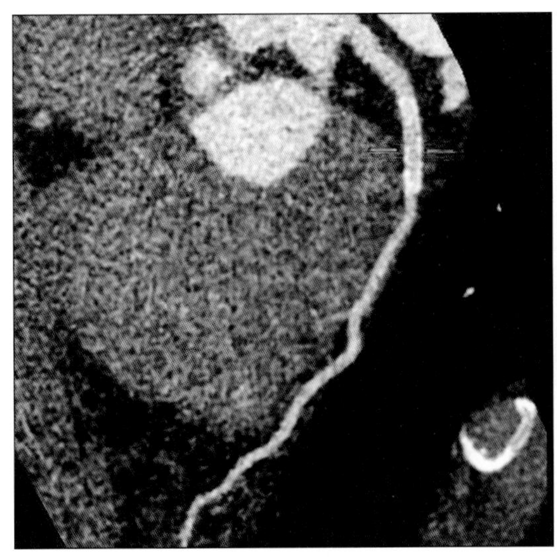

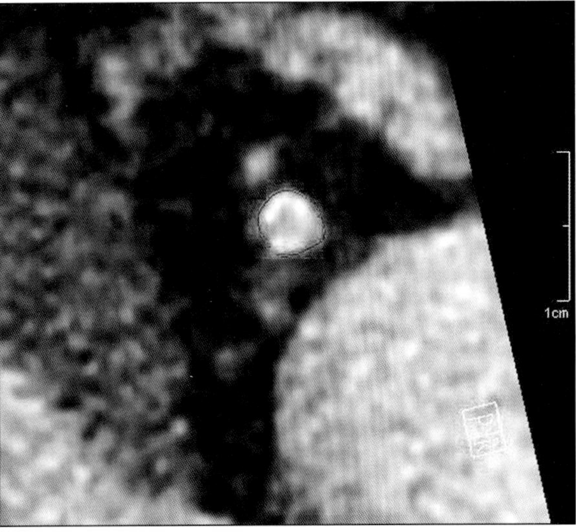

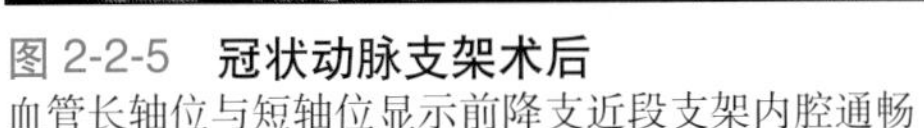
图2-2-5 **冠状动脉支架术后**
血管长轴位与短轴位显示前降支近段支架内腔通畅

诊断与鉴别诊断精要

- 支架两端是再狭窄好发部位
- CT 判断支架内狭窄准确性存在疑问，尤其支架金属伪影较大时

三、冠状动脉旁路移植术术后评价

【概述】

- CABG 是冠心病治疗方法的一大进步，在冠心病还不能根治的情况下，可以改善心绞痛的症状，提高患者生活质量，延长患者生命，是远期效果最好的一种治疗方法
- CABG 术后，旁路血管及其一端或两端吻合口有无狭窄或闭塞，直接关系到手术疗效，影像学检查是患者术后随访的必需检查

【影像表现】

X 线表现

- X 线摄片
  - 可以显示旁路血管上的金属手术夹
  - 偶尔能发现冠状动脉走行区的钙化斑块
- 选择性 X 线旁路血管造影
  - 是诊断旁路血管管腔狭窄或闭塞的“金标准”
  - 旁路血管与升主动脉和冠状动脉吻合口有无狭窄
  - 旁路血管有无狭窄或闭塞，自身冠状动脉的狭窄状态
  - 冠状动脉侧支循环
  - 旁路血管内有无逆向血流

CT 表现

- CT 平扫
  - 沿冠状动脉走行区高密度金属夹影
  - 冠状动脉钙化斑块
- MSCTA
  - 旁路血管的数量、吻合口位置
  - 旁路血管内腔和吻合口的通畅性（图 2-2-6）
  - 旁路血管远侧冠状动脉的通畅性
  - 有无少见并发症：旁路血管动脉瘤或破裂
  - 不能判断旁路血管内血流方向

MR 表现

- 受到手术金属夹和胸壁固定钢丝的影响，多数患者不宜进行 MR 检查。目前，应用 MR 评价冠状动脉旁路血管的文献较少

推荐影像学方法

- MSCTA 为首选检查手段

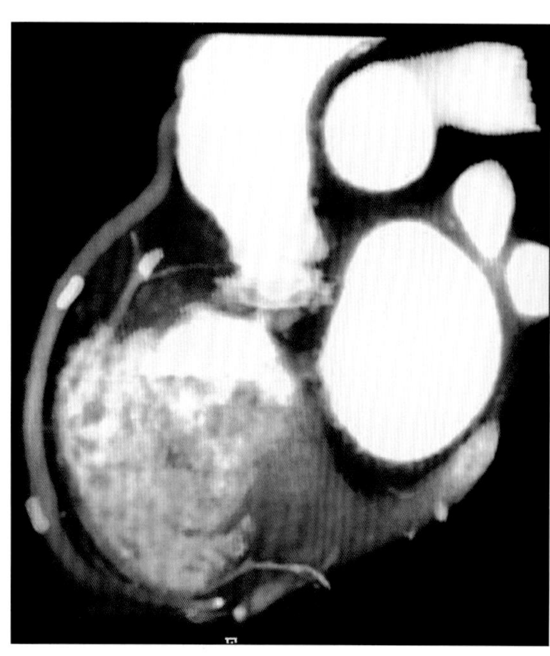

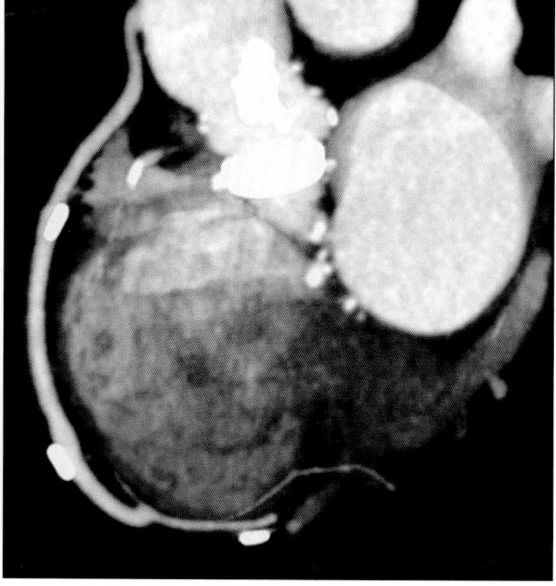

图 2-2-6 **冠状动脉旁路移植术后**
VR 图像显示右冠状动脉旁路血管

诊断与鉴别诊断精要

- 准确的既往手术信息是影像学评价的基础，否则难以判断有无桥血管闭塞

重点推荐文献

[1] Topol EJ. Topol Cardiovascular Disease [M]. 3rd edtion; Philadelphia, Lippincott Williams & Wilkins. 2007: 779-910.

[2] Mowatt G, Cook JA, Hillis GS, et al. 64-Slice computed tomography angiography in the diagnosis and assessment of coronary artery disease: systematic review and meta-analysis. Heart [J]. 2008, 94(11): 1386-93.

[3] Yang Q, Li K, Liu X, et al. Contrast-enhanced whole-heart coronary magnetic resonance angiography at 3.0-T: a comparative study with X-ray angiography in a single center. J Am Coll Cardiol[J]. 2009, 30; 54(1): 69-76.

第 3 节 心肌缺血、心肌梗死及其并发症

一、心肌缺血

【概念与概述】

- 心肌缺血（myocardial ischemia）是心肌组织血流量供应不足导致的心肌损害和功能失调
- 严重而持续的心肌血供中断会导致心肌梗死（myocardial infarction）
- 心肌顿抑（myocardial stunning）是指心肌在短暂而严重的缺血后，心肌细胞及其机械功能呈异常状态。该状态在冠状动脉血流恢复正常后仍持续一段时间。其特点是：
  - 发生于缺血再灌注之后，局部心肌灌注正常或接近正常
  - 心功能障碍是可逆的，经数小时、数天甚至数周后可以完全恢复
  - 局部高能磷酸盐储备降低
- 心肌冬眠（myocardial hibernation）是心脏对慢性缺血的自身调节，其特点是冠状动脉血流与心肌机械功能呈匹配性降低。心肌冬眠的含义包括
  - 心肌冬眠是心肌对低灌注状态的一种适应性的自身保护反应
  - 冬眠心肌具有一定的高能储备，当小剂量正性肌力作用药物短暂使用时，可使心肌功能暂时提高
  - 当恢复灌注时，心肌功能可恢复

【病理与病因】

一般特征

- 一般发病机制
  - 因冠状动脉本身病变导致心肌供应不足性缺血
  - 因心肌需求过高出现心肌相对缺血
- 遗传学
  - 家族性高脂血症在人群中的发生率约为1/500，易发生冠状动脉粥样硬化
  - 肥厚型心肌病患者中有家族史者占50%，已证实有7个基因、70余种突变与肥厚型心肌病有关
- 病因学
  - 心肌供应不足性缺血：冠状动脉粥样硬化，冠状动脉痉挛，冠状动静脉瘘，冠状动脉栓塞，冠状动脉炎症等
  - 心肌需求过高性缺血：各种原因引起的心室内压增高，心室肥厚，心室扩大，心肌收缩力增强，心率过快等

大体病理及手术所见

- 冠脉病理改变详见前述；为一过性心肌血流灌注分布异常，常常没有可见病理改变。在不稳定心绞痛患者可见弥散性心肌坏死引起的间质性纤维化

显微镜下特征

- 冠脉粥样斑块表现如前述。心脏多没有可见镜下病理异常，部分患者可见弥散性微梗死灶引

起的弥漫性间质纤维化

【临床表现】

表现

- 最常见体征 / 症状
  - 心绞痛，心源性猝死
- 临床病史
  - 高血压、高脂血症等

疾病人群分布

- 年龄
  - 多见于 40 岁以上人群，随年龄的增长发病率增高，60 岁以上患者明显多于中青年患者
- 性别
  - 男性多见，雌激素有抗动脉粥样硬化作用，女性在绝经后发病率明显增加

治疗

- 内科保守治疗
- 支架植入术
- CABG

【影像表现】

X 线表现

- X 线摄片
  - 显示心脏形态、大小的变化和肺血的改变
  - 可显示部分冠状动脉钙化斑块
- 选择性 X 线冠状动脉造影（CAG）与左心室造影
  - 冠状动脉管腔不同形式与不同程度狭窄
  - 斑块溃疡表现为偏心性充盈缺损上的“龛影”。血栓形成则表现为腔内充盈缺损，可被对比剂环绕。而冠脉阻塞则可呈杯口状或鼠尾状
  - 壁冠状动脉可表现为“挤牛奶”征
  - 冠状动脉侧支血管显影
  - 左心室造影显示每搏出量正常或减低，室壁运动正常或减弱

CT 表现

- 平扫 CT
  - 冠状动脉粥样硬化钙化斑块，并能进行钙化积分
- MSCTA
  - 冠状动脉粥样硬化与管腔狭窄表现参见第 2 章第 2 节
  - 冠状动脉支架植入术后表现参见第 2 章第 2 节
  - CABG 术后表现参见第 2 章第 2 节
  - 壁冠状动脉是指走行于心肌内的冠状动脉节段，位于壁冠状动脉表面的心肌则为心肌桥
  - 左心室壁局部心肌强化程度减低，提示心肌缺血可能
  - 左心室功能评价：射血分数（ejection fraction，EF）正常或减低，左心室壁运动幅度正常或减低，缺血严重时，左心室壁变薄，心腔可扩大

MR 表现

- 双反转恢复（Double）和三反转恢复（Triple）序列
  - 心肌常常无明显异常改变，心肌缺血严重时，可有心肌变薄，心腔扩大
- 电影（Cine）
  - 心肌运动可以无异常，也可出现节段性运动异常
  - 负荷试验后缺血心肌收缩功能可正常或减低，射血分数（EF）可正常或下降（图 2-3-1）
- 心肌灌注（图 2-3-2）
  - 静息状态下为灌注正常、减低或延迟，严重缺血时可表现为缺损
  - 负荷试验（应用多巴酚丁胺或运动）后缺血心肌为灌注减低或缺损
- 延迟增强
  - 心肌未见异常强化信号

推荐影像学方法

- MR 心肌灌注检查，包括负荷检查

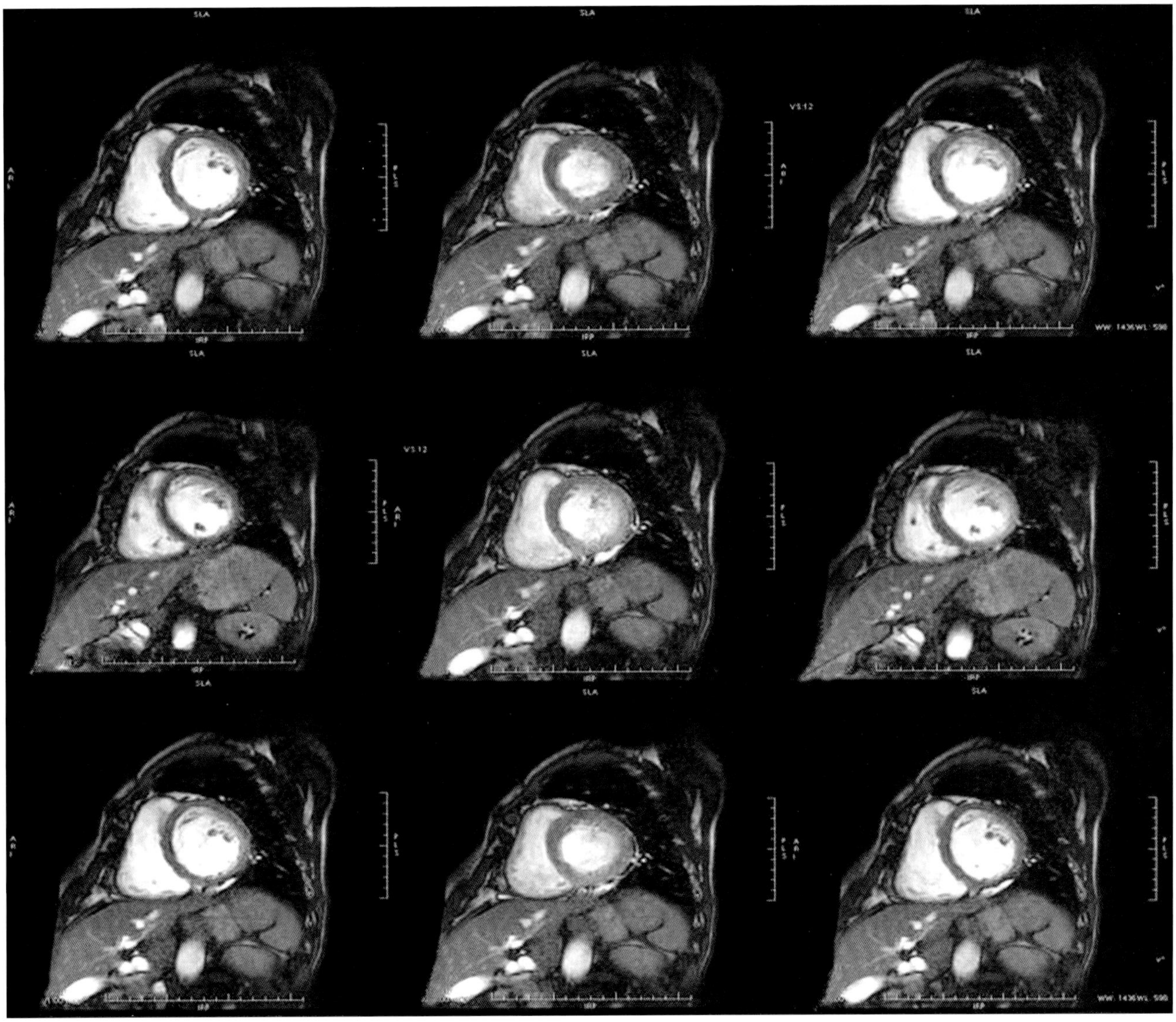

图 2-3-1 **缺血性心肌病**
患者左心室前侧壁变薄，心肌收缩运动减弱，增厚率降低

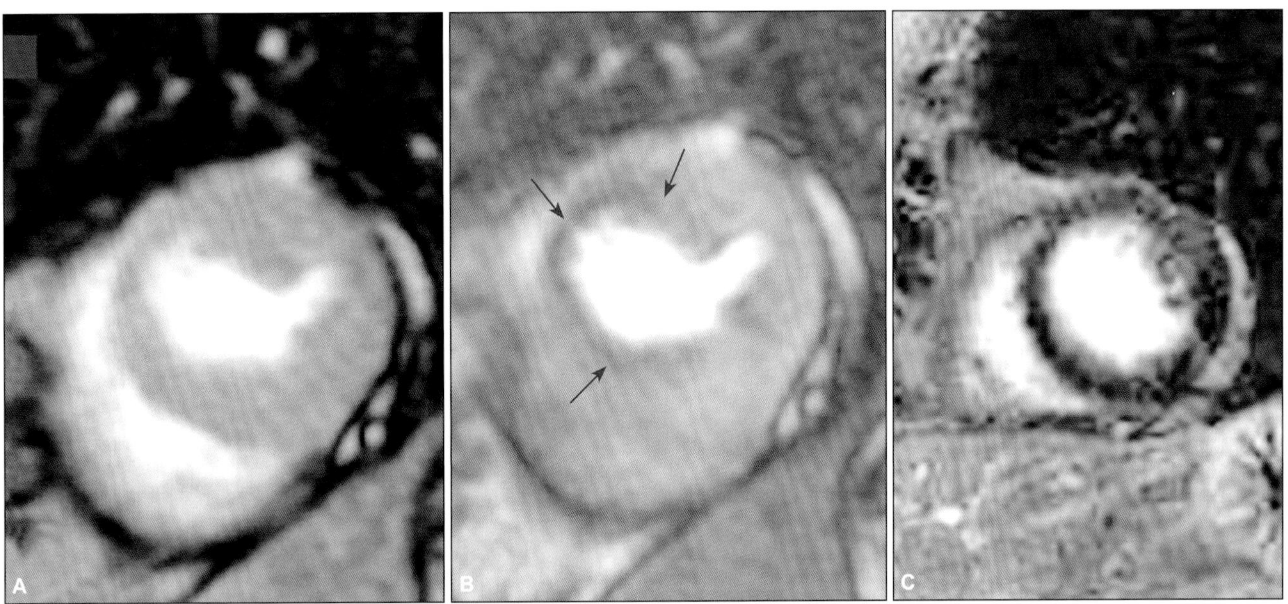

图 2-3-2 **心肌缺血 MRI 灌注及延迟增强扫描**
63 岁，女性。有胸痛病史，冠状动脉造影显示左前降支明显狭窄。A. 静息状态 MRI 灌注，心肌信号均匀，未见明确低灌注区；B. 腺苷负荷灌注，左心室前壁及前间壁心内膜下见线状低灌注区，提示心肌缺血；C. 延迟增强扫描，心肌呈均匀强化

诊断与鉴别诊断精要

- 负荷检查是发现心肌缺血的关键，但具有一定危险性
- 结合临床资料和冠状动脉形态学资料，有助于鉴别缺血病灶与伪影

二、心肌梗死及其并发症

【概念与概述】

- 急性心肌梗死（acute myocardial infarction，AMI）是指因持久而严重的心肌缺血所致的部分心肌急性坏死
- AMI从病理学角度分为急性心内膜下梗死（acute subendocardial myocardial infarction）和急性透壁性心肌梗死（acute transmural myocardial infarction）
  - 前者指梗死主要累及心室壁内侧1/3的心肌，并波及肉柱和乳头肌
  - 后者则多累及心壁全层，为典型的心肌梗死类型
- 心肌梗死发生后，左心室腔大小、形态和厚度发生改变，这些改变总称为心室重构（ventricular remodeling），重构过程反过来影响左心室功能和患者的预后
- 梗死扩展是指梗死心肌节段的面积扩大，而无梗死心肌数量增加，其特征是梗死区不成比例的变薄和扩张，然后形成牢固的纤维化瘢痕。心尖部是最容易受到梗死扩展损伤的部位
- AMI可出现以下并发症
  - 急性左心衰竭肺水肿
  - 低血容量性低血压
  - 心源性休克
  - 心律失常
  - 机械性并发症，如室间隔穿孔、乳头肌断裂和心脏游离壁破裂等

【病理与病因】

一般特征

- 一般发病机制
  - 冠状动脉粥样硬化易损斑块破裂，碎裂斑块直接阻塞或合并血栓形成，完全阻塞远侧管腔
  - 血容量明显减少的疾病如脱水、失血、休克或手术打击、严重心律失常，均可导致心脏泵血功能减低，心排量下降，引起冠状动脉灌注量骤减
  - 重体力活动、过分激动和血压骤升，都可以增加左心室负荷从而导致心肌需氧量猛增而冠状动脉供血则相对不足
- 遗传学
  - 家族性高脂血症在人群中的发生率约为1/500，易发生冠状动脉粥样硬化
- 病因学
  - 冠状动脉粥样硬化、高血压、高脂血症、脱水、失血等

大体病理及手术所见

- 详见第2章第1节

显微镜下特征

- 详见图2-3-3

【临床表现】

表现

- 最常见体征/症状
  - 剧烈胸痛、急性循环功能障碍、心电图和心肌坏死标志物的一系列动态变化
- 临床病史
  - 冠状动脉粥样硬化病史，急性冠状动脉痉挛等
  - 急性血栓形成

【影像表现】

概述

- 部位
  - 常见于左心室壁和室间隔
- 大小
  - 显微镜下梗死（局灶性梗死）、小面积梗死（<左心室壁的10%）、中面积梗死（左心室壁的10%～30%）与大面积梗死（>左心室壁的30%）

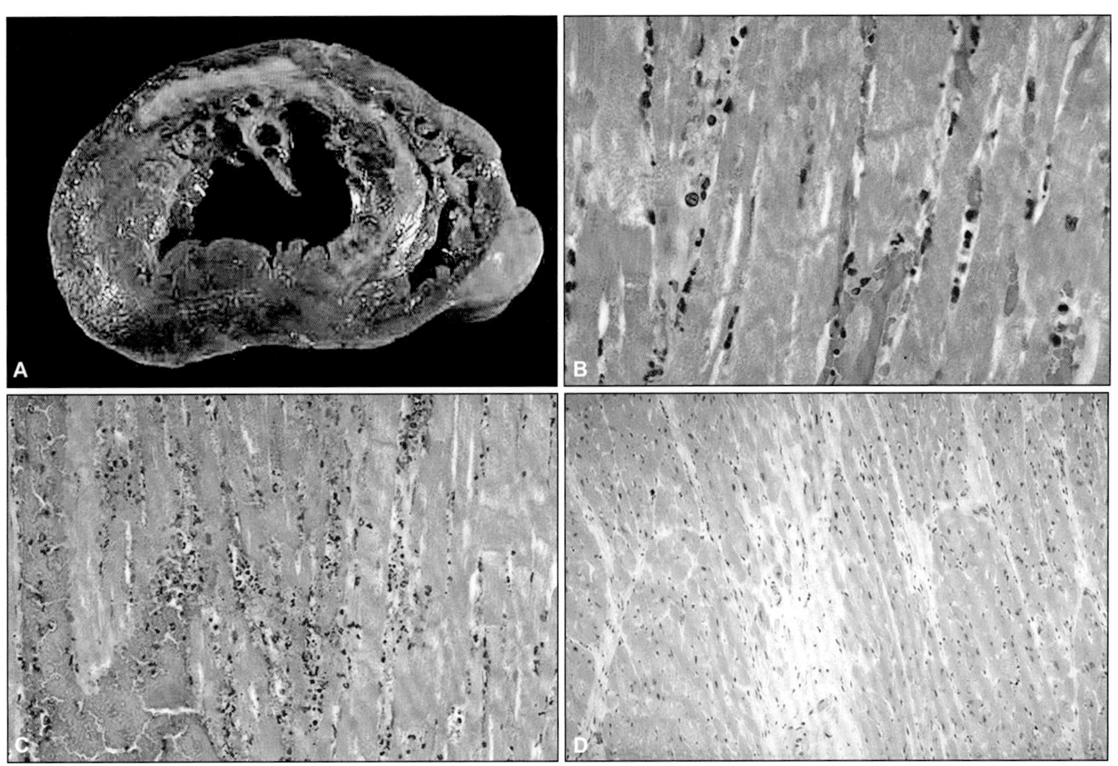

图 2-3-3 **心肌梗死**
A. 前壁 - 间隔壁透壁心肌梗死，梗死区心肌颜色变浅，呈灰白色，占据全层；周边围以棕黄色充血带；B. 心肌梗死 1 ~ 2 天高倍镜下表现。心肌纤维有暗红的收缩带经过，心肌细胞核几乎全部消失，有急性炎症的迹象；C. 心肌梗死 3 ~ 4 天可见许多急性炎症细胞浸润，心肌纤维坏死严重仅能见到其模糊轮廓；D. 心肌纤维之间可见淡白色的胶原，表明为陈旧性梗死特征（图片来源：病理学在线，国际病理实验室（utah））

X 线表现

- X 线平片
  - 左心衰时左心室增大、肺水肿
  - 室壁瘤：心缘异常局限性膨出，异常搏动、心缘钙化或心尖不规则增大或波浪形
  - 心脏破裂：心影增大，心包积血
  - 室间隔穿孔：心脏增大和肺水肿，如能度过急性期检查可见双心室增大，肺血增多及肺水肿等分流征象
  - 乳头肌断裂：进行性加重的肺静脉高压和肺水肿、左心房室增大
- 选择性 X 线冠状动脉造影（CAG）和左心室造影
  - 一项关于非 ST 段抬高心肌梗死（non-ST elevated MI，NSTEMI）冠状动脉造影的研究发现，以 50% 为狭窄阈值，34% 患者有三支病变，28% 两支病变，26% 为单支病变，13% 无显著性狭窄，5% ~ 10% 患者为左主干病变
  - 冠状动脉狭窄形态学特征：偏心性、边缘不规则似锯齿状、峭壁状或龛影，伴有狭长颈部，提示斑块破裂或血栓形成
  - 冠状动脉内血栓形成：被对比剂环绕的球形或息肉状充盈缺损，长段管壁显影模糊也提示血栓形成，但特异性相对较差
  - 冠状动脉阻塞：血管断端呈杯口状或鼠尾状
  - 冠状动脉侧支血管显影
  - 冠状动脉痉挛：“光滑的”冠状动脉管腔狭窄，可呈管状，应用扩管剂可解除
  - 冠状动脉夹层：内膜片呈细线状负影
  - 冠状动脉瘤：局限性管腔扩张

CT 表现

- 平扫 CT
  - 心脏增大，形态异常，局限性室壁钙化，心包积液或积血
  - 肺淤血
- MSCTA
  - 冠状动脉粥样硬化与管腔狭窄表现参见第 2 章第 2 节
  - 冠状动脉支架植入术后表现参见第 2 章第 2 节
  - CABG 术后表现参见第 2 章第 2 节
  - 梗死心肌无明显强化（图 2-3-4）或呈灌注

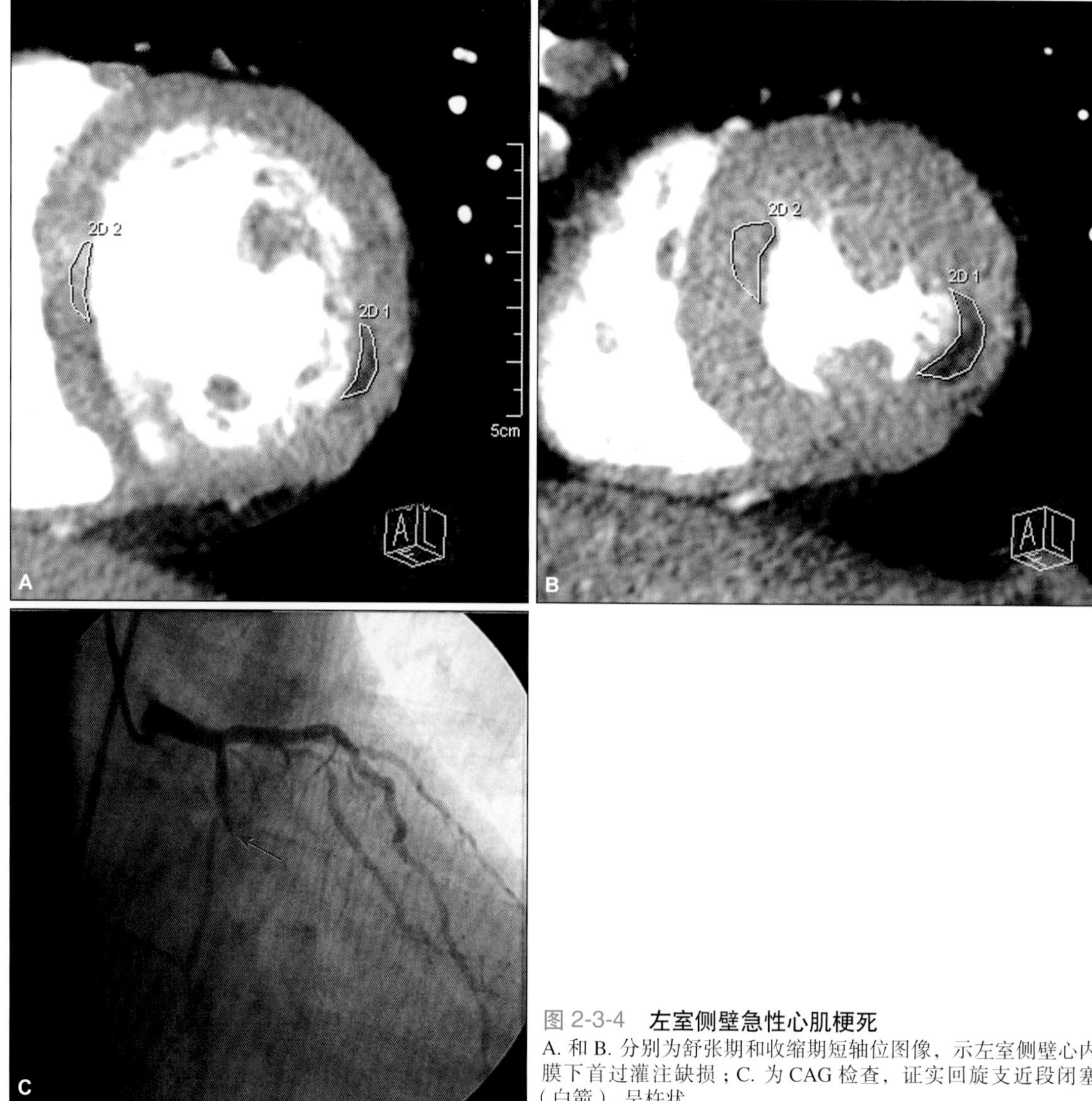

图 2-3-4 **左室侧壁急性心肌梗死**
A. 和 B. 分别为舒张期和收缩期短轴位图像，示左室侧壁心内膜下首过灌注缺损；C. 为 CAG 检查，证实回旋支近段闭塞（白箭），呈杵状

缺损表现
- 心肌梗死患者室壁增厚率一般小于 25%，甚至为负值
- 室壁运动异常：包括运动减低、运动消失和矛盾运动，与心肌缺血区域对应
- 左心房或心室内血栓形成：充盈缺损表现
- 心脏破裂：室壁或室间隔的连续性中断，心包腔积血

MR 表现
- 双反转恢复序列（double）
  - 急性心肌梗死：心肌无明显异常改变
  - 陈旧性心肌梗死：心肌节段性变薄，心肌信号减低
  - 室壁瘤：心室壁向外扩张，室壁明显变薄
  - 附壁血栓：附着于心室壁或充填在室壁瘤内的团片样影，亚急性期为中等至高信号，慢性期为低信号（图 2-3-5）
  - 室间隔破裂：室间隔连续性中断
- 三反转恢复序列（triple）
  - 急性心肌梗死：心肌信号增高（图 2-3-6）
  - 陈旧性心肌梗死：心肌节段性变薄，心肌信号减低
  - 室壁瘤：心室壁向外扩张，室壁明显变薄，急性期高信号，慢性期低信号
  - 附壁血栓：亚急性期高信号，慢性期为低信号
  - 室间隔破裂：室间隔连续性中断
- 电影
  - 急性心肌梗死：心肌厚度变薄、收缩期增厚率减低，收缩运动低下、无运动或不协调运动（图 2-3-7）

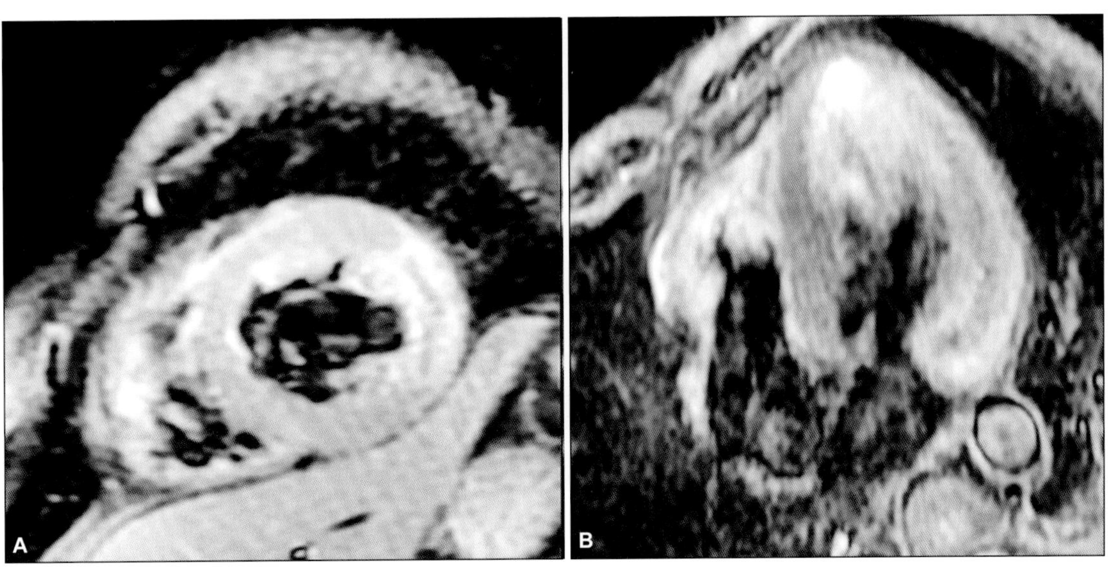

图 2-3-5　**陈旧性心尖部心肌梗死伴附壁血栓**
心尖部心肌变薄，血栓在 Double 呈等高信号，Triple 呈高信号，电影上呈心尖部新月形充盈缺损

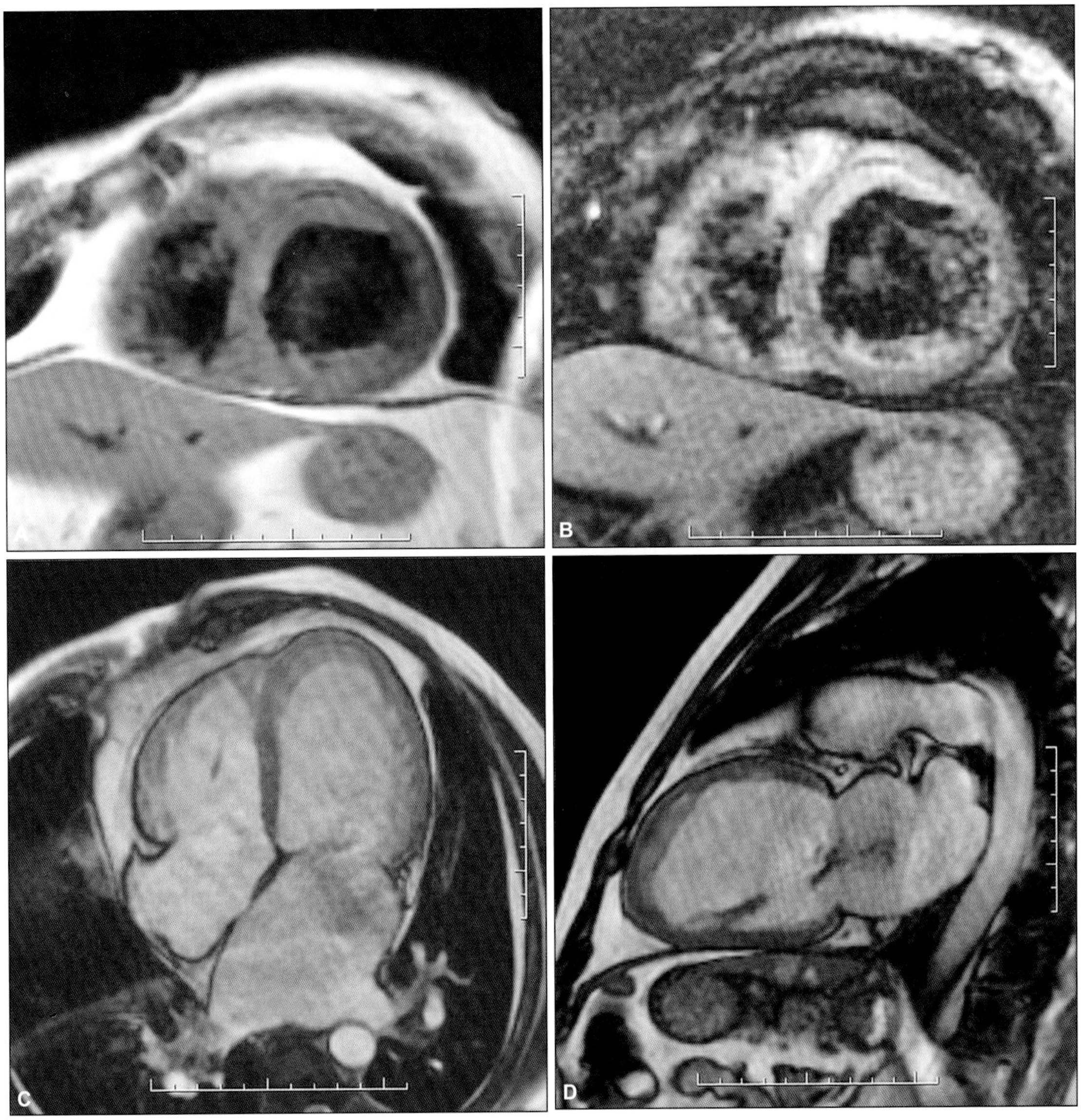

图 2-3-6　**急性心肌梗死**
左旋支狭窄，侧壁心肌信号高于正常心肌

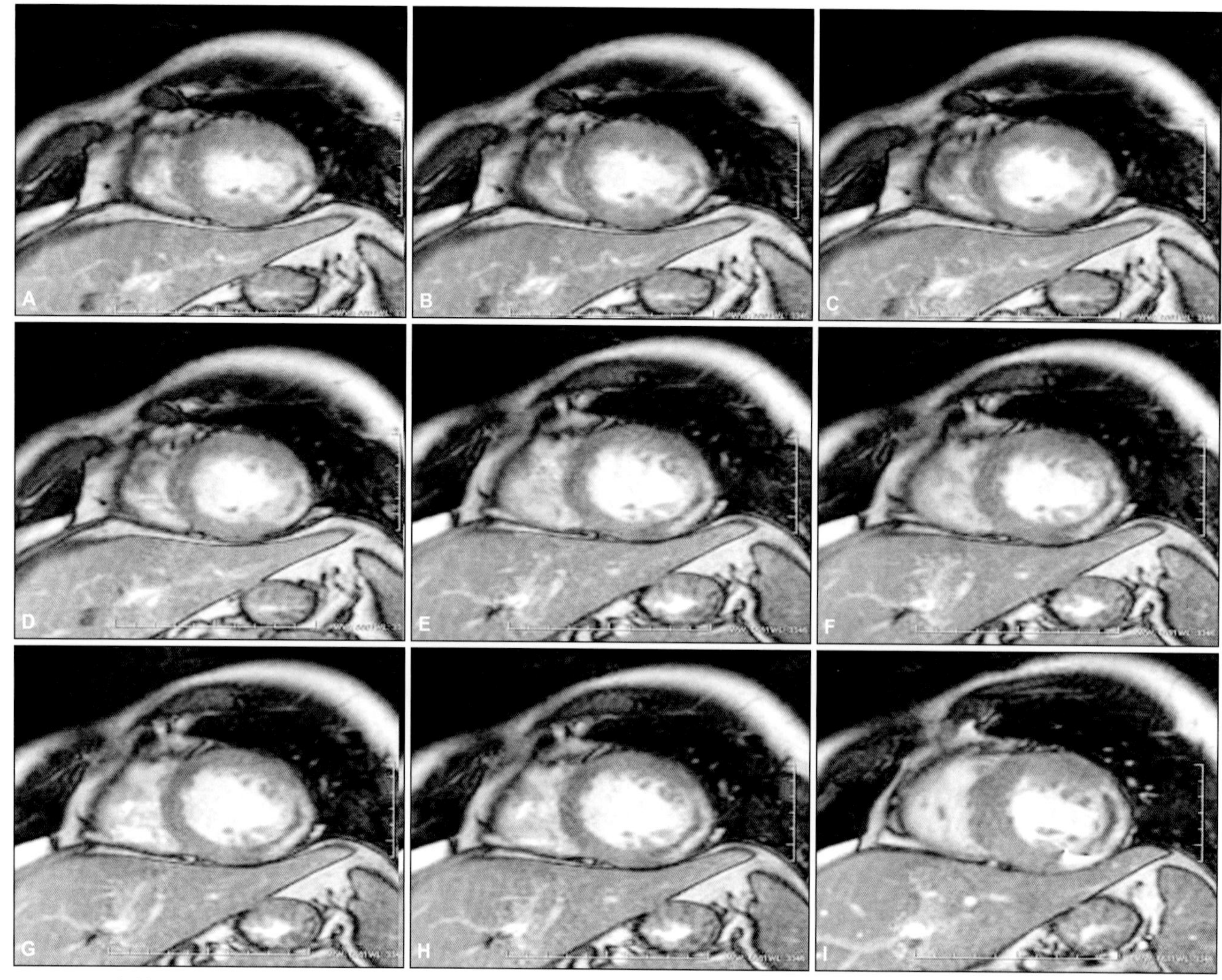

图 2-3-7 **急性心肌梗死**
左心室侧壁及下侧壁变薄，增厚率减低，收缩运动减弱

- 陈旧性心肌梗死：左心室壁明显变薄（≤ 5.5mm），收缩期增厚率消失，收缩运动低下
- 室壁瘤：较大范围心室壁明显变薄，可薄至1mm，舒张期室壁局限性异常膨出，室壁矛盾运动或者运动消失，收缩期增厚率消失（图 2-3-8）
- 附壁血栓：附着于心室壁或充填在室壁瘤内的团片状充盈缺损
- 室间隔破裂：室间隔水平过隔血流，可判断血流方向、流速及分流量
- 二尖瓣关闭不全：心室收缩期左房内可见起自二尖瓣口的束状低信号影，可评估瓣膜关闭不全的程度
- 心功能不全：心脏增大，节段性或广泛性室壁运动异常，室壁增厚率下降，心肌收缩功能减低，EF 不同程度下降

- 心肌灌注
  - 心肌厚度变薄，静息状态下灌注减低或缺损，梗死心肌存在再灌注，可表现为心肌灌注正常
- 延迟增强
  - 心肌出现明显强化（图 2-3-9）

超声心动图

- 急性心肌梗死：二维超声心动图对急性心肌梗死导致的局部室壁运动较为敏感，如患者胸痛而超声心动图发现室壁运动异常，则几乎可以确诊心肌缺血
  - 室壁运动异常是心肌梗死与心包积液的主要鉴别点
- 心肌梗死并发症
  - 心脏破裂：超声可以发现心脏室壁变薄处的

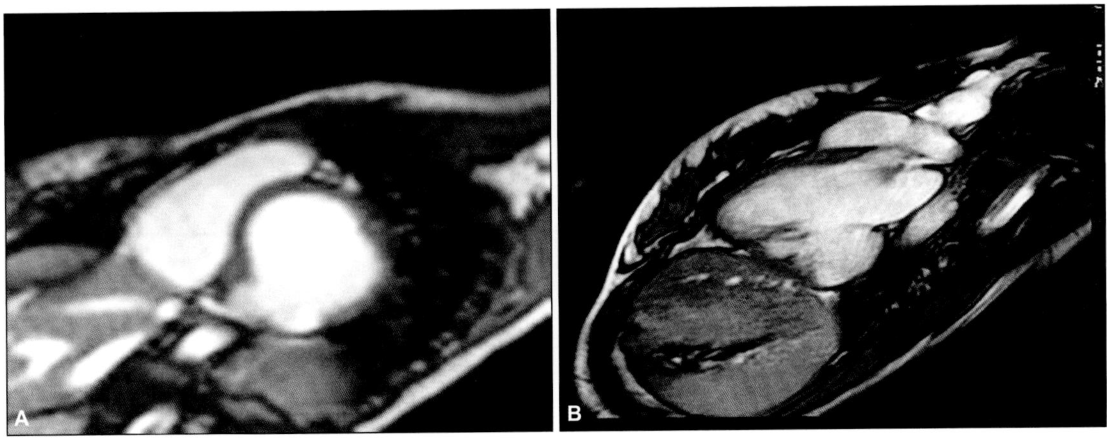

图 2-3-8 **室壁瘤，室壁矛盾运动**

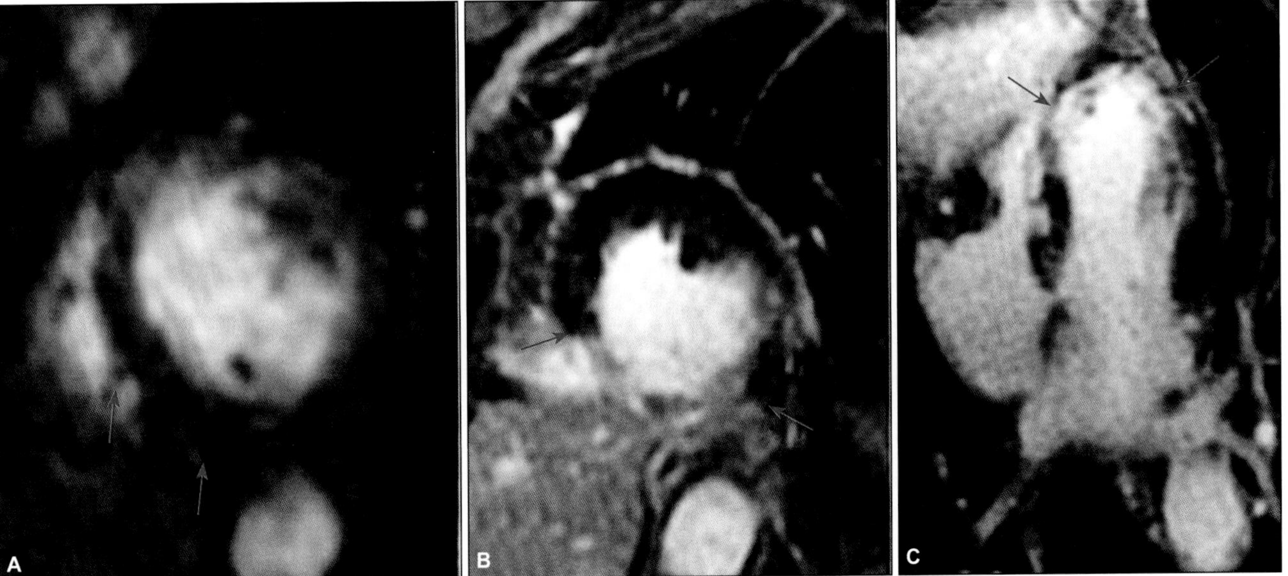

图 2-3-9 **心肌梗死**

男性，68 岁，有心肌梗死病史，血管造影示冠脉三支病变。A：首过灌注示心肌内有低灌注区；B：延迟增强短轴位见左室后壁、室间隔后部有大面积强化区；C：延迟增强扫描四腔心位示心尖部有延迟强化

连续性中断及心脏压塞

- 室间隔破裂：彩色 Doppler 可见穿孔处分流信号
- 乳头肌断裂：二维超声可以准确显示二尖瓣的异常，瓣叶连枷状改变、脱垂以及乳头肌断端
- 左室附壁血栓：最多见于运动消失或反向运动的室壁瘤区，表现为心腔内异常回声团，呈不均匀回声，与心内膜分界明确，超声对血栓的诊断不如 CT 灵敏
- 真、假室壁瘤：真性室壁瘤易于诊断，假性室壁瘤主要表现为与左室腔相通的心腔外无回声团，以狭颈与左室相连出现双向血流
- 心肌梗死的伸展和延展

● 冠心病心功能测定：心肌收缩功能，包括左室短轴缩短率、室壁运动幅度、增厚率，节段性室壁运动分析，射血分数测定和舒张功能测量。

推荐影像学方法

● 超声心动图为首选无创性检查和随访手段

● MRI 是最具备“一站式”成像潜力的影像学方法

诊断与鉴别诊断精要

- 结合临床资料和影像学表现，心肌梗死多能够明确诊断
- 影像诊断还应敏感发现心肌梗死并发症，以指导治疗

三、心肌灌注的评价

【概念与概述】

- 评估心肌灌注的“金标准”是放射性微球法，但仅用于实验研究
- 血运重建术（revascularization）后心肌灌注根据冠状动脉内血流流速、心肌微循环染色情况可分为：
  - TIMI（thrombolysis in myocardial infarction）分级：
    - 0 级为冠状动脉闭塞远端无前向血流
    - 1 级为极低的不全灌注，可见冠状动脉血栓周围少量对比剂
    - 2 级冠状动脉狭窄远侧不完全的和延迟的血流，表现为对比剂缓慢充填远侧冠状动脉分支（图 2-3-10）
    - 3 级为良好的前向血流
  - TIMI 心肌灌注分级（myocardial perfusion grade，TMPG）
    - 0 级为无心肌内对比剂染色
    - 1 级为心肌内对比剂染色持续存在直到下一次对比剂注射
    - 2 级为心肌内对比剂染色但可以缓慢洗脱
    - 3 级为心肌内对比剂强化和退出正常，在推注结束时即可退出
- 左心室造影心功能评价
  - 整体心功能的测量，采用二维平面法
  - 节段性心功能分析，主要是定性分析，包括左心室运动普遍减低，室壁运动减弱、室壁运动消失或矛盾运动
- 用于临床心肌灌注检查的主要方法有：PET 或 SPECT 心肌灌注成像、MR 心肌灌注成像、MSCT 心肌灌注成像和心肌超声声学造影

【影像学表现】

MSCT 表现

- MSCT 静息灌注成像
  - MSCTA 首过心肌灌注成像可发现较明显的心肌灌注缺损或低灌注区（图 2-3-4）
  - MSCT 观察灌注缺损，必须至少观察两个期

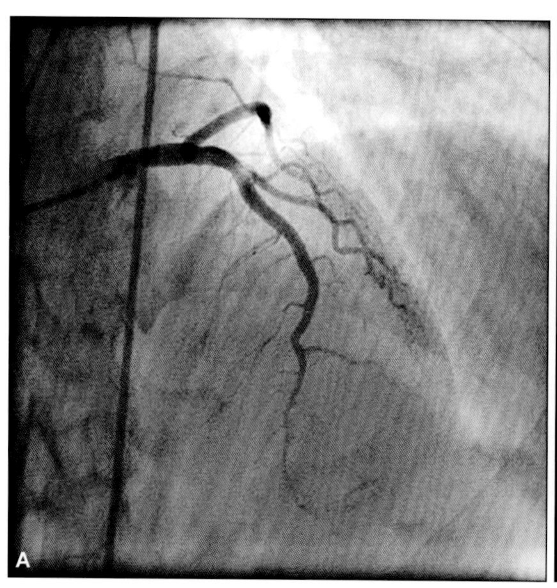

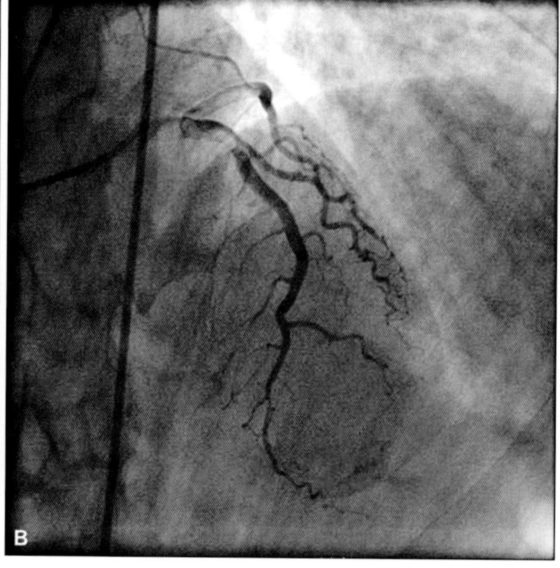

图 2-3-10 **陈旧性心肌梗死选择性冠状动脉造影**
前降支远段缓慢充盈，TIMI 2 级

相收缩期和舒张期（图 2-3-11），心脏搏动伪影和射线束硬化伪影在多期相观察时其形态、位置、“密度”都会发生变化

- MSCTA 首过心肌灌注成像与 SPECT 心肌灌注成像结果具有较好的一致性（图 2-3-12）
- 相对于常规 MSCTA，同层动态扫描应能更可靠地评价心肌灌注，心肌缺血区时间密度曲线可表现为缓慢上升或低小型，前者达峰时间延迟，后者峰值减低
- MSCT 动态扫描得到的定量或半定量指标可以很好诊断心肌缺血性改变
- 缺血心肌的强化方式主要有以下 3 种
  - 病灶区早期正常强化 + 延迟强化
  - 病灶区早期强化缺损 + 延迟强化
  - 病灶区早期强化缺损 + 延迟强化缺损 +

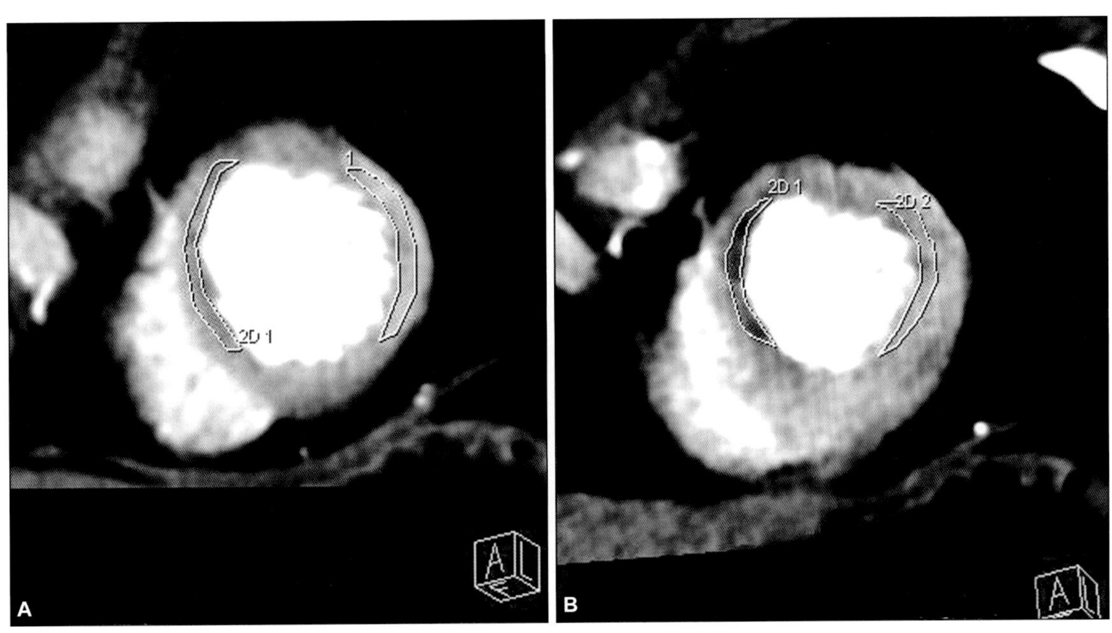

图 2-3-11 **室间隔心肌缺血**
左心室短轴位舒张期（A）和收缩期（B），收缩期清晰地显示室间隔心肌缺血

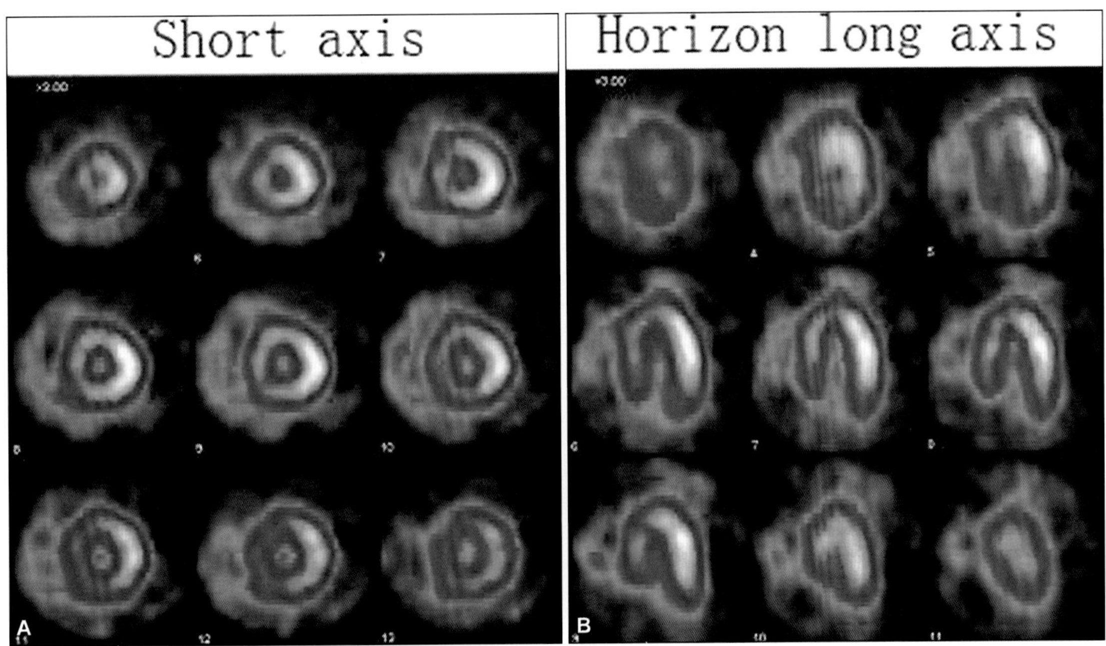

图 2-3-12 **室间隔心肌缺血**
与图 2-3-11 同一患者。SPECT 左心室短轴位（A）和长轴位（B）显示室间隔灌注减低

缺损区周围的组织延迟强化

- 由于出现这些征象的确切机制并未阐明，各个研究者使用的设备和方法也不尽一样，对结果的解释存在一定争议
- 受辐射剂量较大等因素的影响，同层动态 CT 增强扫描评价心肌灌注在临床中应用较少

- 双源 CT 双能量灌注成像
  - CT 双能量心肌灌注成像是通过双能量技术具有一定的组织分辨力的特点，区分碘剂和心肌组织，并获得碘图，使用伪彩色来标记血容量分布，同时能显示冠状动脉和心脏解剖
  - 灌注缺损表现为色阶的减低（图 2-3-13），由于碘图较直观，观察者依赖性小，因此观察者间一致性非常好，Kappa 约 0.87
  - 虽然有伪影的存在，以 SPECT 为对照，双能量 CT 检出灌注缺损的灵敏度和特异度分别为 92%、93%
  - 以冠状动脉造影为金标准，其预测 50% 以上冠状动脉狭窄所致缺血区的灵敏度和特异度分别为 90%、94%。结合冠状动脉和室壁功能分析更加可靠准确
- MSCT 负荷灌注成像
  - 负荷 MSCT 发现 ATP 诱发的心肌缺血和 201Ti（铊 201）心肌灌注显像的一致性为 83%，一定程度上可以同时评估冠心病患者的冠状动脉储备的减少以及冠状动脉狭窄
  - George 等人的实验研究表明应用腺苷负荷进行常规 64 层螺旋 CT 回顾性心电门控增强扫描能够发现狗左前降支闭塞缺血区，缺血区和正常部位心肌血流量在负荷状态下差别显著增加，其 CT 值分别为 92.3 +/- 39.5 Hu 和 180.4 +/- 41.9 Hu
  - 第二代双源 CT 时间分辨力进一步提高，辐射剂量得到有效控制，能较好地进行心肌负荷灌注成像

MR 表现

- MR 心肌（首过）灌注成像
  - 心肌 MR 灌注成像是指经静脉团注磁共振对比剂，同时利用快速成像序列动态获取对比剂首次通过心肌的一系列图像，通过相应的后处理软件分析心肌的时间 - 信号强度曲线，评估心肌血流灌注水平的成像方法（图 2-3-14）
  - 首过期中对比剂于左心室显像的同时迅速向心肌细胞外液扩散，缩短局部的 T1 弛豫时间，可使正常心肌强化
  - 梗死区域心内膜下微血管损伤甚至闭塞，导致 Gd-DTPA 流入时间延长，即在首过期出现心内膜下灌注缺损

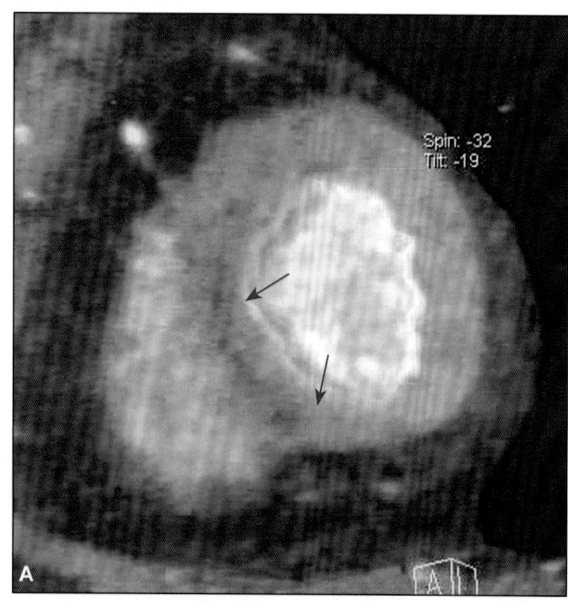

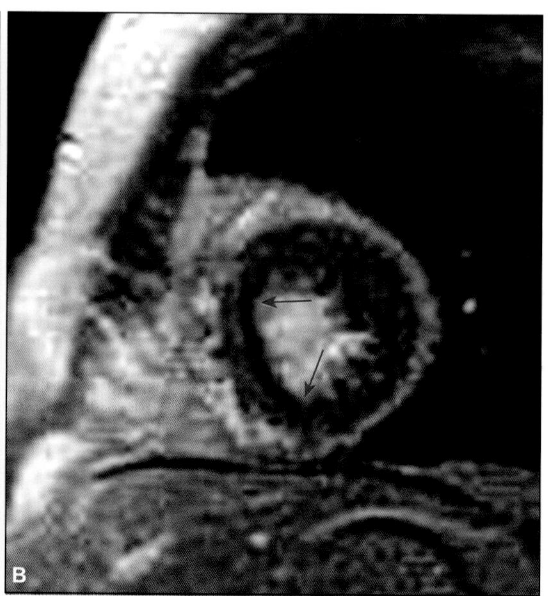

图 2-3-13 **心肌缺血双能量 CT 成像和 MR 灌注成像**

A. 首过灌注双能量碘分布图，红箭头示室间隔灌注缺损（色阶减低）；B. 为同一患者同日 MRI 灌注成像峰值期图像，红箭头示室间隔心内膜下缺血区

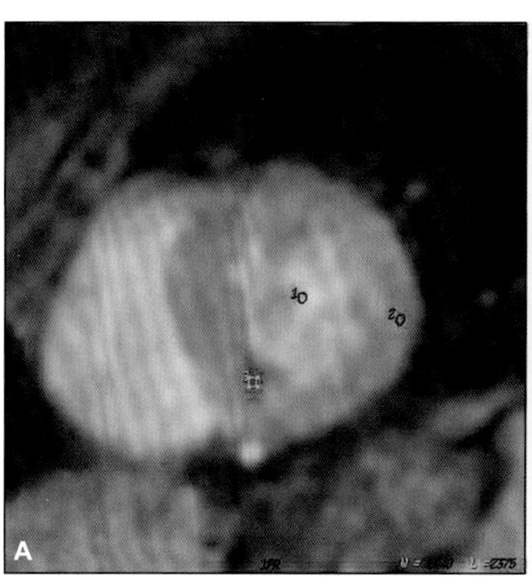
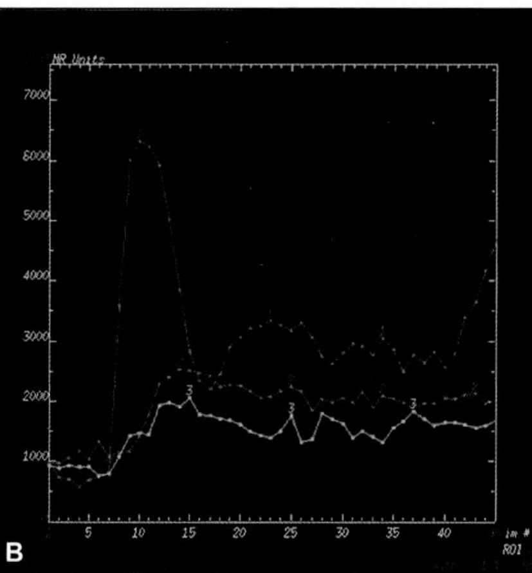
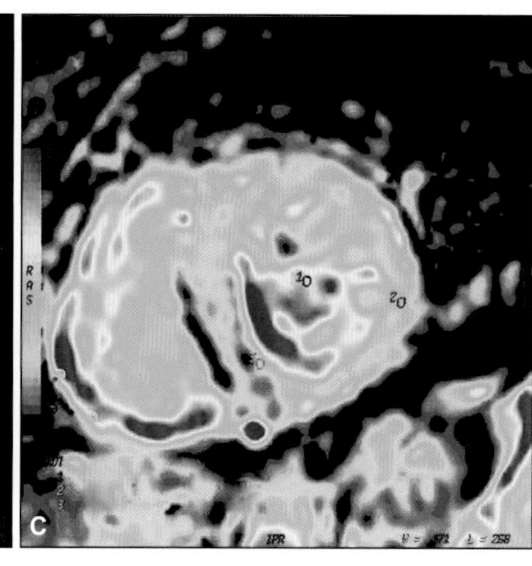

图 2-3-14 **MR 心肌（首过）灌注成像**
A. 心肌首过灌注成像经后处理可得到感兴趣区时间 - 信号强度曲线；B. 曲线 1 代表心腔时间 - 信号强度曲线，曲线 2 代表正常心肌时间 - 信号强度曲线，曲线 3 代表缺血心肌时间 - 信号强度曲线；C. 信号增强率伪彩图

- 出现心肌梗死，表现为相应的心肌节段性灌注缺损
- MR 心肌负荷灌注成像
  - 冠脉狭窄程度 <50% 时，冠状动脉血流储备在代偿期，心肌灌注量在静息状态下可无明显下降，甚至患者都不出现心绞痛等症状，心电图也可表现为正常
  - 只有当冠状动脉狭窄超过 85% 时，静息状态下才会出现心肌缺血的相关表现
  - 负荷试验可以发现早期的心肌灌注异常，通常由运动或药物诱发
    - 运动负荷可重复性低，且易产生运动伪影，临床应用中受到较多的限制
    - 药物负荷在多数患者中具有高度的可重复性和可诊断性，因此临床应用广泛
    - 在负荷过程中需要密切监护
  - 在 MR 心肌灌注中常用的负荷药物以腺苷为主，主要有以下几方面的原因：
    - 腺苷和双嘧达莫都具有明显的扩血管作用，可以使冠脉显示更清楚
    - 腺苷的半衰期只有数秒钟，停药后副作用随即消失，而双嘧达莫的半衰期约 30 分钟
    - 多巴酚丁胺的半衰期也短，只有 2 分钟左右，但通常可诱发心动过速，加重 MR 图像的运动伪影
- MR 心肌灌注的临床应用
  - 静息灌注（图 2-3-15）
    - 正常心肌：心肌从心内膜到心外膜信号强度逐渐升高，心肌增强幅度均匀一致
    - 缺血心肌：冠状动脉狭窄较轻或者较好地启用了冠状动脉储备，与正常心肌相似；冠状动脉狭窄较重，可出现灌注减低
    - 梗死心肌：心内膜下心肌或全层心肌透壁性灌注减低或缺损
  - 负荷灌注（施加运动负荷、正性肌力或扩血管的药物负荷）
    - 正常心肌：与静息状态下心肌灌注信号一致
    - 缺血心肌：心内膜下心肌或全层心肌透壁性灌注减低或缺损
- SPECT 心肌灌注显像
  - 最主要的显像剂是 ^{99m}Tc 标记化合物，以及 ^{201}Ti 等
  - 心肌梗死表现为固定性灌注缺损，也就是在静息和负荷显像时都无显像剂充填
  - 急性心肌梗死则是负荷显像的禁忌证，只能进行静息显像
  - 该方法可用于诊断心肌梗死、指导溶栓治疗，早期估计预后及判断冠脉搭桥术后的疗效，但是容易受到多种因素影响，其假阳性多，而特异度不高
  - 右室及左室后下壁由于较菲薄或衰减校正因素往往不能评价。
  - SPECT 心脏功能测定，可定量计算射血分数和早期充盈相最大斜率，同时也可定性或半定量评估室壁运动
  - 负荷试验更能真实准确反映狭窄冠状动脉

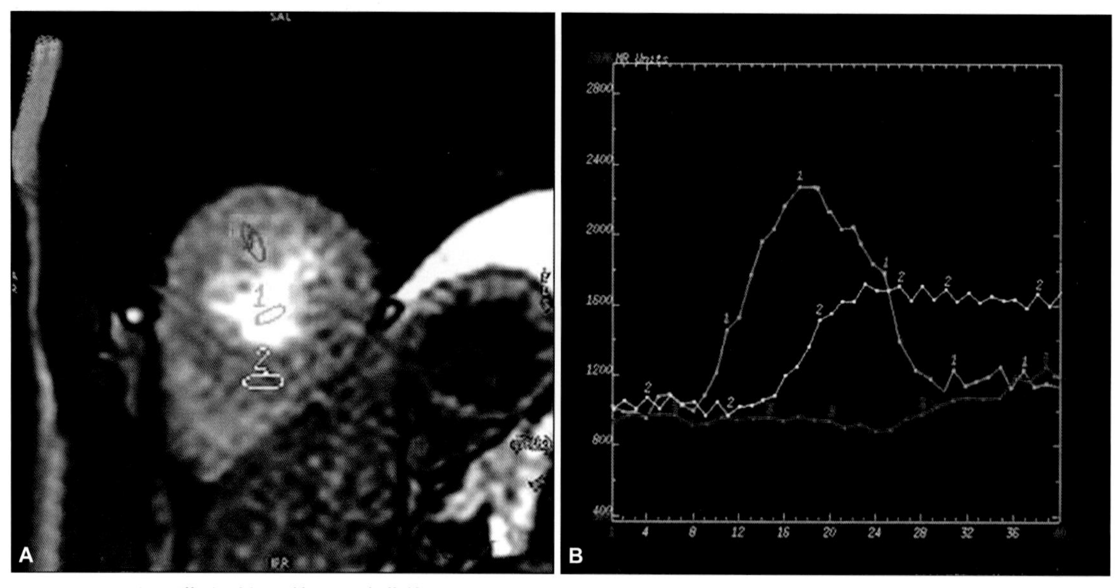

图 2-3-15 **心肌灌注时间 - 信号强度曲线**

曲线 1（绿色）示心腔内时间 - 信号强度曲线变化；曲线 2（白色）示正常心肌的时间 - 信号强度曲线；曲线 3（红色）示梗死心肌的时间 - 信号强度曲线

供血区心肌功能失调

○ 目前 SPECT 的心功能评估并不作为临床常规

四、心肌活性的评价

【概念与概述】

- 心肌活性是一个围手术期概念
- 心肌在缺血或缺血后恢复灌注的情形下表现为顿抑、冬眠及梗死等活性状态。心肌存活与否与患者血运重建术后心功能恢复直接相关，因此判断心肌活性真正标准是节段性心功能的恢复，但是往往又需要在治疗决策前预测心肌的活性状态
- 不同的心肌活性状态、存活 / 坏死心肌的范围对制订治疗措施和预后具有重要的指导意义
- 目前评价心肌活性的影像学“金标准”是 ^{18}F-FDG PET 显像。^{18}F-FDG 作为葡萄糖的类似物，在禁食和运动状态下，心肌能量代谢底物主要是脂肪酸，因此缺血心肌摄取 FDG，而正常和坏死心肌不摄取，在葡萄糖负荷后，血浆葡萄糖水平上升，而脂肪酸由于胰岛素的作用水平下降，缺血心肌和正常心肌都摄取 FDG，而坏死心肌不摄取。FDG 反映了心肌的代谢活性，是反映心肌是否存活的金标准。不同心肌活性其心肌灌注和代谢显像模式如表 2-3-1 所示

【影像表现】

MSCT 心肌活性评价

- MSCT 评价心肌活性尚处于早期研究阶段
- CT 延迟强化（delayed Enhancement，DE）反应心肌坏死导致的细胞外间隙的扩大，残存血流的存在使对比剂缓慢进入和廓清，但是确切的

表 2-3-1 心肌不同状态下显像特征的比较

心肌状态	代谢显像	血流显像	影像特征	血管重建后心功能改善情况
正常心肌	正常摄取	灌注正常		
坏死心肌	不摄取	不可逆性缺损	匹配	无改善
冬眠心肌	正常摄取	缺损	不匹配	明显改善、甚至正常
顿抑心肌	正常或略减低	缺损	不匹配	有改善，但恢复较晚

机制目前并不清楚，因此对结果的解释有争议

- 有研究发现，MSCT 上心肌延迟强化区在 6 周后的 SPECT 心肌灌注显像时表现为血流灌注，而延迟不强化区在 6 周后的 SPECT 上为持续的灌注缺损
- CTA 定性分析首过心肌灌注的信息结合心功能分析可鉴别急慢性心肌梗死

MR 心肌活性评价

- 存活心肌的 MRI 评估手段比较多，常用的有心脏电影成像（FIESTA 或 Fastcard –IR 序列）及相关心功能分析软件、T1WI 及 T2WI、首过灌注成像（包括静息或负荷 MRI）、延迟增强扫描等
- 大部分学者都将精力集中在延迟增强扫描、负荷灌注或两者的对比研究中
  - 延迟增强扫描是在首过灌注之后，经过一定的延迟时间，再次检测心肌内的对比剂的信号强度，判断心肌内残留的对比剂，从而间接判断心肌的活性，其机制是：
    - 经灌注后，对比剂可通过冠状动脉大血管和侧支循环血管对缺血区进行灌注并扩散，滞留于坏死的心肌细胞内或心肌瘢痕致密胶原纤维间的间隙，形成与病灶范围一致的延迟强化
    - 而正常心肌细胞和细胞间质内的对比剂在此时已经廓清（wash out），利用相应的 MRI 技术，将正常心肌信号抑制，病变区心肌则呈现相应的高信号
    - 延迟增强扫描主要用于判断心肌梗死的范围及节段，与首过灌注联合应用可以评估心肌活性
    - Kaandorp 的实验表明，延迟强化程度范围小于 50% 的心室壁厚度，大部分都有收缩储备；而延迟强化程度范围大于 75% 的心室壁厚度，基本没有收缩储备，认为延迟增强所提供的信息足以预测心功能恢复
  - 负荷灌注与延迟增强的结合
    - 延迟增强反映的是心肌形态学上的变化，小剂量多巴酚丁胺负荷反映的是心肌功能上的特点，将这两种方法结合，可为存活心肌的评估提供更多的信息
    - 当灌注成像中的低灌注区面积较延迟增强扫描的强化区面积大时，其中首过灌注中为低灌注而延迟强化中未见强化的心肌即为存活心肌；当低灌注区面积与延迟增强扫描面积相等时，意味着梗死区仅为瘢痕组织。
    - 与血运重建后 3 个月相对照，多巴酚丁胺负荷对预测血运重建后心功能恢复优于延迟增强，延迟强化范围小于透壁程度的 75% 时，这种优势尤其明显
    - Carot 等在狗急性再灌注心肌梗死研究中发现，心内膜下心肌梗死和透壁心肌梗死静息状态下均有室壁收缩减弱，而在小剂量多巴酚丁胺负荷下，心内膜下心肌梗死收缩增强，透壁心肌梗死无明显增强，因此，多巴酚丁胺负荷下电影 MRI 可鉴别急性透壁心肌梗死
- 临床应用
  - 存活心肌（顿抑心肌和冬眠心肌）
    - 电影：静息期，节段性运动功能异常；小剂量多巴酚丁胺负荷试验，心肌收缩期室壁厚度增加
    - 灌注成像（图 2-3-16 和图 2-3-17）心肌呈低信号
    - 延迟增强，心肌无延迟强化
  - 失活心肌（梗死心肌和瘢痕心肌）
    - 电影：静息期，节段性运动功能异常，舒张末期心肌厚度 <5.5mm；小剂量多巴酚丁胺负荷试验，心肌收缩期室壁厚度不增加
    - 灌注成像（图 2-3-18），心肌呈低信号
    - 延迟增强，心肌呈高信号

超声心动图

- 负荷超声心动图，负荷超声心动图检测冠心病灵敏度明显增高，近来研究的观点认为已经超过负荷心电图
  - 负荷试验尤其是小剂量多巴酚丁胺还可以评估心肌的活性，心肌梗死早期多巴酚丁胺负荷心动图阳性预后差，发生急性心脏事件概率明显增加
  - 慢性心肌缺血负荷试验心肌缺血阈值和左室射血分数有关，可预测预后。冠状动脉重建术后负荷心动图阴性或室壁运动好转提示预后良好
- 超声声学造影，可以判断心肌灌注，心肌活

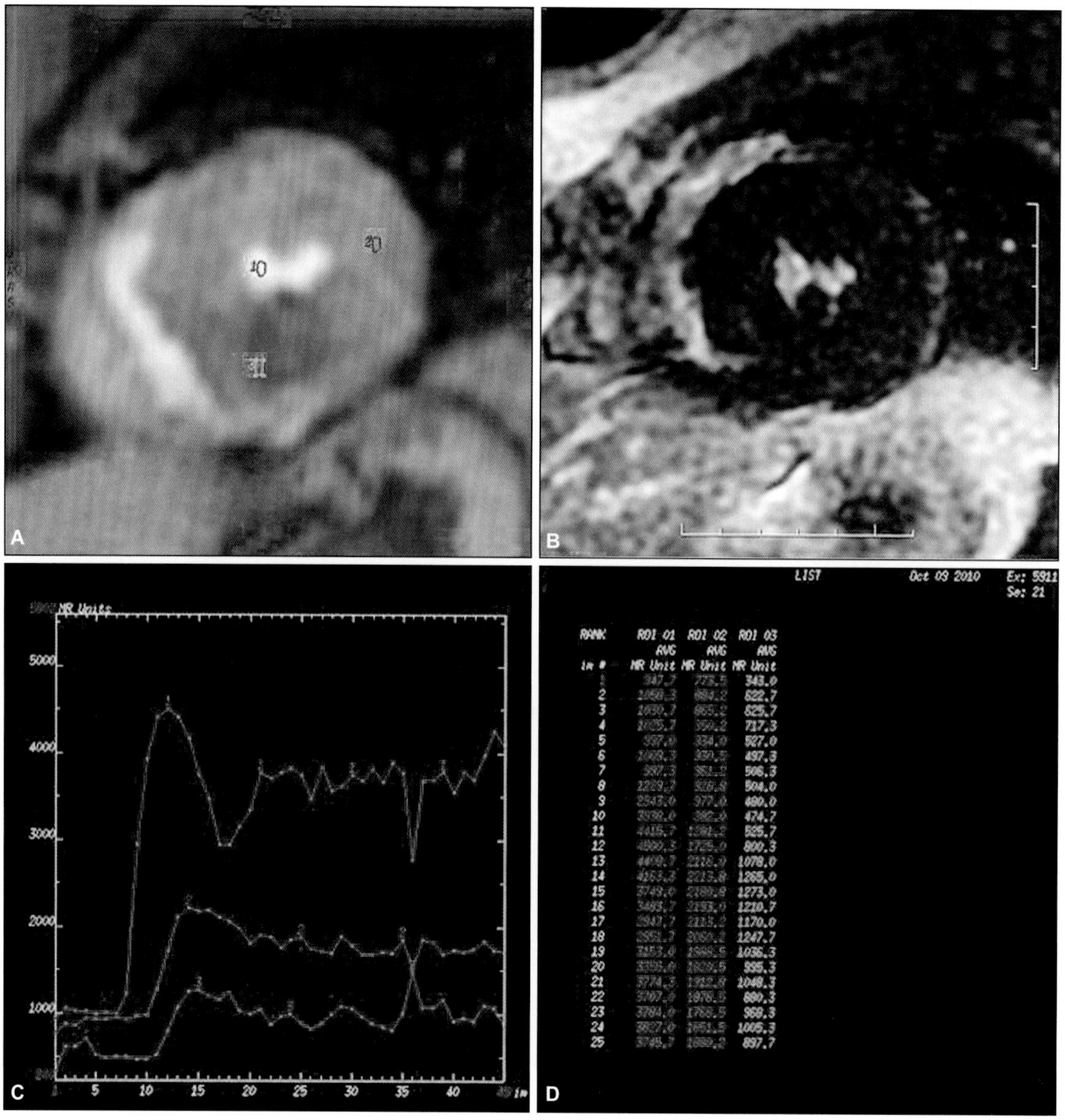

图 2-3-16 **存活心肌**

A. 心肌首过灌注，下壁心肌见灌注缺损；B. 延迟增强成像，下壁心肌未见延迟强化，提示心肌存活；C. 灌注时间信号曲线，下壁心肌时间信号曲线峰值明显低于正常心肌；D. 灌注缺损区信号强化值低于正常心肌

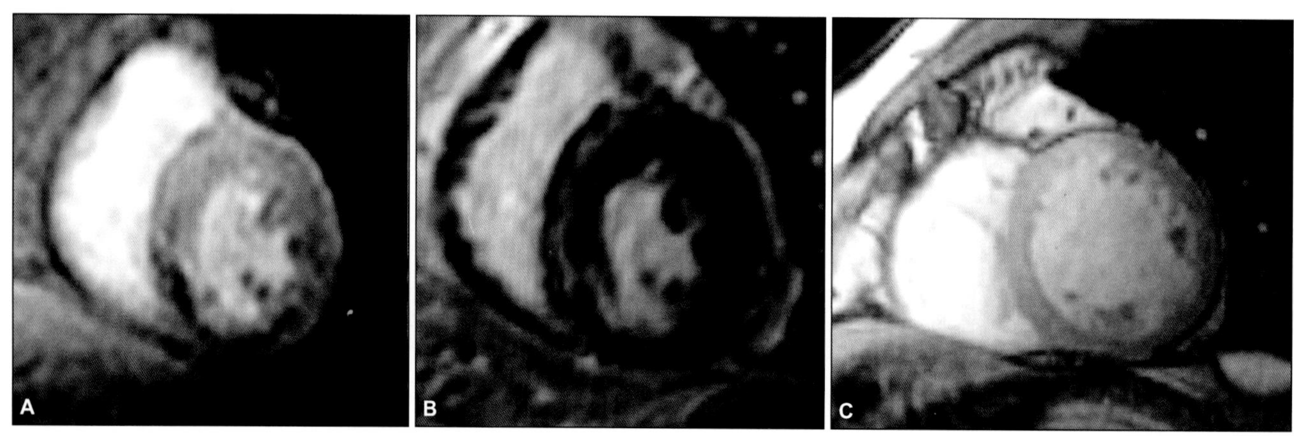

图 2-3-17 **存活心肌**

首过灌注缺损范围（A）明显大于延迟强化灶范围（B），心肌运动能力损害不严重，甚至未见明显异常（C），提示有存活心肌

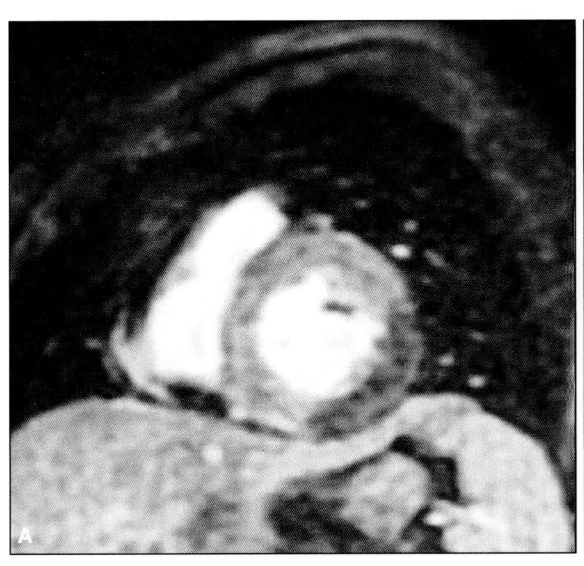

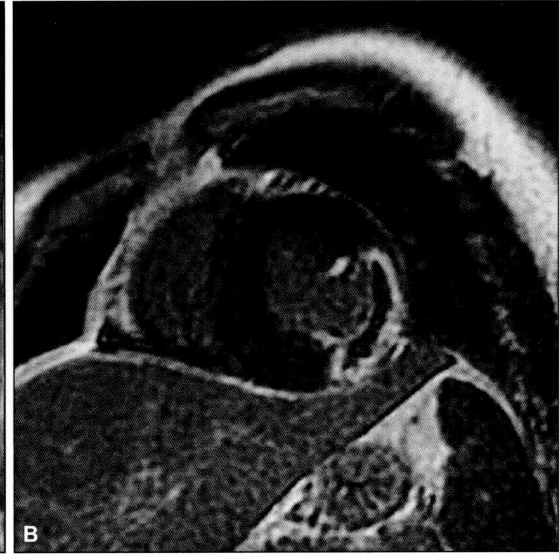

图 2-3-18 **失活心肌**
急性心肌梗死患者，肌钙蛋白明显增高。A. 灌注成像示心肌下壁及侧壁灌注缺损，B. 延迟增强呈边缘延迟强化，延迟强化区与灌注缺损区面积大小相似，提示心肌坏死

性，心肌梗死的范围

- 当心肌梗死时则局部某节段心肌处出现充盈缺损，心肌声学造影（MCE）能显示微循环的状态，区分存活和梗死的心肌组织
- 再灌注后坏死区微循环灌注不均且微血管的血流储备受损
- 急性心肌梗死后 MCE 检测到的无灌注和低灌注节段预示着该节段室壁运动功能难以恢复，且与临床不良事件相关
- 超声微泡在心肌梗死的分子影像和靶向基因治疗方面也有一定应用前景，但目前缺乏理想的超声对比剂，相关超声技术有待研发以提高图像质量

- 其他如超声组织定征技术、二维应变斑点追踪技术有望在定量测量室壁应变率、分析室壁顺应性方面获得突破并进入临床实用阶段

推荐影像学方法

- MRI 作为新兴的评价心肌活性的影像手段，呈现出更为广阔的应用前景

（史河水　夏黎明　喻　杰）

重点推荐文献

[1] 李坤成. 中华影像医学心血管系统卷. 北京：人民卫生出版社，2007: 86-120.

[2] Koyama Y, Mochizuki T, Higaki J. Computed tomography assessment of myocardial perfusion, viability, and function. J Magn Reson Imaging[J]. 2004: 19:800-15.

[3] Pedersen H, Kelle S, Ringgaard S, et al. Quantification of myocardial perfusion using free-breathing MRI and prospective slice tracking. Magn Reson Med[J]. 2009, 61(3): 734-738.

主要参考文献

[1] 叶任高，陆再英. 内科学，5版，北京：人民卫生出版社，2007: 271-312.

[2] 武忠弼. 病理学，4版，北京：人民卫生出版社，2007: 166-200.

[3] Peter Libby, Robert O. Bonow, Douglas L. Mannl, Eugene Braunwald. Braunwald's Heart Disease: A Textbook of Cardiovascular Medicine[M]. 8th edition. Philadelphia, Saunders/Elsevier, 2007: 227-501.

[4. Eric J. Topol, Topol Cardiovascular Disease[M]. 3rd edtion, Philadelphia, Lippincott Williams & Wilkins. 2007: 779-910.

[5] Catherine M. Otto. The Practice of Clinical Echocardiography[M]. 3rd edition, Philadelphia: Elsevier, Saunders. 2007.

[6] Bastarrika G, Lee YS, Huda W, et al. CT of coronary artery disease. Radiology[J]. 2009, 253(2): 317-38.

[7] Sundaram B, Patel S, Agarwal P, Kazerooni EA et al. Anatomy and terminology for the interpretation and reporting of cardiac MDCT: part1- 2, CT angiography, cardiac function assessment, and noncoronary and extracardiac findings. Am J Roentgenol[J], 2009, 192(3): 584-98.

[8] Mark DB, Berman DS, Budoff MJ, et al. ACCF/ACR/AHA/

NASCI/SAIP/SCAI/ SCCT 2010 expert consensus document on coronary computed tomographic angiography: a report of the American College of Cardiology Foundation Task Force on Expert Consensus Documents. J Am Coll Cardiol[J]. 2010, 55(23): 2663-99.

[9] Greenland P, Bonow RO, Brundage BH, et al. ACCF/AHA 2007 clinical expert consensus document on coronary artery calcium scoring by computed tomography in global cardiovascular risk assessment and in evaluation of patients with chest pain: a report of the American College of Cardiology Foundation Clinical Expert Consensus Task Force(ACCF/AHA Writing Committee to Update the 2000 Expert Consensus Document on Electron Beam Computed Tomography). Circulation[J], 2007 23, 115(3): 402-26.

[10] Kroft LJ, de Roos A, Geleijns J. Artifacts in ECG-synchronized MDCT coronary angiography. Am J Roentgenol[J]. 2007, 189(3): 581-91.

[11] Duerinckx AJ. Can the targeted use of MR angiography after CT angiography help assess the severity of focal calcific coronary lesions? Am J Roentgenol[J], 2007, 189(6): 1333-4

[12] Attili AK, Cascade PN. CT and MRI of coronary artery disease: evidence-based review. Am J Roentgenol[J], 2006, 187(6 Suppl): S483-99.

[13] Gershlick AH, de Belder M, Chambers J, et al. Role of non-invasive imaging in the management of coronary artery disease: an assessment of likely change over the next 10 years. A report from the British Cardiovascular Society Working Group. Heart[J], 2007, 93(4): 423-31.

[14] Yang Q, Li K, Liu X, et al. Contrast-enhanced whole-heart coronary magnetic resonance angiography at 3.0-T: a comparative study with X-ray angiography in a single center. J Am Coll Cardiol[J], 2009, 30; 54(1): 69-76.

[15] Naghavi M, Libby P, Falk E, et al. From vulnerable plaque to vulnerable patient: a call for new definitions and risk assessment strategies: Part I. Circulation [J], 2003, 108: 1772-1778.

[16] Andreini D, Pontone G, Mushtaq S, et al. Multidetector computed tomography coronary angiography for the assessment of coronary in-stent restenosis. Am J Cardiol[J], 2010; 105(5): 645-55.

[17] Kumbhani DJ, Ingelmo CP, Schoenhagen P, Meta-analysis of diagnostic efficacy of 64-slice computed tomography in the evaluation of coronary in-stent restenosis. Am J Cardiol[J], 2009, 103(12): 1675-81.

[18] Mowatt G, Cook JA, Hillis GS, et al. 64-Slice computed tomography angiography in the diagnosis and assessment of coronary artery disease: systematic review and meta-analysis. Heart[J], 2008, 94(11): 1386-93.

[19] ScHuetz GM, Zacharopoulou NM, et al. Meta-analysis: noninvasive coronary angiography using computed tomography versus magnetic resonance imaging. Ann Intern Med[J], 2010, 152(3): 167-77.

[20] Lerakis S, Synetos A, Toutouzas K, et al. Imaging of the vulnerable plaque: noninvasive and invasive techniques. Am J Med Sci[J]. 2008; 336(4): 342-8.

[21] Vavuranakis M, Tsiamis E, Stefanadis C.et al. Advances in clinical applications of cardiovascular magnetic resonance imaging. Heart[J], 2008, 94(11): 1485-95.

[22] Kramer CM. Magnetic resonance imaging to identify the high-risk plaque [J]. Am J Cardiol[J], 2002, 90(10C): 15L-17L.

[23] 史河水, Hoffmann MHK, 韩萍, 等. 多层螺旋CT评价先天性单冠状动脉畸形[J]. 临床放射学杂志, 2006, 25(4): 325-328.

[24] 史河水, 韩萍, 孔祥泉, 等. 多层螺旋CT对先天性右冠状动脉起始变异的评价[J]. 中华放射学杂志, 2006, 40(3): 277-280.

[25] 史河水, Hoffmann MHK, 韩萍, 等. 多层螺旋CT对冠状动脉桥血管的评价[J].中国医学影像技术, 2006, 22(3): 380-383.

[26] 古今, 史河水, 韩萍, 等. 不完全与完全心肌桥-壁冠状动脉的CT影像特征分析[J]. 中华心血管病杂志, 2011, 39(1): 40-44.

[27] Bandettini WP, Arai AE. Advances in clinical applications of cardiovascular magnetic resonance imaging. Heart[J], 2008, 94: 1485–1495.

[28] Lee R, Lim J, Kaw G, et al. Comprehensive noninvasive evaluation of bypass grafts and native coronary arteries in patients after coronary bypass surgery: accuracy of 64-slice multidetector computed tomography compared to invasive coronary angiography. J Cardiovasc Med(Hagerstown), 2010, 11(2): 81-90.

[29] Dikkers R, van der Zaag-Loonen HJ, Willems TP, et al. Is there an indication for computed tomography and magnetic resonance imaging in the evaluation of coronary artery bypass grafts? J Comput Assist Tomogr[J], 2009, 33(3): 317-27.

[30] Hamon M, Lepage O, Malagutti P, et al. Diagnostic performance of 16- and 64-section spiral CT for coronary artery bypass graft assessment: meta-analysis. Radiology[J], 2008, 247(3): 679-86.

[31] Simon AR, Baraki H, Weidemann J, et al. High-resolution 64-slice helical-computer-assisted-tomographical-angiography as a diagnostic tool before CABG surgery: the dawn of a new era? Eur J Cardiothorac Surg[J], 2007, 32(6): 896-901.

[32] Feuchtner GM, Schachner T, Bonatti J, et al. Diagnostic performance of 64-slice computed tomography in evaluation of coronary artery bypass grafts. AJR Am J Roentgenol[J], 2007, 189(3): 574-80.

[33] 张兆琪. 心血管疾病磁共振成像. 北京: 人民卫生出版社, 2007: 107-121.

[34] 杨正汉, 冯逢, 王霄英. 磁共振成像技术指南-检查规范、临床策略及新技术应用. 北京: 人民军医出版社, 2007: 554-564.

[35] 李坤成. 中华影像医学(心血管系统卷). 北京: 人民卫生出版社. 2007: 86-120.

[36] 张永学. 核医学. 北京: 科学出版社, 2003: 99 ~ 109.

[37] 陈在嘉, 高润霖. 冠心病. 北京: 人民卫生出版社, 2002: 519- 520.

[38] ScHuijf JD, Shaw LJ, Wijns W, et al. Cardiac imaging in coronary artery disease: differing modalities. Heart[J], 2005,

91(8): 1110-7.
[39] Lepper W, Belcik T, Wei K, et al. Myocardial contrast echocardiography. Circulation[J], 2004, 109(25): 3132-5.
[40] Crossman DC. The pathophysiology of myocardial ischaemia. Heart, 2004, 90: 576-580.
[41] Koyama Y, Mochizuki T, Higaki J. Computed tomography assessment of myocardial perfusion, viability, and function. J Magn Reson Imaging[J], 2004, 19: 800-15.
[42] Blankstein R, Shturman LD, Rogers IS, et al. Adenosine-Induced Stress Myocardial Perfusion Imaging Using Dual-Source Cardiac Computed Tomography. J Am Coll Cardiol[J], 2009, 54(12): 1072-1084.
[43] Ho K-T, CHua K-C, Klotz E, Panknin C. Stress and rest dynamic myocardial perfusion imaging by evaluation of complete time-attenuation curves with dual-source CT. JACC. Cardiovascular imaging[J], 2010, 3(8): 811-20.
[44] Ruzsics B, Schwarz F, Schoepf UJ, et al. Comparison of dual-energy computed tomography of the heart with single photon emission computed tomography for assessment of coronary artery stenosis and of the myocardial blood supply. The American journal of cardiology[J], 2009, 104(3): 318-26.
[45] 喻杰, 陈艳, 韩萍, 等. 双源CT评价冠心病患者的左室心功能和室壁运动: 与超声心动图的对比研究[J]. 临床放射学杂志, 2009, 28(10): 1385-1389.
[46] Mahrholdt H, Klem I, Sechtem U.et al.Cardiovascular MRI for detection of myocardial viability and ischaemia. Heart[J], 2007, 93(1): 122-9.
[47] Ishida M, Kato S, Sakuma H. Cardiac MRI in Ischemic Heart Disease. Circ J [J], 2009, 73(9): 1577-1588.
[48] Foo TK, Stanley DW, Castillo E, et al. Myocardial viability: breath-hold 3D MR imaging of delayed hyperenhancement with variable sampling in time. Radiology[J], 2004, 230(3): 845-851.
[49] Gupta A, Lee VS, CHung YC, et al. Myocardial infarction: optimization of inversion times at delayed contrast-enhanced MR imaging. Radiology[J], 2004, 233(3): 921-926.
[50] Beek AM, Kühl HP, Bondarenko O, et al. Delayed contrast-enhanced magnetic resonance imaging for the prediction of regional functional improvement after acute myocardial infarction. J Am Coll Cardiol[J], 2003, 42(5): 895-901.
[51] Elsasser A, schlepper M, zimmermann R, et a1. The extracellular matrix in hibernating myocardium: a significant factor causing structural defects and cardiac dysfunction. Mol Cell Biocchem[J], 1998, l86(1-2): 147-158.
[52] Wellnhofer E, Olariu A, Klein C, et al. Magnetic resonance low-dose dobutamine test is superior to scar quantification for the prediction of functional recovery. Circulation[J], 2004, 109(18): 2172-2174.
[53] Cuocolo A, Acampa W, Imbriaco M, et al. The many ways to myocardial perfusion imaging. Q J Nucl Med Mol Imaging[J], 2005, 49(1): 4-18.
[54] Pedersen H, Kelle S, Ringgaard S, et al. Quantification of myocardial perfusion using free-breathing MRI and prospective slice tracking. Magn Reson Med[J], 2009, 61(3): 734-738.
[55] Carot J, Bluemke DA, Osmall NF, et al. Transmural contractile reserve after reperfused myocardial infarction in dogs. J Am Coll Cardiol[J], 2000, 36(7): 2339-2346.
[56] 赵世华, 闫朝武, 杨敏福, 等. 磁共振心肌灌注延迟增强与核素心肌灌注/代谢显像识别存活心肌对比研究. 中华心血管病杂志, 2006, 34(12): 1072-1076.
[57] 贺毅, 张兆琪, 于薇, 等. 小剂量多巴酚丁胺负荷MRI与负荷超声心动图检测存活心肌的对比研究. 中华放射学杂志, 2006, 40(11): 1152-1155.
[58] 朱海云, 田建明, 王莉, 等. 磁共振多技术联合应用检测存活心肌的实验研究. 临床放射学杂志, 2005, 24(3): 264-269.

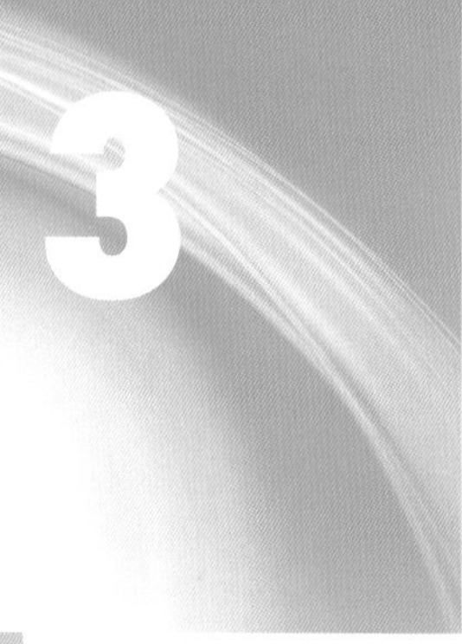

心肌病

第1节　概　述

一、概念

- 欧洲心脏病学会2008年定义：心肌病（cardiomyopathy）是指除心脏瓣膜病、冠状动脉粥样硬化性心脏病、高血压性心脏病、肺源性心脏病、先天性心血管病和甲状腺功能亢进症等以外的以心肌病变为主要表现的一组疾病
- 美国心脏病学会2006年定义：心肌病是指由各种病因（主要是遗传）引起的一组非均质的心肌疾病，包括心脏的机械活动异常和（或）电活动异常，通常表现为心室不适当肥厚或扩张，可单独局限于心脏也可是全身疾病的一部分，最终导致心源性死亡或进行性心力衰竭

二、对心肌病认识的发展

- 原发性心肌病的定义最初在1980年由世界卫生组织（World Health Organization，WHO）和国际心肌病学联合会（International Society and Federation of Cardiology，ISFC）共同工作组提出，主要包括：扩张型、肥厚型、限制型和不能分类的心肌病，后者指不能归类于前三种类型、而且病变程度较轻者
- WHO/ISFC共同工作组于1995年对上述定义和分类进行了修改，将原来认为心肌病是原因不明累及心肌的一组疾病，修改为伴有心功能障碍的心肌疾病，并以其主要病理生理学改变或者以病因学发病机制为基础进行分类
  - 将不明原因的心肌病定义为原发性心肌病，已知病因或与系统疾病有关的心肌功能紊乱被归类为继发性心肌病或特异性心肌病
  - 原发性心肌病包括扩张型心肌病（DCM）、肥厚型心肌病（HCM）、致心律失常性右心室心肌病（ARVC）、限制型心肌病（RCM）和未定型心肌病
- 2006年美国心脏病协会主要基于分子遗传学的发展对心肌病进行了新的分类，将心肌病分为原发性和继发性心肌病，其中原发性心肌病包括遗传性心肌病、混合性心肌病和获得性心肌病；继发性心肌病指心肌受累系全身或多器官病变之一，但不包括由其他心血管疾患所致的心肌受累，包括心瓣膜病、高血压和冠心病等，缺血性心肌病也不再纳入心肌病范畴
- 2008年欧洲心脏病学会提出了心肌病新的分类方法，该分类中心肌病由特殊的形态和功能表型组成，而每种表型又进一步划分为家族性和非家族性，表型包括扩张型心肌病、肥厚型心肌病、右室心肌病、限制型心肌病和未定型心肌病

三、心肌病的分类

（一）美国心脏病协会2006年分类

- 原发性心肌病：病变仅局限于心肌
  - 遗传性心肌病
    - 肥厚型心肌病
    - 致心律失常性右室心肌病

- ■ 左室心肌致密化不全
- ■ 原发性心肌糖原沉积症
- ■ 心脏传导系统疾病
- ■ 线粒体疾病
- ■ 离子通道病
- ○ 混合性心肌病
  - ■ 扩张型心肌病
  - ■ 限制型心肌病
- ○ 获得性心肌病
  - ■ 炎症性心肌病：心肌炎
  - ■ 应激性心肌病
  - ■ 其他获得性心肌病：心动过速性心肌病，产后心肌病等
- ● 继发性心肌病：心肌疾病是全身多器官疾病的一部分
  - ○ 浸润性疾病：心肌细胞间异常物质沉积，包括心肌淀粉样变性、高雪病、Hurler、Hunter 病等
  - ○ 蓄积性疾病：心肌细胞内异常物质蓄积，包括血色素沉着病、弥散形体血管角质瘤、尼曼—皮克病等
  - ○ 中毒性疾病：药物、化学物质、重金属中毒
  - ○ 心内膜疾病：心内膜纤维化，吕佛琉（Loeffler）心内膜炎等
  - ○ 炎症性疾病：心肌肉瘤样病等
  - ○ 内分泌系统疾病：糖尿病、甲状腺功能亢进或减退、甲状旁腺功能亢进、嗜铬细胞瘤，肢端肥大症等
  - ○ 心面综合征：Noonan 综合征、着色斑病
  - ○ 神经肌肉疾病：Friedereich 遗传性共济失调、进行性肌营养不良、强制性肌营养不良、神经纤维瘤、结节性硬化症等
  - ○ 营养缺乏性疾病：维生素 B_1 缺乏、维生素 PP 缺乏、坏血病、硒缺乏、肉毒碱缺乏，恶性营养不良等
  - ○ 自身免疫性疾病：系统性红斑狼疮、皮肌炎、类风湿关节炎、硬皮病、结节性动脉炎等
  - ○ 电解质平衡紊乱
  - ○ 肿瘤化疗并发症

（二）欧洲心脏病学会 2008 年分类

不再区分原发性与特发性心肌病，而将心肌病根据形态和功能分为五种亚型，每种亚型又分为家族性和非家族性

- ● 心肌病亚型
  - ○ 肥厚型心肌病
  - ○ 扩张型心肌病
  - ○ 限制型心肌病
  - ○ 致心律失常性右室心肌病
  - ○ 未定型心肌病
    - ■ 左室致密化不全
    - ■ Tako-Tsubo 心肌病
- ● 家族性和非家族性
  - ○ 家族性心肌病是指超过一个家族成员患有相同的疾病或携带相同的显性基因突变，多数都是单基因遗传，基因新生突变而会遗传给下一代者也划分到家族性范畴
  - ○ 非家族性心肌病指其余家族成员均没有患病，只有患者表现心肌病症状，可进一步划分成特发性心肌病（原因不明）和获得性心肌病（心室功能障碍是疾病的并发症而不是疾病本身）

本书主要阐述心肌病的影像诊断，因而仅针对具有不同形态和功能改变的心肌病亚型进行探讨，而不再过多考虑其致病因素

重点推荐文献

[1] Maron BJ, Towbin JA, Thiene G, et a1. Contemporary definitions and classification of the cardiomyopathies: an American heart association scientific statement from the council on clinical cardiology, heart failure and transplantation committee; quality of care and outcomes research and functional genomics and translational biology interdisciplinary working groups l and council on epidemiology and prevention. Circulation, 2006, 113: 1807-1816.

[2] Elliott P, Andersson B, Arbustini E, et al. Classification of the cardiomyopathies: a position statement from the European society of cardiology working group on myocardial and pericardial diseases. Eur Heart J, 2008, 29: 270-276.

[3] 中华医学会心血管病分会、中华心血管病杂志编委会、中国心肌病诊断与治疗建议工作组. 心肌病诊断与治疗建议. 中华心血管病杂志, 2007, 35(1): 3-16.

第 2 节 肥厚型心肌病

【概念与概述】

- 肥厚型心肌病（hypertrophic cardiomyopathy，HCM）是指无导致心肌异常的负荷因素（高血压、瓣膜病）而出现的心室壁增厚或质量增加
- 传统的肥厚型心肌病是指无导致心肌异常负荷因素、无淀粉样变性及糖原累积病等系统性疾病而发生的心肌肥厚，目的是区分心肌细胞肥大和由间质浸润或细胞内代谢产物累积所致的左心室壁增厚或者质量增加
- 分类
  - 根据血流动力学有无流出道的梗阻
    - 梗阻性
    - 非梗阻性
  - 根据形态学改变
    - 非对称性室间隔肥厚型
    - 左心室壁普遍肥厚型
    - 左心室游离壁局限性肥厚型

【病因、病理与病理生理】

一般特征

- 发病机制
  - 家族性肥厚型心肌病属常染色体显性遗传疾病，由多种编码心肌肌小节收缩蛋白基因突变引起
  - 非家族性肥厚型心肌病可由心肌炎、营养缺乏性疾病、内分泌疾病等引起
- 流行病学
  - 人群中的发病率约为 0.2%，好发于青少年

病理

- 大体病理特点是心肌肥厚，心腔不扩张，且多缩小、变形
  - 病变可侵犯心室的任何部位
  - 最常累及肌部室间隔引起非对称性间隔肥厚
    - 肥厚心肌可向两心室腔，多向左心室腔凸出，致左心室流出道排血受阻
    - 曾称为肌肥厚型左心室流出道狭窄或特发性主动脉瓣下狭窄等
  - 部分病例可主要侵犯心尖部、左心室中段、左心室游离壁而无流出道狭窄，构成肥厚型心肌病的亚型
  - 心腔附壁血栓罕见
- 镜下所见
  - 心肌细胞及细胞核异常肥大、变形
  - 肌束排列错综紊乱
  - 灶性纤维化

病理生理

- 据心肌肥厚部位、程度和范围不同，病理生理改变各异
- 非对称性室间隔肥厚引起左心室流出道狭窄，排血受阻
  - 梗阻性：左心室 / 升主动脉压差大于 2.6kPa（20mmHg）
  - 非梗阻性：左心室 / 升主动脉压差小于 2.6kPa（20mmHg）
- 心肌肥厚、变硬，顺应性降低，导致心室舒张受限（尤其左心室游离壁肥厚较重者），血液流入阻力增高，可引起舒张期心功能不全（多在晚期）

【临床表现】

表现

- 症状
  - 多见于青少年，无性别差别
  - 心悸、气短为常见临床症状
  - 可有头痛、头晕
  - 40% 的病例无自觉不适或症状较轻
  - 少数病例或者晚期患者可发生心功能不全、晕厥发作、甚至猝死
- 体征
  - 胸骨左缘可闻及收缩期杂音，可向心尖部或颈部传导
  - 极少数病例可扪及震颤
- 其他检查
  - 心电图改变：左心室或双室肥厚（个别可见右心室肥厚）、传导阻滞、ST-T 改变和异常 Q 波等

疾病人群分布

- 发病年龄 20 ~ 39 岁占 85%
- 无明显性别差异

自然病程与预后

- 病程通常较长
- 可出现心源性猝死，但相对较少

治疗

- β 受体阻滞药和（或）钙通道阻滞药

- 强心
- 抗心律失常药物或起搏器
- 室间隔化学消融
- 外科手术疏通左室流出道

【影像表现】

概述

- 以心肌肥厚为特征性表现

X 线表现

- 通常无特异表现或为正常
- 心脏多呈“主动脉”和中间型，一般不大或仅见左心室肥厚为主的轻度增大
- 少数心脏呈中～高度增大，且主要累及左心室，心影呈“主动脉”或“主动脉普大”型
- 心脏搏动正常或增强（一般频率较慢），减弱者少见
- 肺血管纹理多正常，心脏明显增大的病例可见肺淤血和间质性肺水肿

超声心动图表现

- 对肥厚型心肌病尤其非对性间隔肥厚的诊断有肯定价值
- 二维和 M 型心动图可直接显示、测量室壁和室间隔厚度，计算其比值
  - 左心室后壁和室间隔厚度比值，正常约 1 ∶ 1
  - 左心室后壁和室间隔厚度比值如超过 1 ∶ 1.3，提示室间隔的异常肥厚
- 左心室流出道狭窄 <20mm（正常流出道宽度 20～25mm）
- 二尖瓣前叶收缩期异常前移
- 应用 Doppler 技术可测量狭窄的左心室流出道的异常血流，并能测量血流速度，计算狭窄两端的压差

CT 表现

- 左心室肌部室间隔及游离壁肥厚，心腔缩小变形
- 肥厚部分心肌收缩期增厚率降低
- 心室运动功能增强
- 可有左心室流出道狭窄
- 二尖瓣前叶运动异常

MRI 表现

- 显示形态学以心电图门控 SE 技术为主，定量诊断左心室壁的肥厚，区分各亚型
- GRE 电影可进一步分析心室收缩 - 舒张运动功能的变化，显示心腔内血流速度和方向改变
- 电影 MRI 在收缩期可清楚显示左心室流出道狭窄，表现为在高信号血池衬托下的流出道内低信号喷射血流束，以及左心室充盈不良，二尖瓣关闭不全和左心房的扩大
- 心肌一般呈中等强度信号

心血管造影表现

- 左心室流出道呈倒锥形狭窄，为室间隔异常肥厚和二尖瓣向前上移动所致
- 前后组乳头肌肥厚可产生心室中部的局部压迹
- 左心室变形、缩小，可呈“砂钟”“鞍背”或“芭蕾舞足”等形状，室壁普遍肥厚者心腔可明显缩小
- 约 50% 的病例继发轻中度二尖瓣关闭不全
- 冠状动脉及分支正常、甚至有轻度扩张

核医学表现

- 心电图门控血池扫描可观察心室腔形态、大小、室间隔肥厚，以及心室功能
- 诊断效用不如超声和 MRI

推荐影像学检查

- 首选影像学检查方法：超声心动图
- MSCT 和 MRI 是重要的补充和确定诊断手段

【鉴别诊断】

- 高血压病所致心肌肥厚
  - 高血压病主要累及左心室下壁后基底段
  - 左心室后壁和室间隔厚度比值通常大于 1 ∶ 1.5
- 冠心病心肌梗死心尖室壁瘤
  - 左心室中段肥厚者应该与之鉴别
  - 肥厚型心肌病室壁无显著减薄，心尖心肌无异常信号（密度或回声强度）改变

诊断与鉴别诊断精要

- 左室壁心肌肥厚，常为非对称性
- 排除高血压等心血管疾病所致

典型病例

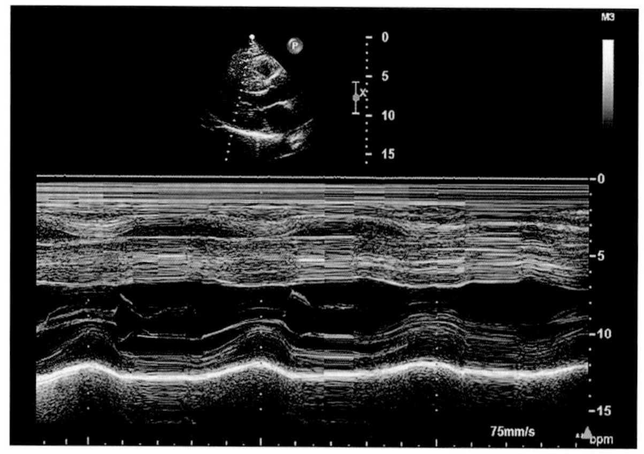

图 3-2-1 **肥厚型心肌病**
左室长轴切面 M 型显示室间隔明显增厚，回声增强，左室后壁厚度正常

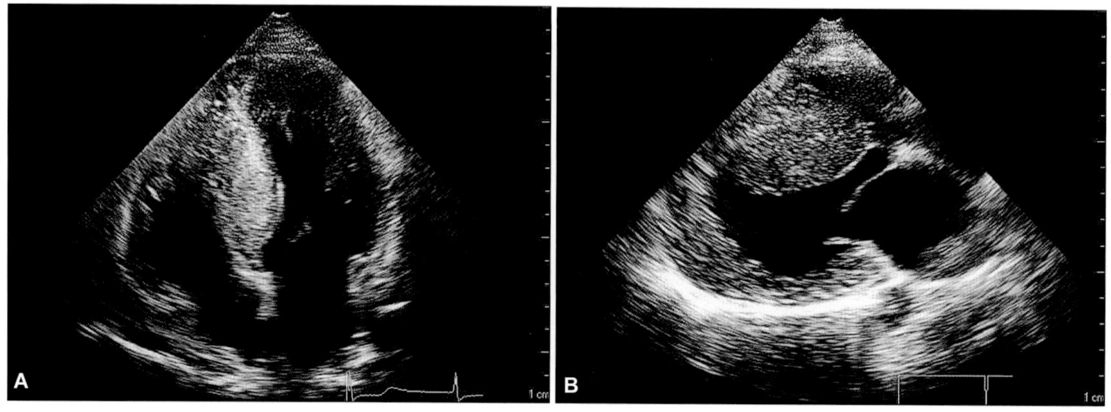

图 3-2-2 **肥厚型心肌病超声图像**
A. 左室长轴切面，室间隔与左室后壁非对称性增厚，室间隔回声粗糙不均，呈毛玻璃样改变；B. 四腔心切面，室间隔与左室后壁非对称性增厚

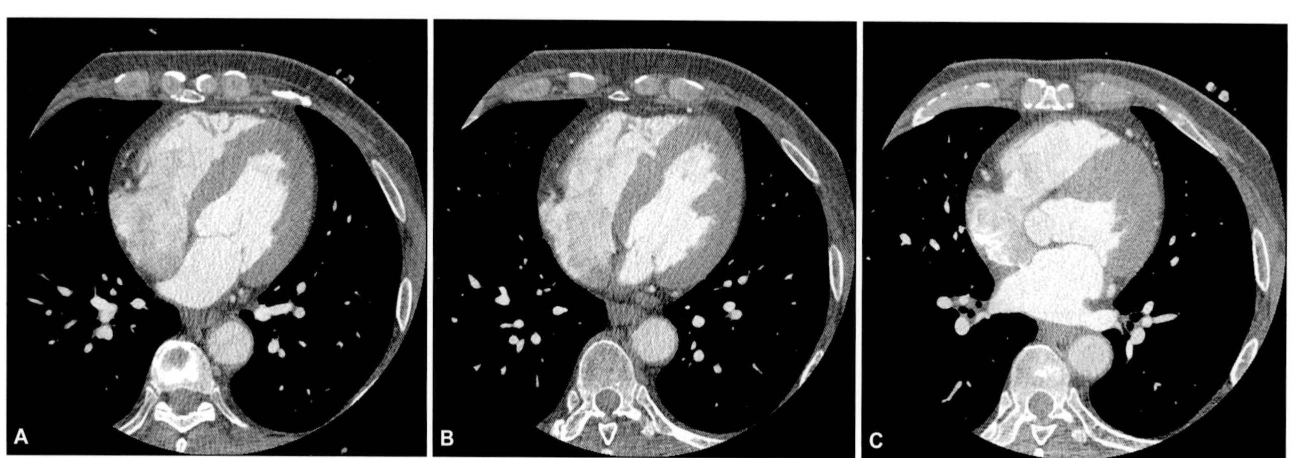

图 3-2-3 **肥厚型心肌病 CT 图像，心肌普遍肥厚**
A. 二尖瓣层面，二尖瓣开放，提示为心室舒张期，可见左室壁普遍增厚；B. 左室层面，左室壁普遍增厚；C. 左室流出道层面，左室流出道未见狭窄

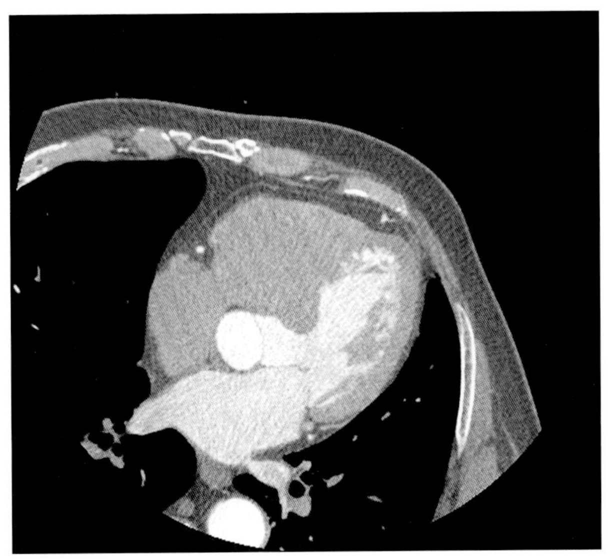

图 3-2-4 **肥厚型心肌病**
室间隔局限性肥厚，左室流出道略窄

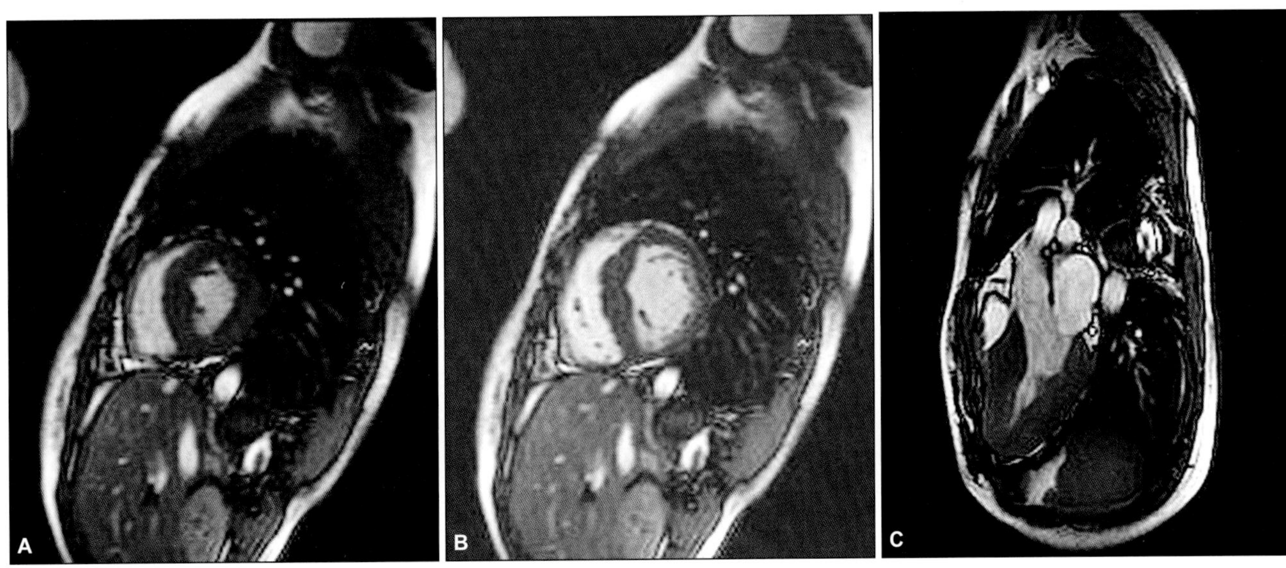

图 3-2-5 **肥厚型心肌病 MRI 非对称性室间隔肥厚**
A. 收缩末期短轴像；B. 舒张末期短轴像，室间隔肥厚；C. 收缩末期左室流出道层面，左室流出道无狭窄

重点推荐文献

[1] Riekers C, Wilke NM, Jerosch-Herold M, et a1. Utility of cardiac magnetic resonance imaging in the diagnosis of hypertrophic cardiomyopathy. Circulation, 2005. 112: 855-861.

[2] 闫朝武, 赵世华, 李华, 等. 肥厚型心肌病患者临床特征及肥厚节段分析. 中华心血管病杂志, 2010, 38(9): 781-785.

[3] 李坤成, 中华影像医学心血管卷. 北京: 人民卫生出版社, 2007.

第 3 节　扩张型心肌病

【概念与概述】

- 扩张型心肌病（cardiomyopathy，DCM）是指无引起整体收缩功能障碍的异常负荷因素（高血压、瓣膜病）或冠状动脉疾病而发生的左心室扩张合并左心室收缩功能障碍性疾病，伴或不伴右心室扩张和功能障碍

【病因、病理与病理生理】

一般特征

- 发病机制
  - 家族性多为常染色体显性遗传，是由细胞

骨架蛋白、肌原纤维蛋白/Z带、核膜和闰盘蛋白基因的变异造成的
- 非家族性可由肥胖、糖尿病母亲的子嗣、淀粉样蛋白等引起

- 流行病学
  - 美国2001年的统计资料显示，其患病率为36/10万
  - 北京阜外心血管病医院采用超声心动图的方法调查全国9个地区8080例患者，估计我国患病率约为19/10万

病理

- 大体所见
  - 心脏常呈球形增大，心肌松弛无力，主要侵犯左心室，有时累及右心室或双心室
  - 心腔扩张为主，通常肌壁不厚，明显部分变薄，可伴有一定程度的心肌增厚
  - 部分腔内可见附壁血栓
- 镜下所见
  - 心肌细胞一般直径不大，但细胞核肥大，心肌排列正常，常伴有不同程度的间质纤维化和继发于较大片心肌细胞坏死的替代性纤维化
  - 偶尔可见心肌细胞肿胀、空泡变、片状心肌细胞坏死和少量炎性细胞浸润等改变
  - 电镜下肥厚改变的特点是线粒体数量增加，大小形态多变，核糖体增多，细胞核膜卷曲及不同程度的糖原积聚，肌原纤维通常排列规则，也可不规则

病理生理

- 心室收缩（血泵）功能降低
- 舒张期血容量和压力升高
- 心排血量降低

【临床表现】

表现

- 症状
  - 常以心悸、气短起病
  - 可有胸痛、眩晕等
  - 突出临床表现是充血性心功能不全，各种心律失常和体动脉栓塞的症状
- 体征
  - 听诊无病理性杂音，或在心尖部、胸骨左缘闻及Ⅱ级左右的收缩期杂音
  - 血压不高
- 其他检查
  - 心电图常见左心室或双室肥厚，心律紊乱，传导阻滞或异常Q波等改变
  - 心电图异常改变的多样性或多变性，对本病的诊断有重要意义
- 临床分型：根据患者发病缓急、病程长短及心肌代偿情况分为4型
  - 急性型：发病急骤，心肌收缩力明显减弱，心输出量在短时间内大幅度减少，重者出现心源性休克
  - 亚急性型：病情进展稍缓，心肌受损不如急性型那样严重，但心肌收缩力明显减弱，临床上出现明显的心力衰竭，特别是急性左心衰竭
  - 慢性型：亦称痨型，病情发展缓慢，多由潜在型逐渐发展而成，少数由急性型或亚急性型转化而来，临床上主要表现为慢性心功能不全
  - 潜在型：心脏受损较轻或因代偿功能较好，临床上多无明显的自觉症状

疾病人群分布

- 发病年龄为25～50岁
- 男多于女，男女比例约为3 ∶ 1

自然病程与预后

- 多数病情进展缓慢，终至形成顽固的心功能不全，预后较差
- 少数患者病情迅速恶化而死亡
- 部分病例自觉症状较轻，在相当长的时间内病情相对稳定

治疗

- 病因治疗
- 常规药物治疗
- 非药物治疗
  - 心脏再同步化治疗
  - 左室减容术
  - 心肌成形术
  - 心脏移植
- 其他治疗
  - 免疫干预与免疫吸附
  - 细胞移植

【影像表现】

概述

- 扩张型心肌病无特异影像学表现

- 以心腔扩大、收缩功能减低为主要表现

X 线表现

- 心脏增大
  - 约 3/4 的病例心脏呈中至高度增大，高度增大者近半数
  - 一般各房室均可增大，以左心室增大最为显著
  - 心影多呈“普大”型或“主动脉”型（约占 4/5）
  - 主动脉结、肺动脉段和上腔静脉多属正常
  - 上腔或（和）奇静脉扩张者为伴右心功能不全表现
- 心脏搏动减弱
  - 大多数两心缘搏动普遍减弱，少数人左心室段局部搏动减弱，而右心室段正常
  - 如果心缘搏动慢，则提示为Ⅱ度～Ⅲ度房室传导阻滞或窦性心动过缓
  - 几乎没有心缘搏动完全消失者
- 肺血管纹理变化：约半数病例有肺淤血、间质性肺水肿等左心功能不全征象

超声心动图表现

- 各心腔扩大，左心室腔明显扩大
- 室间隔和左心室后壁的厚度正常或略厚
- 左心室运动幅度普遍降低，很少出现左心室节段性运动异常
- 主动脉内径多较小
- 左心室和主动脉血流速度下降

CT 表现

- 心脏增大，以左心室腔的球形扩张（横径增大显著）为主
- 心室壁及室间隔厚度正常，但室壁收缩期增厚率普遍下降
- 心室壁运动普遍减弱甚至消失
- 心室容积增加，EF 值减低
- 心室腔内可见壁在性低密度充盈缺损，为附壁血栓

MRI 表现

应用心电图门控常规 SE 和 GRE 电影技术，可显示：

- 心脏增大，以左心室腔的球形扩张（横径增大显著）为主
- 心室壁及室间隔厚度正常，但是室壁收缩期增厚率普遍下降
- 心肌信号为中等强度
- 心室壁运动普遍减弱甚至消失
- 心室容积增加，EF 值减低

心血管造影表现

- 左心室扩张
- 不同心动周期心室腔的形态和大小无明显改变，提示收缩功能普遍减弱

核医学表现

- 心电图门控血池扫描可显示双心室腔扩张、容积增加，以及心室收缩功能异常
- ^{201}T1 或 ^{99m}T$_C$ 心肌扫描无节段性心肌缺血或坏死

推荐影像学检查

- X 线检查仍为最常用的首选检查方法，能同时显示心脏及肺循环功能状态，为其主要优点
- 超声、MRI、CT 均可观察各心腔形态、容积、肌壁厚度及运动功能变化，做出定量或半定量分析
- MSCT 除能显示心腔和心壁，还能观察冠状动脉，有助于与冠心病的鉴别诊断，有望成为最佳影像学检查方法

【鉴别诊断】

- 其他能引起心室扩大、收缩功能减低的疾病，主要是缺血性心肌病
  - 无特异性临床和影像表现
  - 排除其他病因

诊断与鉴别诊断精要

- 以心腔扩大，收缩功能减低为主要表现，左心室最常受累
- 需排除其他引起相同表现的疾病

典型病例

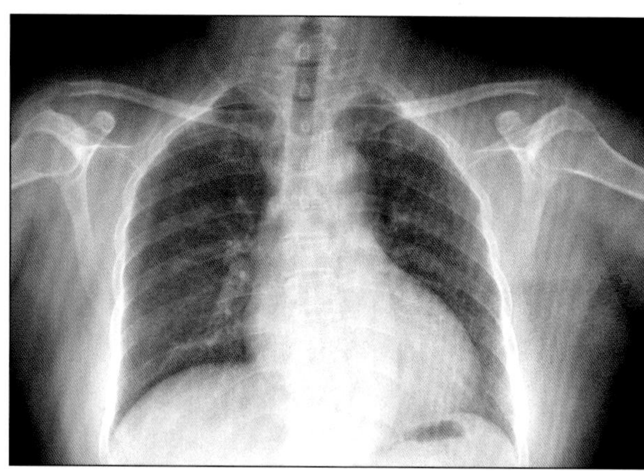

图 3-3-1 **扩张型心肌病**
心脏正位片，左心室增大

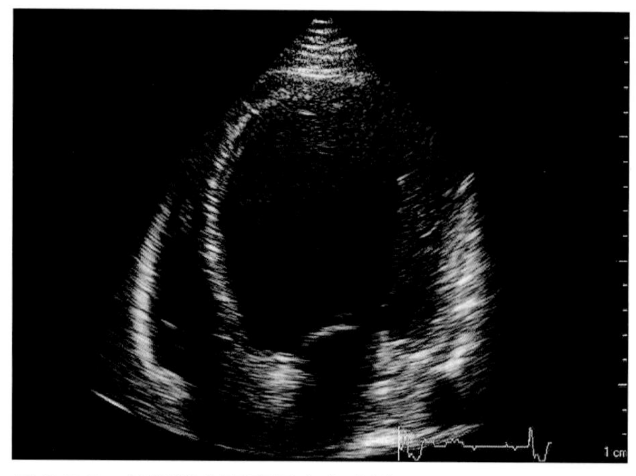

图 3-3-2 **扩张型心肌病超声心动图**
四腔心切面，左心室明显扩大呈球形扩张，心肌厚度相对变薄

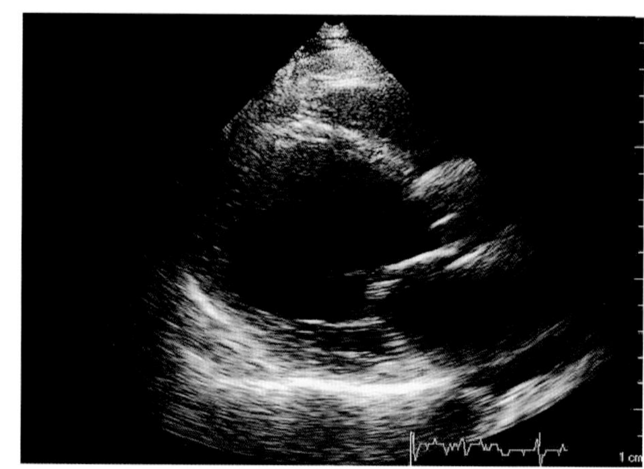

图 3-3-3 **扩张型心肌病超声心动图**
左室长轴切面 左心室、左心房明显扩大，心肌厚度相对变薄

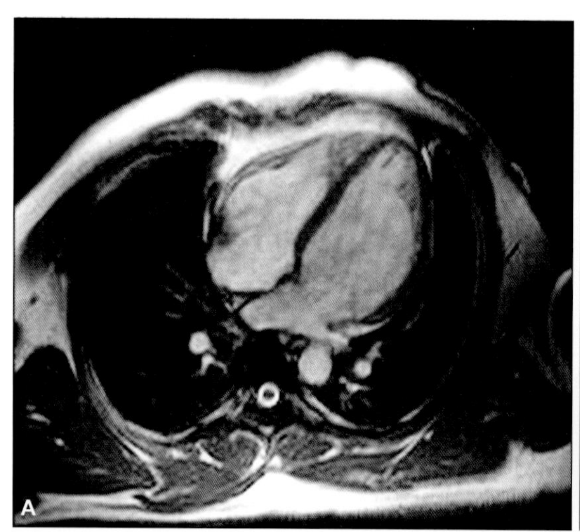

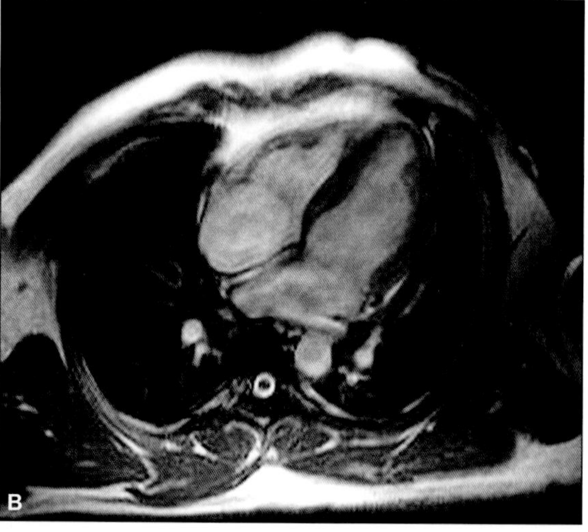

图 3-3-4 **扩张型心肌病，MRI 四腔心层面**
A. 舒张末期可见两侧心室扩张，室壁变薄；B. 收缩末期可见两侧心室收缩功能减低，室壁增厚率下降

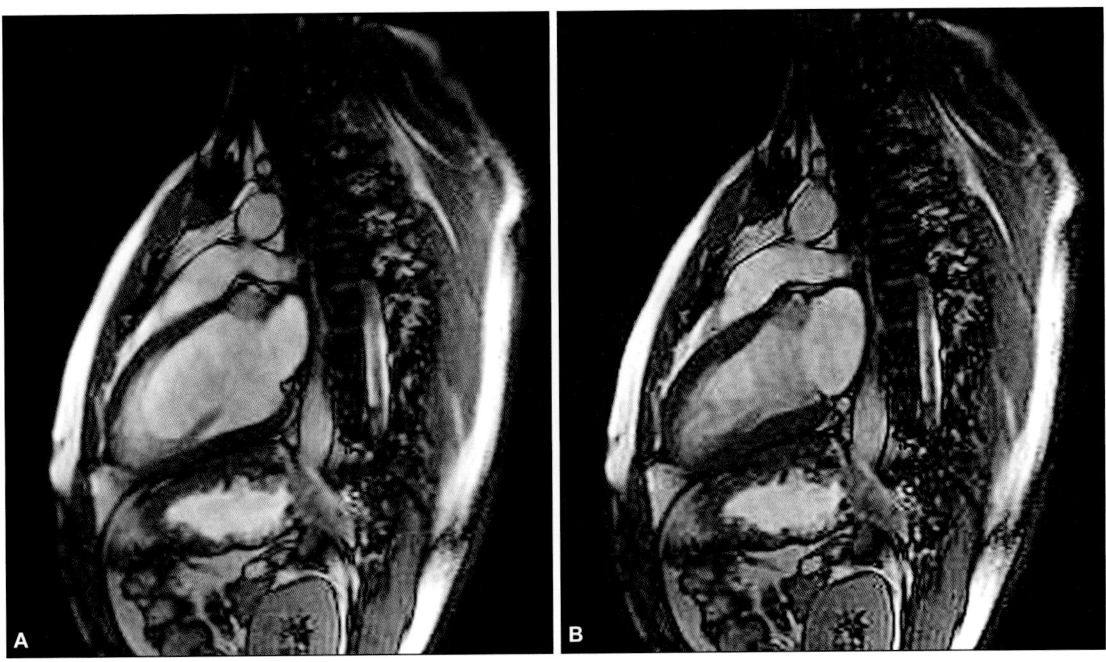

图 3-3-5 **扩张型心肌病，MRI 平行室间隔左室长轴层面**
A. 舒张末期可见左心室扩张，室壁变薄；B. 收缩末期可见左心室收缩功能减低，室壁增厚率下降

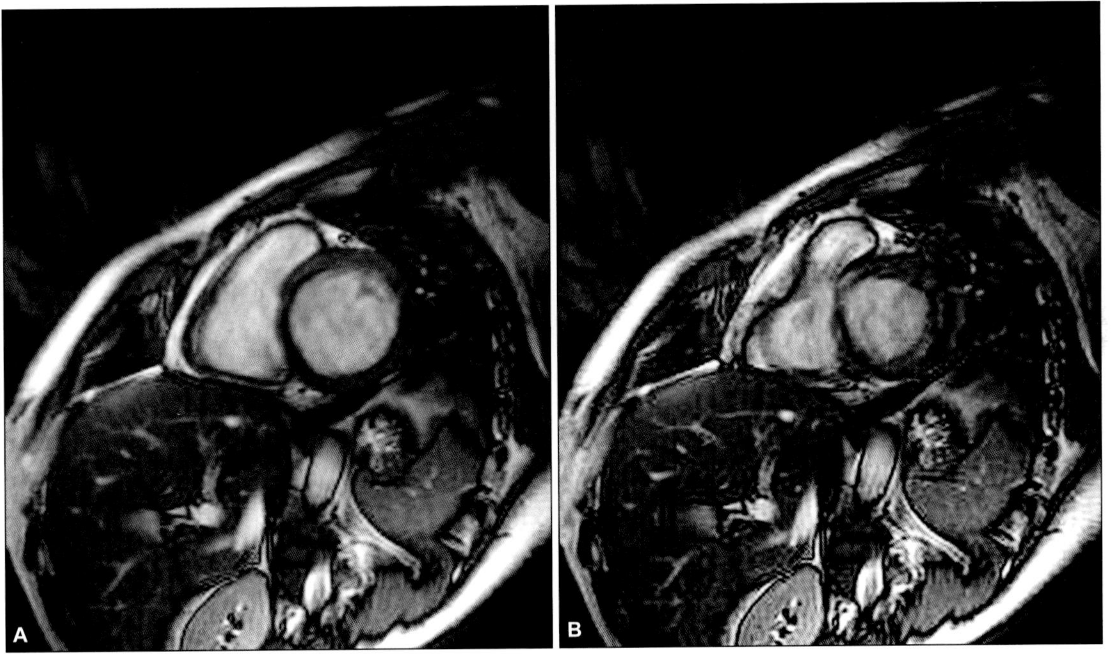

图 3-3-6 **扩张型心肌病，MRI 垂直室间隔心室短轴层面**
A. 舒张末期可见两侧心室扩张，室壁普遍变薄；B. 收缩末期可见两侧心室收缩功能减低，室壁增厚率下降

重点推荐文献

[1] Ho VB, Reddy GP. Cardiovascular Imaging. Elsevier Saunders, 2011.
[2] 杨晓棠, 李思进, 彭琨, 等. MRI、SPECT和二维超声心动图评价原发性扩张型心肌病心功能的比较影像学研究. 磁共振成像, 2010, 1(3): 194-199.
[3] 李坤成, 中华影像医学心血管卷, 北京: 人民卫生出版社, 2007.

第4节 限制型心肌病

【概念与概述】

- 限制型心肌病（restrictive cardiomyopathy，RCM）是指在收缩容积正常或降低（单/双心室），舒张容积正常或降低以及室壁厚度正常的情况下发生的限制型左心室生理学异常
- 分类：右心型、左心型和双室型

【病因、病理与病理生理】

一般特征

- 发病机制
  - 家族性RCM通常为常染色体显性遗传，部分由肌钙蛋白Ⅰ基因突变造成，也有一部分由Desmin基因突变引起，可伴有骨骼肌疾病和房室传导阻滞
  - 非家族性可由淀粉样蛋白，胶原沉着病，心肌内膜纤维化等引起
- 流行病学
  - RCM在我国发病率较低，家族性RCM报道较少

病理

- 心内膜及内膜下心肌纤维化
- 附壁血栓（常伴有不同程度的机化）形成，主要累及流入道，以心尖及瓣下部更严重

病理生理

- 特点为由心肌僵硬度增加所致的左心室充盈状态，表现为心室压力显著升高而心室容积仅轻度增加
- 心肌节段收缩不同步
- 心室舒张充盈受限，心室容量减少，舒张末压升高
- 房室瓣关闭不全，心排血量减少，最终导致心力衰竭

【临床表现】

表现

- 症状体征

  右心、左心和双室型三型，其临床表现不同
  - 右心型者主要为三尖瓣关闭不全、肝大、腹水，但下肢没有或仅有轻度水肿为其特点
  - 左心型与二尖瓣病变尤其二尖瓣关闭不全类似，常有呼吸困难、胸痛等
  - 双室型患者可具有上述两组症状和体征，但是通常以右心损害的表现为著
- 其他检查
  - 心电图检查无特异性改变，可见异常P波、心房颤动和P-R间期延长等，部分病例有低电压、T波低平和倒置等改变
  - 早期报道确诊依赖于心导管心内膜下心肌活检

疾病人群分布

- 中青年男性多见

自然病程与预后

- 预后较差
- 儿童患者中，疾病常进行性加重，诊断后2年的生存率仅有50%

治疗

- 病因治疗
- 利尿
- β受体阻滞剂
- 心脏移植

【影像表现】

概述

- 影像表现取决于具体类型及其血流动力学改变
- 相应心房增大，受累心室不大，而室壁增厚，心腔变小

X线表现

- 右心型
  - 心脏多呈高度普遍增大或球形，常有巨大右心房
  - 部分病例右心室流出道扩张，左心室缘上段膨隆
  - 心脏搏动整体减弱，右心房和左心室缘上段搏动增强
  - 上腔静脉扩张，肺血减少
- 左心型
  - 心脏增大，呈梨形心，左心房、右心室增大
  - 肺淤血，个别出现不同程度肺循环高压
- 双室型
  - 兼有上述两型的征象，常以右心损害表现为著
  - 心脏多呈中～高度增大

超声心动图表现

- 受累心室局限性或弥漫性心内膜增厚，常有附壁血栓

- 心腔缩小、心尖闭塞
- 病变侧心房扩大
- 多普勒检查可观察有无房室瓣关闭不全及其程度

CT 表现

- 右心室型
  - 右心室流入道缩窄、变形，心尖闭塞
  - 右心室壁增厚
  - 右心房扩大
  - 心包积液
- 左心室型
  - 左心房、右心室扩大，左心室不大
  - 左心室流入道变形，左心室舒张功能受限
- 多时相成像电影显示可半定量评价房室瓣关闭不全

MRI 表现

- 右心室型
  - 右心室流入道缩窄、变形，心尖闭塞
  - 右心室壁增厚
  - 右心房扩大
  - 心包积液
- 左心室型
  - 左心房、右心室扩大，左心室不大
  - 室间隔中下部、前侧壁内膜信号增强
  - 左心室流入道变形，左心室舒张功能受限
- MR 电影可半定量评价房室瓣关闭不全

心血管造影表现

- 右心型
  - 右心室闭塞，流入道收缩变形，流出道扩张
  - 三尖瓣关闭不全
  - 右心房显著扩大，对比剂排空延迟
  - 有些病例心房耳部可见附壁血栓，严重者血栓可波及体部
  - 肺动脉分支纤细，充盈延迟
- 左心型
  - 左心室不大，心尖圆钝，边缘不规则或有小充盈缺损，为内膜增厚附壁血栓的表现
  - 左心室舒 - 缩功能受限
  - 二尖瓣关闭不全
  - 左心房轻至中度扩大
- 双室型
  - 同时有上述两型的改变
  - 以右心病变为主

核医学表现

- 通常不作为本病的影像检查方法

推荐影像学检查

- 超声成像为本病首选影像学方法
- MRI 具有确定诊断价值，可作为超声成像的有力补充

【鉴别诊断】

- 瓣膜病
  - 瓣膜病变与瓣口改变
  - 与瓣膜病变相关血流动力学改变相对应的心腔改变
- 缩窄性心包炎
  - 心包增厚
- 先天性心脏病 Ebstein 畸形
  - 三尖瓣改变
  - 右心室壁无病变

诊断与鉴别诊断精要

- 心房显著扩大而相应心室不大，无明显房室瓣病变
- 心室壁增厚，心腔缩小

典型病例

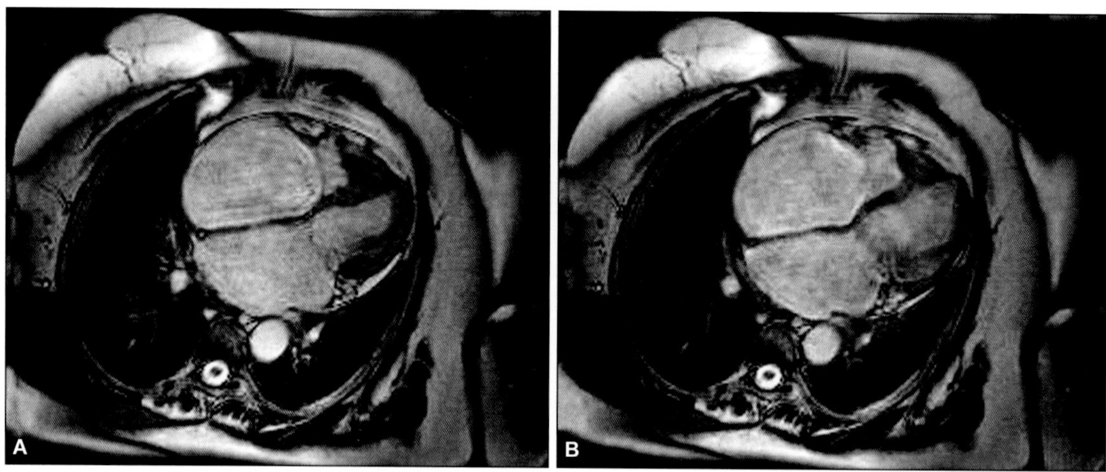

图 3-4-1 **限制型心肌病（右室型）**
A. MR 电影序列，收缩末期四腔心图像显示右室腔缩小，左右心房扩大；B. 舒张末期四腔心图像显示右室舒张受限，左右心房扩大

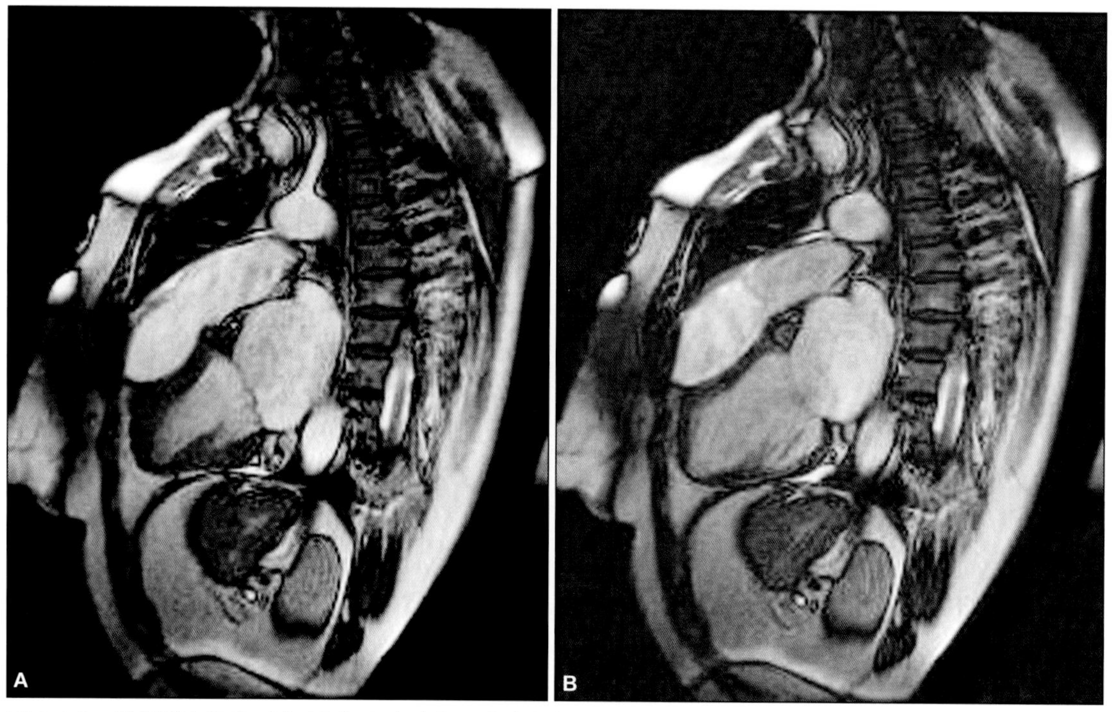

图 3-4-2 **限制型心肌病（右室型）平行室间隔左室长轴 MR 电影序列**
A. 收缩末期图像显示左右心房扩大；B. 舒张末期图像显示左室舒张正常，左右心房扩大

重点推荐文献

[1] Ho VB, Reddy GP. Cardiovascular Imaging. Elsevier Saunders, 2011.
[2] 赵世华, 蒋世良, 程怀兵, 等. MRI在限制性心肌病中的诊断价值. 中华放射学杂志, 2009, 43 (9): 903-907.
[3] 李坤成, 中华影像医学心血管卷, 北京: 人民卫生出版社, 2007.

第 5 节　致心律失常性右室心肌病

【概念与概述】

- 致心律失常性右室心肌病（arrhythmogenic right ventricular cardiomyopathy，ARVC）是指右心室功能障碍（局部或整体），伴或不伴左心室疾病，同时有组织学证据和（或）符合相应标准的心电图异常表现
- 同义词：致心律失常性右室发育不良（arrhythmogenic right ventricular dyspepsia，ARVD）
- ARVC 诊断标准于 1994 年首次被提出，依据对患者心脏形态结构、组织学特征、ECG 特征和家族史等方面进行综合评估来诊断，右室形态、功能及组织学改变是临床诊断 ARVC 的主要标准
- 2002 年 Hamid 等修订了 1994 年标准，提出只要有家族成员被临床确诊为 ARVC/D，其他家族成员满足以下一项即可确诊：
  - 右胸导联 $V_1 \sim V_3$T 波倒置，年龄＞ 14 岁
  - 晚电位阳性（平均信号心电图）
  - 左束支阻滞型 VT（根据 ECG、Holter 或运动实验）
  - 室性早搏（24h ＞ 200 个）
  - 轻度整体性右心室扩张或射血分数降低而左室正常，或右室轻度节段性扩张或右室局部运动异常

【病因、病理与病理生理】

一般特征

- 发病机制
  - 多数 ARVC 为基因编码 plakophilin-2 和其他心肌细胞桥粒蛋白变异的常染色体显性遗传
  - 也有一些为常染色体隐性遗传（如分别由基因编码 plakoglobin 和 desmoplakin 蛋白变异引起的 Naxos 和 Carvajal 综合征）
  - Ryanodine 受体和转化生长因子-β也是 ARVC 显性遗传的致病基因
- 流行病学
  - ARVC 较罕见，其患病率估计在 0.02% 至 0.1% 之间
  - 但在欧洲某些地区，ARVC 是青年猝死的常见原因
  - 我国尚缺乏大样本流行病学资料，仅有少许病例的临床分析

病理

- 好发于右室漏斗部、心尖部及后基底部的“发育不良三角”（triangle of dysplasia），偶可累及左室及室间隔
- 病理特征为右心室心肌萎缩及被纤维脂肪组织替代
  - 右心室局部或大块心肌组织逐渐被纤维组织所替代
  - 右心室壁变薄

病理生理

- 右心室壁收缩力下降
- 由于右室心肌不同程度地被脂肪或纤维脂肪组织替代，右室心肌传导性和不应期离散而继发右室起源的折返性室性心律失常

【临床表现】

表现

- 症状
  - 发病较为隐匿，不易被早期诊断，并且无特异的临床症状
  - 在中青年患者中可出现心悸、晕厥，甚至猝死，心力衰竭较为少见
  - 部分患者可无症状而以猝死为首发表现，或是只有在尸检中才被发现确诊
- 其他检查
  - 典型心电图表现为左束支阻滞图形的单形性室性心动过速
  - 确定诊断以往依赖于心肌内膜活检

疾病人群分布

- 可累及任何年龄，但好发于青壮年
- 男性多于女性，在青年人群中男女患病率之比约为 2.7 ： 1

自然病程与预后

- 病程可分为 4 个阶段
  - 隐匿性阶段
  - 明显心电紊乱阶段
  - 右心功能不全
  - 双泵衰竭阶段
- 大多数病例 40 岁甚至在儿童期死亡

治疗

- 抗心律失常药物治疗

- 射频消融治疗
- 置入除颤器（ICD）治疗
- 心脏移植

【影像表现】

概述

- 以累及右室为主，较少累及左室
- 右室扩大和室壁运动障碍为主要表现
- 心肌出现纤维化和脂肪浸润

X 线表现

- 右室扩大
- 右室运动异常

超声心动图表现

- 不同程度的右室扩大
- 右室流出道增宽
- 室壁运动障碍
- 局限性室壁瘤
- 量化诊断
  - 主要指标为，右室局部无运动，运动减低或室壁瘤，伴下列表现之一：
    - 胸骨旁长轴（PLAX）≥ 32mm
    - 胸骨旁短轴（PLAX）≥ 36mm
    - 面积变化分数（FAX）≤ 33%
  - 次要标准为伴有以下表现之一：
    - 胸骨旁长轴（PLAX）≥ 29mm
    - 胸骨旁短轴（PLAX）≥ 32mm
    - 面积变化分数（FAX）≤ 40%

CT 表现

- 右室壁变薄或增厚，运动异常
- 右室局部室壁瘤形成
- 右心室扩张
- 右心室射血分数减低

MRI 表现

- 功能学异常
  - 右室室壁运动异常
  - 右室局部室壁瘤形成
  - 右心室扩张
  - 右心室射血分数减低
- 形态学异常
  - 心肌内脂肪浸润
  - 右室局部室壁变薄或增厚
  - 右室肌小梁肥厚、紊乱
  - 右室调节束肥厚
  - 右室流出道增宽
  - 延迟强化序列可以显示心肌的坏死瘢痕组织及纤维化，纤维化比心肌脂肪浸润更具特异性
- 量化的诊断标准
  - 主要标准为右室局部无运动、运动减低或右室收缩不协调，伴有以下表现之一：
    - 右室舒张末期容积（RVEDV/BSA）≥ 110ml/m^2（男），≥ 100ml/m^2（女）
    - 右室射血分数（RVEF）≤ 40%
  - 次要标准为伴有以下表现之一：
    - 右室舒张末期容积（RVEDV/BSA）≥ 100ml/m^2（男），≥ 90ml/m^2（女）
    - 右室射血分数（RVEF）≤ 45%

心血管造影表现

- 右室造影局部无运动，运动减低和（或）室壁瘤

核医学表现

- 通常不用于本病检查，可显示右室扩大及室壁运动异常

推荐影像学检查

- 超声心动图为首选检查手段
- MRI 检查有助于确诊 RVAC

【鉴别诊断】

- 先天性右心室室壁瘤
  - 右心室腔扩大，室壁局限性变薄、向心腔外凸出，多位于心尖和前壁
  - 局部室壁无信号增高改变，呈反向运动
- 早期扩张型心肌病伴有右室源性室性心动过速
  - 心室普遍扩张，室壁运动幅度降低

诊断与鉴别诊断精要

- 室性心律失常伴左束支传导阻滞
- 右心室壁的运动异常
- 出现不能归因于其他心脏疾病的心力衰竭

典型病例

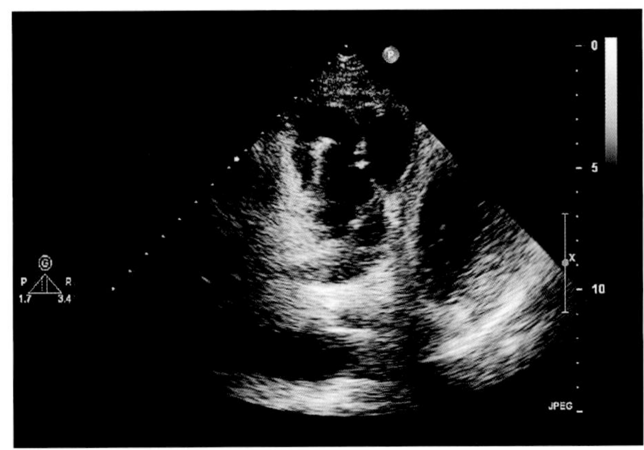

图 3-5-1 **致心律失常右室心肌病**
超声心动图心室短轴切面，右室扩大，室壁变薄膨出，肌小梁丰富

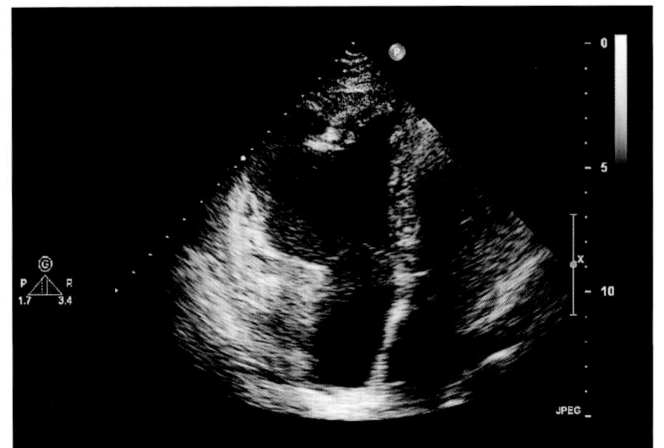

图 3-5-2 **致心律失常右室心肌病**
超声心动图四腔心切面，右室明显扩大，室壁变薄膨出，肌小梁丰富

重点推荐文献

[1] Ho VB, Reddy GP. Cardiovascular Imaging. Elsevier Saunders, 2011.

[2] 程怀兵, 赵世华. 致心律失常性右室心肌病的心血管磁共振成像研究进展. 国际医学放射学杂志, 2011, 34(3): 240-245.

[3] 李坤成. 中华影像医学心血管卷. 北京: 人民卫生出版社, 2007.

第 6 节　左室致密化不全

【概念与概述】

- 左室致密化不全（left ventricular noncompaction，LVNC）是一种少见的先天性心肌疾患，是心肌致密化不全的一种类型，其形态学特点为心肌出现粗大的肌小梁网筛，深陷的小梁隐窝与左室腔想通
- 心肌致密化不全可以为孤立性（isolated ventricular noncompaction，IVNC），也可合并其他心血管畸形或神经肌肉的异常
- IVNC 在 1984 年首先由 Engberding 和 Bender 提出，之后被人们逐渐认识并作为心衰患者的一个重要的鉴别诊断
- 分类：IVNC 分为左心室型、右心室型及双心室型，其中以左心室型临床意义最大

【病因、病理与病理生理】

一般特征

- 发病机制
  - 正常胚胎发育中，室壁肌小梁的致密化过程从基底段到心尖部，从心外膜到心内膜，从间隔段到侧壁逐渐致密化
  - IVNC 的发生是胚胎期心肌正常致密化过程的失败，导致心腔内隐窝的持续存在，肌小梁发育异常粗大，而相应区域的致密心肌形成减少
  - 致密化停止的病理机制尚不清楚，但正常胚胎进展不同程度的阻滞能够解释 IVNC 患者致密化不全节段的分布特点
- 流行病学
  - 文献报道发病率 0.014%

病理

- 大体病理
  - 心肌呈现两层结构，外层致密心肌厚度变薄，内层非致密心肌的室壁厚度往往明显增加，肌束明显肥大并交错紊乱
  - 受累的心室腔内有多发、异常粗大的肌小梁和交错深陷的隐窝，可达外 1/3 心肌
  - 深陷的小梁隐窝与左室腔相通
- 镜下所见

    - 在心内膜下出现纤维组织，其间可见炎症细胞浸润

病理生理

- 内膜下心肌血流灌注减低，长期心肌缺血可导致左心功能不全
- 心室内纵横交错的肌小梁结构及其众多的分支，会提高异位兴奋点和折返通路的发生概率，可能导致心律失常
- 小梁间隙及隐窝内血流减慢会导致血栓形成，并进一步引起体循环栓塞

【临床表现】

表现

- 症状体征
    - 症状的首发年龄差别很大，多数患者早期无症状，于中年发病
    - 以渐进性的心功能障碍、系统性血栓栓塞、心律失常为临床表现
- 其他检查
    - 心电图可见 ST-T 改变及不同类型的心律失常，主要包括室性心动过速、传导阻滞等

疾病人群分布

- 可发生于任何年龄和性别
- 男性多于女性

自然病程与预后

- 预后较差，顽固性心力衰竭和致死性心律失常是患者死亡的主要原因

治疗

- 心功能不全治疗：强心、利尿等
- 置入埋藏式自动心脏复律除颤器
- 口服抗凝药物
- 心脏移植

【影像表现】

概述

- 心肌分为两层结构，外层为薄的致密化心肌，内层为较厚的非致密化心肌为其影像学特征，其显示有赖于超声、MR 等断层成像手段

X 线表现

- 不具有特异性 X 线表现
- 心脏增大，伴发心功能不全可出现相应 X 线表现

超声心动图表现

- 增厚的心肌由两层结构组成，外层是薄的致密化心肌（C），内层是较厚的非致密化心肌（NC），有粗大的肌小梁和深陷的小梁间隐窝
- 在收缩末期心肌最厚处非致密化心肌与致密化心肌比值（NC/C）大于 2
- 彩色多普勒提示有深陷的小梁间隐窝并与室腔相通

CT 表现

- 心室游离壁分两层
- 内层室壁密度较低，在心腔对比剂衬托下，心肌可见粗大肌小梁及多发深陷的隐窝，呈海绵状，隐窝内可见对比剂充填
- 外层正常致密心肌较薄，密度均匀性增高

MRI 表现

- 心室肌分为两层结构
- 外层较薄，类似于正常心肌信号强度
- 内层明显较厚，由大量交错排列的肌小梁和小梁间隙中填充的血液混合构成，呈现一种蜂窝样结构，或由粗大肌小梁形成条状充盈缺损横跨于心腔短轴
- 在单一层面中有 3 条以上直径大于 2mm 的肌束影（乳头肌除外）
- 延迟强化可见非致密化心肌的线状、片状异常强化，有些患者在无致密化心肌的室间隔基底段、中段心肌内也可见异常强化

心血管造影表现

- 心功能不全改变
- 无法显示心肌的特异改变

核医学表现

- 心功能不全改变
- 不能显示心肌的特异改变

推荐影像学检查

- 首选心脏超声检查
- 心脏 MRI 可以作为心脏超声的有力补充，具备确诊价值

【鉴别诊断】

- 肥厚型心肌病
    - 心室壁增厚，但无分层

诊断与鉴别诊断精要

- 不明原因的左心功能不全、心律失常伴体循环栓塞，应考虑左室心肌致密化不全的可能
- 超声或 MRI 对致密化不全心肌的测量具有确诊价值

典型病例

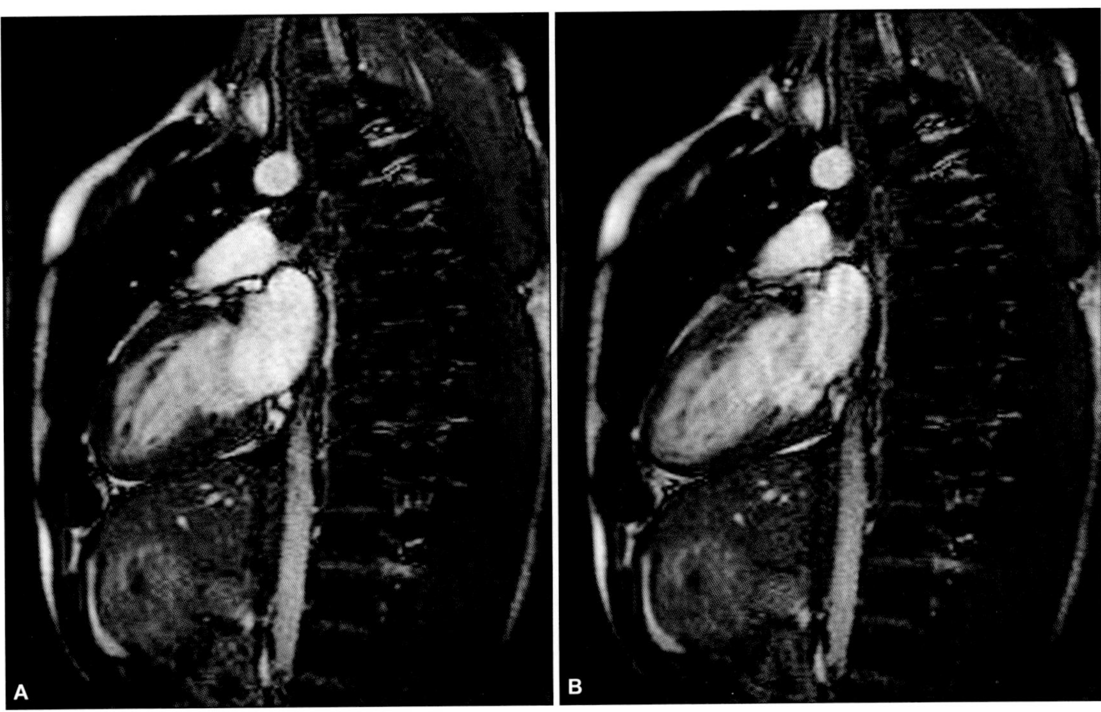

图 3-6-1　**左室心肌致密化不全**
MR 平行室间隔左室长轴切面（收缩末期 A，舒张末期 B），左室前壁至心尖部心肌分为两层，外层为正常心肌，内层心肌可见较大腔隙，内可见血液信号，左室收缩功能减弱

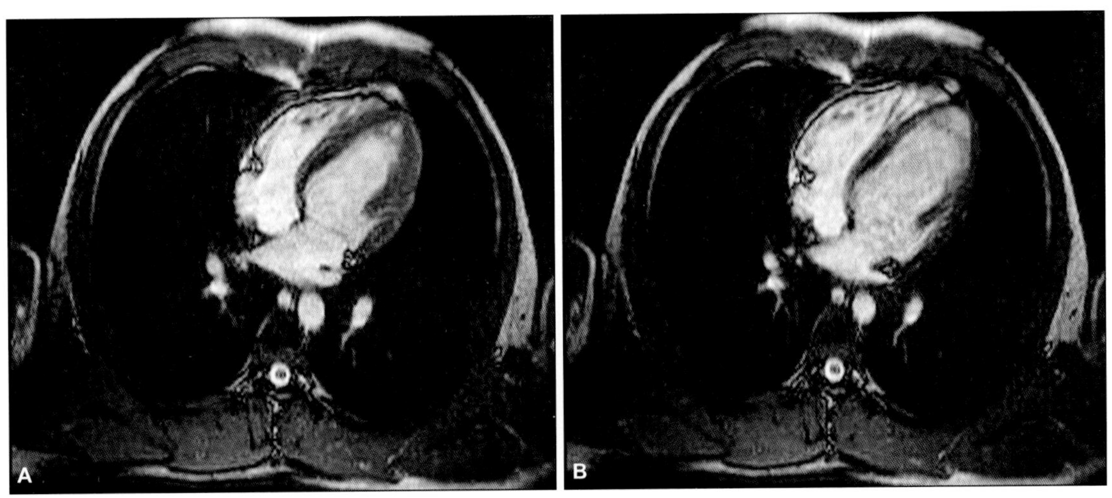

图 3-6-2　**左室心肌致密化不全**
MR 垂直室间隔左室长轴切面（收缩末期 A，舒张末期 B），左室前壁近心尖部心肌分为两层，外层为正常心肌，内层心肌可见较大腔隙，内可见血液信号，左室收缩功能减弱

重点推荐文献

[1] Ho VB, Reddy GP. Cardiovascular Imaging. Elsevier Saunders, 2011.

[2] 薛莉, 刘晓方. 我国心肌致密化不全的临床文献分析. 临床心血管病杂志, 2004, 20(3): 136-138.

[3] 何涛, 曾和松, 乐伟波, 等. 18例心肌致密化不全患者的临床特征. 中华心血管病杂志, 2007, 35(6) 548-551.

主要参考文献

[1] Maron BJ, Towbin JA, Thiene G, et a1. Contemporary definitions and classification of the cardiomyopathies: an American heart association scientific statement from the council on clinical cardiology, heart failure and transplantation committee; quality of care and outcomes research and functional genomics and translational biology interdisciplinary working groups 1 and council on epidemiology and prevention. Circulation, 2006, 113: 1807-1816.

[2] Elliott P, Andersson B, Arbustini E, et al. Classification of the cardiomyopathies: a position statement from the European society of cardiology working group on myocardial and pericardial diseases. Eur Heart J, 2008, 29: 270-276.

[3] 中华医学会心血管病分会、中华心血管病杂志编委会、中国心肌病诊断与治疗建议工作组. 心肌病诊断与治疗建议. 中华心血管病杂志, 2007, 35(1): 3-16.

[4] Riekers C, Wilke NM, Jerosch-Herold M, et a1. Utility of cardiac magnetic resonance imaging in the diagnosis of hypertrophic cardiomyopathy. Circulation, 2005. 112: 855-861.

[5] 闫朝武, 赵世华, 李华, 等. 肥厚型心肌病患者临床特征及肥厚节段分析. 中华心血管病杂志, 2010, 38(9): 781-785.

[6] 李坤成. 中华影像医学心血管卷. 北京: 人民卫生出版社, 2007.

[7] Ho VB, Reddy GP. Cardiovascular Imaging. Elsevier Saunders, 2011.

[8] 杨晓棠, 李思进, 彭琨, 等. MRI、SPECT和二维超声心动图评价原发性扩张型心肌病心功能的比较影像学研究. 磁共振成像, 2010, 1(3): 194-199.

[9] 赵世华, 蒋世良, 程怀兵, 等. MRI在限制性心肌病中的诊断价值. 中华放射学杂志, 2009, 43(9): 903-907.

[10] 程怀兵, 赵世华. 致心律失常性右室心肌病的心血管磁共振成像研究进展. 国际医学放射学杂志, 2011. 34(3): 240-245.

[11] 薛莉, 刘晓方. 我国心肌致密化不全的临床文献分析. 临床心血管病杂志, 2004, 20(3): 136-138.

[12] 何涛, 曾和松, 乐伟波, 等. 18例心肌致密化不全患者的临床特征. 中华心血管病杂志, 2007, 35(6)548-551.

后得性心脏病

4

第 1 节　概　述

- 后得性心脏病又名获得性心脏病，为一组有别于胚胎发育差异所致的先天性心脏病的心脏疾病
- 引起后得性心脏病的病因众多，包括肿瘤性、感染性、自身免疫性、动脉硬化、临近脏器病变如肺疾病、外周循环阻力增加等
- 本组疾病可分为心脏瓣膜病、高血压性心脏病、冠状动脉硬化性心脏病、肺源性心脏病、心肌病和心脏肿瘤等众多心脏疾病
- 本章重点介绍心脏瓣膜病、肺源性心脏病和心脏肿瘤，其他后得性心脏病详见相关章节

第 2 节　心脏瓣膜病

【概念】

- 心脏瓣膜病（valvular heart disease，VHD）：是心脏病中重要的组成部分，是由于炎症、黏液样变性、退行性改变、先天性畸形、缺血性坏死、创伤等原因引起的单个或多个瓣膜结构（包括瓣叶、瓣环、腱索或者乳头肌）的功能或结构异常，导致瓣膜狭窄和（或）关闭不全
- 心室和主、肺动脉根部严重扩张也可产生相应房室瓣和半月瓣的相对性关闭不全

【流行病学】

- 在国内，风湿热造成的心脏瓣膜自身免疫性损伤是最常见的病因，发病率约占成人心血管疾病的 50%，但随着生活水平的提高，抗生素的广泛使用，正逐年下降
- 在慢性风湿性心脏病中，多瓣膜受损率二尖瓣为 100%，其次为主动脉瓣，约 48.5%。各瓣膜损害的发生率差别可能与瓣膜所承受的压力负荷程度有关
- 本病多发生于 20 ~ 40 岁青中年，其中 2/3 为女性

一、二尖瓣病变

【概述】

- 左心室有出入两口，入口即左心房室口，周缘附有左房室瓣，即二尖瓣，呈两片瓣膜状，按位置分别称为前瓣和后瓣，借腱索分别与前、后乳头肌相连。有阻止左心室的血液流回左心房的作用。二尖瓣如同一个“单向活门”，保证血液循环由左心房向左心室方向流动和通过一定流量。心脏当左心室收缩时，挤压室内血液，血液冲击瓣膜，二尖瓣关闭，血液不倒入左心房
- 二尖瓣病变包括二尖瓣狭窄（mitral stenosis，MS）、二尖瓣关闭不全（mitral insufficiency，MI）和二尖瓣双病变（double mitral valve disease）
- 风湿性心脏病患者中约 25% 为单纯性二尖瓣狭窄，46% 则为二尖瓣狭窄合并二尖瓣关闭不全

（一）二尖瓣狭窄

【病因、病理与病理生理改变】

病因

- 二尖瓣狭窄的主要病因是风湿热，从急性风湿热发作到形成重度二尖瓣狭窄，最少需要 2 年时间
- 先天性引起的二尖瓣狭窄十分罕见
- 二尖瓣狭窄可以是恶性类癌、系统性红斑狼疮、类风湿性关节炎或黏多糖贮积症等病的并发症
- 左心房肿瘤，尤其是黏液瘤，也可造成左心房血液流入左心室障碍，出现类似于二尖瓣狭窄的症状。

病理

- 基本病变是瓣膜不同程度的增厚和瓣交界粘连，瓣膜开放受限造成瓣口狭窄
- 风湿热可产生 4 种二尖瓣瓣膜结构融合形式：
  - 瓣膜交界处
  - 瓣尖处
  - 腱索处
  - 混合型
- 风湿性二尖瓣狭窄的特征性变化是二尖瓣瓣尖在其边缘及腱索处融合，引起这些结构增厚和缩短
- 瓣口狭窄可分为 2 种类型：
  - 隔膜型：为交界处粘连，瓣膜增厚、僵硬，伴瓣膜钙化，活动明显受限
  - 漏斗型：粘连累及瓣下腱索和乳头肌，使其增粗、融合和短缩形成漏斗状，常合并二尖瓣关闭不全

病理生理

- 正常成人的二尖瓣瓣口面积为（4～6）cm^2
- 当瓣口缩小到 $2cm^2$ 左右，为轻度狭窄，此时跨瓣压力阶差虽然增高，但尚能推动血液从左心房顺利流向左心室
- 当瓣口面积缩小到 $1cm^2$ 时，则为重度狭窄；此时左心房室压力阶差需增高至 20mmHg，才能维持静息时的正常心输出量；增高的左心房压力引起肺静脉压和肺毛细血管压升高，最终导致劳力性呼吸困难
- 约 85% 的单纯二尖瓣狭窄患者，舒张末期左心室容量在正常范围，约 1/4 单纯性二尖瓣狭窄患者，射血分数和其他收缩功能的指数均低于正常范围，可能是长期的前负荷降低与后负荷增加所致
- 当二尖瓣的瘢痕形成过程累及邻近的后基底部心肌或伴有缺血性心脏病时，局部心肌的运动将降低

【临床表现】

症状和体征

- 症状的严重程度与二尖瓣狭窄程度及心脏代偿功能有关
- 二尖瓣狭窄的主要症状是劳力性呼吸困难，大部分由肺顺应性降低引起，可伴有咳嗽和喘鸣
- 偶见声音嘶哑和吞咽困难，多由明显扩大的左心房和扩张的肺动脉压迫食道和左侧喉返神经所致
- 重度二尖瓣狭窄患者心输出量降低和外周血管收缩时出现典型的“二尖瓣面容”，特点是面颊上有紫红色斑片；脉搏减弱
- 二尖瓣狭窄的听诊特点包括第一心音亢进，心尖部闻及隆隆样舒张期杂音，亦可闻及开瓣音和肺动脉瓣第二心音亢进等

自然病史及预后

- 二尖瓣狭窄的早期症状并不显著，患者都能应付日常工作
- 就诊年龄一般为 20～35 岁之间，平均 27 岁，即在心脏病发觉后 10 年内的症状并不显著
- 随着瓣孔逐渐缩小，病程渐趋恶化，症状也随之渐渐显著
- 内科的对症治疗虽能暂时缓解痛苦，但大多数不能幸免肺动脉高压、淤血性右心衰竭（50%）、心房颤动（20%）和栓塞等并发症
- 预后取决于狭窄严重程度、心脏增大程度、是否合并其他瓣膜损害以及手术治疗的可能性
- 风湿性心脏病，还要看能否控制风湿活动复发与预防并发症
- 风湿性二尖瓣狭窄的自然病程
  - 代偿期患者一般可保持轻至中度劳动力达 20 年以上
  - 心脏显著增大，则只有 40% 患者可生存 20 年
  - 从出现明显症状到丧失工作能力平均约 7 年
  - 从持续性心房颤动到死亡一般为 5 年，但也有长达 25 年者

治疗

- 一般治疗
  - 预防风湿热复发
  - 预防感染性心内膜炎
  - 无症状者避免剧烈体力活动
  - 呼吸困难者减少体力活动，限制钠盐摄入，避免和控制急性肺水肿的因素
- 并发症的处理
  - 大量咯血：坐位，用镇静剂，静脉注射利尿剂以降低肺静脉压
  - 急性肺水肿处理原则与左心衰所致肺水肿处理原则相似，但注意避免使用以扩张小动脉为主，减轻心脏后负荷的血管扩张药，应选用扩张静脉系统，减轻心脏前负荷为主的药物
  - 正性肌力药对二尖瓣狭窄的肺水肿无益，仅在心房颤动伴快速心室率时可静注毛花苷 C 以减慢心率，心房颤动治疗目的为控制满意心室率，争取恢复和保持窦性心律，预防血栓栓塞
  - 预防栓塞
  - 预防右心衰
- 介入和手术治疗
  - 经皮球囊二尖瓣成形术是缓解二尖瓣狭窄的首选方法
  - 闭式分离术少用
  - 直视分离术：瓣叶严重钙化，病变累及腱索和乳头肌，左心房内有血栓的患者
  - 人工瓣膜置换术，适应于
    - 严重瓣叶和瓣下结构钙化、畸形、不宜作分离术者
    - 二尖瓣狭窄合并明显关闭不全者

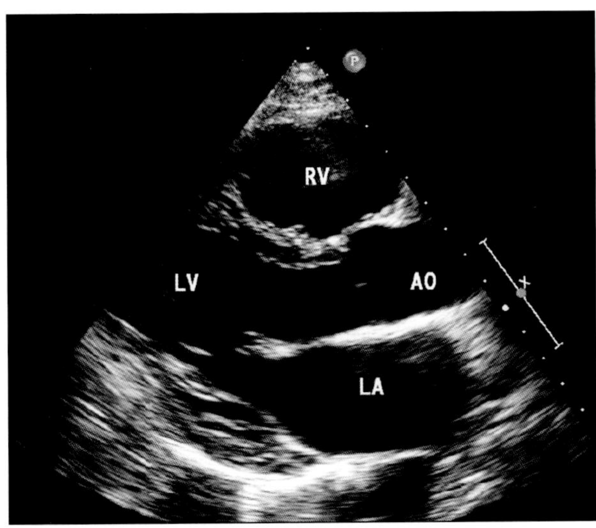

图 4-2-1　胸骨旁长轴切面
显示正常的二尖瓣及主动脉瓣。LA= 左心房；LV= 左心室；RV= 右心室；AO= 主动脉

【影像学表现】

概述

- 二尖瓣狭窄的诊断和评估依赖于影像学检查
- 用于检查二尖瓣狭窄的影像学技术需要具有很高的空间分辨率和时间分辨率
- 主要的检查方法有超声心动图、X 线摄片、CT、MRI 和造影等
- 需要从形态学、血流动力学和功能学等方面评价二尖瓣狭窄程度和范围，以及其对心腔形态和心脏功能的影响等
- 直接征象包括二尖瓣的增厚、钙化和粘连，瓣口开放面积缩小，瓣膜活动度减弱，跨瓣压力增加和流量减少
- 间接征象有心脏的肥大，尤其是左心房的扩大，肺动脉压力增高，肺淤血，射血分数降低，心肌活动度的局限性减弱，左心室和主动脉结缩小等

超声心动图表现

- 超声心动图是诊断二尖瓣狭窄的首选方法，包括二维超声心动图、M 型超声心动图、多普勒超声心动图以及经食道超声心动图等
  - 二维超声可提供瓣膜的平面图像，并可直接测量瓣口大小（图 4-2-1）
  - M 型超声可敏感地评价瓣膜的厚度及活动（图 4-2-2）
  - 多普勒超声可进行狭窄瓣口的血流动力学

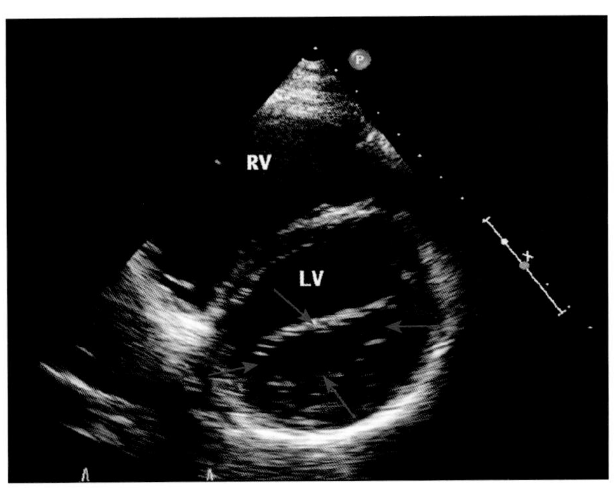

图 4-2-2　二尖瓣水平短轴切面
显示正常二尖瓣的开放（箭头所示）。LV= 左心室；RV= 右心室

分析
- 成像部位不同，又可以分为经胸超声和经食道超声
- 影像表现
  - 二尖瓣瓣膜回声强度增加，提示瓣膜纤维化或钙化
  - 二尖瓣瓣膜增厚、圆隆和活动受限，舒张期前后瓣膜分离不充分，瓣膜圆隆可区分真正的瓣膜狭窄和低流量所致开放不足
  - 二尖瓣口狭窄（图 4-2-3）
  - M 型超声上，缺乏舒张中期瓣膜关闭和舒张晚期的再开放
  - 多普勒超声心动图舒张早期流经二尖瓣瓣口的血流流速降低，从峰值流速降到一半的时间直接与二尖瓣瓣口的狭窄程度相关，这个压力减半时间与二尖瓣瓣口面积高度相关（图 4-2-4）
  - 超声心动图可评估二尖瓣瓣膜的柔软度和钙化程度来帮助决定狭窄的瓣膜是否适合于瓣膜分离术，尤其是球囊扩张术
  - 心脏继发改变，如左心房扩大和肺动脉高压

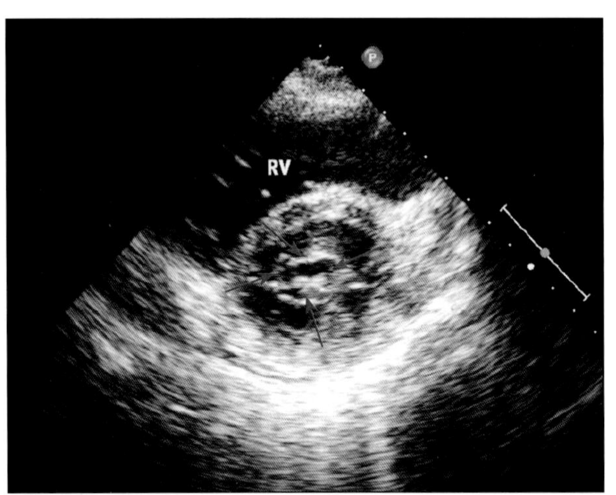

图 4-2-3 **二尖瓣水平短轴切面**
显示二尖瓣明显增厚，交界粘连，呈“鱼口状”（箭头所示）RV=右心室

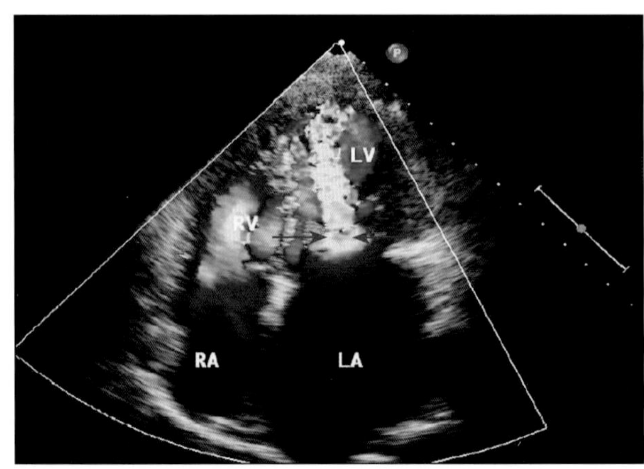

图 4-2-4 **心尖四腔心切面**
彩色多普勒显示二尖瓣狭窄处多色镶嵌的湍流（箭头所示）LA=左心房；RA=右心房；LV=左心室；RV=右心室

X 线表现
- 单纯二尖瓣狭窄心脏形态呈特征性的外形
- 正位上梨形心脏或二尖瓣型心脏，是由于肺动脉段和左心耳的膨出及主动脉结缩小
- 心脏一般均为中度增大，与二尖瓣狭窄程度并不完全一致
- 左心房增大是主要征象
  - 最早压迫其后方的食道，在左侧位食道吞钡片上，食道中下段前壁可见明显压迹，甚至推压食道向后方移位
  - 右心房区的双心阴影
  - 左心耳增大，左心缘第三弧膨出
  - 压迫左侧支气管，使左侧支气管抬高，左右支气管分叉角度增大
  - 左心房增大程度可有显著差异，与二尖瓣狭窄程度并不完全一致，主要取决于左心房的代偿能力
- 左心室废用性萎缩，心脏左缘下部变得较直，心尖位于横膈上，主动脉结缩小，显著者可隐藏于纵隔阴影内（图 4-2-5）
- 二尖瓣区钙化是诊断二尖瓣病变的直接征象，呈颗粒状或片状
- 肺淤血征象及肺动脉高压改变
  - 双侧肺门增大，边缘模糊，周围肺纹理细小，呈网格状，两肺透亮度降低，如同蒙上一层薄纱样
  - 上部血管增粗，下部血管反射性收缩
  - Kerley B 线，提示狭窄严重的间质肺水肿
  - Kerley A 线，见于重度和长期二尖瓣狭窄患者
  - 偶可见含铁血黄素沉着的粟粒状高密度影

CT 表现
- CT 成像技术
  - CT 具有极高的空间分辨率，有利于显示二尖瓣结构，尤其是对钙化非常敏感
  - 高端多排螺旋 CT 如双源 CT、320 排螺旋

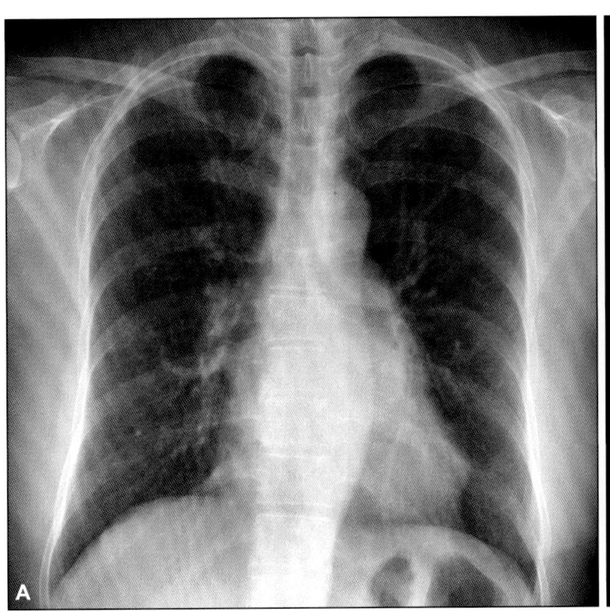

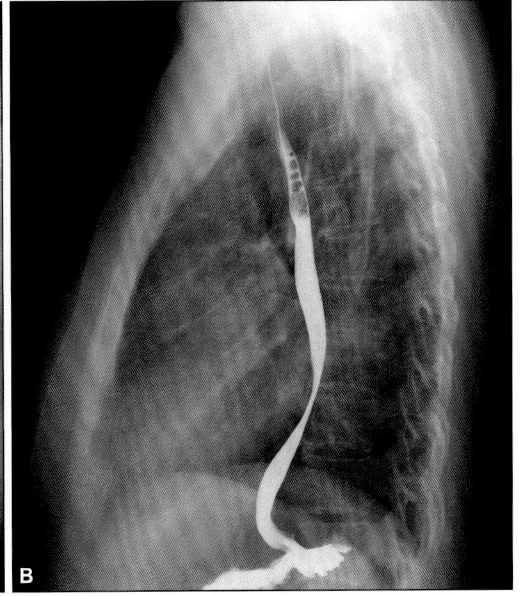

图 4-2-5 **二尖瓣狭窄正位和左侧位吞钡**
两肺轻度淤血。A. 正位胸片于心影后可见扩大的左心房影，主动脉结缩小，肺动脉段平直；B. 左侧位吞钡显示扩大的左心房挤压食道

CT 等通过软硬件的革新，时间分辨率已经缩短至几十毫秒，完全有能力显示不断运动的心脏结构

- 结合心电门控技术，CT 检查技术可以动态显示心脏解剖和二尖瓣的形态，然后在独立工作站中，通过后处理技术计算左心功能
- CT 后处理重建在心脏检查中十分重要，操作者必须熟悉心脏的解剖，CT 后处理需采用全时相重建（0 ~ 100%），间隔为 10%，每个心动周期得到 11 幅图像，在工作站以电影回放模式（4D CT）动态观察二尖瓣的形态和活动度，以及各房室的舒缩情况，类似于多普勒超声，并可以计算二尖瓣瓣口的最大开放口径（图 4-2-7）
- 应用各大公司自有的软件如 GE 公司的 CardIQFunction 软件、西门子公司的 Circulation 软件、东芝公司的 Vital 软件等还可以进行心功能评价

- CT 表现：
  - 直观显示 MS 患者二尖瓣瓣膜的增厚、钙化以及瓣膜的融合，该变化最初发生瓣叶尖部，并逐渐向瓣叶体部发展，钙化在平扫图像上显示最佳，二尖瓣腱索常常受累，变厚、融合和变硬
  - 在心脏舒张期短轴位上，可以测量二尖瓣瓣口的最大口径，从而评估二尖瓣狭窄的严重程度（图 4-2-8）
  - 二尖瓣狭窄的伴随征象如左心房和右心室的扩大、升主动脉的缩小等，也可以通过计算相应空腔结构的面积和容积得到评估（图 4-2-9）
  - 左心房和左心耳的血栓在增强 CT 上表现为低密度的充盈缺损
  - 肺部包括肺血管的改变

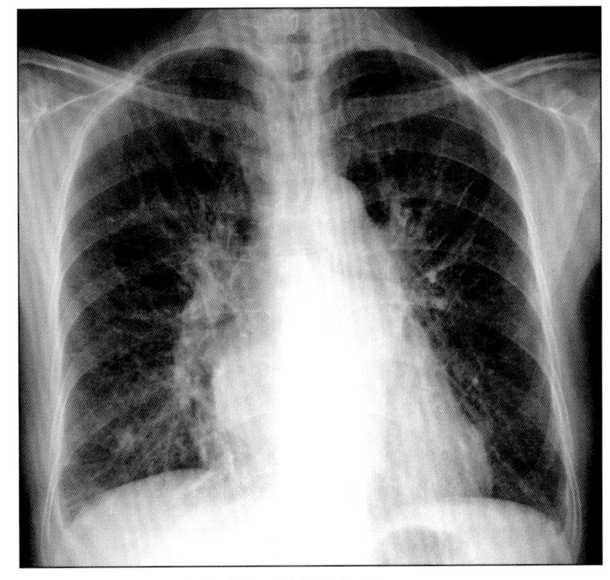

图 4-2-6 **二尖瓣狭窄间质性肺水肿**
两肺透亮度降低，肺门增大，上部血管增粗，下部血管反射性收缩，可见 Kerley A 线和 Kerley B 线

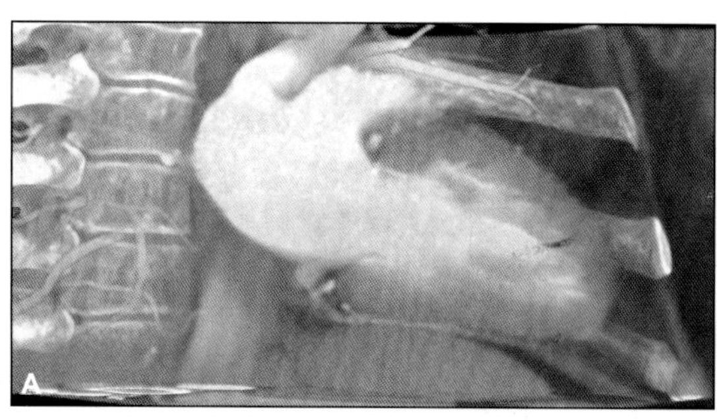

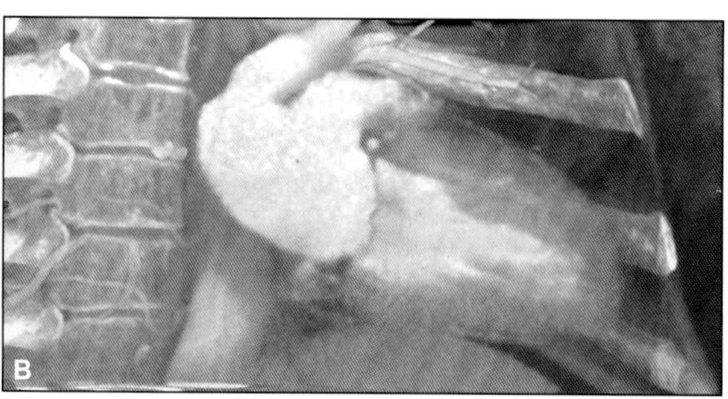

图 4-2-7 **双源螺旋 CT 心电门控技术左室长轴位电影回放模式**
显示正常二尖瓣开放（A）和关闭（B）情况

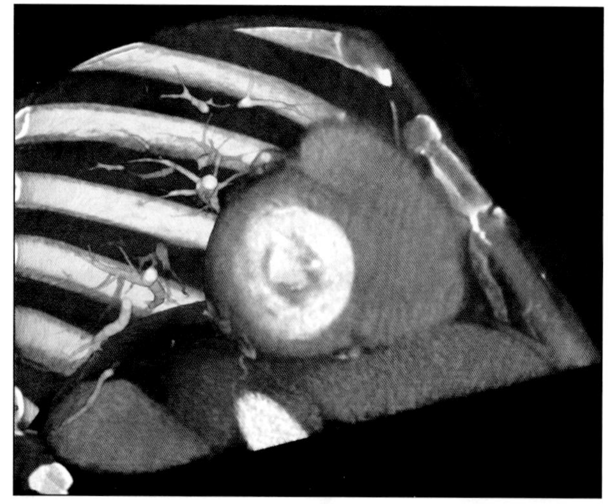

图 4-2-8 **二尖瓣狭窄 CT**
二尖瓣水平短轴位显示明显增厚、钙化、交界粘连的二尖瓣，呈“鱼口状”

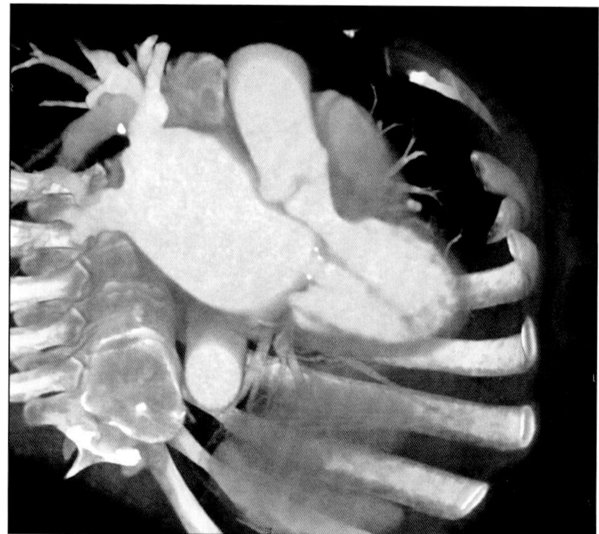

图 4-2-9 **二尖瓣狭窄 CT**
左室长轴位显示增厚、钙化的二尖瓣，舒张期开放受限，左心房扩大

- 长期肺淤血使 MS 患者容易产生肺部感染，表现为肺实质内斑片状模糊影
- 肺动脉高压：中央肺动脉明显增粗，而外周肺动脉不成比例的收缩
- 心功能衰竭：出现肺水肿，表现为两肺透亮度降低，如同蒙上一层薄纱样，双侧肺门血管增大，边缘模糊，周围肺纹理细小呈网格状，双侧胸腔积液

○ CT 在高时间、高空间分辨率显示二尖瓣病变时，能够同时成像冠状动脉，这对可能合并冠状动脉病变的患者，确定是否需要进行旁路移植是十分重要的

MRI 表现

- 技术特点
  - ○ 如同 CT 一样，MRI 也可以直观地显示二尖瓣病变（图 4-2-10）
  - ○ 心脏 MRI 检查首先提供形态学信息（图 4-2-11），在此基础上进行定量测量还可以得到功能学结果
  - ○ 由于心脏自身搏动和呼吸运动的影响，要获得高分辨率的图像，必须运用快速扫描序列，并联合使用呼吸、心电门控技术
- 常用的成像二尖瓣的磁共振技术
  - ○ 快速高分辨率的电影序列，可以动态观察二尖瓣和左室壁的活动度，测量瓣口的面积，CINE PC 还可以计算血流经过狭窄的二尖瓣瓣口时的流速（图 4-2-12）
  - ○ 自旋回波序列和动态增强 MRI 技术，主要用于评估各心腔和血管的大小以及心肌壁的肥厚程度
  - ○ 其他常同时选用的技术包括黑血技术、脂肪抑制、翻转预备脉冲和并行采集技术等

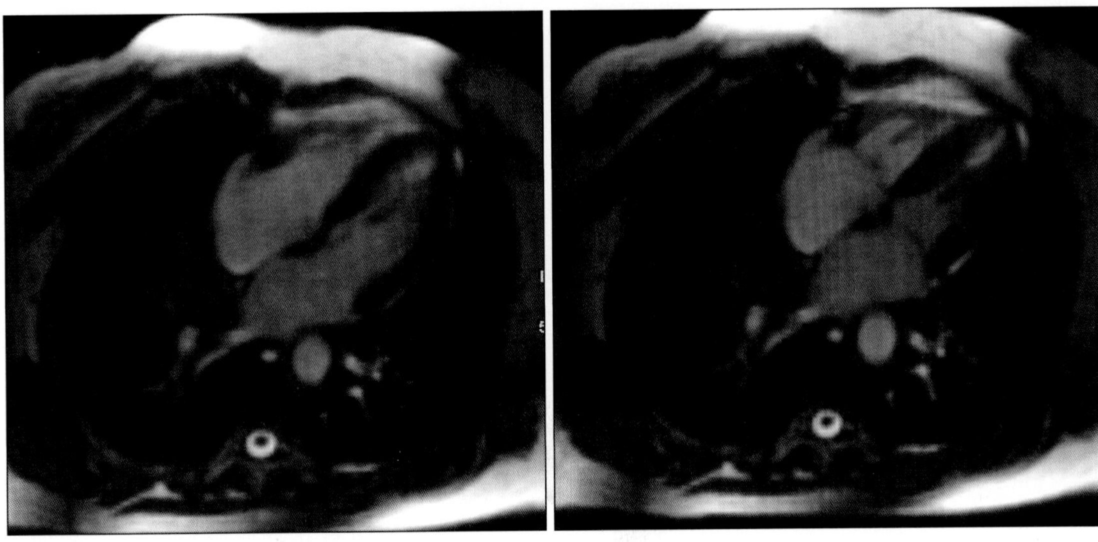

图 4-2-10　CINE PC 技术显示正常二尖瓣开放（A）和关闭（B）

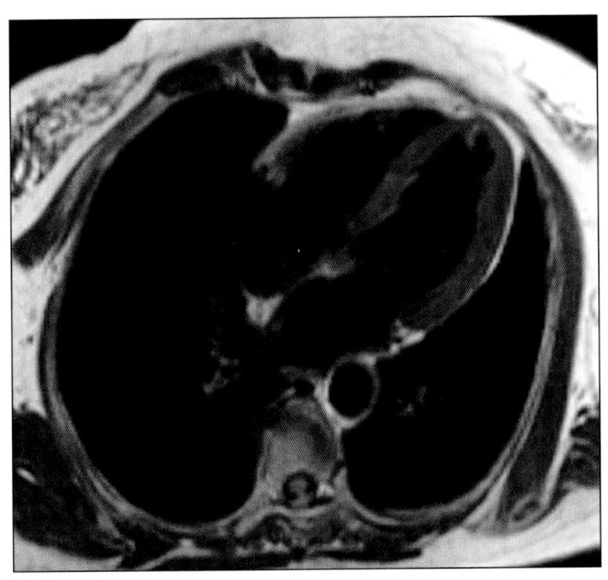

图 4-2-11　自旋回波序列四腔位显示正常心脏的解剖结构

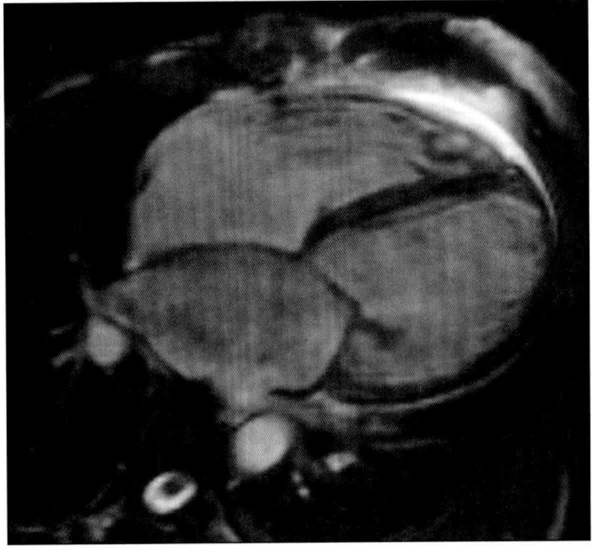

图 4-2-12　二尖瓣狭窄 MRI
左室长轴位 CINE PC 显示舒张期左心室内二尖瓣瓣口下方信号缺失区

- 磁共振优点在于无创性、无需使用对比剂显示心腔和血管、能够进行定量评估，且可以动态观察心脏运动，在临床工作中逐渐得到认可

心血管造影表现

- 由于无创性检查技术的快速发展，一般不用心血管造影诊断二尖瓣狭窄
- 右心导管从右心房穿刺房间隔，在左心房注射造影剂；或右心导管置于肺动脉内注射造影剂经肺循环回流以显示二尖瓣

推荐影像学方法

影像学检查能够显示二尖瓣的结构，评价狭窄程度，以及其对心腔和心脏功能的影响等，在二尖瓣狭窄的诊断、治疗方案的制定和手术疗效的评估，以及术后随访中起到十分重要的作用。

- 经胸超声心动图是首选的检查方法，具有可接受的空间分辨率和时间分辨率，几乎达到实时成像。在量化评价二尖瓣有效开口面积、瓣膜硬化程度、累及范围、心腔扩张程度和房室功能等方面均简单易行。在声窗较差的情况时，可选择进行经食道超声检查
- X 线摄片同样简单易行，但缺乏量化诊断指标，可用于心脏大小和肺血改变的定性观察
- CT 和 MRI 正日益受到临床的重视，能够高分辨率动态显示二尖瓣的形态和活动度，显示钙化灶，量化测量二尖瓣瓣口面积，显示心腔形态和大小，评价肺血流和肺静脉压力，计算跨瓣口血流流速

诊断与鉴别诊断精要

- 超声、CT、MRI 均可明确定性诊断
- 需进一步作出病因诊断和定量评价严重程度以指导治疗方案的选择

（二）二尖瓣关闭不全

【病理与病因】

二尖瓣结构包括二尖瓣瓣叶、腱索、乳头肌和二尖瓣环。这些结构中任何一个异常均可引起二尖瓣关闭不全

- 瓣叶异常
  - 慢性风湿性心脏病是造成瓣叶异常的主要原因，一个或两个瓣叶缩短、变硬、变形、退缩伴腱索、乳头肌变短、融合均可导致二尖瓣关闭不全
  - 感染性心内膜炎引起瓣叶穿孔、赘生物阻碍瓣膜关闭、心内膜炎愈合期瓣膜的退缩可引起二尖瓣关闭不全
- 瓣环异常：主要包括瓣环扩大和钙化
  - 瓣环扩大
    - 正常成人瓣环周长约 10cm，柔软而富有弹性
    - 高血压病也可造成二尖瓣瓣环扩张
    - 继发于瓣环扩张的二尖瓣关闭不全可见于各种重度左心室扩张的心脏疾病，尤其是扩张型缺血性心肌病
  - 瓣环钙化
    - 僵硬、弯曲的条索或钙化环围绕于瓣口四周，钙化块大部分位于瓣膜下区
    - 钙化使二尖瓣底部运动减弱，阻止舒张期瓣叶正常开放和收缩期关闭，并因丧失瓣环的正常括约肌作用而引起二尖瓣关闭不全的加重
    - 高血压、主动脉瓣狭窄、糖尿病以及马方综合征的心脏纤维性骨架的内在缺陷可加速二尖瓣环退行性钙化的发展
- 腱索断裂：可为特发性，也可见于感染性心内膜炎、外伤和风湿热，少见于发育不良
  - 二尖瓣后叶腱索断裂较前叶常见
  - 根据腱索断裂的数目和速度，二尖瓣反流可分为轻度、中度、重度和急性、亚急性和慢性
- 乳头肌异常
  - 乳头肌由冠状动脉血管床的末端所灌注，当相应冠状动脉缺血时，容易损害这些乳头肌，导致乳头肌功能障碍，造成二尖瓣关闭不全
  - 由右冠状动脉后降支供血的后侧乳头肌较由左前降支的斜行分支和左回旋支的边缘支供血的前外侧乳头肌更易发生缺血梗死

【病理生理】

- 二尖瓣关闭不全时，左心室收缩期部分血液经二尖瓣反流入左心房，使左心房出现收缩期舒张的现象，左心房负担加重，造成左心房壁增厚和心腔扩张；虽然左心房压力在收缩期明显增高，但血液可以在舒张期迅速流入左心室，从而解除左心房压力
- 左心房的代偿作用较二尖瓣狭窄患者易于持久，对肺血管压力的影响也不那么迅速，如左心房代偿不足，肺静脉压力将增高，出现肺淤血
- 左心室排空阻力减小，因而增加了左心室排空，左心室由于接受由肺循环回流的血量，再加上反流入左心房的血液，负担加重，产生心肌肥厚和心腔扩大

【临床表现】

- 二尖瓣关闭不全患者症状的性质和严重程度主要取决于二尖瓣关闭不全的严重程度、进展速度、肺动脉压水平以及是否伴随其他瓣膜、心肌和冠状动脉的病变
- 轻度二尖瓣关闭不全可以无症状
- 中度以上可以有疲倦、乏力、心悸和劳力性呼吸困难。急性肺水肿、咯血或肺动脉栓塞很少见
- 听诊时，在心尖区可听到收缩期吹风样杂音，

音调较高，性质粗糙，强度恒定，可传导到左侧腋中线，杂音响亮者可伴有收缩期震颤

【影像学表现】

概述

- 二尖瓣关闭不全的主要检查方法有超声心动图、X 线摄片、CT、MRI 等
- 直接征象包括二尖瓣环钙化和扩大，瓣叶缩短、变硬、变形、退缩和穿孔，腱索和乳头肌缩短和断裂，收缩期二尖瓣瓣叶不能完全闭合
- 间接征象有心脏的肥大，尤其是左心房和左心室肥厚、扩大，肺淤血，肺动脉压力增高，射血分数降低

超声心动图表现

- 超声心动图在确定二尖瓣关闭不全的病因，定性定量诊断二尖瓣关闭不全中都发挥着十分重要的作用
- 经胸超声心动图可以显示造成二尖瓣关闭不全的基本原因，如腱索断裂、二尖瓣脱垂、连枷样瓣叶、赘生物和瓣环钙化等
  - 由瓣叶损害引起的 MI 大多数风湿热所致
  - 腱索或乳头肌的断裂可见相应瓣叶出现连枷样改变，冠心病所致的心肌缺血、梗死是其常见病因
  - 瓣叶增厚、穿孔及赘生物附着多由心内膜炎所致
  - 二尖瓣环钙化、扩大多由退行性变所致
- 多普勒超声心动图可发现二尖瓣关闭不全在收缩期左心房内高速喷血，反流的严重程度与可测得的瓣膜的距离和左心房的大小呈函数关系
- 测定二尖瓣射血绝对值：>8cm^2 为重度，但彩色血流图的喷射面积受反流病因及射血离心度的影响（图 4-2-13）
- 重度者可引起左心房、左心室增大和左心房室收缩运动的增强
- 随着左心室功能不全，舒张末期和收缩末期容量也增加
- 了解病变二尖瓣的详细解剖学改变方面，经食道超声心动图优于经胸超声心动图，有助于明确施行瓣膜置换术和瓣膜修复术的可行性
- 与经胸多普勒彩色血流图相比，经食道的彩色血流图与二尖瓣关闭不全血管造影分级的相关性更佳

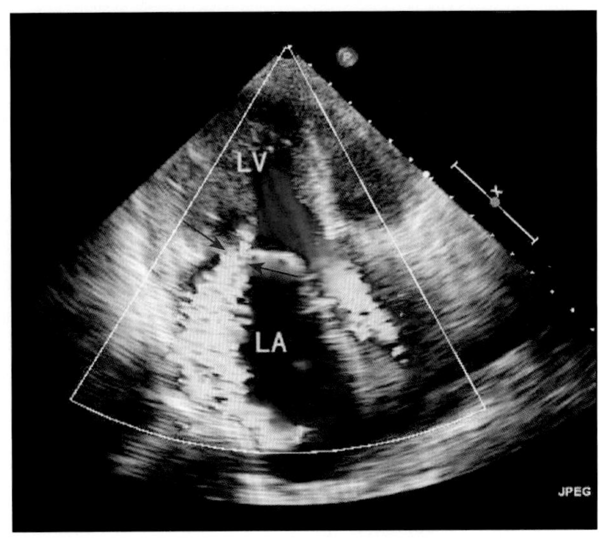

图 4-2-13　**二尖瓣关闭不全心尖长轴切面**

彩色多普勒显示二尖瓣中重度反流。LA= 左心房；LV= 左心室

X 线表现

- 单纯二尖瓣关闭不全时心脏大小及形态改变与二尖瓣反流量及心肌代偿功能有密切关系
- 二尖瓣反流量少，心肌代偿功能良好时，心脏改变可以极不明显，肺淤血也不显著，心脏近于正常，或仅仅有左心房轻度增大或左心室轻度增大
- 二尖瓣反流量较大，心肌代偿功能差时，心脏就较显著增大。左心房和左心室增大是二尖瓣关闭不全较常见的表现，左心房可中度到重度扩大（图 4-2-14）
- 重度 MI 患者，在左心房和左心室扩大的基础上，常有右心室增大，此时多伴有肺动脉高压
- 二尖瓣关闭不全的肺部变化较二尖瓣狭窄不明显。但合并急性关闭不全或进行性左心室衰竭时，常可见到间质性肺水肿引起的 Keyley B 线

CT 表现

- 具有高时间分辨率和空间分辨率的 CT 能够直观、动态显示二尖瓣的解剖形态和活动度
- CT 可以清晰显示二尖瓣关闭不全的直接征象，如收缩期二尖瓣瓣叶无法关闭，瓣环的扩大、钙化，腱索和乳头肌的断裂，瓣叶增厚、穿孔及赘生物等（图 4-2-15）
- CT 能显示二尖瓣关闭不全所造成的伴随征象，如左心房和左心室的扩大、肺动脉高压，但在评价二尖瓣反流量方面，能力有限

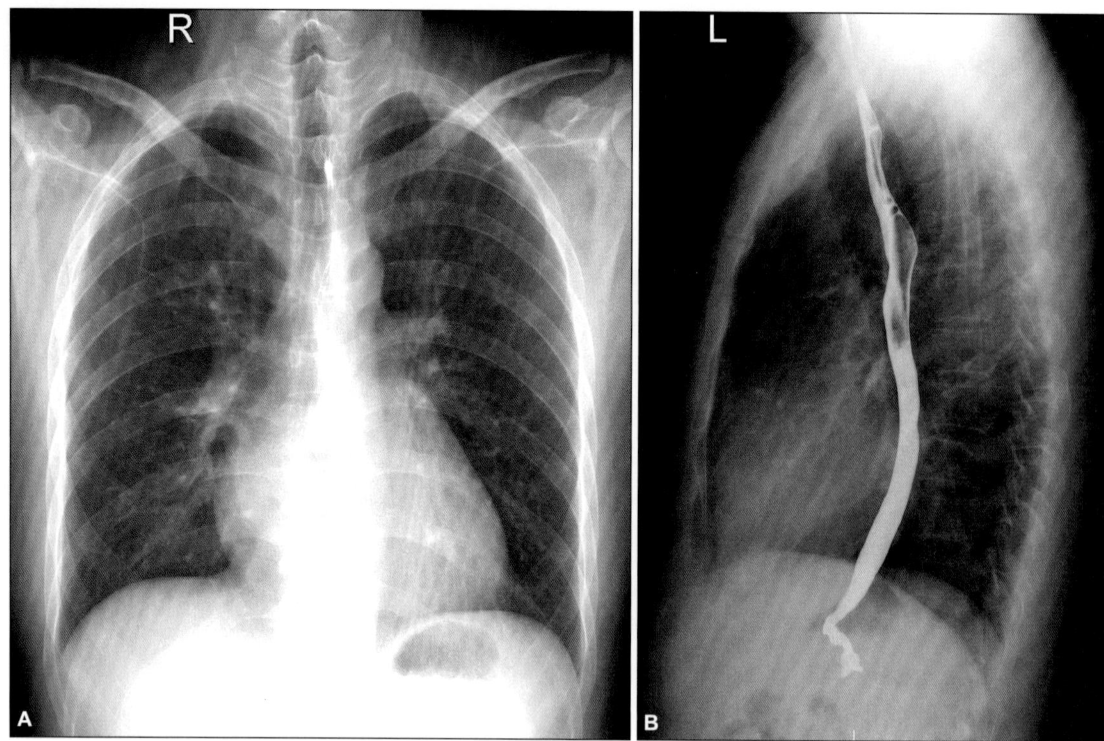

图 4-2-14 **二尖瓣关闭不全正位胸片和左侧位吞钡**
左心房和左心室轻中度增大，肺血改变不明显

MRI 表现

- 快速成像 CINE PC 技术可以显示心脏收缩期左心房内反流血液造成的无信号区
  - 轻度关闭不全无信号区局限于左心房瓣口区
  - 中至重度则向左心房后壁扩展
- MR 根据异常信号范围可进行半定量和定量分析（图 4-2-16）
- MR 可计算反流回左心房血流经过二尖瓣瓣口时的流速，从而评估二尖瓣关闭不全的反流量和严重程度

推荐影像学方法

影像学检查能够显示二尖瓣的结构，确定二尖瓣关闭不全的病因，计算反流量，评价关闭不全的程度，以及其对心腔和心脏功能的影响等，在二尖瓣关闭不全的诊断、治疗方案的制定和手术疗效的评估，以及术后随访中起到十分重要的作用

- 经胸超声心动图因无创、便捷、可重复性等优点，目前仍是首选的检查方法。在确定二尖瓣关闭不全的病因，量化估计二尖瓣关闭不全的反流量，评价关闭不全的严重程度和左心室功

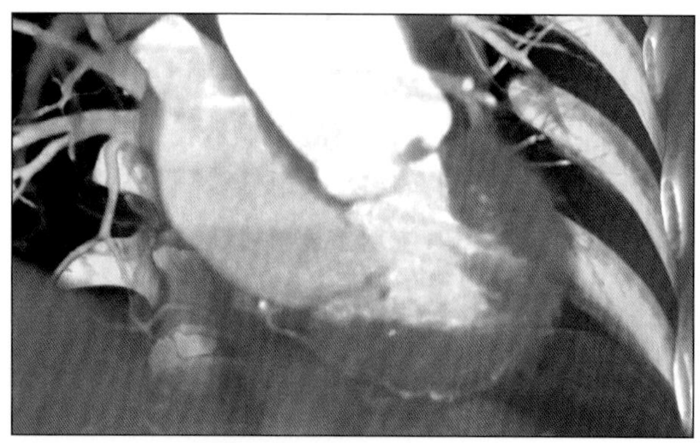

图 4-2-15 **二尖瓣关闭不全 CT**
双源螺旋 CT 心电门控技术左室长轴位电影回放模式，收缩期二尖瓣前叶关闭不全

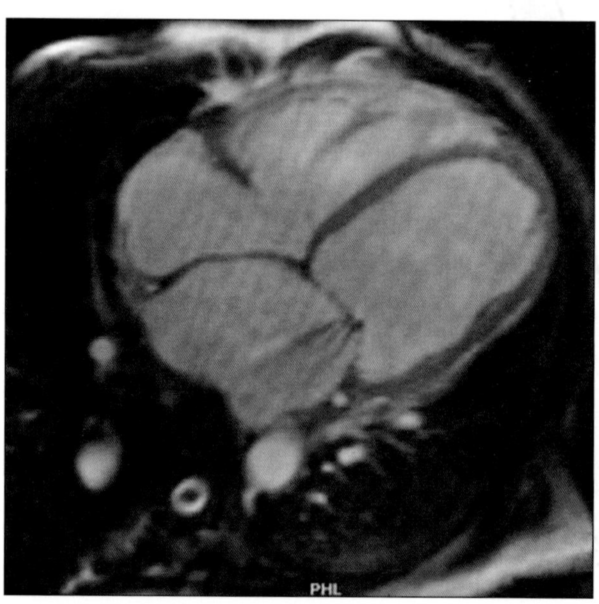

图 4-2-16 **二尖瓣关闭不全 MRI**
CINE PC 显示收缩早期在左心房内二尖瓣瓣口上方信号缺失区

能等方面均简单易行

- 经食道超声检查由于从左心房探查心脏，左心房位于声束的近场，故对二尖瓣关闭不全的评估更为精确
- X线摄片难以显示二尖瓣关闭不全的直接征象，可用于心脏大小和肺血改变的随访观察
- CT和MRI诊断心脏瓣膜病变正日益受到临床的广泛重视，可以无创、直观、动态、高分辨显示二尖瓣的形态和活动度，量化测量二尖瓣反流量和反流流速，显示心腔形态和大小，评价肺血流和肺静脉压力等，具有广阔的发展前景

诊断与鉴别诊断精要

- 超声、CT、MRI均可明确定性诊断，并有助于发现病因
- 多期相观察可以评价病变严重程度和指导治疗方案的选择

二、主动脉瓣病变

【概述】

正常主动脉瓣包括3个瓣叶、瓣环、瓣叶接合以及冠状动脉开口。正常主动脉瓣口面积为1.6～2.6cm²。由风湿热引起的瓣膜病变中，主动脉瓣受损害仅次于二尖瓣。在发达国家，退行性病变为主要病因

主动脉瓣病变包括主动脉瓣狭窄（aortic stenosis，AS）、主动脉瓣关闭不全（aortic insufficlency，AI）和主动脉瓣双病变（double aortic valve disease）。单纯风湿性主动脉瓣狭窄罕见，常常与主动脉瓣关闭不全及二尖瓣病变合并存在

（一）主动脉瓣狭窄

【病理与病因】

- 主动脉瓣狭窄可为风湿热的后遗症，或由先天性狭窄、老年性主动脉瓣钙化所造成
- 单纯风湿性主动脉瓣狭窄罕见，常与主动脉瓣关闭不全及二尖瓣病变合并存在
- 主动脉瓣狭窄患者中，80%为男性
  - 老年性主动脉瓣钙化是一种退行性的改变，瓣膜发生退行性变、纤维化和钙化、瓣叶融合
  - 瓣口狭窄相对较轻，部分患者可伴有关闭不全
  - 占老年患者的18%
- 病理变化为瓣膜交界处粘连和纤维化，瓣膜的变形加重了瓣膜的损害，导致钙质沉着并进一步狭窄

【病理生理】

- 狭窄程度
  - 当瓣口面积减小为1.5cm²时为轻度狭窄
  - 1.0cm²时为中度狭窄
  - ＜1.0cm²时为重度狭窄
- 主动脉瓣狭窄使左心室排血受到阻碍，左心室负担增加，左心室要增加其收缩压力排血，造成左心室肥厚，但排血量正常，此时患者没有症状
- 狭窄逐渐加重造成长期左心室负担过重，心肌收缩力减退，心排血量减少，此外左心室过度肥厚及收缩压力增加，使心肌需氧增加，造成心肌缺血出现心绞痛
- 心室肥厚使心肌弹性减低造成心壁张力增高，继而使左心房压增高，可导致肺水肿

【临床表现】

由于左心室代偿能力较大，即使存在较明显的主动脉瓣狭窄，在相当长的时间内患者可无明显症状，直至瓣口面积小于1cm²才出现临床症状

- 劳力性呼吸困难是较常见的主动脉瓣狭窄的症状之一
- 当左心室失代偿时，左心室舒张期末压力和左心房压力上升，引起肺毛细血管压增高和肺动脉高压
- 随着病程发展，日常活动即可出现呼吸困难
- 劳累、情绪激动、呼吸道感染等诱因均可诱发急性肺水肿
- 1/3患者可有劳力性心绞痛，其机制可能为：

- 肥厚心肌收缩时，左心室内压和收缩期末室壁张力增加，射血时间延长，导致心肌氧耗量增加
- 心肌收缩使增加的室内压力挤压室壁内的冠状动脉小分支，使冠脉流量下降
- 左心室舒张期顺应性下降，舒张期末压力升高，增加冠脉灌注阻力，导致冠脉灌注减少，心内膜下心肌缺血尤著
- 瓣口严重狭窄，心排血量下降，平均动脉压降低，可致冠脉血流量减少
- 心绞痛多在夜间睡眠时及劳动后发生

- 可有咳嗽，多为干咳
  - 并发支气管炎或肺部感染时，咳黏液样或脓痰
  - 左心房明显扩大压迫支气管亦可引起咳嗽
- 劳力性晕厥：轻者为黑朦，可为首发症状。多在体力活动中或其后立即发作。机制可能为：
  - 运动时外周血管阻力下降而心排血量不能相应增加
  - 运动停止后回心血量减少，左心室充盈量及心排血量下降
  - 运动使心肌缺血加重，导致心肌收缩力突然减弱，引起心排血量下降
  - 运动时可出现各种心律失常，导致心排血量的突然减少

以上心排血量的突然降低，造成脑供血明显不足，即可发生晕厥

- 老年人退行性主动脉瓣狭窄患者容易伴发血栓栓塞。栓塞可发生在脑血管、视网膜动脉、冠状动脉和肾动脉
- 主动脉瓣狭窄晚期可出现心排血量降低的各种表现
  - 明显的疲乏、虚弱、周围性发绀
  - 亦可出现左心衰竭的表现：端坐呼吸、阵发性夜间呼吸困难和肺水肿
  - 严重肺动脉高压后右心衰竭：体静脉高压、肝大、心房颤动、三尖瓣反流等
- 胸骨右缘第二前肋间粗糙、响亮的喷射性收缩期杂音为主动脉瓣狭窄的典型心音改变，呈先递增后递减的菱形，在第一心音后出现，收缩中期达到最响，以后渐减弱，主动脉瓣关闭（第二音）前终止
  - 常伴有收缩期震颤
  - 杂音可向颈动脉及锁骨下动脉传导，有时向胸骨下端或心尖区传导
  - 瓣膜活动受限或钙化明显时，主动脉瓣第二心音减弱或消失，亦可出现第二心音逆分裂
  - 常可在心尖区闻及第四心音，提示左心室肥厚和舒张期末压力升高
  - 左心室扩大和衰竭时可听到第三心音（舒张期奔马律）
- 脉搏平而弱，严重狭窄时由于心排血量减低，收缩压降低，脉压减小。老年患者常伴主动脉粥样硬化，故收缩压降低不明显
- 心脏浊音界可正常，心力衰竭时向左扩大
- 心尖区可触及收缩期抬举样搏动，左侧卧位时可呈双重搏动，第一次为心房收缩以增加左室充盈，第二次为心室收缩，持续而有力
- 心底部，锁骨上凹和颈动脉可触到收缩期震颤

【影像学表现】

概述

- 主动脉瓣狭窄具有典型的心音改变，通过听诊可以初步确立诊断
- 影像学检查在主动脉瓣狭窄的定性和定量诊断中起到关键作用
- 常用的检查技术有超声心动图、X线摄片、CT和MRI等
  - 超声心动图、CT和MRI均具有较高的空间分辨率和时间分辨率，能够实时地显示主动脉瓣开放瓣口的大小（图4-2-17）
- 不同的检查技术可以从形态学、血流动力学和功能学等方面评价主动脉瓣狭窄程度和范围，以及其对心腔形态和心脏功能的影响等
  - 直接征象包括主动脉瓣的增厚、钙化和粘连，瓣口开放面积缩小，瓣膜活动度减弱，跨瓣压力增加和血流量减少
  - 间接征象有心脏的肥大，尤其是左心室和左心房的扩大，肺动脉压力增高，肺动脉段突出，肺淤血，射血分数降低，主动脉根部扩张等

超声心动图表现

- 经胸二维超声心动图通过孔径显像可探测主动脉瓣瓣膜增厚，描绘瓣叶轮廓，瓣叶反射光点增强提示瓣膜钙化（图4-2-18）
- 经食道超声心动图能清晰显示瓣膜口，提供主动脉瓣的短轴面，计算瓣膜口面积。同时，可

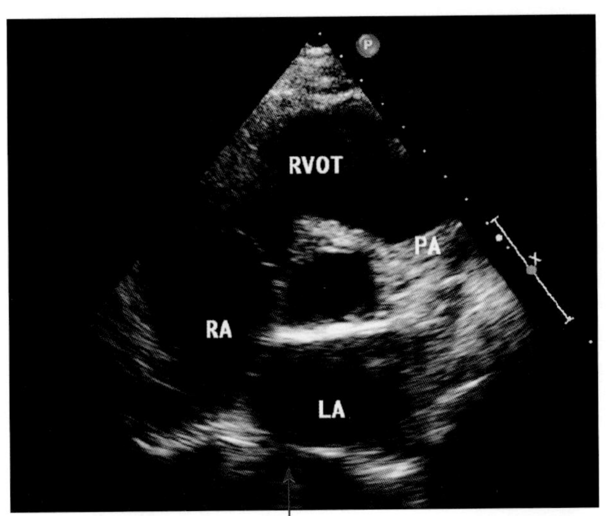

图 4-2-17 **胸骨旁大血管短轴切面：显示正常的主动脉瓣开放**
LA= 左心房；PA= 肺动脉；RA= 右心房；RVOT= 右室流出道

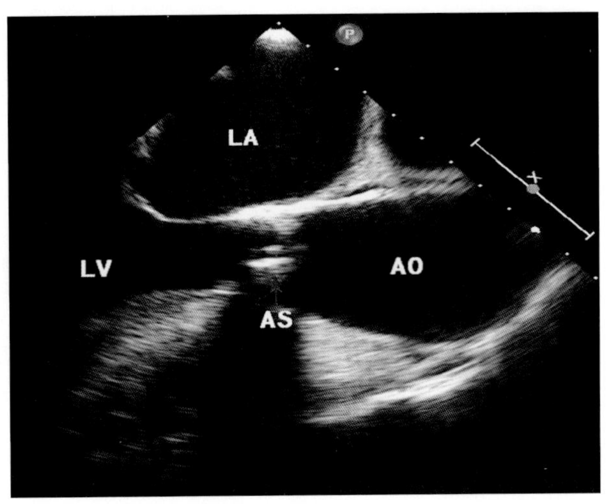

图 4-2-18 **经食道超声心动图**
左室长轴切面显示主动脉增厚、钙化，开放明显受限（箭头所示）。AO= 主动脉；LA= 左心房；LV= 左心室；AS= 主动脉瓣狭窄

以显示主动脉根部扩张、左心室后壁和室间隔对称性肥厚

- 二维超声心动图上可见主动脉瓣收缩期呈向心性弯形运动，并能明确先天性瓣膜畸形
- 多普勒超声显示缓慢而渐减的血流通过主动脉瓣，并可计算最大跨瓣压力阶差
- 彩色多普勒则有助于诊断和确定合并的各种主动脉瓣反流的严重程度（图 4-2-19）

X 线表现

- 即使有严重的主动脉瓣狭窄，常规胸部 X 线检查可完全正常
- 一般表现为心脏左心缘圆隆，心尖圆钝

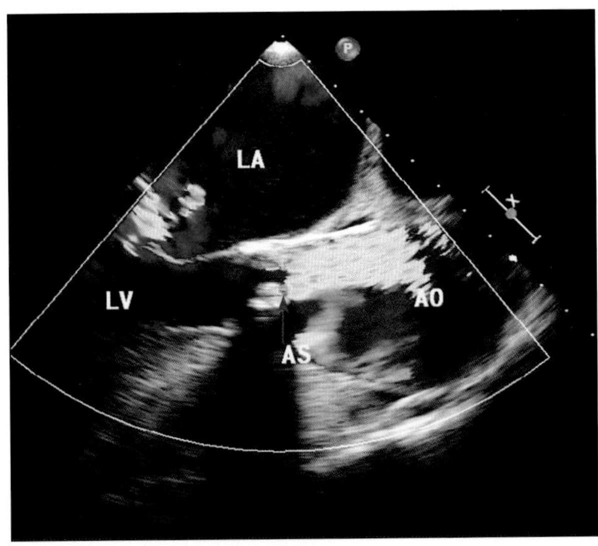

图 4-2-19 **经食道超声心动图**
左室长轴切面显示主动脉瓣狭窄处多色镶嵌的湍流。AO= 主动脉；AS= 主动脉瓣狭窄；LA= 左心房；LV= 左心室

- 常见主动脉瓣狭窄后主动脉根部扩张和主动脉钙化。在成年人主动脉瓣无钙化时，一般无严重主动脉瓣狭窄
- 左心房可轻度扩张，也可见肺静脉高压的 X 线征象
- 心力衰竭时左心室明显扩大，左心房增大，肺动脉主干突出，肺静脉增宽以及肺淤血的征象
- 当左心房明显扩大，尤其是左心耳突出时，需考虑同时合并二尖瓣病变的可能（图 4-2-20）

CT 表现

- CT 具有极高的空间分辨率，有利于显示主动脉瓣结构，尤其是对钙化非常敏感
- 运用 4D CT 技术能够动态观察主动脉瓣的形态和活动度，以及各房室的舒缩情况，类似于多普勒超声，并可以测量主动脉瓣瓣口的最大开放口径，还可以进行心功能评价（图 4-2-21）
- CT 可以直观地显示主动脉瓣瓣膜的增厚、钙化以及瓣膜的融合，钙化在平扫图像上显示最佳；35 岁以上患者没有发现主动脉瓣钙化灶，可排除严重主动脉瓣狭窄，反之则不然
- 在心脏收缩期主动脉瓣短轴位上，可以测量主动脉瓣瓣口的最大开放口径，评估主动脉瓣开放的最佳时相为 R-R 间期的 5%
- 主动脉瓣狭窄的伴随征象如左心室和左心房的扩大、升主动脉根部扩张等，也可以通过计算相应空腔结构的面积和容积得到评估（图 4-2-22）

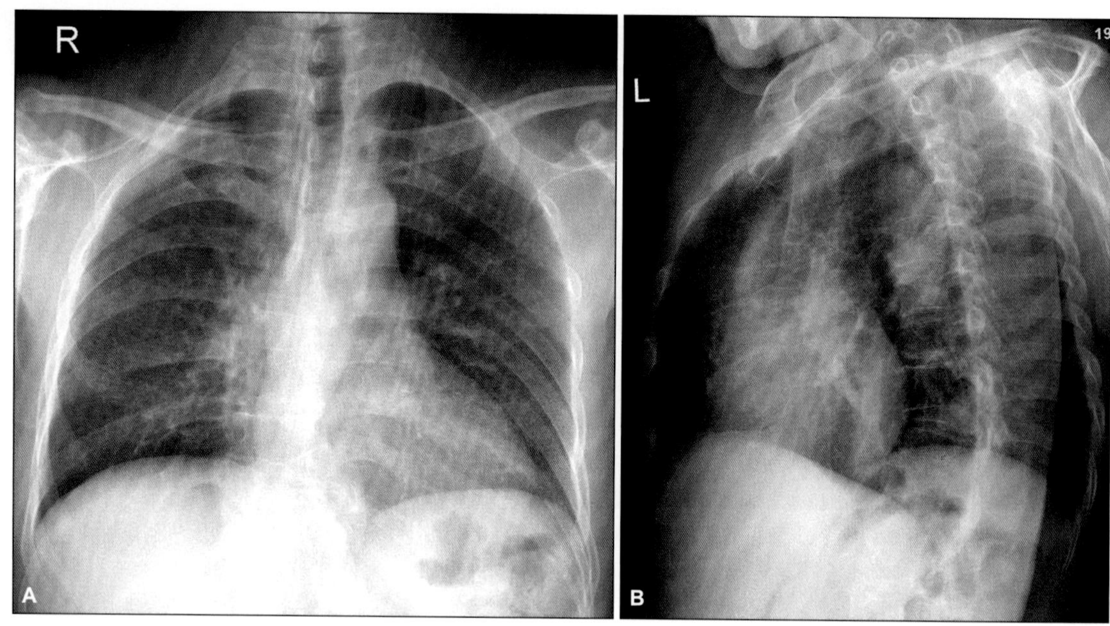

图 4-2-20 **主动脉瓣狭窄**
A. 为正位胸片，B. 为左前斜位，左心室明显扩大，主动脉根部增宽

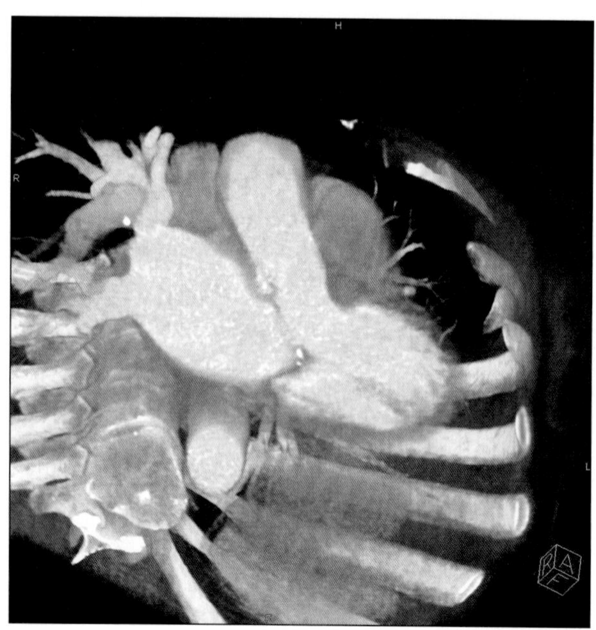

图 4-2-21 **双源螺旋 CT 心电门控技术左室长轴位电影回放模式**
显示正常主动脉瓣在收缩期完全开放的状态

- CT 在诊断主动脉瓣狭窄的同时，可全面了解肺部包括肺血管的改变
  - 出现肺动脉高压时，中央肺动脉明显增粗，而外周肺动脉不成比例的收缩
  - 心功能衰竭时，出现肺水肿，表现为两肺透亮度降低，如同蒙上一层薄纱样，双侧肺门血管增大，边缘模糊，周围肺纹理细小呈网格状，双侧胸腔积液
- CT 在高时间、高空间分辨率显示主动脉瓣病变时，能够同时成像冠状动脉

MRI 表现

如同 CT 一样，MRI 也可以直观地显示主动脉瓣病变。心脏 MRI 检查首先可以提供形态学信息，在此基础上进行定量测量还可以得到功能学结果（图 4-2-23）。幽闭综合征、心律不齐、心脏起搏器植入术后和心脏除颤器植入术后等为其禁忌证

- 快速高分辨率的电影序列可以动态观察主动脉瓣、左室壁、左心房和主动脉根部的活动度，测量瓣口的面积
- CINE PC 还可以计算血流经过狭窄的主动脉瓣瓣口时的流速；其范围可评价主动脉瓣膜狭窄的严重程度（图 4-2-24）
- 自旋回波序列和动态增强 MRA 技术，主要用于评估各心腔和血管的大小以及心肌壁的肥厚程度
- 心肌灌注成像可以了解心肌梗死的情况

推荐影像学方法

主动脉瓣的结构和功能评价对主动脉瓣膜病患者的诊断和治疗至关重要

- 超声心动图是主要的诊断和评价主动脉瓣病变的手段
- 经胸超声不能定论时，可进一步选择经食道超声心动图检查
- CT 和 MRI 都能显示主动脉瓣膜形态、瓣叶异

常和瓣膜运动改变等，可以测量心脏的顺应性改变和心室功能，MRI 还能用于测量主动脉血液流速，此两种技术正日益受到临床的重视，应作为备选检查方法

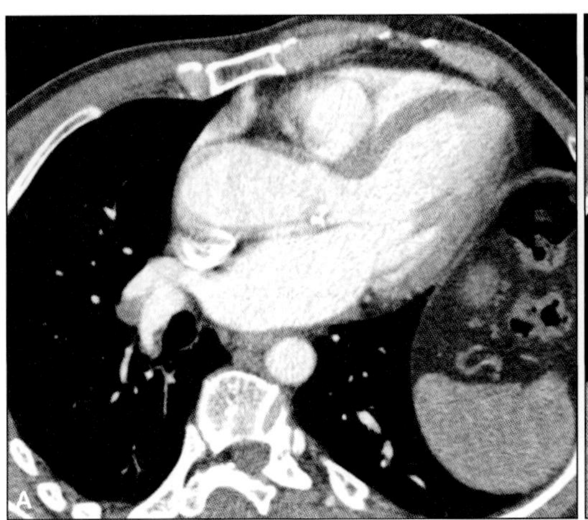

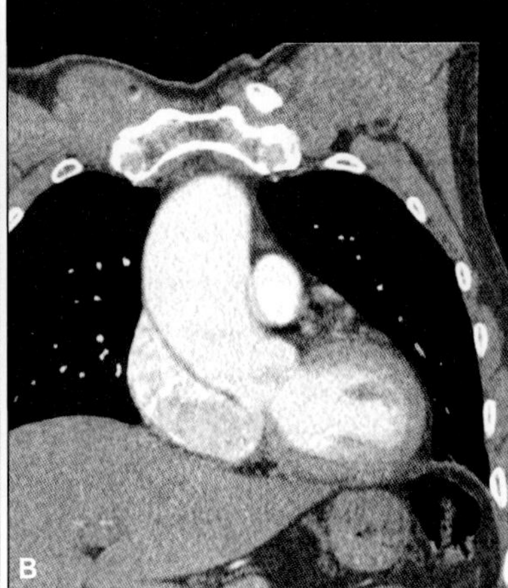

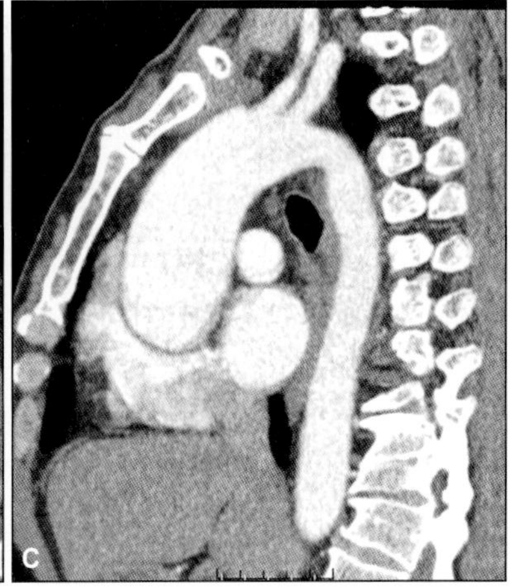

图 4-2-22　**主动脉瓣狭窄 CT**
横断位（A）和冠状位（B）显示主动脉瓣增厚钙化，收缩期主动脉瓣无法完全开放，左心室扩大，C 显示升主动脉根部增宽

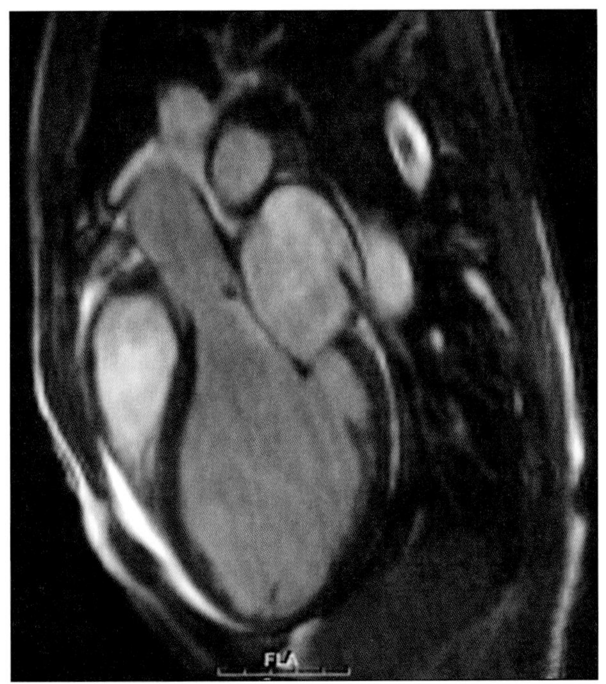

图 4-2-23　CINE PC
显示正常主动脉瓣开放状态

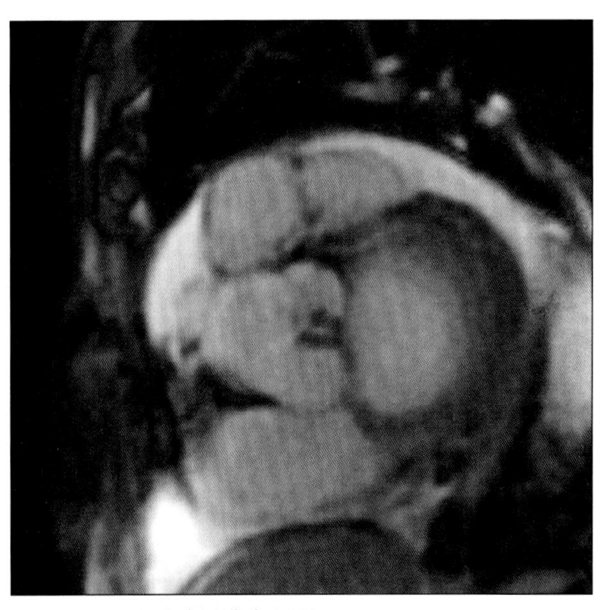

图 4-2-24　**主动脉瓣狭窄 MRI**
狭窄引起的收缩期喷射，表现为延伸至升主动脉腔内的信号流空

诊断与鉴别诊断精要

- 影像特征明确，应用超声、CT、MRI 等进行明确的定性诊断并不难
- 病因诊断和定量评价对指导治疗有重要意义

（二）主动脉瓣关闭不全

【概述】

主动脉瓣关闭不全可因主动脉瓣和瓣环，以及升主动脉的病变造成，男性患者多见，约占75%；女性患者多同时伴有二尖瓣病变。慢性发病者中，由于风湿热造成的瓣叶损害所引起者最多见，占全部主动脉瓣关闭不全患者的三分之二

【病理与病因】

- 风湿热是原发性瓣膜病变中引起主动脉关闭不全的最常见病因
- 瓣膜尖被纤维组织浸润而挛缩，在舒张期瓣膜尖不能闭合，导致血液经瓣膜中央的缺损反流至左心室
- 伴发的交界处粘连可限制瓣膜的开放，引起主动脉瓣狭窄和主动脉瓣关闭不全联合病变，也常并发二尖瓣病变
- 急性主动脉瓣关闭不全
  - 多见于感染性心内膜炎，因感染毁损了瓣膜，造成瓣叶穿孔，或由于赘生物使瓣叶不能完全合拢，或炎症愈合后形成瘢痕和挛缩，或瓣叶变性和脱垂，均可导致主动脉瓣反流
  - 外伤引起主动脉瓣关闭不全较少见，可发生于主动脉瓣狭窄分离术或瓣膜置换术后，亦可由外伤造成非穿通性升主动脉撕裂所致
  - 逆向性主动脉夹层分离累及主动脉瓣环亦可引起急性或慢性主动脉瓣关闭不全
- 升主动脉病变
  - 可造成主动脉根部的扩张，导致主动脉瓣环的扩大，舒张期正常的主动脉瓣闭合不全，引起主动脉瓣反流
  - 常见病因有：马方综合征，升主动脉粥样硬化，主动脉窦动脉瘤，梅毒性主动脉炎，升主动脉囊性中层坏死，严重高血压，以及特发性主动脉扩张

【病理生理】

- 主要病理生理改变是由于舒张期大量血液由主动脉反流回左心室，使左心室舒张期负荷加重，左心室舒张末期容积逐渐增大
- 由于血液反流，主动脉内阻力下降，故收缩早期左心室心搏量增加，射血分数正常
- 随着病情的进展，反流量增多，可达心搏量的80%，左心室进一步扩张，心肌肥厚，左心室舒张末期容积和压力显著增加，收缩压亦明显上升
- 当左心室收缩减弱时，心搏量减小
  - 早期静息时轻度降低，运动时不能增加
  - 晚期左心室舒张末期压力升高，并导致左心房，肺静脉和肺毛细血管压力的升高，继而扩张和淤血
- 主动脉瓣反流明显时，主动脉舒张压明显下降，冠脉灌注压降低，心肌血供减小，进一步使心肌收缩力减弱

【临床表现】

- 通常情况下，主动脉瓣关闭不全患者在较长时间内无症状，即使明显主动脉瓣关闭不全者到出现明显的症状可长达10～15年，一旦发生心力衰竭，则进展迅速
- 心功能储备减少或心肌缺血症状：多出现在40～50岁，常在心肌肥厚和心功能不全之后才出现
  - 主要主述为劳力性呼吸困难、端坐呼吸、夜间阵发性呼吸困难。昏厥很少见
  - 严重主动脉瓣反流患者有心悸感，情绪激动和用力时心动过速可产生头颈部搏动感
- 急性主动脉瓣关闭不全：由于突然的左心室容量负荷加大，室壁张力增加，左心室扩张，可很快发生急性左心衰竭或出现肺水肿
- 肺动脉高压和右心衰竭时，可见颈静脉怒张，肝大，下肢水肿
- 主动脉瓣区可闻及舒张期杂音，呈高调递减型哈气样杂音，为本病主要体征
- 瓣膜活动很差或反流严重时主动脉瓣第二心音减弱或消失
- 常可闻及第三心音，提示左心功能不全
- 动脉“枪击音”、水冲脉、脉压增大

【影像学表现】

概述

- 影像学检查在诊断和评估主动脉瓣关闭不全中发挥重要作用，和检查主动脉瓣狭窄一样，主动脉瓣关闭不全的主要检查方法有超声心动图、X线摄片、CT、MRI等
- 直接征象：包括主动脉瓣瓣叶穿孔，赘生物使瓣叶不能完全合拢，瓣叶挛缩，或瓣叶变性和脱垂，主动脉瓣瓣环扩大，舒张期主动脉瓣瓣

叶不能完全闭合
- 间接征象：心脏肥大，尤其是左心室肥厚、扩大，主动脉增宽，肺淤血，肺动脉压力增高，射血分数降低等

超声心动图表现

左心室腔及其流出道和升主动脉根部内径扩大，心肌收缩功能代偿时，左心室后壁收缩期移动幅度增加；室壁活动速率和幅度正常或增大。舒张期二尖瓣前叶快速高频的振动是主动脉瓣关闭不全的特征表现

- 二维超声心动图上可见主动脉瓣增厚，舒张期关闭对合不佳
- 多普勒超声显示主动脉瓣下方舒张期涡流，对检测主动脉瓣反流非常敏感，并可判定其严重程度（图 4-2-25）
- 超声心动图对主动脉瓣关闭不全时左心室功能的评价亦很有价值
- 辅助病因判断，可显示二叶式主动脉瓣，瓣膜脱垂，破裂，或赘生物形成，升主动脉夹层分离等

X 线平片表现

- 急性主动脉瓣关闭不全时，心脏稍有扩大
- 慢性主动脉瓣关闭不全时，心脏明显扩大。典型扩大为左心室向下向左扩大，升主动脉和主动脉弓扩张，主动脉结突出，呈“主动脉型心脏”（图 4-2-26）
- 透视下主动脉搏动明显增强，与左心室搏动配合呈“摇椅样”摆动
- 左心房可增大
- 肺动脉高压或右心衰竭时，右心室增大
- 可见肺静脉充血，肺间质水肿
- 主动脉瓣叶和升主动脉钙化不如主动脉狭窄常见

CT 表现

CT 具有极高的空间分辨率，有利于显示主动脉瓣结构，尤其是对钙化非常敏感。运用 4D CT 技术能够动态观察主动脉瓣的形态和活动度，以及各房室的舒缩情况，类似于多普勒超声，并可以测量主动脉瓣瓣口的最大开放口径，还可以进行心功能评价。

- CT 可以直观地显示主动脉瓣瓣膜的增厚、挛缩、融合以及升主动脉根部的扩张，对于病因的确定有一定的帮助（图 4-2-27）
- 在心脏舒张期主动脉瓣短轴位上，可以观察主动脉瓣瓣口的闭合情况，评估主动脉瓣关闭的最佳时相为 R-R 间期的 65%，但无法测量反流量
- 主动脉瓣关闭不全的伴随征象如左心室的扩大、升主动脉和主动脉弓全程的扩张等，也可以通过计算相应空腔结构的面积和容积得到量化评估
- CT 在诊断主动脉瓣关闭不全的同时，可以全面了解肺部包括肺血管的改变
  - 当发生心功能衰竭时，出现肺水肿，表现为两肺透亮度降低，如同蒙上一层薄纱样，双侧肺门血管增大，边缘模糊，周围肺纹理细小呈网格状，双侧胸腔积液
- CT 在高时间、高空间分辨率显示主动脉瓣病变时，能够同时成像冠状动脉

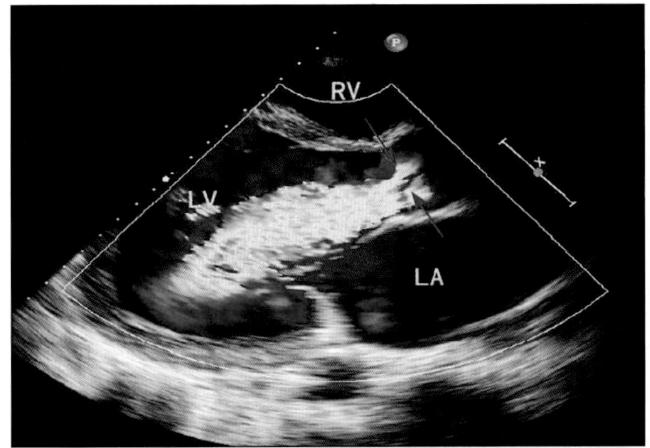

图 4-2-25 **胸骨旁左室长轴切面**
彩色多普勒示重度主动脉瓣反流（箭头所示）。LA= 左心房；LV= 左心室；RV= 右心室

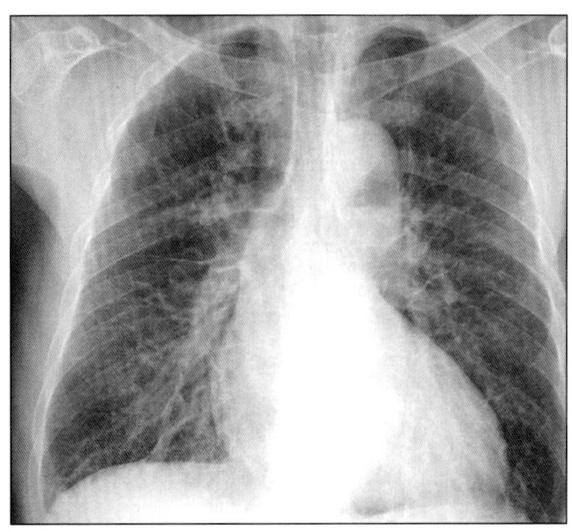

图 4-2-26 **主动脉瓣关闭不全**
正位胸片显示左心室向下向左扩大，升主动脉和主动脉弓扩张，主动脉结突出

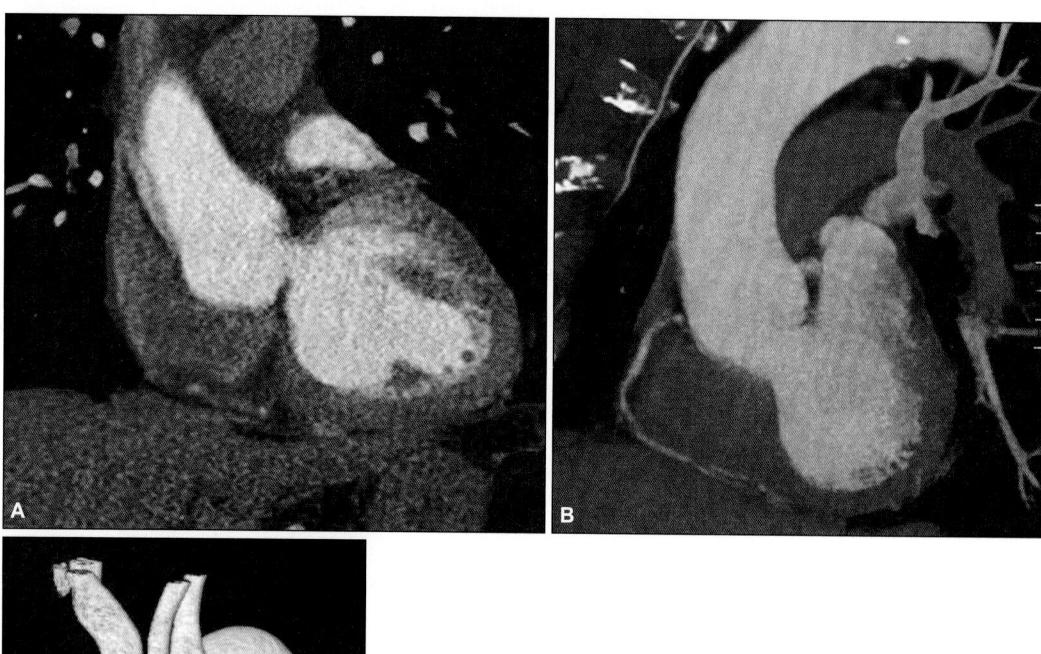

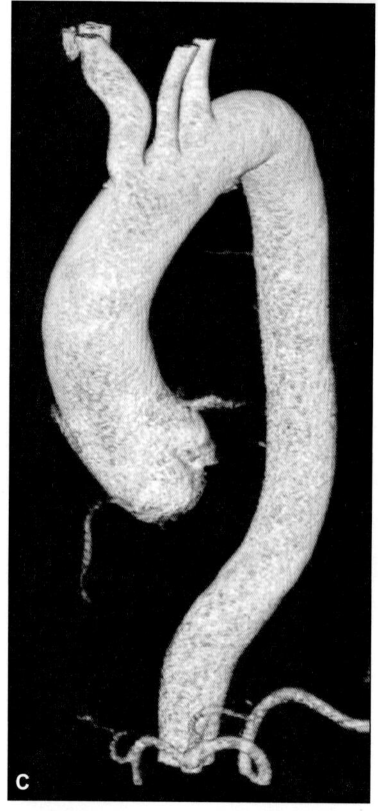

图 4-2-27 **主动脉瓣关闭不全 CT**
A. 显示舒张期增厚的主动脉瓣不能完全闭合；B. 显示双侧冠状动脉开口和主动脉瓣的关系；C. 显示升主动脉和主动脉弓全程扩张

MRI 表现

- 直观地显示主动脉瓣、左室壁、左心房和主动脉根部的活动度，测量有效瓣口的面积，评估左心室功能
- 根据流空信号的范围，可评估关闭不全的严重程度
  - 流空信号仅限于瓣口下方时，为少量反流
  - 大片流空信号区出现时，为重度反流（图 4-2-28）

推荐影像学方法

- 超声心动图是主要的诊断和评价主动脉瓣病变的手段
- 经胸超声不能定论时，可进一步选择经食道超声心动图检查
- CT 和 MRI 都能显示主动脉瓣膜形态、瓣叶异常和瓣膜运动改变等，可以测量心脏的顺应性改变和心室功能，MRI 还能用于测量主动脉血液流速，此两种技术正日益受到临床的重视，应作为备选检查方法

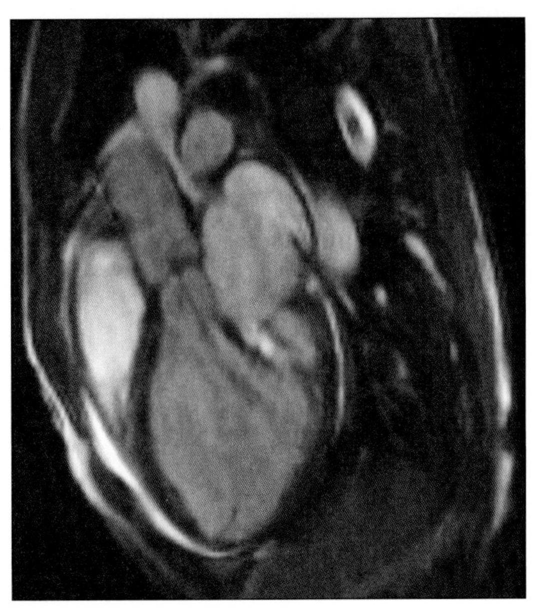

图 4-2-28　**主动脉瓣关闭不全 MRI**
CINE PC 显示舒张期主动脉瓣反流时左心室内的血流喷射，表现为舒张早起左心室腔内的流空信号

诊断与鉴别诊断精要

- 本病影像特征明确，定性诊断并不困难
- 超声心动图可以充分满足定量诊断要求，指导临床治疗

三、联合瓣膜病

【概述】

当两个或两个以上的瓣膜合并受累时，即称为联合瓣膜病。其病因绝大部分为风湿性心脏病，多以二尖瓣病变为主，和其他瓣膜联合发生，以二尖瓣狭窄合并主动脉瓣关闭不全最常见。不同的联合瓣膜异常引起不同的临床症状和血流动力学改变

【病理与病因】

- 绝大部分是由风湿性心脏病引起，也有细菌性心内膜炎、退行性变或外伤等原因引起的瓣膜病变
- 联合瓣膜病变有以下几种组合形式
    - 同一病因累及两个或两个以上瓣膜，最常见的为风湿热引起的二尖瓣和主动脉瓣或其他瓣膜病变，其次为感染性心内膜炎同时侵犯二尖瓣和主动脉瓣或三尖瓣和肺动脉瓣
    - 病变源于一个瓣膜，随病情发展可影响或累及另一个瓣膜，导致相对性狭窄或关闭不全，如风湿性二尖瓣狭窄可引起肺动脉高压，肺动脉高压使右室压力负荷过重，引起右室肥大扩张而致三尖瓣关闭不全
    - 两种或两种以上病因累及不同瓣膜，如风湿性二尖瓣病变并发感染性主动脉瓣炎
- 二尖瓣狭窄合并主动脉瓣关闭不全最常见，约有 10% 二尖瓣狭窄患者伴有严重风湿性主动脉瓣关闭不全
- 二尖瓣狭窄合并主动脉瓣狭窄时，二尖瓣狭窄常可掩盖主动脉瓣狭窄的临床表现，但二尖瓣狭窄所造成的临床表现如肺淤血、咯血、心房颤动和全身栓塞等发生率远较单纯主动脉瓣狭窄多见
- 二尖瓣关闭不全合并主动脉瓣关闭不全是一相对常见组合，往往以主动脉瓣反流的临床表现为主
- 二尖瓣关闭不全和主动脉瓣狭窄同时存在
    - 可使左心房失代偿及肺淤血提早发生
    - 可产生脏器供血不足的症状

【临床表现】

多瓣膜病变患者的临床表现是根据每一个瓣膜

损害的严重程度来决定的。一般规律为瓣膜异常的严重程度近乎相同时，两个瓣膜中近端（上流）瓣膜表现的临床症状要比远端病变表现为明显，也就是说，近端病变会掩盖远端病变的表现

- 常见表现有劳力性心悸、气促、呼吸困难、心绞痛等
- 听诊时，在病变瓣膜听诊区出现相应杂音
  - 二尖瓣膜听诊区可闻舒张期隆隆样杂音或收缩吹风样杂音
  - 主动脉听诊区可闻收缩期或舒张期样杂音
- 肝大、肝颈静脉回流征阳性、腹水等

【影像学表现】

两个瓣哪一个病损重则该瓣病损引起的病理改变起主导地位

- 二尖瓣狭窄合并主动脉瓣病变在联合瓣膜病变中最常见，主动脉瓣病变又以关闭不全最多见
  - 伴单纯主动脉瓣狭窄，则主动脉瓣狭窄的征象不明显
  - 伴主动脉瓣关闭不全，心脏除左心房增大，右心室增大，肺动脉高压，肺淤血等二尖瓣病变表现外，尚可见左心室的扩大和肥厚，主动脉扩张和延伸
  - 如病变以主动脉瓣关闭不全为主，可完全表现为主动脉关闭不全的心脏形态，心脏外形如靴状，肺动脉高压和肺淤血也不明显，仅可见左心房扩大（图 4-2-29）
- 二尖瓣关闭不全合并主动脉瓣关闭不全较为多见
  - 轻度主动脉瓣关闭不全时，心脏轻微增大，以二尖瓣关闭不全的表现为主
  - 合并严重主动脉瓣关闭不全时，左心室常明显扩大，临床上需区分二尖瓣关闭不全是因器质性瓣膜病变引起，还是继发于左心室扩张引起的二尖瓣环扩张（图 4-2-30）
- 二尖瓣关闭不全合并主动脉瓣狭窄相对少见，但在临床上是危险的病种
  - 左心室流出道的阻碍增加了二尖瓣关闭不全的反流血容量，而二尖瓣关闭不全则减少了主动脉瓣狭窄维持左心室每搏容量必需的左心室前负荷，导致心脏前向心输出量减少，引起明显的左心房和肺静脉、肺动脉高压
  - 左心房和左心室的增大较单纯主动脉瓣狭窄者明显（图 4-2-31）

推荐影像学方法

- 超声心动图仪器在临床上最为普及，可明确看出各瓣膜的病损程度，适宜检查联合瓣膜病变，应作为首选检查技术
- CT 和 MRI 也能显示心脏瓣膜形态和运动等，但运用于心脏瓣膜检查的 CT 和 MRI 均需具备极高的时间分辨率，此类高端设备在临床尚未普及，可作为备选检查技术
- X 线胸片检查无法提供直接的瓣膜病变征象，可作为判断心脏大小和肺血改变的随访技术

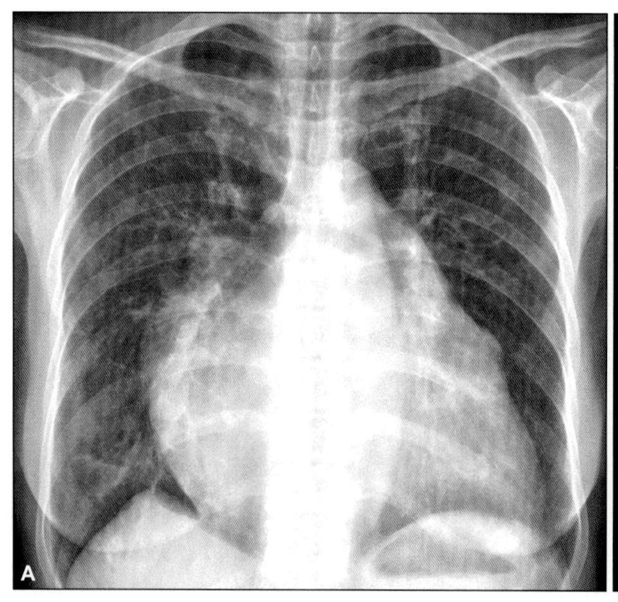

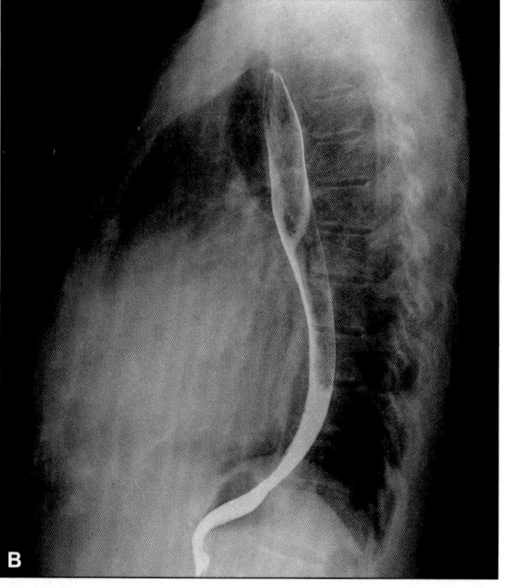

图 4-2-29 **二尖瓣狭窄合并主动脉瓣关闭不全，以二尖瓣狭窄为主**
A. 为正位胸片；B. 为左侧位食道吞钡。两肺淤血，肺动脉段突出，左心房和右心室扩大，左心室也增大

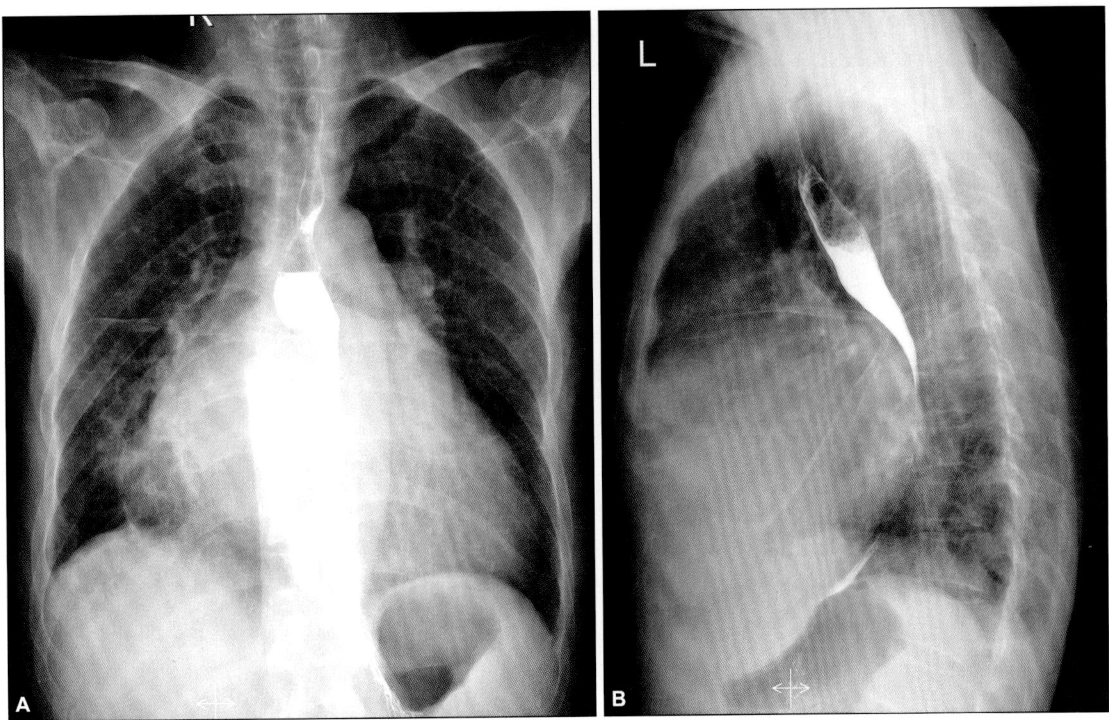

图 4-2-30 **二尖瓣关闭不全合并主动脉瓣关闭不全，以主动脉瓣关闭不全为主**
A. 为正位胸片；B. 为左侧位食道吞钡。两肺淤血，肺动脉段突出，左心房和左心室扩大，右心室也增大

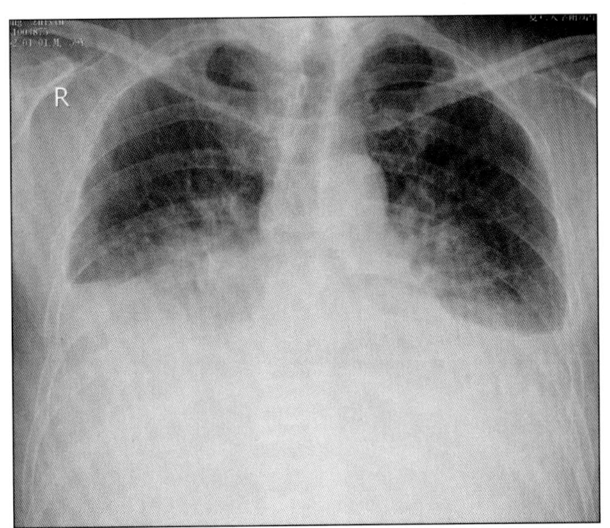

图 4-2-31 **联合瓣膜病变继发肺水肿**
双侧肺门血管增粗模糊，呈蝶形；双侧胸腔积液

诊断与鉴别诊断精要

- 超声即可明确诊断多瓣病变的存在及其血流动力学改变
- 结合临床，可作出病因诊断，但明确病变发生次序有时会比较困难

重点推荐文献

[1] Perloff Jk, Roberts WC. The mitral apparatus. Functional anatomy of mitral regurgitation. Circulation[J]. Circulation, 1972, 46:227-239.
[2] Alksdhi H, Wildermuth S, Bettex, et al. Mitral regurgitation: Quantification with 160detector row CT: initial experience[J]. Radiology, 2006, 238: 454-463.
[3] John AS, Dill T, Brandt RR, et al. Magnetic resonance to assess the aortic valve area in aortic stenosis: how does it compare to current diagnostic standards?[J] J Am Coll Cardiol, 2003, 42: 519-526.
[4] 陈灏珠主译. 心脏病学. 5版[M]. 北京: 人民卫生出版社, 2000: 913-975.

第 3 节 肺源性心脏病

【概述】

- 肺源性心脏病（cor pulmonale）是指肺组织或肺动脉及其分支的病变，引起肺循环阻力增加，继而发生肺动脉高压，导致右心室增大伴或不伴有充血性心力衰竭的一组疾病
- 按病程的缓急肺源性心脏病可分为急性和慢性两类
  - 急性肺源性心脏病（acute cor pulmonale）主要是肺动脉主干或大分支的栓塞，使肺循环突然大部分受阻，导致心排血量降低，引起右心室急剧扩张和急性右心衰竭，参见第 7 章肺动脉栓塞
  - 慢性肺源性心脏病（chronic cor pulmonale）简称肺心病，是指由肺部、胸廓或肺动脉的慢性病变引起的肺循环阻力增高，导致肺动脉高压和右心室肥大，伴或不伴有右心衰竭的一类疾病

【病理与病因】

- 继发于低通气量的肺泡缺氧是产生肺动脉高压的最基本原因，可刺激肺血管收缩
- 长期缺氧引起的持续肺血管收缩可引起肺脉管系统的结构变化
- 缺氧，以及明显的血管解剖破坏导致肺动脉高压
- 慢性阻塞性肺疾病（chronic obstructive pulmonary diseases，COPD）如慢性阻塞性支气管炎或肺气肿等是慢性肺源性心脏病的最常见病因
- 其他病因包括限制性疾病，如弥漫性肺间质纤维化、肺结核等；影响呼吸活动的疾病，如脊柱侧弯畸形、胸廓畸形、胸膜纤维化、神经肌肉疾患、呼吸睡眠暂停综合征等

【病理生理】

- 肺部广泛性病变可引起肺泡通气不足而导致缺氧，肺血管性病变也可导致换气不足而缺氧
- 肺泡缺氧促使肺血管痉挛性收缩，肺循环阻力增高，形成肺动脉高压
- 长期持续肺动脉高压和血管痉挛，可引起肺小动脉肌层肥厚，内膜灶性坏死，瘢痕纤维增生和玻璃样变，使血管腔狭窄，肺动脉高压进一步增高
- 长期持续的肺动脉高压，肺循环阻力增加，使右心室负担过重，导致右心室心肌肥厚，特别是右心室流出道心肌肥厚，腔道伸长，以后流入道也增厚，继之心腔扩张、肺动脉圆锥膨隆、心肌纤维萎缩、间质水肿、灶性坏死，坏死灶后为纤维组织所替代
- 右心室失代偿时可出现右心衰竭

【临床表现】

- 病程进展缓慢
- 功能代偿期
  - 多有慢性咳嗽、咳痰或哮喘史，逐步出现乏力、呼吸困难
  - 呼吸音降低，伴有哮鸣音或湿啰音
  - 叩诊呈高清音
  - 肺动脉第二音亢进，上腹部剑突下有明显心脏搏动，颈静脉可有轻度怒张，但静脉压并不明显增高
- 功能失代偿期
  - 肺组织损害严重，引起缺氧及二氧化碳潴留，可导致呼吸和（或）心力衰竭
- 正常肺循环是一个低阻力、高顺应性的系统，有充足的储备力，当疾病发展到显著的持续肺动脉高压时，已经出现了相当大的异常，故在临床上出现肺心病时，预示慢性肺病、原发性肺动脉高压和神经肌肉疾病的预后不良

【影像学表现】

影像学表现主要为胸部病变，肺动脉高压和心脏尤其是右心室扩大

- 胸部基础疾病征象
  - 最多见的慢性肺部病变是肺气肿，80% 以上的病例有中度以上的肺气肿。两侧横膈下降，肋间隙增宽，两肺透亮度增加，胸廓呈桶状
  - 其他病变：慢性支气管炎、支气管扩张、弥漫的肺组织纤维化、慢性肺结核、尘肺、胸廓畸形或胸廓成形术后等
  - 继发急性肺部感染征象（图 4-3-1）
  - CT 对于肺部疾病的显示具有明显的优势，应作为首选检查方法（图 4-3-2）
- 心脏改变。
  - 心脏常呈垂直型，无心力衰竭时，心胸比例大多正常（图 4-3-1，图 4-3-3）
  - 右心室前游离壁常肥厚（>4mm），调节束或右心室肌小梁增厚（图 4-3-4）
  - 增强 CT 时，下腔静脉和肝静脉管腔内对比剂反流较常见（图 4-3-5）
  - 心脏功能减退时，右心室将增大，左心室亦可有增大，个别患者心力衰竭控制后可见心影有所缩小
- 肺动脉高压征象
  - X 线胸片可见肺动脉段膨出（图 4-3-6），与肺动脉高压程度及病程长短有关
  - CT 和 MRI 可直接测量肺动脉的管径，从而判断肺动脉高压的程度
    - 肺动脉高压时，肺动脉管径大于升主动脉管径（图 4-3-7）
    - 右下肺动脉干扩张，其横径≥ 15mm，与气管横径之比值≥ 1.07

推荐影像学检查

- X 线平片多可进行明确定性诊断，CT 可作为有力补充

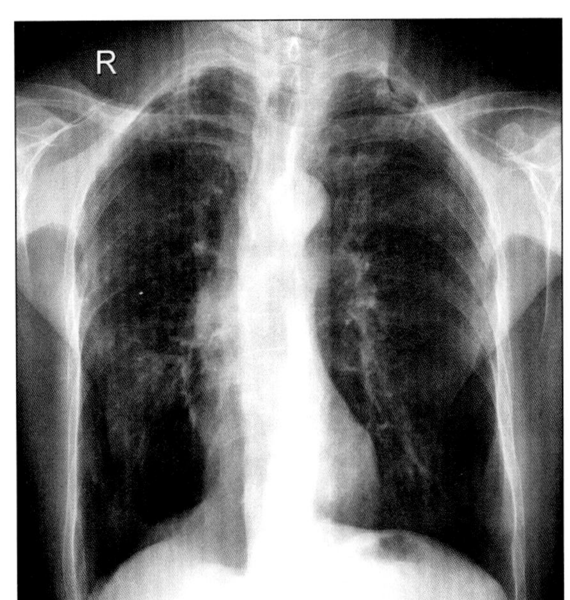

图 4-3-1 **肺心病**
慢性支气管炎伴肺气肿，心脏呈垂直型

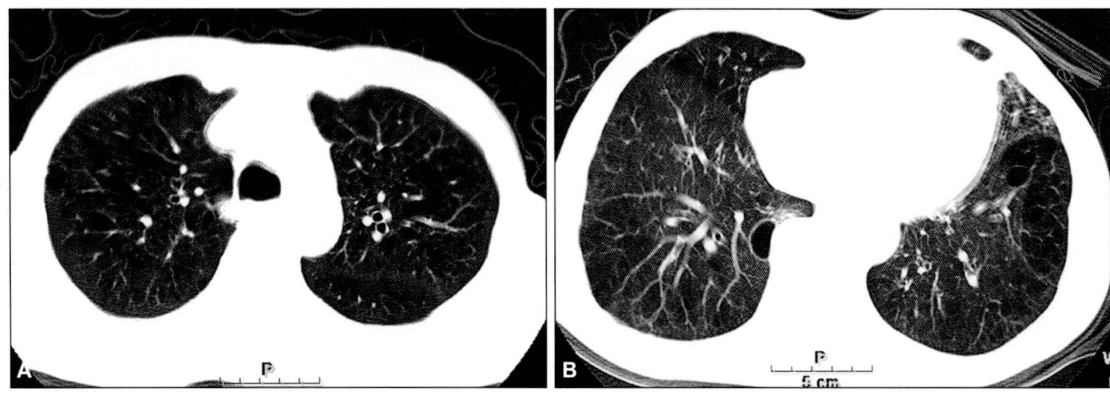

图 4-3-2 **肺心病胸部 CT**
CT 横断位显示上肺野（A）和下肺野（B）弥漫型气肿，伴多发肺大泡形成，左上肺舌叶继发感染

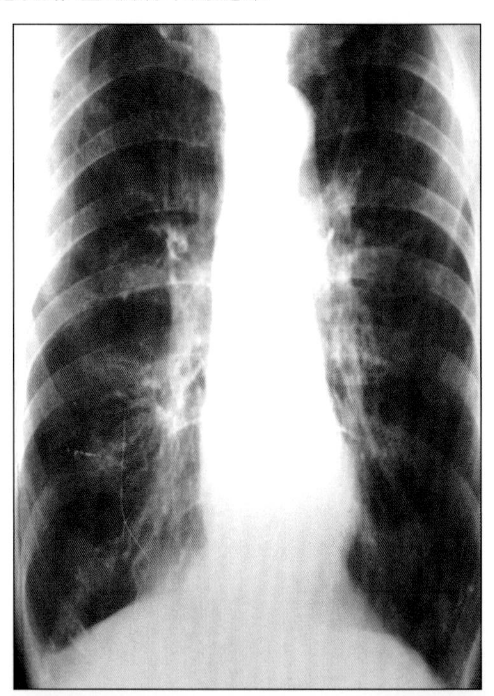

图 4-3-3 **肺心病**
心脏呈垂直型，心胸比例在正常范围

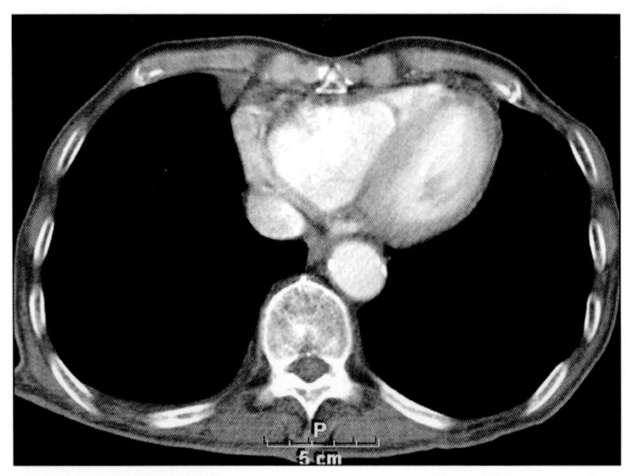

图 4-3-4 **肺心病 CT**
右心室游离前壁增厚

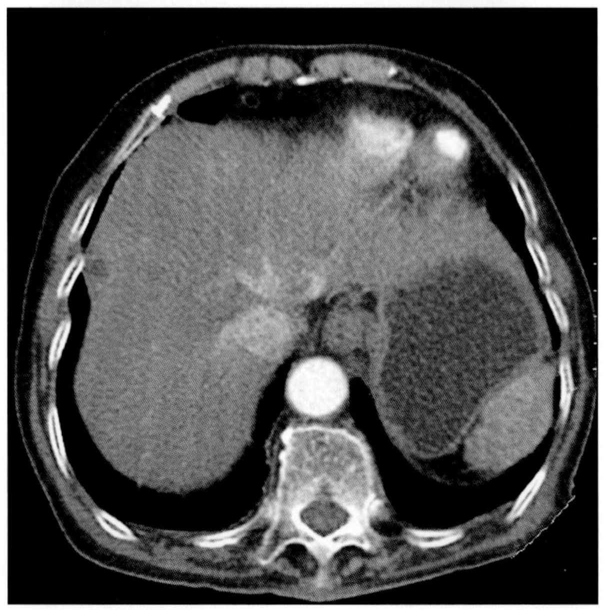

图 4-3-5 **肺心病 CT**
CT 增强早期下腔静脉和肝静脉内见反流的对比剂，下腔静脉明显扩张。胸廓呈桶状

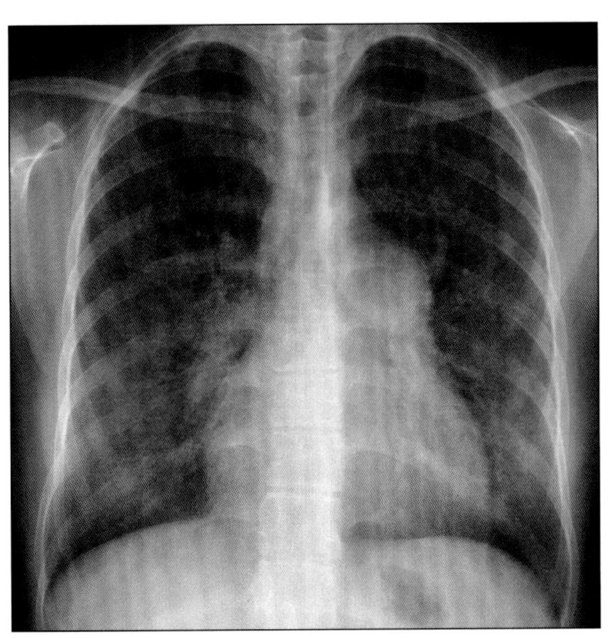

图 4-3-6 **肺动脉高压**
正位胸片显示肺动脉段明显突出，提示肺动脉压升高

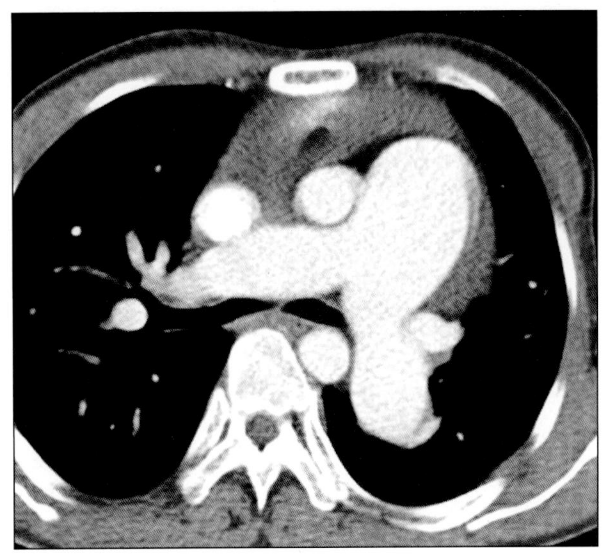

图 4-3-7 **肺动脉高压 CT**
增强横断位图像显示肺动脉主干管径大于主动脉

诊断与鉴别诊断精要

- 有慢性广泛性肺、胸疾病患者，发现有肺动脉高压、右心室增大
- 同时排除引起右心室增大的其他心脏疾病，如冠心病、风湿性心脏病及原发性扩张型心肌病、缩窄性心包炎等

重点推荐文献

[1] 陈灏珠主译. 心脏病学. 5版[M]. 北京: 人民卫生出版社, 2000: 1454-1474.

[2] 荣独山. X线诊断学. 2版[M]. 上海: 上海科学技术出版社, 2002: 323-327.

第 4 节　心肌心包肿瘤

【概述】

- 心脏肿瘤以继发性肿瘤为主，心脏原发肿瘤罕见，在尸检中发生率仅为 0.001% ~ 0.03%，继发肿瘤发生率较原发肿瘤高出 100 ~ 1000 倍之多
- 原发肿瘤以良性为主，主要有黏液瘤、乳头状弹力纤维瘤、脂肪瘤、纤维瘤、横纹肌瘤、错构瘤和血管瘤等，恶性肿瘤则罕见，主要为血管肉瘤、横纹肌肉瘤、纤维肉瘤和原发性心脏淋巴瘤等

【检查技术】

- 心脏疾病主要依靠超声心动图诊断
  - 心脏超声检查操作简单、实时显像、即时测量，已成为目前心腔病变的常规检查手段
  - 但超声的组织分辨率低、肥胖者透声差、操作时对个人技术依赖性强，在显示肿块侵犯程度及组织特征上诊断价值有限，应作为早期筛查方法
- CT 时间分辨率及图像后处理功能明显提升，可为诊断提供更多形态学信息，特别是 CT 显

示钙化和脂肪的高度特异性，对鉴别诊断有重要意义

- 需常规进行平扫以便发现钙化或出血
- 增强时采用心电门控技术以便更清晰显示心腔 / 心肌与肿块的关系
- 三维重建后处理技术能够提供全方位显示病灶的图像
- 4D CT 可以动态观察肿瘤在心动周期内空间位置，对于带蒂肿瘤如左心房黏液瘤等的诊断有重要意义

● MRI 多轴面成像，对肿瘤定位、评价肿瘤侵犯程度、心功能改变以及组织特征具有一定优势

- SE 序列的 T1WI 和 FSE 序列的 T2WI 扫描主要用于解剖及肿瘤组织学特征评价方面
- MRI 心脏电影可动态实时观察心脏运动功能，对显示肿瘤运动度及乳头肌瓣膜是否受累等，尤其对预后评估及手术方案的设计均具有重要价值
- 动态增强多期扫描对心脏肿瘤检查来说不切实际，可采用非心电触发的单次屏气梯度回波序列完成多期检查，但图像效果并不理想

● 鉴于精确评价肿瘤范围对临床治疗十分重要，以 CT 3D 后处理重建和 MRI 多轴面成像尤为重要

【心脏原发良性肿瘤】

从组织学发生来讲，心脏原发良性肿瘤以肌肉、纤维、脉管、脂肪、神经及异位组织起源相对应的肿瘤分别为横纹肌瘤、纤维瘤、血管瘤、脂肪瘤、嗜铬细胞瘤和畸胎瘤，而黏液瘤和乳头状弹力纤维瘤不属于以上组织分类

● 黏液瘤：最常见心脏原发良性肿瘤，发生率 >50%，国内临床统计为 97.5%

- 类似原始间叶源性肿瘤，与心外软组织的黏液瘤不同
- 女性多见，可发生于任何年龄组，尤以成年人为主，约 90% 发病年龄在 30 ~ 60 岁之间
- 一般黏液瘤为散发性，但亦可见于 Carney 综合征，具有家族史、发病年龄早、多发、术后复发率高等特点
- 黏液瘤肿块易脱落表现为中枢或外周的栓塞症状，亦可表现为疲乏、关节痛、消瘦、贫血等全身症状
  - 发生于左心房者，临床表现常类似二尖瓣狭窄
  - 而发生于右心房者则类似三尖瓣狭窄，狭窄程度因体位而异
- 黏液瘤大体观可呈光整分叶状或绒毛状，表面易形成栓子。肿瘤内部异质，常见囊变、坏死和出血，16% 者见钙化，多见于右房者（图 4-4-1）
- 肿瘤多以窄蒂与心腔内壁固着，该特点亦见于乳头状弹力纤维瘤，但极少见于其他心脏肿瘤
- 约 90% 的黏液瘤为单发、位于心腔内、以左心房为主，最好发于房间隔卵圆孔区。因此，肿块的发生部位、窄蒂、随心脏运动具有一定活动度的特点是诊断黏液瘤的关键（图 4-4-2）

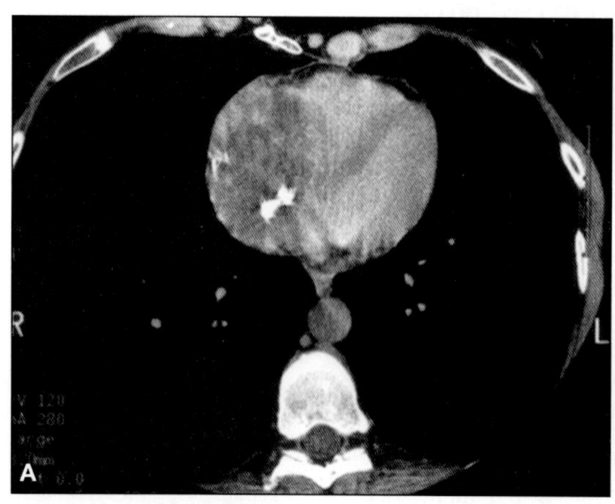

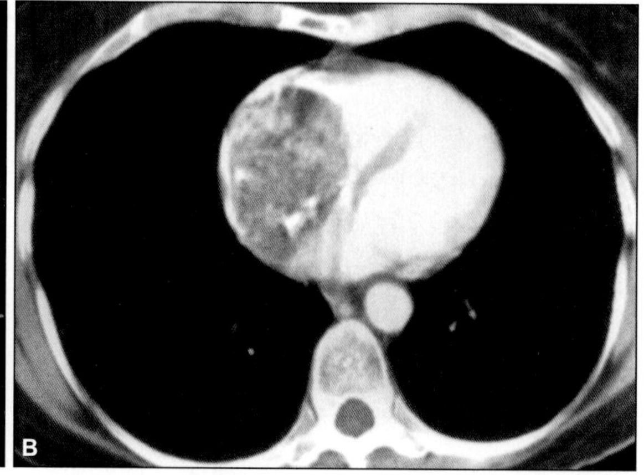

图 4-4-1 **右心房黏液瘤**
A. 为 CT 平扫；B. 为增强。肿瘤边缘光整，内可见粗大钙化，增强后可见强化和囊变

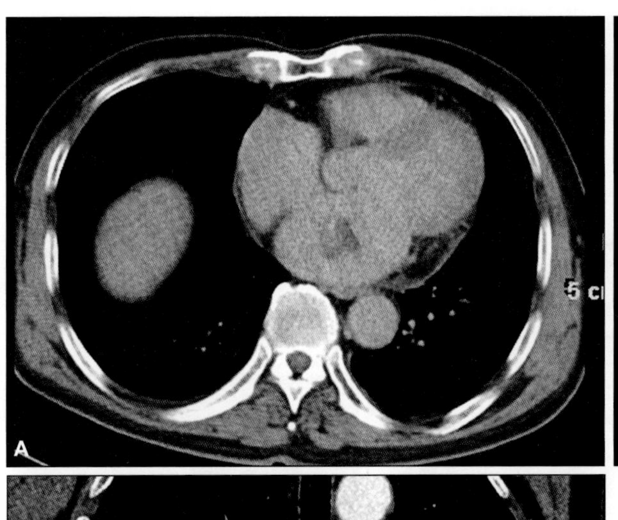
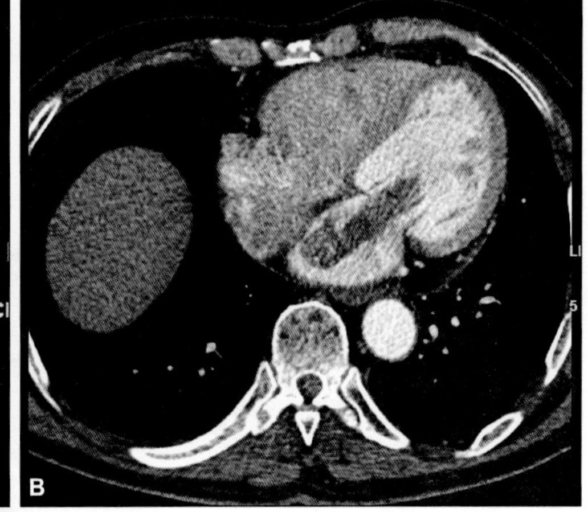
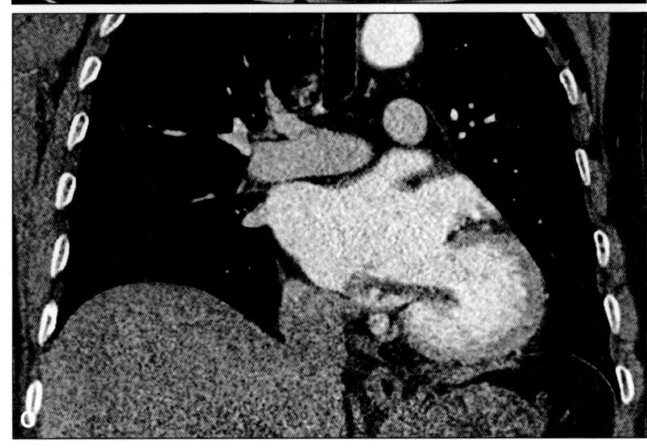

图 4-4-2 **左心房黏液瘤**
A. 为 CT 平扫；B. 为增强横断位；C. 为增强冠状位。肿瘤基底位于房间隔卵圆孔区，呈长条状，跨过二尖瓣，部分进入左心室

- CT 和 MRI
  - 常难以显示窄蒂，仅表现为肿瘤与心肌的交界面较窄
  - 肿瘤活动度较小时，发生部位则具有鉴别价值
  - CT 上可见肿块的密度不均，钙化常见，偶尔可见肿块突入瓣膜口
  - MRI 采用多轴面成像及电影技术能较好显示肿瘤的固着点，在 T2WI 上肿块表现为明显高信号，而钙化或含铁血黄素则表现为低信号，心脏电影能很好显示肿块随心脏运动摆动的过程（图 4-4-3）
- 黏液瘤需与栓子鉴别，通常栓子活动度较小，形态欠规则，可多发，无窄蒂

- 乳头状弹力纤维瘤：发生率排第二位的心脏良性肿瘤
  - 90% 以上病例累及心瓣膜，以主动脉瓣和二尖瓣多见，男女性别无差异，平均发病年龄为 60 岁
  - 肿瘤为无血管的纤维结缔组织覆以内皮组织构成
  - 肿瘤较小，直径常 <1cm，呈乳头状分枝状黏附于心内膜，形似海葵花
  - 心动超声图相对 CT 和 MRI 更易发现该肿瘤
  - CT 及 MRI 可能仅对较大肿块或发生于非瓣膜区的肿瘤诊断有一定的帮助
- 横纹肌瘤：婴幼儿最常见心脏肿瘤（90%）
  - 好发于 1 岁幼儿，50% 伴有结节硬化症，随年龄增长肿瘤可自发缩小消退
  - 肿瘤起源于心肌，高达 90% 病例呈多发
  - 影像学表现为心室壁、室间隔结节状突起，MRI 显示边界较超声心动图更优，T1WI 呈类似正常心肌的等信号或略高信号，T2WI 为高信号，增强后呈相对心肌的低信号灶
- 心脏纤维瘤：罕见，在婴幼儿心脏肿瘤中排名第 2 的肿瘤
  - 好发于室间隔及左室游离壁
  - 肿瘤体积大（平均 5cm），坏死、囊变、出血少见，钙化常见
  - CT 上表现为生长于心肌内密度均匀的实质肿块多伴有钙化
  - MRI 表现为 T2WI 低信号 T1WI 等信号的均

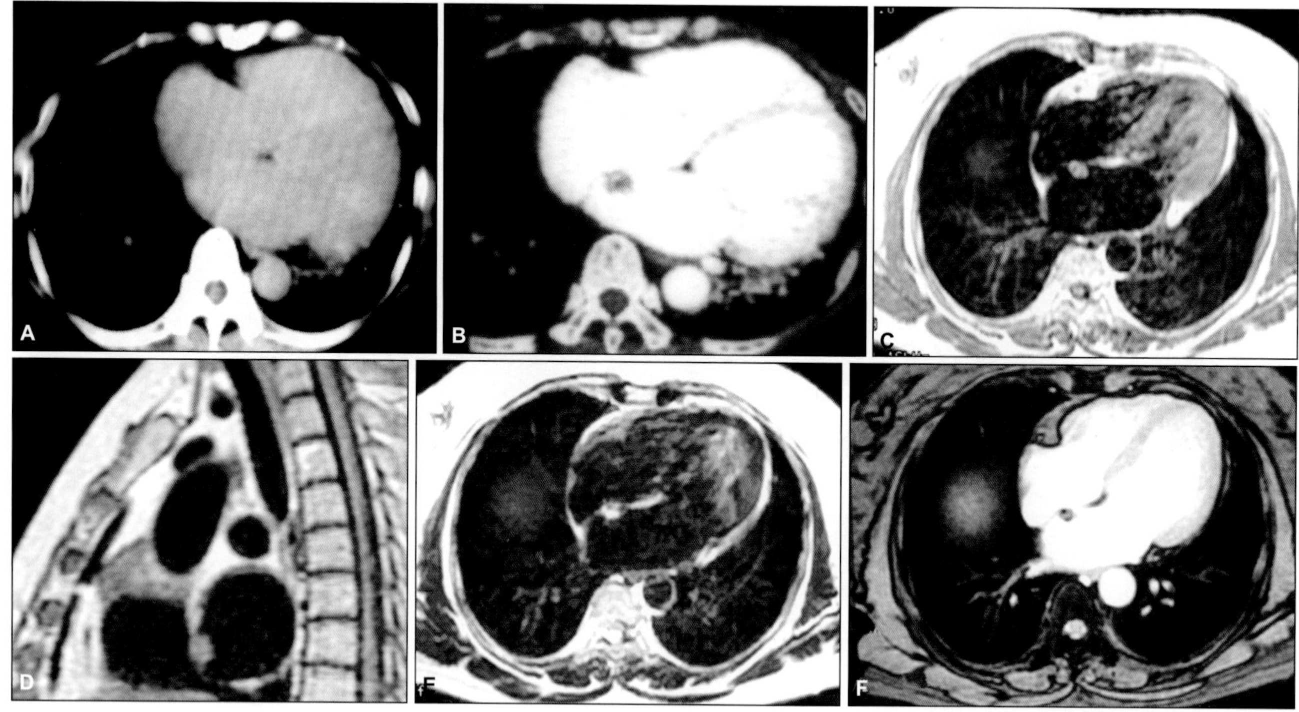

图 4-4-3 **左心房微小黏液瘤**
A. 为 CT 平扫，病灶显示不清；B. 为增强横断位，肿瘤强化；C. 为 T1WI 横断位；D. 为 T1WI 矢状位，肿瘤为低信号，附着于左心房房间隔上；E. 为 T2WI 横断位，肿瘤呈高信号；F. 为增强后，肿瘤轻度强化

匀肿块。增强后无强化或呈中心低信号区伴周边环形强化或等信号圈（图 4-4-4）

- 心脏脂肪瘤：发病年龄范围较广，肿瘤质软，病灶较大产生压迫症状或胸部 CT 检查时偶尔被发现
  - 常发生于心外膜，广基底，密度及信号具有脂肪组织的特点（图 4-4-5）
  - 肿块内可见纤细分隔，增强后无强化
  - 脂肪瘤需与房间隔的脂肪堆积鉴别，后者无明确包膜、多见于中老年人和肥胖者
- 血管瘤：占良性肿瘤的 5% ~ 10%
  - 分为血窦型、毛细血管型及动静脉瘘型三种
  - 可发生于任意腔室，质地不均，明显强化
- 心脏副神经节细胞瘤：极罕见，发病年龄位于 18 ~ 85 岁（平均 40 岁）之间
  - 临床表现为高血压和儿茶酚胺产物指标的升高
  - 影像学表现类似心外该肿瘤特点，好发左心房，尤以左心房顶部或后壁常见，肿块多较大（2 ~ 14cm），T2WI 表现为明显高信号区，而 T1WI 上见高信号代表肿瘤内出血，增强明显强化
- 畸胎瘤：多为心包腔内肿瘤，以右侧多见，易与血管以蒂相连，呈多囊性或混杂密度 / 信号灶，多伴有心包积液
- 心脏淋巴管瘤：报道更少，好发于儿童，心包腔多见，呈 T1WI 和 T2WI 均高信号的囊性肿块，增强特点暂无报道

【心脏原发恶性肿瘤】

概述

- 心脏恶性肿瘤以呼吸困难、气促为主要临床表现，也可见心包填塞、栓塞、胸痛、昏厥、肺炎、发热、心律失常、四肢水肿及猝死
- 心脏原发恶性肿瘤好发于成年人，婴幼儿罕见，以肉瘤最多见。成人以血管肉瘤常见，儿童以横纹肌肉瘤多见。既往文献报道在成人患者中，血管肉瘤最常见占 37%，未分化肉瘤占 24%，恶性纤维组织细胞瘤占 11% ~ 24%，平滑肌肉瘤 8% ~ 9%，软骨肉瘤 3% ~ 9%。
- 心脏恶性肿瘤具有侵袭性生长之特点，容易累及多个腔室或邻近大血管及心包
- CT 平扫上表现为混合密度影，MRI 上信号多混杂
- 肿瘤偏大，直径多 >5cm
- 血供较丰富，增强后多强化
- 心包及胸腔积液多见

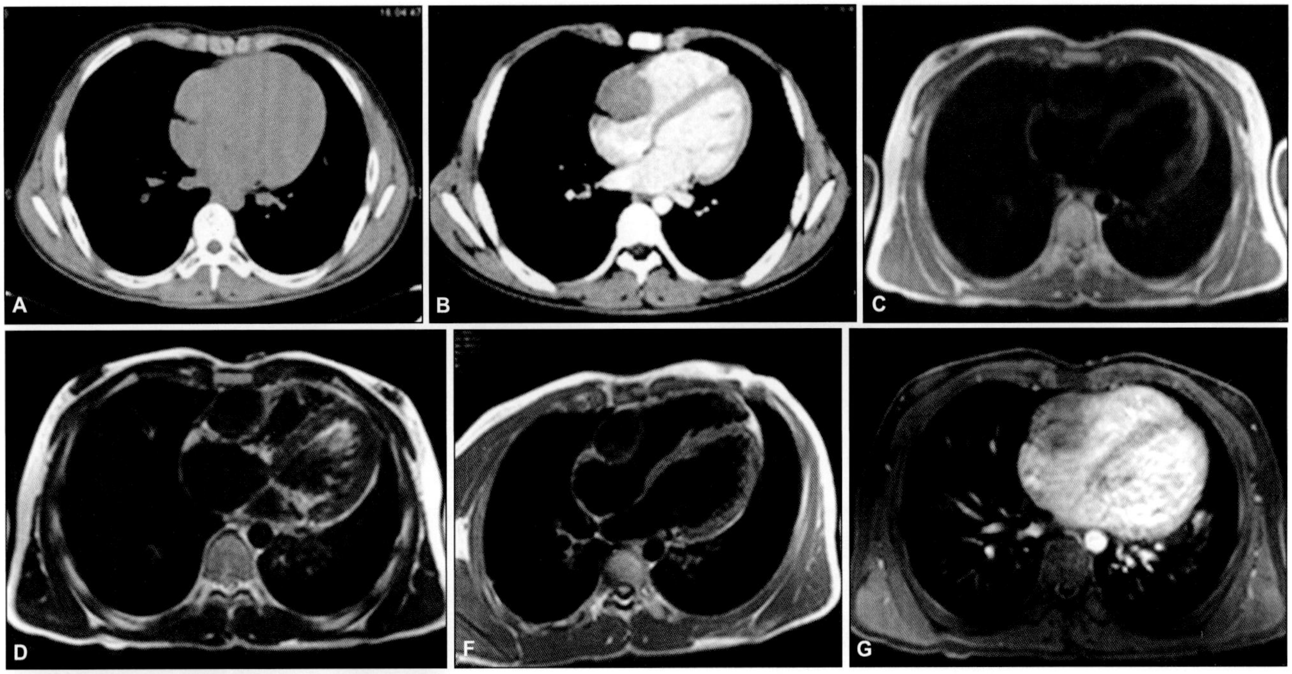

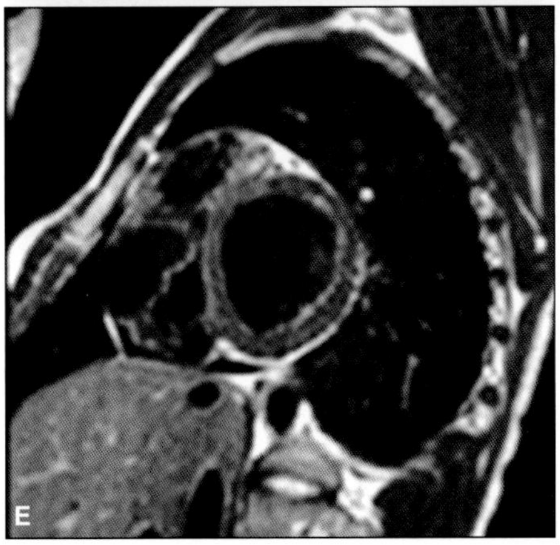

图 4-4-4　**右心室游离壁纤维瘤**
A. 为 CT 平扫，病灶显示不清；B. 为 CT 增强，肿瘤强化不明显；C. 为 T1WI 横断位，肿瘤呈低信号；D、E 和 F 分别为 T2WI 横断位、两腔位和四腔位，肿瘤呈低信号；G. 为增强后，肿瘤强化不明显

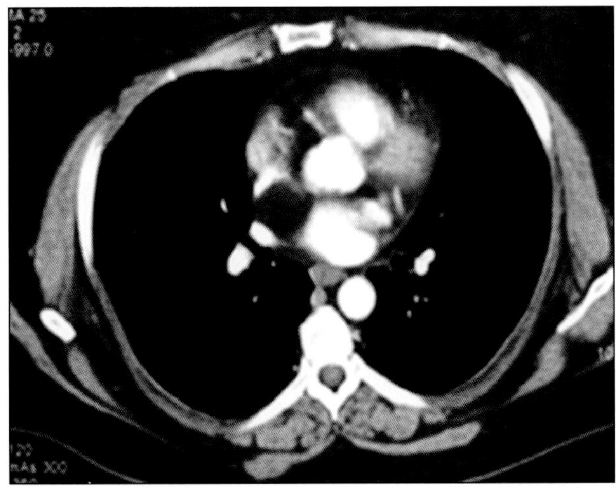

图 4-4-5　**左右房心外膜脂肪瘤**
呈典型的脂肪密度，无强化

常见心脏恶性肿瘤

- 血管肉瘤：最好发部位为右心房，常表现心腔内境界清楚之肿块，或沿心包弥漫浸润生长肿块
    - 肿瘤容易出血坏死，故 MRI 上 T1WI 低、中、高信号均见，分别代表肿瘤组织、坏死和正铁血红蛋白
    - 强化不均匀，可表现为周边强化（日光放射状）
    - 肿块内均见明显强化条状影，与血管强化相同，对照病理为肿瘤血管（图 4-4-6）
- 未分化肉瘤：约 81% 发生于左心房，缺乏特征性表现，可为心腔内息肉样或巨块样肿块，亦或侵及心肌，表现为心肌不规则增厚，一般除左心房外，其他腔室均有发生
- 横纹肌肉瘤：胚胎型易发生于儿童及年轻人，各房室及间隔心肌壁均可发病，较其他肿瘤更易累及瓣膜，且常多发，T1WI 呈相对于心肌的等信号，除肿瘤内坏死区，强化多较均质
- 平滑肌肉瘤：罕见，左心房好发，30% 病例

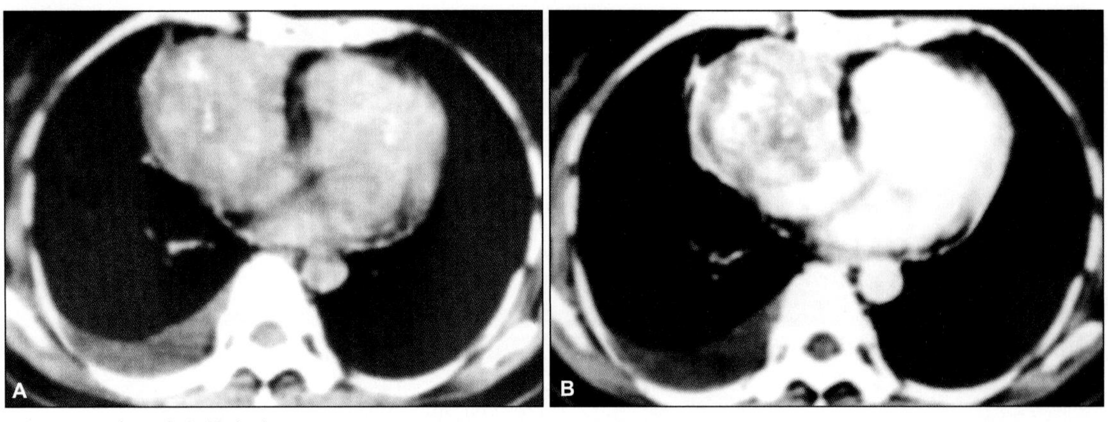

图 4-4-6 **右心房血管肉瘤**
A. 为 CT 平扫，巨大病灶内可见条状钙化；B. 为增强后，病灶明显不均匀强化后

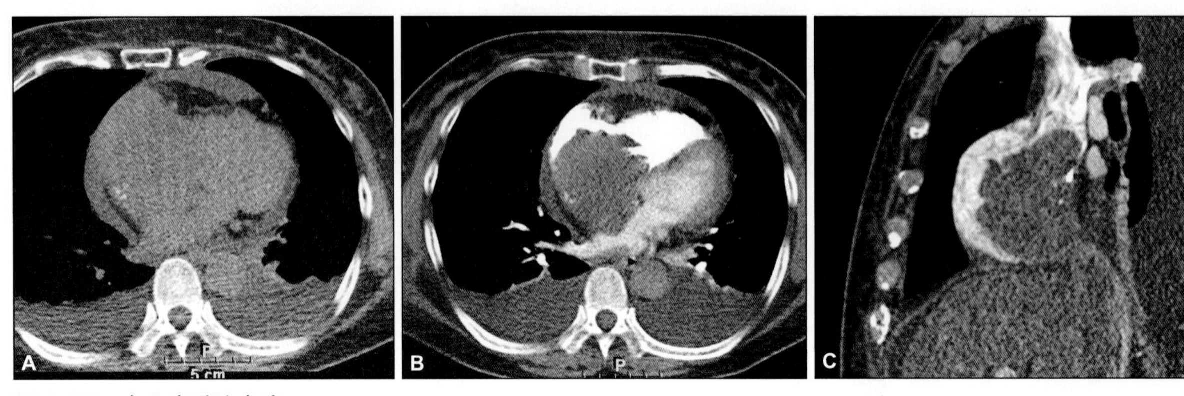

图 4-4-7 **右心房黏液肉瘤**
A. 为 CT 平扫；B、C. 分别为增强后横断位和矢状位。右心房内巨大实质性病灶，内有钙化，增强后轻度强化，病灶部分突入右心室

多发，倾向侵犯肺静脉或二尖瓣，信号无明显特征，强化明显

- 恶性纤维组织细胞瘤：影像学报道少见，病理上属于肌纤维母细胞肉瘤类
  - 好发于左心房，多见于女性，表现为左心房分叶状肿块，突入左室
  - 特征性表现为 T2WI 肿块呈明显低信号，提示纤维来源，具有诊断价值
- 黏液肉瘤：好发于右心房，易与黏液瘤混淆，呈分叶状肿块，突入右室，T2WI 呈明显高信号，肿块直径往往较大（图 4-4-7）
- 淋巴瘤：原发于心脏者罕见，主要为 NHL，多累及右半心，特别是右心房，心包受累常见，故可通过心包穿刺诊断（图 4-4-8），因淋巴瘤化疗效果明显，因此早期诊断意义重大
  - 有时心包积液为 CT 及 MRI 上唯一表现
  - 肿瘤易累及多个心腔或邻近大血管，CT 平扫呈相对于心肌的等或低密度，不均匀强化
  - MRI 信号变化多样，T1WI 可为明显低信号，而 T2WI 为明显高信号，亦可 T1WI 及 T2WI 均呈等信号
  - 强化亦多样，不均匀、均匀或轻度强化，中心强化较周边低

【心脏继发肿瘤】

- 心脏继发肿瘤较原发肿瘤更常见，预后差
  - 尸检统计恶性肿瘤中心脏转移发生率为 9.7% ~ 10.7%
  - 其中以肺癌心脏转移排首位，血液恶性瘤（白血病、淋巴瘤）居第二，乳腺癌、食管癌分列第三、第四位
  - 心外恶性肿瘤主要经淋巴道转移、血行播散、直接侵犯和静脉回流四种途径转移至心脏
    - 肺癌可直接浸润或经淋巴道转移，主要侵及心包或心外膜
    - 白血病、淋巴瘤及间叶组织肉瘤均经血行转移，且多有其他部位的转移如肺
    - 静脉途径转移取决于肿瘤栓子经上、下腔静脉向右心房或经肺静脉向左心房转移的情况，是肝癌向心脏转移最常见的途径（图 4-4-9、图 4-4-10）

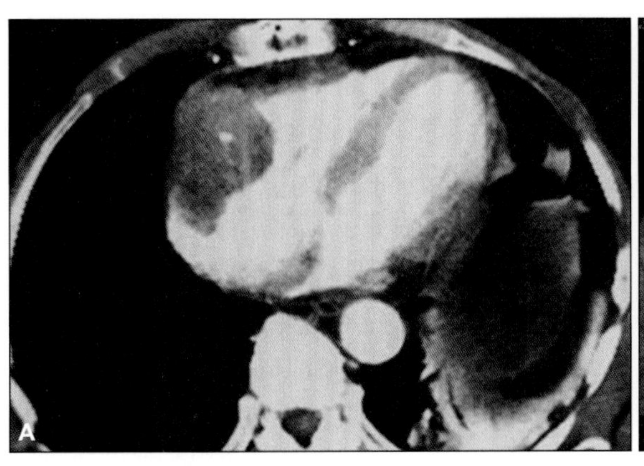
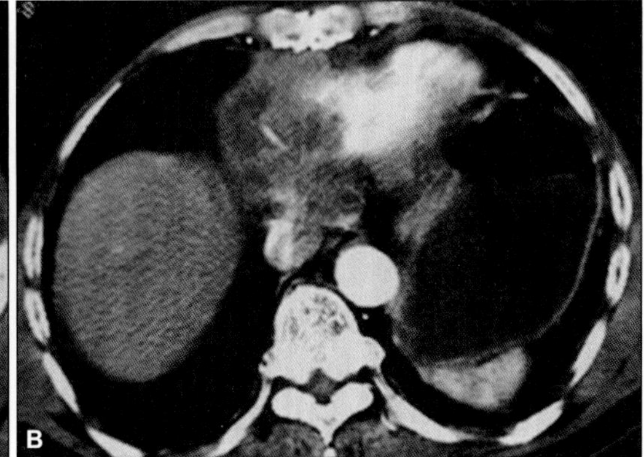

图 4-4-8 **右心房淋巴瘤**
A，B. 为不同层面显示右心房肿瘤累及心包

- 转移瘤多位于心脏的外膜和肌层，其次为心包，而心内膜较少见
  - 与心外膜及肌层由冠状动脉供血不同，心内膜直接由心腔血液营养，心腔血液流动速度快，腔大且表面光滑，小瘤栓难以停留形成转移灶，因此心内膜转移机会较少，如有均由心肌直接侵入所致，这也是肝癌心脏转移少，肺癌心脏转移常见的缘故
- 检查手段
  - 以超声心动图最常用
  - CT 及 MRI 除前面所提优势外，还存在扫描视野大的特点
    - 一次检查范围可包括全胸，对肺内病变、纵隔胸膜及心脏所属大血管均可清晰显示

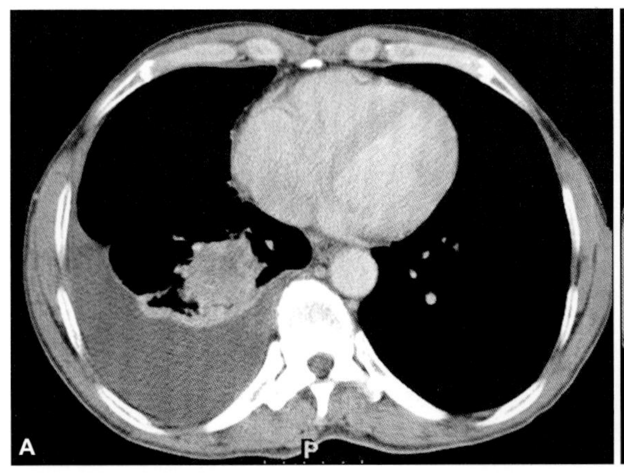
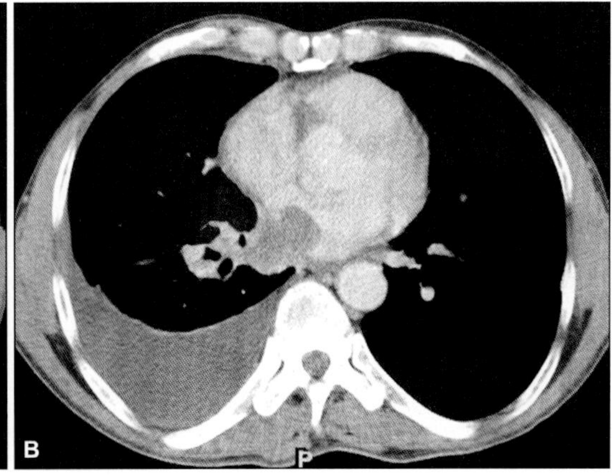

图 4-4-9 **肺癌心脏转移**
A. 显示右下肺癌；B. 显示经肿瘤经右下肺静脉转移至左心房

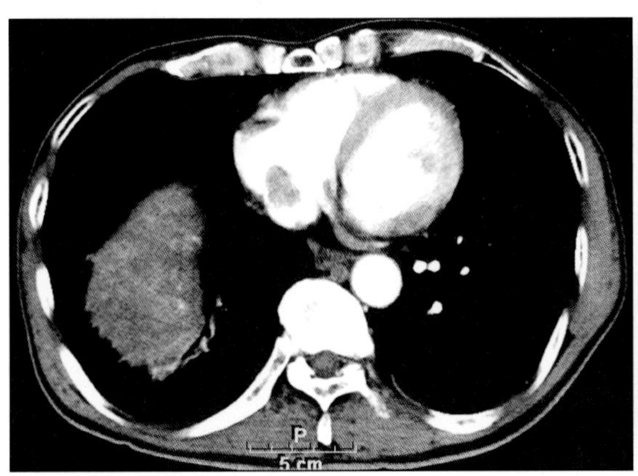
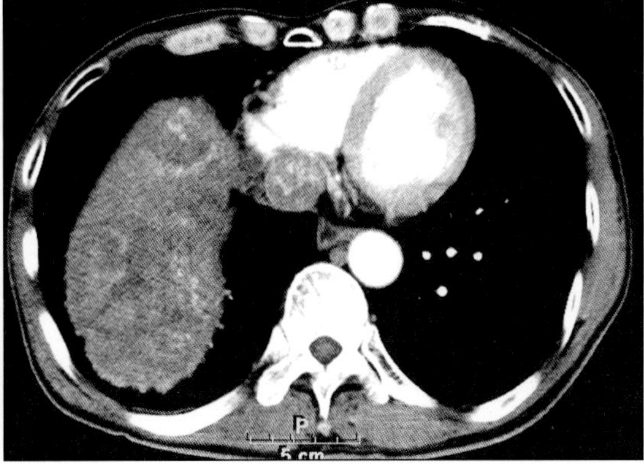

图 4-4-10 **肝癌心脏转移**
巨大肝细胞癌经下腔静脉转移至右心房

- ■ 对肿瘤、栓子以及血流伪影的鉴别，MRI优于 CT
- 临床表现：约 30% 的患者存在心功能受损，多数与心包积液有关
  - 恶性肿瘤患者出现心包积液需鉴别积液是由转移所致，还是由良性特发性、药物性或放射性心包炎所致
  - 可通过心包穿刺或活检证实，恶性心包积液穿刺阳性率为 80% ~ 90%
    - ■ 恶性心包积液患者多表现为咳嗽、面部水肿、心包填塞
    - ■ 良性特发性心包炎者以发热、心包摩擦音表现为多，放射性心包炎则以心包填塞、咳嗽或两者同时表现
- 影像学表现：主要为心包或心肌的增厚或结节，以及心腔内肿块影，多伴有心包积液，没有特异性
  - 肺癌直接侵犯可见肺内肿块与心脏转移瘤相连
  - 乳腺癌心脏转移在 CT 上主要表现为心包积液和心包增厚
  - 淋巴瘤心脏浸润均为晚期，通常从首诊到发现心脏转移需 20 个月，转移瘤在心肌内或心包上形成局灶性、坚硬结节
  - 黑色素瘤常通过血行转移在心肌内种植，形成特征性的 T1WI 高信号结节

【心脏肿瘤样病变】

- 心腔内血栓：是最需要与心脏肿瘤鉴别的病变，最常见于左心房后壁，其 MRI 信号特征取决于血栓的时期
  - 急性血栓 T1WI 和 T2WI 均为高信号
  - 亚急性血栓在高信号中出现低信号灶，T2WI 上表现这种信号改变更显著
  - 慢性血栓在 T1WI 和 T2WI 均为低信号，机化性血栓增强后可见边缘强化
- 心外肿块：心包囊肿和支气管囊肿需与心脏肿瘤鉴别
  - 心包囊肿：最好发于右心膈角，均质，无分隔，表现为水样密度 / 信号（图 4-4-11）
  - 支气管囊肿：以隆突下多见，信号特点与所含水、蛋白质和黏液比例有关，典型表现为 T1WI 信号明显异质，而 T2WI 呈现为均匀高信号

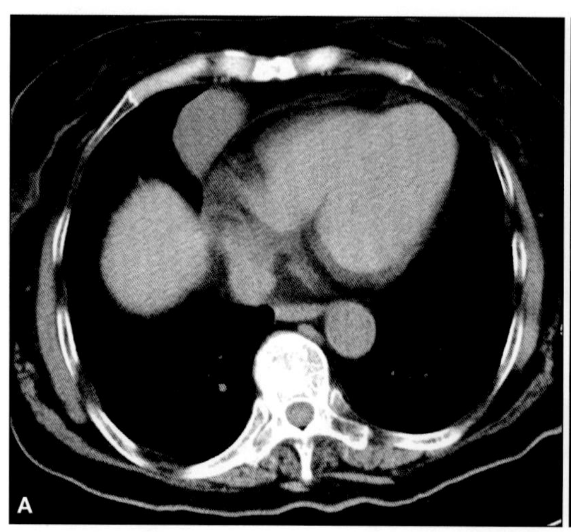

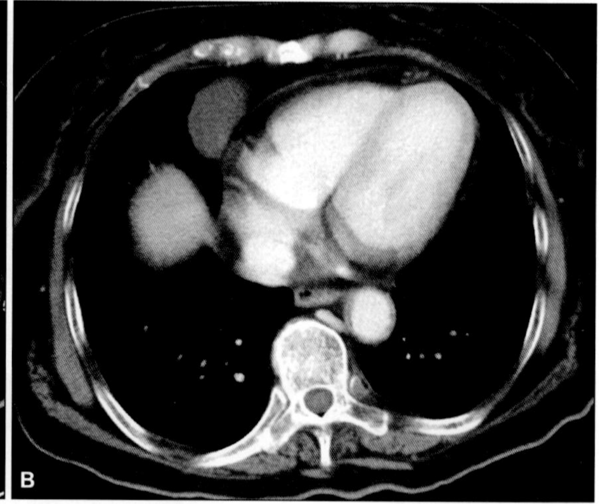

图 4-4-11 **心包囊肿**

A. 为 CT 平扫；B. 为增强后。右侧心膈角区见边界清楚光滑的囊性病灶，无强化

诊断与鉴别诊断精要

- 超声、CT、MRI 均可明确显示心脏和心包肿块，回声、密度、信号及强化特点有一定鉴别诊断意义
- 鉴别诊断首先应明确是否肿瘤以及原发或继发

（吴　东　王佩芬）

重点推荐文献

[1] Grebenc MC, Rosado de Christenson MC, BurKe AP, et al . Primary cardiac and pericardial neoplasms: radiologic-pathologic correlation[J]. Radiographics, 2000, 20: 1073-1103.

[2] Sparrow PF, Kurian FB, Fones TR, et al. MRI imaging of cardiac tumors. Radiographics[J], 2005, 25: 1255-1276.

[3] Klarich KW, Enriquez-Sarano M, Gura GM, et al. Papillary fibroelastoma: echocardiographic characteristics for diagnosis and pathologic correlation. J Am Coll Cardiol[J]. 1997, 30:784-790.

[4] 陆敏杰, 赵世华, 黄连军, 等. 原发性心脏心包恶性肿瘤的影像学评价. 中华心血管病杂志[J], 2004, 32: 237-239.

[5] Chiles C, Woodard PK, Gutierrez FR, et al. Metastatic involvement of the heart and pericardium CT and MRI imaging. Radiographics[J], 2001, 21: 439-449.

主要参考文献

[1] Perloff Jk, Roberts WC. The mitral apparatus. Functional anatomy of mitral regurgitation. Circulation[J]. Circulation, 1972, 46: 227-239.

[2] Alksdhi H, Wildermuth S, Bettex, et al. Mitral regurgitation: Quantification with 160detector row CT: initial experience[J]. Radiology, 2006, 238: 454-463.

[3] John AS, Dill T, Brandt RR, et al. Magnetic resonance to assess the aortic valve area in aortic stenosis: how does it compare to current diagnostic standards?[J] J Am Coll Cardiol, 2003, 42: 519-526.

[4] 陈灏珠主译. 心脏病学. 5版[M]. 北京: 人民卫生出版社, 2000.

[5] 荣独山. X线诊断学. 2版[M]. 上海: 上海科学技术出版社, 2002.

[6] Grebenc MC, Rosado de Christenson MC, BurKe AP, et al. Primary cardiac and pericardial neoplasms: radiologic-pathologic correlation[J]. Radiographics, 2000, 20: 1073-1103.

[7] Sparrow PF, Kurian FB, Fones TR, et al. MRI imaging of cardiac tumors. Radiographics[J], 2005, 25: 1255-1276.

[8] Klarich KW, Enriquez-Sarano M, Gura GM, et al. Papillary fibroelastoma: echocardiographic characteristics for diagnosis and pathologic correlation. J Am Coll Cardiol[J]. 1997, 30: 784-790.

[9] Hananouchi GI, Goff WB. Cardiac lipoma: six-year follow-up with MRI characteristics and a review of the literature. Magn Reson Imaging[J], 1990, 8: 825-828.

[10] Beghetti M, Prieditis M, Rabeyka IM, et al. Intrapericardial teratoma. Circulation[J], 1998, 97: 1523-1524.

[11] 陆敏杰, 赵世华, 黄连军, 等. 原发性心脏心包恶性肿瘤的影像学评价. 中华心血管病杂志[J], 2004, 32: 237-239.

[12] Chiles C, Woodard PK, Gutierrez FR, et al . Metastatic involvement of the heart and pericardium CT and MRI imaging. Radiographics[J], 2001, 21: 439-449.

先天性心脏病

第1节 概 论

【概述】

- 先天性心脏病（congenital heart disease）简称先心病，是由于胚胎时期心脏和大血管发育不全而造成的畸形
- 先心病的发病率约占新生儿的0.7%～1%，我国每年新增先心病患者约10万例需要手术治疗，其中1/4～1/3是复杂先心病，包括无脾、多脾综合征等
- 随着检查和治疗技术的进步，先心病已可在婴儿或儿童期得到准确诊断，并进行姑息性（palliative procedures）或纠正性（corrected repair）手术治疗，近几年来，婴幼儿手术率不断上升，手术死亡率逐步下降，1岁以内的复杂先心病手术死亡率已下降至10%左右，如大动脉转位手术总死亡率仅3.2%
- 成人先心病患者包括以下3类：
  - 未经手术治疗自然成长至成年者
  - 儿童期已经手术纠治后达成年期者
  - 儿童期经姑息手术待达成年期后还需进行纠正性手术治疗者

尚有少数已达成年，但除非施行心脏移植术否则无法纠治者

一、心脏大血管的胚胎发育

【心脏的胚胎发生】

心脏早期呈直管状，逐渐发育增大出现三个膨大部分，自头端向尾端为心球（bulbus cordis，bulb of heart，bulbus arteriosus）、心室（ventricle of heart，ventricular cordis）和心房（cardiac atrium，atrium cordis）。心球头端连动脉干（truncus arteriosus）；心房尾侧联于静脉窦（sinus venosus）。前、后主静脉和脐静脉等注入静脉窦

- 心脏外形的形成
  - 心管生长的速度比心包快，使心管在心包腔内由直管变为曲管，最初变为U形继而变为S形。这种变化主要是心球和心室两部分向右前下方生长移动，同时心房和静脉窦相对向后上方移动，于是心房和静脉窦移到心室的后上方和心球的背侧，因而早期分别在头尾侧的心管动脉端（心球、心室）和静脉端（心房和尾侧的静脉窦），这时并列在一起成为前后排列
  - 原始心房、心室向两侧扩大生长，由于前方有心球，后方有食管限制，心房只能向左右侧扩张。因而心房在左右两侧特别突出，形成将来的心耳。心房和心室相连的孔道称房室管（atrioventricular canal）（以后分隔为左、右房室口），在心脏外表面相当于房室管处呈一深沟，称为冠状沟。心球与心室之间原也有一深沟，以后由于心球的一部分被心室吸收，此沟变浅而消失。心球的变化是近心室部分被心室吸收，形成右室动脉圆锥（conus arteriosus of right ventricle）和左室主动脉前庭（vestibule of aorta，aortic vestibule）；心球连动脉干的部分则和动脉一起分隔为主动脉和肺动脉。心脏发育到此阶段，已基本具有成体心脏

之外形，但内部尚未分隔成左右两半

- 心脏内部的分隔　胚胎第 2 月内，心脏内部先后生成各种隔膜，将心脏分隔成左右心房和左右心室
  - 心房和房室管的分隔：由于先后发生矢状位的隔膜，把原始的一个心房分隔成左右心房
    - 原发隔（第一房间隔）：约在第 4 周末，心房顶部的正中线上发生一个镰状隔膜称原发隔。它沿房壁自上而下向房室管生长。此时房室管的前后壁分别形成前、后内膜垫。在原发隔下缘与房室管内膜垫之间，暂时存留一孔，称第一房间孔（原发孔）。与原发隔继续生长的同时，前后内膜垫合拢而愈合，称为中间隔。中间隔将房室管分隔成左、右房室口，由口边缘的内膜垫发生二尖瓣和三尖瓣。以后原发隔继续生长，并与房室管内膜垫愈合，使第一房间孔封闭，但在封闭之前原发隔的顶部被吸收，出现一孔，称为第二房间孔（继发孔），它使左右心房相通
    - 继发隔（第二房间隔）：胚胎第 7 周时，在原发隔之右侧，由房的顶壁又发生一隔膜，称为继发隔。此隔不完整，呈新月形，其下缘围成一孔，称卵圆孔（foramen ovale），原发隔和继发隔相互遮盖另一隔膜上的孔，即继发隔从右侧遮盖第二房间孔，原发隔从左侧遮盖卵圆孔。原发隔较薄而柔软，能在右心房血液的压力作用下（胎生时右房压力高）向左心房开放，起着卵圆孔瓣膜的作用，故称之为卵圆孔瓣，因此它只许右房血液经卵圆孔、第二房间孔流入左心房。反之，将关闭卵圆孔，阻止血液倒流。出生后肺开始呼吸，肺循环增强，左房内压力升高，迫使原发隔（卵圆孔瓣）紧贴于继发隔，继而完全愈合（生后 5 ~ 7 日），封闭卵圆孔，而形成永久的房间隔。在隔的右侧面留有卵圆孔的痕迹，即成人的卵圆窝。卵圆孔完全闭合，在 1 岁儿童中只占 18%，2 岁儿童占 50%，成人有 20% ~ 25% 未完全闭合，但多数只留有细小裂隙
    - 偶尔有卵圆孔在出生前即已封闭，此异常称卵圆孔早闭。由于卵圆孔封闭，引起右心极度肥大，而左心发育较差，通常患儿在生后短时间内即死亡
  - 静脉窦的变化　胚胎第 6 ~ 第 8 周，由于心房迅速生长扩大，开口于右心房背侧壁的静脉窦也发生变化。它的大部分被右心房吸收合并为右房的一部——静脉窦。窦壁构成右房的后壁，因而原先开口于静脉窦的上、下腔静脉（实际是两者之前身）就直接开口于右心房。静脉窦的另一部分演变成冠状窦。同时左心房也吸收合并肺静脉根部，以致左房后壁两侧各有两个肺静脉开口于左房
  - 心球的分隔　心球的近侧部分（接心室部分）被吸收合并入右心室和左心室。远侧部分（连于动脉干的部分）有四个内膜垫——腹侧、背侧、左侧和右侧内膜垫。左右内膜垫汇合形成远侧心球隔，该隔分隔出腹侧的肺动脉口和背侧的主动脉口，口处的内膜垫形成主动脉口和肺动脉口的半月瓣。在动脉干的两侧壁上各形成一条内膜嵴，此两嵴向动脉干远端伸延则位置改变，右嵴斜到前壁，左嵴则斜到后壁，以后两嵴生长合拢，在心球和动脉干内形成一螺旋形中隔，称为主动脉肺动脉隔，其下端与远侧心球隔相连续。该两隔将心球远侧部分和动脉干分为前后交叉的两个血管，即肺动脉和主动脉。肺动脉起始部在主动脉的前方，而远端肺动脉居主动脉的左后方
  - 心室的分隔　两个心室彼此隔开，使右心室与右心房及肺动脉相通，左心室与左心房及主动脉相通。这包括一系列复杂的变化。以下三个结构参与两个心室的分隔，即室间隔（interventricular septa）、近侧心球隔及房室管内膜垫（Endocardial cushion）
    - 室间隔：在胚胎第 4 ~ 第 5 周时，从心室底壁的中央发生一矢状位的半月形隔膜，称为室间隔，它向上生长，前后两端与房室管前、后心内膜垫相愈合，但游离缘中央部呈向上的凹缘，其与近侧心球下缘之间（此时房室管前、后心内膜垫

尚未愈合，中间隔尚未形成）暂时留有一孔，称为室间孔，使左右心室相通。由于心球和心室形成U形弯曲，心球部分后壁被心室吸收以及心室的发育，使房室管口移至心球的下口处

- 近侧心球隔：心球近侧部分两侧壁上亦各形成一条内膜嵴，两嵴生长合拢形成近侧心球隔。近侧心球隔上端与远侧心球隔相续，但其下端位置有变化，即隔的位置呈矢状位，右嵴向下斜过后壁，与房室管后内膜垫相接，左嵴向下斜过前壁，与房室管前内膜垫相接。近侧心球隔分隔心球为右侧的动脉圆锥及左侧的主动脉前庭，但心球隔下缘对向室中隔的凹缘，其间的孔就是室间孔，此孔后来由房室管内膜垫、心球隔下缘以及室间隔凹缘相对生长，最后汇合，封闭室间孔，使左右心室完全分隔。该汇合处即形成室间隔膜部，而原来半月形的室间隔即成为室间隔的肌性部。心球被心球隔分为右侧的动脉圆锥通向右心室，左侧的主动脉前庭通于左心室，由于心球后壁完全被吸收，故发育完成的心脏主动脉前庭后壁是由房室管内膜垫演变来的二尖瓣前瓣构成
- 房间隔是与房室管内膜垫中央相接，而室间隔是与内膜垫近右缘处相接，因此内膜垫的一部分隔于右心房与左心室（主动脉前庭）之间，故有房室间隔之名，其形成室间隔膜性部的一部分

- 心脏瓣膜的发生　当心内膜垫前、后融合后，房室管便分成左、右房室管，此时房室管四周心内膜下方的间充质增生，形成房室瓣，以后房室瓣心室面肌性组织退化而由致密结缔组织所取代。在左房室管处形成两个叶状的瓣膜，故称二尖瓣，在右房室管处则形成三尖瓣。房室瓣通过腱索组织与心室壁上的乳头肌相连
- 大动脉瓣的形成　在动脉球分隔时，除有两个大的纵行动脉球嵴外，另有两个小嵴，这两个小嵴与大嵴交错排列。当动脉球和动脉干分隔成主、肺动脉干后，在主、肺动脉入心室口处各有一个小嵴和两个大嵴的一半，其逐步成为三个增厚的结缔组织块，随着血流的方向，最终成为两个单向开口，三个瓣叶组成的半月瓣

【大动脉的发育】

胚胎早期，心管头端心球通过前肠两侧的第一对主动脉弓（first aortic arch）与背侧主动脉相连。到第4周末心球和第一对主动脉弓之间延长形成动脉干，以后由动脉干发起一对腹侧主动脉位于咽之腹侧。有人认为在人胚胎两个腹侧主动脉融合扩大成主动脉囊。在主动脉囊与背主动脉间除第一对动脉弓以外，陆续依次出现第2～6对动脉弓。第3对出现时，第1、2对已退化。第5对发育不全，不久即退化。第3对动脉弓腹侧部分形成颈总动脉，向上延伸是颈外动脉。第3对动脉弓与其以前的背主动脉联合延续而形成颈内动脉。第4对动脉弓左右演变不同，右侧的形成无名动脉和右锁骨下动脉，左侧形成主动脉弓。第6对动脉弓变化左右亦异，两弓的内侧部分连于肺动脉干而形成左、右肺动脉；右侧弓的外侧部分退化，左侧弓的外侧部分形成动脉导管（ductus arteriosus）。动脉导管出生后闭锁为动脉导管索（动脉韧带）

如发育异常，可出现右侧主动脉弓、双主动脉弓、右锁骨下动脉起点异常（如右锁骨下动脉起于主动脉弓末端，经食管后方至右侧，称为迷走锁骨下动脉）等

【静脉系统的发育】

- 体静脉
    - 在胚胎的第3～4周，胚胎的静脉由三部分组成：脐静脉、卵黄静脉和主静脉，它们均为左右成对。脐静脉和卵黄静脉的演变都与肝发育有关，在肝发育过程中卵黄静脉分化为三段，在肝中的一段变成窦状隙，入肝的为远心段、出肝的为近心段，肝内血流通过近心段经静脉窦的左、右角入心脏。随着静脉窦左角和卵黄静脉左侧支消失，右侧支便扩大成为肝静脉，静脉窦并入心房后，该段即成为下腔静脉的终末部，而远心段即为门静脉的始基。脐静脉在肝内发育过程中通过门静脉入肝，与肝窦相通，流入肝的血液主要靠左脐静脉，而右脐静脉和左脐静脉的近心端逐渐萎缩消失。左脐静脉远心端则演变成静脉导管与下腔静脉相连，使一部分来自胎盘的血液经静脉导管流入下腔静脉
    - 主静脉系统发育变化很大。在胚胎第8周，

两侧前主静脉之间建立交通血管。右总主静脉与右前主静脉的近端部分尾侧共同形成上腔静脉，奇静脉的入口是两部分胚胎起源的分界。右前主静脉近端部分颅侧演化成右侧头臂静脉。两侧前主静脉间的交通支血管演化成无名静脉和左侧头臂静脉。当血流转向右侧，左总主静脉远端萎缩，残留部分与静脉窦左侧部分形成冠状静脉窦。主静脉的尾侧部分演变复杂。两侧后主静脉在起始部分先后分出下主静脉及上主静脉，后主静脉在中肾的背侧，下主静脉在中肾的腹、内侧，上主静脉在后主静脉的背、内侧。三组静脉间形成吻合支，并在尾端形成骶主静脉。右下主静脉的近端与右侧肝心通道（静脉窦与肝窦状隙之间的近端卵黄静脉称为肝心通道，hepatocardiac channels）演化为下腔静脉的肝段，其余部分则成为下腔静脉的肾段（包括肾静脉），上主静脉参与形成肾静脉入口远端的下腔静脉。右上主静脉与右后主静脉的近端形成奇静脉。近端左、右上主静脉间吻合支与左主静脉参与形成半奇静脉

- 肺静脉：肺静脉来源于两个不同的部分，一部分是由肺血管丛汇合形成的一个管道，其延伸至静脉窦的中部，但不相通；另一部分则由心管的窦房区向外凸出形成原始肺静脉胚芽。最初为单一的肺总静脉，开口于原始心房，以后肺血管丛汇合形成的管道与肺总静脉相连，随着左心房的不断生长，肺总静脉逐渐吸收成为左房的平滑部，故4条肺静脉最终开口于左心房

二、发病情况

【病因】

目前认为本病是多因素疾病，属遗传因素和子宫内环境因素相互作用的结果

- 遗传因素：已有许多证据表明遗传因素的影响。患先心病的母亲和父亲其子女的先心病患病率分别为3% ~ 16%和1% ~ 3%远高于人群的患病率。有些先心病有显著的男女性别间发病差异。先心病中5%伴有染色体异常，3%伴有单基因突变。许多遗传性疾病伴有先心病，如染色体异常病中伴有先心病者可达50% ~ 100%。单基因突变中常染色体显性遗传病的Holt-Oram综合征伴有先心病高达100%；常染色体隐性遗传病的Ellis-Van Creveld综合征有50%患者伴有先心病
- 子宫内环境因素
  - 子宫内病毒感染：以风疹病毒感染最为突出，妊娠初3个月内患风疹的母亲所产婴儿患肺动脉口狭窄和动脉导管未闭者多。这是由于在妊娠第2、3个月时，病毒感染影响胎儿心脏大血管正常时发育形成之故
  - 药物：妊娠早期用抗惊厥药尤其是苯妥英钠和三甲双酮等可致胎儿心血管畸形
  - 高原环境：高原地区氧分压低，出生婴儿患动脉导管未闭和房间隔缺损者较多
  - 早产：早产儿尤其体重在2500g以下者，患心室间隔缺损和动脉导管未闭较多。前者与心室间隔在出生前无足够时间完成发育有关；后者与早产儿血管收缩反应在出生后还不够强，不足以使动脉导管关闭有关
  - 其他因素：高龄（35岁以上）、营养不良、患糖尿病、苯丙酮尿症、高钙血症的母亲、羊膜病变、胎儿受压、妊娠早期先兆流产、放射线的接触等都有致先心病的可能

【分类】

传统是根据患者有否发绀，将先心病粗分为无发绀型（non-cyanotic type）和发绀型（cyanotic type）两大类。通过血流动力学检查，用病理解剖和病理生理相结合的方法来分类则比较完善，虽然一个患者同时有两种或以上畸形者也非少见

- 无分流类：左右两侧血液循环途径之间无异常的沟通，不产生血液的分流，也无发绀，包括：
  - 发生于右心的畸形：单纯肺动脉口狭窄、肺动脉瓣关闭不全、原发性肺动脉扩张、其他肺动脉畸形（肺动脉缺如、左肺动脉异常起源于右肺动脉等）、原发性肺动脉高压、双侧上腔静脉（左侧上腔静脉永存）、下腔静脉引流入奇静脉系统等
  - 发生于左心的畸形：主动脉口狭窄、主动脉瓣关闭不全、二叶式主动脉瓣、主动脉缩窄、二尖瓣狭窄、二尖瓣关闭不全、三房心、主动脉弓及其分支的畸形等

  - 其他：右位心、异位心和房室传导阻滞等，均可合并其他先心病
- 左向右分流类：左右两侧血液循环途径之间有异常的沟通，使动脉血从左侧心腔的不同部位分流入静脉血中，无发绀，包括：
  - 分流发生在心房水平：心房间隔缺损、部分性肺静脉畸形引流等
  - 分流发生在心室水平：心室间隔缺损（包括左心室－右心房沟通）
  - 分流发生在大动脉水平：有动脉导管未闭、主动脉－肺动脉间隔缺损等
  - 分流发生在主动脉及其分支与右心之间：主动脉窦动脉瘤破裂入右心、冠状动脉右心室瘘、左冠状动脉异常起源于肺动脉等
  - 分流发生在多处水平：心内膜垫缺损、心房心室间隔联合缺损、心室间隔缺损伴动脉导管未闭等
- 右向左分流类：左右两侧血液循环途径之间有异常的沟通，使静脉血从右侧心腔的不同部位分流入动脉血中，故有发绀，其中有些又同时有左至分流，包括：
  - 肺血流量减少和肺动脉压减低者：法洛综合征（如法洛四联症）、大血管错位伴肺动脉口狭窄、右心室双出口伴肺动脉口狭窄、单心室伴肺动脉口狭窄、永存动脉干而肺动脉细小、三尖瓣闭锁、三尖瓣下移畸形伴心房间隔缺损、肺动脉闭锁、腔静脉引流至左心房、肺动静脉瘘等
  - 肺血流量增加者：大血管错位、右心室双出口伴心室间隔缺损、永存动脉干而肺动脉粗大、完全性肺静脉畸形引流、单心室伴低肺动脉阻力、单心房、三尖瓣闭锁伴室间隔大缺损、心房间隔缺损伴腔静脉引流至左心房等
  - 肺动脉压增高者：艾森曼格综合征、右心室双出口伴肺动脉阻力增高、主动脉瓣闭锁、二尖瓣闭锁、主动脉弓离断、大血管错位伴肺动脉高压、单心室伴肺动脉阻力增高、完全性肺静脉畸形引流伴肺动脉阻力增高等
- 尸检资料显示先心病常见顺序依次为心室间隔缺损、心房间隔缺损、主动脉缩窄、动脉导管未闭、大血管错位、肺动脉口狭窄、法洛四联症和永存动脉干等
- 儿童临床资料依次为动脉导管未闭、法洛四联症、心室间隔缺损、心房间隔缺损、肺动脉口狭窄、房室共道永存、艾森曼格综合征、大血管错位和三尖瓣下移畸形等
- 成人临床资料依次为心房间隔缺损、动脉导管未闭、心室间隔缺损、肺动脉口狭窄、法洛四联症、艾森曼格综合征、主动脉缩窄、主动脉口狭窄、主动脉窦动脉瘤和大血管错位等
- 常见的先心病的病种在儿童与成人中略有不同的原因，主要是有些畸形引起血流动力学的改变较早和较显著，因而在儿童期即出现症状或并发症，引起病孩及其父母的注意，较早得到确诊。而有些则相反。复杂（几种畸形同时存在）而严重的畸形，在婴儿期即引起机体所不能耐受的血流动力学改变，可导致病婴的死亡。事实上先心病患者的死亡，主要发生在出生后数月的婴儿期中，因此而病殁的婴儿其病种又与儿童和成年期的有所不同

三、临床表现

先心病患者的临床表现与心血管的病理解剖和病理生理变化密切相关。有些先天性畸形如单纯右位心，没有明显的病理生理改变，患者并无症状。大多数的先心病具有特殊的体征，尤其是典型的杂音，但症状则只在右至左分流类的患者中较明显并出现得早。无分流类和左至右分流类的患者，病变属轻型，多数症状轻微且出现较晚，但病变比较严重者则早年即可出现明显的症状

【症状】

- 本病的症状随畸形的类别而不同，并随畸形的严重度而轻重不一
- 常见的症状有心悸、气急、咳嗽、咯血、胸痛、容易疲劳、头痛、头晕、昏厥、发绀、下蹲习惯和水肿等，婴儿患者有吞咽困难、喂养不良、体重不增、呕吐、易出汗、易患呼吸道感染等
  - 呼吸道方面的症状与肺充血、血液氧含量降低、气管受压或发生心力衰竭等有关
  - 胸痛、容易疲劳和中枢神经症状与冠状动脉、全身和脑部血氧供应不足有关
  - 发绀与下蹲习惯常见于由右至左分流的患者，为动脉血氧饱和度低全身缺氧所致
  - 水肿常在充血性心力衰竭中出现
  - 消化系统的症状主要由于食管受压和充血

性心力衰竭引起消化系统充血所致
   - 增大的心脏或大血管压迫其他器官（如喉返神经等）还可引起相应的症状（如声音嘶哑等）
- 本病常发生感染性心内膜炎或动脉内膜炎并引起相应症状，偶尔还有发生严重心律失常、血栓栓塞表现和突然死亡；导致肺部血供不足的畸形，易于感染肺结核

【体征】

- 多数的先心病有特征性的心脏或血管杂音、异常心音和心音异常，这些杂音多数伴有震颤，其性质、主要听诊部位和分布范围随畸形的不同而各异
- 其他常见的体征有发育不良、发绀、杵状指（趾）(clubbed finger/toe) 见于有右至左分流的患者
- 心脏增大是引起本病患者胸廓畸形的主要原因，胸廓畸形以心前区向前隆突为主，也有胸脊柱后突或侧突的，血压可增高（如主动脉缩窄时上肢血压增高）、降低（如严重主动脉口狭窄）或脉压增宽（如动脉导管未闭等），引起相应的脉搏触诊改变
- 先心病患者全身血供较差，因而多数发育不良，但病变较轻的对发育可无影响，有些病类（如主动脉缩窄）患者身材反较高大

四、心脏分段识别 (segmental analysis of heart)

复杂先心病常伴有心脏和大血管的连接和排列异常。1936 年 Abbott 对 1000 个畸形心脏的分类成为先心病分类的里程碑。20 世纪 60 年代，Van Praagh 等和 De La Cruz 等分别提出分段诊断方法，即心脏是由心房、心室和大动脉等节段构成，每一节段的变化都可独立于其他节段。因此，辨认心腔和大动脉干是恰当处理复杂先心病的基础。最初的节段分析是从节段间和节段内的关系开始的。自 20 世纪 70 年代以后，人们认为与节段间和节段内的关系相比，节段间的连接方式更为重要。因为，节段间和节段内关系描述的是心脏结构的空间排列方式，并不一定反映两个结构间的相互连接方式。关系异常可以改变手术方法，但并不一定需要外科治疗。相反，连接异常则需外科手术矫正。这样一来，将心脏分为节段后，恰当地分析节段间的连接方式，使原来所谓复杂的大多数问题会变得相当简单。因此，复杂先心病外科矫治之所以进展缓慢，与其说是外科技术不完善，倒不如说是由于术前诊断不完善造成的。节段分析不仅关注心房、心室及大动脉的变化，更要着重分析腔静脉与心房的连接、心房与心室的连接以及心室与大动脉的连接。例如室间隔缺损伴房室连接一致或房室连接不一致，其手术治疗方法及预后完全不同。完整的先心病顺序分段诊断包括：心脏节段的识别、心脏节段间的相互关系以及其他心血管畸形等

【心脏节段的识别】

- 心房形态与位置
   - 两侧心耳及其与心房基底部的关系标志着基本的内脏心房位置。右心房与右肺（三叶）、右支气管和肝在右侧，左心房与左肺（两叶）、左支气管、胃及脾在左侧。右心耳呈锥状（或三角形）、短粗，从上腔静脉入口几乎延伸到下腔静脉入口，内有平行的肌小梁（梳状肌）。梳状肌围绕房室结合区，如梳齿状垂直插入一条更厚的肌束即界嵴。左心耳呈管（指）状、细长，其梳状肌局限于心耳内，故左心房前庭部比较光滑
   - 心房的位置可分为下列四型：
      - 心房正位（atrial situs solitus，S）：解剖右心房在心脏的右侧，解剖左心房在左侧。此时，右侧胸、腹腔器官在右侧，左侧胸、腹腔器官在左侧
      - 心房反（转）位（atrial situs inversus，I）：解剖右心房在心脏的左侧，解剖左心房在右侧，即正常位的镜面像。此时，解剖右心房及肝等右侧的器官在左侧，解剖左心房及胃等左侧器官在右侧
      - 心房不定位（atrial situs ambiguous，A）：两侧心耳均呈右或左心耳形态，又称对称位或异构（isomerism）。故两个亚型是右和左心房（耳）对称位，即若两侧心房与解剖右心房相似，称为右心房对称位（right isomerism）；若两侧心房与解剖左心房相似，称为左心房对称位（left isomerism）。此时，胸、腹腔器官呈对称分布。内脏器官呈对称分布也称为内脏异位症（visceral heterotaxies）

- 在心房不定位时肝多居中，称为水平肝，但亦可位于右侧或左侧。胃多居中或偏左、偏右。右房对称位通常脾缺如，也称为无脾综合征（asplenia）；左房对称位通常脾分成两块或多块，也称为多脾综合征（polysplenia）
- 病理解剖和心血管造影资料证明，膈肌水平腹主动脉和下腔静脉位置和连接关系与心房位置有关
  - 心房正位，下腔静脉在椎体右前方，腹主动脉在左前方
  - 心房反位，下腔静脉在椎体左前方，腹主动脉在右前方
  - 对称右心房，下腔静脉与腹主动脉位于同侧，在椎体的右侧或左侧，下腔静脉在前，腹主动脉在后
  - 对称左心房，下腔静脉间断，肝静脉直接与心房连接，奇静脉或半奇静脉延续位于椎体的右外侧或左外侧，腹主动脉位于椎体前。少数无下腔静脉间断，但肝静脉直接与心房连接
- 主支气管、肺动脉形态与心房的位置关系
  - 右侧支气管的特点为自隆突至第一分支（即上叶支气管）间（右主支气管）的距离短，与经隆突的中轴线夹角小；而左侧支气管自隆突至第一分支间（左主支气管）距离长，与经隆突的中轴线夹角大。左主支气管与右主支气管长度的比例≤ 1.5 为诊断对称支气管的标准
  - 在内脏异位症病例的尸检资料中，无脾综合征组双侧右支气管占69%，正常和反位占3%，未明占28%。多脾综合征组双侧左支气管占48%，双侧右支气管占9%，正常和反位占13%，未明占30%。右肺下动脉位于上叶支气管下方，左肺动脉则位于左主支气管上方，故右和左主支气管则分别称动脉上（eparterial）和动脉下（hyparterial）支气管。心房异构时相应的肺动脉位置亦倒转

- 心室形态与位置
  - 心室的确定是诊断的关键。一般认为两心室是连续而非并列发育的，所以发生心室的异构机会十分少见。现在认为判断心室的关键是确认正常心室的三个主要组成部分，即流入部、流出部以及心尖小梁部。目前，大部分作者认为自房室瓣口至心尖前为流入道（inlet）即腱索起源处上游的心室部分；心尖部为心室朝向心尖的部分，该部和心室间隔面均有肌小梁结构（trabecular portion）；流出部为自心尖部至两大动脉即半月瓣口的部分（outlet）。无流入道即无房室瓣连接的心腔，称为残余心腔（rudimentary chamber），它可仅有小梁部，称为小梁囊（trabecular pouch）或仅有流出道，称为输出腔（outlet chamber），或两者兼有
  - 解剖左心室的特点：流入口为二尖瓣，附着室间隔的部位离心尖较高，瓣口呈鱼嘴状，两个瓣联合，成对的乳头肌；二尖瓣与主动脉瓣呈纤维连接；心尖部肌小梁结构较细；室间隔面光滑无腱束附着等
  - 解剖右心室的特点：流入口为三尖瓣，附着室间隔的部位离心尖较低；三尖瓣与肺动脉瓣之间为漏斗部肌肉组织；心尖部肌小梁结构粗糙，有调节束；室间隔面有三尖瓣膈叶腱束附着等
  - 区分左、右心室主要形态学标志为心脏小梁部的肌小梁结构
    - 心尖部以及间隔面肌小梁粗厚、交错，间隔面则附有由室上嵴（supraventricular crest）隔、壁束汇合延伸而形成的间隔边缘肌小梁（septomarginal trabecula）及远端的调节束（moderator band），解剖学又称此为隔缘肉柱。此为形态学右心室的特征
    - 形态学左心室肌小梁比较纤细、整齐，室间隔面较为光滑，甚至心肌肥厚时亦如此
    - 此外，右心室通常具有室上嵴圆锥肌，房室瓣和半月瓣无纤维连接；左心室无室上嵴圆锥肌，房室瓣和半月瓣呈纤维连接。但此形态结构不是恒定的，在先心病时常有变异，故仅为参考指征
    - 有时，心室的肌小梁既无右室又无左室的特征，或部分由右室部分由左室小梁构成者，成为未定心室（indeterminate ventricle），罕见，可见于单一的孤立心

室（solitary ventricle）者

- 心室襻（ventricular loop）标志着心室的位置。正常情况下，胚胎初期的原始心管向右扭曲转位形成右襻（dextro-loop，D-loop）；异常时向左扭曲形成左襻（levo-loop，L-loop）。右襻又称右位球室襻，即正常原始心管向右弯曲时，使解剖右心室位于左心室的右侧。左襻又称左位球室襻，即原始心管扭转时向左弯曲，使右心室位于左心室的左侧。Van Praagh 等在先心病分（节）段分析时采用了这个概念，心室右襻表示形态右心室在形态左心室的右侧，而心室左襻则表示形态左心室居右侧。为了进一步描述心室的形态特征，必须确定心室的内部构造（解剖）（internal organization），即心室的入口－出口轴的特点（the inlet-outlet axis of ventricle）。因此，Van Praagh 等提出了内部构造的右手型和左手型心室的概念（a right-hand pattern of internal organization and a left-hand pattern of internal organization）。心脏正常（即心房正位）时，右手的拇指表示右室的流入道，手掌面对右心室的间隔表面，而手背则面对右心室的游离壁，其他四个手指则代表右室的流出道或漏斗部，也称为右手型心室。而此时左手拇指代表左室流入道，手掌面对室间隔的左室面，其他四个手指表示左室的流出道，也称左手型心室。在心室左襻时，心室关系倒转，左手型心室则代表了形态右心室的内部解剖。在十字交叉心脏（criss-cross heart）时，由于室间隔呈水平位，右手型心室可位于左侧，右心室在上，左心室在下，房室连接一致
- 当两个心室腔有明显大小区别时，需根据其流入道的情况界定是心室或残留心腔。Van Praagh 认为窦部是确定心室腔的重要条件。存在两侧房室瓣时，连接一侧房室口 <50% 的心腔称为残留心腔，>50% 的心腔为心室腔（可能发育不良）。存在共同房室瓣时，连接共同房室瓣时，连接共同房室口 <25% 的心腔为残留心腔。在临床诊断中常依据残留心腔的位置来判断单心室的解剖性质。残留心腔在前上方的，常为左室型单心室；残留心腔在后下方的，常为右室型单心室。与大动脉连接的残留心腔也称为流出道腔，均位于前上方，其小梁结构多为右室类型。如果未见任何室间隔，即无残留心腔者为未定型单心室

- 大动脉形态学：大动脉与心房和心室不同，很少出现鉴别上的困难。主动脉分别发出冠状动脉和体循环的动脉，而肺动脉干常分为左、右肺动脉，因此区分两大动脉通常并不困难。在部分畸形的心脏，共同动脉干发出冠状动脉、肺动脉和体循环的动脉。上述三支动脉均起自心底部的时候很少
- 漏斗部解剖
  - 漏斗部是位于肺动脉瓣和三尖瓣口之间的上窄下宽的圆锥状区域，由胚胎的圆锥部发育而来，其下缘为粗大的肌性隆起，称为室上嵴，由漏斗间隔、心室漏斗和隔缘肉柱组成，室上嵴的左侧支为隔束，右侧支为壁束，延伸到前壁。两束间，沿室间隔前侧延伸到前乳头肌基部的腱束为调节束，其间有右束支的主干走行
  - 在正常心脏，室上嵴有两个功能
    - 把三尖瓣与肺动脉瓣隔开
    - 分隔两个心室的流出道
  - 心室漏斗部不仅与连接动脉性质有关，漏斗部（圆锥）的形态特点影响大动脉的位置关系及动脉瓣与房室瓣的连接。漏斗部的形态有以下四种类型：
    - 肺动脉瓣下漏斗部
    - 主动脉瓣下漏斗部
    - 双侧存在漏斗部
    - 双侧缺乏漏斗部

正常心脏肺动脉下存在漏斗部，三尖瓣与肺动脉瓣之间为漏斗部肌肉。主动脉瓣与二尖瓣之间无漏斗部肌肉，呈纤维连接。完全性大动脉转位者为主动脉下漏斗部。右心室双出口常伴有双侧漏斗部，主动脉瓣、肺动脉瓣与房室瓣之间均有漏斗部。左心室双出口常为双侧缺乏漏斗部。漏斗间隔向前或向后移位均可导致一侧心室流出道的狭窄

  - 心脏漏斗部分决定着大动脉相互间前后排列（disposition）关系，因此漏斗部的发育与否又决定着半月瓣和房室瓣之间存在连接还是不连接。Anderson 等主张当心脏出现复杂解剖畸形时，应仔细观察室上嵴的

形态组成：

- 心室－漏斗褶（ventriculo-infundibular fold）
- 漏斗隔（infundibular septum）
- 间隔边缘小梁。心室－漏斗褶源自心脏管内部弯曲，因此，这个结构将半月瓣和房室瓣分开。漏斗隔是分隔动脉出口的肌性结构。正是漏斗隔的前后偏斜（deviation）才导致法洛四联症的形成；在房室和心室动脉连接一致的患者，也正是它后部排列紊乱（malalignment）或移位，才产生了一种特殊主动脉下的肌性狭窄伴排列紊乱（malalign）漏斗隔下的室间隔缺损；以及在房室连接一致而心室动脉连接不一致的患者，漏斗隔的后部移位产生肺动脉下狭窄，而前部移位导致主动脉下狭窄。间隔边缘小梁是右心室隔面固有的组成部分，不能与形态右心室分离

【心脏节段间的识别】

- 房室连接：Anderson 等主张区分房室连接的类型（type）和方式（mode）。他们认为房室连接的类型（type of atrioventricular connection）仅表示心房是如何与心室连接的，即包括一致（concordant）、不一致（discordant）以及不定型的房室连接；房室连接的方式（mode of atrioventricular connection）是专门关注房室结合部瓣叶的形态
  - 房室连接类型
    - 两个心室心脏时的房室连接类型：当心脏含有两个心室时，房室连接存在三种类型：
      - 一致性房室连接是指形态右心房与形态右心室相连，形态左心房与左心室相连
      - 不一致性房室连接是指形态右心房通过二尖瓣与形态左心室相连，形态左心房通过三尖瓣与形态右心室相连
      - 不定型的房室连接是指心房不是单侧性的，因此，房室连接定义为不定型的。在多数双心室房室连接的心脏，尽管连接类型不同，但是，血流均是通过房室瓣从心房进入心室。房室连接扭转（twisted atriventricular connection）是所谓上下心室（superoinferior ventricle）和十字交叉心脏（criss-cross heart）的标志
    - 非两个心室心脏时的房室连接类型：Van Praagh 等将仅有一个心室腔的心脏定义为单心室（single ventricle），而 Anderson 等则将其确定为单室心房室连接（univentricular atrioventricular connenction）。此时，一侧房室连接缺如或两心房与一个心室相连。他主张采用双入口心室的名称。因为这时的单室房室连接的心脏可能存在双入口连接；右或左侧房室连接缺如（absent atriventricular connection）的情况。接受房室连接心室的形态可能是左心室占优势型；形态右心室占优势型或者孤立心室（solitary ventricle），通常心室形态不能确定
  - 房室连接的方式：指连接房室的瓣膜的不同形态，可存以下方式：
    - 有孔与无孔房室瓣
    - 共同房室环
    - 无保护的房室瓣口（ungarded atrioventricular orifice）
    - 房室瓣跨越（straddling）和（或）骑跨（overriding）。房室瓣跨越是指腱索跨居室间隔的两侧，1979 年 Tabry 将房室瓣跨越分为三型：
      - A 型：部分腱索连于对侧心室但靠近室间隔缺损
      - B 型：腱索连于对侧心室远离室间隔缺损但仍在室间隔上
      - C 型：腱索完全发自对侧心室游离壁。骑跨是指房室瓣环与间隔结构两侧的心室相连。跨越的程度可从轻到非常严重，鉴别跨越存在与否及其严重程度对外科的正确矫治产生重要影响
- 心室大动脉连接
  - 心室动脉连接类型（type of ventriculoarterial connection）心室大动脉连接包括四种类型：
    - 正常或一致性的心室动脉连接（concordant）：主动脉与左心室连接，肺动脉与右心室连接
    - 不一致性的心室动脉连接（discordant）：主动脉与右心室连接，肺动脉与左心室连接
    - 双出口心室动脉连接（double outlet）：主

动脉、肺动脉均与同一心室腔连接，心室腔为右心室或左心室，或是不定型单心室或残留心腔。主动脉与肺动脉可完全起始于同一心室腔，或其中 1 支动脉超过 50% 口径及另 1 支动脉完全起始于同一心腔

- 单出口心室动脉连接（single outlet）：可为共同动脉干，或一侧心室大动脉连接缺如（主动脉或肺动脉闭锁）。单一的动脉可完全起始于右心室或左心室或不定型心室腔。更多见的是骑跨在室间隔之上

○ 心室动脉连接方式（mode of ventriculoarterial connection）：指连接心室动脉间瓣膜的不同形态，可分为

- 半月瓣开通
- 半月瓣未开通
- 动脉干圆锥形态（infundibular morphology），指肺和主动脉干下有无漏斗部圆锥肌，可分为以下类型：
  - 肺动脉瓣下圆锥肌
  - 主动脉瓣下圆锥肌
  - 双圆锥肌，即主和肺动脉瓣下均有圆锥肌
  - 圆锥肌缺如（或甚少）

○ 大动脉的排列关系：指升主动脉和肺动脉干的相对位置关系。正常位，升主动脉位于肺动脉干的右后面，而肺动脉干在其左前方（situs solitus，S），两者均以半月瓣水平为准。主－肺动脉偏离正常的相对位置关系者，均称为大动脉异位（malposition of great arteries）。如主－肺动脉呈右前/左后位置关系，通常称为右位型异位（D-malposition），也称为反位（situs inversus I）；如主－肺动脉呈左前/右后位置关系则称为左位型异位（L-malposition）。此外，尚可有两者呈前后、左右并列关系等，不论右位或左位主动脉弓，弓的位置均在左、右肺动脉之上。通常房室连接一致，心室大动脉连接不一致（完全性大动脉转位）时，主动脉瓣口在肺动脉瓣口的右前方；房室连接和心室大动脉连接均不一致（矫正性大动脉转位）时，主动脉瓣口在肺动脉瓣口左前方，但是例外的情况并不少见

五、心脏位置

心脏在胸腔中的位置与心脏发育有关，但不能根据心脏位置推测心脏各段的关系。特别是在异常情况下，需要描述心脏位置和心尖指向

- 心脏的主要部分在左侧胸腔，心尖指向左侧称为左位心（levocardia），通常心房位置正常，房室连接一致（右襻心室）的心脏呈左位心
- 心房反位，房室连接一致（左襻心室）的心脏则其主要部分位于右侧心腔，心尖指向右侧，称为右位心（dextrocardia）。但是，右位心也可见于心房位置正常或心房对称位者
- 心房位置正常而呈右位心的也称孤立性右位心，心房反位而呈左位心的也称为孤立性左位心。当右侧肺发育不良或左侧气胸时也可使心脏移至右侧胸腔，但心尖仍指向左侧。因此，右位心并不等于心房反位。右位心伴左手型心室（左襻心室）远较右手型心室（右襻心室）常见，而心室大动脉连接关系中以大动脉转位（完全性或矫正性）最常见，其次为心室大动脉连接一致，右室双出口
- 心脏位于胸腔中部，心尖指向中线时称为中位心（mesocardia），可见于心房正位，反位或对称位。很多复杂型先天性心脏病可呈中位心

六、合并心脏血管畸形

- 在绝大部分病例中，因为心脏、心房位置正常，房室连接及心室大动脉连接正常，“合并心脏血管畸形”为其主要的诊断部分
- 在分段诊断过程中同时详细检查腔静脉、肺静脉、心房间隔、心室间隔、瓣膜活动、冠状动脉以及主动脉弓等。内脏心房位置异常时大多合并多种心血管畸形
- 右房对称位几乎全部合并心血管畸形，而且多为复杂畸形，绝大部分（93%）伴完全性房室隔缺损。其他常合并常见的单心室、大血管异位及肺动脉狭窄；或右室双出口及肺动脉狭窄。左房对称位可合并法络四联症、右室双出口、室间隔缺损、部分性房室隔缺损等，但不如右房对称位合并的畸形复杂、严重，仅部分病例（43%）伴肺动脉狭窄。有 5% ~ 10% 的左房对称位不伴其他心血管畸形。腔静脉和肺

静脉畸形常见于右房对称位及左房对称位

七、先心病分段诊断方法及命名的比较

- Van Praagh 等将心房、心室以及大动脉（瓣膜水平）位置三段分别以字母表示，例如正常心脏为（SDS），即心房位置正常（S），右襻心室（D）和大动脉位置正常（S），主动脉位于肺动脉右后方；镜像反位时则为（ILI）即心房反位（I），左襻心室（L）以及大动脉反位（I），主动脉位于肺动脉左后方，以上各段连接均正常。其次是说明不正常的心室大动脉对合类型，如完全性大动脉转位（TGA）、右室双出口（DORV）或左室双出口（DOLV）。大动脉转位中，若心房位置正常，右襻心室，主动脉位于肺动脉右前方并与右心室连接的大动脉，为 TGA（SDD）；心房反位，左襻心室，主动脉位于肺动脉左前方与右心室连接的大动脉转位，为 TGA（ILL）；心房位置正常，左襻心室，主动脉位于肺动脉左前方与左心室连接的为 TGA（SLL），也称矫正性大动脉转位；心房正位，右襻心室，主动脉、肺动脉均起自右心室，主动脉位于肺动脉右侧的 DORV（SDD）
- 经过多年的讨论及应用，在 Van Praagh 与 Anderson 等分段诊断方法及命名之间已不存在原则分歧。分段诊断概念对推动和提高先心病诊断和治疗水平发挥了非常重要的作用。分段诊断方法不仅对复杂性先心病的诊断是必要的，也应该作为所有先心病诊断的基础

八、先心病术后评价

矫正或姑息性手术的成功开展，使先心病患者生存率明显提高，进而使得接受过手术治疗的人数随之增加。术后患者心脏大血管形态、结构以及功能的异常直接影响手术的长期效果。大量长期随访，及时发现和正确处理术后心脏、大血管的异常改变，对维持生命，保证患者的生活质量，提高手术远期疗效，无疑具有重要意义。据统计，全世界每年先心病的发生率占存活婴儿的 5‰ ~ 12‰，总计 150 万。大多数患者需要矫正或姑息性的手术处理。美国每年至少实施先心病开心手术（open-heart operation）20000 例。决定先心病矫正或姑息性手术长期疗效的因素包括残余畸形（residua）（术前存在、手术未予处理的畸形，）、后遗症（sequelae）（不期望但可以预见的处理结果）以及外科处理后的并发症。及时发现这些形态和功能异常必然需要准确，特别是非创伤性的成像方法

【影像评价方法】

- 经胸超声心动图：是最常用的非创伤性成像技术，这是因为其具有安全、患者舒适、便携等特点。因而超声心动图是评价先心病和胸部血管异常的首选方式。但是，先心病患儿外科手术处理后，常常出现皮肤瘢痕和胸部畸形，骨骼和肺组织干扰声窗，使得该技术应用受限。心脏超声还可提供心内解剖异常和生理等方面的信息
- 心导管和 X 线心血管造影：可以提供更准确的解剖和其他方面的信息，但其有创伤性以及碘过敏缺点，临床上仅用于诊断的检查逐渐减少
- 磁共振成像（MRI）：因其固有的特点，使得其在检查心血管系统异常时更具有优势。MRI 检查胸部和心血管系统基本无多少禁忌证。对于胸部无限制性入路，可以采用不同成像技术详细显示和准确测量心血管系统的解剖异常和功能的变化，尤其更适用于先心病患者手术后的随访。自旋回波 MRI 可用于检测心血管系统的解剖异常；梯度回波 MRI 适合评价心脏功能改变，可以精确地测量心室舒张末容积、收缩末容积以及心肌质量；相位对比 MRI 可测量血流速度，评价最高流速和容积血流。钆（Gd，gadolinium）对比增强 MRA 常用来评价形态异常。钆缩短了血液 T1 弛豫时间，导致血液信号强度增高，并且在一次屏气就能获得整个胸主动脉快速的三维采集。一般讲，在矫正或姑息性手术后，常常采用 MRI 技术进行随访的先心病有主动脉缩窄，法洛四联症，大动脉转位以及仅具有一个功能心室为特点的几组心脏畸形。另外，MRI 还可用于评价为改善伴肺血流灌注差先天性心脏畸形所实施的各种心外分流

【先天性心脏病外科手术治疗】

- 外科手术可分为以下两种：
  - 矫正性修复（definitive or corrected repair）：

恢复心脏四个腔和四个瓣膜的正常结构和血流类型（如心脏闭式和直视手术）

- 姑息性操作（palliative procedures）：不恢复正常的血流类型，但是缓解和改善发绀或者充血性心力衰竭（congestive heart failure）的症状（如包括以下介绍的减状手术）

- 体－肺动脉分流术（shunts）包括以下 3 种：
  - Blalock-Taussig（BT）分流术：1945 年，Blalock 和 Taussig 对发绀属先天性心脏病和肺血流减少的患者，为了增加肺循环血流量，改善周身血氧饱和度，在体循环和肺循环之间建立分流。方法是将锁骨下动脉的血液直接引入同侧的肺动脉。传统的 BT 吻合是采用自身锁骨下动脉，而改良者则用人工管道（通常采用膨体聚四氟乙烯人工血管即 Gore-Tex）连接于锁骨下动脉与肺动脉之间。在术后随访时，采用成像技术检查整个管道的通畅情况。当用 MRI 技术评价时，常常进行轴位和冠状位多层扫描。肺动脉通畅时，这些吻合呈现流空（flow void）现象。在连续的 MRI 图像上能较好的显示血管狭窄
  - 中央分流（central shunts）：采用人工血管或直接吻合，在主动脉与肺动脉之间建立连接。可分为 Waterston 分流，即在升主动脉与肺动脉之间建立连接；Potts-Smith-Gibson 分流，即在降主动脉与肺动脉之间建立连接。由于肺血流量大容易导致充血性心力衰竭，造成不可逆的肺血管改变；外科关闭技术难度大以及容易造成血管扭曲等原因，目前这种手术基本被淘汰。MRI 的视野（FOV）宽，可清晰显示纵隔血管，适合评价所有年龄组患者所有类型体－肺动脉的分流。有报道 MRI 比心血管造影能更好地显示管道是否通畅，肺动脉有无扭曲以及分流有无狭窄等的改变。在横轴位图像上能清晰显示中央 Waterston 和 Potts 分流。连续的图像容易显示管道的长度和狭窄部位
  - Glenn 分流术：传统的 Glenn 分流术是将上腔静脉与右肺动脉连接伴肺动脉断开，而双向 Glenn 分流则没有肺动脉的断开。这种分流常用于 Fontan 手术的开始阶段（Fontan 手术是指右房－肺动脉的吻合）。该手术的并发症是手术晚期分流失败，导致体循环静脉压升高，出现周围性水肿（peripheral edema）、上腔静脉综合征以及其他问题。MRI 可在多层横轴位图像上或者在通过上腔静脉的单一冠状位图像上显示 Glenn 分流
  - 肺动脉束带术（pulmonary artery bands）：是 Muller 和 Dammann 于 1952 年提出的，对伴有大量左向右分流又有充血性心力衰竭幼儿患者作为一种减状手术，如大的室间隔缺损或单心室。其目的是减少肺血流，防止心力衰竭和肺动脉高压。该手术可导致严重的并发症如束带移位，出现中央肺动脉扭曲。联合横轴位、矢状位以及斜位 MRI 图像，能够了解束带部位和任何继发的肺动脉结构改变。MRI 图像还可显示束带产生的狭窄程度

（孙立军　徐　健）

重点推荐文献

[1] 李坤成. 心血管磁共振成像诊断学. 北京: 人民卫生出版社, 1997: 132-135.

[2] 刘玉清, 刘汉英. 心脏异位和心脏节段分析. 见: 刘玉清主编. 心血管病影像诊断学. 合肥: 安徽科学技术出版社, 2000: 324-340.

[3] 陈树宝. 先天性心脏病分段诊断. 见: 陈树宝主编. 先天性心脏病影像诊断学. 北京: 人民卫生出版社, 2004: 22-31.

[4] 陈灏珠. 先天性心脏病. 见: 陈灏珠主编. 实用内科学. 11 版. 北京: 人民卫生出版社, 2004: 1395-1398.

[5] 王健本. 心脏大血管的胚胎发育. 见: 毛焕元, 曹林生主编. 心脏病学. 2版. 北京: 人民卫生出版社, 2001: 853-857.

第 2 节 大静脉系统畸形

组织学上将血管直径大于 10mm 的静脉称为大静脉，这其中包括体静脉（上腔静脉、下腔静脉、无名静脉、颈静脉）和肺静脉等。管壁内膜较薄，中膜很不发达，为几层排列疏松的环行的平滑肌，甚至没有平滑肌。外膜则较厚，结缔组织内常有较多的纵行平滑肌束。在致病条件的作用下，大静脉可发生先天性异常。这种异常可单独发生，也可与其他先天性心脏病同时合并发生，这给临床诊断与恰当治疗带来重要影响，因此有必要单独介绍大静脉系统畸形（abnormalities of great venous system）

一、腔静脉系统畸形

【概述】

- 腔静脉系统畸形较为少见。根据 Abbott 统计，腔静脉异常或畸形占先天性心脏病的 9.4%。随着心导管和心血管造影检查，以及心血管手术的广泛开展，腔静脉畸形的报道亦逐渐增多
- 这些畸形包括上、下腔静脉的位置、形态、起源和入口等异常
- 腔静脉畸形可分为：
  - 右上腔静脉连接异常，包括：右上腔静脉近端部分缺如，常伴有左上腔静脉；右上腔静脉远端部分缺如，常伴有左上腔静脉；右上腔静脉完全缺如，伴有左上腔静脉；右上腔静脉回流至左心房；右上腔静脉或头静脉囊性扩张（憩室）伴或不伴远端梗阻；右上腔静脉异常低位汇入右心房
  - 永存左上腔静脉，包括：永存左上腔静脉回流至冠状静脉窦（coronary sinus）；永存左上腔静脉回流至冠状静脉窦，冠状静脉窦与左心房之间的间隔缺损；永存左上腔静脉回流至左心房顶部；永存左上腔静脉回流至左肺静脉。永存左上腔静脉汇入冠状静脉窦常见，占 90% 以上
  - 右下腔静脉的连接异常，包括：下腔静脉高位连接心房；右下腔静脉近端缺如，经奇静脉回流至右上腔静脉至右房；右下腔静脉远端缺如，经半奇静脉回流至左上腔静脉后至左房；右下腔静脉缺如，而由奇静脉回流至右上腔静脉；右下腔静脉回流至左心房；右下腔静脉与右心房连接处狭窄；下腔静脉回流至冠状窦。最常见的异常是下腔静脉肝下断缺失而由奇静脉延续至上腔静脉
  - 永存左下腔静脉
  - 全部体静脉连接异常

（一）上腔静脉畸形（anomalies of superior vena cava）

【概述】

- 常见的畸形是双上腔静脉，即左、右上腔静脉同时存在

【病因、病理与病理生理】

胚胎学

- 胚胎发育过程的后阶段，静脉窦与右心房相互融合，左、右两前主静脉之间的吻合交通支，逐渐发育为左无名静脉（left innominate vein）；而原来在无名静脉和左 Cuvier 管之间的左前主静脉，则逐渐闭塞
- 静脉窦的左角以后发育成为冠状静脉窦。右前主静脉与 Cuvier 管发育成为正常的上腔静脉
- 多数学者认为，当左、右前主静脉之间的吻合支发育障碍时，促使左 Cuvier 发育成为左上腔静脉。少数学者认为，左上矢状窦使左侧血流增加，或异位肺静脉的存在并引流入左上腔静脉而导致后者永恒存在
- 此外，亦有被理解为左前主静脉在头臂静脉（brachiocephalic vein）起源处以下未能闭塞，左颈静脉和左锁骨下静脉联合后，就有一支左上腔静脉存在，并沿脊柱左侧垂直进入胸腔内

流行病学

- 根据报道，在正常人中每 200 人可有 1 例双上腔静脉
- Sander 指出，每 350 例尸检中就发现 1 例，但 Papez 在 635 例尸检中，仅发现 1 例
- 在先天性心血管畸形的病例中，双上腔静脉高达 3% ~ 5%

分类和诊断

- Keith 等根据左上腔静脉流入心腔的不同部位，分为三种类型
  - 流入冠状静脉窦（图 5-2-1A）：最常见的一种，畸形本身并不引起任何功能障碍

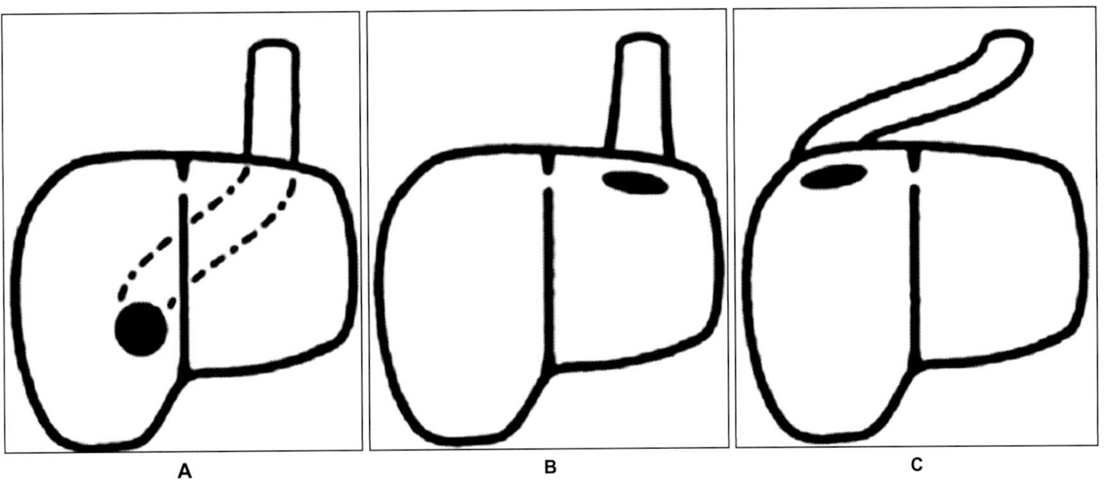

图 5-2-1 **上腔静脉畸形**
A. 左上腔静脉流入冠状静脉窦；B. 左上腔静脉流入左心房；C. 左上腔静脉流入右心房

- Winter 统计 174 例中，有 60% 属于此类，40% 的病例中左、右上腔静脉之间有交通支存在
- 左上腔静脉流入冠状静脉窦如系单独存在，而不伴有其他心血管畸形时，则无血流动力学的改变，不会增加心脏的负担。临床无症状。Keith、Colman 都指出，左颈静脉的搏动，常能提示左上腔静脉的存在
- 约 50% 的患者，在后前位胸片中，可见到主动脉弓上左缘至左锁骨中 1/3 处，有新月状血管影，纵隔左上部呈 V 字形增宽
- 在采用左肘静脉作右心导管检查时，大多数导管经左上腔静脉进入冠状静脉窦或左心房。必要时，于导管内注入少量造影剂，明确诊断。当导管先端在左上腔静脉的上端或与左锁骨下静脉连接处受阻时，造影不仅能明确诊断，而且能了解进入心脏的部位和左、右上腔静脉之间的交通情况，这对手术方法有指导意义

○ 流入左心房（图 5-2-1B）：这种类型少见，常合并复杂的先天性血管畸形
- 郑道声报道的 24 例中，有 6 例（25%）属于此类
- 临床上常见到中度发绀和杵状指（趾）
- 一般合并较复杂的先天性畸形包括：房间隔缺损合并肺静脉异常回流、法洛四联症、永存动脉干等
- 如确系单独存在而无其他畸形，左、右上腔静脉之间有足够的交通支

○ 流入右心房（图 5-2-1C）：部分或全部肺静脉血，经左侧上腔静脉、左无名静脉回流入右上腔静脉，更为少见。左上腔静脉也可与冠状静脉窦闭锁同时存在。故此畸形中动、静脉血混合后进入右上腔静脉进入右心房

【临床意义】

- 两侧上腔静脉的存在，在心血管畸形手术中具有重要意义
  - ○ 采用上腔静脉—右肺动脉吻合术，以治疗法洛四联症或其他发绀型先天性心脏病时，要了解双侧上腔静脉是否存在，以免影响疗效
  - ○ 在低温麻醉或体外循环下进行心内直视手术时，亦要明确两侧上腔静脉是否存在，免得左上腔静脉未被阻断而切开心脏，静脉血经左上腔静脉入口大量涌出，影响心内操作，导致严重后果

【影像表现】

X 线平片检查
- 心影常显示正常

心导管检查及经上、下腔静脉造影
- 上腔静脉异常走行和连接

CT 或 MRI 检查（图 5-2-2）
- 上腔静脉异常走行和连接

推荐影像学方法
- CT 和 MRI 是首选无创性检查手段

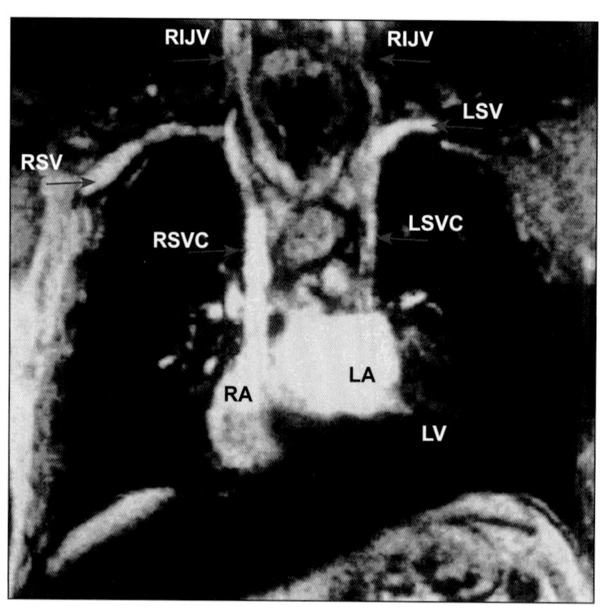

图 5-2-2 **双上腔静脉**
MR 冠状位增强扫描显示双侧上腔静脉

诊断与鉴别诊断精要

- MRI、CT 增强扫描及心导管检查均可明确显示左上腔静脉及相应连接异常

（二）下腔静脉畸形（anomalies of inferior vena cava）

【概述】

- 下腔静脉连接异常包括下腔静脉近心段缺如及下腔静脉异位连接至左房两类。前者约占先天性心脏病的 0.6%，后者则极为少见
- 下腔静脉近心段缺如是由于在胚胎发育过程中，右侧卵黄静脉（vitelline vein）发育为下腔静脉近心段，左、右下主静脉则形成下腔静脉远心段。左上主静脉则形成半奇静脉（hemiazygous vein）。下腔静脉远心段若不能与肝静脉连接则形成下腔静脉近心段缺如，下半身的静脉回血经奇静脉或半奇静脉直接进入右房。最多见的下腔静脉畸形是上段缺如，亦称为下腔静脉－奇静脉异常连接

【主要畸形】

下腔静脉肝段缺如（absence of hepatic segment of the inferior vena cava）（图 5-2-3A）：

- 发生率在 0.6% ～ 2%。1952 年，Stackelberg 在 100 例心血管造影中发现 2 例；Amlerson 等报道，下腔静脉部分缺如占先天性心脏病的 0.6%
- 下腔静脉缺如常见于上段
- 胚胎学
  - 下腔静脉是由三个不同的静脉发展起来的。即由肾静脉段（中段）、肾静脉近侧段（上段或肝段）和肾静脉远侧段（下段）
  - 在胚胎早期，原始左、右后主静脉逐渐退化，只在末端形成左、右髂总经脉；与此同时，左、右后主静脉之间出现两支下主静脉，彼此吻合交通，形成下腔静脉的中段。在其近端，由肝内血管伸向背侧，组成下腔静脉的上段。左下主静脉之后，又出现左、右两支上主静脉，右上主静脉远段扩大形成下腔静脉的下段，而其近段发育成为奇静脉，左上主静脉则成半奇静脉
- 常见的下腔静脉缺如部位是上段，结果使其中段不能直接与右心房相通，而代以扩大的奇静

脉，将下肢血液引流入上腔静脉

- 诊断

主要依靠心导管和心血管造影检查，CT 和 MRI 亦均可做出准确评价

  - 心导管检查时，应用大隐静脉插入，从导管途径可以看出下腔静脉的畸形。下腔静脉上段缺如的病例，心导管不能从下腔静脉直接插入右心房，常是经过扩大的奇静脉，先进入上腔静脉，再折转向下进入右心房
  - 心血管造影更能明确地显示这种畸形。Downing 指出，在下腔静脉上段缺如的病例中，由于扩大的奇静脉进入上腔静脉，故在后前位 X 线片上，能见到纵隔的右上部有一半圆形阴影。这点须与右肺静脉异常回流入上腔静脉相鉴别。Heller 亦指出，侧位胸片显示膈肌上方下腔静脉阴影消失，是下腔静脉上段缺如的另一特征
  - 下腔静脉上段缺如的本身，并不引起任何症状，亦无血流动力学的改变，不须手术治疗。但是这种畸形常伴有其他先天性心脏病。如需手术，术前必须明确诊断

下腔静脉进入左心房（图 5-2-3B）

- 这类畸形的病婴，在出生后即呈现不同程度的发绀，X 线检查有左心室增大
- 诊断需经心导管检查和心血管造影方能确定，并能显示其他合并畸形
- 常见的合并畸形有左上腔静脉、左奇静脉连接左上腔静脉、合并共同心房等

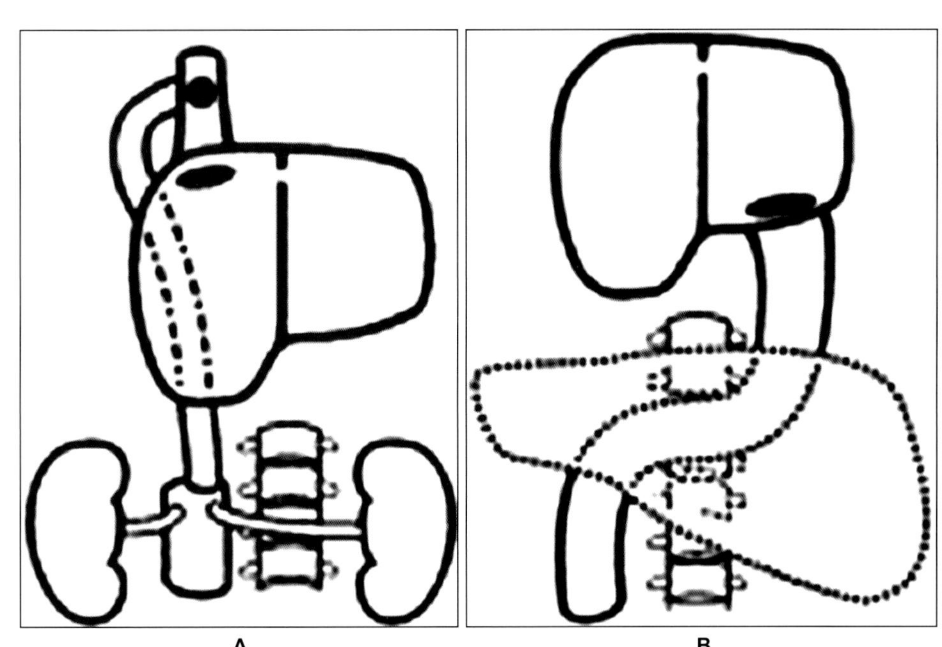

图 5-2-3　**下腔静脉畸形**

A. 下腔静脉肝段缺如，下腔静脉下段通过奇静脉、上腔静脉汇入右心房；B. 下腔静脉进入左心房

诊断与鉴别诊断精要

- 心导管检查及断层成像手段均可清晰显示下腔静脉畸形及异常连接

（三）全部体静脉连接异常（total anomalous systemic venous connection）

【概述】

- 全部体静脉连接异常是指上、下腔静脉，冠状静脉窦和肺静脉都流入左心房，只有通过房间隔缺损或室间隔缺损的血进入右心房或右心室，结果必然是左心肥大，而右心萎缩
- 此种畸形极为罕见，Mayo Clinic 在 1955—1974 年间先心病心内直视手术中仅发现 3 例全部体静脉连接异常。1965 年 Miller 首先成功地施行了手术治疗

【病因、病理及病理生理】

发病机制及分类

- 在心脏胚胎发育过程中，由于残余静脉窦瓣即 Eustachian 瓣、Thebesion 瓣及终嵴的病理性增长，将上、下腔静脉及冠状静脉窦开口隔入左房。通常可分为两型：
  - Ⅰ型右上腔静脉异位连接至冠状静脉窦，而冠状静脉窦开口于左房，左上腔静脉与左房顶部异位连接。卜腔静脉近心段缺如，下半身静脉回心血液经奇静脉或半奇静脉回流到左上腔静脉，左、右肝静脉直接开口于左房
  - Ⅱ型者正常位置的右上腔静脉缺如，左上腔静脉开口于左房顶部，下腔静脉在左房后壁近房间沟处进入左房，冠状静脉窦开口于左房
- 本病常合并房间隔缺损，并可伴有共同心房、法洛四联症、部分肺静脉异位连接及房室管畸形等心内畸形

【临床表现】

表现

- 由于体静脉全部异位连接，右心房不直接接受体静脉回血，所以右心房及右心室较小，甚至可导致右心室发育不良
- 由于合并房间隔缺损，使进入左房未氧合的体静脉血经缺损进入右房及肺循环，再次氧合，病儿得以生存
- 因体静脉血回流入左房，产生大量右向左分流，临床上出现发绀、杵状指、趾

治疗

- 治疗原则是修补心内畸形的同时，尽可能使腔静脉转入右心和体静脉系统内

【影像表现】

X 线平片表现

- 心影可稍扩大，使心胸比例轻度增大。左心耳影可凸出
- 肺纹理正常

心导管和心血管造影表现

- 心导管径路，有助于确定诊断。经上肢静脉行心导管检查，导管不能进入右房。经下肢静脉行心导管检查，导管可经半奇静脉和左上腔静脉进入左房
- 心房水平呈双向分流，左房、左室血氧饱和度低
- 心血管造影可确定诊断

CT 和 MRI 表现

- 腔静脉异常连接左心房
- 左心扩大，右心缩小及间隔缺损

推荐影像学方法

- CT 和 MRI 均可作为首选无创检查手段
- 心导管检查有助于手术方案的制订

（孙立军 徐 健）

诊断与鉴别诊断精要

- 心导管检查可明确体静脉畸形及异常连接
- MRI 及 CT 增强扫描亦可显示

重点推荐文献

[1] 李坤成. 心血管磁共振成像诊断学. 北京: 人民卫生出版社, 1997: 132-135.
[2] 刘玉清. 心血管病影像诊断学. 合肥: 安徽科学技术出版社, 2000: 324-340.
[3] 冯卓荣. 心脏心管外科学. 第2版. 北京: 人民卫生出版社, 2002: 13-30.
[4] 朱晓东主译. 先天性心脏病外科学. 2版, 北京: 人民卫生出版社, 1996: 600-609.
[5] 孙立军, 江菊芬, 郑敏文. 复杂先心病EBT与心脏超声和心血管数字造影的对比研究. 实用放射学杂志, 2004, 20: 25-27.

二、肺静脉畸形引流

【概念与概述】

- 肺静脉畸形引流（anomalous pulmonary venous connection，APVC）是指单支、多支或全部肺静脉未引流入解剖学左心房，而是直接引流入腔静脉－右心房系统的先天性畸形
- 根据异位引流肺静脉支数的不同，APVC 可分为部分性肺静脉畸形引流（partial anomalous pulmonary venous connection，PAPVC）和完全性肺静脉畸形引流（total anomalous pulmonary venous connection，TAPVC）
- 依据异位引流部位的不同，可进一步分成心上型（引流入垂直静脉、无名静脉及上腔静脉）、心内型（直接引流至右心房或冠状静脉窦）、心下型（引流入下腔静脉、门静脉或肝静脉）及混合型（以上两种或两种以上引流畸形的组合）
- APVC 既可为单发畸形，也可合并其他心血管畸形。最常见的合并畸形为房间隔缺损、单心室等

【病理与病理生理】

发病机制

- 肺静脉的胚胎起源有二：一是来自原始左房背侧的共同肺静脉（common pulmonary vein，CPV）；二是来自肺芽的内脏静脉丛，它是形成肺内静脉的原基，以后逐渐汇合成四支肺静脉与上述共同肺静脉相连
- 正常发育过程中共同肺静脉扩张融入原始左房，构成左房体部，于是四支肺静脉随内脏静脉丛的逐级汇合回流入左心房。一旦 CPV 发育障碍未能与远端的肺静脉支相连接，则内脏静脉丛与体静脉系统的交通永存，即形成不同部位的肺静脉畸形连接

病理与病理生理

- PAPVC 可单独存在，但常常合并二孔型房间隔缺损（ASD）。有单侧单支、双侧单支或单侧双支之分，右肺 PAPVC 远比左肺多见。常见的引流部位有下腔静脉、右上腔静脉、右房和左无名静脉等。其血流动力学及临床表现与心房水平少至中等量左向右分流相似
- TAPVC 根据有无并发畸形可分为单纯型和复杂型，亦可根据有无引流静脉狭窄分为梗阻与非梗阻型。但多数学者将 TAPVC 分成四型，按其引流部位又分为若干亚型
- 因两肺静脉的动脉血（氧合血）全部引流至体静脉及右心房，为一严重的左向右分流。绝大多数病例体静脉的混合血必需借助于 ASD 或未闭卵圆孔到达左心以维持循环，罕见情况下通过室间隔缺损或动脉导管未闭赖以生存，故同时又有右向左分流。因大量左向右分流，右侧心腔和肺动脉血流量增加，右房的混合血又直接分流至左侧心腔，体静脉血氧含量降低。一般左心排血量较低，主要取决于左、右房间的压差及右向左分流量的大小。因肺循环血流量远远超过体循环，故动脉血氧饱和度可无明显降低，甚至在正常范围
- TAPVC 可并发引流静脉的狭窄，使静脉回流受阻，引起不同程度的肺静脉高压。此外，约 1/3 的病例尚合并其他复杂畸形，如单心房、单心室、完全型心内膜垫缺损、法洛四联症、右室双出口或共同动脉干等
- 右心导管检查：若发现导管自上、下腔或左无名静脉、右房直接入肺静脉，上述体静脉血氧含量增高接近肺静脉者，右侧心腔和外周动脉血氧含量接近而不饱和，均为 TAPVC 的重要特征

流行病学

- APVC 发病率并不高，在存活新生儿中约占 5.8 ～ 8.8/10 万，在先心病中占 0.6% ～ 1.0%，其中 PAPVC 较 TAPVC 多见，前者约占 2/3，

后者约占 1/3

【临床表现】

症状和体征

- 临床表现可有心悸、气急、乏力、咳嗽、咯血等
- 临床上无肺静脉狭窄者，其体征及心电图（ECG）与大量分流的 ASD 相似，唯症状较重，胸骨左缘多可闻及轻度收缩期杂音
- 肺静脉回流明显受阻者可出现肺水肿症状

治疗

- 外科手术矫治

【影像学表现】

普通 X 线表现

- PAPVC 的 X 线所见与少至中量左向右分流的 ASD 相似
  - 引流部位的静脉（如上腔静脉）有轻度的扩张，并向肺野膨出
  - 受累的肺静脉可表现为沿上纵隔旁自下而上的条带状（血管）影
  - 右侧肺野见镰刀状或弯月状阴影沿右心缘通向膈下，是为右侧肺静脉或右下肺静脉引流至下腔静脉的特征性表现（图 5-2-4）
    - 常并存右肺或右肺动脉的发育不全，共同构成所谓的镰刀综合征（scinitar syndrome）。表现为右侧胸廓发育小，右肺发育不良、肺血减少，右膈升高及心脏右移
    - 左肺由于左向右分流以及右肺动脉发育不全所致的血流再分配，表现为肺血增多
- TAPVC 随引流部位及有无肺静脉回流受阻而有所不同
  - 心内型：包括引流入冠状静脉窦（coronary sinus，CS）及右心房者。因引流静脉与心影相重，仅表现为二尖瓣型心影，主动脉结缩小，肺动脉段突出，右心房室增大及肺血增多，所见与 ASD 无异，诊断限度较大
  - 心上型：包括引流至右上腔、左无名及奇静脉等。除具备心内型所见外，扩张的垂直静脉（或左上腔静脉）、无名静脉及右上腔静脉使上纵隔阴影增宽，其中以引流入左无名静脉者最典型，增宽的上纵隔影与增大的心影共同构成“雪人”征或“8”字征，具有很高的诊断价值。心上型 TAPVC 的平片征象归纳如下：
    - “雪人”征或“8”字征，约 86% 的心上型 TAPVC 具此征象，此类肺静脉的引流方式为：右上、下肺静脉汇成一共干与左肺静脉（部分或全部）汇集引流入左侧的垂直静脉，再经左无名静脉、右上腔静脉引流入右房（图 5-2-5）
    - “右半雪人征”（right hemi-snowman sign）：少数心上型 TAPVC 先由左上、下肺静脉汇成一 CPV，再汇集引流入右侧的引流静脉或经一短引流静脉直接引流入右上腔静脉而造成右上腔静脉显著扩张，其与心影共同构成所谓的“右半雪人征”
    - “纺锤征”：心上型 TAPVC 在侧位片上增宽的垂直静脉与右上腔静脉于气管前缘重叠投影呈“纺锤”状或“宽带”状阴影，即所谓的“纺锤征”，与紧贴前胸壁的胸腺影不同，也具有一定的特征性。少数情况下垂直静脉影可居气管后方与脊柱相重，甚至呈瘤样扩张，后者易误作后纵隔肿瘤，值得注意
  - 心下型：文献报道该型几乎均有肺静脉回流受阻，后者限制了左向右分流，致胸片肺血不多，心影不大，代之以一系列肺静脉高压征象，如肺淤血、间质肺水肿甚至肺

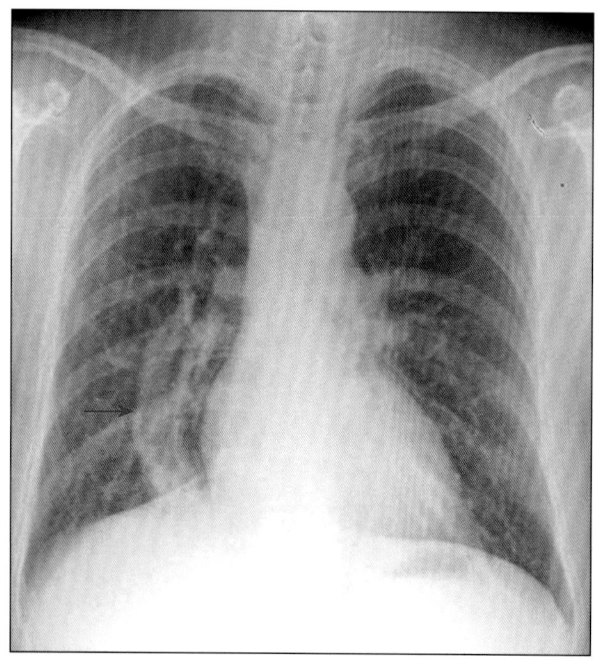

图 5-2-4 **肺静脉畸形**
右下肺野心影右缘的弧形高密度影呈镰刀状，是为右下肺静脉引流至下腔静脉所致。图中箭头所示

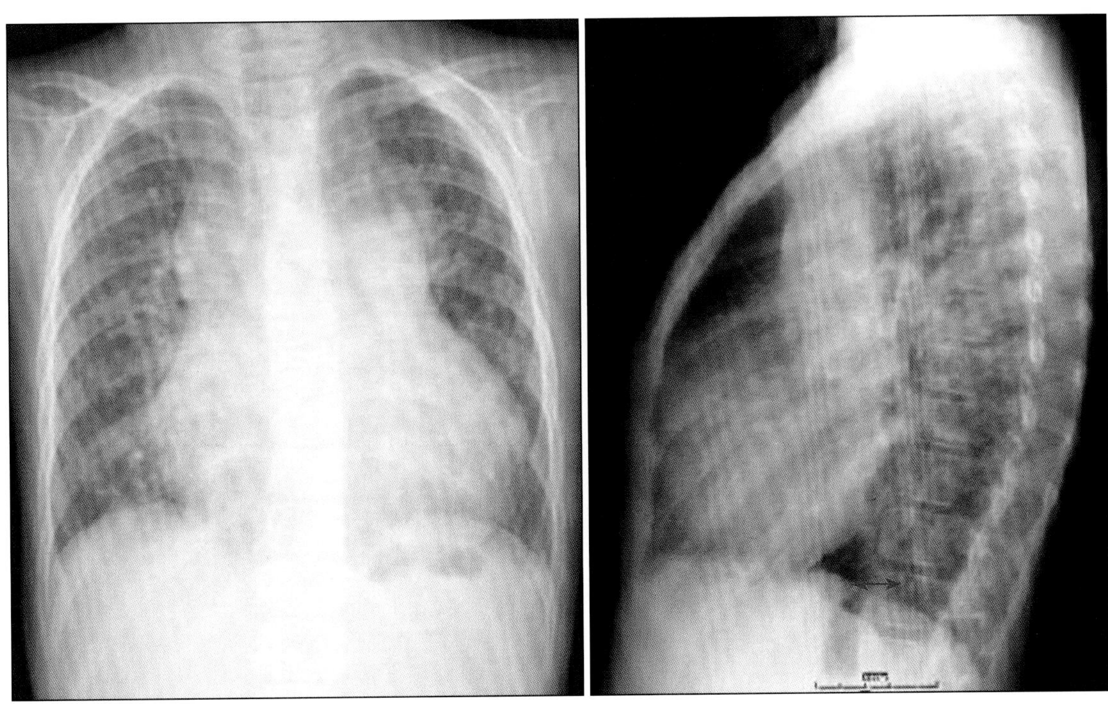

图 5-2-5 **完全性心上型肺静脉异位引流**
正位像见明显增宽的上纵隔影与下方增大心影一起形成“雪人”或“8 字”状影；其侧位片上于气管前缘可见呈纺锤状的高密度影

泡性肺水肿，以及肺膨胀过度等。后者为支气管周围水肿引起支气管不全阻塞，呼吸时形成活瓣作用所致，所见也有一定特征性，但需与先天性二尖瓣、瓣上狭窄或左侧三房心鉴别

- 混合型：多为心内和心上型的组合。根据引流入上腔静脉系统血流的多少，上纵隔阴影可有不同程度的增宽，其基本征象同心内型，轻度者易被忽略。混合型 TAPVC 若有部分或一支静脉与左上腔静脉或左无名静脉连接，根据其引流血管的大小及引流静脉血管在左上纵隔边缘所形成血管影的形状，其与心脏影一起可构成所谓的“左半头雪人征”或“小头雪人征”等；经平片与造影对照分析发现，引流静脉的走行及与上腔静脉连接部位不同是造成平片征象多样性的主要病理基础。以上征象应密切结合临床表现、血氧饱和度情况及其他影像资料综合进行分析则不易误诊

MRI 表现

- 心电门控 SE 序列，横轴位为最常采用的标准体位，可以清楚地看到左、右四支肺静脉与左房的连接关系。如不能显示 4 支肺静脉与左心房相连，此时多在右房后或其上方形成一共同肺静脉，而直接与上腔静脉、冠状静脉窦或右房相连，此为 TAPVC 的确征，同时可见相对应的腔静脉、冠状静脉窦和右房扩张
- 冠状位观察左、右上腔静脉及无名静脉扩张，所见可与 X 线平片和心血管造影所显示的“8”字征影像相似。相对应横轴位或佐以其他体位切面，如发现某一或数支肺静脉与腔静脉或右房直接连通，则可诊断 PAPVC。一般以右上肺静脉支与上腔静脉连通者多见，为右上肺 PAPVC。如右肺下静脉直接进入下腔静脉，冠状位可见前者沿右心缘向下走行（图 5-2-6），平片上状如镰刀，即镰刀综合征，3D MRA 可显示有右肺和右肺动脉发育不全。MRI 尚可检示本病的并发畸形（如 ASD）和继发改变（如右心房室扩大）等
- GRE 快速成像，肺静脉血流呈高信号，随不同心动周期信号强度很少变化，易于同邻近的解剖结构，如支气管和肺动脉（随收缩和舒张期其信号强度有所改变）相区别，从而有利于观察肺静脉与左房正常连接，或与腔静脉 - 右房的异常连接关系，空间分辨率较低为其不足之处

心血管 CT 表现

- MDCT 因其有较高的时间、空间和密度分辨

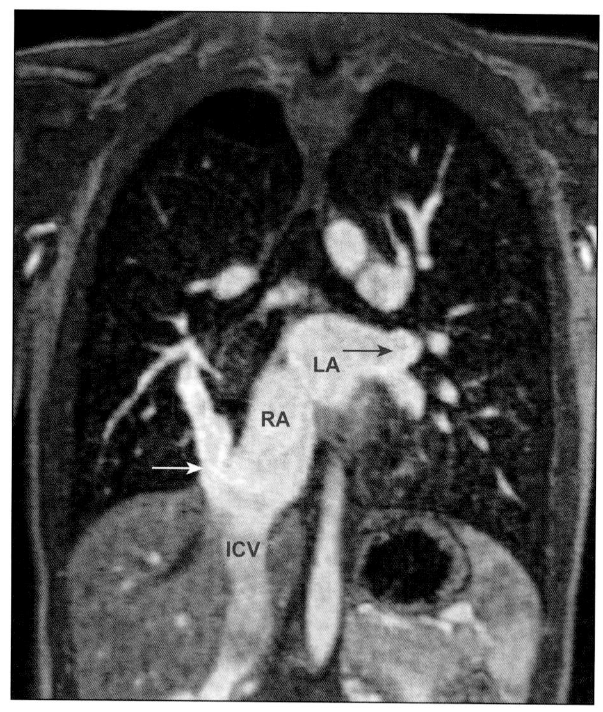

图 5-2-6 **PAPVC 磁共振冠状位成像**
可以显示右下肺静脉回流至下腔静脉，图中白箭头所示，并可显示正常回流的左肺静脉，图中红箭头所示

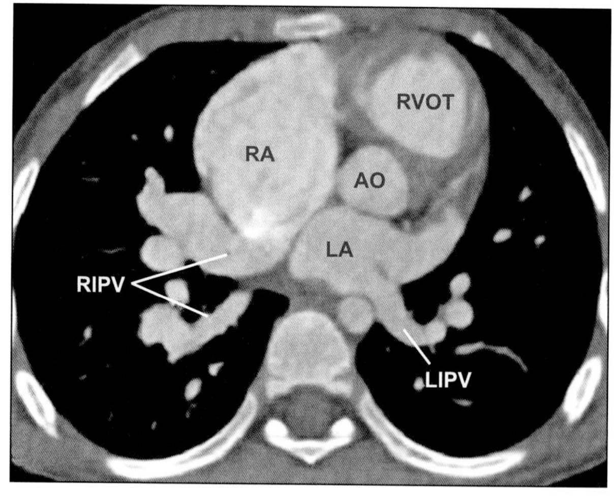

图 5-2-7 **PAPVC 增强 CT**
横断面扫描示右下肺静脉（RIPV）引流入右心房（RA），左下肺静脉（LIPV）引流入左心房（LA），A0 为升主动脉，RVOT 代表右室流出道

率，扫描范围大，影像无重叠，且方便、安全、快捷，结合三维重建，在 APVC 的诊断上具有明显的优势，对病儿尤为适用

- APVC 作为独立畸形，MDCT 是一种可靠、无创的独立检查方法；对于合并 APVC 的复杂心血管畸形，MDCT 是心血管造影的重要补充诊断方法，在 PAPVC 的诊断中甚至优于后者
- MDCT 增强扫描能显示肺静脉的所有信息，CT 血管造影在一次注射造影剂之后，即可显示上至肺尖，下至膈下层面范围内所有的心血管结构，在观察心血管异常的同时，可对肺静脉的走行及汇入部位逐支追查，可显示体、肺静脉的解剖位置以及左、右肺静脉与左房的连接关系，且不受心影及肺野、胸骨的影响，还可了解有无肝、脾等内脏器官位置的变化
- 原始轴面图是心血管 CT 检查发现肺静脉畸形引流的基础，逐层观察分析各个层面肺静脉的形态与连接关系，一般均可对其作出诊断（图 5-2-7，图 5-2-8A）
- 多层图像重组（图 5-2-8B、图 5-2-9）及三维重建图（图 5-2-10）可直观显示肺静脉的分

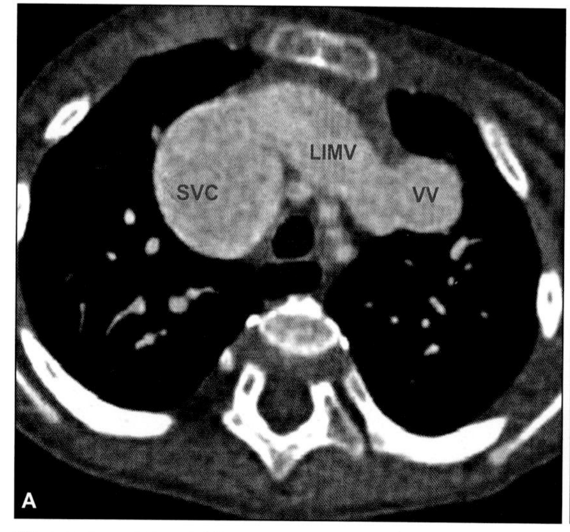

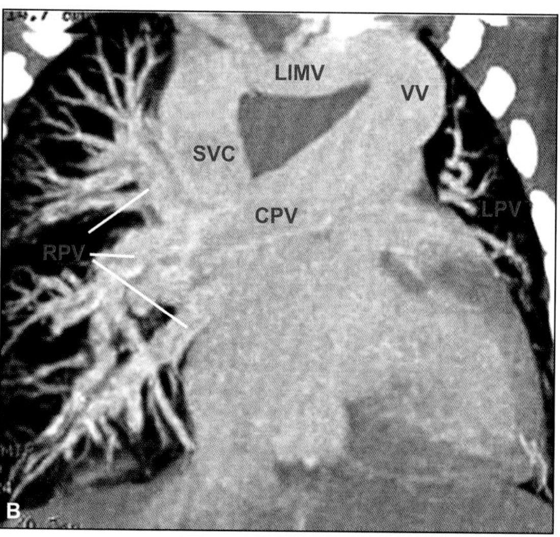

图 5-2-8 **TAPVC 增强 CT**
A. 横断位示垂直静脉（VV）经左无名静脉（LIMV）引流入右上腔静脉（SVC）；B. 多层重组，冠状位示，左、右肺静脉（LPV、RPV）经共同肺静脉（CPV）引流入 VV，VV 再经 LIMV 引流入右上腔静脉

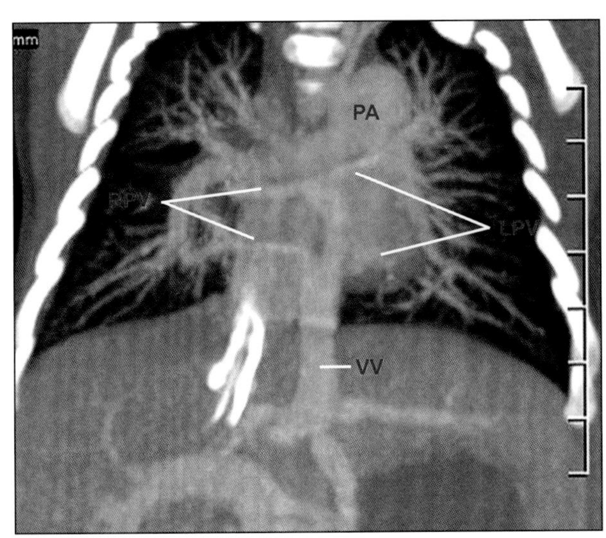

图 5-2-9 **心下型 TAPVC 平面重组**
冠状面观示：左、右肺静脉（LPV、RPV）呈工字状汇合成一垂直静脉（VV）向下穿过膈肌引流入门静脉，其汇入门静脉开口处有重度狭窄

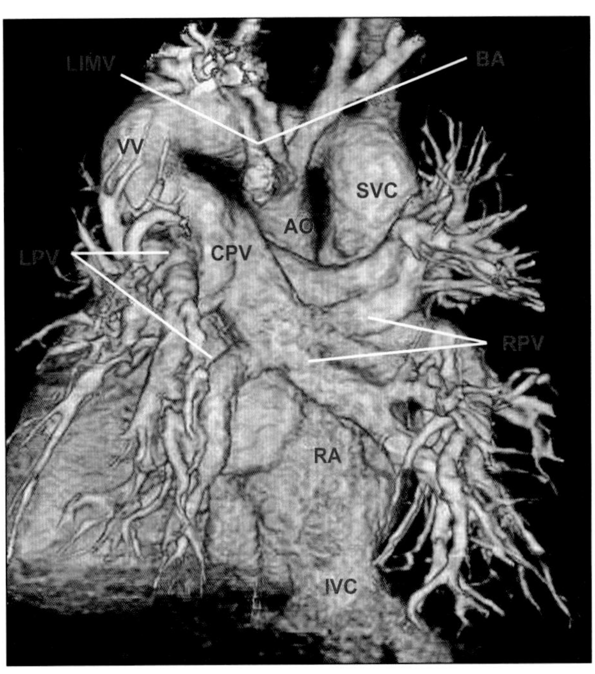

图 5-2-10 **完全性心上型肺静脉畸形引流的三维重建图像**
背面观示：左、右肺静脉（LPV、RPV）汇合成的共同静脉干（CPV），经垂直静脉（VV）、左无名静脉（LIMV）引流入上腔静脉（SVC）后进入右心房（RA）。BA 代表头臂动脉，IVC 表示下腔静脉

布、畸形引流的部位和数目，甚至其引流静脉的变异情况，有助于临床医师对手术方案的制订（图 5-2-9 为一心下型 TAPVC，胸腹部冠状位 MDCT 扫描后经多层图像重组成像清楚显示两侧上下肺静脉呈“工字”状汇合成一下行的垂直静脉干于膈下的门静脉或静脉管连接，连接处伴有重度狭窄）

- MDCT 最大的缺点就是需注射造影剂、放射剂量较大且不能多体位直接成像，且可因体动或心跳快而影响图像质量，甚至导致无法清楚显示 APVC 的解剖结构及分型诊断

超声表现

- M 型超声心电图对诊断肺静脉畸形引流有一定的限制，仅表现为右心容量负荷增加，室间隔于左室后壁呈同向运。如为 TAPVC，则于主动脉波群可观察到左房后壁出现搏动方向与主动脉壁相同的线状回声
- 二维超声心动图（2DE）对 TAPVC 多能作出正确诊断，包括对心内型及心上型的分型，但对混合型和心下型的分型诊断尚有一定限制
- 二维超声心动图下的 TAPVC 于左心室长轴、短轴及四腔断面均可显示右心房室增大、右室流出道增宽。大动脉短轴、左心室长轴及心室四腔心多可观察到左房内径变小，发育差及房间隔回声脱失等。四腔心断面于左房后侧壁部位可探查到 4 支肺静脉汇成一较宽的管状共同肺静脉回声或汇入冠状静脉窦（图 5-2-11）或引流入垂直静脉，而左房腔则无一肺静脉开口进入
- 彩色多普勒可观察到共同肺静脉内有血流通过，并于房水平出现红色左向右及蓝色右向左分流性血流束
- 声学造影对本病的诊断常有所提示，如于房水平产生了大量右向左分流，左房面出现大量的二氧化碳，应考虑到本病的可能性
- 由于食管与心后方的左心房及肺静脉相毗邻，食道超声（TEE）可克服胸壁对超声束的阻挡，使用较高频率的探头（5MHz），从而显著提高图像的清晰度和分辨率。其中，多平面 TEE（M-TEE）较单平面 TEE 和双平面 TEE 显示 4 支肺静脉效果更好。但 TEE 对年龄较小患儿的应用受限
- 实时三维超声心动图（real-time three-dimensional echocardiography，RT-3DE）通过新的容积显示法可清晰的获取复杂性先天性心脏病的病理形态学特征（图 5-2-12）。在诊断完全性肺

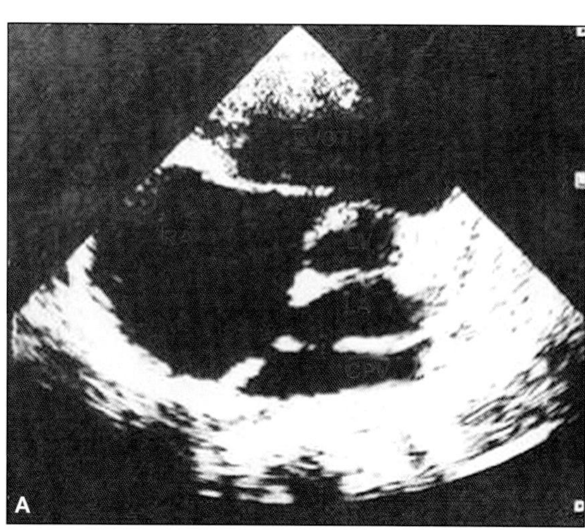

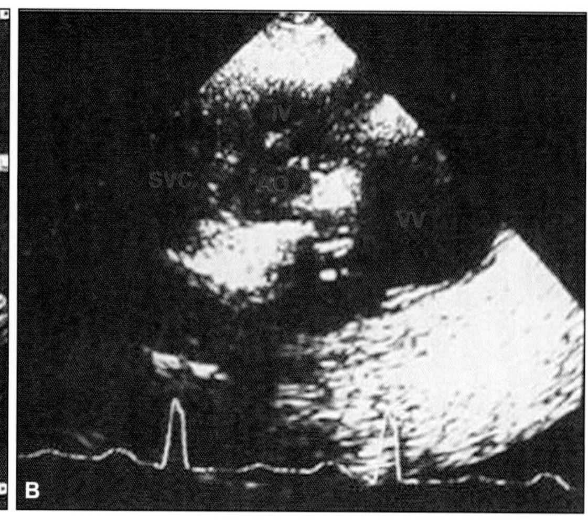

图 5-2-11 **心上型 TAPVC**

左室流出道短轴位（A）显示右心房室增大，缩小的左房（LA）内未见左右肺静脉与其连接，于其后方可见双侧肺静脉汇流成一共同肺静脉（CPV）。于胸骨上窝大动脉短轴位（B），可见 CPV 引流入垂直静脉（VV）及无名静脉（IV），然后引流入上腔静脉（SVC）再汇入右心房（RA）。RVOT：右室流出道，AO：升主动脉

静脉畸形引流中，三维图像尤其是全容积图像的后切割使得房间隔缺损及静脉弓的周围空间毗邻关系更加清晰

心血管造影表现

- 无创检查不够满意，或需除外并存的复杂畸形，或疑难病例外科治疗前，均应做心血管造影检查
- 造影方法以肺动脉造影为宜，重点观察肺静脉回流期，由于约 1/3 的患者合并有其他心血管畸形，故可能的话还应加做左心房或室造影，必要时可加做其他部位投照，包括选择性左右肺动脉造影（图 5-2-13）或肺静脉造影

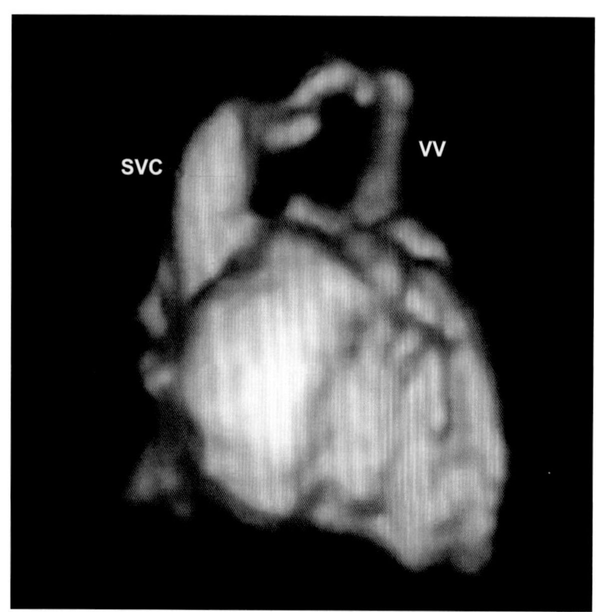

图 5-2-12 **三维超声心动图**

可以显示异位引流的垂直静脉（VV），经无名静脉回流入上腔静脉（SVC）

- PAPVC 的造影征象：肺静脉显影期 1 ～ 3 支肺静脉分别或汇成静脉干与腔静脉（或其属支）或与右房相连，不论有无房间隔缺损，左右房几乎同时充盈。右心房、室扩大程度及左心房、室大小，取决于肺静脉受累的支数及左向右分流量。根据引流部位上或下腔静脉有不同程度的扩张。引流至右房者易与二孔型房间隔缺损混淆，4 支肺静脉的入口显示不清者需做选择性肺动或静脉造影
- TAPVC 的造影征象：由于引流静脉的连接情况不同，各型 TAPVC 又各有特征，各亚型亦变异较大
  - 心上型：引流入左无名静脉者均见右侧上、下肺静脉在右肺动脉水平段下方合成肺静脉干，由右向左斜行，一般在脊柱左缘先后与左下及左上肺静脉汇合成 CPV，移行于上纵隔左缘的垂直静脉，然后再经左无名、右上腔静脉引流入右房。心上型左或右上肺静脉的连接水平及方式变异较大，其可单独开口引入垂直静脉，或引流水平偏高甚至贴近左无名静脉或右上腔静脉，手术结扎垂直静脉时易被无意结扎而造成该肺静脉回流受阻甚至导致手术失败，造影时应充分重视它的显示

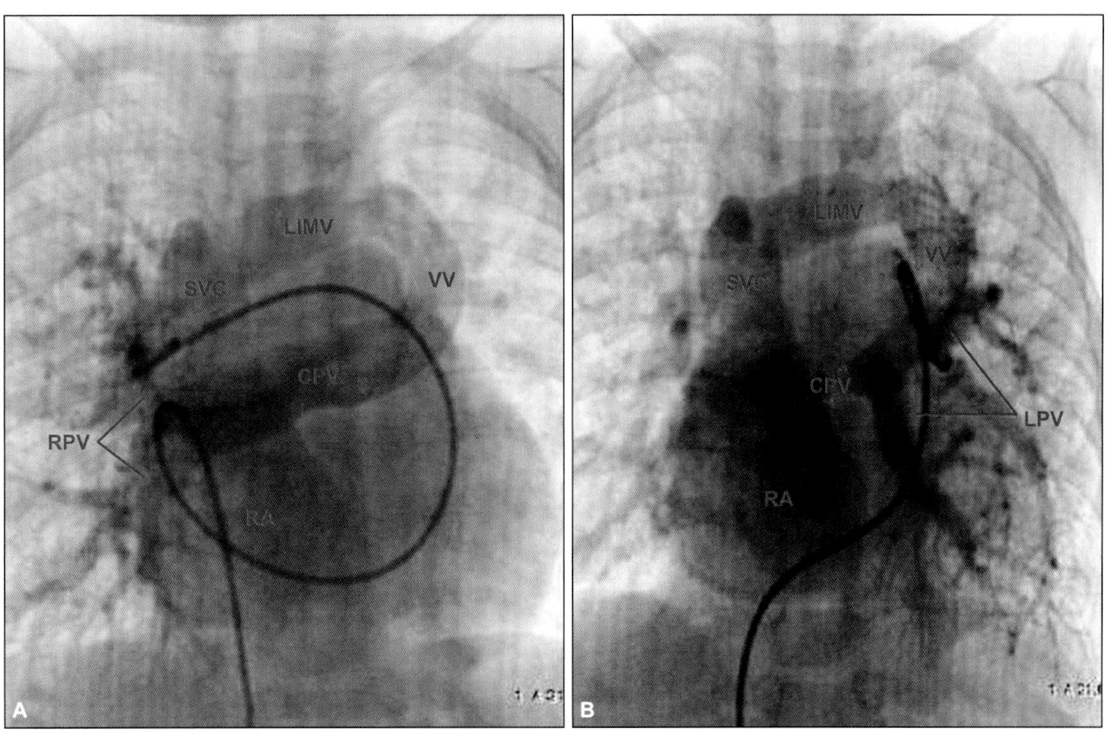

图 5-2-13 **选择性左右肺动脉造影**
同一心上型 TAPVC 患者行选择性左右肺动脉造影，再循环可见左、右肺静脉（LPV、RPV）于不同水平汇入共同肺静脉（CPV）和垂直静脉（VV），后经右上腔静脉（SVC）汇流入右心房（RA）

- 心内型：引流入冠状静脉窦（CS）者，左右肺静脉或通过 CPV 或分别注入扩张的 CS 各占半数，正位 CS 呈卵圆形或胆囊状与脊柱相重。右房显影后形成双重密度影，侧位居心影后缘密度较浓，上窄下宽，下端向前呈“号角状”开口于右房的后壁（图 5-2-14）。引流入右房者远不如前一亚型常见，肺静脉汇集成 1 ~ 4 支直接注入右房。右房显影比 CS 偏早，流入的造影剂迅速弥散，正位投照仅能见到右房之右缘，侧位投照无引流入 CS 的上述征象，造影剂一般直接向前喷进入右房，使得右房前部密度较浓
- 心下型：左右肺静脉多斜行向下或汇合

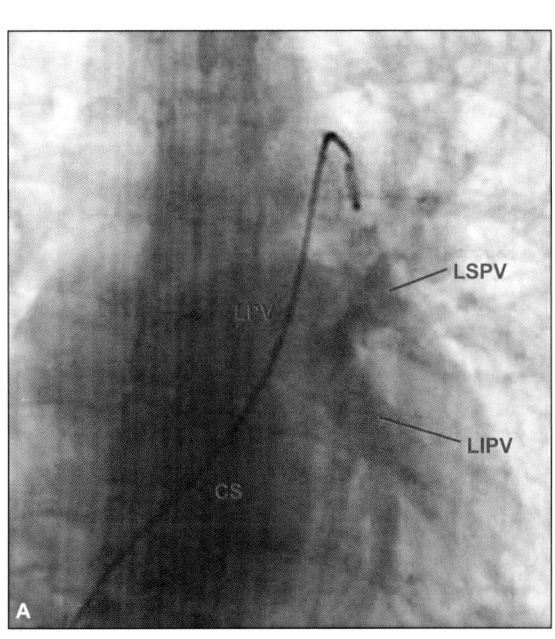

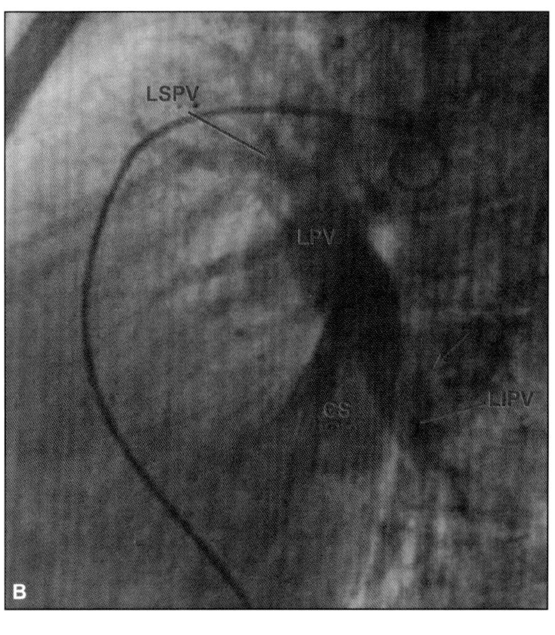

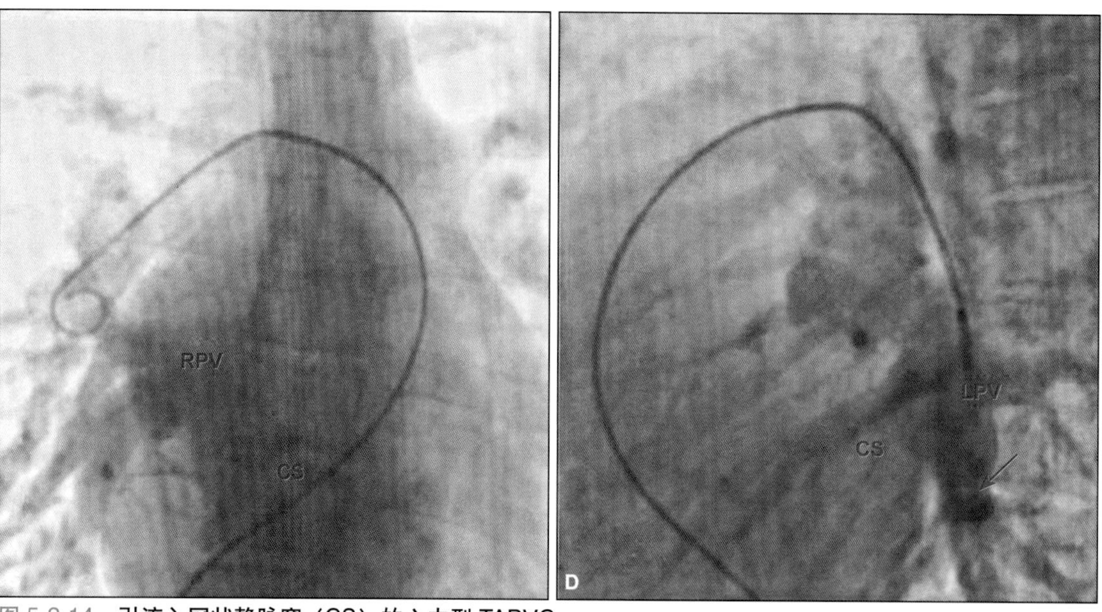

图 5-2-14 **引流入冠状静脉窦（CS）的心内型 TAPVC**
选择性左肺动脉（A、B）及右肺动脉（C、D）造影，再循环示左右肺静脉各自会合分别回流入 CS，造影剂在 CS 充盈后正位上呈“胆囊状”与脊柱重叠，侧位投照示造影剂自上而下、由后向前显影，在心后缘可见“号角征”（B、D 中箭头所指）。LPV：左肺静脉，LIPV：左下肺静脉，LSPV：左上肺静脉，RPV：右肺静脉

成 CPV，或直接汇入下行之垂直静脉干（也有称引流静脉），形成 Y 形、T 形或树叉形等状分布，然后穿越膈肌分别与门静脉或下腔静脉相连。其中引流入门静脉或静脉导管者最多见，少数情况下可引流入胃静脉、肝静脉或下腔静脉

- 混合型：其中以心内型与心上型的组合多见（多分别引流入 CS 和左无名静脉），两者间可有或无沟通。其他组合的混合型也有报道。图 5-2-15 则为一例分别引流入左无名静脉与门静脉的混合型 TAPVC

- 肺静脉回流受阻征象：一般认为心下型者无一例外地均有引流静脉的狭窄，其他类型则少见。但 Delisle 的尸检资料显示，约 50% 的心上型亦有类似改变。狭窄多位于各静脉交接处，或因引流路径较长，或因引流静脉在走行中受周围脏器的压迫 [心上型垂直静脉受左肺动脉及左主支气管的压迫，心下型下行静脉（也有称作垂直静脉或引流静脉）受膈肌裂孔的挤压，或因静脉本身发育不全所致等]。引流入门静脉者肝窦状隙可能是造成肺静脉回流梗阻的重要因素。心内型有阻塞者一般位于 CS 入口或其近心端，或为房间交通口过小所致

- 造影诊断及鉴别诊断：造影方法恰当诊断不难，但应注意各型与混合型的混淆以及心内型中的两个亚型的鉴别。前者的关键是熟悉各型的变异及逐条追踪各肺静脉与引流静脉的连接关系，后者注意判别有无冠状静脉窦扩张的表现。个别情况下巨大的 ASD，导管径路或造

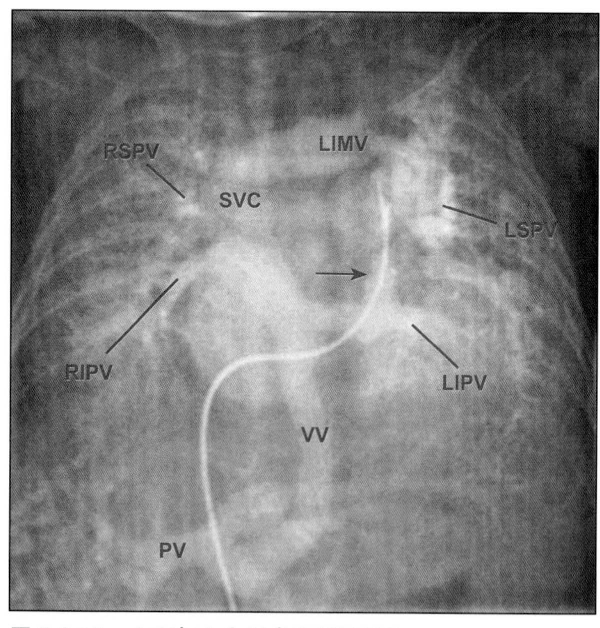

图 5-2-15 **心下与心上混合型 TAPVC**
其右上肺静脉（RSPV）入口处狭窄，与右下肺静脉（RIPV）会合后引流入垂直向下走行最后连接门静脉的垂直静脉（VV），然后与左下肺静脉（LIMV）汇合成一干引流入门静脉（PV）。左上肺静脉（LSPV）则引流入 LIPV 再进入右上腔（SVC）和右房。LIPV 在汇入 VV 的同时仍与 LSPV 保持相通（箭头所示）

影所见均可误作 TAPVC 引流入右房者。一般做肺动脉或做选择性左或右肺动脉造影，常可较好显示肺静脉分支情况，必要时取四腔位做选择性肺静脉造影有助于观察肺静脉开口在房间隔的右前方或左后方

推荐影像学检查

- 对 TAPVC 的形态学诊断和血流动态观察，当前首选的影像学诊断是 2DE 和多普勒超声技术。TEE 与 RT-3DE 在主要方面诊断率可与心血管造影相媲美。但对混合型和心下型 TAPVC 解剖细节的显示以及对 PAPVC 的诊断则有一定的限度
- MRI，以大视野多体位扫描可全面显示各型 TAPVC 的形态学变化，对 PAPVC 的诊断亦可补充超声心动图的不足，空间分辨率也优于后者。两种无创性成像技术均适合观察 ASD 右房扩大等并发畸形和继发改变
- 增强 CT，尤其是 MDCT 可以清晰显示异位引流的肺静脉及心内结构和其他心外大血管的异常，在心脏形态结构异常的诊断方面甚至可以取代心血管造影。MDCT 最大的缺点就是放射剂量的问题。另外，不能多体位直接成像以及需注射造影剂等方面则不如 MRI 成像
- X 线平片，对心上型 TAPVC 有相对特征性征象可提示诊断，对反映心下型 TAPVC 引流静脉狭窄所致的肺静脉高压及肺水肿征象也有帮助。但对其他类型 TAPVC 和 PAPVC 所见拟似大量和中至少量分流的房间隔缺损，限度较大，仅用于筛选和初步诊断
- 心血管造影（主要行肺动脉造影）现在仍为手术治疗前最可靠的诊断技术。通过再循环可显示 APVC 各支的走行及其与腔静脉、CS、右房的连接关系。选择性左或右肺动脉造影可以更清晰地显示其相对应的肺静脉回流情况与形态结构。通过心导管可直接测量肺动脉压等。但本法属于有创性检查，如需要了解全肺阻力或需显示其他心血管并发畸形时，则以选本法为宜

【鉴别诊断】

- 肺静脉畸形引流诊断主要是在其各种分型之间进行鉴别，个别情况下还应与巨大的房间隔缺损相鉴别
- 巨大的房间隔缺损的导管径路和造影表现均可误诊为肺静脉畸形引流入右心房，进行选择性左或右肺静脉造影以及 MDCT 增强扫描多可以进行鉴别

（郑　宏　徐争鸣　兰　天）

诊断与鉴别诊断精要

- 根据超声、CT 和 MRI 表现，不难做出肺静脉异位引流诊断
- 精确的解剖成像对肺静脉异位引流的分型非常重要

重点推荐文献

[1] 杨健萍, 周爱卿, 等. 完全性肺静脉异位引流诊断探讨（附91例报告）. 中国医学影像技术, 2003, 19(8): 1013-1015.

[2] 郑宏, 谢若兰, 李益群. 镰刀综合征合并房间隔缺损. 中国循环杂志, 1991. 4: 319.

[3] 赵雪梅, 李志伟, 李洪银, 等. 多层螺旋CT血管造影对肺静脉异位引流的诊断价值. 实用放射学杂志，2008，24(4): 468-471.

[4] 刘玉清. 心血管病影像诊断学. 合肥: 安徽科学技术出版社, 2000: 361-372.

[5] 郑宏，李益群，蒋世良. 完全性肺静脉畸形连接的放射诊断. 中国循环杂志，1992, 5: 431-434.

第3节 心房畸形

一、房间隔缺损

【概念与概述】

- 房间隔缺损（atrial septal defect，ASD），是在胎儿房间隔发育过程中残留未闭的房间孔
- 同义词：继发孔缺损（第二房间隔缺损，secundum ASD）

【病因、病理与病理生理】

一般特征

- 发病机制
  - 第一房间隔生长受阻
  - 第二房间孔破裂过大
  - 第二房间隔发育延迟
  - 病因未明
- 流行病学
  - 常见，单发占先天性心脏病的 7% ~ 10%
  - 女性多于男性

病理

- 原发孔缺损（ostium primum ASD）：心内膜垫缺损（endocardial cushion defect，ECD）的一部分
- 继发孔缺损：单孔或多孔，复杂先天性心脏病的畸形之一
- 部位分型
  - 中央型：最多见，卵圆窝部，四周有完整的房间隔结构
  - 下腔型：位置较低，下缘缺如，和下腔静脉入口相延续
  - 上腔型：静脉窦缺损，卵圆孔上方，上界缺如，和上腔静脉通连
  - 混合型：较大，两种以上缺损并存

病理生理

- 右心负荷及肺循环血流量增加
- 体循环血流量减少

【临床表现】

表现

- 症状
  - 缺损小或早期：无症状，发育正常
  - 缺损大：头晕、心悸、易疲劳，易呼吸系统感染，心衰、发绀等
- 体征
  - L2 ~ L3 肋间 Ⅰ /6 ~ Ⅲ /6 级收缩期吹风样杂音，P_2 增强、分裂，心搏动增强
  - 晚期艾森曼格综合征有发绀和杵状指趾
- 其他检查：心电图
  - 电轴右偏，不完全性右束支阻滞，右室增大等

自然病程与预后

- 缺损小，可存活至老年
- 缺损大，成年期发生肺动脉高压、心房颤动、心衰、缺氧而亡

治疗

- 外科开胸手术修补
- 经导管介入堵闭治疗

【影像学表现】

X 线表现（图 5-3-1，图 5-3-2）

- 肺血增多或肺充血
- 二尖瓣型心脏，右心房、室增大
- 合并重度肺动脉高压：肺动脉段瘤样凸出，肺门动脉残根状
- 小房间隔缺损：心肺无明显异常

心导管及心血管造影表现（图 5-3-3）

- 导管经右房进入左房和肺静脉
- 右心房血氧饱和度明显增高（≥腔静脉 9%）
- 测量肺动脉压力，计算肺血管阻力
- 造影剂自左心房经缺损进入右心房，发现合并畸形如肺静脉异位引流等

超声心动图表现（图 5-3-4 ~ 图 5-3-7）

- 心房间隔回声失落，断端清楚、增强，“T”字形征
- 右心房、室扩大，肺动脉扩张
- 红色为主的五彩镶嵌的血流束从左房至右房
- 声学造影右房内见负性造影区

CT 心脏造影表现（图 5-3-8 ~ 图 5-3-10）

- 造影剂经左房进入右房
- 房间隔连续性中断
- 右心房、室扩大，肺动脉扩张
- 显示并发心血管畸形

MRI 表现

- 房间隔连续性中断
- 右心房、室扩大，肺动脉扩张
- 电影 MRI：房水平左向右分流血液喷射

- 显示并发心血管畸形

推荐影像学检查

- 最佳检查方法：心脏超声，必要时经食道超声

【鉴别诊断】

- 心内部分型肺静脉异位引流
    - 部分肺静脉与上腔静脉或右心房连接，多合并 ASD
    - X 线胸片不能鉴别
    - 心脏超声可以鉴别，有时较难
    - CT 心脏造影最明确
- 部分型房室间隔缺损
    - 房室瓣上方 ASD（原发孔型）合并二尖瓣裂
    - X 线胸片不易鉴别
    - 心脏超声能显示房室间隔缺失、二尖瓣裂并反流

诊断与鉴别诊断精要

- L2 ~ L3 肋间 Ⅰ /6 ~ Ⅲ /6 级收缩期吹风样杂音，P2 增强、分裂
- 心脏超声示房间隔回声失落及过隔五彩血流束

典型病例

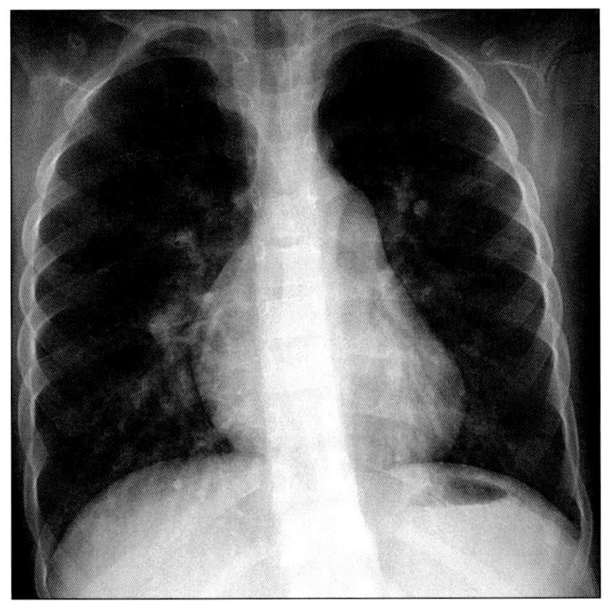

图 5-3-1 ASD X 线胸片
显示肺血增多，右心房、室增大

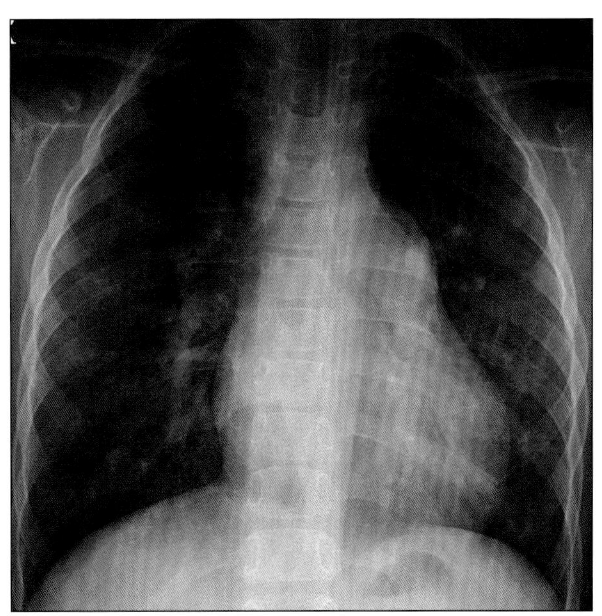

图 5-3-2 ASD X 线正位
显示肺充血，二尖瓣型心脏，主动脉结小

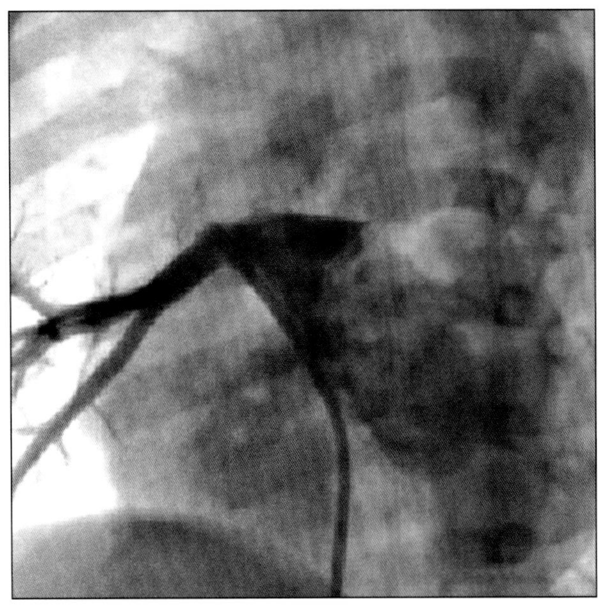

图 5-3-3 **ASD 左房造影**
显示对比剂由左房经缺损口进入右房

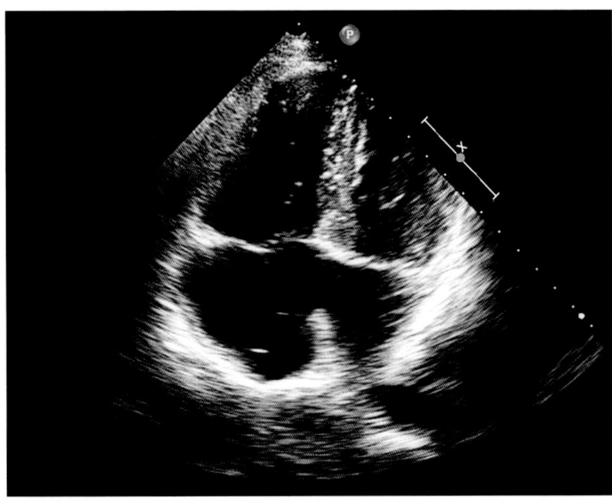

图 5-3-4 **心脏超声剑下切面，冠状静脉窦型缺损心脏超声**
房间隔下腔缘完全缺失，为下腔型 ASD，心尖冠状静脉窦切面，未见其管状结构

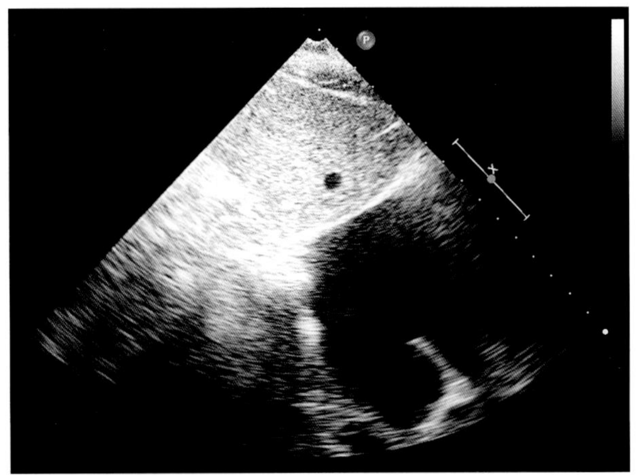

图 5-3-5 **下腔型 ASD 心脏超声**
剑下切面示房间隔下腔缘完全缺失

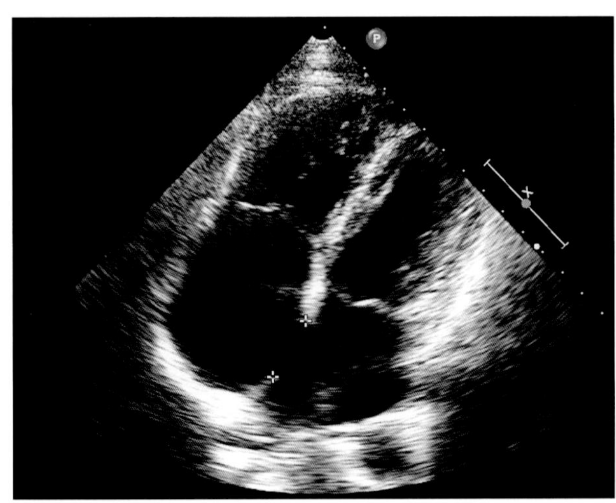

图 5-3-6 **中央型 ASD 心脏超声**
胸骨旁四腔心切面示房间隔中部连续性中断

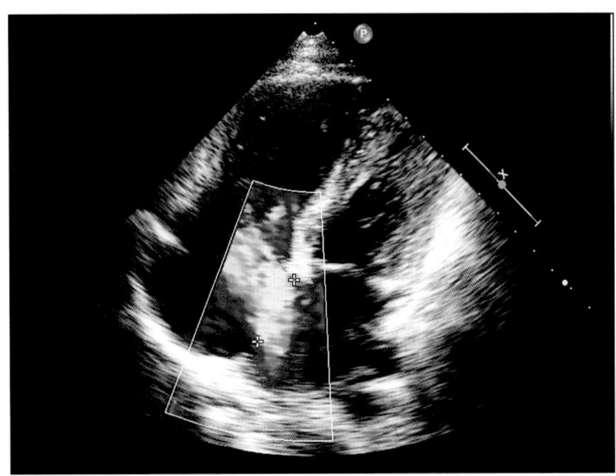

图 5-3-7 **中央型 ASD 胸骨旁四腔心切面**
心脏超声示房间隔中部左向右分流信号

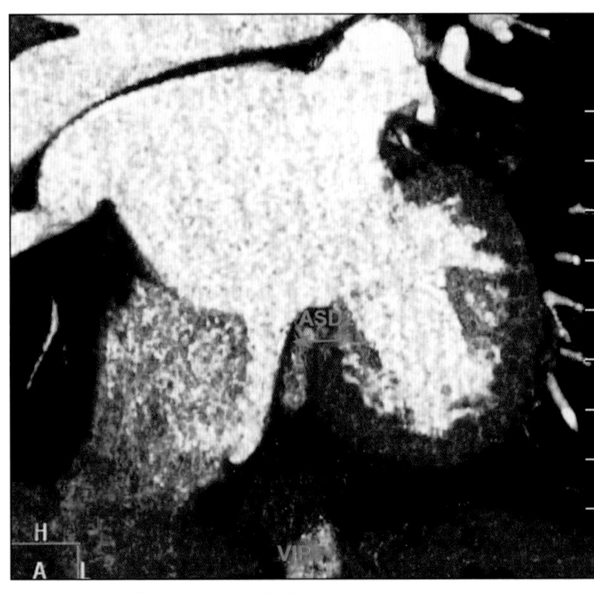

图 5-3-8 **ASD CT 心脏造影**
VR 图像显示房间隔下部造影剂入右房

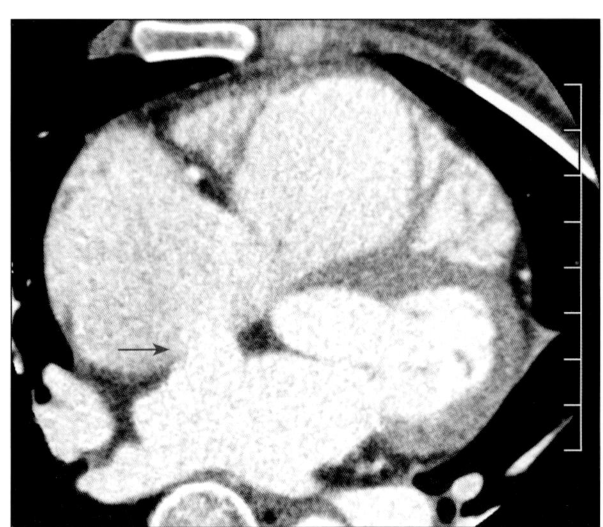

图 5-3-9 **ASD CT 心脏造影**
MIP 图像显示房间隔中部连续性中断，对比剂入右房，右心房、室增大

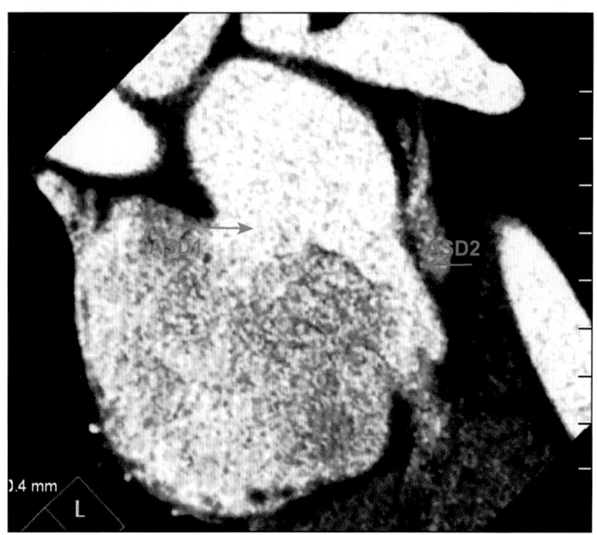

图 5-3-10 **多发 ASD CT 心脏造影**
VR 图像显示房间隔缺损为两处，如箭头所示，ASD1 和 ASD2

重点推荐文献

[1] 刘玉清. 心血管病影像诊断学. 合肥: 安徽科学技术出版社, 2000: 341-350.
[2] 李坤成. 心血管磁共振成像诊断学. 北京: 人民卫生出版社, 1997: 135-137.
[3] 陈树宝. 先天性心脏病影像诊断学. 北京: 人民卫生出版社, 2004: 219-225.

二、单心房

【概念与概述】

- 单心房（single atrium；SA）：房间隔完全缺如或心房顶部仅残存少量间隔嵴
- 同义词 共同心房（common atrium，CA）

【病因、病理与病理生理】

一般特征

- 发病机制
  - 第一、二房间隔或和房室管心内膜垫发育障碍
  - 病因未明
  - 部分与遗传缺陷如 21 三体综合征有关
- 流行病学
  - 罕见，占先天性心脏病的 0.1%
  - 女性多见

病理

- 房间隔完全缺如或仅残存少量间隔嵴
- 室间隔完整
- 二尖瓣前瓣裂
- 心内膜垫缺损的一种类型

病理生理

- 房水平大量左向右分流和双向分流
- 合并房室瓣反流致双侧心室负荷均增加

【临床表现】

表现

- 症状
  - 易患呼吸系统感染
  - 运动后心悸、气短
  - 发绀，发育差
- 体征
  - 心前区隆起，心界扩大
  - 胸骨左缘 2 ~ 3 肋间 Ⅱ /6~ Ⅳ /6 收缩期杂音
  - P2 亢进伴固定分裂
  - 心尖部 Ⅰ /6 ~ Ⅱ /6 收缩期杂音
- 其他检查：心电图
  - 右束支传导阻滞
  - Ⅰ° 房室传导阻滞
  - 电轴左偏，左前分支传导阻滞
  - 右室肥大

自然病程与预后

- 可存活至成年

- 多死于心力衰竭、严重肺动脉高压、肺部感染

治疗

- 早期外科手术矫治

【影像表现】

X 线表现（图 5-3-11）

- 明显肺血增多或肺充血
- 二尖瓣型心脏，右心房、室增大显著，左心室亦有增大
- 重度肺动脉高压表现

心导管及心血管造影表现（图 5-3-12）

- 右心导管极易进入左心房和肺静脉
- 血氧测定房水平大量左向右分流和（或）双向分流
- 肺动脉高压
- 体动脉血氧饱和度降低
- 造影示左、右房间隔分界不清
- 二尖瓣反流
- 显示其他并发心血管畸形

超声心动图表现（图 5-3-13）

- 房间隔回声全部失落
- 或顶部仅残存少许房间隔嵴
- 二尖瓣前叶回声中断
- 舒张期心房内充满多色镶嵌分流束
- 右心房室增大及肺动脉扩张

CT 心脏造影表现（图 5-3-14）

- 左、右心房中间无房间隔组织
- 或顶部仅有少许残迹
- 右心房、室明显增大
- 有两组房室瓣分别与左、右心室相通
- 并发的其他心血管畸形

MRI 表现

- 房间隔完全缺如
- 或顶部仅有少许残迹
- 右心房、室明显增大
- 有两组房室瓣分别与左、右心室相通
- 发现并发的其他心血管畸形

推荐影像学检查

- 最佳检查方法：心脏超声

【鉴别诊断】

- 巨大房间隔缺损
  - 残存部分房间隔，不合并二尖瓣瓣裂
  - X 线胸片不能鉴别
  - 心脏超声显示部分房间隔，二尖瓣无裂隙

诊断与鉴别诊断精要

- L2～3 肋间Ⅱ /6～Ⅳ /6 级收缩期杂音，心尖部Ⅰ /6～Ⅱ /6 级收缩期杂音，发绀
- 心脏超声示房间隔回声全部失落

典型病例

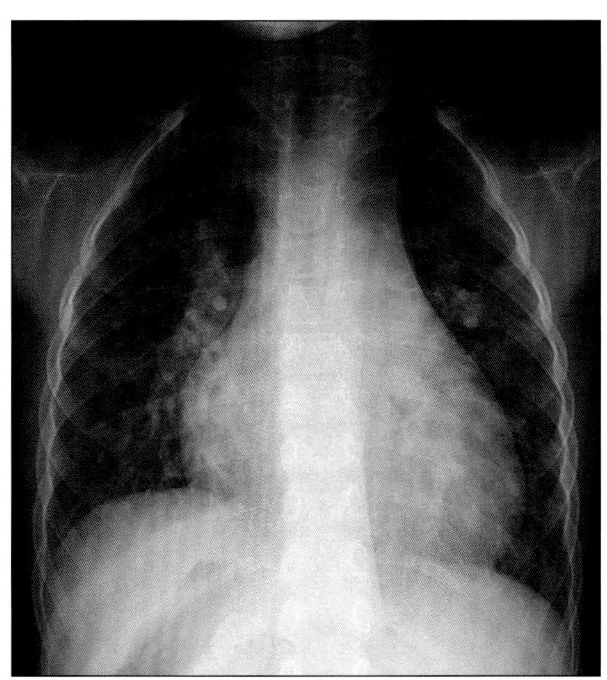

图 5-3-11 **单心房 X 线胸片**
正位示肺血明显增多，右心房、室及左室明显增大

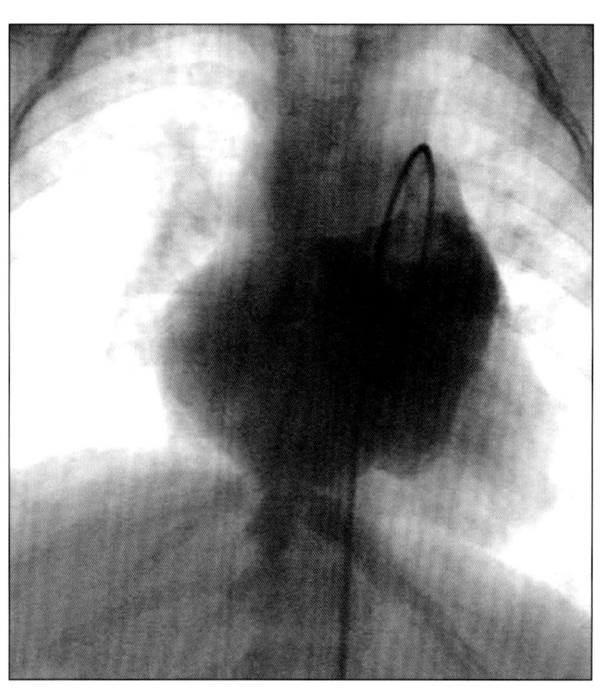

图 5-3-12 **单心房心房造影**
正位示巨大单一心房腔显影，未见明显房间隔征象

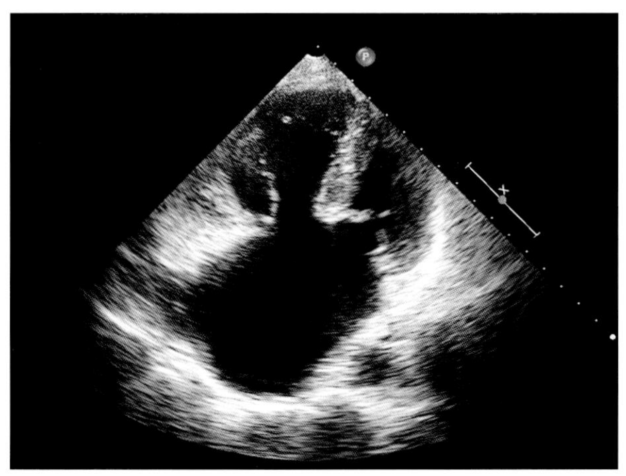

图 5-3-13 **单心房心脏超声**
心尖四腔心切面显示房间隔缺如，室间隔未见连续中断

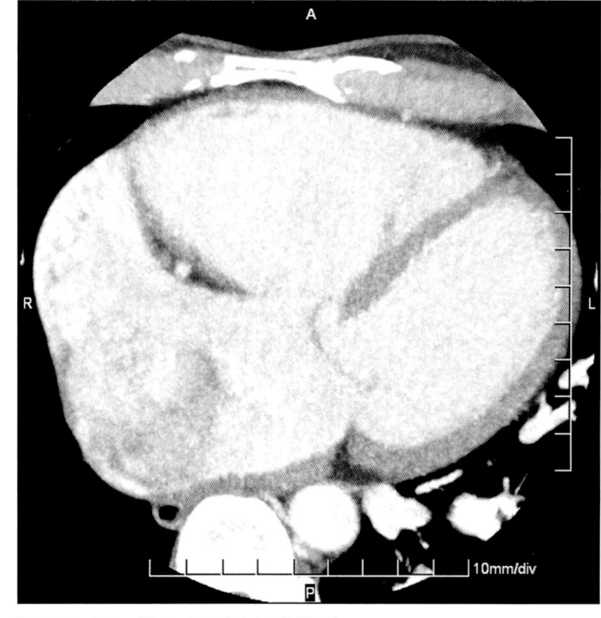

图 5-3-14 **单心房 CT 心脏造影**
横轴位显示心房间隔缺如，右心室增大

重点推荐文献

[1] 刘玉清. 心血管病影像诊断学. 合肥: 安徽科学技术出版社, 2000: 351-360.
[2] 李坤成. 心血管磁共振成像诊断学. 北京: 人民卫生出版社, 1997: 137.
[3] 朱平, 张镜方, 庄健, 等. 单心房的诊断与外科治疗. 中国医师杂志[J], 2005, 增刊: 268-269.

三、三房心

【概念与概述】

- 三房心（cor triatriatum）：纤维肌性隔膜形成将一侧心房腔分成两部分
- 同义词 左侧三房心（cor triatriatum sinister），心房内隔膜

【病因、病理与病理生理】

一般特征

- 发病机制
  - 三房心常指左侧三房心
  - 肺静脉共腔与左心房的融合过程发生异常
  - 病因未明
- 流行病学
  - 少见，占先天性心脏病的 0.1% ~ 0.4%
  - 男性略多于女性（1.5:1）

病理

- 三房心可独立存在
- 80% 多合并其他心血管畸形
- 左侧多见，右侧罕见
- 异常纤维肌性隔膜分隔，隔膜孔多见
- 背侧为副房，连接肺静脉
- 腹侧为真房，连接二尖瓣口、左心耳及卵圆孔
- 可合并房间隔缺损
- 完全型：所有肺静脉回流入副房
  部分型：部分肺静脉回流入副房

病理生理

- 隔膜孔较大，可无明显异常
- 隔膜孔过小，肺静脉回流受阻及肺静脉高压
- 合并房间隔缺损，右心容量负荷增加

【临床表现】

表现

- 症状
  - 取决于病理分型、隔膜孔大小及并发畸形
  - 隔膜孔大，无并发畸形，无症状
  - 隔膜孔小，有并发畸形
  - 儿童发育迟缓，易感冒
  - 活动后心悸、气急，咯血，晕厥
  - 呼吸困难及心力衰竭等
- 体征
  - L2 ~ 3 Ⅱ /6 ~ Ⅳ /6 收缩期杂音
  - 心尖部无开瓣音
  - 肺动脉瓣区第二心音不确定
  - 可有或无发绀
- 其他检查：心电图
  - 房性心律失常
  - 右束支传导阻滞

自然病程与预后

- 部分患儿早年夭折
- 部分长期存活

治疗

- 隔膜孔大，无并发畸形，无需治疗
- 外科开胸矫治术

【影像学表现】

X 线表现（图 5-3-15）

- 交通口无狭窄及无并发畸形：胸片无异常
- 交通口狭窄
  - 肺淤血和肺静脉高压
  - 二尖瓣型心脏
  - 左房及右心房、室增大，左心耳不凸
- 合并房间隔缺损、肺静脉异位引流：肺血增多，右心房、室增大

超声心动图表现（图 5-3-16）

- 左房内隔膜回声，舒张期突向二尖瓣，收缩期背离二尖瓣运动
- 右心房、室扩大，肺动脉扩张
- 测量隔膜孔直径
- 彩色多普勒血流显像：隔膜孔异常高速血流束
- 并发的房间隔缺损等畸形

心导管及心血管造影表现

- 测量肺动脉压、肺动脉嵌顿压
- 心房水平有无左向右分流或双向分流
- 右心室或肺动脉造影：左房内隔膜为线带状负影
- 副房：显影较早，排空慢
- 真房：较小，显影稍晚
- 显示其他合并畸形

CT 心脏造影表现（图 5-3-17，图 5-3-18）

- 左房内隔膜样结构
- 背侧腔连接全部或部分肺静脉
- 腹侧腔连接左心耳及二尖瓣
- 右心室增大，肺动、静脉扩张
- 显示合并房间隔缺损等并发畸形
- 三维重建各方位观察肺静脉连接

MRI 表现

- 左心房内异常隔膜
- 副房与肺静脉相连

- 真房与二尖瓣口、左房耳相连
- 副房与真房之间有隔膜孔
- 隔膜口较小：副房腔内信号增高，与真房显著对比
- 电影 MRI：通过隔膜孔的血流状况
- 显示并发畸形

推荐影像学检查

- 最佳检查方法：心脏超声或 CT 心脏造影

【鉴别诊断】

- 二尖瓣瓣上隔膜狭窄
  - 左房内的膜性结构致肺静脉血回流受阻
  - 位置较低、于卵圆孔及左房耳的下方，近二尖瓣
  - 舒张期运动背离二尖瓣
  - 心脏超声可鉴别

诊断与鉴别诊断精要

- 心脏超声或 CT 显示左房内隔膜，背侧腔连接全部或部分肺静脉，腹侧腔连接二尖瓣、左房耳
- 心脏超声示舒张期隔膜运动凸向二尖瓣

典型病例

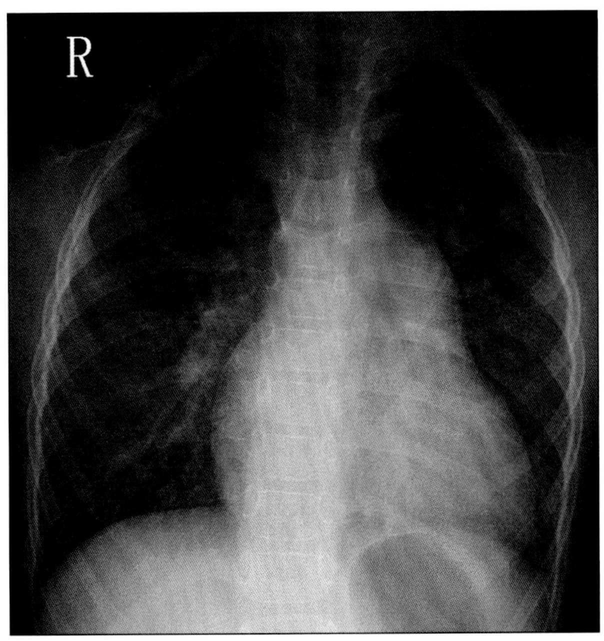

图 5-3-15　**三房心 X 线胸片**
正位显示肺血增大，右心房室增大，手术证实为三房心合并房间隔缺损，交通口无明显狭窄

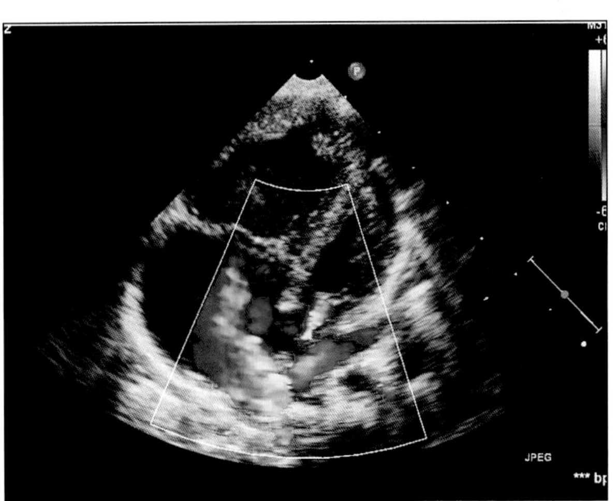

图 5-3-16　**三房心心脏超声**
心尖四腔心彩色多普勒示肺静脉血多经副房与右房间缺损入右房，少量经隔膜开口入真房及左室

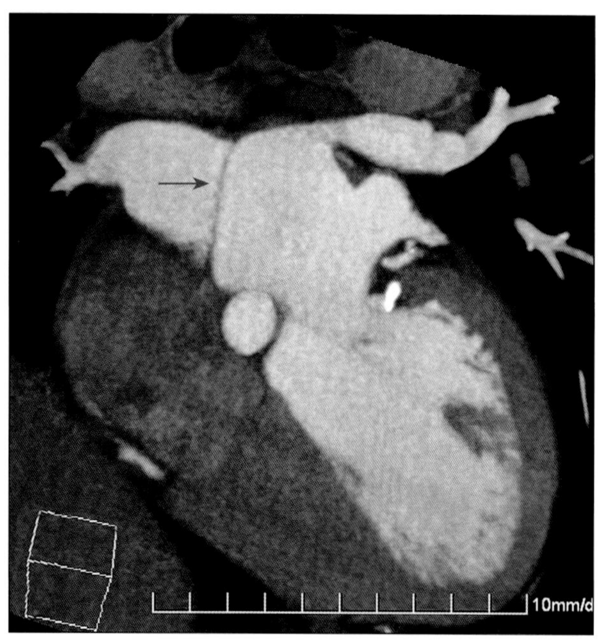

图 5-3-17 **部分型三房心 CT 心脏造影 MIP 图像**
显示左房内隔膜，右侧肺静脉入副房，左侧肺静脉及左心耳、二尖瓣与真房连接，为部分型左侧三房心

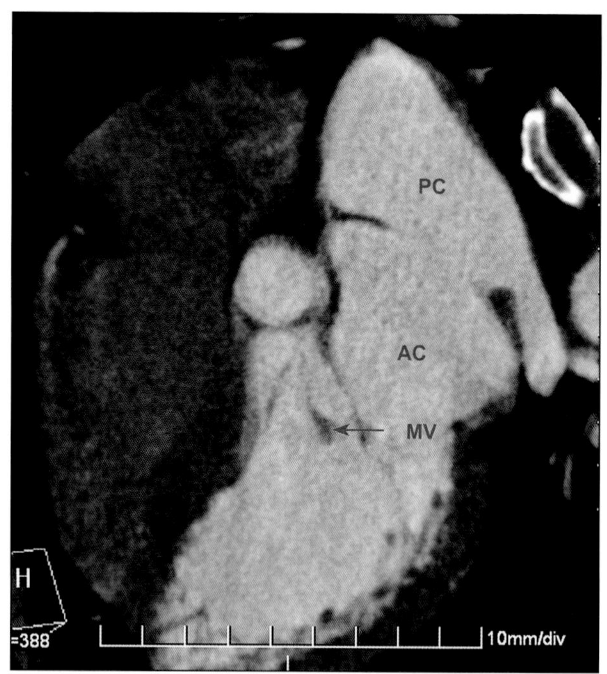

图 5-3-18 **完全型三房心 CT 心脏造影 VIP 图像**
显示完全型左侧三房心，左房内隔膜及交通口，两侧肺静脉入副房

重点推荐文献

[1] 袁旭春, 廖文凌, 陈琴, 等. 成人三房心: 64层CT的诊断价值. 放射学实践[J], 2010, 25(10): 1113-1115.

[2] 陈新, 王佳, 胡连源, 等. 三房心的影像学诊断（附12例报告）. 中华放射学杂志[J], 2000, 34(10): 695-696.

[3] Su C, Tsai I, Lin W, et al. Usefulness of Multidetector-Row Computed Tomography in Evaluating Adult Cor Triatriatum. Texas Heart Institute Journal[J], 2008, 35(3): 349-351.

四、心房憩室

【概念与概述】

- 心房憩室（atrium diverticulum）：心房腔呈囊袋状或管状局限性向外膨出
- 同义词 心房房壁瘤

【病因、病理与病理生理】

一般特征

- 病理机制
  - 原始心管到心血管系统发育过程的异构
  - 心房肌发育缺陷，血流冲击致心房壁瘤样扩张
  - 病因不明确
- 流行病学
  - 大的心房憩室：罕见
  - 小的左房憩室：不少见，占冠状动脉 CT 检查的 16%

病理

- 左房多见，多为单个，少数为两个或三个
- 孤立病变或合并心内畸形
- 心耳部或体部局限性囊袋状凸出
- 憩室壁：心房壁全层，或仅为纤维层或心肌组织

病理生理

- 大的憩室有破裂风险，致心包填塞
- 憩室内易形成血栓，致肺、脑栓塞等

【临床表现】

表现

- 症状
  - 多无特异性症状
  - 较小憩室：无临床症状
  - 较大憩室：压迫症状如咳嗽、胸闷、胸痛等
- 体征
  - 心律失常
  - 心力衰竭
  - 血栓形成脱落，致栓塞
- 其他检查：心电图
  - 室上性、室性早搏或心动过速

- ○ 心房纤颤

自然病程与预后

- 细小心房憩室：长期存活
- 巨大憩室：猝死，心衰

治疗

- 大的憩室：外科手术切除

【影像学表现】

X 线表现

- 一般无明显异常
- 大憩室：左或右心房不规则增大
- 右房憩室：右心缘膨凸
- 左房憩室：左心缘明显膨隆

超声心动图表现

- 心房旁壁薄的圆形或椭圆形无回声区
- 有交通口与心房连接，口小于扩张瘤体
- 彩色多普勒：瘤腔内低速云雾状漩涡血流回声
- 细小憩室易漏诊

心血管造影表现

- 心房旁囊样膨出
- 与心房连通，颈部狭窄，基底部较大
- 囊腔造影剂排空延迟
- 可同时获取血流动力学资料
- 小的憩室因投照角度易掩盖漏诊

CT 心脏造影表现（图 5-3-19，图 5-3-20）

- 心房旁囊袋样或管状结构，与心房相通
- 左房憩室大多位于左房前壁、上壁，少为后壁
- MIP、MPR 可显示憩室的细节
- VR 图像能较好显示其立体影像

MRI 表现

- 心包腔内囊样占位性病变，与心房腔相通
- 压迫心脏向对侧移位
- SE 序列脉冲 T1WI：囊腔高信号，随心动周期信号强度而变化交通口附近低信号血流，有流空效应
- MRI 电影：心房与囊性病变之间有亮白信号血流进入

推荐影像学检查

- 最佳检查方法：CT 心脏造影

【鉴别诊断】

- 心包缺损
  - ○ 心包壁层缺如
  - ○ 心脏超声或 CT 心脏造影、MRI 能鉴别
- 心包囊肿
  - ○ 起源于心包，与心房无交通
  - ○ 心脏超声、MRI 和 CT 心脏造影可鉴别

诊断与鉴别诊断精要

- CT 显示心房旁向外凸出的局限性囊袋样或管状结构
- 一般无明显症状

典型病例

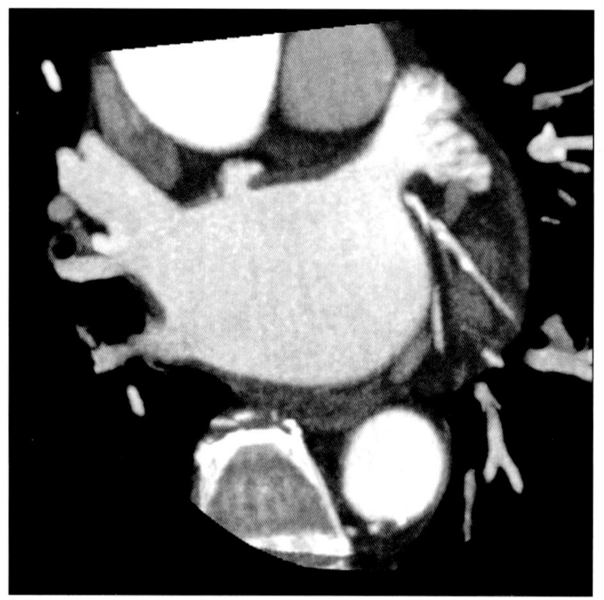

图 5-3-19 **左房憩室 CT 心脏造影 MIP 图像**
显示左房上壁囊袋样膨出，颈部狭窄

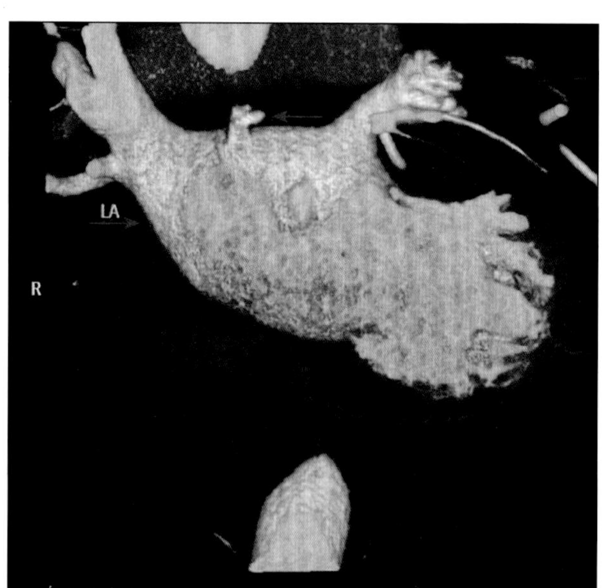

图 5-3-20 **左房憩室 CT 心脏造影 VR 图像**
显示左房顶部憩室的立体影像

（袁旭春）

重点推荐文献

[1] Wan Y, He Z, Zhang L, et al. The anatomical study of left atrium diverticulum by multi-detector row CT. Surg Radiol Anat[J], 2009, 31: 191-198.

[2] Abbara S, Mundo-Sagardia JA, Hoffmann U, et al. Cardiac CT assessment of left atrial accessory appendages and diverticula. AJR[J], 2009, 193: 807-812.

第 4 节 房室瓣畸形

一、先天性二尖瓣畸形

【概述】

- 先天性二尖瓣畸形（congenital malformations of the mitral valve）是一种少见复杂的心脏畸形，常常合并心脏或主动脉畸形，而这些畸形常常被瓣膜病变所掩盖，或者瓣膜疾病掩盖了这些畸形
- 先天性二尖瓣畸形通常是指二尖瓣结构中的瓣叶、瓣环、腱索、乳头肌以及周围组织先天发育异常所致的二尖瓣功能障碍。病变可累及上述一种或多种结构
- 按照先天性二尖瓣畸形的功能障碍，一般分为二尖瓣狭窄和二尖瓣关闭不全，有时两者合并存在。先天性二尖瓣病变约占先心病患者的0.3%。二尖瓣畸形可以表现为狭窄为主或关闭不全为主的临床症状与体征

（一）先天性二尖瓣狭窄

【概述】

- 先天性二尖瓣狭窄（congenital mitral stenosis）属于能引起肺静脉高压的畸形范畴
- 凡累及二尖瓣瓣叶、瓣环、腱索和乳头肌等结构的各种先天性病变均可引起二尖瓣狭窄
- 二尖瓣上方纤维环或二尖瓣附近其他结构的畸形也可引起类似于二尖瓣狭窄的血流动力学改变

【病因、病理和病理生理】

病理解剖与分型：

根据乳头肌（papillary muscle）有否病变

- A 型（乳头肌正常型）
  - ○ 乳头肌交界融合型（图 5-4-1A）：前、后

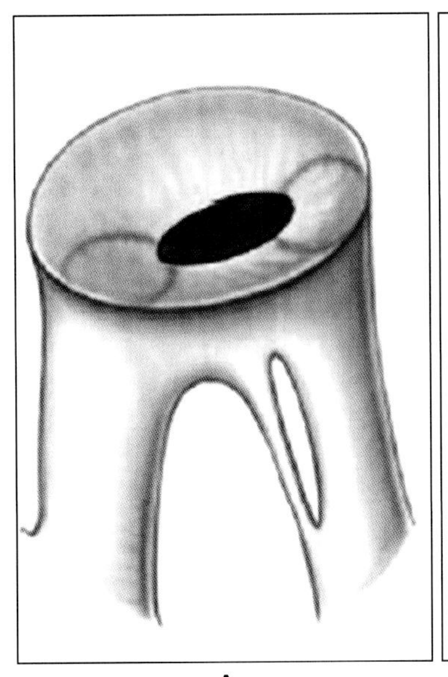

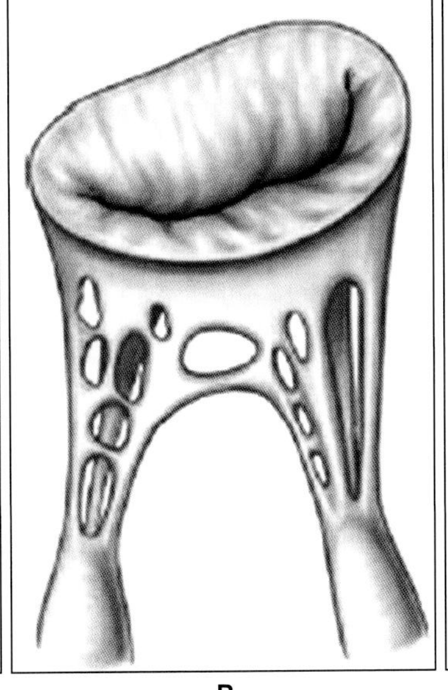

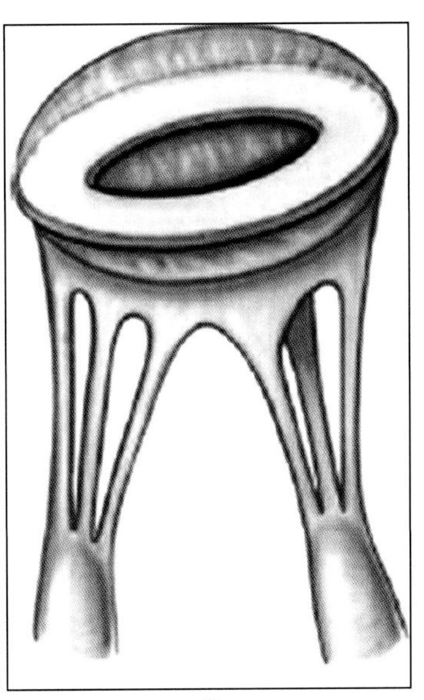

图 5-4-1 **先天性二尖瓣狭窄（乳头肌正常型）病理分型**
A. 肌交界融合型；B. 漏斗型；C. 瓣上纤维环型

两条乳头肌不通过腱索，直接与瓣叶交界相连。瓣叶交界融合增厚，瓣叶活动受限，瓣口严重狭窄

- 漏斗型（图 5-4-1B）：属于二尖瓣瓣叶及瓣下装置的联合病变，瓣叶交界处相互融合，仅遗留有小孔，腱索相互融合成膜片状结构，分别附着于前后两组乳头肌，使整个二尖瓣口呈漏斗状
- 瓣环发育不良型：二尖瓣环比正常要小 20% ~ 50%，从而使二尖瓣入口阻塞。二尖瓣的其他结构正常或轻度发育不良，左心室容积基本正常
- 二尖瓣上纤维环型（图 5-4-1C）：在二尖瓣环上方，有一个由结缔组织形成的狭窄环，根据其开口的大小而产生程度不同的二尖瓣阻塞症状。二尖瓣可以正常，但通常合并其他二尖瓣畸形如降落伞型二尖瓣等

- B 型（乳头肌异常型）
  - 降落伞型（图 5-4-2A）：该畸形是引起二尖瓣狭窄的最常见病变。通常是仅单一乳头肌或两乳头肌融合连接所有腱索，而过剩的瓣膜组织充填腱索间隙导致严重二尖瓣狭窄
  - 吊床型（图 5-4-2B）：缺少 2 个正常的乳头肌，替代的是多个细小乳头肌或肌性纤维条束附着在左心室后壁。同时缺少一个正常的二尖瓣开口，左心房血流是通过多个小的开口进入左心室
  - 乳头肌缺失型：乳头肌缺失后大量的网状交错的腱索附着于心室壁，阻塞了二尖瓣口

病理生理

- 先天性二尖瓣狭窄的血流动力学改变与后天性二尖瓣狭窄相似，二尖瓣装置的异常使二尖瓣的有效瓣口面积减小，血液进入左心室受阻，左心房内血液淤积，压力增高，出现左心房代偿性扩大与肥厚
- 肺静脉淤血，压力增高，肺间质水肿和肺小动脉收缩等，可逐步导致肺动脉扩张和高压
- 长期的肺动脉高压可加重右心系统负荷，最终引起右心衰

【临床表现】

表现

- 症状
  - 先天性二尖瓣狭窄的临床表现与后天获得性二尖瓣病变相似，但出现症状的时间早且无风湿热病史
  - 约 30% 的患者在出生后 1 个月内，75% 在出生后 1 年内出现症状
  - 常见的症状为气急、端坐呼吸、肺水肿和反复发作肺部感染，病情严重者由于并发肺循环高压出现充血性心力衰竭和发绀
- 体征
  - 体格生长发育差，易倦乏

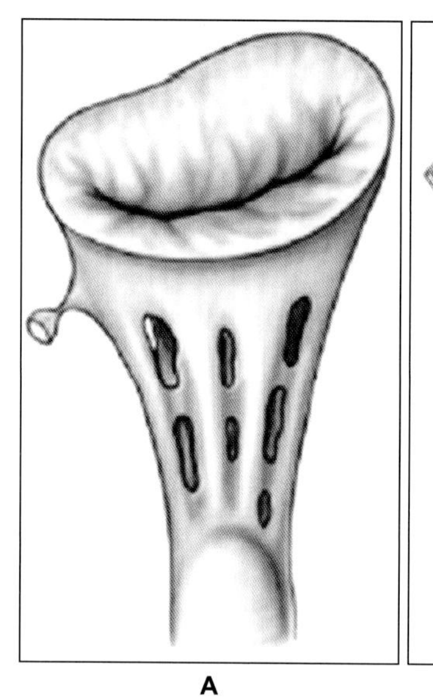

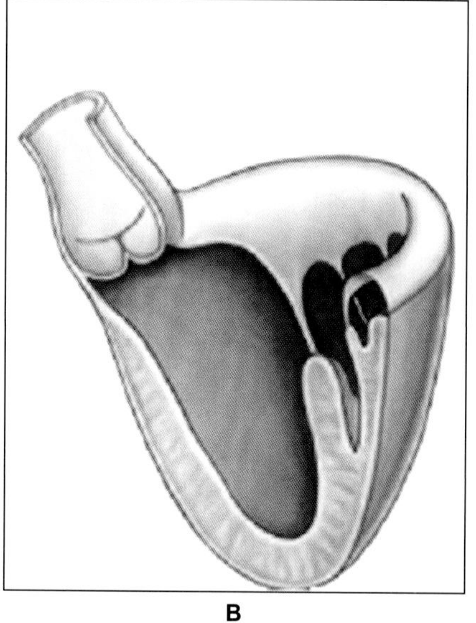

图 5-4-2 **先天性二尖瓣狭窄（乳头肌异常型）**
A. 降落伞型，B. 吊床型

- 二尖瓣狭窄病例典型体征是心尖区舒张期滚筒样杂音并可伴有震颤，第一心音亢进和开放拍击音，若瓣叶活动受限制则上述体征不明显
- 并发肺循环高压病例则肺动脉瓣区第 2 心音亢进、分裂
- 肺部感染者可听到湿性啰音

【影像表现】

X 线平片表现

- 心脏阴影增大，左心房扩大异常显著，表现为心影中央密度加深，心右缘双房影，心左缘“四弧征”，左主支气管抬高及食道出现左心房压迹
- 肺淤血的主要表现为肺门影增大、模糊，肺纹理增粗、模糊，上肺野肺血管影增多，严重时可出现肺水肿征象

心血管 CT

- 舒张末期瓣叶开放受限
- 显示心脏各房室的大小，肺动脉的内径，有无肺动脉高压

MRI 表现

- 自旋回波 T1W 图像可显示腱索、乳头肌的异常，二尖瓣瓣环的大小、瓣膜的厚度，还能较好的观测房室的容积变化
- 电影 MRI 可显示二尖瓣瓣叶运动受限及异常血流，同时可以用于心功能的检测
- 磁共振血流测定技术可检测二尖瓣瓣口的血流速度，评价二尖瓣狭窄程度

心导管和心血管造影表现

- 右心导管检查可发现肺动脉及肺小动脉楔入压增高
- 选择性肺动脉造影或左心房造影可显示左心房增大，造影剂从左心房排空时间延迟，二尖瓣瓣环缩小，瓣膜厚，瓣叶活动受限等
- 左心室造影可显示异常的腱索和乳头肌

诊断与鉴别诊断精要

- 发病年龄小，无风湿热病史
- 影像学检查可发现左房增大及二尖瓣狭窄征象

（二）先天性二尖瓣关闭不全（congenital mitral regurgitation）

【概述】

- 多与二尖瓣狭窄并存，可以由二尖瓣的器质性病变引起，也可以继发于左心房、左心室增大引起的二尖瓣瓣环扩张

【病因、病理和病理生理】

病理

- 二尖瓣叶活动无异常：包括二尖瓣环扩大或变形，二尖瓣叶裂和瓣叶缺损
- 二尖瓣叶脱垂：多见于连接二尖瓣游离缘的一个或多个腱索缺如，腱索延长和乳头肌延长
- 二尖瓣叶活动受限：主要的病理改变包括交界融合，腱索缩短，瓣叶下移以及由于乳头肌异常所导致的二尖瓣关闭不全，如降落伞型或吊床样二尖瓣等

病理生理

- 左心室容量负荷明显增加，继发充血性心力衰竭（congestive heart failure）和肺动脉高压（pulmonary hypertension）

【临床表现】

表现

- 症状
  - 取决患者年龄、二尖瓣病理改变程度以及合并其他先天性心脏畸形类型等
  - 由于二尖瓣关闭不全患儿的耐受性较二尖瓣狭窄好，临床症状出现较晚，患儿常常生长缓慢，严重者可反复肺部感染和心力衰竭
- 体征
  - 体格生长发育差，易倦乏
  - 心尖区可见到、扪到有力的抬举性搏动，心尖区尚可听到全收缩期杂音传导到左腋部，常可听到第三心音
  - 肺循环高压者肺动脉瓣区第二心音亢进、分裂

【影像表现】

X 线平片表现

- 以左心房、左心室增大为主，心脏及左心房的增大较同等程度的二尖瓣狭窄显著，也常伴有右心室增大，但肺循环高压表现远不及后者明显
- 大量反流者，透视下可以观察到左心房区域在左心室收缩期有扩张性搏动

心血管 CT 表现

- 左心房和左心室增大
- 不能直接观测到造影剂的反流
- 可通过对左心室容积的测量计算二尖瓣的反流量

MRI 表现

- 自旋回波 T1W 图像可显示腱索、乳头肌的异常，二尖瓣瓣环的大小、瓣膜的厚度
- 能较好的观测房室的容积变化
- 电影 MRI 可显示二尖瓣瓣叶运动异常及反流的异常血流，并可较准确的测量二尖瓣反流（mitral regurgitation）量（图 5-4-3）

心血管造影表现

- 含造影剂的血通过二尖瓣反流入左心房
- 左心房及左心室增大
- 判断反流的程度

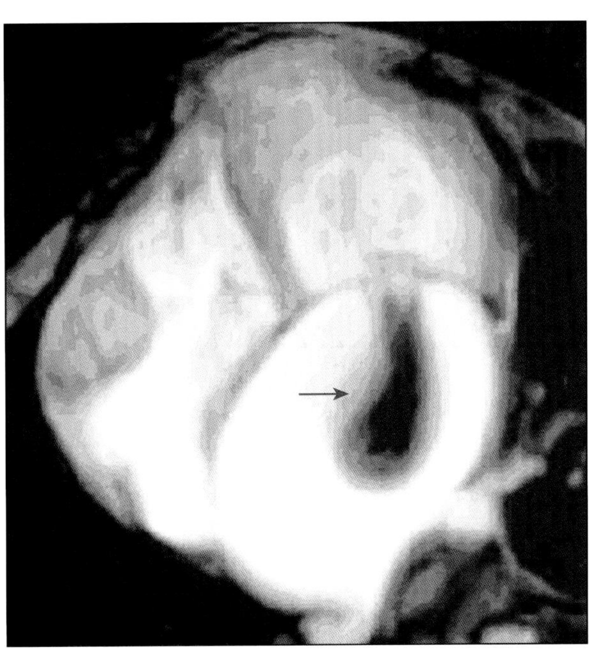

图 5-4-3 **先天性二尖瓣关闭不全**
MR 长 TE 序列四腔心位扫描图像可清晰显示二尖瓣反流形成的流空信号（箭头）

诊断与鉴别诊断精要

- 影像学检查可发现左房、左室增大
- MRI 和心血管造影可观察到二尖瓣反流

二、先天性三尖瓣畸形（congenital tricuspid malformations）

（一）先天性三尖瓣闭锁

【概述】

- 先天性三尖瓣闭锁（congenital tricuspid atresia）是一种较少见的发绀类复杂先天性心脏畸形，占先心病的 1% ～ 3%，在发绀型先天性心脏病中继法洛四联症和大动脉错位后居第三位
- 1817 年，Kreysig 首先清楚地描述了心脏三尖瓣闭锁的解剖特征，即右心室与右心房之间缺乏直接的交通
- 1861 年，Schuberg 第一次应用三尖瓣闭锁这一术语来描述这种畸形
- 1917 年，Hess 在文献中正式采用三尖瓣闭锁这一术语
- 1906 年，Kuhne 报道了三尖瓣闭锁患者动脉可以为正常或转位

【病因、病理和病理生理】

病因

- 三尖瓣闭锁为胚胎期房室通道分隔发育异常，引起三尖瓣未穿孔或仅有一小窝而闭锁
- 一般认为胚胎在正常发育情况下，心内膜垫融合将房室管平均分成左右两个管口并参与形成膜部心室间隔和闭合心房间隔第 1 孔，三尖瓣从心内膜垫和右室心肌分化而成
- 分化过程中三尖瓣发育异常，瓣叶退化变性、瓣叶组织缺乏、瓣孔被纤维组织包围、封闭，最终导致三尖瓣闭锁

病理改变

- 三尖瓣未发育或发育不良融合成一纤维性或肌性隔膜，肌性隔膜多见
- 右房与右室之间无直接交通，右室发育不良，左房与右房之间有交通，为未闭的卵圆孔或大小不等的房间隔缺损
- 左心系统由于同时接受体循环和肺循环的血，负荷加重而致左房及左室腔扩大，左室的血经室间隔缺损达肺动脉
- 大动脉的关系可为正常，亦可有转位
- 常伴有肺动脉狭窄，亦可合并动脉导管未闭、主动脉缩窄、永存动脉干等畸形
- 除合并心血管畸形外，约 19% 的患者可合并心外畸形，多累及中枢神经系统和骨骼肌肉系统，可与 Bown 综合征、无脾综合征（asplenia）等并存

分型与合并畸形

- 三尖瓣闭锁的右心房与右心室连接类型有 5 种
  - 肌肉型：占 76% ～ 84%，在右心房的底部为肌肉或纤维肌性组织，在靠近侧壁有一小的陷窝，直接横跨于左心室而与右心室无连接，右侧房室间没有瓣膜组织连接
  - 隔膜型：约占 8% ～ 12%，伴有并置心耳，右心房与右心室之间为一闭锁的隔膜，多与膜部室间隔相连，一般亦可有纤维性陷窝
  - 瓣膜型：占 6%，右心房与右心室连接处有一开放的瓣膜，但在其下方有隔膜和肌肉将右心房与右心室完全隔开，形成闭锁
  - Ebstein 畸形型：约占 6%，右心房与右心室间形成闭锁的三尖瓣
  - 心内膜垫缺损型：约占 2%，右心房到右心室的共同房室瓣闭锁
- Edward 和 Burchell 首先根据大动脉相互关系，将三尖瓣闭锁分为 3 种类型，其次根据有无肺动脉闭锁或狭窄，进一步分为Ⅰ a 型、Ⅰ b 型、Ⅰ c 型、Ⅱ a 型、Ⅱ b 型、Ⅱ c 型、Ⅲ a 型和Ⅲ b 型 8 种类型，在三尖瓣闭锁的病例中，以Ⅰ b 型、Ⅰ c 型、Ⅱ b 型、Ⅱ c 型以及Ⅲ a 型最为常见
  - Ⅰ型三尖瓣闭锁（69%）：该型特点是大血管关系正常，Ⅰ a 型，肺动脉闭锁；Ⅰ b 型，肺动脉狭窄伴小型室间隔缺损；Ⅰ c

型，肺动脉狭窄伴大型室间隔缺损

- Ⅱ型三尖瓣闭锁（27%）：该型特点是伴完全型大血管转位，Ⅱa型，肺动脉闭锁；Ⅱb型，肺动脉狭窄伴小型室间隔缺损；Ⅱc型，肺动脉正常伴大型室间隔缺损
- Ⅲ型三尖瓣闭锁（4%）：Ⅲ型的特点是伴矫正型大血管转位，Ⅲa型，肺动脉瓣狭窄；Ⅲb型，主动脉瓣下狭窄，合并肺动脉瓣闭锁者（即Ⅰa型，Ⅱa型），于婴儿期即死亡，合并肺动脉瓣狭窄者（Ⅰb型，Ⅱb型，Ⅲa型）者，占儿童期病例的70%，成年期病例的100%

- 三尖瓣闭锁可能同时合并多种心脏与大血管的畸形
  - 心房间的交通总是存在，否则无法生存，其中卵圆孔未闭占80%，其余为房间隔缺损
  - 22%的患者合并有左上腔静脉，通常引流至冠状静脉窦，偶尔直接引流到左心房
  - 肺静脉异位引流和冠状动脉畸形较少见
  - 先天性肺动脉缺如的患者常合并膜性三尖瓣闭锁
  - 20%三尖瓣闭锁患者合并并列心耳，还可能合并主动脉缩窄，发育不良或闭锁，主动脉弓离断

病理生理

- 胎儿时期，由于左心室供应全身血液，肺部没有通气功能，血流量少，其生长发育不受影响，但出生后随着肺部的通气膨胀，会带来一系列的血流动力学改变，主要受心房和心室水平分流程度、肺动脉发育情况及左心室功能等因素的影响
- 体循环静脉回流血液不能直接汇入右心室腔，右心房的血液只能通过心房间交通到达左心房，左心房就成为体、肺循环静脉血混合的心腔，混合血通过较正常为大的二尖瓣口进入左心室，而后经过正常连接的主动脉瓣口和主动脉离开左心室。因此，所有的患者均有不同程度的动脉血氧饱和度降低，其降低程度取决于肺血流阻塞的轻重
  - 若肺部血流正常或增多，肺静脉回心血量正常或增多，则动脉血氧饱和度仅较正常稍低，临床上可无发绀或轻度发绀
  - 若肺部血流减少，肺静脉回心血量减少，则动脉血氧饱和度明显降低，70%出现低氧血症，临床上有明显发绀
  - 如房间隔缺损小，右到左分流受限，生后即出现严重体静脉高压和右心衰竭
- 由于右心室发育不全，左心室单独承担体、肺循环的泵血工作，左心室需额外做功以推动大量肺循环的血液流动，持续超负荷的运转可导致左心肥大，左心衰竭。在肺血流减少的病例，左心室仅增加少量的容量负荷，往往不产生心力衰竭，但在肺血流增多的病例，左心室常因慢性容量负荷增加，左心室舒张末期容量增加和心肌收缩功能降低，进而左心室扩大，心力衰竭，如有主动脉缩窄或主动脉离断，更促进左心室肥大和心力衰竭的发生
- 右心室的发育状况随室间隔缺损大小和肺动脉狭窄程度而不同。一般多有肺动脉狭窄和小型室间隔缺损，少部分血液从左心室经室间隔缺损进入发育不良的右心室，然后通过狭窄的肺动脉入肺，使肺血流量减少。少数患者仅有轻度或无肺动脉狭窄，而伴有大型室间隔缺损，较多的血液从左心室进入发育良好的右心室和肺动脉，使到达肺部的血流量增多。罕见的情况是无室间隔缺损，有肺动脉瓣闭锁，血液到达肺部的唯一通道是未闭的动脉导管或支气管动脉及其他的体肺侧支血管

【临床表现】

表现

- 症状
  - 发绀是最常见的临床表现，偶有蹲踞现象，有发绀且超过2岁的病儿常有杵状指
    - 肺血流减少者在生后第1天即出现发绀
    - 85%的患者在2个月内被发现
    - 发绀开始时间是肺动脉梗阻轻重的指标，有预后价值，新生儿期即有发绀者80%死于6个月内
    - 约有一半的患者有缺氧发作史，偶有意识丧失
  - 生存期长短与肺血流量有密切关系
    - 肺血流量接近正常者，生存期最长可达8年以上
    - 肺血流量很多者，出生后一般仅能生存3个月

- 肺血流少于正常者则出生后生存期居于前述两种情况之间
- Keith 等报道三尖瓣闭锁患者 50% 可生存到 6 个月，33% 生存到 1 岁，仅 10% 可生存至 10 岁

- 房间隔通道小的病例，临床上呈现体循环静脉充血，颈静脉怒张（jugular vein distention），肝肿大和周围型水肿
- 肺血流量增多的病例，发绀程度减轻，但常有气急，呼吸快速，易发生肺部感染
- 充血性心力衰竭，是三尖瓣闭锁者的重要表现之一，既可表现为左心衰竭，也可表现为右心衰竭

- 体征
  - 发育不良，多有发绀，心尖搏动增强并弥散，心界向左侧扩大
  - 合并肺动脉瓣狭窄或室间隔缺损的患者其胸骨左缘常可听到收缩期吹风样杂音
  - 合并有动脉导管未闭者可听到连续性机器样杂音
  - 肺血流量增多者可听到舒张中期滚筒样杂音
  - 可有肝肿大、水肿、颈静脉怒张和肺水肿等征象

流行病学

- 三尖瓣闭锁的发生无性别差异
- 三尖瓣闭锁占先天性心脏病的 1%，生后 1 年内因先天性心脏病死亡的婴儿中，三尖瓣闭锁占 2.5%

【影像学表现】

X 线平片表现

- 肺血流量减少的病例，心影大多正常或轻度扩大
- 肺血流增多者，心影可显著扩大
- 右心室萎缩而左心室肥大，故后前位照片心阴影有向左侧倾斜的表现
- 心右缘由于右心房扩大而凸出隆起，下段因右心室萎缩可凹陷
- 左心缘可因心耳并列而平坦
- 心尖部在膈肌上翘高，且较圆钝，中弓凹陷
- 肺血流减少病例，肺门、肺野血管阴影显著减少
- 肺部充血现象：可见于大动脉错位肺动脉干较粗大、无大动脉错位但室间隔缺损较大和肺动脉闭锁伴有较大动脉导管未闭的病例

心血管 CT 表现

- 可显示闭锁的三尖瓣、发育不良的右室及房间隔和室间隔缺损（图 5-4-4）
- CT 显示心外血管具有明显的优势，可显示肺动脉、主动脉的狭窄部位及程度，有无动脉导管未闭及粗大的体肺侧支血管

MRI 表现

- 磁共振自旋回波 T1W 图像可以准确地反映出心腔的大小，大动脉的形态，房室连接的关系，左右心室与大动脉的位置关系
- 对区分三尖瓣闭锁的类型有帮助，如典型的三尖瓣闭锁右心房室沟很深并充填了脂肪，磁共振图像表现为明亮的线状或三角结构替代了三尖瓣，在膜型或 Ebstein 畸形型三尖瓣闭锁，右心房室沟较浅近似正常
- 电影 MRI 可显示右侧房室间无血流通过，并可测量左室舒张末期容积和左室射血分数，也可以显示二尖瓣的反流
- 增强 MRI 可显示肺动脉的狭窄情况

心血管造影

- 导管自右心房不能进入右心室，但极易通过未闭卵圆孔或房间隔缺损进入左心房
- 右心房压力高于左心房，压力阶差决定于房间隔缺损的大小，缺损越小，压力差越大，压力曲线常示高大的 a 波
- 左心房和左心室血含氧量均下降，而且相同
- 右心室或无名静脉造影时各房室显影的顺序为

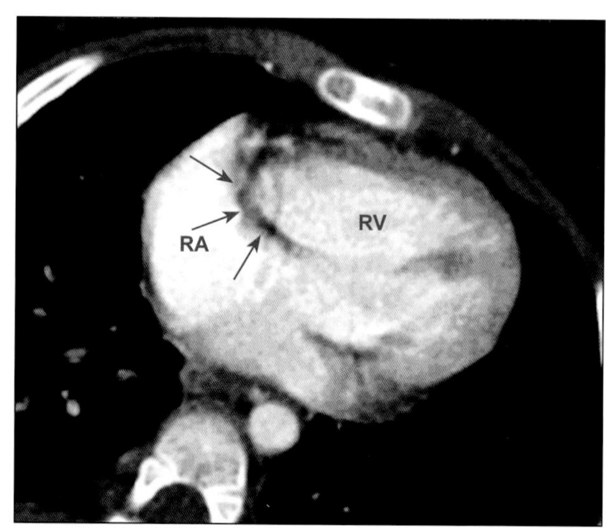

图 5-4-4 **三尖瓣闭锁**
CT 扫描显示一纤维肌性组织（箭头）阻断了右房（RA）与右室（RV）之间的连接

右心房、左心房、左心室和大血管，除左心房早期显影特征外，左心室显影较右心室早

- 后前位：心影的下方显示一未显影三角区，即所谓"右心室窗"，其基底部为膈肌，右侧为右心房或下腔静脉，左侧为左心室。此三角区即是发育不良的右心室，有时可见造影剂通过细小的室间隔缺损充盈后显影。如该区持续存在，降主动脉显影后肺动脉显影，则提示肺循环借未闭的动脉导管供血
- 根据左室造影可估价左心室心功能及收缩力，多数左心功能减弱，左心室射血分数降低
- 根据侧位照片所示大血管的部位，可鉴别有无大动脉错位
  - 无大动脉错位者，升主动脉的起源在心前缘稍偏后处
  - 有大动脉错位者，主动脉起源于心脏前缘，且前方并无心室阴影
- 左心室造影可见左心室大、右心室小，并可显示室间隔缺损的直接征象，还可观察左心室的收缩功能及有无二尖瓣反流的存在

诊断与鉴别诊断精要

- 右心室萎缩而左心室肥大
- 右心房与右心室不直接沟通，存在卵圆孔未闭或房间隔缺损

（二）三尖瓣下移畸形

【概述】

- 三尖瓣下移畸形（downward displacement of tricuspid valve）又称Ebstein畸形（Ebstein's anomaly），是部分或整个三尖瓣没有附着在正常部位的三尖瓣环，而是呈螺旋形向下移位，并伴有三尖瓣瓣膜装置的畸形和右心室结构的改变
- 发病率约占先天性心脏病的0.4%
- 尖瓣下移的胚胎学基础尚不十分明确，可能由于：
  - 心脏发育第二期由原始右心室向右心室发育过程中，处于右侧的动脉球心室袢降支前壶腹和部分升支后壶腹连接发生紊乱，造成有效瓣环移位异常
  - 三尖瓣叶起源于右室的内表面后，未能正常剥脱游离，前叶因游离较早（胚胎第六周），病变不显著
  - 瓣叶和腱索乳头肌发育的位置异常

【病因、病理和病理生理】

病理解剖

- Ebstein畸形的病理改变颇多差异
- 基本病变是三尖瓣瓣叶和右心室发育异常并伴有膈瓣叶和后瓣叶向右心室下移，通过腱索乳头肌附着于三尖瓣瓣环下方的右心室壁上
- 三尖瓣瓣叶增大或缩小，往往增厚变形缩短
- 病变最常累及膈瓣叶，次之为后瓣叶，膈瓣叶和后瓣叶可部分缺失，累及前瓣叶者则很少见
- 下移的瓣叶使右心室分成两个部分
  - 瓣叶上方扩大的心室称为房化心室（atrialized ventricle），其功能与右心房相似
  - 瓣叶下方为功能右心室
- 右心房扩大，房壁纤维化增厚
- 右心房和高度扩大薄壁的房化右心室连成一个大心腔，起贮积血液的作用，而瓣叶下方的功能右心室则起排出血液的功用
- 三尖瓣瓣环和右心室高度扩大以及瓣叶畸形往往呈现关闭不全
- 若瓣叶游离缘部分粘着，则增大的前瓣叶可在房化心室与功能右心室之间造成血流梗阻产生不同程度的三尖瓣狭窄
- 房室结及房室束解剖位置正常，但右束支可能被增厚的心内膜压迫产生右束支传导阻滞，约5%病例有异常Kent传导束呈现预激综合征
- 50%～60%伴有卵圆孔未闭或心房间隔缺损，心房水平呈现右至左分流，动脉血氧饱和度降低，临床上出现发绀
- 其他合并畸形尚有肺动脉狭窄、室间隔缺损、动脉导管未闭、法洛四联症、大动脉错位、主动脉缩窄和先天性二尖瓣狭窄等

分型

- 轻型：较少见，三尖瓣的三个瓣叶发育较好，仅有隔瓣和后瓣下移 2 ~ 3cm，通常不合并其他畸形
- 中间型：较常见，三尖瓣隔瓣发育不全或缺如，前瓣有部分下移和后瓣融合成为一个大的瓣叶，隔瓣和后瓣下移的最低点可达心尖，无正常腱索与乳头肌。绝大多数有较严重的关闭不全，极少数病例三尖瓣交界融合，形成狭窄
- 重型：瓣膜严重畸形，隔叶和后叶可下移到肺动脉瓣下 2 ~ 3cm 处，瓣膜装置缺如或发育不全

病理生理（图 5-4-5）

- 三尖瓣下移的血流动力学异常是由于右心泵功能失常所致，主要取决于房化右心室的大小、三尖瓣附着于右心室的部位及其功能障碍程度
  - 房化右心室范围越大，三尖瓣关闭不全越重，右心室功能障碍越明显
- 右心房收缩时，房化右心室不协调地同步收缩，呈反常活动而舒张扩大，收纳部分右心房血流，影响功能性右心室血流充盈
- 右心房舒张时，腔静脉血回流入右心房，而功能性右心室的收缩，又使部分血液经关闭不全的三尖瓣反流入右心房，加重右心房负荷，使右心房逐步扩大和压力上升
- 由于右心排血功能的逐渐代偿，终致右心衰竭

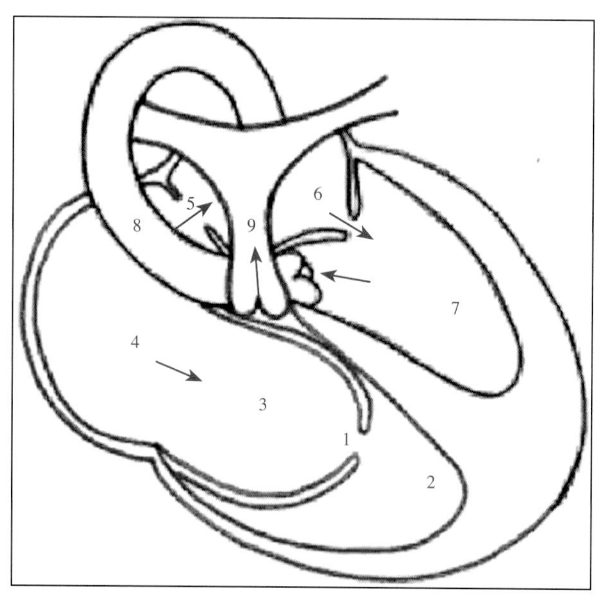

图 5-4-5 **三尖瓣下移畸形示意图**
血流方向（箭头）、下移的三尖瓣（1）、功能右心室（2）、房化右心室（3）、右房（4）、房间隔缺损（5）、左房（6）、左室（7）、主动脉（8）、肺动脉干（9）

- 如有卵圆孔未闭或房间隔缺损，右心房压力高于左心房时，将产生右向左分流，使动脉血氧饱和度下降，出现发绀症状
- 房室束可有异位分支至房化右心室，常可触发心律失常或突发心室纤颤而死亡

【临床表现】

表现

- 症状
  - 临床症状因病变程度、有无房间交通以及是否合并其他畸形而轻重不同
  - 少数患者在出生后 1 周内即可呈现呼吸困难、发绀和充血性心力衰竭
  - 各个年龄组患者均可呈现室上性心动过速，一部分患者则有预激综合征
  - 大多数患者早期很少有症状，生长发育后才逐渐出现心悸、气喘、发绀、乏力、头昏及右心衰竭等
  - 蹲踞和晕厥等症状较少见
- 体征
  - 多数患者生长发育差，体格瘦小，约 1/3 患者颧颊潮红类似二尖瓣面容，常有不同程度的发绀
  - 心脏扩大的病例左前胸隆起，心浊音界扩大，胸骨左缘可扪到三尖瓣关闭不全产生的收缩期震颤
  - 心尖区下部和心尖区搏动正常或减弱
  - 由于右心房和房化右心室高度扩大，颈静脉搏动不明显
  - 心脏听诊，心音轻，胸骨左缘可听到三尖瓣关闭不全产生的收缩期杂音，有时还可听到三尖瓣狭窄产生的舒张期杂音，吸气时杂音响度增强
  - 增大的三尖瓣前叶延迟闭合，第 1 音分裂，且延迟出现的成分增强。第 2 心音亦常分裂而肺动脉瓣关闭音较轻，有的病例可呈现奔马律
  - 腹部检查可能扪到肿大的肝但极少出现肝搏动
  - 童年患者发绀严重者可出现杵状指（趾）

【影像学表现】

X 线平片表现

- 轻型三尖瓣下移畸形的心脏不大或轻度增大，肺血大致正常

- 典型患者心脏多呈中、重度增大，呈“烧瓶状”或“球形”
- 右心，尤其是右心房及右心耳显著增大
- 心底部大血管阴影缩小或正常
- 肺血管纹理纤细、稀疏
- 右心房段搏动一般减弱，如有三尖瓣关闭不全则增强，左心缘搏动正常
- 主动脉结一般较小

心血管 CT 表现

- 三尖瓣位置异常及形态改变（图 5-4-6）
  - 三尖瓣位置异常多表现为隔瓣、后瓣附着点不同程度向心尖部下移，二尖瓣与三尖瓣隔瓣间距增大
  - 三尖瓣形态异常可表现为隔瓣及后瓣相对细小，前瓣长且大，多呈帆状
- 显示扩大的右心房，房化的右心室，缩小的功能左心室及右室流出道等
- 显示合并的房间隔缺损、室间隔缺损、肺动脉狭窄或闭锁、主动脉缩窄、动脉导管未闭及大动脉转位等畸形

MRI 表现

- 磁共振自旋回波 T1W 图像冠状位和四腔心位可清晰显示房、室结构的异常及三尖瓣形态、位置的变化
- 电影 MRI 可显示右心房内的异常血流，房化右心室的矛盾运动，同时可观察到三尖瓣关闭不全时的血液反流（图 5-4-7）
- 增强 MRI 可显示合并的肺动脉、主动脉等畸形表现

心导管和心血管造影表现

- 右心导管检查时可发现右心房腔巨大，压力增高，压力曲线 a 波和波均高大。房化右心室呈房性压力曲线，腔内心电图则为右心室型，并有心房间隔缺损者心导管可从右心房进入左心房
- 心房水平可呈现右至左分流，右心室收缩压正常舒张末压升高，有的病例可测到三尖瓣跨瓣压差
- 右心造影显示右心房明显扩大占据左心室位置，功能右心室位于右室流出道
- 瓣膜口移至脊柱左缘，右心室下缘可显示三尖瓣瓣环切迹和房化心室与功能心室之间的另一个切迹，且能够观察到增大的前瓣边缘形成的“帆影征”，此为三尖瓣下移畸形心血管造影的典型表现
- 肺动脉干及分支细小，心房水平有右至左分流者则左心房提前显影
- 左心室造影可发现是否合并有动脉导管未闭或主动脉缩窄等其他畸形

【鉴别诊断】

- 三尖瓣发育不全
  - 右室腔扩张而不是发育不全
  - 无瓣叶下移

（孙立军　徐　健）

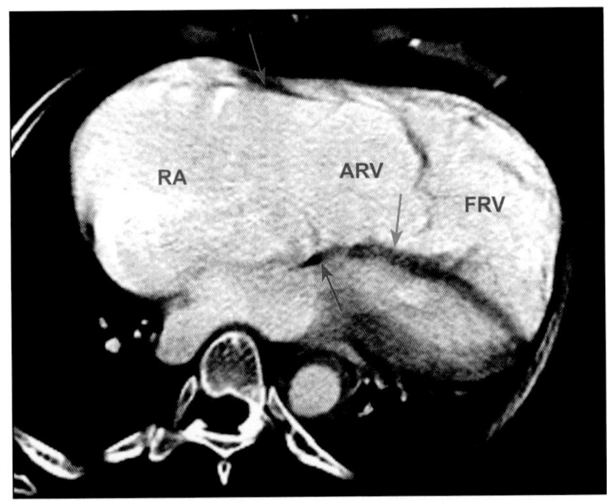

图 5-4-6　**三尖瓣下移畸形 CT**
CT 斜轴位扫描可见三尖瓣的后叶和隔叶从房室连接处（红箭头）向下移位（绿箭头），并可清晰显示扩大的右房（RV）、房化右心室（ARV）及功能右心室（FRV）

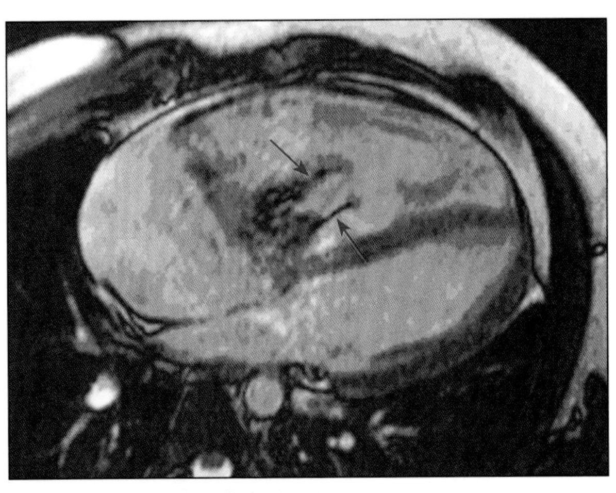

图 5-4-7　**三尖瓣下移畸形 MRI**
MR 电影序列可观察到位置和功能异常的三尖瓣（箭头）

诊断与鉴别诊断精要

- 有三尖瓣瓣环及瓣叶的下移
- 可观察到右心室狭小及房化的右心室

重点推荐文献

[1] Ryan R, Abbara S, Colen RR, etc. Cardiac valve disease: spectrum of findings on cardiac 64-MDCT. [J] AJR, 2008, 190(5): 294-298.

[2] Alkadhi H, Bettex D, Wildermuth S, et al. Dynamic cine imaging of the mitral valve with 16-MDCT: a feasibility study. AJR, 2005, 185: 636-646.

[3] 戴汝平. 心血管CT诊断学. 北京: 人民卫生出版社, 2001: 134-147.

[4] Shiraz A. Maskatia. Congenital Anomalies of the Mitral Valve.[J] Congenit Heart Dis, 2011, 6: 77-82.

[5] 陈树宝. 先天性心脏病影像诊断学. 北京: 人民卫生出版社, 2004: 346-357.

第 5 节 心室畸形

一、室间隔缺损

【概念与概述】

- 室间隔缺损（ventricular septal defect，VSD），系指心室间隔上存在一个或多个缺损

【病因、病理与病理生理】

一般特征

- 发病机制
  - 各部室间隔在胚胎发育过程发生异常或受障碍
  - 病因不明
- 流行病学
  - 常见，占所有先天性心脏病的 20% ~ 57%
  - 男女无明显差别

病理

- 多单发，有多发
- 常合并其他先天性心血管畸形
- 部位分型
  - 膜周型：或嵴下型，位于膜部或和其邻近部分的室间隔
  - 干下型：漏斗部或嵴上型，缺损位于肺动脉瓣下
  - 肌部：缺损位于肌部室间隔
- 膜部室隔瘤：膜部缺损被三尖瓣及其周围附件组织黏附、覆盖，可致左向右分流量减少，或自然闭合
- 左室右房通道：位于左室和右房之间的膜部
- 干下型易并发主动脉瓣脱垂和主动脉瓣关闭不全

病理生理

- 心室水平左向右分流
- 肺循环血流量增加
- 左心室容量负荷加重
- 肺动脉高压（pulmonary hypertension），Eisenmenger 综合征（Eisenmenger's syndrome）

【临床表现】

表现

- 症状
  - 可无明显症状
  - 易感冒，咳嗽，肺炎
  - 心衰
  - 发育不良，胸廓畸形
- 体征
  - L3 ~ 4 Ⅲ ~ Ⅳ /6 收缩期杂音，有震颤
  - P_2 增强或亢进
- 其他检查：心电图
  - 左室高电压，左室肥厚
  - 右室肥厚或双心室肥厚
  - 电轴左偏

自然病程与预后

- 少数可自然闭合
- 继发性漏斗部狭窄
- 器质性肺动脉高压
- 呼吸系统感染、心衰而死亡

治疗

- 外科手术修补
- 经导管介入封堵术

【影像学表现】

X 线表现（图 5-5-1，图 5-5-2）

- 分流量小，心肺基本正常
- 二尖瓣型或主动脉型心脏，左心室增大，主动脉结正常
- 肺动脉高压

心导管及心血管造影表现（图 5-5-3，图 5-5-4）

- 右心室血氧饱和度明显高于右心房
- 测量肺动脉压力，计算肺阻力
- 造影剂经缺损入右心室
- 显示缺损部位、大小、数目及形态等
- 显示并发主动脉窦脱垂及主动脉瓣关闭不全

超声心动图表现（图 5-5-5 ~ 图 5-5-8）

- 室间隔连续中断
- 左心室扩大
- 心室水平左向右彩色血流分流束

CT 心脏造影表现（图 5-5-9 ~ 图 5-5-12）

- 室间隔连续性中断
- 左室显影期有造影剂束经各部室间隔入右室
- 左心室增大

MRI 表现

- 自旋回波 T1W 显示室间隔连续性中断
- 左心室增大
- 梯度回波电影显示过室间隔异常分流

推荐影像学检查

- 最佳检查方法：心脏超声

【鉴别诊断】

- 房室间隔缺损
    - 或称心内膜垫缺损、共同房室通道、房室管缺损等
    - 房室瓣异常及其周围的间隔组织缺损
    - 分完全型、部分型及过渡型
    - 心脏超声可显示房室间隔缺失、房室瓣异常而鉴别

诊断与鉴别诊断精要

- L3 ~ 4 Ⅲ ~ Ⅳ /6 收缩期杂音，有震颤，P_2 增强或亢进
- 心脏超声显示室间隔连续中断，心室水平左向右彩色血流分流束

典型病例

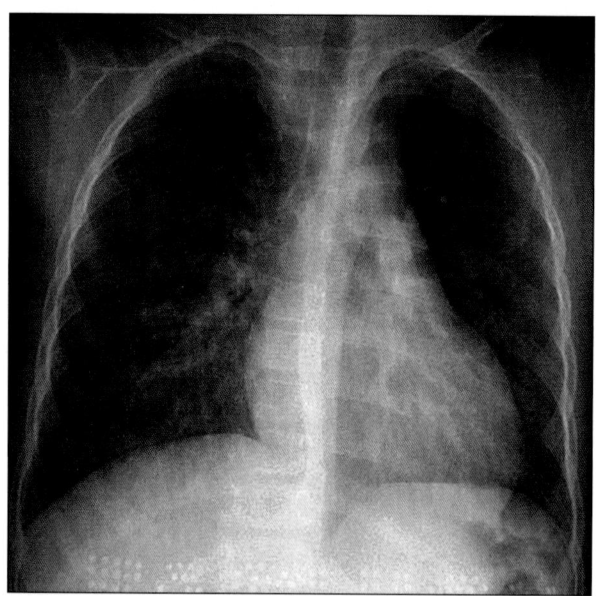

图 5-5-1 **VSD X 线正位胸片**
显示肺血增多，主动脉型心脏，左心室增大，主动脉结正常

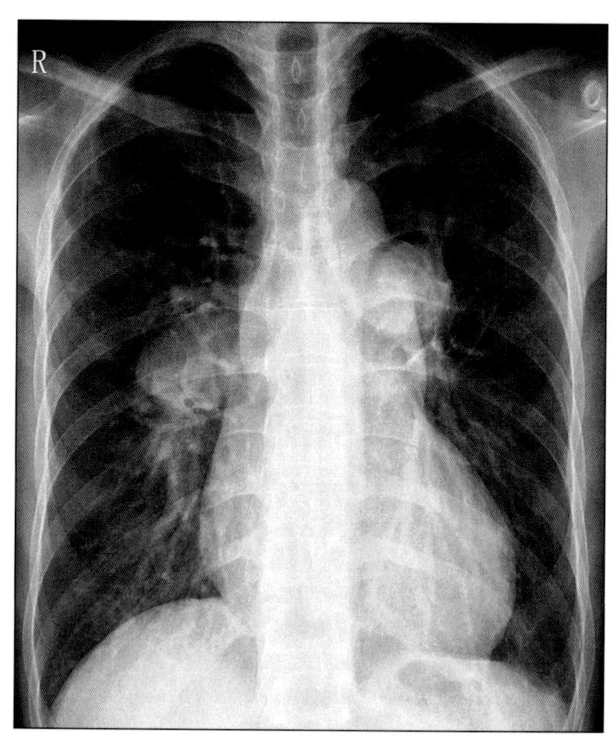

图 5-5-2 **VSD 并肺动脉高压 X 线正位胸片**
显示二尖瓣型心脏，肺动脉段瘤样扩张，肺门动脉呈残根状，为 Eisenmenger 综合征

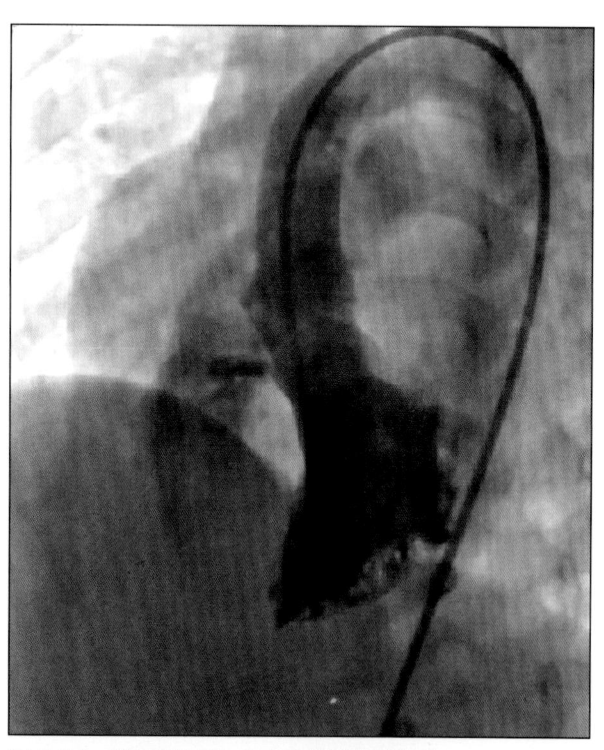

图 5-5-3 **膜周部 VSD 左心室造影长轴斜位**
示主动脉瓣下方左室对比剂呈束状分流至右室，右心室腔显影

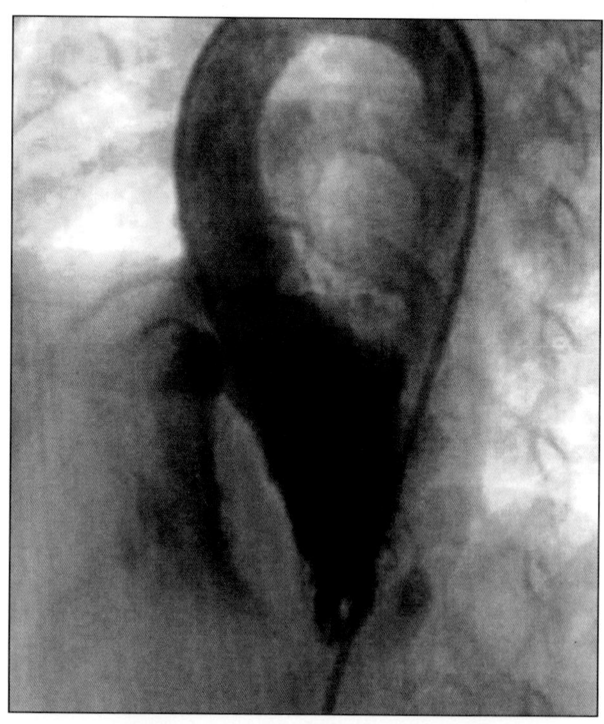

图 5-5-4 **膜周部 VSD（膜部瘤）左心室造影长轴斜位**
示室间隔膜部瘤形成，多个破口，对比剂流入右心室

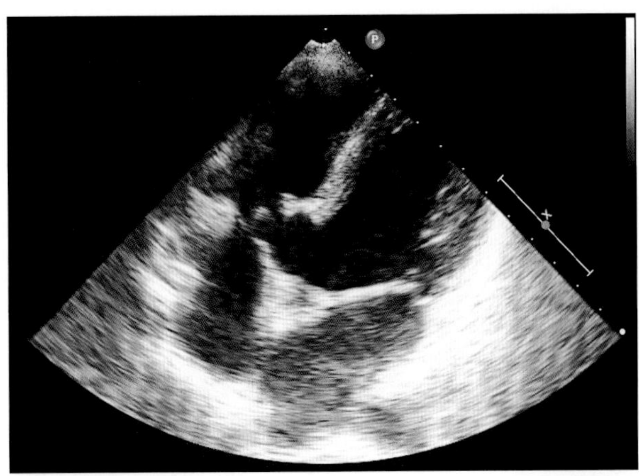

图 5-5-5 **膜周部 VSD 心脏超声**
胸骨旁四腔心切面示室间隔膜部瘤结构及连续中断

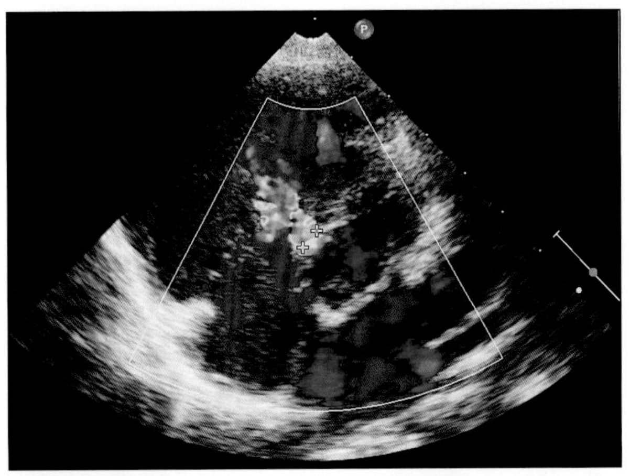

图 5-5-6 **膜周部 VSD 心脏超声彩色多普勒**
近大动脉短轴示左、右室之间室间隔膜部五彩血流信号

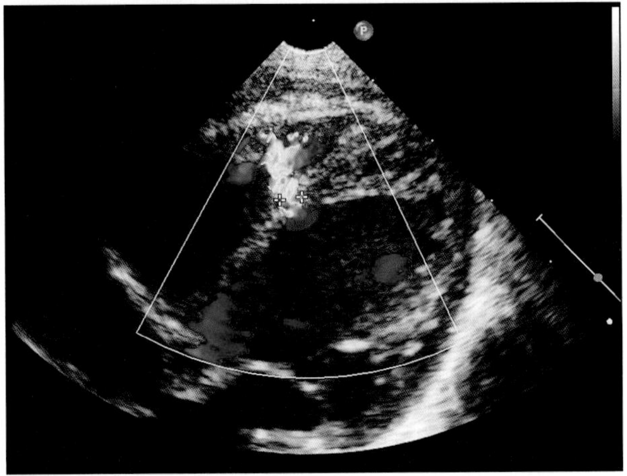

图 5-5-7 **肌部 VSD 心脏超声**
胸骨旁近四腔心切面示肌部前间隔中段左向右五彩血液分流信号

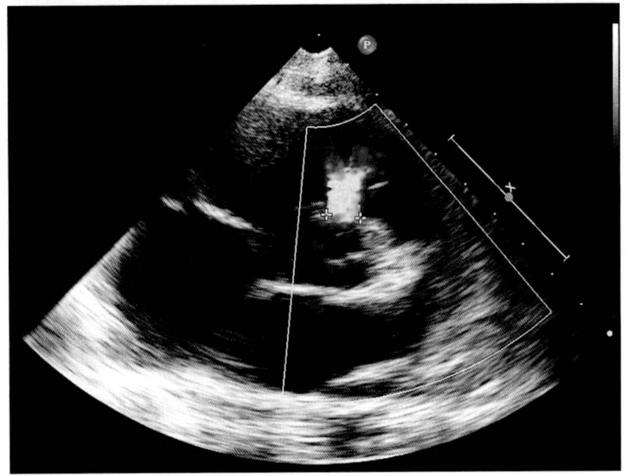

图 5-5-8 **干下型 VSD 心脏超声**
大动脉短轴切面示室间隔紧邻肺动脉瓣处左向右彩色血流分流信号

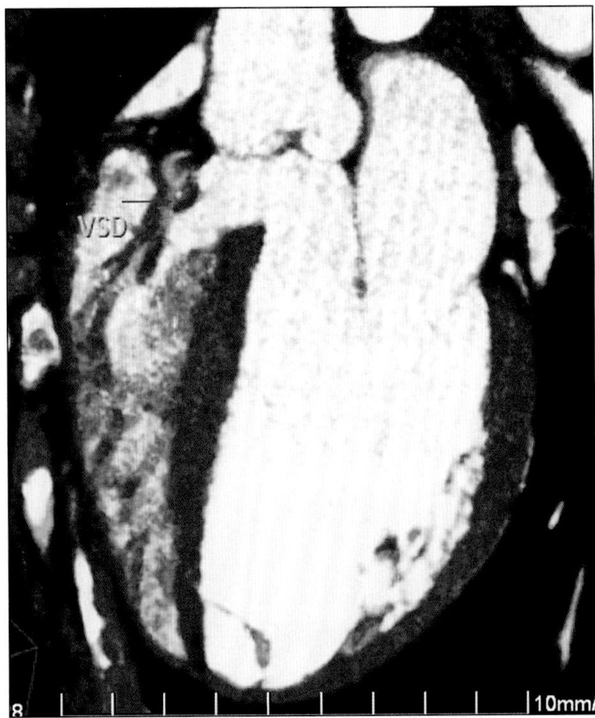

图 5-5-9 **膜周部 VSD CT 心脏造影 VR 图像**
示室间隔膜部瘤形成，对比剂分流入右心室，左心室增大

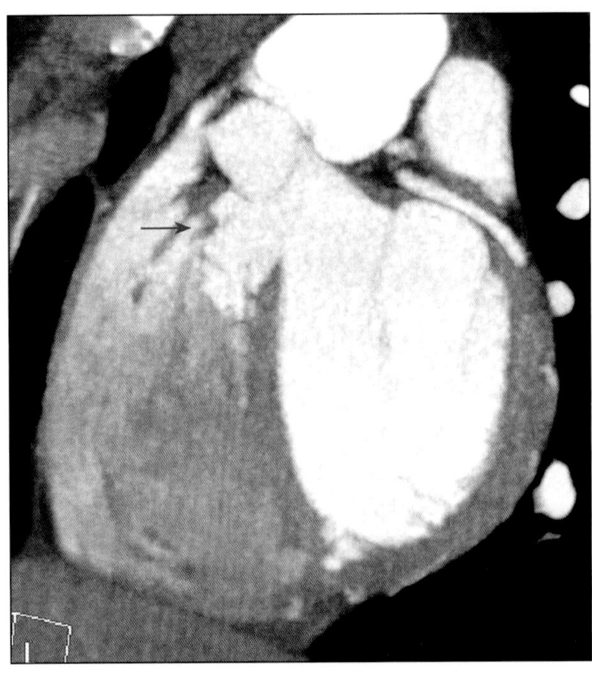

图 5-5-10 **膜周部 VSD CT 心脏造影 MIP 图像**
示室间隔膜部瘤形成，对比剂经多个破口入右心室

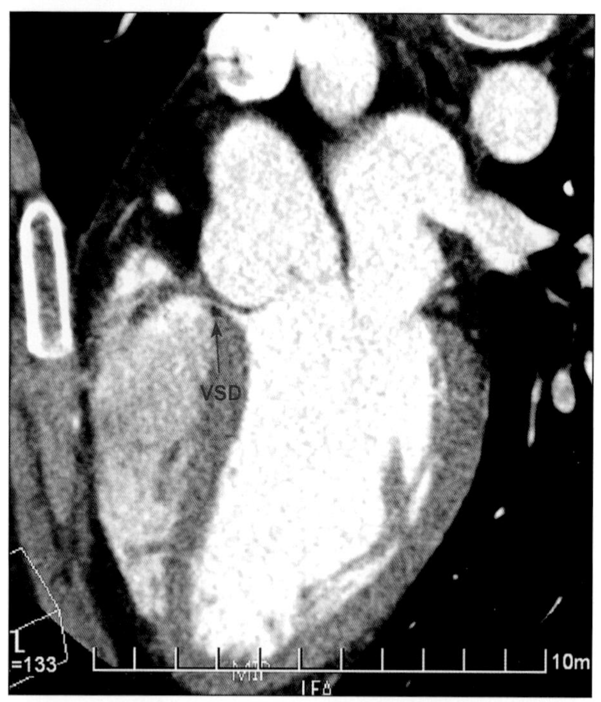

图 5-5-11 **膜周部 VSD CT 心脏造影 MIP 图像**
示主动脉瓣下左、右室之间线束状对比剂分流

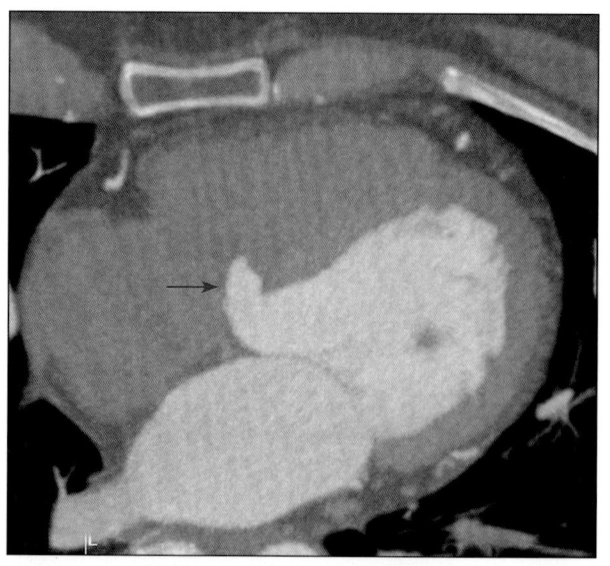

图 5-5-12 **膜周部 VSD 自愈 CT 心脏造影**
横轴位 MIP 图像示室间隔膜部瘤形成，未见破口破入右心室，结合幼时发现心脏杂音、无手术治疗史，提示膜周部 VSD 已闭合

重点推荐文献

[1] 刘玉清. 心血管病影像诊断学. 合肥: 安徽科学技术出版社, 2000: 373-389.
[2] 李坤成. 心血管磁共振成像诊断学. 北京: 人民卫生出版社, 1997: 143-146.
[3] 陈树宝. 先天性心脏病影像诊断学. 北京: 人民卫生出版社, 2004: 235-245.

二、单心室

【概念与概述】

- 单心室（single ventricle）是指两侧房室瓣或一个共同房室瓣开口于一个心室腔
- 同义词 共同心室（common ventricle，CV）

【病因、病理与病理生理】

一般特征

- 发病机制
  - 胚胎发育时，心球和心室发育障碍
  - 病因不明
- 流行病学
  - 少见，占先心病发病率的 1.5% ~ 3%

病理

- 单一大心室腔（或主心腔）与房室瓣相连
- 另一心室未发育或为很小的漏斗心室腔
- 两组或一组共同房室瓣
- 房室瓣叶常发育不良
- 单一心室腔很少，常有两个
- 分型：根据主要心室腔形态
  - 左室型：主心室腔为左室结构
  - 右室型：主心室腔为右室结构
  - 心室结构不定型：心室结构特征不明显
- 常合并其他心内外畸形

病理生理

- 主心室腔接受两心房血液回流
- 承担体、肺两个循环系统的负荷和功能
- 心室水平动静脉血混合，分别进入主动脉、肺动脉，致缺氧
- 随并发畸形及肺循环血流量而异

【临床表现】

表现

- 症状
  - 缺氧表现：活动后气促、乏力，烦躁不安
  - 心衰表现：哭闹多汗、呼吸困难
- 体征
  - 心前区Ⅱ ~ Ⅲ级收缩期杂音
  - P_2 增强或减弱

- 发绀，肝肿大等
- 其他检查：心电图
  - 右心室肥厚伴电轴右偏，多见
  - 左心室肥厚伴电轴左偏
  - 双心室肥厚
  - 心室肥厚与电轴偏移不一致

自然病程与预后
- 预后差
- 未经治疗者半数以上生后 1 年内死亡

治疗
- 外科手术：包括心室分隔手术、Fontan 系列手术等

【影像学表现】

X 线表现
- 取决于病理类型、大动脉位置及肺动脉有无狭窄等
- 左心缘上、中部膨凸
- 心脏增大及位置异常
- 肺血增多或减少

超声心动图表现（图 5-5-13）
- 两侧房室瓣或共同房室瓣开口于大的主心室腔
- 单一流入道心室腔
- 主心室腔，残留漏斗部心腔
- 心室腔双出口，心室大动脉连接不适应
- 并发心血管畸形

心导管及心血管造影表现
- 测量各心腔及主动脉、肺动脉压力
- 左室型：主心室腔肌小梁较光滑，前上方残留心腔
- 右室型：主心室腔肌小梁粗糙，后下方残留心腔
- 显示心室大动脉的连接及位置，肺动脉及其分支有无狭窄
- 观察心室收缩功能，及房室瓣反流程度
- 显示心血管并发畸形

CT 心脏造影表现
- 两组或共同房室瓣与主心室腔连接
- 右室型主心腔：肌小梁粗大、伴有肌性漏斗部，后方为左室残余心腔
- 左室型主心腔，肌小梁纤细均匀，前方有右室结构流出腔
- 心室腔肌小梁形态不典型，为未定型
- 大动脉 - 心室连接异常
- 肺动脉发育情况及主动脉侧支血管
- 内脏 - 心房位置异常及静脉 - 心房连接关系等

MRI 表现
- 自旋回波 T1W 图像显示单心室结构：
  - 一组或两组房室瓣开向主心腔
  - 左室型：主室腔椭圆形或扁圆型，肌小梁纤细，其前上方常存三角形或不规则型流出腔
  - 右室型：主室腔呈三角形或不规则形，肌小梁粗大，残余心腔位于后上方
- 梯度回波电影序列：房室瓣反流，心室功能
- MRI 造影增强：显示侧支血管等

推荐影像学检查
- 最佳检查方法：心脏超声，结合心血管造影

【鉴别诊断】
- 右室双出口
  - 主动脉和肺动脉完全或大部分起自右心室
  - 心房 - 心室连接多一致
  - 有室间隔缺损，多合并左心房室发育不良
  - 心脏超声或心血管造影等可明确鉴别
- 房室间隔缺损
  - 房室瓣异常及其周围的间隔组织缺损
  - 心脏超声可显示房室间隔缺失、房室瓣异常而鉴别

诊断与鉴别诊断精要

心脏超声或 CT、心血管造影等显示：
- 两侧房室瓣或共同房室瓣开口于大的主心室腔（单一流入道心室腔）
- 可有或无残留漏斗部心腔

典型病例

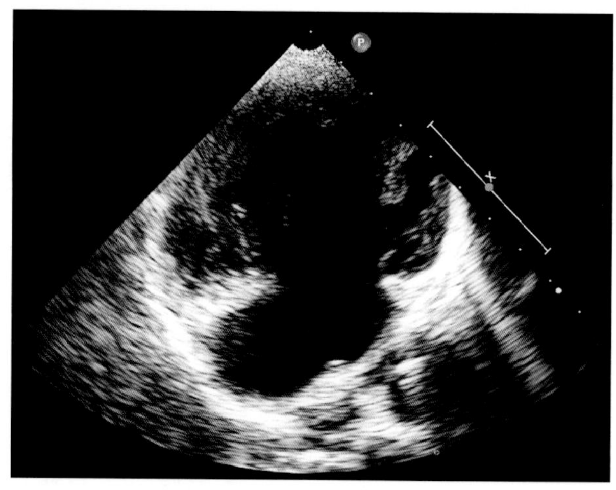

图 5-5-13 **单心室心脏超声**
心尖四腔心切面示室间隔缺如，单一心室腔（左室型），其右前方残余漏斗心腔，一组房室瓣，诊断单心室合并单心房

重点推荐文献

[1] 刘玉清. 心血管病影像诊断学. 合肥: 安徽科学技术出版社, 2000: 439-450.
[2] 陈树宝. 先天性心脏病影像诊断学. 北京: 人民卫生出版社, 2004: 453-461.
[3] 陈新, 刘振春, 朱鲜阳, 等. 15例单心室磁共振诊断. 中华放射学杂志, 1995, 29(10): 668-671.
[4] 王荣发, 高伟, 余志庆, 等. 单心室的病理特征和临床诊断. 临床儿科杂志, 2006, 26(5): 372-373.

三、心室憩室

【概念与概述】

- 心室憩室（ventricular diverticulum）：先天性的心室壁局部异常膨出

【病理与病因】

一般特征

- 发病机制
  - 心室壁先天性局部心肌数量减少或缺失（或纤维组织占优）
  - 心室腔压力致局部心肌薄弱部分异常膨出
  - 病因不明确
  - 先天性：胚胎发育异常
  - 继发性：心肌的局限性病变
- 流行病学
  - 罕见，占先天性心脏病的0.02% ~ 0.07%
  - 未发现家族遗传或性别差异

病理

- 左室多见，多为单个，少数有多个
- 右心室或双心室偶见
- 组织学分型
  - 肌性：多见，多位于左室心尖部，累及下壁或前壁，有收缩功能，不易破裂，如合并其他心血管畸形及胸腹中线组织缺失，称Cantrell综合征
  - 纤维性：少见，多位于心尖部或瓣下，无收缩功能，较易破裂

病理生理

- 纤维性憩室有破裂风险
- 憩室内易形成血栓

【临床表现】

- 表现
  - 孤立性，多无临床症状
  - 并发心血管畸形，有左心衰竭、心肌缺血、心律失常、心脏破裂等
- 体征
  - 心律失常
  - 心力衰竭
  - 血栓形成脱落，致栓塞
- 心电图

- 无特征性表现
- 室上性、室性早搏或心动过速
- 心房纤颤

- 自然病史及预后
  - 单纯肌性憩室可长期存活
  - 顽固性心衰、心律失常、血栓栓塞、心脏破裂等可致猝死
- 治疗
  - 单纯肌性憩室或症状轻微，不需治疗
  - 有症状或破裂风险，手术切除修补

【影像学表现】

X 线表现

- 一般无明显异常
- 大憩室：左或右心室不规则增大

超声心动图表现

- 局部心室壁变薄
- 心室腔局限性向外膨出，口较小，体部较宽较深
- 肌性憩室壁运动正常
- 纤维性憩室壁运动功能减低或消失
- 细小憩室易漏诊

心血管造影表现

- 心室腔局限性囊腔样凸出
- 囊腔有狭颈部，随心动周期充盈和排空，腔内壁光滑
- 心尖部、下壁、前壁及瓣下常见
- 小的憩室因投照角度易掩盖漏诊

MRI 表现

- 显示心室腔局限性囊腔样凸出
- MRI 多序列、多平面可诊断憩室及其类型
- MRI 电影：动态观察憩室的运动情况

CT 心脏造影表现（图 5-5-14）

- MIP 多方位显示连接于心室腔的囊状、半球型或柱状结构
- 有狭颈，基底部较宽
- 憩室底部心肌壁变薄
- 常见于左室心尖部、下壁、前壁等
- VR 图像可立体显示憩室的形态、大小及位置

推荐影像学检查

- 最佳检查方法：CT 心脏造影

【鉴别诊断】

- 室壁瘤
  - 心肌梗死后纤维瘢痕向外膨出
  - 瘤壁不分层，与正常心肌分界明显
  - 瘤腔与左室有较大交通口，无收缩功能，呈矛盾运动
  - 有心肌梗死或心室手术、外伤病史
  - 心脏超声、MRI 和 CT 心脏造影可鉴别

诊断与鉴别诊断精要

心脏超声或 CT 心脏造影显示：

- 心室腔局限性囊腔样凸出
- 囊腔有狭颈部，随心动周期充盈和排空，腔内壁光滑
- 无心肌梗死或外伤病史

典型病例

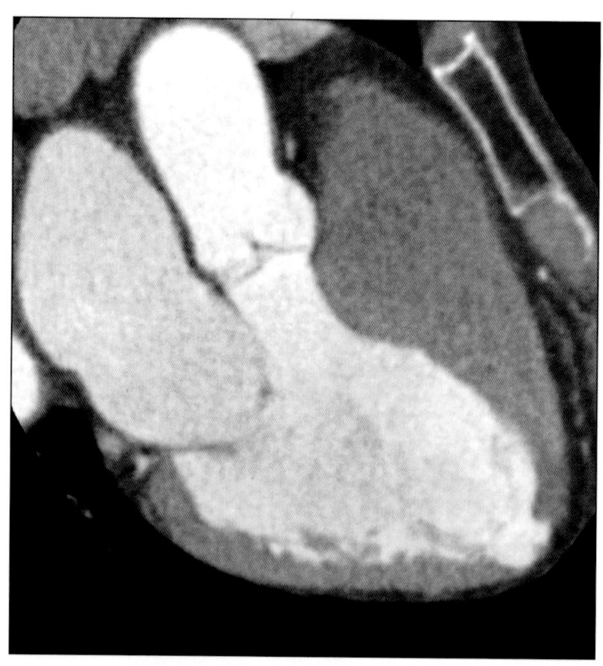

图 5-5-14 **心室憩室 CT 心脏造影**
MIP 图像，示左室心尖部局部囊样膨出，囊壁变薄，无心肌梗死病史，CT 冠状动脉成像正常，提示左室憩室

（袁旭春）

重点推荐文献

[1] 张文博．先天性心室憩室的研究进展．心血管病学进展, 2009, 30(2): 1006-1008.
[2] 陈新, 赵志锋, 唐莉, 等. 先天性心室憩室的心血管造影诊断. 中华放射学杂志, 2002, 36(6): 570-571.
[3] 杨跃进, 尤士杰, 高润霖, 等. 中国成人先天性孤立性左室憩室的临床和影像诊断特点. 中华内科杂志, 2000, 39(2): 85-87.
[4] Gopal VP, Charles T. Left ventricular diverticulosis demenstration on cardiac CT. J Thorac Imaging, 2008, 23(1): 28-30.
[5] Singh N, Bera ML, Sachdev MS, et al. Pathology of Cantrell with left ventricular diverticulum: A case report and review of literature. Congenit Heart Dis, 2010, 5: 454-457.

第 6 节 肺血管系畸形

一、肺动脉狭窄

【概念与概述】

- 肺动脉狭窄（pulmonary stenosis，PS）：包括肺动脉瓣膜、瓣下和瓣上狭窄
- 单纯肺动脉瓣膜狭窄（pulmonary valve stenosis），是最常见的肺动脉狭窄，占肺动脉狭窄的 70% ~ 80%，本节内容主要探讨单纯肺动脉瓣狭窄
- 介入治疗已成为肺动脉瓣狭窄的首选治疗方法

【病理与病因】

病理

- 正常肺动脉瓣为三个半月瓣，肺动脉瓣狭窄可为单瓣融合、二叶瓣、三叶瓣和瓣发育不良畸形
- 大部分肺动脉瓣狭窄可见完整的瓣叶结构及交界，但三个交界互相融合，瓣口狭窄，瓣膜孔位于中央，其大小不一，一般瓣环直径正常，瓣膜增厚，活动受限，收缩期呈幕顶状
- 由右室经瓣口射血至肺动脉干的射流作用于肺动脉管壁，使管壁弹力纤维失去弹性而出现扩

张，形成狭窄后肺动脉扩张。肺动脉总干的狭窄后扩张，常延伸至左肺动脉。但肺动脉总干扩张程度并不与瓣膜狭窄程度呈正比

- 少数患者瓣膜发育不良，常合并瓣环狭小、变形，狭窄后肺动脉扩张不明显

病理生理

- 肺动脉瓣狭窄右室排血受阻，导致右心室负荷增高，随之收缩压增高，而肺动脉压保持正常或减低，在右心室与肺动脉之间形成压力阶差
- 压力阶差与肺动脉瓣口狭窄程度及右心室排血量有关，通常可以根据右心室收缩压及右心室与肺动脉之间收缩压的压差，将肺动脉瓣狭窄分为轻度、中度及重度
- 肺动脉瓣狭窄增加右心室收缩负荷，还可导致右心室肥厚和漏斗部继发性肥厚，重者可合并三尖瓣相对关闭不全

【临床表现】

表现

- 肺动脉瓣狭窄的患儿早期多无症状，而在常规体检时发现
- 常见症状
  - 活动后气促、易疲劳、心悸等
  - 症状出现的早晚与狭窄程度有关，轻者可享天年，重症患儿症状重且出现活动后发绀，发绀的发生多由于心房水平（卵圆孔未闭）右向左分流所致

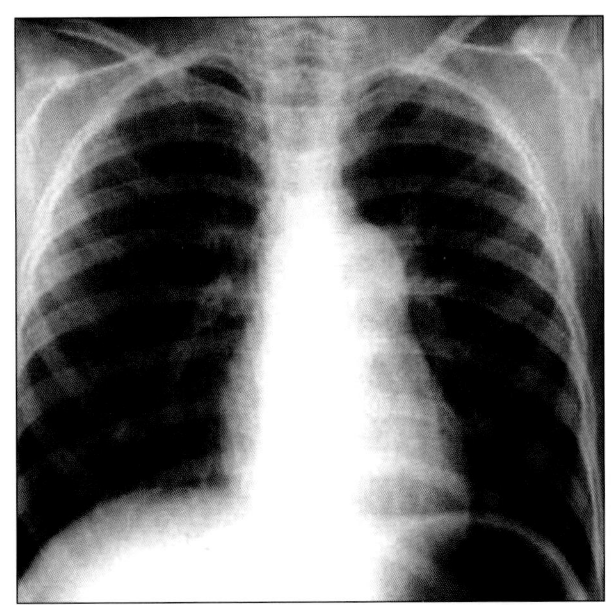

图 5-6-1　**肺动脉瓣狭窄正位胸片**
肺动脉主干狭窄后扩张

- 体征
  - 听诊胸骨左缘第二、三肋间可闻及Ⅲ ～ Ⅵ级收缩期喷射状杂音，并常触及震颤
  - 肺动脉第二音减弱至消失，为其特征

心电图

- 轻度肺动脉瓣狭窄者，心电图正常
- 中 ～ 重度肺动脉瓣狭窄者，绝大多数心电图呈右心室肥厚

治疗

- 手术治疗
- 经皮球囊肺动脉瓣成形

【影像学表现】

概述

- 胸片肺动脉段突出是肺动脉瓣膜狭窄的特征性表现
- 超声心动图检查根据瓣口的活动度及通过肺动脉瓣的血流速度，可做出明确的诊断，并可评估其狭窄程度

X 线平片表现

- 肺动脉瓣狭窄有时被归入肺血减少类先天性心脏病中，实际上单纯的肺动脉瓣狭窄并不伴有左向右或右向左分流，通过肺循环的血流量是完全正常的，应当被归入肺血正常类先天性心脏病中
- 肺血减少样表现，系由于肺动脉瓣狭窄患者肺动脉主干狭窄后扩张，肺动脉段明显突出与正常的外周肺血不成比例，产生了肺血减少的假象
- 轻度或中度肺动脉瓣狭窄，心影通常无明显增大，肺血大多正常，由于血流快速通过狭窄的瓣口造成肺动脉主干和左肺动脉近端狭窄后扩张，肺动脉段明显突出，左肺动脉近端扩张（图 5-6-1）
- 严重的肺动脉瓣狭窄右心室肥厚明显，肺动脉主干和左肺动脉近端狭窄后扩张相对较轻，如伴有房间隔缺损或卵圆孔未闭，可有右向左分流，肺血可减少
- 重度狭窄者右心房可明显增大，提示继发三尖瓣关闭不全

超声心动图表现

- 二维超声心动图
  - 大动脉短轴和大动脉长轴切面可观察肺动脉瓣开放、关闭状态。表现为收缩期大动

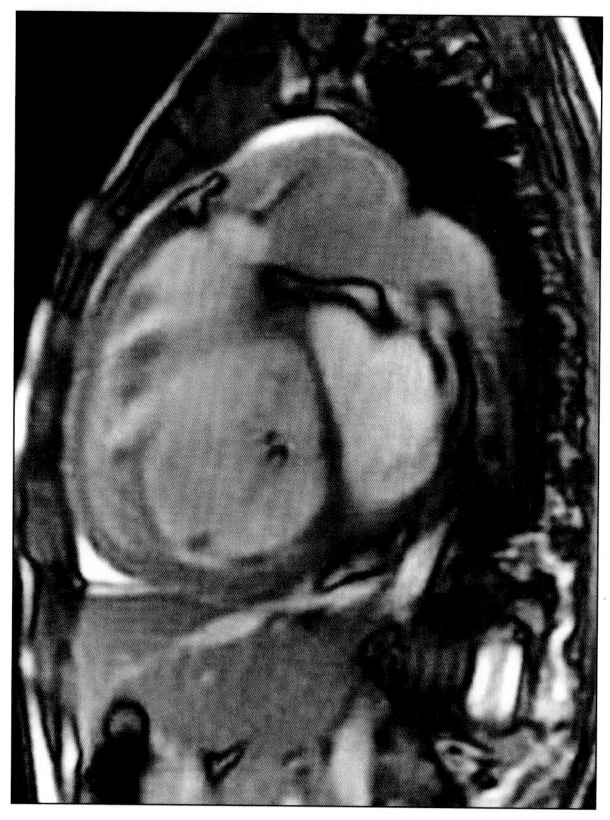

图 5-6-2 **肺动脉瓣狭窄 MRI**
梯度回波电影序列上可见低信号的异常血流束向肺动脉主干喷射，肺动脉主干和左肺动脉近端扩张

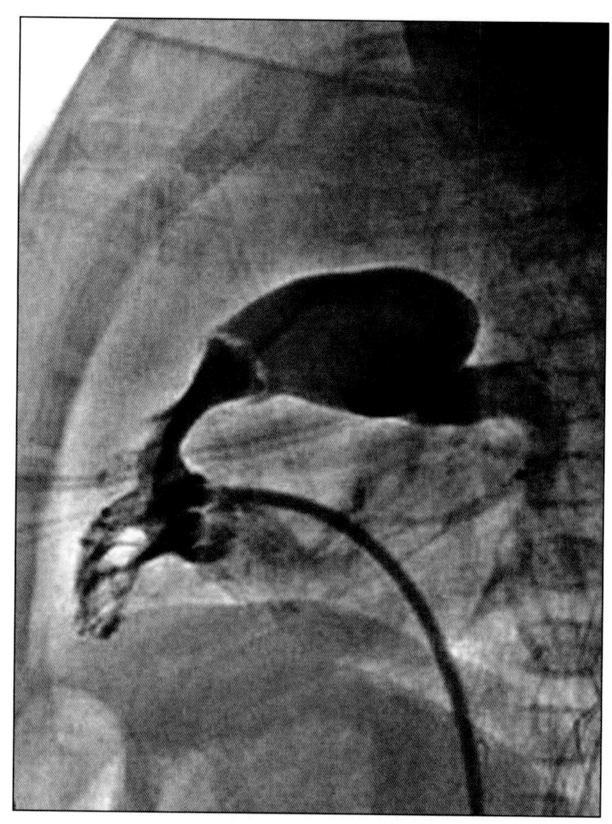

图 5-6-3 **肺动脉瓣狭窄，左侧位右心室造影**
见瓣膜开放受限，瓣呈幕顶状，瓣环直径正常，射流征明显，肺动脉主干扩张

脉短轴切面瓣膜开放不充分，呈“圆球样”，并可见主肺动脉扩张

- 二维超声心动图能有效评价肺动脉瓣狭窄的解剖和功能改变，不仅能做出定性诊断，还可以估计病变程度及评价右心室肥厚情况

- 彩色多普勒
  - 评价肺动脉瓣狭窄的解剖和功能改变
  - 测定主肺动脉与右心室间的收缩压差，估计狭窄程度

CT 表现

- 单纯的肺动脉瓣狭窄一般不需要作 CT 检查
- CT 检查可显示肺动脉瓣肥厚，肺动脉主干和左肺动脉近端扩张，右心室肥厚和漏斗部继发性肥厚，但不能比超声心动图提供更多的信息
- 若伴有外周肺动脉狭窄，则做 CT 检查很有帮助，CTA 可较好地观察外周肺动脉的狭窄情况

磁共振表现

- MRI 自旋回波 T1W 图像可较好地显示肺动脉瓣增厚，肺动脉主干和左肺动脉近端扩张，右心室向心性肥厚
- 梯度回波电影序列可见低信号的异常血流束向肺动脉主干喷射（图 5-6-2），还可准确测量右心室舒张末容量和右心室射血分数，并可估算主肺动脉与右心室间的压差
- 造影增强磁共振血管成像序列对伴有的外周肺动脉狭窄显示较好
- 注意观察肺动脉瓣环的大小和肺动脉主干扩张的程度，瓣环小且肺动脉主干扩张不明显者为瓣发育不良型肺动脉瓣狭窄，该型肺动脉瓣狭窄在治疗上有所不同，其球囊扩张的效果远不如典型肺动脉瓣狭窄

心血管造影表现

- 主要作右心室造影，导管选择右心造影导管，置于右室尖部，作左侧位或右前斜位投照。三尖瓣有明显反流时，普通导管难以置于右室，可试用猪尾巴导管由股静脉途径插入做右心室造影。造影剂用 1 ～ 1.5ml/kg，根据肺动脉瓣狭窄严重程度和三尖瓣反流情况调整剂量
- 左侧位右心室造影可观察肺动脉瓣增厚，肺动脉主干和左肺动脉近端狭窄后扩张均很清楚（图 5-6-3）

- 三尖瓣有明显反流时，于侧位时反流入右房的造影剂可和肺动脉瓣部位的显影相重叠，而于右前斜位时，即使造影剂反流至右房，两部分可分开，便于显示肺动脉瓣结构及测量瓣环直径
- 肺动脉瓣狭窄心血管造影诊断要明确肺动脉瓣狭窄的类型，要观察肺动脉瓣厚度、瓣叶活动度，是否出现射流，有无肺动脉主干扩张等
- 典型的肺动脉瓣狭窄，右室造影时瓣膜口开放受限，瓣膜呈幕顶状或鱼口状，瓣环直径正常，瓣口射流征明显，肺动脉主干扩张
- 瓣膜发育不良型肺动脉瓣狭窄，瓣膜明显增厚，呈结节状充盈缺损，瓣膜活动不良，不呈幕顶状，瓣环直径较正常为小，瓣口无明显射流征，肺动脉主干无明显狭窄后扩张

核医学表现

- 一般不用于本病的诊断

推荐影像学检查

- X 线平片和心脏超声心动图检查是每个肺动脉瓣狭窄患者必做的影像学检查方法
- 大多数的肺动脉瓣狭窄可仅凭借心脏超声检查明确诊断
- 对于大多数的可通过介入治疗而得以根治的肺动脉瓣狭窄，心血管造影检查也是不可缺少的一环

【鉴别诊断】

- 胸片肺动脉段突出是肺动脉瓣膜狭窄的特征性表现，超声心动图检查根据瓣口的活动度及通过肺动脉瓣的血流速度，可做出明确的诊断
- 术前影像检查要区分为典型肺动脉瓣狭窄或不典型（即发育不良型）肺动脉瓣狭窄，前者是经皮球囊瓣膜扩张术的绝对适应证，而发育不良型肺动脉瓣狭窄，大多需外科手术。瓣膜发育不良型肺动脉瓣狭窄常合并瓣环狭小、变形，肺动脉狭窄后扩张不明显等改变，可以区别

诊断与鉴别诊断精要

- 肺动脉瓣膜增厚，瓣口狭窄是诊断关键
- 射流征与肺动脉主干扩张是鉴别要点

重点推荐文献

[1] Gomes AS, Lois JF, Williams RG. Pulmonary arteries: MR imaging in patients with congenital obstruction of the right ventricular outflow tract. Radiology. 1990, 174: 51-57.

[2] Geva T, Greil GF, Marshall A, et al. Gadolinium-enhanced 3-dimensional magnetic resonance angiography of pulmonary blood supply in patients with complex pulmonary stenosis or atresia: comparison with x-ray angiography. Circulation, 2002, 106: 473-478.

[3] Powell AJ, CHung T, Landzberg MJ, et al. Accuracy of MRI evaluation of pulmonary blood supply in patients with complex pulmonary stenosis or atresia. Int J Card Imaging, 2000, 16: 169-174.

二、室间隔完整的肺动脉闭锁

【概念与概述】

- 肺动脉闭锁伴室间隔完整（pulmonary atresia with intact ventricular septum，PA/IVS）较少见，多数见于新生儿，在东方人群的发生率相对较高
- 这种先天性畸形多数单独涉及肺动脉瓣闭锁，应与肺动脉闭锁合并圆锥动脉干畸形区别

【病因、病理与病理生理】

病理

- PA/IVS 主要的病理改变位于肺动脉瓣
- 右室流出道梗阻导致右心室流入道和体部有明显的病理学变化，通常右心室发育不良，右心室腔的大小不一。右心室腔可非常小，甚至只有流入道部分。右心室各部分大小的测量，尤其是三尖瓣环大小的测量，是研究这种畸形病理解剖的一个组成部分
- 尽管肺动脉瓣闭锁，多数患儿肺动脉总干及分

支内径正常，肺循环由长而扭曲的动脉导管供血，肺动脉发育不良较少见

【临床表现】

表现

- 症状
  - 患儿出生后即有严重发绀，缺氧发作，喂养困难
  - 心房水平分流量少者症状更重，随着动脉导管的闭合亦使症状加重
- 体征
  - 一般心前区和胸骨左缘第二 ~ 第四肋间无杂音

【影像表现】

概述

- 心脏超声可显示 PA/IVS 的主要畸形和右心室各部分大小，右心室发育不良的程度是 PA/IVS 的诊断关键
- 磁共振对右心室大小和功能的评价比较可靠

X 线平片表现

- 心脏增大
  - 表现与其年龄有一定的关系，患儿出生后 1 ~ 3 天心脏不大或仅轻度增大，以后呈进行性增大，可发展到重度增大
  - 心脏增大的程度主要与三尖瓣关闭不全的严重程度和卵圆孔的大小有关
  - 主要为右心房增大，心影右缘下段向右膨突，其最凸出点偏高（图 5-6-4），绝大多数室间隔完整型肺动脉闭锁右心室缩小，少数右心室增大
- 肺血减少常明显，肺动脉凹陷，与其他肺血明显减少的先心病，如重症法洛四联症等相比，室间隔完整型肺动脉闭锁虽肺血减少明显，但侧支循环血管形成的改变要少见得多
- 左心缘饱满，主动脉结稍突出，系由于由动脉导管向肺循环供血，使左心室增大，主动脉扩张所致
- 右位主动脉弓在室间隔完整型肺动脉闭锁中相当少见

超声心动图表现

- 二维超声心动图可观察左、右心室大小和发育情况，三尖瓣有否狭窄或关闭不全及其程度，心房水平分流的大小，主肺动脉发育的情况，但对肺内动脉和侧支循环的观察受限

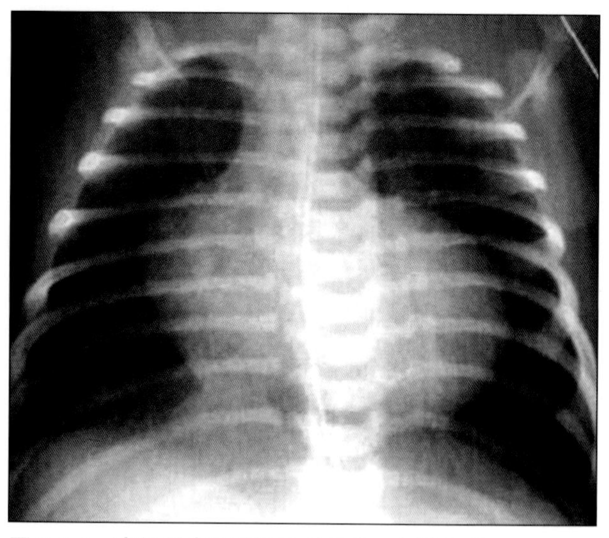

图 5-6-4 **室间隔完整型肺动脉闭锁，正位平片**
心影右缘下段向右膨突，肺血减少

- 室间隔完整型肺动脉闭锁二维超声心动图胸骨旁右心室流出道长轴、胸骨旁主动脉根部短轴、剑突下短轴等切面中可以观察右心室流出道部分、肺动脉瓣及肺动脉总干，确定肺动脉闭锁并可区别膜型闭锁或肌型闭锁
- 彩色多普勒血流显像检查右心室与肺动脉连接处，有无前向血流对确定闭锁非常重要

CT 表现

- 室间隔完整型肺动脉闭锁做 CT 检查对诊断有一定的帮助，CT 可较好地显示室间隔完整型肺动脉闭锁的右心室发育的大小和右室心肌的厚度
- 多层螺旋 CT 对有无外周肺动脉狭窄显示较好，对动脉导管形态也显示很好，对于做了姑息性的 Blalock 分流手术者可较好地显示分流管道是否还通畅

MRI 表现

- 自旋回波 T1W 和梯度回波电影序列图像可较好地显示右心室发育的大小和右室心肌的厚度，并可很好地随访比较
- 梯度回波电影序列上可见异常血流束从右心室反流入右心房，对右心室大小和射血分数测定相当准确（图 5-6-5）
- 造影增强磁共振血管成像序列对有无外周肺动脉狭窄显示较好，对动脉导管形态也显示很好

心血管造影表现

- 室间隔完整型肺动脉闭锁心血管造影可做右室造影，正位和左侧位投照。还需做肝锁位左室造影或升主动脉造影，用于观察冠状动脉，动

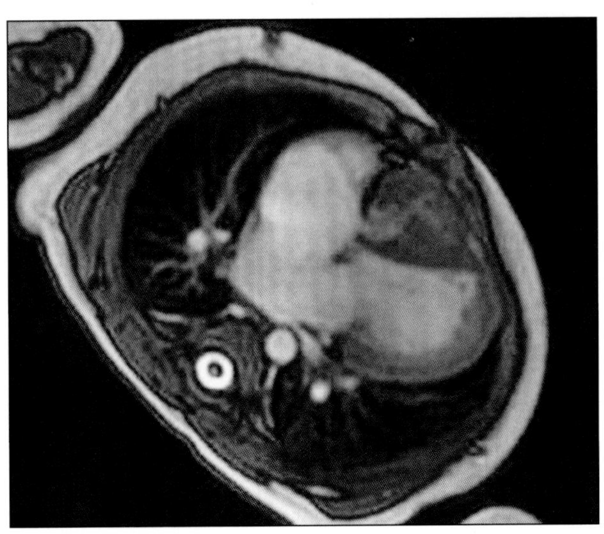

图 5-6-5 **室间隔完整型肺动脉闭锁 MRI**
梯度回波电影序列，显示右心室发育小和右室心肌厚

脉导管，侧支循环血管和肺动脉

- 观察重点
  - 右心室发育情况，要观察右室流入道、流出道和小梁区三个部分是否都存在（图 5-6-6），并要测量流入道、流出道的长度和三尖瓣瓣环的直径
  - 有无心肌血窦间隙开放，开放者右室造影时造影剂经开放的心肌血窦间隙逆行充盈冠状动脉（图 5-6-7），当冠状动脉显影后，则要注意观察有无冠状动脉狭窄和闭锁存在，右心室发育情况和有无心肌血窦间隙开放对室间隔完整型肺动脉闭锁手术方式的选择有很大的关系
  - 肺动脉的发育情况，左室造影和主动脉造影均可较好地显示动脉导管和肺动脉形态
  - 室间隔完整型肺动脉闭锁左室造影和主动脉造影读片时，还应注意观察冠状动脉，要了解有无冠状动脉狭窄和闭锁
  - 对于准备做 Blalock 分流手术者，还要注意头臂动脉的形态

核医学表现

- 一般不用于本病的诊断

推荐影像学检查

- X 线平片和心脏超声检查是每个 PA/IVS 患者必做的影像学检查方法
- X 线平片主要观察心脏大小和肺血多少
- 心脏超声可显示 PA/IVS 的主要畸形和右心室各部分大小
- 为进一步明确肺动脉发育和右心室大小，可加做多层螺旋 CT 或磁共振，一般情况下多层螺旋 CT 和磁共振这两种检查方法只需要做一种，其中磁共振对右心室大小和功能的评价比较可靠
- PA/IVS 患者，为观察外周血管和冠状动脉有无与右心室相通等，可做心血管造影检查

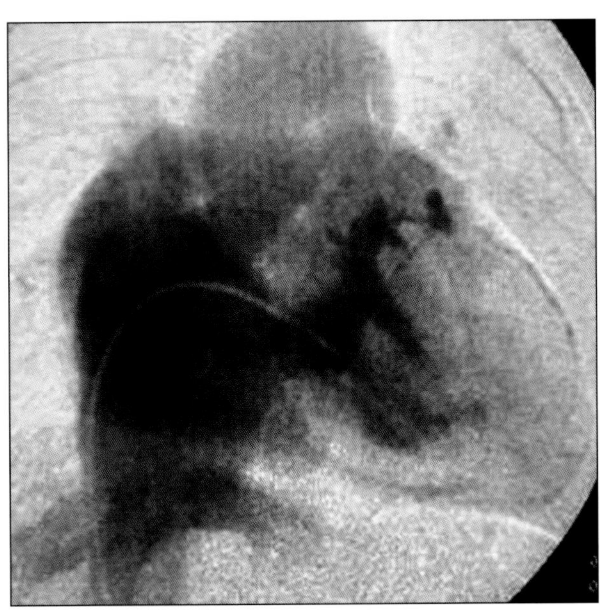

图 5-6-6 **室间隔完整型肺动脉闭锁**
正位右室造影，肺动脉不显影，右室流入道，流出道和小梁区三个部分都存在

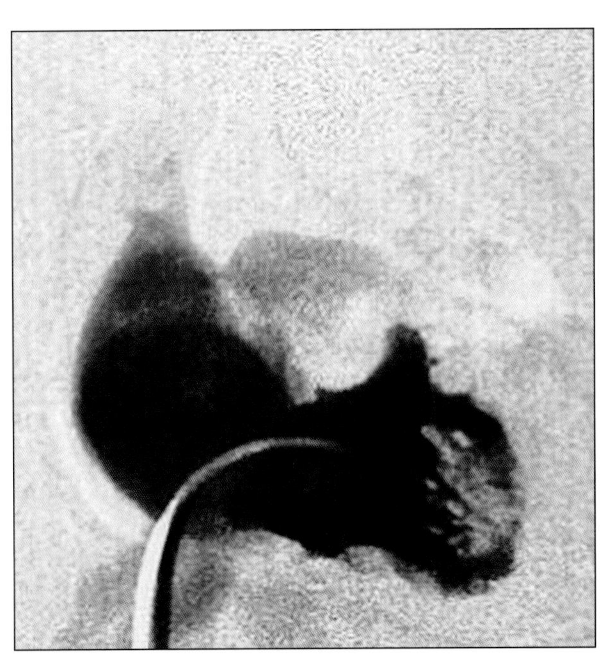

图 5-6-7 **室间隔完整型肺动脉闭锁**
正位右室造影，右心室发育差，有心肌血窦间隙开放。造影剂经开放的心肌血窦间隙逆行充盈冠状动脉

【鉴别诊断】

- 肺动脉闭锁伴室间隔缺损
  - 室间隔完整型肺动脉闭锁绝大多数经由未闭的动脉导管向肺动脉供血，两侧肺动脉汇合，有肺动脉主干存在
  - 肺动脉闭锁伴室间隔缺损由发自主动脉的侧支循环血管向肺动脉供血相当多见，两侧肺动脉不汇合或没有肺动脉主干存在的情况也较多见

诊断与鉴别诊断精要

- 肺动脉瓣闭锁，动脉导管开放
- 右心室发育不良的程度是 PA/IVS 的诊断关键

重点推荐文献

[1] Harikrishnan S, Tharakan J, Titus T, et al. Central pulmonary artery anatomy in right ventricular outflow tract obstructions. Int J Cardiol, 2000, 73: 225-230.
[2] Kellenberger CJ, Yoo SJ, Buchel ER. Cardiovascular MR imaging in neonates and infants with congenital heart disease. Radiographics, 2007, 27: 5-18.
[3] Sondergaard L, Stahlberg F, Thomsen C. Magnetic resonance imaging of valvular heart disease. J Magn Reson Imaging, 1999, 10: 627-638.

三、肺动脉闭锁伴室间隔缺损

【概念与概述】

- 肺动脉闭锁伴室间隔缺损（pulmonary atresia with ventricular septal defect，PA/VSD）较少见，为心室与肺动脉间不存在管道连接，也无血液流通，两个心室的间隔有缺损
- 同义词：永存动脉干Ⅵ型：假性永存动脉干，现已很少用
- 以往也有作者认为合并室间隔缺损的肺动脉闭锁是重症法乐氏四联症的后果，现多认为肺动脉闭锁合并室间隔缺损为一种相对独立的畸形
- 实际工作中，由于肺动脉闭锁，也很难确定如果没有闭锁，该肺动脉是起于右心室还是起于左心室，故称为肺动脉闭锁伴室间隔缺损最恰当

【病因、病理与病理生理】

病理

- 肺动脉闭锁伴室间隔缺损患者肺动脉闭锁的范围及程度差异很大，可累及中央（肺外）肺动脉的近端部分或广泛闭锁，多数为肺动脉瓣及肺动脉总干的近端部分闭锁
- 肺动脉闭锁后必然存在其他途径供应肺部血流，主要有动脉导管、直接的主动脉 - 肺侧支动脉（源自降主动脉）、间接的主动脉 - 肺侧支动脉（源自主动脉弓的分支动脉，如锁骨下动脉）、冠状动脉、第五对主动脉弓、支气管动脉或胸膜动脉丛
  - 动脉导管常为单侧，且多数合并汇合的中央肺动脉
  - 主动脉 - 肺侧支动脉可以在纵隔内与中央肺动脉连接，（约占 40%），也可在肺叶或节段支气管水平与肺内动脉吻合
- 室间隔缺损为膜周部位或漏斗部位，呈对位不良
- 升主动脉扩大、右移，右位动脉弓较常见（26% ~ 50%）
- 右室流出道呈盲端，漏斗部的长度正常或明显缩短

【临床表现】

表现

- 症状
  - 出生后即有发绀，呼吸困难，喂养不易，随动脉导管的闭合症状加重
  - 患儿喜蹲踞，伴杵状指（趾），智力下降
  - 部分患儿由于肺循环由粗大的体 - 肺侧支血管供血，发绀反而较轻

- 体征
  - 胸骨左缘听不到收缩期喷射样杂音，因为这些侧支血管多起自降主动脉，可在胸前，特别是背部，脊柱两侧闻及连续性杂音心电图
- 电轴右偏，右室肥厚

治疗

- 外科手术
  - 肺动脉闭锁伴室间隔缺损系一重症发绀型先天性心脏病，虽其自然存活时间并不短，但手术治疗很困难，常需做多次手术
  - 手术条件最好者为肺动脉瓣闭锁，两侧肺动脉汇合并有较好的肺动脉干存在者
  - 两侧肺动脉汇合但无肺动脉主干者也有较好的手术条件
  - 两侧肺动脉不汇合者手术条件较差

【影像学表现】

概述

- 针对外科手术治疗，影像学检查显示肺动脉闭锁伴室间隔缺损患者的纵隔内是否有汇合的肺动脉和侧支血管情况最为重要

X 线平片表现

- 心脏轻度到中度增大，心影呈靴形，肺动脉段凹陷，心尖上翘
- 肺血明显减少并可见肺纹紊乱等侧支循环征象
- 升主动脉增宽，有时可见上段降主动脉横径有一突然的变小改变，往往提示于次处有较大的侧支血管发出
- 右位主动脉弓是肺动脉闭锁伴室间隔缺损胸部 X 线摄片时常可见到的主动脉异常，增大的主动脉结位于气管的右侧，气管向左移位，脊柱右侧密度高于左侧。右位主动脉弓的存在对肺动脉闭锁伴室间隔缺损有一定的诊断价值（图 5-6-8）

超声心动图表现

- 可显示右心室与主肺动脉间无连接，主动脉增宽及骑跨程度
- 显示室间隔缺损的部位和大小，右心室的继发改变，包括肌壁肥厚、心腔扩大，三尖瓣关闭不全等
- 了解左心室发育情况
- 对体 - 肺动脉侧支循环情况的显示，超声心动图目前还不如心血管造影、CT 和 MRI
- 胸骨旁主动脉根部短轴及剑突下矢状切面等均能显示右心室流出道与肺动脉连接关系，附加多普勒超声彩色血流显像可以显示右心室与肺动脉连接中断，在肺动脉内没有自右心室来的前向血流
- 心尖五腔，胸骨旁左室长轴及剑突下切面中可见主动脉增宽骑跨于室间隔上以及对位不良的室间隔缺损

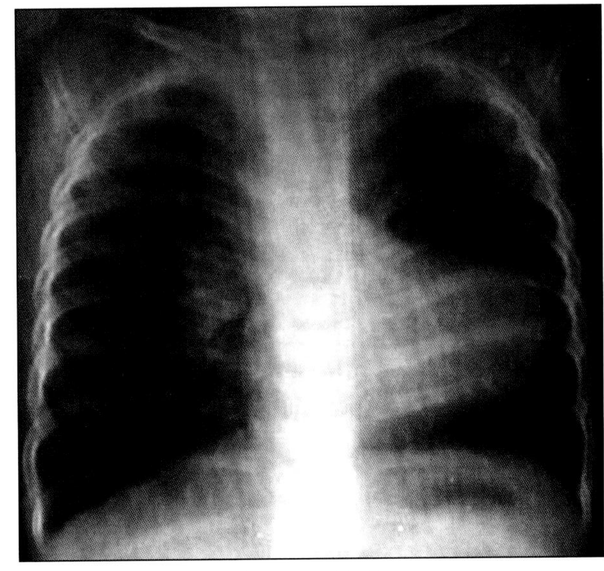

图 5-6-8 **肺动脉闭锁伴室间隔缺损**
X 线平片心影呈靴形，右位主动脉弓

CT 表现

- 多层螺旋 CT 检查对诊断较大的帮助，可通过观察室间隔连续性是否中断来判断室间隔缺损的大小和部位，对主动脉骑跨也能很好显示
- 对纵隔内肺动脉、外周肺动脉和侧支血管情况显示也有其独特的价值（图 5-6-9）
- 由于可做横断位重建，多层螺旋 CT 对于判断和区别侧支循环血管和真正的肺动脉要比 DSA 心血管造影更直观

MRI 表现

- 自旋回波 T1W 图像可显示右室漏斗部或肺动脉瓣闭锁的直接征象和左、右心室的大小，也可通过观察室间隔连续性是否中断来判断室间隔缺损的大小和部位，对主动脉骑跨也能很好显示
- 梯度回波电影序列对左心室舒张末容量和左心室射血分数等可比较准确地测量，也可显示心室水平的双向分流血流
- 造影增强磁共振血管成像序列可显示纵隔内肺动脉、外周肺动脉和侧支血管情况（图 5-6-10）

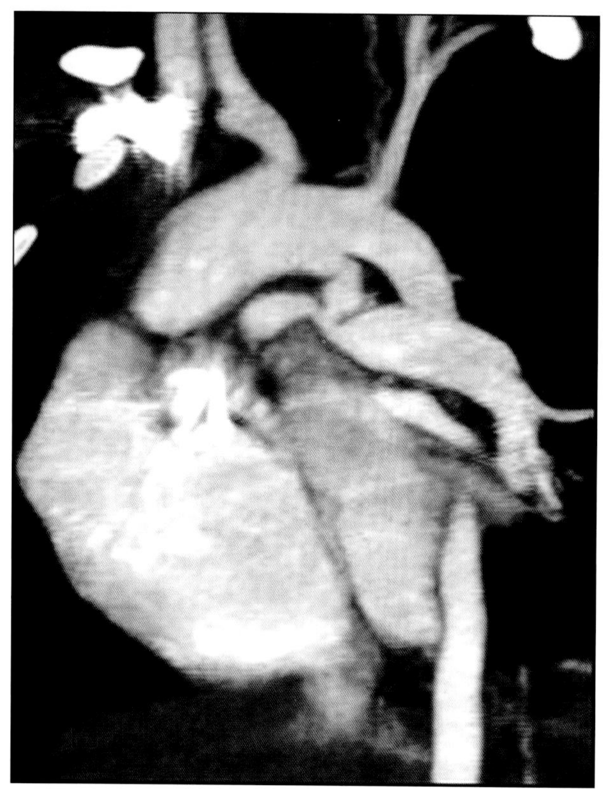

图 5-6-9 **肺动脉闭锁伴室间隔缺损 CT**
显示动脉导管未闭和纵隔内肺动脉

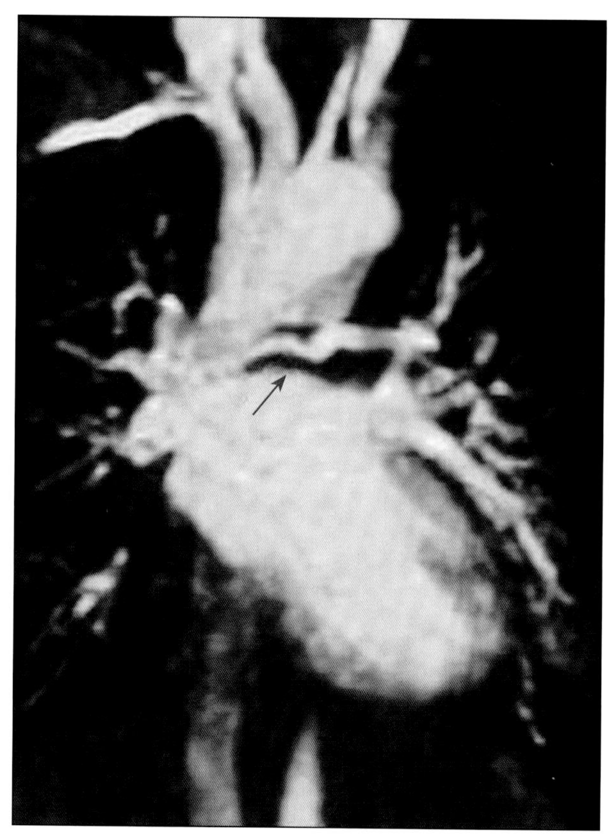

图 5-6-10 **肺动脉闭锁伴室间隔缺损 MRI**
造影增强磁共振血管成像序列显示汇合的纵隔内肺动脉

心血管造影表现

- 肺动脉闭锁伴室间隔缺损首先可用右心导管做右室造影，坐观位投照，其次做长轴斜左室造影，再做主动脉造影，为更好地显示纵隔内肺动脉，有时还须加做选择性侧支血管造影
- 坐观位右室造影可见造影剂经室间隔缺损进入主动脉、右室漏斗部或肺动脉瓣闭锁，并能很好地显示主动脉弓及头臂动脉，有时可隐约显示侧支血管及肺动脉形态
- 长轴斜位左室造影能很好地显示左心室发育情况，室间隔缺损的大小、部位及有无多发性缺损，能很好地显示主动脉骑跨及其与二尖瓣前瓣是否为纤维连续，以及显示动脉导管的形态
- 肺动脉闭锁伴室间隔缺损宜作肝锁位升主动脉或主动脉弓造影，由于肺动脉闭锁伴室间隔缺损的动脉导管以垂直型居多，肝锁位虽只有左斜 40°，但足以显示动脉导管的形态，且肝锁位对两侧肺动脉显示较好
- 应特别注意两侧肺动脉是否汇合，有无肺动脉主干存在，肺动脉主干与闭锁的肺动脉瓣或右室漏斗部间的距离，左肺动脉起始部是否有狭窄以及肺内肺动脉分布状况等
- 若从左右室造影上初步明确肺动脉主要由降主动脉发出的侧支血管供血，则不做升主动脉造影而做坐观位降主动脉造影
  - 降主动脉造影读片时要注意观察侧支血管的发出部位及其与肺动脉吻合的部位有无狭窄
  - 侧支血管很多时，应注意区别侧支血管与真正的肺动脉
    - 坐观位投照时，从降主动脉发出，位置偏后的侧支血管被投影向头端，而位置偏前的真正肺动脉被投影向尾端，相互重叠减少（图 5-6-11）
    - 当两侧肺动脉汇合时，肺动脉的形态呈飞鸟状，在数字电影上，肺动脉受心跳影响，随心搏而上下移动，侧支血管则不会随心跳而移动
  - 当降主动脉造影对肺动脉显影仍不满意时，可做选择性侧支血管造影，根据病情可进行侧支血管填塞术

核医学表现

- 一般不用于本病的诊断

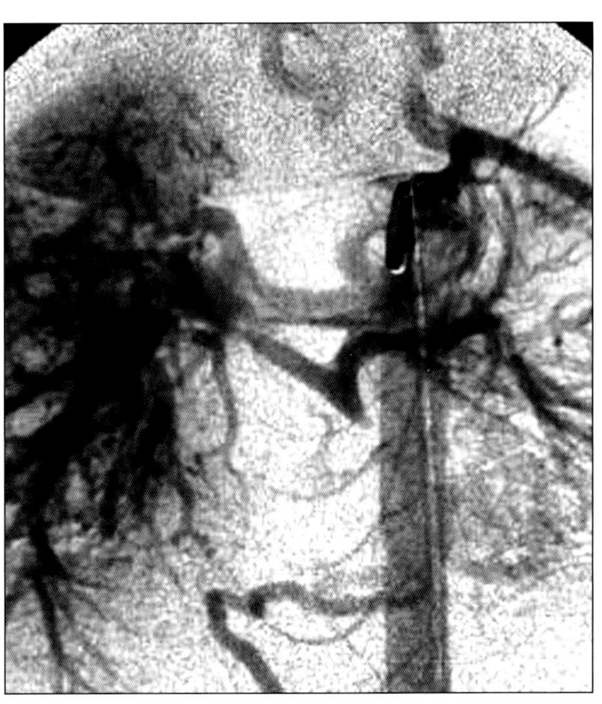

图 5-6-11 **肺动脉闭锁伴室间隔缺损**
坐观位降主动脉造影，两侧肺动脉汇合，侧支血管在向头端，真正肺动脉在尾端

推荐影像学检查

- 胸部X线平片典型的"靴型心"结合临床发绀的表现可对大多数患者作出正确的诊断
- 超声心动图对典型的肺动脉闭锁伴室间隔缺损可作出明确诊断
- 对于患者的纵隔内是否有汇合的肺动脉和侧支血管情况尚需进一步MRI、CT或DSA检查

【鉴别诊断】

- 法洛四联症
  - 肺动脉闭锁伴室间隔缺损如仅为肺动脉瓣闭锁，两侧肺动脉汇合并有较好的肺动脉干存在，要进行鉴别
  - 肺动脉主干内的血流方向是鉴别要点
- 肺动脉闭锁伴室间隔完整
  - 有无室间隔缺损
  - 肺动脉闭锁伴室间隔完整者肺动脉干及其分支发育不良的很少，在出生时很少建立侧支循环，右心室发育不良，可以鉴别

诊断与鉴别诊断精要

- 肺动脉闭锁可累及许多部位
- 纵隔内是否有汇合的肺动脉和侧支血管情况对诊断和治疗非常重要

重点推荐文献

[1] Roche KJ, Rivera R, Argilla M, et al. Assessment of vasculature using combined MRI and MR angiography. AJR, 2004, 182: 861-866.

[2] Kannan BR, Anil SR, Kumar RK. Cannulation of patent arterial duct in patients with pulmonary atresia and ventricular septal defect. Catheter Cardiovasc Interv, 2005, 65: 455-458.

[3] Davies B, Mussa S, Davies P, et al. Unifocalization of major aortopulmonary collateral arteries in pulmonary atresia with ventricular septal defect is essential to achieve excellent outcomes irrespective of native pulmonary artery morphology. J Thorac Cardiovasc Surg, 2009, 138: 1269-1275.

四、肺动脉瓣缺如

【概念与概述】

- 肺动脉瓣缺如（absent pulmonary valve）为少见的先天性心血管畸形，患者肺动脉瓣叶缺如
- 肺动脉瓣缺如极少孤立存在而常伴发于各种圆锥动脉干畸形，尤其是法洛四联症，但也可伴有其他心脏畸形
- 发病原因目前尚不清楚，无明显的遗传倾向。部分肺动脉瓣缺如患者合并 Digeorge 综合征和 22q11 微缺失

【病理与病因】

病理

- 肺动脉瓣缺如多为左位心，心房位置正常，心房与心室及心室与大动脉连接正常，右位心或心房反位非常少见
- 肺动脉瓣缺如或残留发育不良的瓣叶组织，肺动脉瓣环通常非常狭小
- 瓣叶的缺如或缺失造成不同程度的肺动脉瓣反流，表现为右心室的扩张和肥厚，且尽管伴有右心室流出道的狭窄，远端的流出道仍然扩张
- 肺动脉总干及分支的瘤样扩张是法洛四联症伴肺动脉缺如的特征性改变
  - 由于右心室流出道易将血流导入右肺动脉，往往两侧的肺动脉扩张程度不一致，右肺动脉扩张常更显著
  - 有时可发生一侧肺动脉的闭锁或狭窄，此时，可能两侧肺动脉没有汇合，一根肺动脉（通常为左肺动脉）可起源于动脉导管
  - 肺动脉瓣缺如胎儿期可能伴有动脉导管的先天性缺如，因此胎儿期右心室排出的血液受到阻力，无法进入降主动脉，使肺动脉出现瘤样扩张，大量的肺动脉瓣反流，增加右心室容量，破坏肺动脉瓣叶
  - 肺动脉总干及分支的瘤样扩张可压迫支气管，继而导致肺气肿、气胸等
- 肺动脉瓣缺如可在室隔完整时出现，也可合并室间隔缺损、三尖瓣闭锁、原发孔型或继发型房间隔缺损、Uhl' s 畸形、右室双出口及大血管转位等畸形

【临床表现】

表现

- 症状体征
  - 新生儿期常表现为呼吸窘迫，且临床表现危重
  - X 线表现为肺气肿及节段性肺不张时应考虑肺动脉瓣缺如的可能，有时需要急诊手术

【影像表现】

概述

- 肺动脉瓣缺如导致肺总动脉及其分支明显扩张，肺动脉瓣环处可见增厚、发育不良的肺动脉瓣的残端，肺动脉瓣环狭小，由于肺动脉瓣缺如往往可见残留的肺动脉瓣，容易误认为肺动脉瓣存在而导致漏诊。

X 线平片表现

- 心影通常有轻到中度增大，以右心室增大为主
- 肺动脉段明显突出，右肺动脉近端瘤样扩张，与基本正常的外周肺血不成比例
- 正位显示右肺动脉近端瘤样扩张，而侧位及左前斜位显示左肺动脉近端扩张较好（图 5-6-12）
- 瘤样扩张的肺动脉可压迫支气管引起局限性肺气肿和肺不张

超声心动图表现

- 肺动脉瓣缺如导致肺总动脉及其分支明显扩张，超声心动图较容易检出
- 剑突下右心室流出道长轴切面亦可清晰显示肺动脉瓣、瓣环结构、肺总动脉及左肺动脉，右肺动脉可用剑突下长轴、胸骨上及高位胸骨旁

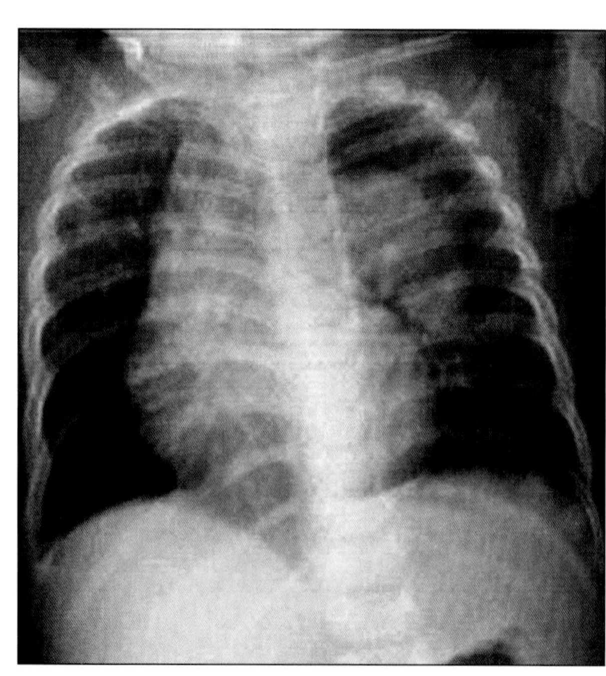

图 5-6-12 **肺动脉瓣缺如**
X 线平片左前斜位，显示左肺动脉近端扩张

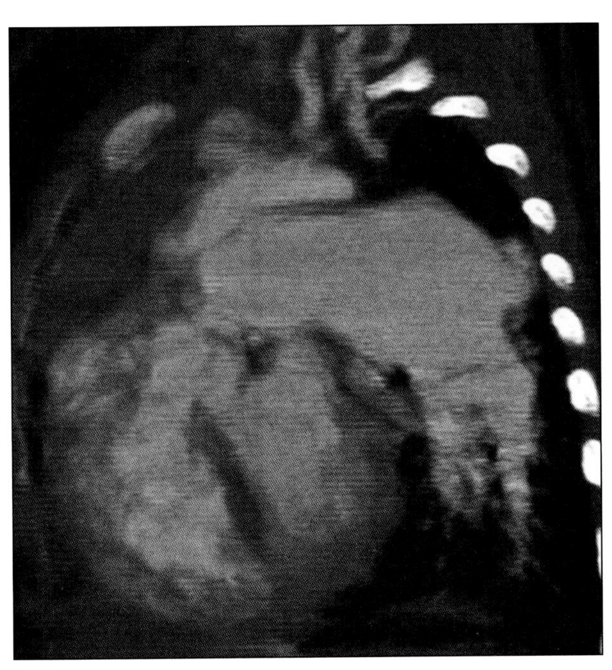

图 5-6-13 **肺动脉瓣缺如 CT**
肺动脉主干和左肺动脉近端的明显扩张，外周肺小动脉没有扩张

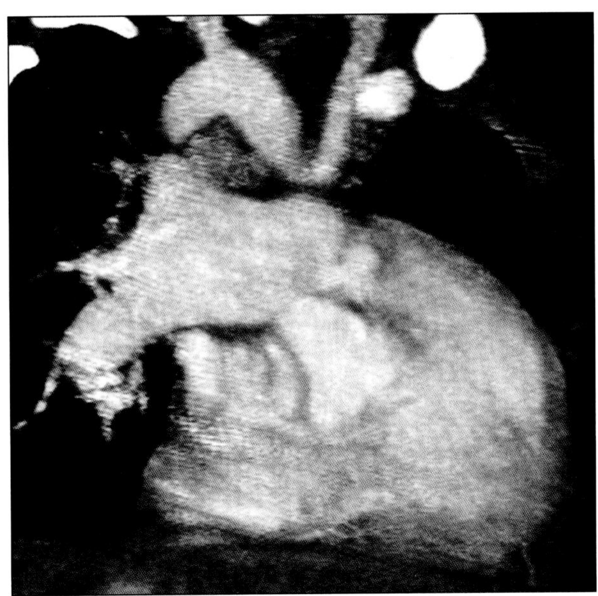

图 5-6-14 **肺动脉瓣缺如 CT**
肺动脉主干和右肺动脉近端的明显扩张，外周肺小动脉没有扩张

短轴进行显示

- 多普勒超声心动图可在右心室流出道及肺动脉内检出收缩期前向血流速度明显增快及明显的反向反流血液频谱
- 由于极度扩张的肺动脉压迫气道，患儿可有严重的肺气肿，透声较差，在许多病例仅可用剑突下透声窗，容易导致漏诊

CT 表现

- CT 检查可较好地显示右心室形态以及肺动脉主干和左、右肺动脉近端的明显扩张（图 5-6-13）
- 不仅对肺动脉主干和左、右肺动脉近端的扩张可很好地显示，而且对外周肺小动脉没有扩张也显示很好（图 5-6-14）
- 显示气管、支气管受压情况和有无局限性肺气肿、肺不张和肺部感染等改变

MR 表现

- MRI 自旋回波 T1W 图像可较好地显示右心室形态以及肺动脉主干和左、右肺动脉近端的明显扩张
- 梯度回波电影序列上可见低信号的异常血流反流入右心室
- 造影增强磁共振血管成像序列显示肺动脉主干和左、右肺动脉近端扩张，外周肺小动脉无扩张

心血管造影表现

- 肺动脉瓣缺如心血管造影检查以右心室和肺动脉主干造影为主，投照位置首选正位向头成角的坐观位，其次为左侧位，有时加做左心室造影以观察伴随的室间隔缺损

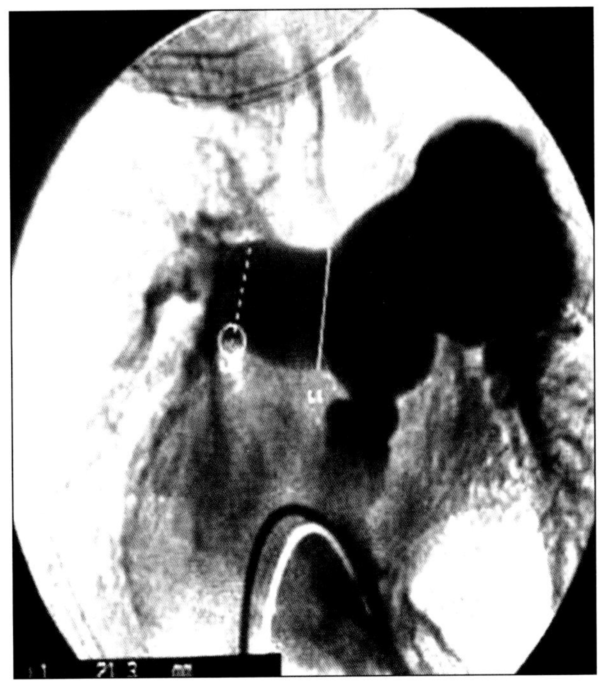

图 5-6-15 **肺动脉瓣缺如，心血管造影**
坐观位右心室造影，可见右心室漏斗部仅有轻度狭窄，肺动脉瓣环狭小，肺动脉主干和左、右肺动脉近端明显扩张，外周肺小动脉则无扩张

- 右心室造影通常可见右心室漏斗部没有狭窄或仅有轻度狭窄，肺动脉瓣环狭小，肺动脉主干和左、右肺动脉近端明显扩张（图 5-6-15），

其中常以右肺动脉近端扩张更为明显，呈瘤样改变，外周肺小动脉则无扩张

- 肺动脉主干造影可观察肺动脉形态外，还可观察肺动脉瓣关闭不全的程度
- 左心室造影显示室间隔缺损，有时在左侧位右心室造影中也可显示室间隔缺损

核医学表现

- 一般不用于本病的诊断

推荐影像学检查

- 肺动脉瓣缺如患者X线平片可显示右肺动脉近端瘤样扩张，有诊断价值
- 肺动脉瓣缺如由于诊断时既需要显示血管，又需要显示气管，多层螺旋CT是理想的检查手段
- MRI梯度回波电影序列可见异常血流反流入右心室，可评估反流情况

【鉴别诊断】

- 肺动脉高压
  - 肺动脉瓣缺如患者肺动脉扩张更明显，与基本正常的外周肺血不成比例

诊断与鉴别诊断精要

- 主肺动脉及左右肺动脉瘤样扩张为特征性影像表现
- 外周肺小动脉不扩张

重点推荐文献

[1] Pachirat O, Seward JB, O'leary PW, et al. Absent Pulmonary Valve: Echocardiographic Features. Echocardiography, 1997; 14(2): 129-134.

[2] Dodgekhatami A, Backer CL, Holinger LD, et al. Complete repair of Tetralogy of Fallot with absent pulmonary valve including the role of airway stenting. J Card Surg, 1999, 14(2): 82-91.

[3] Attie F, Rijlaarsdam M, CHuquiure E, et al. Isolated congenital absence of the pulmonary valve. Circulation, 1999, 99(3): 455-456.

五、其他肺动脉异常

（一）肺动脉吊带

【概念与概述】

- 肺动脉吊带（pulmonary artery sling）为左肺动脉起自右肺动脉的畸形，左肺动脉跨越右主支气管后在气管与食管之间左行至左侧肺门形成的吊带压迫右支气管及气管
- 同义词：左肺动脉吊带（left pulmonary artery sling），又称迷走左肺动脉（aberrant left pulmonary artery）

【病理与病因】

病理

- 肺动脉吊带者左肺动脉自右肺动脉起始部后方发出，绕过右主支气管，向左后穿行于气管和食管之间，沿左主支气管后壁到达左肺门

病因

- 肺动脉吊带是由于胚胎时期左肺动脉不能与左侧主动脉第六弓相连，造成左肺动脉迷走，从而致使左肺动脉起源于右肺动脉

伴随畸形

- 肺动脉吊带常伴随气道畸形，如完整气管软骨环、气管性支气管、支气管桥
- 肺动脉吊带也常压迫气道致气管支气管狭窄、气管软化，同时可伴随心脏畸形及其他畸形

流行病学

- 肺动脉吊带罕见

【临床表现】

肺动脉吊带可压迫气管与食管，产生喘鸣，咳嗽，呼吸困难和吞咽困难等症状

【影像表现】

概述

- 肺动脉吊带的影像学检查包括X线胸片、食管吞钡造影、肺动脉造影、超声、CT、MRI

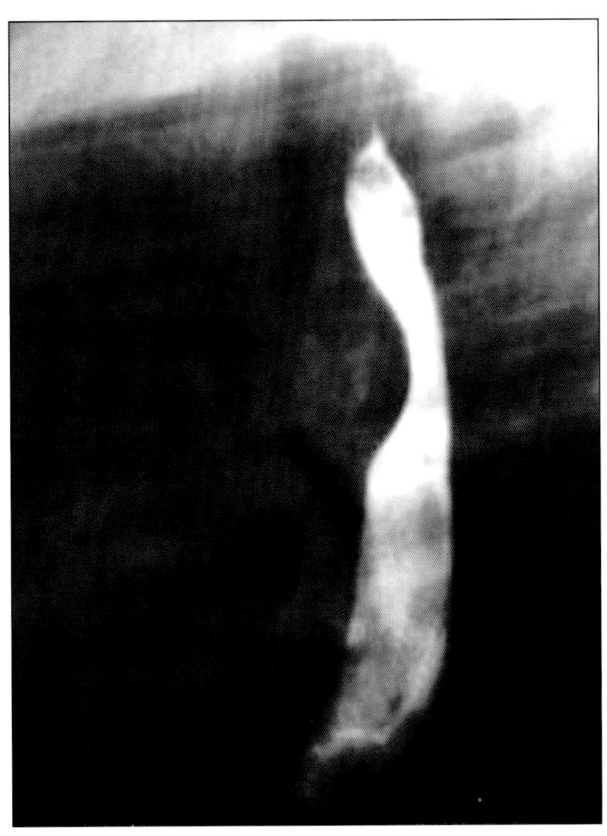
图 5-6-16　**肺动脉吊带**
侧位食管吞钡造影显示气管下段前移，食管前壁压迹影

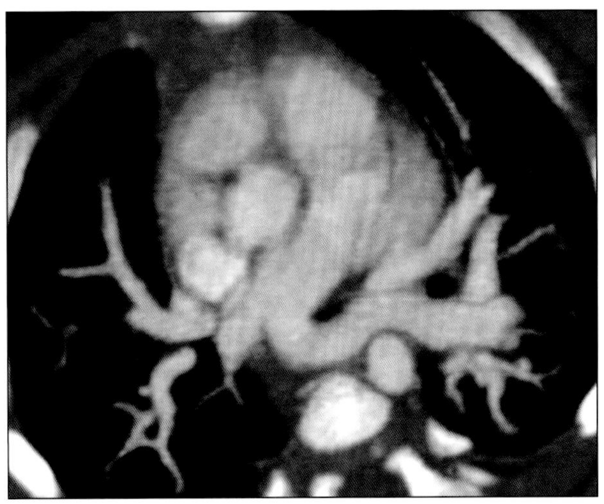
图 5-6-17　**肺动脉吊带，多层螺旋 CT 血管成像**
显示左肺动脉自右肺动脉发出，向左后穿行于气管和食管之间，沿左主支气管后壁到达左肺门

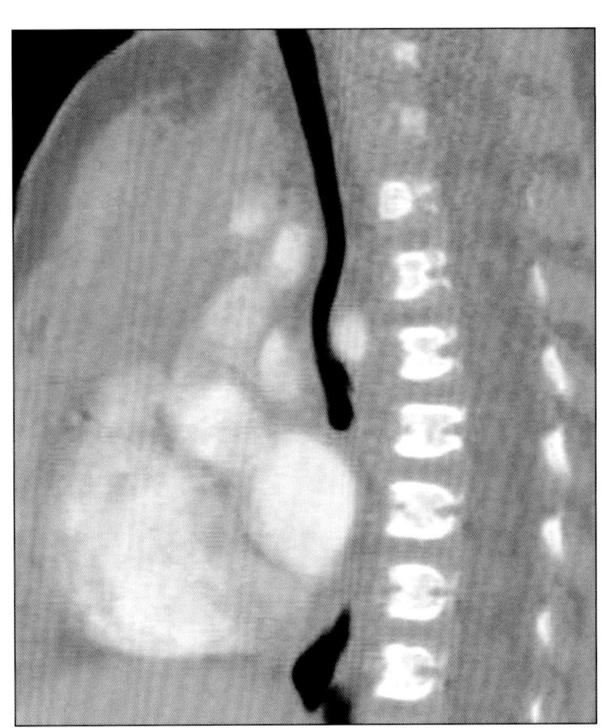
图 5-6-18　**肺动脉吊带，多层螺旋 CT 气管成像**
显示气管下段前移，和其后方的血管影

和支气管造影等

- 显示左肺动脉的空间走行和左肺动脉与气管和食管间的关系是诊断关键，由于诊断时既需要显示血管，又需要显示气管，多层螺旋 CT 是最理想的检查手段

X 线胸片表现

- 正位片可隐约显示“隆突”向左移位，位置较正常偏低，侧位片可显示气管下段前移
- 食管吞钡造影示气管隆突水平上方食管前壁压迹影和气管下段前移（图 5-6-16）
- 支气管造影可清晰显示伴随气道畸形，如气管性支气管、支气管桥、气管支气管狭窄、软化等，但由于支气管造影是创伤性检查，目前已基本不用

超声表现

- 超声心动图可发现左肺动脉走行异常及伴随的心内畸形，但无法显示左肺动脉和气管间的关系

CT 表现

- 多层螺旋 CT 二维和三维重组图像可以清晰显示肺动脉吊带和伴随的气道异常，可从多方位和立体显示肺动脉吊带的空间走行，显示左肺动脉自右肺动脉发出，向左后穿行于气管和食管之间，沿左主支气管后壁到达左肺门（图 5-6-17）
- 多层螺旋 CT 还可清晰显示气道畸形和气道狭窄或受压（图 5-6-18），并可进行测量

MRI 表现

- 可见左肺动脉跨越右主支气管后在气管与食管之间左行至左侧肺门，形成的吊带压迫右支气管及

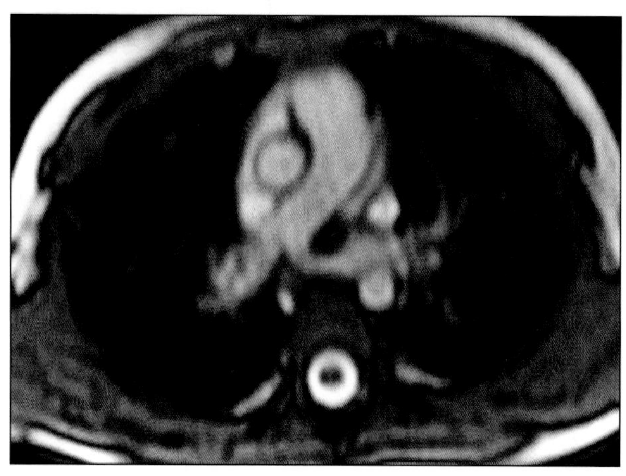

图 5-6-19 **肺动脉吊带 MRI**
梯度回波电影序列上可见左肺动脉在气管与食管之间左行至左侧肺门，形成吊带。左肺动脉较细小

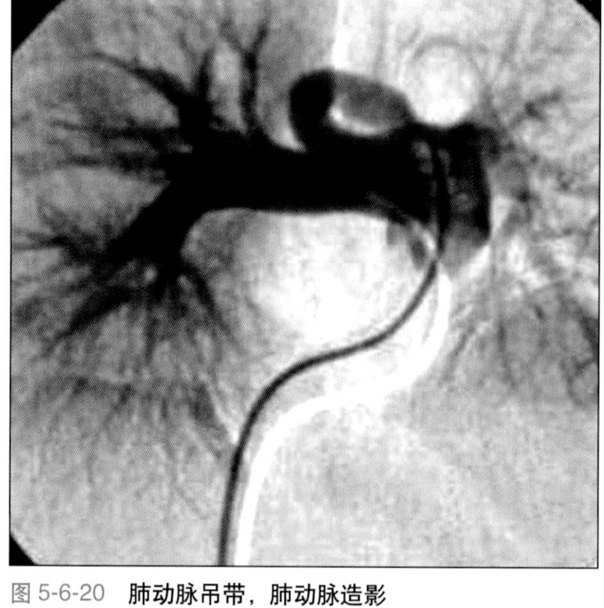

图 5-6-20 **肺动脉吊带，肺动脉造影**
显示左肺动脉自右肺动脉发出

气管（图 5-6-19），左肺动脉常小于右肺动脉

- MRI 检查在显示气道畸形方面不如 CT

心血管造影表现

- 肺动脉吊带如伴有其他心内结构异常，有时需行心导管检查，从而对肺动脉吊带作肺动脉造影，造影投照角度用坐观位，可显示左肺动脉自右肺动脉发出（图 5-6-20），但在显示气道畸形方面不如 CT

核医学表现

- 一般不用于本病的诊断

推荐影像学检查

- 肺动脉吊带由于诊断时既需要显示血管，又需要显示气管，多层螺旋 CT 是最理想的检查手段

【鉴别诊断】

- 肺动脉吊带的症状和其他血管环类似，食道吞钡摄片对鉴别诊断有一定的帮助

（朱 铭）

诊断与鉴别诊断精要

- 显示左肺动脉的空间走行和左肺动脉与气管和食管间的关系是诊断关键
- 要注意伴随的气道畸形

重点推荐文献

[1] Zhong YM, Jaffe RB, Zhu M, et al. CT assessment of tracheobronchial anomaly in left pulmonary artery sling. Pediatr Radiol, 2010, 40(11): 1755-1762.
[2] 张琳, 李欣, 王春祥, 等. 儿童中心气道疾病的MSCT诊断. 中国医学计算机成像杂志, 2009, 15(5): 438-443.
[3] Huang SC, Wu ET, Wang CC, et al. Repair of complex tracheobronchial stenosis with left pulmonary artery sling and bridging bronchus. Ann Thorac Surg, 2010, 90(4): 1379-1381.

第 7 节　主动脉系畸形

一、主动脉瓣狭窄

【概念与概述】

- 主动脉狭窄（aortic stenosis，AS）是一组引起左心室流出道梗阻的先天性畸形
- 根据梗阻部位可分为主动脉瓣狭窄、主动脉瓣下狭窄、主动脉瓣上狭窄
  - 主动脉瓣狭窄（aortic valve stenosis）是指主动脉瓣膜开放受限或发育不良引起的瓣膜水平的梗阻。主动脉瓣狭窄发生率有一定的性别差异，男性是女性的 3 ~ 5 倍
  - 主动脉瓣下狭窄（subvalvular aortic stenosis）是指主动脉瓣膜以下水平的梗阻。在三种类型主动脉狭窄中，发生率低于瓣膜狭窄而高于瓣上狭窄。与另两类主动脉狭窄相比较，主动脉瓣下狭窄更易伴发其他先天性心脏畸形
  - 主动脉瓣上狭窄（supravalvular aortic stenosis）是指主动脉乏氏窦上方的梗阻。主动脉瓣上狭窄合并肺动脉分支狭窄、智力障碍、高钙血症、特殊面容时称为 Williams 综合征
- 本节主要介绍主动脉瓣狭窄

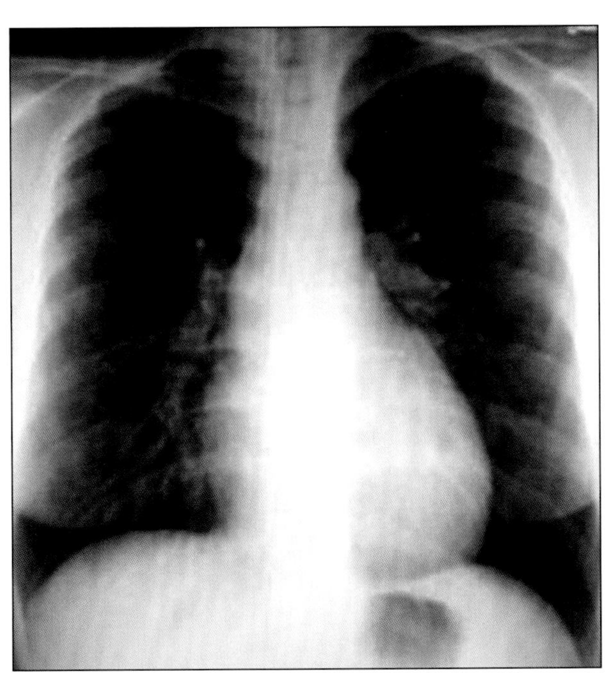

图 5-7-1　**先天性主动脉瓣狭窄**
X 线平片表现常为肺血正常，左心室轻度增大，升主动脉狭窄后扩张

【病理与病因】

发病机制

- 主动脉瓣狭窄，机制不完全清楚，胚胎发育期，近端动脉干隆起和间嵴的隆起形成主动脉瓣，主动脉瓣狭窄可能与动脉干隆起的发育与分隔障碍有关

病理

- 主动脉瓣狭窄一般是指主动脉瓣膜开放受限或发育不良引起的瓣膜水平的梗阻
- 主动脉瓣狭窄约占全部主动脉狭窄的 75%，主动脉瓣瓣膜数可为单瓣、二瓣、三瓣或多瓣，最常见为二瓣畸形，一般瓣口狭小、瓣膜增厚，左室向心性肥厚及升主动脉狭窄后扩张
- 多数二叶式主动脉瓣在成年后出现狭窄，新生儿危重型主动脉瓣狭窄以单瓣叶狭窄多见
- 主动脉瓣狭窄的常见伴随畸形有动脉缩窄、动脉导管未闭、二尖瓣异常、主动脉瓣下狭窄、主动脉弓离断和主动脉瓣关闭不全等

【临床表现】

表现

- 最轻的主动脉瓣狭窄是主动脉瓣两瓣畸形，患儿临床症状较轻，仅在一般活动后有心前区杂音
- 新生儿如伴有严重主动脉瓣狭窄和体循环依赖动脉导管，当动脉导管关闭后临床症状非常危重，表现为体循环灌注障碍、肾衰竭和代谢性酸中毒

【影像表现】

概述

- X 线平片和心脏超声检查是每个主动脉狭窄患者必做的影像学检查方法
- 对主动脉瓣上狭窄及主动脉瓣下狭窄伴发的其他心脏大血管畸形加做多层螺旋 CT 或磁共振以进一步明确诊断是很值得的，单纯的主动脉瓣狭窄则一般不必加做多层螺旋 CT 或磁共振

X 线平片表现

- 肺血正常，左心室改变以向心性肥厚为主，心影不大或轻度增大，以左心室增大为主
- 升主动脉可见狭窄后扩张（图 5-7-1）

超声心动图表现

- 心脏超声检查常用的切面有剑下左心室流出道

切面和胸骨旁主动脉短轴切面等

- 主动脉瓣回声增强，严重狭窄时，主动脉瓣几乎没有活动，左心室出现向心性肥厚
- 应用多普勒超声心动图记录主动脉血流速度曲线，应用简化的 Bernoulli 方程，可以估测跨主动脉瓣最大瞬时压差

CT 表现

- 主动脉瓣增厚，左室向心性肥厚及升主动脉狭窄后扩张（图 5-7-2）

MRI 表现

- 自旋回波 T1W 图像显示主动脉瓣增厚，左心室向心性肥厚
- 梯度回波电影序列可见低信号的异常血流束向升主动脉喷射（图 5-7-3），通过流速测量还可估计主动脉瓣狭窄所导致的压力阶差的大小，梯度回波电影序列还可准确测量左心室舒张末容量和左心室射血分数，如有主动脉瓣关闭不全，于左心室内可见低信号的异常血流
- 造影增强磁共振血管成像序列显示升主动脉狭窄后扩张

心血管造影表现

- 通常从左心室造影开始，但对重症的主动脉瓣狭窄，因导管逆行通过狭窄的主动脉瓣相当困难，可先做升主动脉造影，观察射流方向及有无主动脉瓣反流后，再设法将导管送入左心室做左室造影。升主动脉造影和左室造影导管均选择猪尾巴左心造影导管，投照位置用左前斜位或正位，主动脉瓣狭窄患儿的主动脉瓣常有增厚，使原来在造影片上仅勉强可以辨认的主动脉瓣变得清晰可见
- 主动脉瓣狭窄心室收缩时瓣膜不能完全开放，瓣叶向上形成拱形形态，被称为幕顶征或“鱼口征”（图 5-7-4）
- 左室造影时可见一束造影剂从狭窄的瓣口喷射而出，这一征象称为“射流征”，造影剂束的宽度反映了瓣口狭窄的严重程度，射流宽度常被用来判断主动脉瓣狭窄球囊扩张术的效果
- 升主动脉造影时，不含造影剂的左心室血从狭窄的瓣口喷出，该束左室血冲淡了升主动脉内的造影剂，形成一个透明束，称为“负性射流征”，也同样有代表瓣口狭窄严重程度的意义
- 心血管造影时还可见左心室肥厚、升主动脉狭窄后扩张等 X 线表现

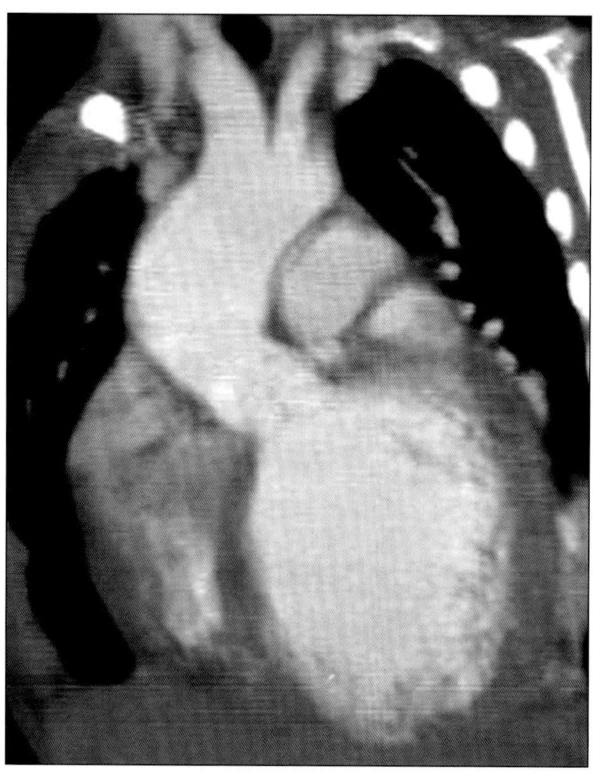

图 5-7-2 **主动脉瓣狭窄 CT**
多层 CT 显示主动脉瓣增厚升主动脉狭窄后扩张

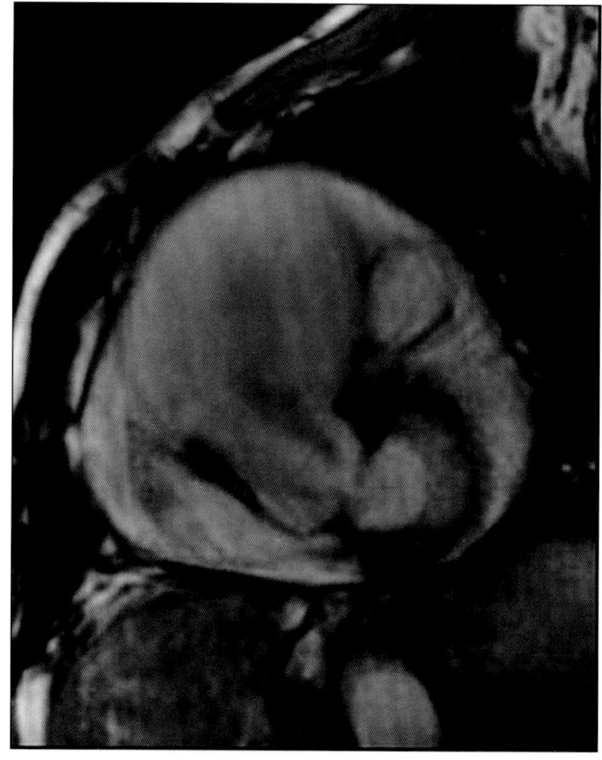

图 5-7-3 **主动脉瓣狭窄 MRI**
梯度回波电影序列上可见低信号的异常血流束向升主动脉喷射，升主动脉有明显狭窄后扩张

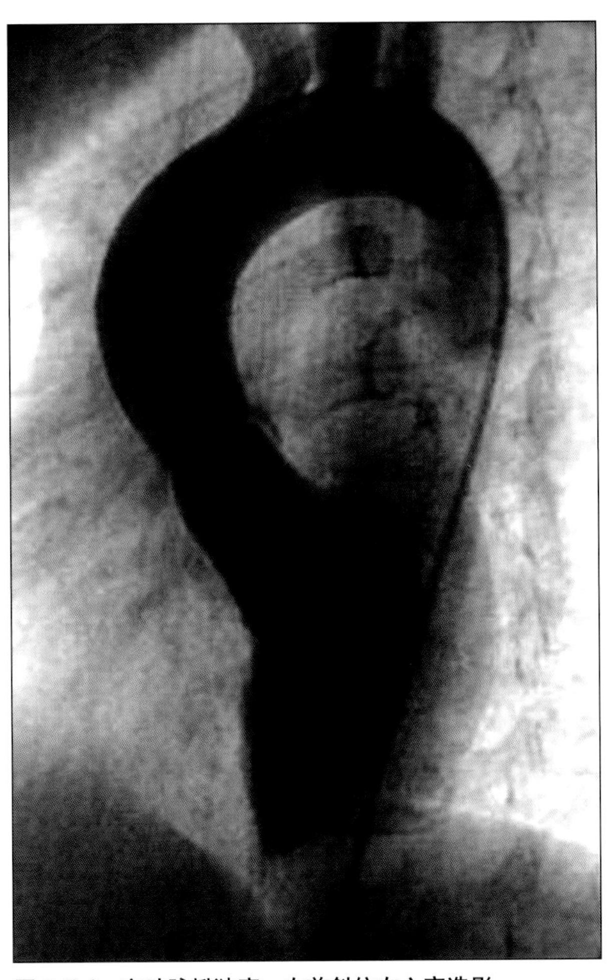

图 5-7-4 **主动脉瓣狭窄，左前斜位左心室造影**
见主动脉瓣增厚，瓣叶向上形成拱形形态

- 部分主动脉瓣狭窄患儿伴有主动脉瓣关闭不全，准备做球囊扩张治疗的主动脉瓣狭窄患儿，球囊扩张前术后都必须做升主动脉造影，以观察是否由于球囊扩张治疗而引起或加重了主动脉瓣的关闭不全

核医学表现

- 一般不用于本病的诊断

推荐影像学检查

- 主动脉瓣狭窄，心脏超声检查常可明确诊断

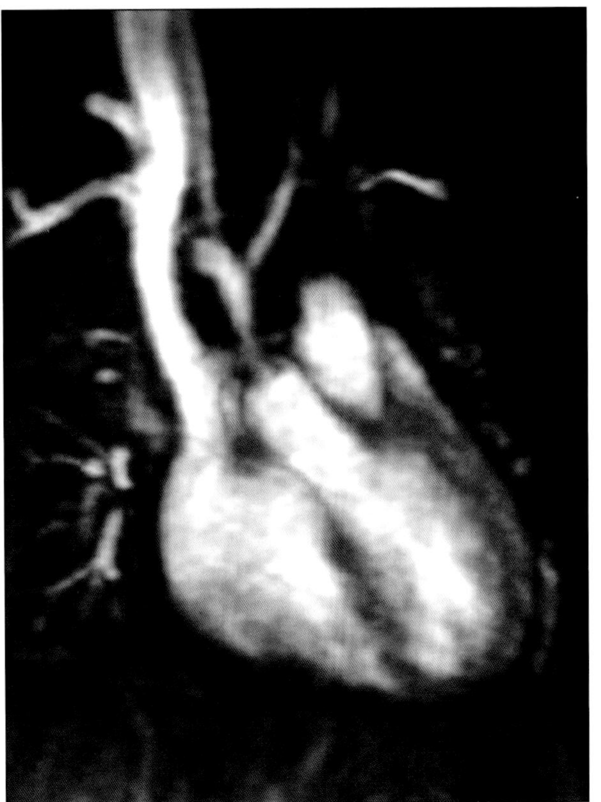

图 5-7-5 **主动脉瓣上狭窄，造影增强磁共振血管成像**
最大密度投影重建显示升主动脉严重狭窄，右肺动脉狭窄

- 磁共振对心脏和瓣膜功能显示较好
- 准备介入治疗的主动脉瓣狭窄，心血管造影检查是不可缺少的，因为主动脉瓣球囊扩张的球囊导管必须小心选择，球囊不可过大，以免造成主动脉瓣关闭不全

【鉴别诊断】

- 由于治疗方法差别很大，主动脉瓣狭窄、主动脉瓣下狭窄、主动脉瓣上狭窄相互间鉴别比较重要
- X 线平片主动脉瓣狭窄升主动脉可见狭窄后扩张，主动脉瓣下狭窄、瓣上狭窄升主动脉一般没有狭窄后扩张，心右上缘升主动脉影不明显
- 超声和磁共振可清楚显示具体的狭窄部位（图 5-7-5），明确诊断

诊断与鉴别诊断精要

- 升主动脉狭窄后扩张为特征表现
- 超声、CT、MRI 等均可明确诊断

重点推荐文献

[1] Friedrich MG, Schulz-Menger J, Poetsch T, et al. Quantification of valvular aortic stenosis by magnetic resonance imaging. Am Heart J, 2002, 144: 329-334.
[2] Sagmeister F, Herrmann S, Ritter C, et al. Functional cardiac MRI for assessment of aortic valve disease. Radiologe, 2010, 50: 541-547.
[3] Tanaka R, Yoshioka K, Niinuma H, et al. Diagnostic value of cardiac CT in the evaluation of bicuspid aortic stenosis: comparison with echocardiography and operative findings. AJR, 2010, 195: 895-899.

二、先天性主动脉窦瘤

【概念与概述】

- 主动脉窦瘤也称乏氏窦瘤（aneurysm of the sinus of valsalva）是指与主动脉瓣叶相对应的主动脉管腔向外膨出，是一种并不少见的心脏病，常因瘤破裂或瘤体压迫心腔、血管而引起临床症状
- 在亚洲人群的发生率5倍高于西方人群，可能与亚洲人群的肺动脉下型的室间隔缺损的发生率高有关
- 尽管在新生儿期可发生主动脉窦瘤破裂，但小于20岁患者的比例少于15%

【病理与病因】

病因

- 主动脉窦瘤系主动脉窦局部发育缺陷，窦壁组织缺乏弹力纤维和平滑肌，在主动脉内的高压影响下，窦壁变薄并向外呈瘤样突出的病变，常因瘤破裂或瘤体压迫心腔、血管而引起临床症状

病理

- 主动脉窦有3个，包埋在心底部中央，通常房间隔面对无冠窦的中点。右冠窦与右室流出道，右心房邻近。左冠窦与左心房、房间隔等邻近，后方为心包腔
- 扩张的主动脉窦瘤壁由疏密结缔组织构成，瘤壁光滑且薄，其发生情况为：
  - 右冠窦瘤最常见（60% ～ 90%）
  - 其次为无冠窦瘤（8% ～ 25%）
  - 左冠窦瘤少见（0 ～ 8%）
- 主动脉窦瘤破裂
  - 右冠窦瘤破裂入右心室较多（82%），其次为右冠窦瘤破裂入右心房（12.5%）
  - 无冠窦瘤破裂入右心房最多（82%），其次为无冠窦瘤破裂入右心室（18%）
  - 在东方国家中主动脉窦瘤破裂的发生率较西方国家高数倍
  - 窦瘤破裂后产生大量左向右分流，可致右侧心腔扩大，体循环血流量明显减少导致急性心源性休克
  - 窦瘤破入心包可导致心包填塞
- 主动脉窦瘤可合并室间隔缺损，主动脉瓣脱垂及关闭不全
- 主动脉窦瘤的体积随年龄逐渐增大，产生症状的多在成年

【临床表现】

表现

- 没有破裂的主动脉窦瘤一般无临床症状，若合并有其他心脏疾病时在心脏检查时可发现
- 主动脉窦瘤扩大时，可扭曲或压迫邻近组织结构而产生症状，由于主动脉瓣叶的塌陷和主动脉瓣环的扩大而造成主动脉瓣关闭不全，右室流出道梗阻，冠状动脉受压造成心肌缺血和心肌梗死，室间隔穿透造成传导紊乱或严重心律失常
- 心内膜炎和栓塞
- 窦瘤破裂后可逐渐出现充血性心力衰竭症状，如疲劳，胸痛，四肢末梢水肿等
- 主动脉窦瘤破裂的患者，体检中最显著的表现（90% ～ 95%）是在胸骨左侧边缘有一个响亮的，持续的心脏杂音

【影像表现】

概述

- 没有破裂的主动脉窦瘤一般是在对其他心脏疾病作心脏影像学检查时发现，明确主动脉窦瘤扩大对哪些邻近组织结构产生压迫，明确主动脉瓣关闭不全情况，明确主动脉窦瘤窦瘤破裂后破入哪个心腔是影像学检查的主要目的

X线表现

- 没有破裂的主动脉窦瘤X线平片表现常为肺血正常，心影不大
- 主动脉窦瘤窦瘤破裂后破入不同心腔其X线

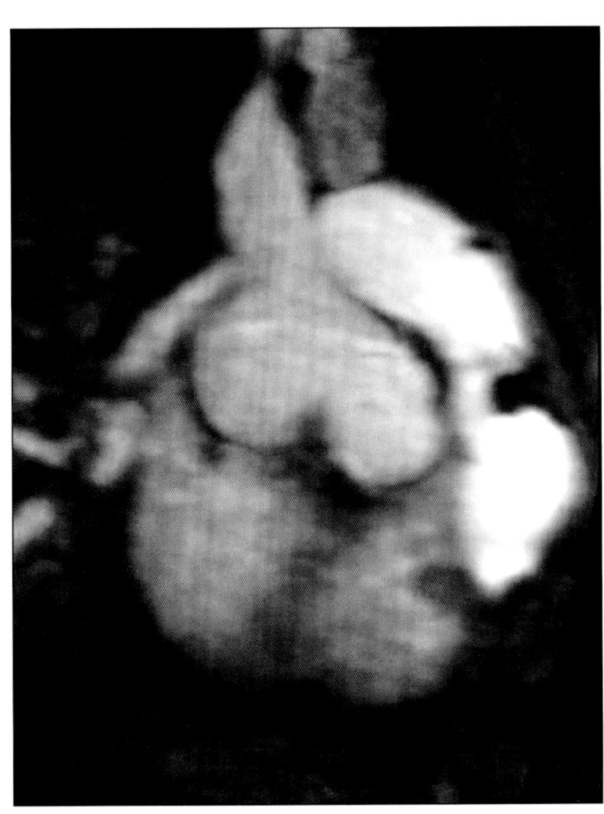

图 5-7-6　**主动脉窦瘤 MRI**
造影增强磁共振血管成像显示明显扩大的主动脉窦

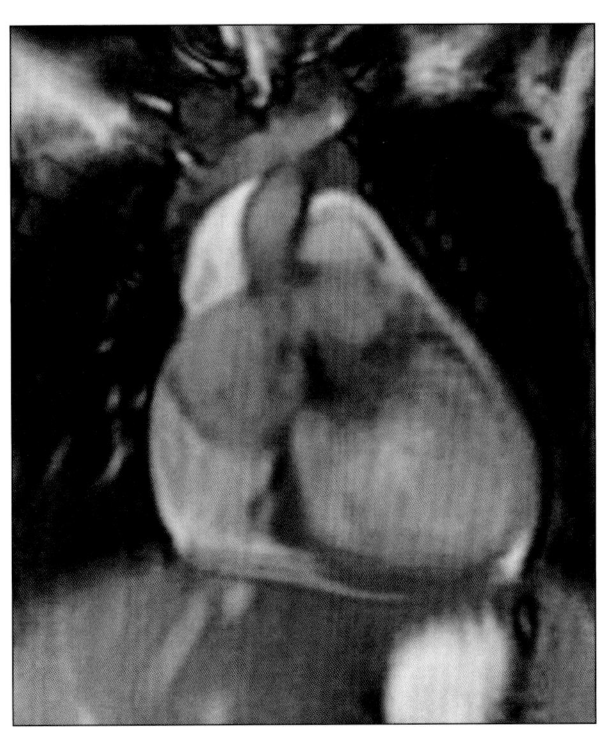

图 5-7-7　**主动脉窦瘤 MRI**
梯度回波电影序列可见明显扩大的主动脉窦，还显示主动脉瓣关闭不全的异常血流影

平片表现有些差别，大多表现类似左向右分流先心病

超声心动图表现

- 二维和彩色多普勒为诊断主动脉窦瘤的重要方法，经食道超声比经胸部超声对主动脉窦瘤的解剖和功能上有更好的显示
- 合并的室间隔缺损有可能遗漏，因为室间隔缺损被瘤囊或脱垂的主动脉瓣所阻挡

CT 表现

- 可较好地显示明显扩大的主动脉窦，还可清楚地显示伴随的心房增大，心室增大，肺动脉扩张，升主动脉扩张等对诊断有帮助的间接征象
- 对反流和分流显示不理想

MR 表现

- 自旋回波 T1W、梯度回波电影序列和造影增强磁共振血管成像图像上可见明显扩大的主动脉窦（图 5-7-6）
- 梯度回波电影序列上有时可见窦瘤破口处的黑色异常血流影，可明确窦瘤破裂入哪个心腔，也可显示主动脉瓣关闭不全的异常血流影（图 5-7-7）
- 显示伴随的心房增大，心室增大，肺动脉扩张，升主动脉扩张等间接征象

心血管造影表现

- 主动脉窦瘤心血管造影通常做升主动脉造影，要注意观察窦瘤破口分流方向及有无主动脉瓣反流，再设法将导管送入左心室做左室造影，要注意观察合并的室间隔缺损
- 投照位置用左前斜位或正位

核医学表现

- 一般不用于本病的诊断

推荐影像学检查

- 主动脉窦瘤心脏超声检查常可明确诊断
- 磁共振对心脏和瓣膜功能显示较好
- 疑难病例心血管造影检查也是不可缺少的

【鉴别诊断】

- 主动脉瓣狭窄、马方综合征
    - 病史，超声和磁共振可显示较其他疾病更严重的主动脉窦扩张以及窦瘤破口的分流，可明确诊断

诊断与鉴别诊断精要

- 主动脉窦瘤征象较明确，多种手段均可明确诊断
- 明确对邻近组织结构压迫，主动脉瓣关闭不全情况及主动脉窦瘤窦瘤破裂后破入哪个心腔是影像学检查的主要目的

重点推荐文献

[1] Zeb I, Hamirani YS, Mao S, et al. Detection of aortic regurgitation with 64-slice multidetector computed tomography(MDCT). Acad Radiol, 2010, 17(8): 1006-1011.

[2] Sagmeister F, Herrmann S, Ritter C, et al. Functional cardiac MRI for assessment of aortic valve disease. Radiologe, 2010, 50(6): 541-547.

[3] Lee ST, Lin MH. Color Doppler echocardiographic assessment of valvular regurgitation in normal infants. J Formos Med Assoc, 2010, 09(1): 56-61.

三、主动脉缩窄

【概念与概述】

- 主动脉缩窄（coarctation of the aorta，CoA）是指先天性弓降部的主动脉狭窄，常发生在左锁骨下动脉起始点与动脉导管或导管韧带附着点之间
- 本畸形相对较常见，占先心病的 5% ～ 8%，男性常见（2 ∶ 1），白种人常见
- 主动脉缩窄常合并动脉导管未闭、主动脉二瓣畸形、室间隔缺损及二尖瓣病变等其他先天性心脏病

【病因】

病因

- 主动脉缩窄的胚胎发生主要有两种理论解释
  - 正常动脉导管组织伸入主动脉，但不超过主动脉周长的 30%，动脉导管组织伸入主动脉壁过多而完全围绕主动脉周壁，当动脉导管收缩时则引起主动脉缩窄。此类主动脉缩窄常为局限性狭窄，位于主动脉弓左锁骨下起始部远端，直对动脉导管开口或导管韧带处
  - 胎儿时期左心室排出的血主要供应头臂动脉，右心室排出的血大部分经肺动脉、动脉导管进入降主动脉，而流经主动脉峡部的血液仅占心排量的 10% 左右，主动脉缩窄的发生与胎儿时流经主动脉峡部的血流量减少有关，当伴左室流出道梗阻或室间隔缺损，血液分流至右心室，更加减少流经主动脉弓峡部的血流而使峡部更加狭小。因此，此类主动脉缩窄常为主动脉缩窄常与动脉导管未闭，主动脉弓横部发育不良合并存在。常合左室流出道狭窄及室间隔缺损

分类

- 1903 年，Bonnet 将主动脉缩窄患者分为两类：婴儿型和成人型，婴儿型后来称为导管前型，成人型称为导管后型，这一分类在某些患者很准确，但是不能解释和包括全部主动脉缩窄
  - 婴儿型主动脉缩窄，动脉导管开放，主动脉峡部的管样狭窄位于动脉导管近端
  - 成人型，动脉导管关闭，主动脉峡部狭窄
- 目前国际小儿心脏外科命名和数据库会议建议的分类如下：
  - 主动脉缩窄，单纯型
  - 主动脉缩窄合并室间隔缺损
  - 主动脉缩窄合并复杂心内畸形
  - 主动脉峡部发育不良和（或）弓发育不良

【临床表现】

表现

- 主动脉缩窄患者常有上肢血压高于下肢血压，双上肢收缩压升高，双下肢股动脉或腘动脉搏动弱
- 重度主动脉缩窄合并粗大的动脉导管未闭和室间隔缺损，常在婴儿期发生难以控制的肺部感染和（或）心力衰竭

心电图

- 多为左心室肥厚

【影像表现】

概述

- 显示弓降部的主动脉狭窄为最主要的诊断目的
- 超声心动图检查可显示主动脉缩窄，但对侧支循环不能很好地显示
- MRI 和 CT 能够全面显示缩窄的程度和范围，主动脉弓、各头臂动脉、动脉导管及侧支循环的全貌
  - MRI 无辐射还可根据流速推测压力阶差，为本病的理想检查方法

X 线表现

- 典型表现是所谓“3”字征和反“3”字征
  - “3”字征系指正位胸片上主动脉弓降部左缘呈“3”字样改变，其上部弧形代表主动脉弓，其下部弧形代表降主动脉狭窄后扩张，中间凹陷处代表主动脉缩窄的部位
  - 反“3”字征系指正位食道吞钡片食管上段左缘有呈反“3”字样的压迹，其上部压迹代表主动脉弓，其下部压迹代表降主动脉狭窄后扩张，中间为主动脉缩窄的部位
- 肋骨下缘切迹是主动脉缩窄 X 线平片的另一典型表现，常见于 4 ~ 8 后肋下缘，为迂曲扩张的肋间动脉对肋骨下缘压迫所致，是反映主动脉缩窄侧支循环的征象（图 5-7-8）
- “3”字征、反“3”字征和肋骨切迹在年龄较小的儿童中均很难见到
- 有左向右分流者，心影增大更明显，以左室增大为主，肺血增多、肺动脉段凸出

超声心动图表现

- 胸骨上窝主动脉弓长轴切面为常用的切面，可显示主动脉弓的全貌、缩窄的部位和长度
- 嵴状缩窄处可见嵴状突起，回声增强
- 膜状者狭窄处可见一隔膜样回声，缩窄远端的管腔扩张
- 彩色多普勒可见流经狭窄部位的高速血流呈五彩镶嵌色
- 合并动脉导管未闭者可见肺动脉与降主动脉之间回声失落

CT 表现

- 降主动脉直径大于升主动脉为主动脉缩窄的间接征象，提示可能存在主动脉缩窄，此系降主动脉存在狭窄后扩张所致
- 多角度最大密度投影重建可显示主动脉缩窄的直接征象，可显示主动脉弓的形态、位置、侧支血管和各头臂动脉的发出部位与走向，主动脉缩窄部位与程度和有无动脉导管未闭等，对判断主动脉缩窄的类型很有帮助（图 5-7-9）

MRI 表现

- 降主动脉直径大于升主动脉（图 5-7-10）
- 切面与主动脉弓平行的左前斜位 MRI 自旋回

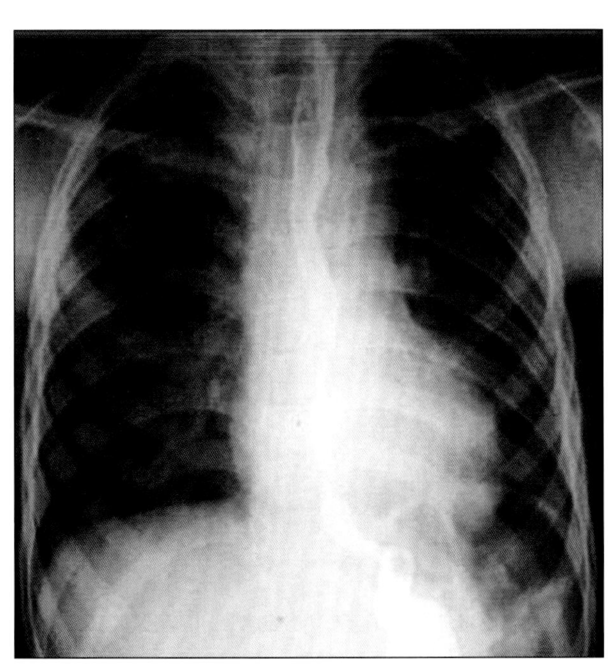

图 5-7-8 **主动脉缩窄，X 线平片**
见“3”字征、反“3”字征和肋骨下缘切迹

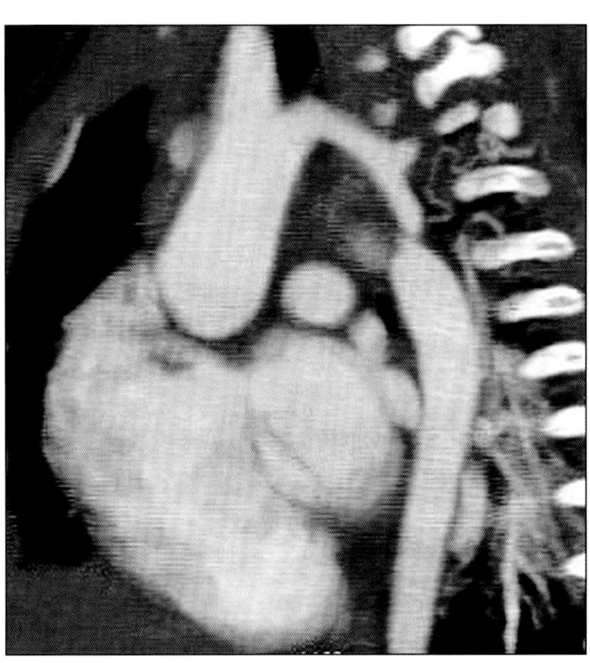

图 5-7-9 **主动脉缩窄 CT**
多层螺旋 CT 图像，有侧支血管

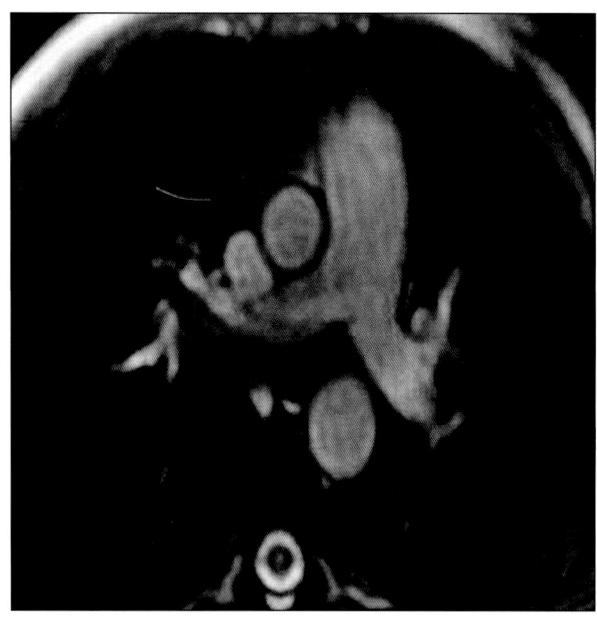

图 5-7-10 **主动脉缩窄 MRI**
横断位梯度回波电影序列见降主动脉直径大于升主动脉的间接征象

波 T1W 图像可显示主动脉缩窄的直接征象，并可显示主动脉管壁有无增厚等，以与大动脉炎鉴别，但如扫描层面不一定恰好通过主动脉缩窄的狭窄段，就很难显示主动脉缩窄的的直接征象，并有可能造成假阳性

- 自旋回波 T1W 图像可显示左心室向心性肥厚等改变
- 梯度回波电影序列可显示主动脉缩窄的直接征象，并可显示通过缩窄段的异常血流（图 5-7-11），收缩期的黑色血流射流长度有其他意义，还可测量流速判断压力阶差，但扫描层面须通过狭窄段
- 造影增强磁共振血管成像序列诊断主动脉缩窄最为直观可靠（图 5-7-12），可清楚地显示主动脉弓的形态、位置、各头臂动脉的发出部位与走向，可清楚地显示主动脉缩窄的直接征象，升主动脉有无狭窄，主动脉缩窄部位与程度，有无动脉导管未闭和侧支血管等（图 5-7-13），且能很好地排除腹主动脉的大动脉炎
- 造影增强磁共振血管成像序列是各种磁共振扫描序列中对主动脉缩窄诊断效果最佳的序列，有时提供信息甚至多于 DSA 心血管造影，主要是心导管未能通过狭窄段时，MRA 能更好地显示整个主动脉弓和升主动脉的发育情况

心血管造影表现

- 以升主动脉造影为主（图 5-7-14），如同时伴

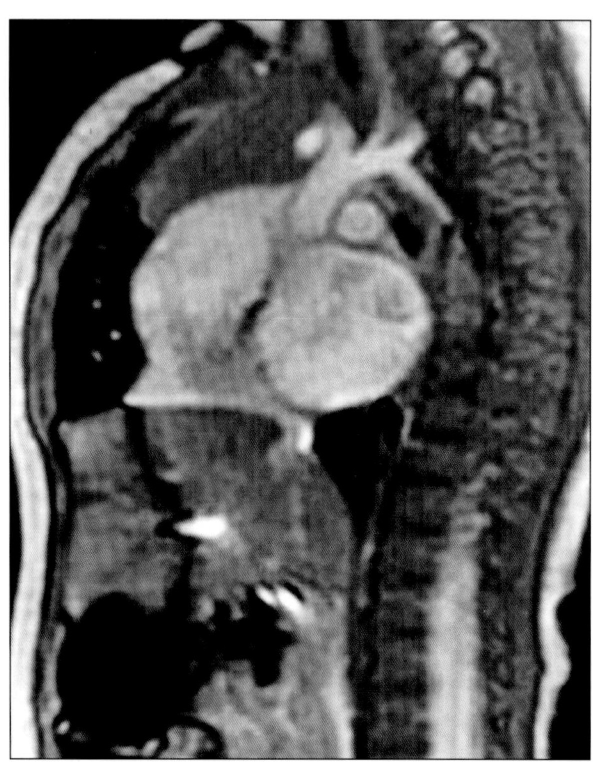

图 5-7-11 **主动脉缩窄 MRI**
矢状位梯度回波电影序列显示主动脉缩窄的的直接征象，并显示通过缩窄段的异常血流

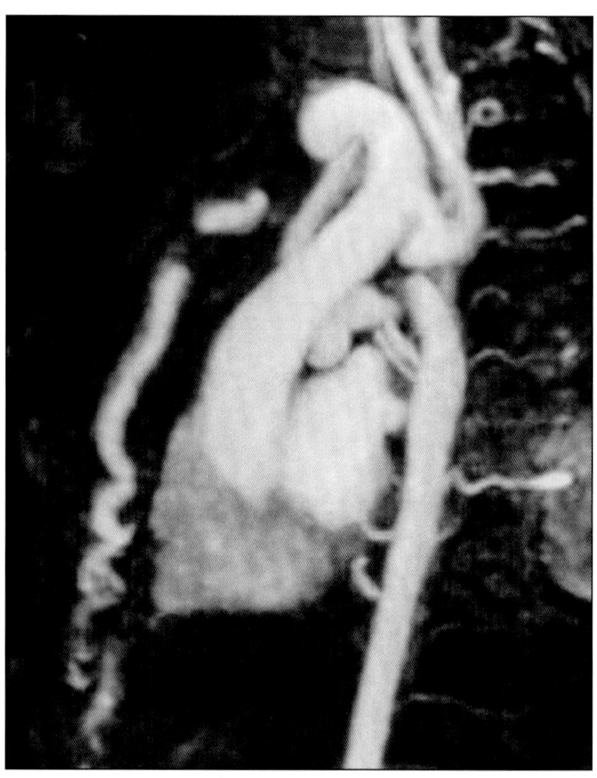

图 5-7-12 **主动脉缩窄 MRI**
造影增强磁共振血管成像序列显示主动脉缩窄的直接征象和侧支血管以及整个主动脉弓和升主动脉的发育情况

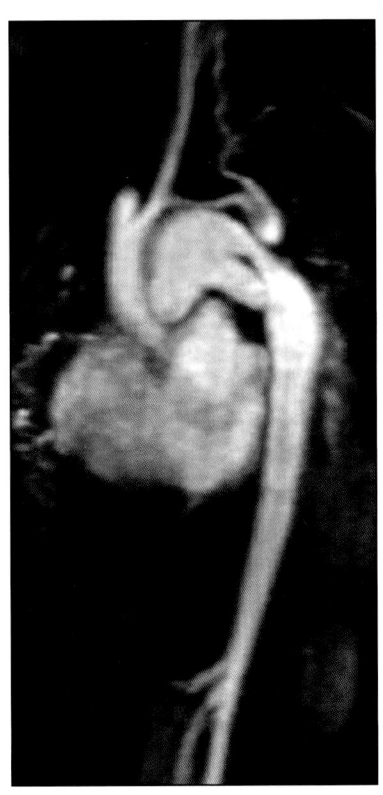

图 5-7-13 **主动脉缩窄 MRI**
造影增强磁共振血管成像序列显示主动脉缩窄的的直接征象的直接征象以及主动脉弓发育不良情况

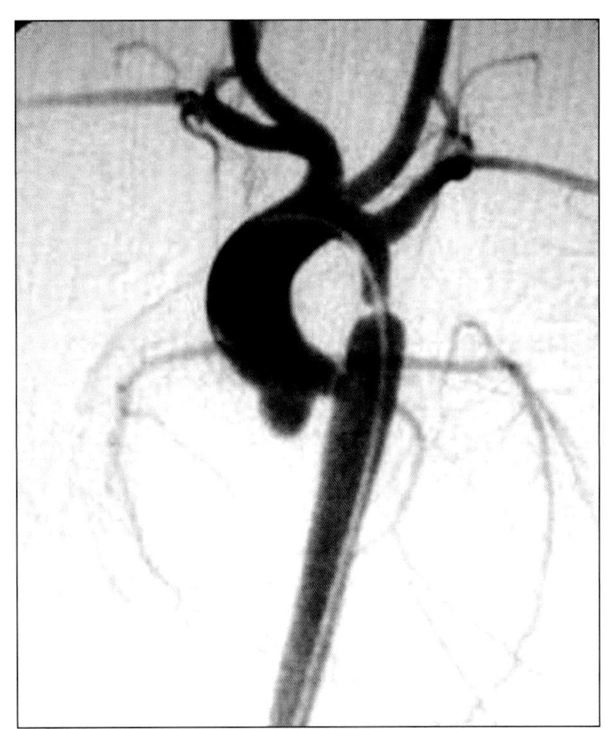

图 5-7-14 **主动脉缩窄，正位升主动脉造影**
显示缩窄的部位、长度和主动脉弓发育情况

有室间隔缺损则可做左室造影。升主动脉造影正位、侧位或左前斜位投照均可，如伴室缺则可行左室长轴斜位造影

- 儿童主动脉缩窄心血管造影一般仍用股动脉穿刺送入导管，将导管越过缩窄段送入升主动脉是儿童主动脉缩窄心血管造影成功的关键，猪尾巴左心导管配以直头导引钢丝，先用导引钢丝越过缩窄段是一种较好的方法
- 诊断时要详细地观察缩窄的部位、长度、主动脉弓发育情况、升主动脉发育情况、有无动脉导管未闭、动脉导管的粗细、形态、有无较粗大的侧支循环血管以及头臂动脉的发出部位，与缩窄段的距离等
    - 侧支循环以锁骨下动脉 - 胸廓内动脉 - 肋间动脉居多，未闭的动脉导管多数位于缩窄部远端

核医学表现

- 一般不用于本病的诊断

推荐影像学检查

- X 线胸片只有非常典型的表现才可对本病做出初步的诊断
- 超声心动图检查可显示主动脉缩窄及其狭窄程度，并可估测跨狭窄两端的压力差，但对侧支循环的形成不能很好地显示
- MRI 和 CT 能够全面显示缩窄的程度和范围，动脉导管及侧支循环的全貌
    - MRI 无辐射，还可根据流速推测压力阶差，为本病的理想检查方法
    - 造影增强磁共振血管成像序列是各种磁共振扫描序列中对主动脉缩窄诊断效果最佳的序列，对心导管未能通过狭窄段者，有时提供信息甚至多于心血管造影
- 可作介入治疗的主动脉缩窄患者，心血管造影检查是不可缺少的一环

【鉴别诊断】

- 主动脉弓中断
    - 主动脉弓中断患者升主动脉与降主动脉离断，降主动脉内的血流来自动脉导管
- 主动脉褶曲畸形（假性主动脉缩窄）
    - 主动脉弓曲折可能由于主动脉弓先天性延长造成，类似于主动脉缩窄但并没有造成真正的血流梗阻
- 大动脉炎
    - 大动脉炎（takayasu 动脉炎）为获得性炎

症，主动脉壁增厚，不光滑，主动脉分支血管可狭窄或闭塞

诊断与鉴别诊断精要

- 主动脉弓降部狭窄是诊断关键
- 显示主动脉弓、各头臂动脉、动脉导管及侧支循环的全貌对疾病整体评价至关重要

重点推荐文献

[1] Ming Z, Yumin Z, Yuhua L, et al. Diagnosis of congenital obstructive aortic arch anomalies in Chinese children by contrast enhanced magnetic resonance angiography. J Cardiovasc Magn Reson, 2006, 8: 747-753.

[2] Bogatert J, et al. Follow-up of patients with previous treatment for coarctation of the aorta: comparison between contrast-enhanced MR angiography and fast spin-echo MR imaging. Eur Radio, 2000, 10: 1847-54.

[3] Riquelme C, et al. MR imaging of coarcation of aorta and its postoperative complications in adults: assessment with spin-echo and cine-MR imaging. Magn Reson Imaging, 1999, 17: 37-46.

四、主动脉弓离断

【概念与概述】

- 主动脉弓离断（interrupted aortic arch，IAA）也称主动脉弓中断，为升主动脉与降主动脉之间没有直接连接的先天性主动脉弓畸形
- 如升主动脉与降主动脉之间存在条束组织或有管腔但完全闭塞时则称为主动脉弓闭锁
- 主动脉弓离断为少见的先天性心脏病，约占所有先天性心脏病的 1.5%，几乎均合并其他心血管畸形，如室间隔缺损，动脉导管未闭等

【病理与病因】

分类

- 根据离断的部位不同可将主动脉弓离断分为 3 型
  - A 型，间断在左锁骨下动脉远端
  - B 型，间断在左颈总动脉与左锁骨下动脉之间
  - C 型，间断在无名动脉与左颈总动脉之间
  - 在每型中间还可根据右锁骨下动脉起源部位不同（如起自降主动脉）分为不同亚型

病因

- 主动脉弓离断常伴有 22 号染色体微缺失
- 主动脉弓离断的发生可能与胎儿时流经主动脉峡部的血流量减少有关
- 在主动脉弓离断中，73% 的病例室间隔缺损是唯一的合并畸形，通常是圆锥隔相对室间隔向后对位不良的室间隔缺损，主动脉瓣常为二瓣

【临床表现】

表现

- 主动脉弓离断理论上躯干上部（部分或全部）升主动脉仍由左室供血，体循环躯干下部则由动脉导管经右心室供血，可有下肢青紫，实际上由于常伴有室间隔缺损，右心室血的氧饱和度很高，下肢青紫常不明显
- 主动脉弓离断临床常于早期出现心衰

【影像表现】

概述

- 显示升主动脉与降主动脉之间没有直接连接为最主要的诊断目的
- 超声心动图检查可显示主动脉弓离断，但对侧支循环不能很好地显示
- MRI 和 CT 能够全面显示主动脉弓、各头臂动脉、动脉导管及侧支循环的全貌

X 线表现

- X 线平片表现缺乏特征性
- 主动脉结影可消失
- 肋骨下缘切迹是年龄较大的主动脉弓中断患者的 X 线平片表现，为迂曲扩张的肋间动脉对肋骨下缘压迫所致，是反映主动脉弓离断侧支循环的征象
- 主动脉结影消失和肋骨切迹在年龄较小的儿童

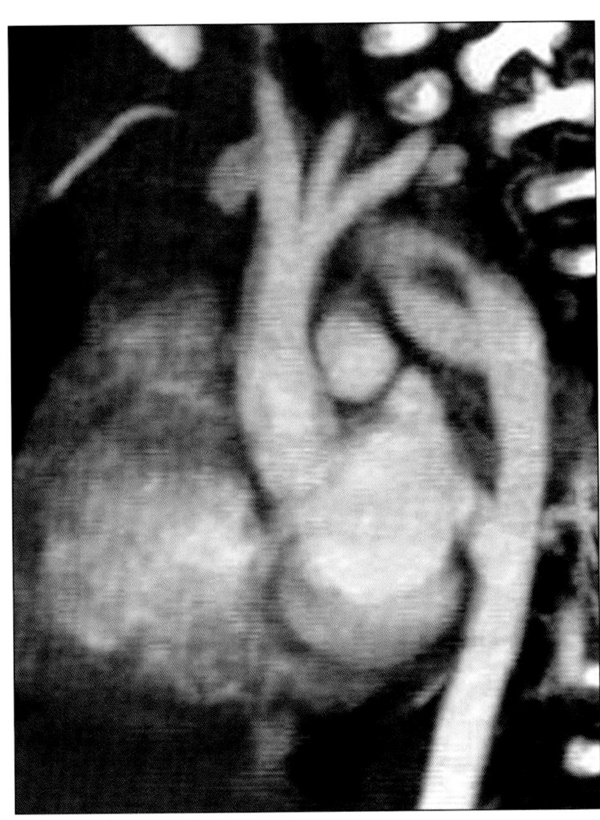

图 5-7-15　**主动脉弓离断 A 型**
多层螺旋 CT 最大密度投影重建显示主动脉弓离断在左锁骨下动脉远端

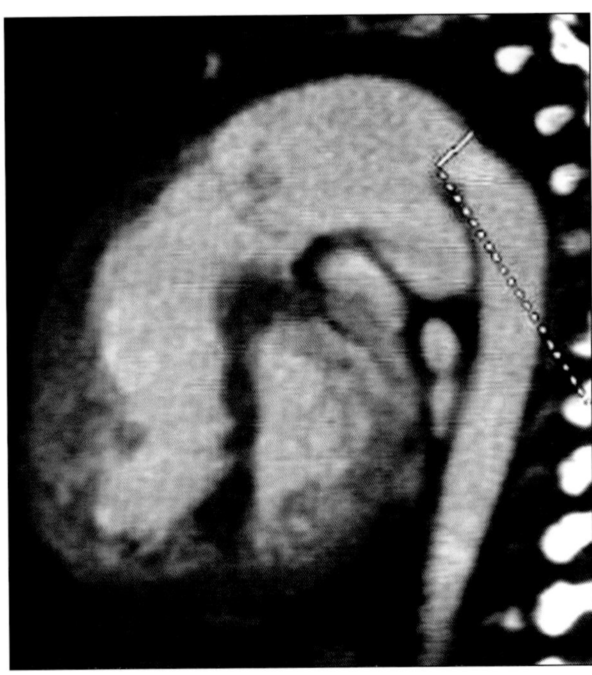

图 5-7-16　**主动脉弓离断**
多层螺旋 CT 最大密度投影重建显示动脉导管粗大

中均很难见到

- 伴室间隔缺损常见：心影增大，以左室增大为主，肺血增多，肺动脉段凸出

超声心动图表现

- 胸骨上区是超声心动图显示主动脉弓及其分支的最佳部位，在婴幼儿，剑突下切面也可显示主动脉弓，但显示主动脉弓分支效果不理想
- 间断段很短的主动脉弓间断需要与严重的主动脉缩窄鉴别
- 借助多普勒超声彩色血流显像观察有无血流通过是鉴别的关键，主动脉弓离断者不存在前向的血流
- 主动脉缩窄的近端血流频谱常伴有明显的舒张期逆向血流

CT 表现

- 最大密度投影显示主动脉弓离断的直接征象，以及主动脉弓的形态、位置和各头臂动脉，头臂动脉与离断部位的关系（图 5-7-15）
- CT 重建要注意显示动脉导管的大小（图 5-7-16），这对主动脉弓离断的治疗如是否要使用前列腺素 E_1 以及何时手术非常重要

MRI 表现

- 左前斜位自旋回波 T1W 扫描常可很好地显示主动脉弓离断的直接征象，但应注意若患儿体位有所移动，升主动脉、主动脉弓与降主动脉未在同一层面上显示时，有可能将主动脉缩窄误诊为主动脉弓离断
- 自旋回波 T1W 图像可较好地显示左心室向心性肥厚、室间隔缺损等改变
- 造影增强磁共振血管成像序列诊断主动脉弓离断最为可靠，回顾性多角度最大密度投影重建完全避免了由于切面角度因素可能导致的漏诊，表面遮盖法重建可使病变更直观
- CE-MRA 最大密度投影图像上要注意观察头臂动脉发出的位置，左锁骨下动脉位于主动脉弓离断处的近端还是远端，不仅牵涉到主动脉弓离断的分类，中断是 A 型还是 B 型的问题，还与侧支循环供血方式有关（图 5-7-17、18）
- 要注意观察主动脉弓离断两端的距离，动脉导管未闭的大小等（图 5-7-19）

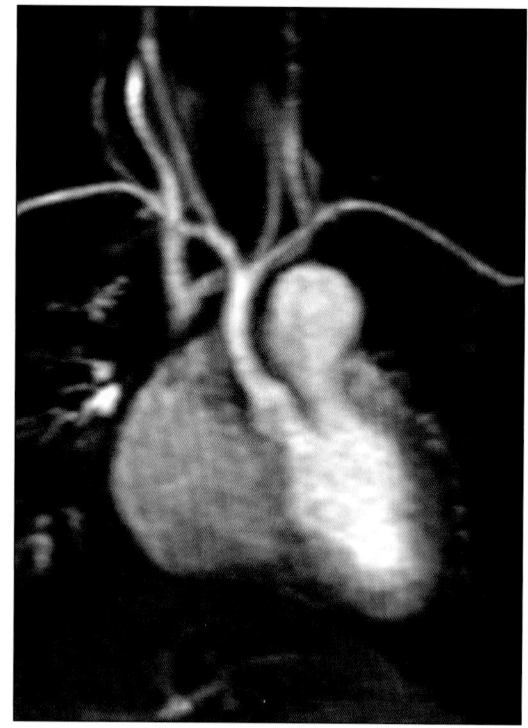

图 5-7-17 **主动脉弓离断 A 型**
造影增强磁共振血管成像序列显示左锁骨下动脉位于主动脉弓离断处的近端

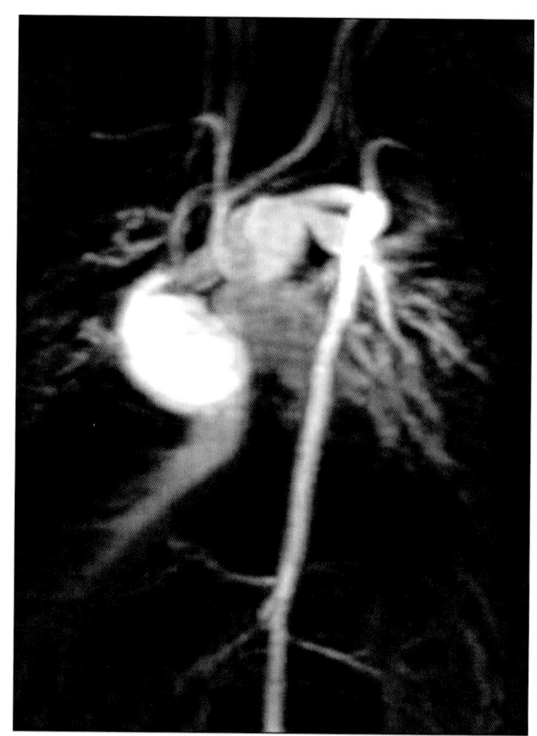

图 5-7-18 **永存动脉干伴主动脉弓离断 B 型**
造影增强磁共振血管成像序列显示左锁骨下动脉位于主动脉弓离断处的远端

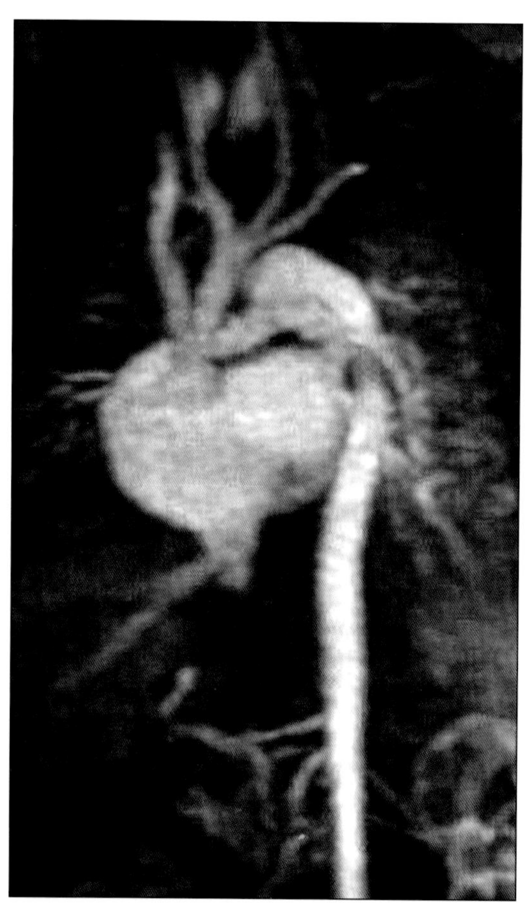

图 5-7-19 **主动脉弓离断 A 型**
造影增强磁共振血管成像序列显示左锁骨下动脉位于主动脉弓离断处的近端，可见主动脉弓离断两端的距离和动脉导管未闭的大小

心血管造影表现

- 主动脉弓离断心血管造影应设法作左心室或升主动脉造影，投照位置正位、侧位或长轴斜位均可
- 左心室或升主动脉造影可清楚显示升主动脉及离断的主动脉弓近端，根据无名动脉、左颈总动脉、左锁骨下动脉与主动脉弓离断点的相互位置关系进行 IAA 分型（图 5-7-20）
- 左心室造影显示室间隔缺损及有无左室流出道梗阻病变
  - 主动脉弓离断伴有室间隔缺损者，造影剂经室间隔缺损、右心室、肺动脉和动脉导管进入降主动脉，可同时显示离断的主动脉弓两端，了解其距离
  - 无室间隔缺损，降主动脉不显影，须另做降主动脉造影，降主动脉造影还可显示动脉导管
- IAA 分型（降主动脉造影）
  - A 型：见不到头臂动脉显影
  - B 型：可见左锁骨下动脉显影
  - C 型：可见左颈总动脉及左锁骨下动脉同时显影，部分病例可见右锁骨下动脉显影，提示存在迷走右锁骨下动脉起源于降主动脉

核医学表现

- 一般不用于本病的诊断

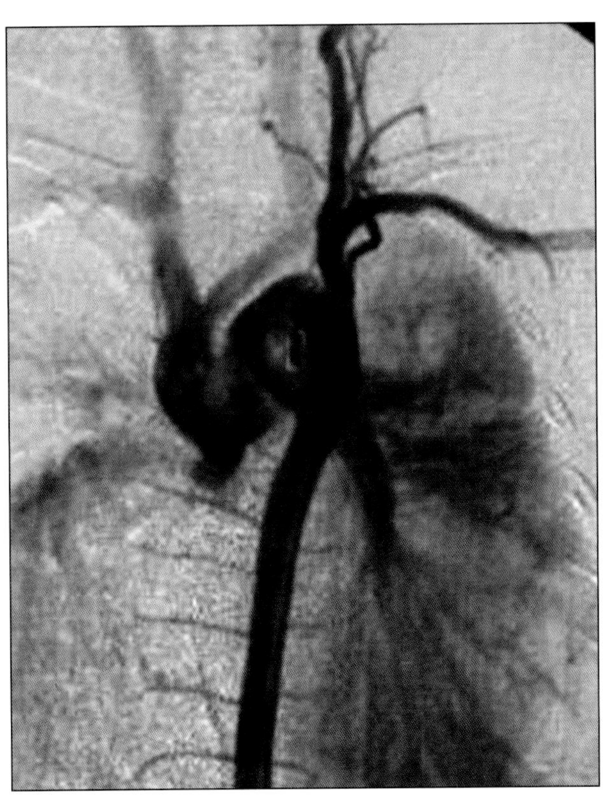

图 5-7-20 **永存动脉干伴 B 型 IAA**
正位主动脉造影，主动脉弓离断点在左颈总动脉与左锁骨下动脉之间

推荐影像学检查

- 磁共振是各种非创伤诊断方法中对主动脉弓离断诊断效果最好的方法
- CE-MRA 则是各种磁共振扫描序列中对主动脉弓离断诊断效果最佳的序列

【鉴别诊断】

- 主动脉缩窄
  - 主动脉缩窄 MRI 检查左前斜位若患儿体位有所移动，升主动脉、主动脉弓与降主动脉未在同一层面上显示时，有可能将主动脉缩窄误诊为主动脉弓离断
  - 造影增强磁共振血管成像回顾性多角度最大密度投影重建可以避免由于切面角度因素可能导致的误诊

诊断与鉴别诊断精要

- 显示升主动脉与降主动脉之间没有直接连接为最主要的诊断目的
- 需全面显示主动脉弓、各头臂动脉、动脉导管及侧支循环

重点推荐文献

[1] Ming Z, Yumin Z, Yuhua L, et al. Diagnosis of congenital obstructive aortic arch anomalies in Chinese children by contrast enhanced magnetic resonance angiography. J Cardiovasc Magn Reson, 2006, 8: 747-753.

[2] McElhinney DB, Clark BJ, Weinberg PM, et al. Association of chromosome 22q11 deletion with isolated anomalies of aortic arch laterality and branching. J Am Coll Cardiol, 2001, 37: 2114-2119.

[3] Isomatsu Y, Takanashi Y, Terada M, et al. Persistent fifth aortic arch and fourth arch interruption in a 28-year-old woman. Pediatr Cardiol, 2004, 25: 696–698.

五、主动脉褶曲畸形

【概述】

- 主动脉褶曲畸形（kinking of the aortic arch）系先天性发育变异，表现为主动脉弓降部的局限性褶曲，其两端无压力阶差
- 一般没有症状，也不一定要做影像检查
- 造影增强磁共振血管成像最大密度投影重建是各种磁共振扫描序列中对主动脉褶曲畸形诊断效果最佳的序列，可清楚地显示主动脉弓的延长和局限性褶曲与走向（图 5-7-21）

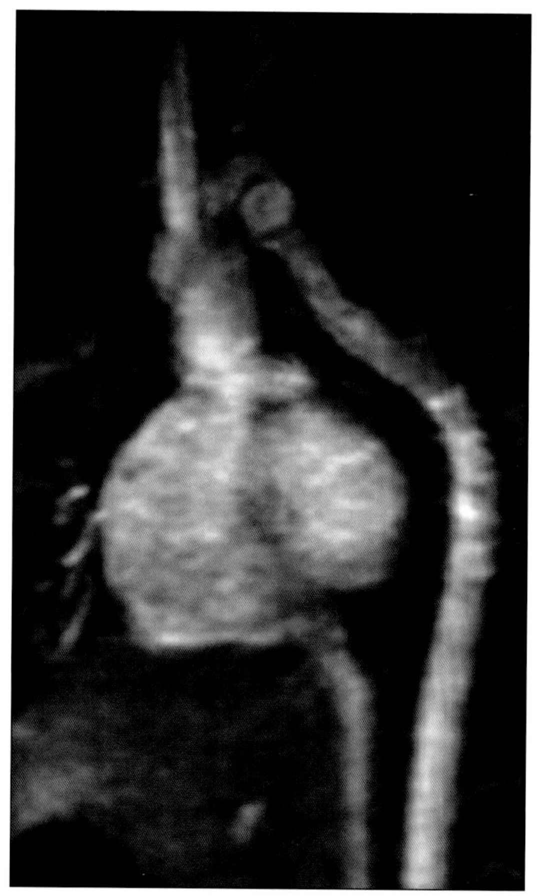

图 5-7-21 **主动脉褶曲畸形**
造影增强磁共振血管成像最大密度投影重建显示主动脉弓的延长和局限性褶曲

六、主动脉环

【概念与概述】

- 主动脉环（aortic ring）是先天性主动脉弓血管畸形，导致血管包绕和压迫气管与食管，主动脉环可为完整地包绕气管与食管，也可为部分地包绕气管与食管
- 同义词：血管环（vascular rings）
- 双主动脉弓（double aortic arch）和右位主动脉弓伴迷走左锁骨下动脉（aberrant left subclavian artery）伴左侧动脉导管是主动脉环中常见的类型

【病因】

病因

- 胚胎时有 6 对主动脉弓（腮弓动脉），第 3 对主动脉弓衍化为颈动脉，左、右侧第 4 主动脉弓的转化不同，右侧的近端部分参与无名动脉的形成，左侧第 4 对主动脉弓形成主动脉弓横部，第 5 对主动脉弓仅短暂存在，右侧第 6 主动脉弓形成右肺动脉的近端，左侧第 6 动脉弓近端部分形成左肺动脉近端，而远端部分成为动脉导管，左锁骨下动脉由左侧第 7 节间动脉衍化而来
- 主动脉弓发育过程中正常应消失的仍然保留，或正常应予保留的却退化消失，形成先天性主动脉弓畸形并可能形成主动脉环
  - 若胚胎时双侧第四对主动脉弓均不退化，形成双主动脉弓
  - 若胚胎时第四对主动脉弓吸收退化点位于左锁骨下动脉与左颈总动脉间，形成右弓迷走左锁骨下动脉，此时动脉导管或导管韧带一般在左侧
- 动脉环可非常紧密地包绕气管与食管，产生严重症状，也可松散地包绕气管与食管，不产生症状

【临床表现】

表现

- 主动脉环包绕气管与食管，可压迫气管与食管，产生喘鸣，呼吸困难和吞咽困难等症状
- 此类病儿由于没有心脏杂音，又主要表现为呼吸系统症状，常因没有考虑是心血管系统疾病而耽误了治疗
- 普及先天性心脏病知识，让新生儿专业及呼吸专业的儿科医师了解主动脉弓畸形，及时做 CT 和 MRI 检查，常是此类病儿得到及时诊治的关键

【影像表现】

概述

- 主动脉环诊断时既需要显示血管，又需要显示气

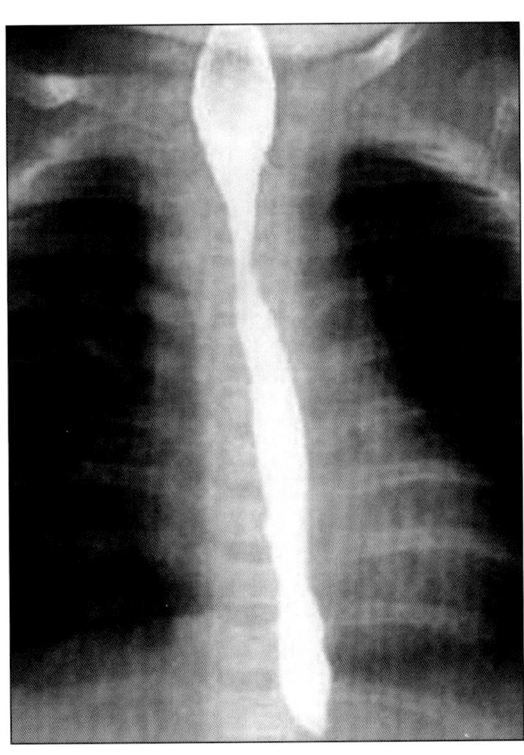
图 5-7-22 **双主动脉弓，正位食道吞钡摄片**
食管两侧均有主动脉结压迹

管，多层螺旋 CT 是最理想的检查手段，理解主动脉环的胚胎发育，对做出正确诊断十分关键

X 线表现

- 正常情况下主动脉结位于气管的左侧，婴幼儿有时可由于胸腺阴影使观察主动脉结位置产生困难，但仍可见气管位置略偏右，由于降主动脉在左侧，脊柱左侧密度略高于右侧
- 右位主动脉弓是最常见到的主动脉异常，正位胸片主动脉结影位于气管的右侧，气管位置居中或略偏左，如作食道吞钡摄片，食管右缘有一压迹，由于降主动脉也在右侧，脊柱右侧密度略高于左侧
- 右位主动脉弓伴迷走左锁骨下动脉者，食道吞钡摄片除食管右缘有一压迹外，食管左后方另有一较小的压迹
- 双主动脉弓正位胸片气管的两侧均可见主动脉结影，食道吞钡摄片，食管两侧均有主动脉结压迹（图 5-7-22）

超声心动图表现

- 胸骨上区二维超声心动图长轴及短轴切面是显示主动脉弓形态结构最常用的切面
- 可显示主动脉弓位置、数目，头臂血管分支类型，上端降主动脉的位置及动脉导管的位置
- 检查主动脉弓，如仅见两支头臂动脉分支时要考虑双主动脉弓的可能
- 主动脉弓第 1 分支应为无名动脉，并分为颈总动脉与锁骨下动脉，如果没有分为 2 支要考虑锁骨下动脉起源异常

CT 表现

- CT 不仅可清楚地显示主动脉弓的形态、位置、各头臂动脉的发出部位与走向，尚可看清气管食管，明确主动脉血管与气管食管的关系，是心血管造影所难以做到的
- 双主动脉弓
    - 升主动脉位置正常，在气管前分为左、右主动脉弓（图 5-7-23）
    - 通常右弓稍高于左弓，在右主支气管上方跨过并延伸至降主动脉，并与左弓汇合，形成血管环，完整地包绕气管与食管
    - 右弓有右颈总动脉及右锁骨下动脉分支，左弓有左颈总动脉及左锁骨下动脉分支
    - 最小密度投影重组可清晰显示气管受压狭窄情况（图 5-7-24）
- 右位主动脉弓伴迷走左锁骨下动脉和左侧动脉导管或导管韧带
    - 是较常见的血管环畸形
    - 升主动脉正常，延续于右主动脉弓及右位降主动脉，迷走左锁骨下动脉起自右降主动脉上部，右锁骨下动脉起始部的远端，在食管后方向左沿行，在左肺动脉与左锁骨下动脉之间存在动脉导管或导管韧带则形成完整的血管环

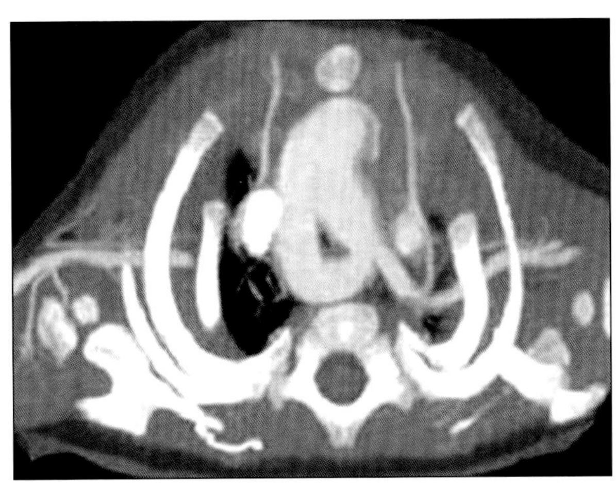
图 5-7-23 **双主动脉弓**
多层螺旋 CT 检查可见主动脉在气管前分为左、右主动脉弓，气管受压

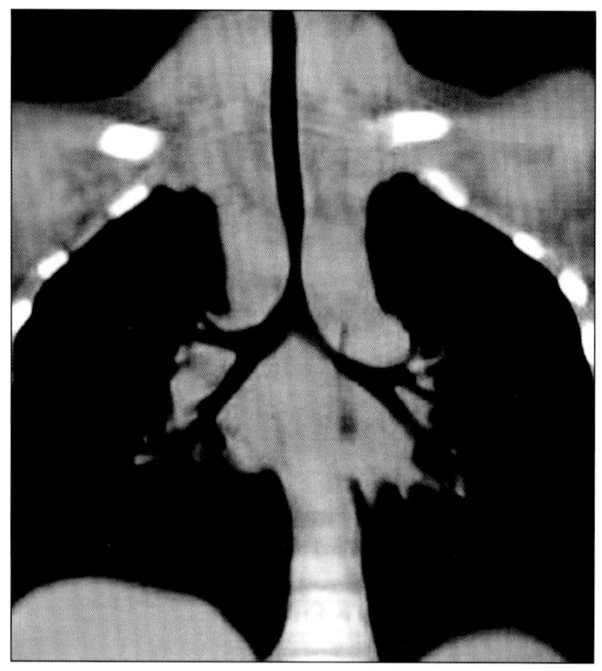

图 5-7-24 **双主动脉弓**
多层螺旋 CT 检查最小密度投影重组显示气管受压狭窄

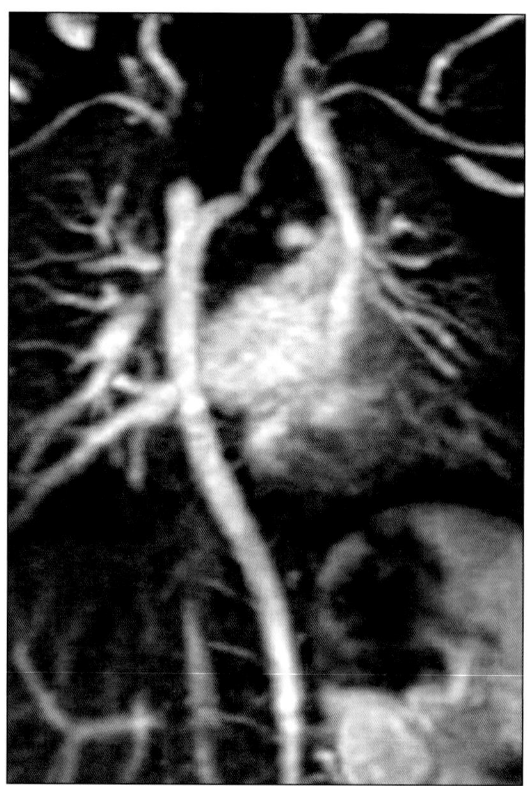

图 5-7-25 **右位主动脉弓伴迷走左锁骨下动脉**
CE-MRA 图像显示迷走左锁骨下动脉起自右降主动脉上部

MRI 表现

- CE-MRA 是各种磁共振扫描序列中对主动脉环诊断效果最佳的序列，可清楚地显示主动脉弓的形态、位置、各头臂动脉的发出部位与走向
- 双主动脉弓及右位主动脉弓伴迷走左锁骨下动脉和左侧动脉导管或导管韧带 MRI 表现与 CT 表现相同（图 5-7-25）

心血管造影表现

- 主动脉环如伴有其他心内结构异常，有时需行心导管检查，而对主动脉弓畸形可作升主动脉造影，对伴有其他心内畸形者也可用心室造影显示主动脉弓形态
- 升主动脉造影投照角度用正位或肝锁位，能很好地显示主动脉弓的位置、高低及大小，读片时要注意观察头臂动脉发出的顺序及动脉导管发出部位
- 双主动脉弓两侧的颈总动脉与锁骨下动脉分别自两侧的主动脉弓发出，两侧的主动脉弓分别于气道食道两侧向后走行与降主动脉相连，形成一个完整的主动脉环（图 5-7-26）
- 迷走左锁骨下动脉的近端由胚胎时背侧第四对主动脉弓所形成，故常形成憩室样膨大，在右位主动脉弓时动脉导管常仍位于左侧，连在左锁骨下动脉起始部与左肺动脉起始部之间，这一动脉导管的位置特点是右弓迷走左锁骨下动

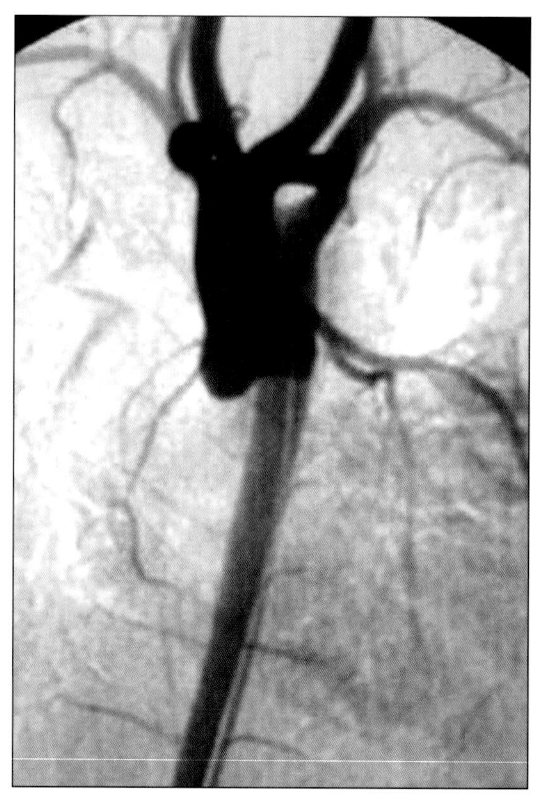

图 5-7-26 **双主动脉弓**
正位升主动脉造影见两侧的主动脉弓分别于气道食道两侧向后走行与降主动脉相连，形成一个完整的血管环

脉形成主动脉环的基础

核医学表现

- 一般不用于本病的诊断

推荐影像学检查

- X线平片和心脏超声检查是每个血管环患者必做的影像学检查方法
- 食道吞钡摄片在血管环的诊断方面有很高的价值，如儿童能合作，应作为血管环常规的影像学检查方法
- 心脏超声有时可显示血管环的类型，由于对外周血管心脏超声显示相对困难，对血管环加做多层螺旋CT或磁共振以进一步明确诊断是很值得的
- 一般情况下多层螺旋CT和磁共振这两种检查方法只需要做一种
- 血管环诊断时既需要显示血管，又需要显示气管，多层螺旋CT是最理想的检查手段
- 对血管环患者，如不需要测定生理参数，心血管造影检查一般可不做

【鉴别诊断】

- 血管环种类很多，食道吞钡摄片虽有很高的价值，但鉴别诊断是何种血管环相对困难，也不可靠，仅可与肺动脉吊带区别
- 多层螺旋CT既可显示血管，又可显示气管，对鉴别诊断是何种血管环效果最好

（朱　铭）

诊断与鉴别诊断精要

- CT、MRI等显示主动脉及分支异常敏感而准确
- 除主动脉及分支异常以外，显示气管受压对诊断也很重要

重点推荐文献

[1] Singh C, Gupta M, Sharma S. Compression of trachea due to double aortic arch: demonstration by multi-slice CT scan(MSCT). Heart Lung Circ, 2006, 15: 332-333.

[2] Munro HM, Sorbello AM, Nykanen DG. Severe stenosis of a long tracheal segment, with agenesis of the right lung and left pulmonary arterial sling. Cardiol Young, 2006, 16: 89-91.

[3] Loukanov T, Sebening C, Springer W, et al. Simultaneous management of congenital tracheal stenosis and cardiac anomalies in infants. J Thorac Cardiovasc Surg, 2005; 130: 1537-41.

第8节　大动脉系畸形

一、动脉导管未闭

【概念】

- 动脉导管未闭（patent ductus arteriosus，PDA）俗称动脉导管未闭症，指在出生后主动脉和肺动脉之间的动脉导管持续不闭合而产生的一种病理状态

【病因、病理与病理生理】

动脉导管的胚胎发育

- 动脉导管是由左侧第六弓动脉的背侧部分发育演变而来。在循环系统的胚胎发育过程中，第六弓动脉的右侧部分与背主动脉分离，并伸入右肺芽形成右肺动脉。左侧部分仍与背主动脉相连，于其中段发出分支进入左肺芽，形成左肺动脉。连接左肺动脉与背主动脉之间的第六弓动脉部分即为动脉导管
- 胎儿发育过程中，双肺处于萎陷状态，肺血管的阻力较高，由右心室排入肺动脉的血液约90%经动脉导管进入降主动脉，只有极少部分进入双侧肺，故动脉导管在胚胎循环系统发育时期起着重要作用
- 出生后，肺开始膨胀通气，肺循环的阻力也随之下降。右心室排出的血液开始进入双侧肺进行换气。当肺动脉与主动脉的压力达到一致

时，动脉导管即呈现功能上闭合。随着动脉血氧含量的升高及生理上的弃用，动脉导管逐渐增生收缩，最终闭合形成解剖上的动脉韧带

- 据统计，88% 的婴儿在出生后 2 个月内动脉导管即闭合，98% 在 8 个月内闭合。如果在 1 周岁时动脉导管仍处于开放状态，以后自行闭合的机会很小，即形成动脉导管未闭

病理生理

- 本病可单发，也可和其他先天性心脏病并存，如室间隔缺损、主动脉缩窄或主动脉弓离断及法洛四联症等，在有些畸形中，动脉导管是患儿赖以存活的通道
- 由于主动脉的压力高于肺动脉，所以会出现动脉水平左向右分流，分流量的多寡取决于导管口径的粗细及主动脉与肺动脉之间的压力阶差。出生后不久，肺动脉的阻力仍较大、压力较高，因此左至右分流量较少，或仅在收缩期有分流。此后随着肺动脉阻力逐渐变小，在整个心动周期中压力都会明显低于主动脉，即出现大量的连续性左向右分流，导致体循环的血流量减少
- 由于肺动脉除接受右心室排出的血液外，还接受经导管分流来的血液，从而导致肺循环及左心系统的血流量增加，加重左心室负荷，导致左心室扩大、肥厚以至功能衰竭。流经二尖瓣孔的血量过多时，会出现二尖瓣相对性狭窄，肺静脉血回流受阻、压力逐渐增高，可导致肺间质性肺水肿。由于左室前负荷增加常常导致左室腔及二尖瓣环扩大，后者可引起相对性二尖瓣关闭不全
- 流经升主动脉和主动脉弓的血量增多可使其管腔扩大。肺动脉血量增加可造成不同程度的管腔扩张，长期则可引起肺小动脉反射性痉挛，后期常发生肺小动脉管壁增厚、硬化，管腔变细，肺循环阻力增加，使原先由于肺血流量增加引起的动力性肺动脉高压逐渐形成病理性的肺动脉高压，进一步加重右心室的后负荷，最终出现右心室肥大，晚期出现右心衰竭。随着肺循环阻力的增加和肺动脉高压的发展，左向右分流量逐渐减少，最终出现双向或反向（右向左）分流，躯体下半部动脉血氧含量降低，临床上出现发绀，并且常常下肢发绀较上肢更明显，即所谓的交（或分）界性发绀。由于动脉导管主动脉侧的位置靠近左锁骨下动脉的开口处，有时可出现左上肢发绀较右侧重的现象

病因

- 由于目前对动脉导管未闭的发病机制和病理变化缺乏足够的认识，所以 PDA 的确切病因还不是十分清楚，目前研究较多的是血管活性物质、缺氧及遗传等因素
    - 血管活性物质：前列腺素 E（PGE）的舒张血管作用能维持 PDA 的开放、血栓素和内皮素等血管活性物质有促进 PDA 闭合的作用，所以上述血管活性物质的变化在 PDA 的发生发展中起着重要的作用
    - 缺氧：胎儿出生后血氧水平的升高可以通过以下几条途径促进 PDA 的闭合：血氧水平的升高可以刺激导管壁中层平滑肌的收缩，使导管功能性关闭；血氧增高可以增加缩血管活性物质的形成或增强其作用而引起导管的闭合；另外血氧张力的升高可以减少内源性 PGE_2 的合成
    - 遗传，目前还没有发现 PDA 的确切代表基因，有研究发现 MTHFR 基因的 C667T 位点的变异与 PDA 发生有关

分类

- 目前仍然采用传统的分类方法，其按照动脉导管的形态大致分为三种类型
    - 漏斗型：主动脉弓降部前壁有向前凸出的漏斗状结构，主动脉端直径较粗大，肺动脉端较细小，呈漏斗状
    - 管型（或称圆柱型）：动脉导管呈管状或圆柱状，管径粗细均匀，主动脉端无向前凸出的漏斗状结构，根据导管的长度又可分为长管型和短管型
    - 窗型：动脉导管很短，主、肺动脉两端几乎直接相连（图 5-8-1）
- 1989 年，Krichenko 等根据介入治疗需要并按 PDA 的形态及其与气管的位置关系将其分为五型：
    - A 型（漏斗状，最窄处位于肺动脉端）
    - B 型（PDA 较短，最窄处位于主动脉端）
    - C 型（管状，无狭窄）
    - D 型（多处狭窄）
    - E 型（形状怪异，有伸长的漏斗状结构，最窄处远离气管前缘）

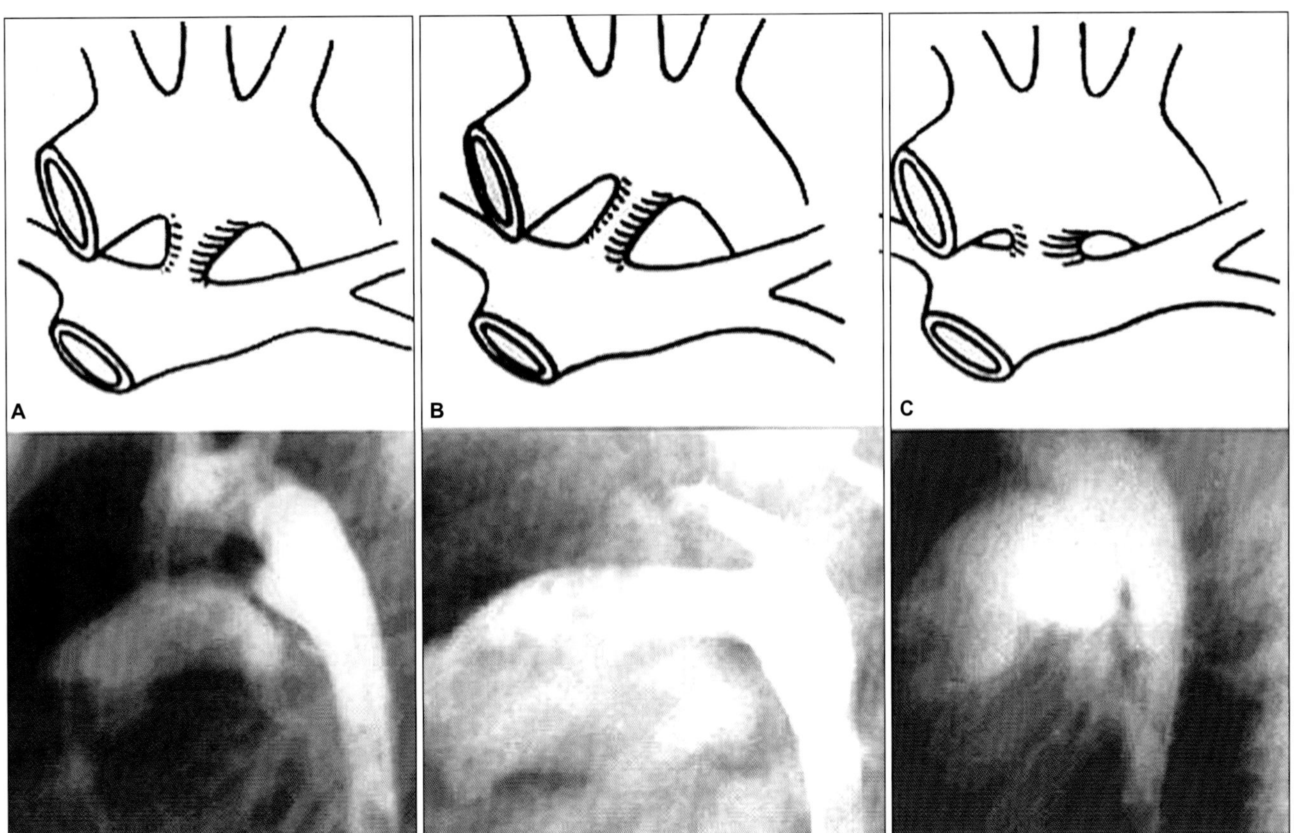

图 5-8-1 **动脉导管未闭常规分型示意图与造影对比**
A. 漏斗形；B. 管型；C. 窗型

- 国内外又有不少学者对上述分型进行了充实与补充
  - 有的根据 PDA 少见的形态分成为哑铃型（导管中间细两头粗大，状如哑铃）、指型（PDA 呈长管状结构粗细较均匀，但其肺动脉端突然变细呈小指状）、半漏斗型（动脉导管主动脉端壶腹部上边缘平坦下边楔形）、动脉瘤型（未闭动脉导管两端细而中间呈瘤样扩）、漏斗管型、串珠型（该型可见动脉导管有两处或两处以上的狭窄）以及不规则型等（图 5-8-2）
  - 有的根据导管长轴与降主动脉的夹角，以 33° 为界并将其分为成角型与非成角型两型
  - 这些较细化的分型对早期的介入治疗器械与方法的选择有较大的帮助，但随着 Amplatzer 封堵器的发明与应用，PDA 介入治疗受其形态的影响明显减小

流行病学

- 动脉导管未闭最常见的先天性心脏病之一，发病率约占先天性心脏病的 15% ~ 21%，在存活早产儿中约占 0.8%，女性发病率约为男性的两倍

【临床表现】

症状和体征

- 临床表现主要取决于主、肺动脉之间分流血量的多少以及继发肺动脉高压的程度
  - 轻者可无明显症状，重者可发生心力衰竭
  - 常见症状有劳累后心悸、气急、乏力，易患呼吸道感染和发育不良
  - 抗生素广泛应用以来，细菌性动脉内膜炎已少见
  - 晚期肺动脉高压严重，产生逆向分流时，出现下半身发绀
- 体征
  - 典型体征为胸骨左缘第 2 ~ 3 肋间可闻及连续性隆隆样杂音，伴有震颤。肺动脉第 2 音亢进，但常被响亮的杂音所掩盖，也可仅闻及收缩期杂音甚至无杂音
  - 分流量较大者，在心尖区尚可听到因二尖瓣相对性狭窄或关闭不全所产生的舒张期或收缩期杂音
  - 测血压示收缩压多在正常范围，而舒张压降低，脉压增宽，四肢血管有水冲脉和枪击声

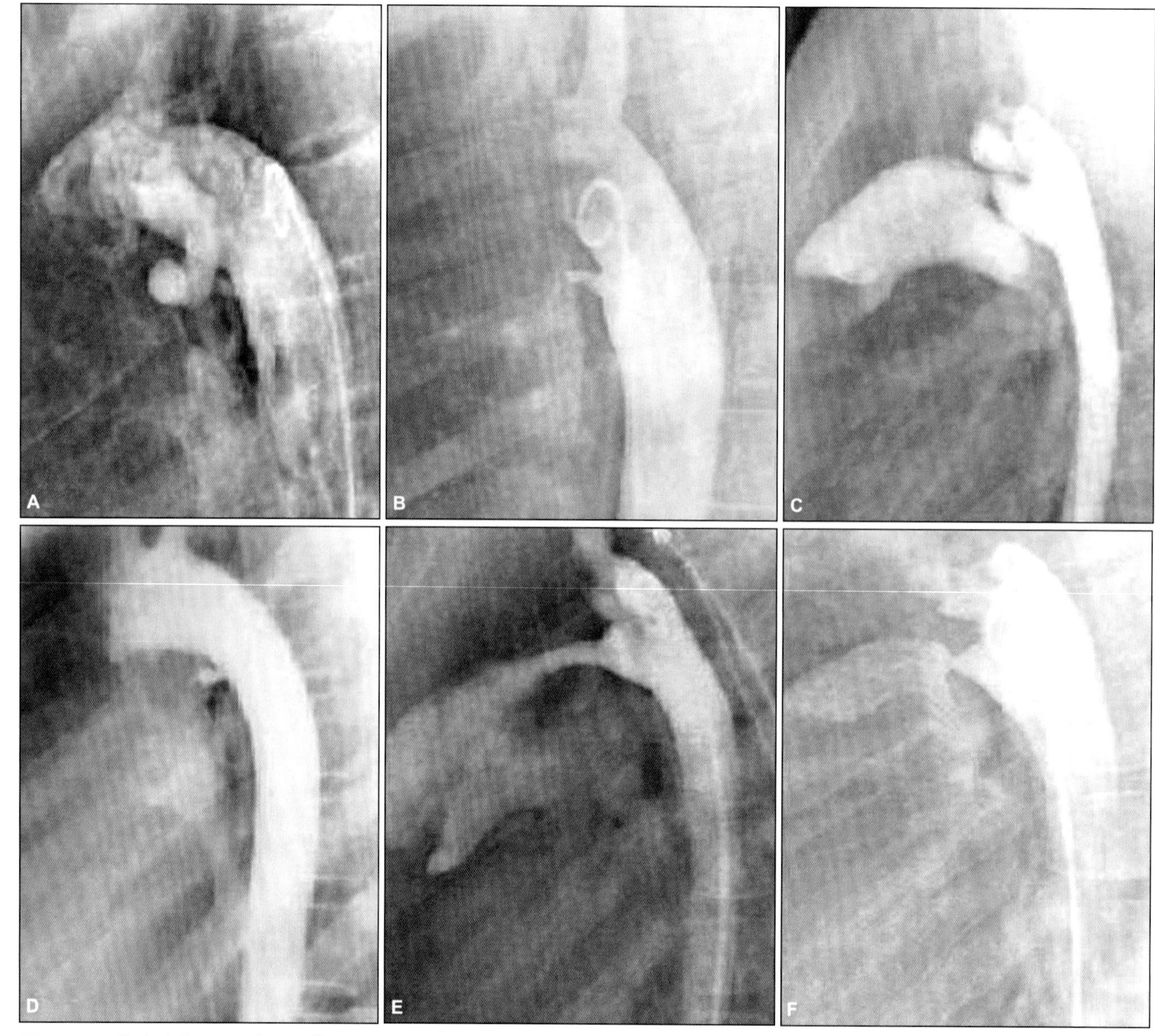

图 5-8-2　**特殊形态 PDA 造影图像**
A. 不规则型；B. 指型；C. 半漏斗型；D. 动脉瘤型；E. 漏斗管型；F. 哑铃型

治疗

动脉导管未闭的治疗主要包括传统的药物治疗、手术闭合及经导管封堵术

- 传统的药物治疗：多应用的是两种环氧化酶（cyclo-oxygenase COX）抑制剂。特别是在低出生体重的婴儿，其有效率达 70% ~ 80%
- 手术治疗：手术治疗可能会出现一些严重的并发症，包括：气胸、乳糜胸、感染、喉神经损伤等，最近有一些术后发生严重的神经和脑损伤的报道。目前手术治疗主要针对于介入治疗无法进行的一些特殊情况的患者
- 经导管封堵术：该方法是一种安全有效的微创治疗手段，经过十几年介入治疗器械的研发与创新，该技术已经取得了飞速发展。其因具有微创、住院时间短及疗效确切且为根治性治疗等优点现已基本取代传统外科手术而成为治疗 PDA 的首选治疗方法

【影像学表现】

概述

- 最佳诊断依据：在主动脉弓降部与肺动脉之间发现导管状结构，如果超声发现导管内有血流信号通过，右心导管从肺动脉进入降主动脉或造影发现动脉导管区有造影剂分流即可确诊

X 线平片表现

- 肺血增多的表现：肺血增多是 PDA 的典型征象，但不是特有征象

- 大多数 PDA 患者会出现肺血增多。其程度与 PDA 的大小和主、肺动脉之间的压力差有关
  - 较小的 PDA 患者肺血可正常或轻度增多
- 左心容量负荷增加的表现：由于动脉水平的左向右分流，会出现流经左心房、室及升主动脉的血流量增加
  - 左心室增大
  - 升主动脉及主动脉弓降部增宽（图 5-8-3），约 90% 的病例表现主动脉结增宽
  - “漏斗征”：出现于近半数病例的 X 线胸片上，即在正位片上主动脉弓降部呈漏斗状突出，其下方的降主动脉在与肺动脉段交界处骤然内收，该征象的病理基础是未闭动脉导管在主动脉端的开口部分呈漏斗状扩张所致
- 肺动脉高压及右心受累的表现
  - 肺血流量增多致早期功能性肺动脉高压
  - 晚期器质性肺动脉高压，呈外围肺纹理扭曲变细，中心肺动脉扩张导致肺门影增大，即“残根征”（图 5-8-4）
  - 随着肺动脉高压的进展，一方面会使左向右分流减少、消失，甚至出现双向分流或右向左分流。由于重度肺动脉高压时左向右分流减小，此阶段左心室不但不继续增大反而会缩小，心胸比甚至较前变小。另一方面由于肺动脉高压，右心室后负荷却持续增加，可导致右心室代偿性肥厚、扩张

CT 表现

- 增强扫描横断层图像可以直接显示未闭的动脉导管并测量出其于主动脉端与肺动脉段的直径，表现为连接主动脉弓降部与左肺动脉起始部的导管样结构（图 5-8-5）
- 三维重建可直观显示未闭动脉导管的立体结构（图 5-8-6）
- 可显示肺血增多、左心室肥厚、心腔扩大及肺高压等
- 增强 CT 可同时显示 PDA 常见的并发心血管畸形

MRI 表现

- 心电门控的 SE 序列 MRI 可显示通畅的未闭动脉导管，其横轴位表现为无或低信号的管状影，显示细小的动脉导管，需要采取薄层扫描
- 梯度回波的快速成像（cine-MRI）或磁共振造影可以直接显示 PDA 的血流情况（图 5-8-7）
- 可同时显示 PDA 常见的并发心血管畸形，如主动脉缩窄、主动脉褶曲、主动脉弓离断及室间隔缺损等畸形等

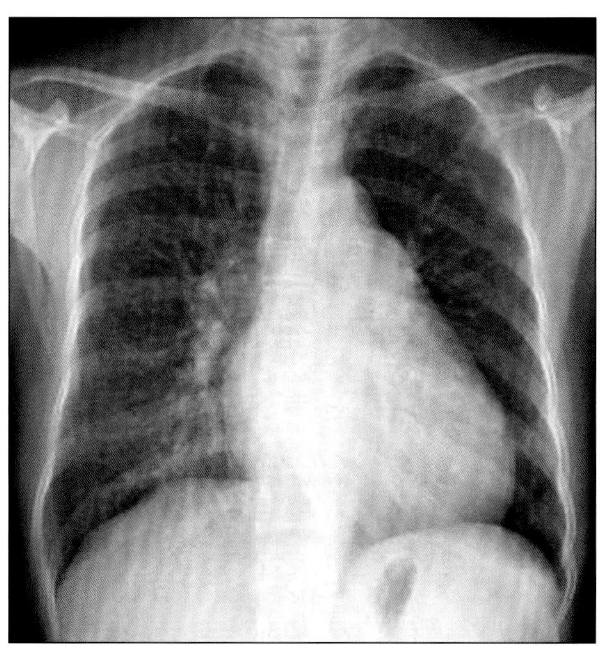

图 5-8-3 **PDA 典型 X 线表现**
双肺血多，主动脉结增宽，肺动脉段突出，心影向左下方扩大，右心缘可见双房影

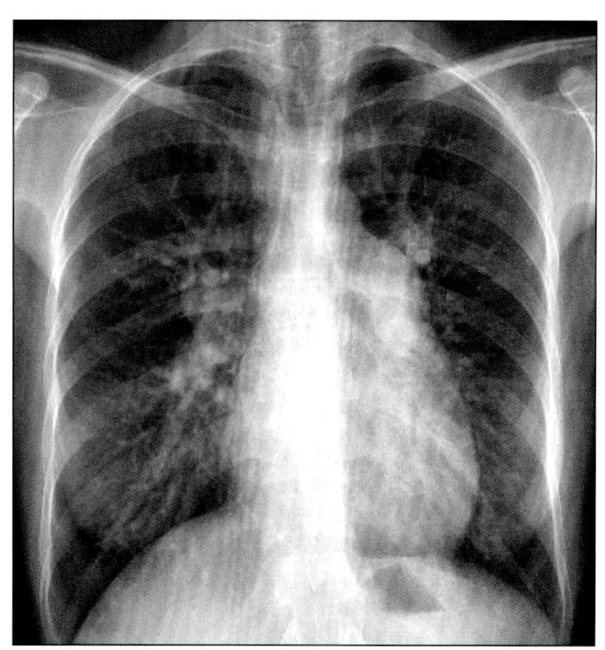

图 5-8-4 **PDA 较晚期伴重度肺动脉高压的胸片**
表现为右心房室增大，双肺门血管增粗而外围的肺血管纤细，即残根征，肺动脉段明显扩张。该患者股动脉血氧饱和度为 92%

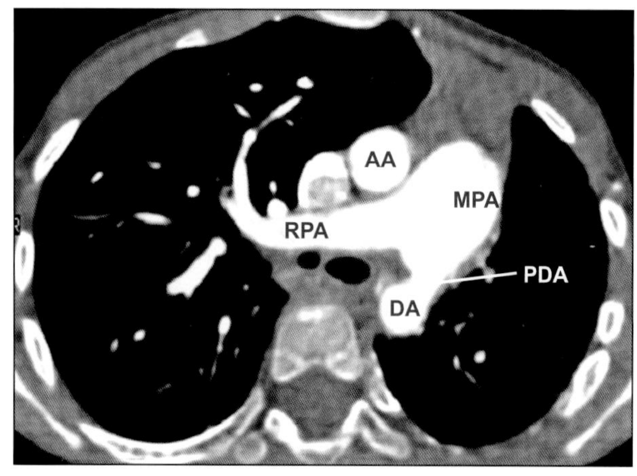

图 5-8-5 **动脉导管未闭（PDA）CT**
CT 增强横断面扫描显示主动脉弓降部与肺动脉间相连通。AA：升主动脉，DA：降主动脉，MPA：主肺动脉，RPA：右肺动脉

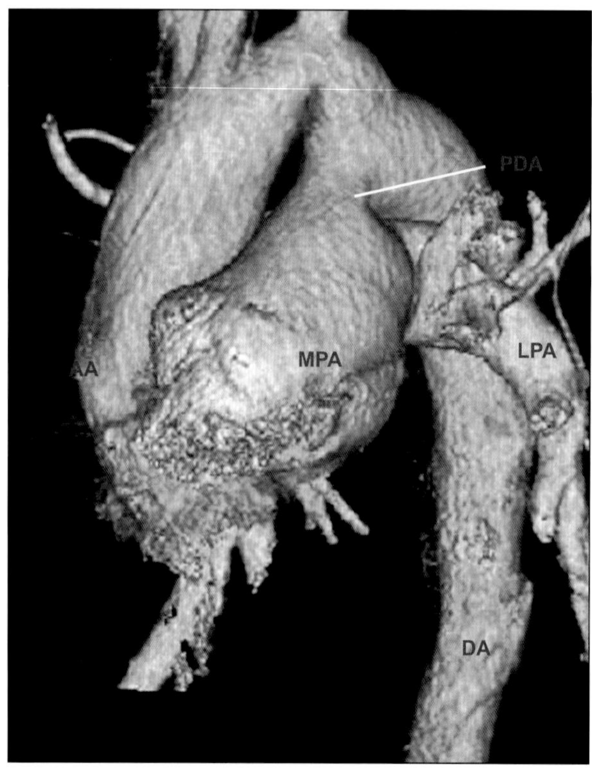

图 5-8-6 **动脉导管未闭（PDA）CT**
三维重建图像不仅可以显示 PDA 的情况，其还可显示其他并发畸形。主动脉弓降部为褶曲畸形。AA：升主动脉，MPA：主肺动脉，LPA：主肺动脉，DA：降主动脉

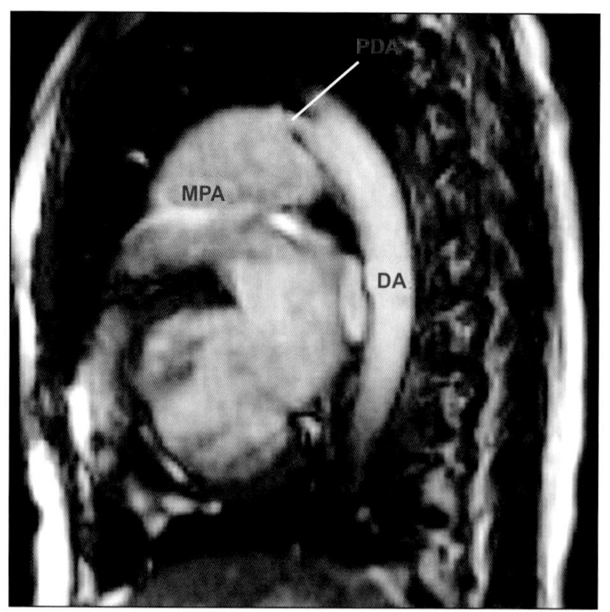

图 5-8-7 **动脉导管未闭（PDA）MRI**
MRI 技术可以清楚的显示未闭的动脉导管的形态、大小与血流情况。MPA. 主肺动脉；DA. 降主动脉

超声表现

- PDA 在超声学上有特征性的表现，对单纯性的动脉导管未闭，超声诊断的准确率几乎可达 100%
- 二维超声心动图：于大动脉短轴可以清晰的显示出主肺动脉与降主动脉之间的异常管道，肺动脉长轴观亦可以清晰的显示未闭的动脉导管，还有左心室容量负荷增加的表现
- 彩色多普勒：于大动脉短轴或肺动脉长轴均可探及未闭动脉导管内的异常五彩镶嵌的血流束，自降主动脉分流入肺动脉内，分流束的宽度与未闭动脉导管的宽度有关
- 二维超声心动图及多普勒血流成像可清楚的显示 PDA 有效分流束，并测量其大小，从锁骨上窝主动脉长轴切面可清晰显示主动脉弓降部的情况及准确测量 PDA 于主动脉侧的直径（图 5-8-8），胸骨旁肺动脉长轴切面则可以清晰地显示 PDA 肺动脉侧情况并可测量 PDA 于肺动脉侧直径大小（图 5-8-9）

心血管造影表现

- 心导管和造影检查的适应证主要包括
  - 明确动脉导管未闭合并肺动脉高压患者肺动脉高压的程度
  - 明确有无复合畸形及其合并畸形的具体解剖情况
  - 封堵术前造影以明确动脉导管的形态以及动脉导管直径大小以指导封堵器型号的选择（图 5-8-10）
- 一般采取主动脉弓降部造影，左侧位或和右前斜 30° 投照，可见造影剂通过未闭的动脉导管进入肺动脉，使肺动脉逆行显影，或是右心导管检查时导管通过 PDA 由肺动脉进入降主动脉，这两个征象有一个即可确诊动脉导管未闭。

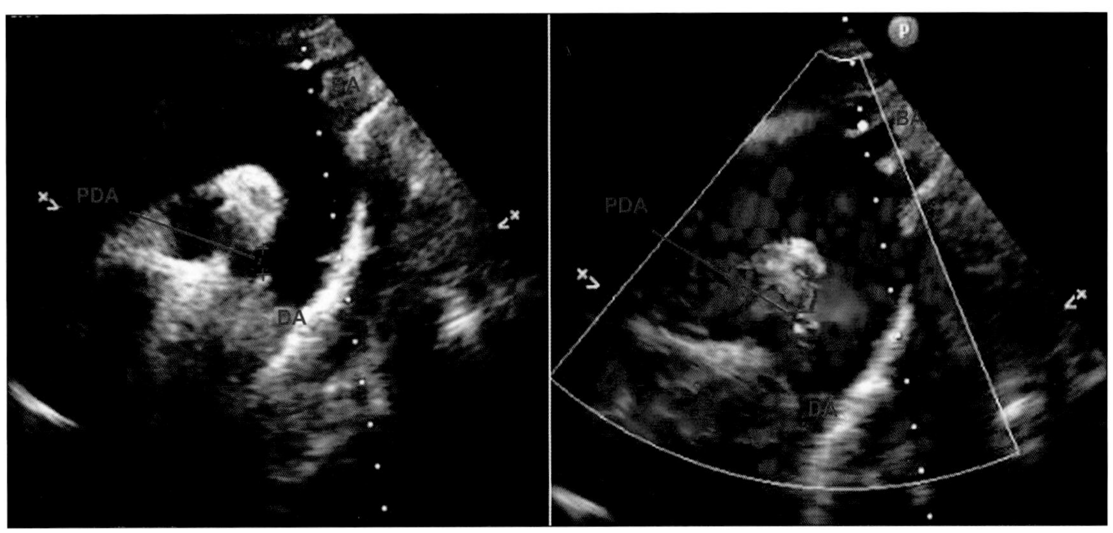

图 5-8-8　**动脉导管未闭，超声心动图，锁骨上窝主动脉长轴位**
可测量 PDA 于主动脉侧的直径。DA：降主动脉，BA：头臂动脉

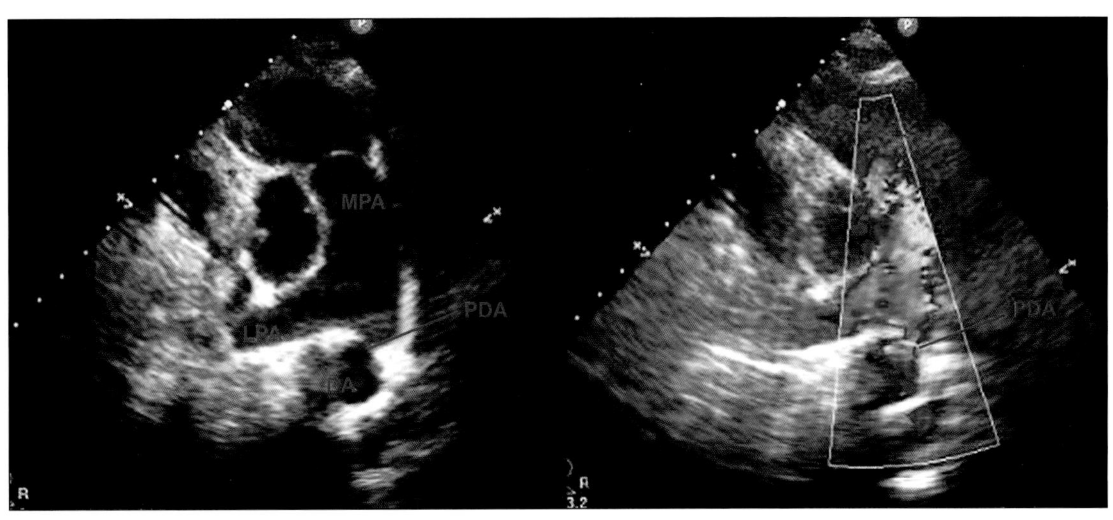

图 5-8-9　**动脉导管未闭，超声心动图，胸骨旁肺动脉长轴位**
可测量 PDA 于肺动脉侧的直径。DA：降主动脉，MPA：主肺动脉，LPA：主肺动脉

- 随着介入治疗的广泛开展，心血管造影的目的不仅要明确 PDA 的诊断而且要了解 PDA 的形态及 PDA 的直径大小与气管前后壁的比邻位置关系
- 目前 PDA 造影的分型仍按传统的三分法，即漏斗型、管型和窗型（图 5-8-1）
  - 漏斗型：最多见，大约占 PDA 总数的 87%，其漏斗大小与长短不一。最窄处大多位于肺动脉端气管前壁之前，但也有少数与气管重叠或位于其后，甚至最窄处位于主动脉端
  - 管型：约占 7%。PDA 呈圆柱状，主动脉弓降部及肺动脉端均无漏斗状结构
  - 窗型：较为少见，有统计显示约占 0.6%，主动脉弓降部造影示主动脉与肺动脉几乎同时显影，PDA 极短或几乎无法测量其长度，可以通过测量造影剂向肺动脉内的射流束的大小粗略的判断 PDA 的直径
  - 除上述三种常规典型分型外，还有一些动脉导管的形态不规则，难以并归入以上各型任何一型，其可呈瘤样、哑铃状、串珠状及指状等，或走行迂曲、形态各异等（图 5-8-2）

推荐影像检查方法

- 超声检查为首选检查手段，对于单纯的 PDA 应用 X 线胸片和超声即可做出明确诊断
- X 线胸片可以观察肺血增多、左心室增大及肺

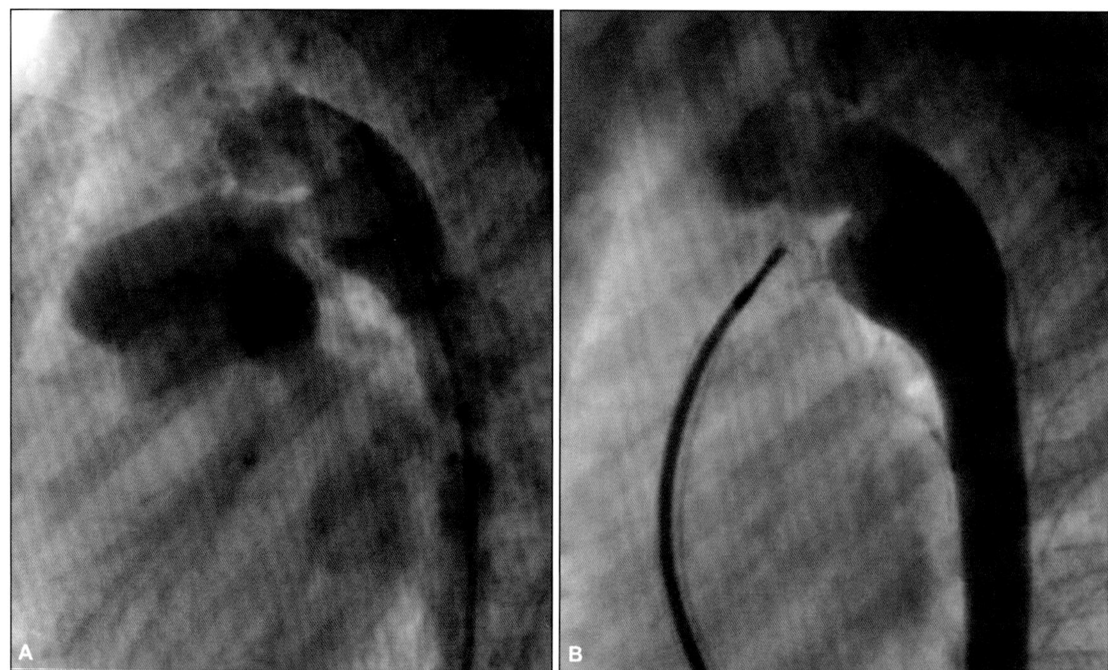

图 5-8-10 **动脉导管未闭主动脉弓降部造影**
示造影剂经未闭动脉导管进入肺动脉并使其逆行充盈，PDA 呈漏斗状，测量其最小直径约 5.2mm（A），选用型号 12-10 的 PDA 封堵器进行封堵术，10 分钟后重复造影示左向右分流完全消失（B）

动脉段凸出等征象，还可以粗略的判断肺动脉高压的程度

- 超声心动图及彩色多普勒是目前诊断包括 PDA 在内先心病的最便捷方法，可实时观察连接主动脉弓降部和肺动脉之间的 PDA 结构，彩色多普勒可以显示导管内的异常血流并可判断分流的方向及计算出肺动脉高压的程度
- CT 和 MR 成像可以多层面成像及图像重建，易于显示未闭的动脉导管甚至一些并发心血管病畸形，但是二者的检查费用较高，一般不作为常规应用
- 心导管检查及心血管造影是一种有创的检查，常用于 PDA 介入治疗时或合并重度肺动脉高压时判断肺动脉高压的性质时使用

【鉴别诊断】

- 主肺动脉窗
  - 主肺动脉窗虽然也是主动脉和肺动脉之间存在的异常交通，但缺损的部位不同，主肺动脉窗位于升主动脉与主肺动脉之间，而 PDA 则位于降主动脉与左肺动脉起始部之间
- 右肺动脉异常起源于主动脉
  - 该畸形可以误诊为 PDA，但是仔细辨别可以发现右肺动脉与肺动脉主干没有连通
  - 右肺动脉的压力比左肺动脉压力高，双侧肺血不一致

（郑 宏 徐争鸣 孙 鑫）

诊断与鉴别诊断精要

- 超声、CT 和 MRI 均可准确显示未闭的动脉导管
- 血流评价对治疗方案的确定有重要作用

重点推荐文献

[1] Forsey JT, Elmasry OA, et al. Patent arterial duct. Orphanet Journal of Rare Disease, 2009, 4(17): 1-9.

[2] 刘玉清. 心血管病影像诊断学. 合肥: 安徽科学技术出版社, 2000: 397-408.

[3] 张庆桥, 蒋世良, 黄连军, 等. 动脉导管未闭的血管造影分型及临床意义. 中华放射学杂志, 2004, 38(4): 382-385.

二、主 - 肺动脉间隔缺损

【概念与概述】

- 主 - 肺动脉间隔缺损（aorticpulmonary septal defect，APSD）是指升主动脉和肺动脉之间的异常沟通，系胚胎发育过程中动脉主干分隔不完全所导致的主动脉和肺动脉根部之间的间隔缺损，从而导致心底部的左向右分流
- 同义词：主肺动脉窗、主动脉 - 肺动脉漏、主动脉间隔缺损或部分型共同动脉干

【病理与病因】

发病机制

- 主 - 肺动脉间隔的发育是在胚胎第 4 周末开始的，胚胎发育第 4 周末，在第 4 和第 6 主动脉弓的基底部开始出现一对结缔组织所形成的嵴，称为动脉球嵴或动脉间隔。动脉球嵴一方面向腔内生长，一方面螺旋状向心室方向生长。两条动脉嵴在中线处汇合，将原始单腔的动脉球分成两条相互盘绕的动脉腔（即升主动脉和主肺动脉）
- 发育过程中，如果该过程出现异常就会导致主 - 肺动脉间隔缺损
- 本病的病因尚不清楚，考虑与遗传及妊娠期间接触致基因突变的物质有关

病理

- APSD 通常位于主动脉瓣上方的升主动脉左壁与主肺动脉右侧壁之间，缺损多呈圆形或椭圆形
- 目前多将本病分为 3 型
  - Ⅰ型 APSD 位于主 - 肺动脉间隔的近端，距主动脉瓣口及冠状动脉开口近
  - Ⅱ型 APSD 在主 - 肺动脉间隔的远端，位于升主动脉左后壁和主肺动脉分叉向右肺动脉移行处
  - Ⅲ型，缺损较大，累及大部分的主肺动脉间隔
- 主肺动脉间隔缺损可以单发，但约半数患者合并其他心血管畸形，多为左心系统畸形，以 PDA 最多，还可并发室间隔缺损、法洛四联症、冠状动脉异常以及主动脉缩窄或弓离断等

病理生理

- 本病血流动力改变相当于心底部的左向右分流

流行病学

- APSD 较为罕见，约占先心病的 0.2%，男性多于女性，男女比例约为 3 ∶ 1

【临床表现与治疗】

症状与体征

- 本病的临床表现类似于动脉导管未闭，但是症状出现较早且重
- 症状
  - 早期出现心悸、气急、疲乏无力等症状
  - 有些患者会出现反复呼吸道感染，且不易治愈
  - 缺损较大的患者在出生后不久就会出现心衰表现
- 体征
  - 胸骨左缘第 3 肋间可闻及连续性或收缩期杂音，在杂音最响的部位尚可触及收缩期震颤
  - 肺动脉第二音亢进或分裂，可有水冲脉或脉压大等
- APSD 的心电图及胸片表现没有特异性，但在一定程度上可以提示病情的轻重，心电图往往表现为左室或双室肥厚图形，电轴右偏

治疗

- 目前主要通过手术缝合缺损
  - APSD 较大者应用补片修补，因主 - 肺动脉间隔组织缺失，直接缝合占用血管壁本身组织，可产生大血管腔的狭窄并在缝合处产生较大的张力，手术后撕裂再通的发生率较高
  - 有行切开 APSD 前壁，用补片修补，将补片与 APSD 边缘一起缝合，显露良好并可缩短手术时间
  - 有报道借用一部分相邻肺动脉壁修补主动

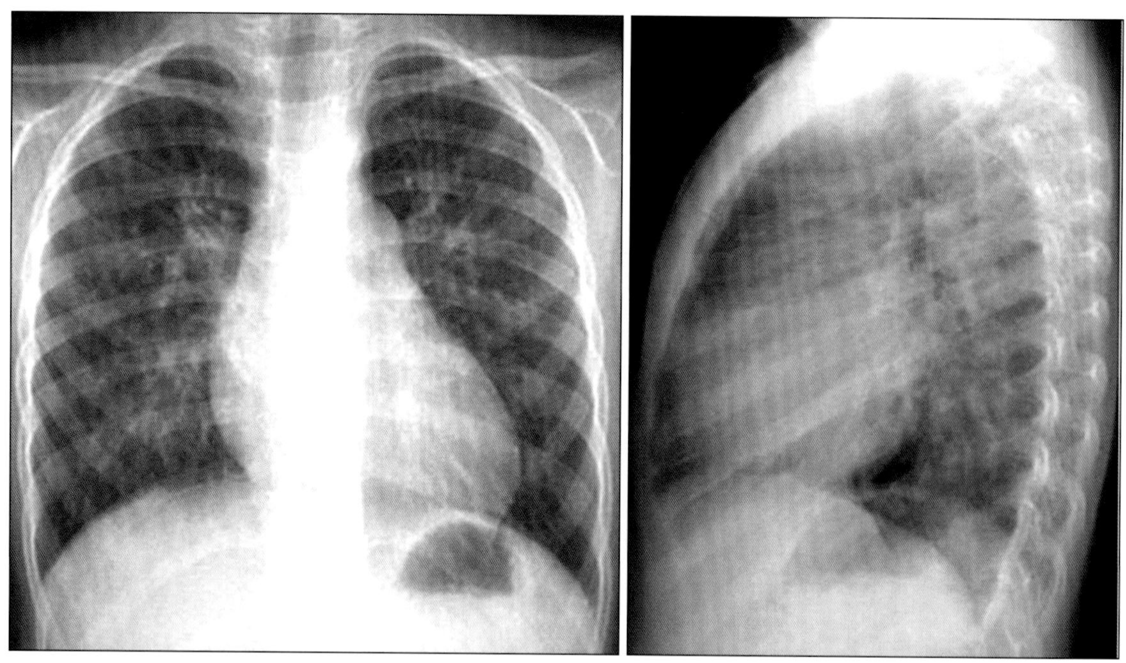

图 5-8-11 **主 - 肺动脉间隔缺损胸片**
正位表现为双肺血增多，肺动脉段突出，主动脉结不宽，左心室增大，心影向左下延伸，左房增大可见双房影。侧位片上可见心前心后间隙减少，心影后缘向后下扩展

脉侧的缺损，肺动脉壁的缺损用聚四氟乙烯补片或自身心包修复，结果良好，这一方法适合于合并冠状动脉开口异常起源于APSD左侧肺动脉壁的患者

- 术后处理：
  - 常规辅助呼吸6 ～ 8小时，对缺损大、肺动脉压明显增高者，应适当延长辅助呼吸时间
  - 扩血管药治疗，以降低肺动脉压，对术前有肺动脉高压者，应予充分重视
- 对APSD缺损较小的患者也可采用介入治疗，用封堵器对缺损进行闭合
- 本病若能早期发现，早期治疗能取得较满意的效果

【影像表现】

概述

- 胸片可通过相应的表现提示APSD，APSD合并的相关畸形，如右位主动脉弓也可直接显示
- 近年来心血管疾病检查设备的更新及快速发展，临床经验的不断积累，APSD无创性影像学诊断逐渐成熟，为临床早期诊断与治疗提供了坚实的基础

X线平片表现

- X线表现不具有特异性，但以下征象可以提示本病的存在（图 5-8-11）
  - 肺血增多
    - 由于主肺动脉与升主动脉干相通，肺动脉的压力和体循环的压力多相等，所以双肺的血流量增多，表现为肺纹理增多、增粗
    - 如一侧肺动脉起始部有狭窄或肺内分支有狭窄时，会出现一侧肺内纹理稀少或相应肺段的肺血减少
  - 心影增大：可以表现为左心室增大或双心室增大
    - 当肺循环阻力不高时，以左向右分流为主，此时由于左心容量负荷过重，主要表现为左心室增大
    - 当出现右向左分流时，右心室也会增大，甚至出现双侧心室增大
  - 肺门及肺动脉段的表现：肺动脉段可以突出、平直甚至凹陷，肺门影可以增大、正常或减小，其改变主要取决于肺动脉的发育情况
  - 其他表现：合并其他畸形时有其相应的影像征象
    - 主动脉右弓右降可以表现为气管的主动脉压迹位于右侧

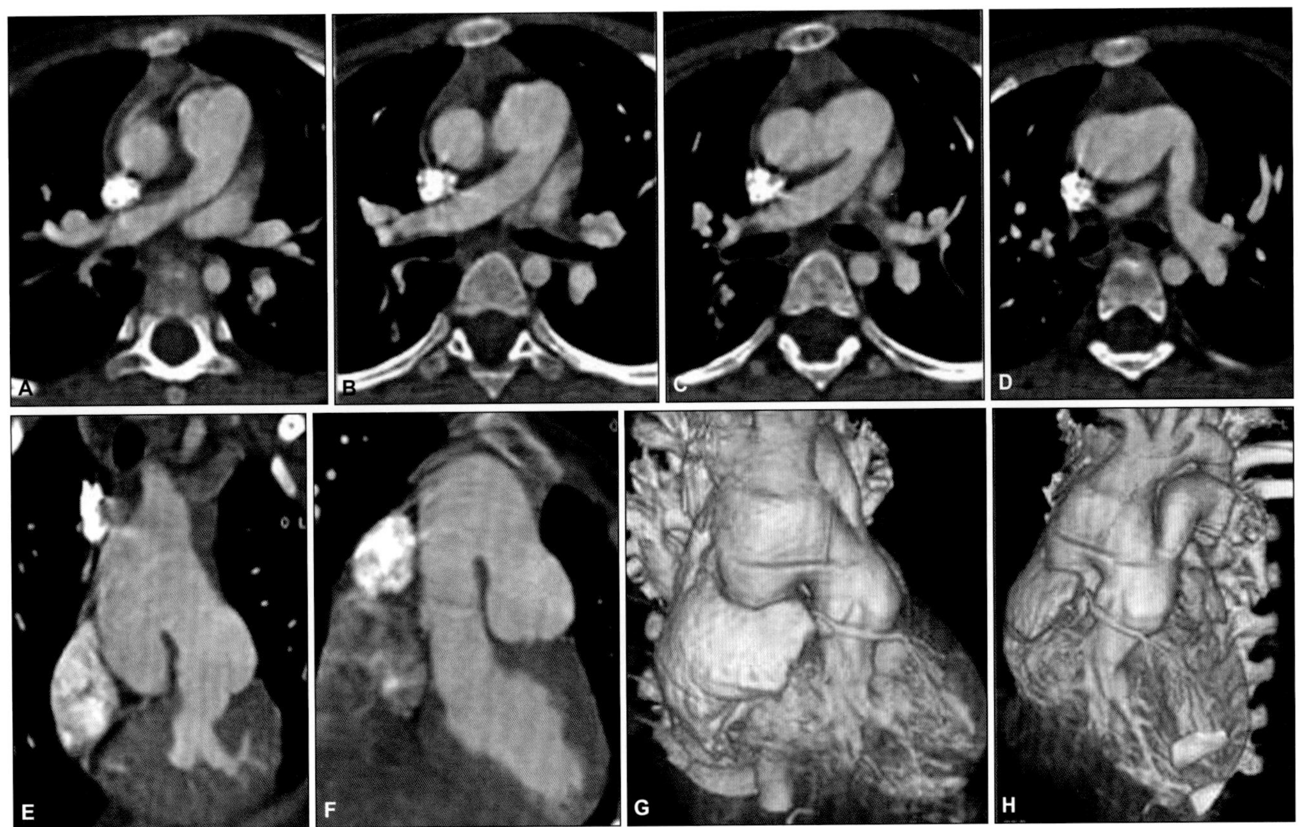

图 5-8-12 **主 - 肺动脉间隔缺损 CT**
CT 的横断层（A、B、C、D）于心基底层显示有两组半月瓣，其上方可见一段残存的主 - 肺动脉间隔，再往上层可见主 - 肺动脉之间的间隔部分中断，双侧肺动脉均起自主肺动脉。多层重组（E、F）及三维重建成像可以直观地显示主及肺动脉瓣均存及与左右心室相连关系，本病例 APSD 离主动脉瓣较远，是为Ⅱ型主 - 肺动脉间隔缺损

- 主动脉缩窄时，食道服钡胸片可有反"3"字征表现

CT 及 MRI 表现

- 利用 MRI 的"黑血"和"白血"技术无需造影剂即可显示心脏及大血管的形态，电影序列还可以显示血流动力学的改变
- 增强 CT 可以从整体上全面、立体、直观地观察心脏的结构，并能显示大血管的连接关系，对先心病心脏畸形的特异性、敏感性及准确性均较高
- 横断层图像上，APSD 表现为主动脉与肺动脉间的间隔缺失，升主动脉的左后壁与主肺动脉的右前壁相连通
- 以缺损的大小和距离动脉瓣的远近（APSD 的分型不同），可以有不同的表现：
  - Ⅰ型：可见缺损紧邻半月瓣的上部层面，升主动脉左后壁与肺动脉主干的右前壁相连通，二者之间有血流信号或造影剂通过
  - Ⅱ型：缺损位于升主动脉的远端，此型易与窗型动脉导管未闭相混淆，当 PDA 位于降主动脉和肺动脉之间，在图像上表现为缺损的前方是肺动脉，后方是（降）主动脉，而 APSD 恰好相反，APSD 的右前方是升主动脉，而左后方是主肺动脉（图 5-8-12）
  - Ⅲ型：缺损较大，累及升主动脉的全部或大部，此型易于共同动脉干相混淆，但是 APSD 有两组半月瓣分别连接主动脉与左心室和肺动脉与右心室（图 5-8-13），而共同动脉干只有一组大的半月瓣

超声表现

- 超声心动图能够判断出主肺动脉间隔缺损的位置、大小、分型，房室大小及血流动力学的改变等情况，是首选的检查方法
  - 超声在确诊 APSD 方面的作用，国内外的意见不一
  - 本病非常少见，检查者应该充分的认识该病，以避免漏诊或误诊
  - 除探查常规的切面外，还应该重点探查高位肋间胸骨旁的大动脉短轴切面、剑突下双动脉长轴切面及胸骨上窝主动脉弓长轴切面

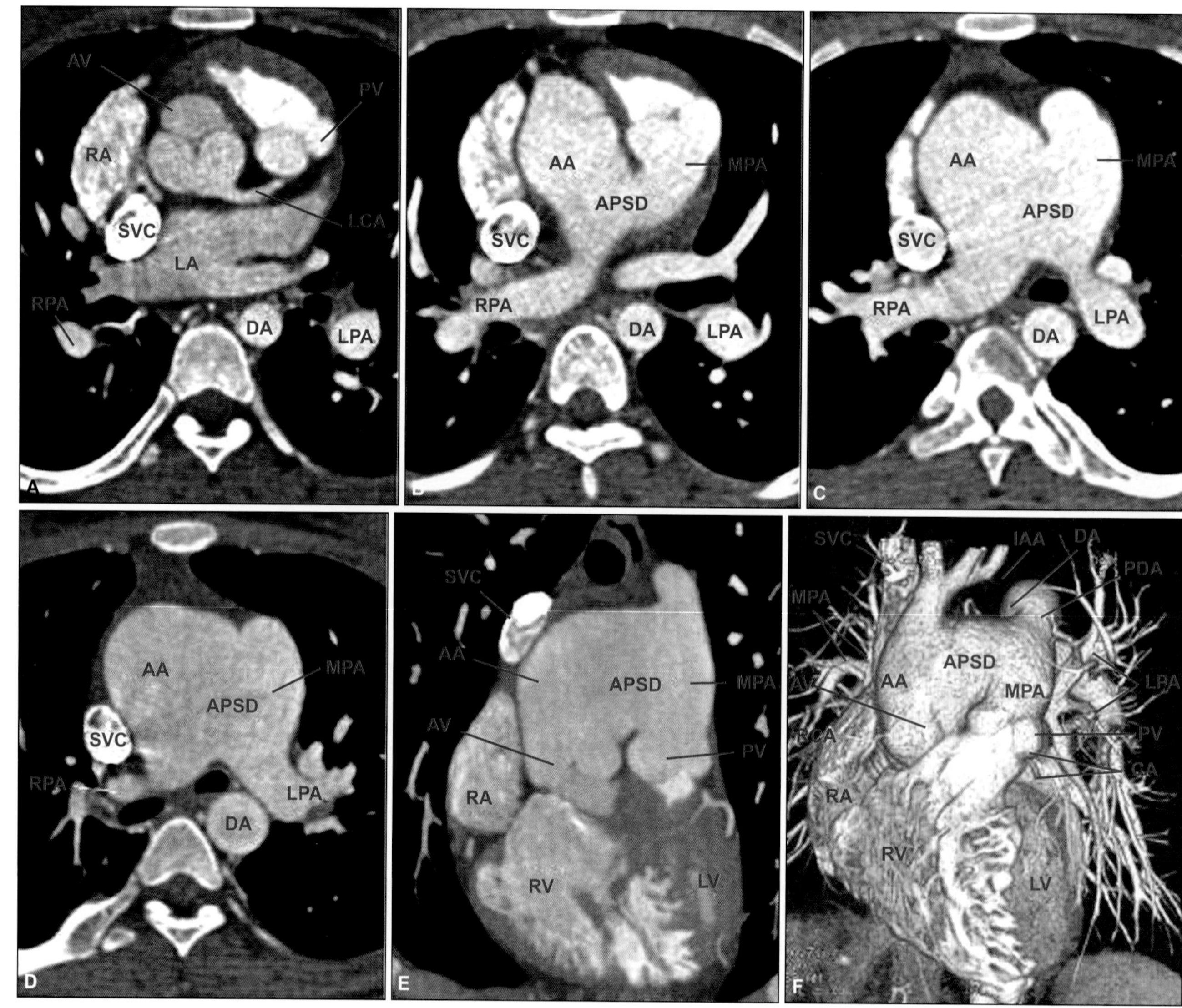

图 5-8-13 **主-脉动脉间隔缺损 CT**

MDCT 的横断层（A、B、C、D）于心基底层显示有两组半月瓣，紧邻主动脉瓣其上方可见主-肺动脉间隔中断，向上一直延伸至主动脉弓部，左右肺动脉分别从主肺动脉与升主动脉的后壁发出。多层重组（E）及三维重建成像（F）可以直观地显 APSD 的累及范围。AV：主动脉瓣，AA：升主动脉，DA：降主动脉，SVC：上腔静脉，PV：肺动脉瓣，MPA：主肺动脉，RPA：右肺动脉，LPA：左肺动脉，RV：右室，LV：左室，RA：右房，LA：左房，RCA：右冠状动脉，LCA：左冠状动脉，IAA：主动脉弓离断，PDA：动脉导管未闭。本例为Ⅲ型 APSD

- 对于较小的 APSD，二维超声心动图不易显示缺损，这时就主要依靠彩色多普勒进行诊断
- 二维超声心动图
  - 左心室增大，左心容量负荷增加表现
  - 直接显示主-肺动脉间隔缺损：多个切面探查可以观察到两组发育完好的半月瓣，于半月瓣上方可以探查到主动脉与肺动脉之间的间隔出现部分回声脱失，可以根据回声脱失的位置、大小、累及范围进行 APSD 的分型（图 5-8-14）
- 彩色多普勒超声
  - 缺损部位探及红色或蓝色的血流，可确诊本畸形
  - 分流束的颜色可以初步评价分流的方向及分流的速度
  - 缺损范围较大时，主动脉与肺动脉之间的压力差相对较小，分流速度不快，表现为颜色单一的纯色
  - 病变晚期出现双向分流或者分流速度较高时（主动脉与肺动脉之间的压力较高），会出现五彩的射流束
- 声学造影：经外周静脉注入声震微气泡进行声学造影可以清楚的显示血流走向，是超声心动图对 APSD 进行诊断的重要辅助措施，尤其是在鉴别假性的回声脱失或确定是否存在动脉间分流及其分流方向有重要作用

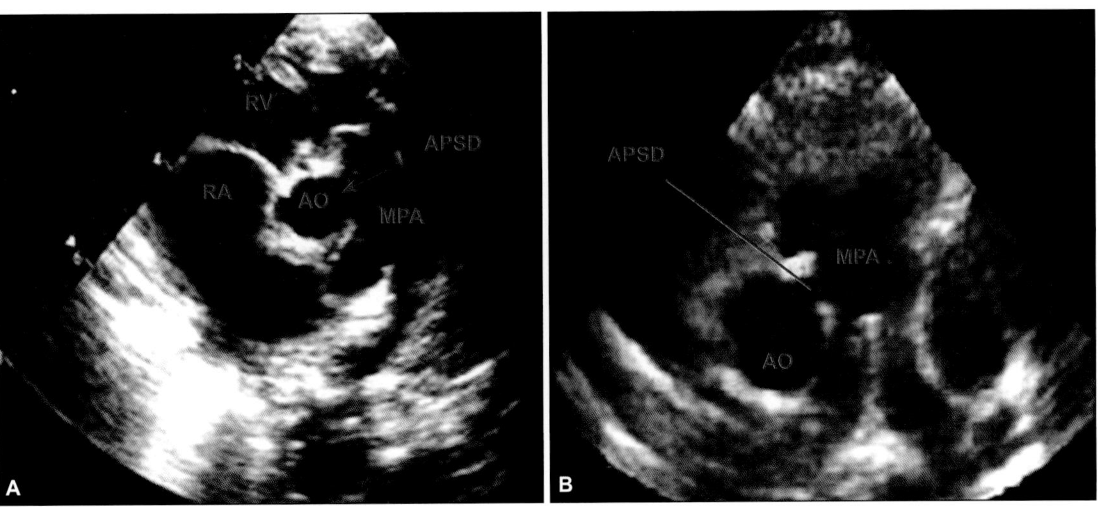

图 5-8-14 **主 - 肺动脉间隔缺损超声心动图**
大动脉短轴（A）及胸骨旁短轴位（B）可以清晰地显示主 - 肺动脉缺损（APSD）。AO：升主动脉、MPA：主肺动脉、RA：右心房，RV：右心室

右心导管及心血管造影表现

- 右心导管
  - 右心导管检查在 ASPD 的诊治中起着重要的作用，近年来随着 CT 及 MR 等成像技术的发展，解决了很大一部分复杂性先心病的诊断问题，使心血管造影在复杂先心病诊断中的需求减少
  - 在评估肺血管床的形态及肺动脉高压的性质方面，尤其是 APSD 这种易早期出现肺动脉高压的先心病中，为明确有无手术适应证，右心导管检查还是十分必要
  - 右心导管检查及吸氧实验可以判断左向右分流的部位、分流量的大小、有无双向分流存在及肺动脉高压的程度
  - 心导管检查联合心血管造影可以对 APSD 的缺损部分、累及范围及并存的畸形做出明确诊断
  - 检查过程中，发现导管由主肺动脉直接进入升主动脉及头臂动脉，或者左心导管检查时导管从升主动脉进入主肺动脉，即可对本病做出明确诊断
- 心血管造影
  - 一般以升主动脉造影为主，左右心室造影及肺动脉造影均有助于本病诊断及其他并发畸形的发现与鉴别
  - 升主动脉造影多采用正侧位或（和）双斜位投照，正位或右前斜位造影观察主、肺动脉同时显影是确诊的直接征象
  - APSD 心血管造影相关征象：
    - 升主动脉造影：升主动脉显影后主肺动脉及左右肺动脉一般随之顺序显影
      - Ⅰ型 APSD 中主肺动脉的显影一般早于左右肺动脉（图 5-8-15）
      - 左右肺动脉显影早于主肺动脉，或右肺动脉显影早于左肺动脉及肺动脉主干近段，且造影剂浓度大于后两者，常提示Ⅱ型 APSD（图 5-8-16）。造影剂显影部位的早晚对 APSD 的分型只能作为参考因素，分型的关键还是取决于对 APSD 发生部位及其大小范围

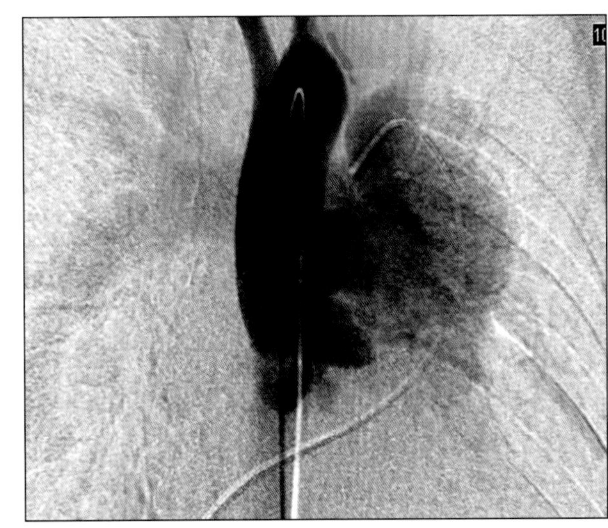

图 5-8-15 **主 - 肺动脉间隔缺损升主动脉根部 DSA 造影**
显示：升主动脉显影后，造影剂通过主 - 肺动脉之间的缺损首先进入主肺动脉（以主肺动脉右侧部密度较浓），左右肺动脉随后显影。主肺动脉扩张明显。本例诊断为Ⅰ型 APSD

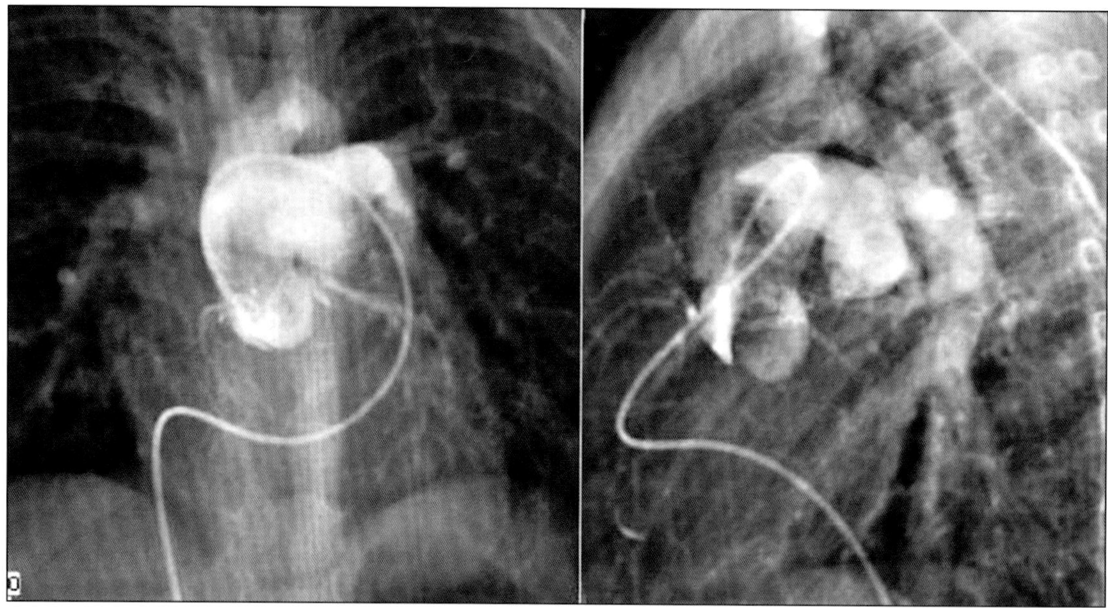

图 5-8-16 **主 - 肺动脉间隔缺损升主动脉根部造影**
显示：升主动脉显影后，随之左右肺动脉先行显影，而主 - 肺动脉仅部分充盈。本例手术诊断为Ⅱ型 APSD

的直接显示

- 左心室造影：左前斜位（左室长轴斜位）常常用于除外有无室间隔缺损并存；右前斜位可见主动脉及肺动脉同时显影，如果主肺动脉显示清晰，常提示存在Ⅰ型APSD
- 降主动脉造影：造影剂可随舒张期回流血流经主动脉弓一直到达升主动脉的近端，甚至回流入主肺动脉提示存在Ⅰ型APSD。该现象是由于舒张期主动脉压仍高于肺动脉压，左向右分流舒张期仍然存在，使主动脉舒张期回流血流增多引起，其多为一过性，稍不注意很容易忽视。如果行降主动脉造影时出现上述现象，应考虑除外有无APSD存在以及其他心底部左向右分流疾病
- 主肺动脉造影：可见造影剂经APSD进入升主动脉及其主要分支并显影，但由于升主动脉压力高于肺动脉压，故升主动脉常常不显影或仅部分造影剂充盈，但邻近APSD的肺动脉内可出现造影剂被左向右分流的血流稀释的现象，即所谓的“稀释征”，“稀释征”是由升主动脉的血流分流入肺动脉并冲击稀释肺动脉里的造影剂而形成的负性血流影（图5-8-17A）
- 右心室造影：当造影剂进入肺动脉后，在主肺动脉右侧或（和）后缘见有负性血流影，即“稀释征”时（图 5-8-17B），应想到APSD的可能，有的Ⅱ型APSD甚至可表现为仅见肺动脉总干及左肺动脉显影，而右肺动脉不显影，晚期通过再循环可与主动脉同时显影。如发现“稀释征”现象，最好再做升主动脉造影以进一步明确诊断（图 5-8-17C）

推荐影像检查方法

- X线胸片和超声心动图可进行初步筛查，并大致了解分流量的大小及位置
- CT或MR检查可清楚显示畸形的解剖细节及合并的较复杂畸形，并可为其分型诊断
- 心导管检查及心血管造影在考虑手术治疗及确定肺动脉高压情况时，是不可替代的检查方法

【鉴别诊断】

- 动脉导管未闭
  - 本畸形易与窗型的动脉导管未闭相混淆
  - 动脉导管未闭位于主动脉弓降部，杂音最响部位位于胸骨左缘第二肋间，多向左侧锁骨下传导，而主 - 肺动脉间隔缺损位于升主动脉，其杂音多在胸骨左缘第3 ～ 4肋间，接近水平位置向左传导
- 室间隔缺损

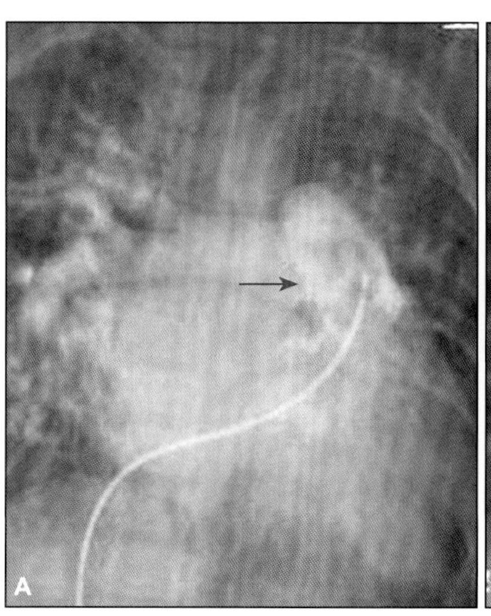

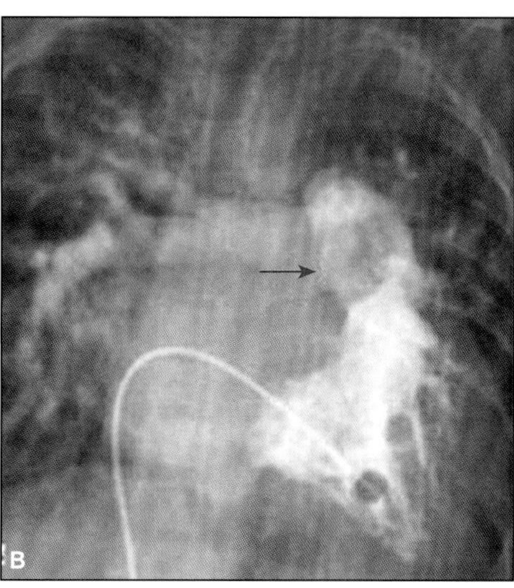

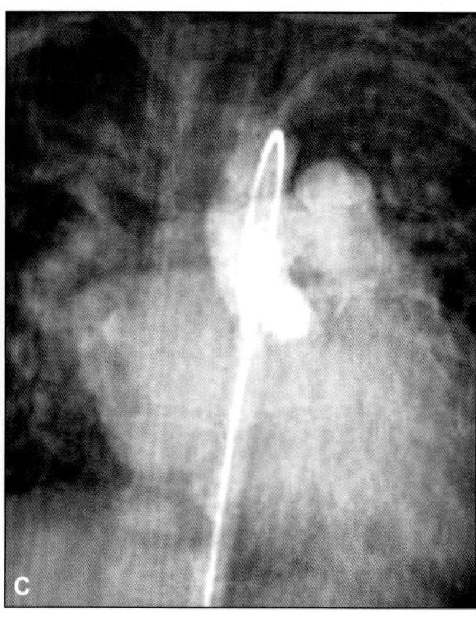

图 5-8-17 **主 - 脉动脉间隔缺损血管造影**
A, B. 示于主肺动脉内侧可见造影剂的“稀释征”（箭头所指），但未见升主动脉显影；C. 升主动脉造影可见主肺动脉与左右肺动脉几乎同时显影，由于 APSD 下缘距主动脉瓣相对较近，故诊断为 I 型

- 室间隔缺损时心室造影虽然两大动脉均显影，但分流水平位于半月瓣下方，而动脉水平看不到左向右分流的征象
- 心导管检查时可以发现右心室的血氧较高，接近左心系统的血氧
- 心脏杂音为收缩期杂音且位置较 APSD 低

- 主动脉窦瘤破裂
  - 主动脉窦瘤破裂的杂音表浅、粗糙、为连续性的，收缩期较明显，多位于胸骨左缘第 3 ~ 4 肋间，向下传导

（郑　宏　徐争鸣　程　吉）

诊断与鉴别诊断精要

- 本病较少见，对该病提高认识是诊断的关键
- 分型的关键取决于对 APSD 发生部位及其大小范围的直接显示

重点推荐文献

[1] 郑宏, 李益群. 主-肺动脉间隔缺损的放射诊断. 中华放射学杂志, 1995, 29(7): 478-480.
[2] 刘玉清. 心血管病影像诊断学. 长沙: 湖南科技出版社, 2001: 397-400.
[3] 赵趣鸣, 韩玲. 主肺动脉间隔缺损的诊断研究进展. 实用儿科临床杂志, 2010, 25(13): 1016-1020.

三、共同动脉干

【概念与概述】

- 共同动脉干（truncus arteriosus，TA）是指一支动脉干发自心底部单一半月瓣，并直接供应体、肺及冠状循环血液的一种罕见的先天性心脏畸形
- 同义词：永存动脉干

【病理与病因】

病理

- 主要病理改变为一支动脉干以一组半月瓣从心室发出，并伴发室间隔缺损，半月瓣可为 2 ~ 6 叶，但多为 3 瓣，4 瓣者次之，并骑跨于室间隔缺损之上，体循环动脉、冠状动脉及两侧肺动脉均从该共同动脉干上发出
- Collect 和 Edwards 的传统四型分类，根据肺

动脉起源部位的不同
  - Ⅰ型：指动脉干部分分隔，主肺动脉自动脉干近端发出，然后再分为左、右肺动脉，此型常见，约占48%
  - Ⅱ型：指左、右肺动脉共同开口或开口相互靠近，发自动脉干的中部后壁，约占29%
  - Ⅲ型：指左、右肺动脉分别发自动脉干的两侧，约占11%
  - Ⅳ型：动脉干不发出肺动脉，肺动脉血供来自由降主动脉发出的侧支血管，约占12%，但目前公认的看法认为上述分类的Ⅳ型实际属于肺动脉闭锁
- 20世纪60年代Van Praagh根据有无VSD将TA分为A、B两类，每类又分四型。Ⅰ型相当Edwards的Ⅰ型；Ⅱ型包括Edwards的Ⅱ及Ⅲ型；合并一侧肺动脉缺如及IAA分别为Ⅲ及Ⅳ型。这种分类繁杂，其中无VSD的B类未受到学术界的承认，而A类中的Ⅰ型由于主肺动脉极短有时难以与Ⅱ型鉴别，Ⅲ及Ⅳ型实际上是TA有合并畸形者
- Berry等提出了一个较简单的分型标准：主肺动脉从动脉干上发出后再分为左、右肺动脉为Ⅰ型；左、右肺动脉分别独立从动脉干发出为Ⅱ型。但Berry等的分型并没有完全包括所有的TA解剖特点
- 有的学者主张不分型，强调要明确肺动脉的起始方式及并发畸形
- 共同动脉干常见的并发畸形：
  - 室间隔缺损：几乎所有的共同动脉干的患者均合并有室间隔缺损，共同动脉干的半月瓣常骑跨在室间隔缺损之上
  - 主动脉弓的发育异常：其中左位主动脉弓占约60%，右位主动脉弓占30%左右，主动脉弓离断者约占10%
  - 冠状动脉的异常：30%左右的患者合并本畸形，包括冠状动脉的起源及走形异常，常见的为冠脉的起源异常
  - 单心室：少部分患者合并单心室畸形
  - 其他的合并畸形：房间隔缺损，动脉导管未闭，肺静脉畸形引流等

病理生理

- 共同动脉干骑跨在大的室缺上，同时接受左右心室的血液，因此体循环和肺循环都是混合性血液
- 体循环动脉的血氧饱和度取决于肺的血流量，肺血流量越大，氧合的肺静脉血通过左心室流入动脉干就越多，血氧饱和度就越高
- 心脏负荷加重伴有动脉干瓣膜关闭不全者易造成心力衰竭
- 左心房压力升高可发生肺水肿，导致肺血流量减少
- 肺血管床承受体循环高压的大量血流逐渐产生肺小血管阻塞性病变，致肺循环阻力升高，血流量减少
- 肺动脉狭窄亦可造成肺血流量减少，但较为少见

流行病学

- 本病的发病率很低，在10000个新生儿中约有4个患有本病，大约占先天性心血管畸形的1% ~ 3%
- 性别上无明显差异，若不及时外科治疗，约85%于婴幼儿期死亡

【临床表现】

表现

- 症状
  - 婴儿出生后数周内由于肺血管床阻力高，肺血流量少，临床症状不明显
  - 随着肺血管床阻力降低后即可出现心力衰竭和肺部感染症状
  - 肺血增多常引发呼吸困难、心力衰竭和心动过速
  - 肺血减少则出现发绀，同时伴红细胞增多和杵状指（趾）
- 体征
  - 一般体质较弱，体重不增
  - 心率增快，心脏扩大，肝肿大
  - 肺动脉瓣区可闻及单一的第2心音，胸骨左缘第3、4肋间有响亮、粗糙的收缩期杂音和震颤
  - 约20%的患者伴有共干瓣关闭不全，心前区听诊可闻及舒张早期或中期杂音及可触及水冲脉

自然病程及预后

- 如不作外科处理，75% ~ 85%的患儿将在1岁内夭亡

治疗

- 肺动脉环缩术

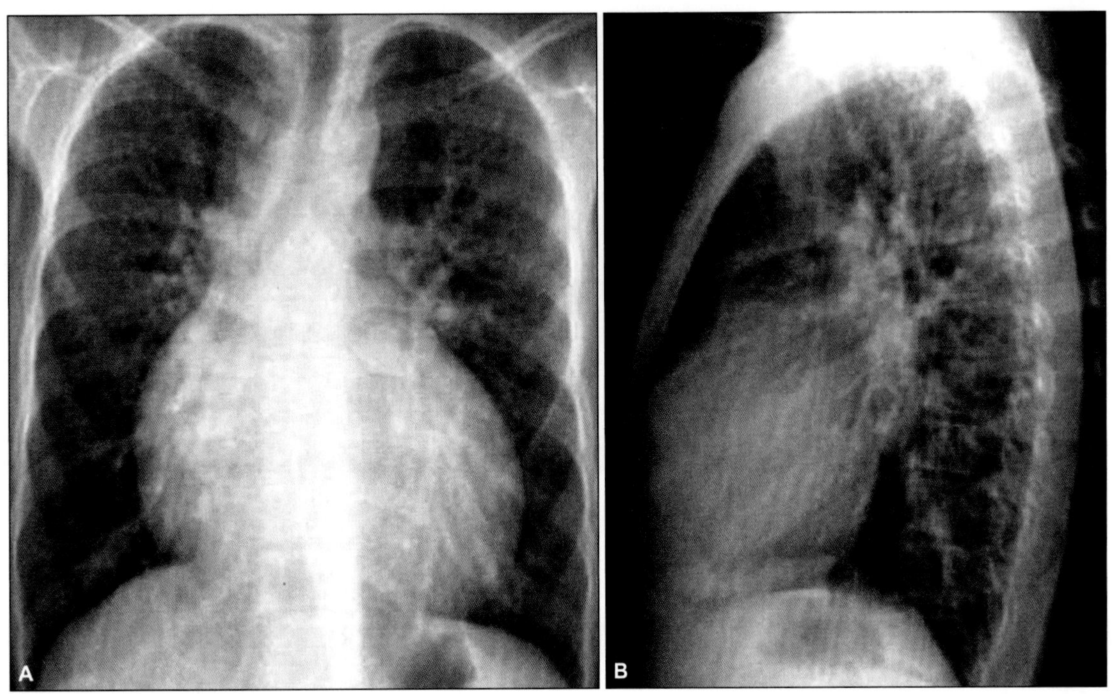

图 5-8-18　**共同动脉干胸片**
A. 正位胸片表现为双肺血明显增多，肺动脉段凹陷，右心增大为主；B. 侧位片示胸骨后三角区透过度增高呈空虚状

    - 过去提倡在新生儿时行肺动脉环缩术，但此手术死亡率达 50%，且存活者约 10% ~ 15% 不可避免的产生肺血管阻塞性病变，仍有发生肺动脉高压的可能，而且肺动脉环缩术为后期行根治术带来了很大的困难
- 根治术
    - 手术适应证以在 1 岁内甚至新生儿时即行根治术为宜，以防止发生肺动脉阻塞性病变
    - 伴有严重心力衰竭的患者可经内科治疗后再手术。内科治疗无效的严重心力衰竭患者也应手术治疗
    - 不可逆性肺血管阻塞性病变是根治术的禁忌证，文献报道肺阻力 >8wood 单位手术死亡率明显增加，肺阻力 >12wood 单位即失去手术机会。但是，若肺动脉有狭窄（常在肺动脉开口部或肺动脉分支）患侧肺血管床受到保护，压力低于 1/2 体动脉压者是理想的手术适应证

【影像学表现】

X 线平片表现

- 无特征性表现，多数为肺血增多，心脏增大
- 由于主肺动脉段缺如，某些侧位胸片上可见胸骨后“空虚征”，此征象反映无主肺动脉与右心室相连
- 左肺动脉的起始部常较明显（年长儿童可在左上纵隔处见“逗号”征），孤立的右肺动脉起源于动脉干左侧时，亦可出现相似的征象（图 5-8-18）

CT 及 MR 表现

- CT 及 MR 的横轴位扫描在共同动脉干的解剖畸形、病理分型及合并畸形的诊断及与其他畸形的鉴别诊断方面都有很大的意义
- MR 的心电门控 SE 序列的横轴位、冠状位、矢状位及四腔位等体位相结合可以清楚的显示粗大的共同动脉干及共同半月瓣的解剖形态，还可显示共同动脉上部的主动脉、双侧肺动脉的情况及伴发的其他畸形（图 5-8-19）
- CT 多平面重建及各种三维重建技术的应用，使共同动脉干及其并发畸形的诊断更加容易（图 5-8-20）
- 根据不同的解剖分型可有不同的 CT 及 MR 表现
    - 一粗大的共同动脉干自心底部发出，在共同动脉干的下部层面可见大的室间隔缺损，左、右心室的流出道均与共同动脉干相连
    - 仅见一组半月瓣，通常为 2 ~ 6 个瓣不等
    - 半月瓣的稍上层面见左右冠状动脉自共同动脉干的窦部发出，冠状动脉的起源常出

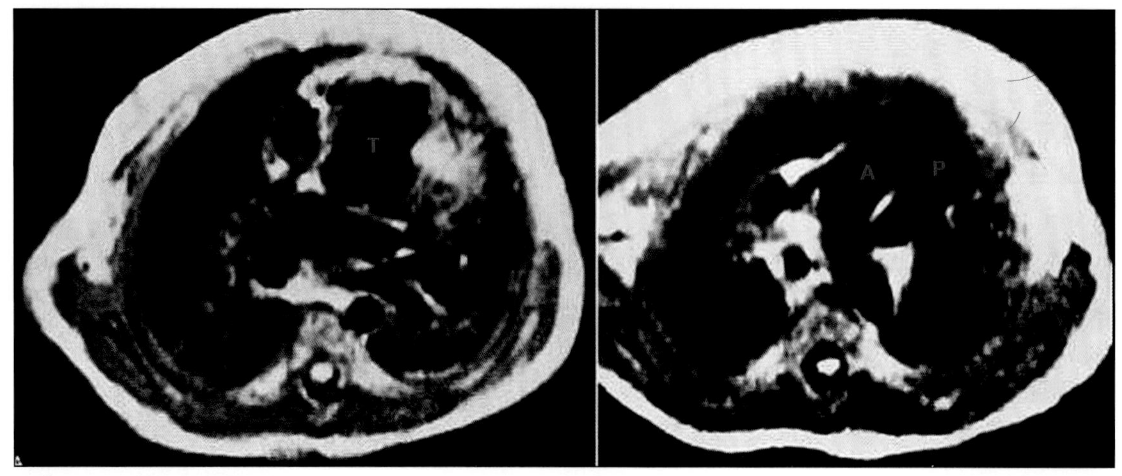

图 5-8-19 Ⅰ型共同动脉干，MRI
心基底部 SE 序列扫描仅见一组半月瓣（T），其稍上方横断面见升主动脉（A）与肺动脉（P）近似左右并列，其中间可见残存的主肺间隔

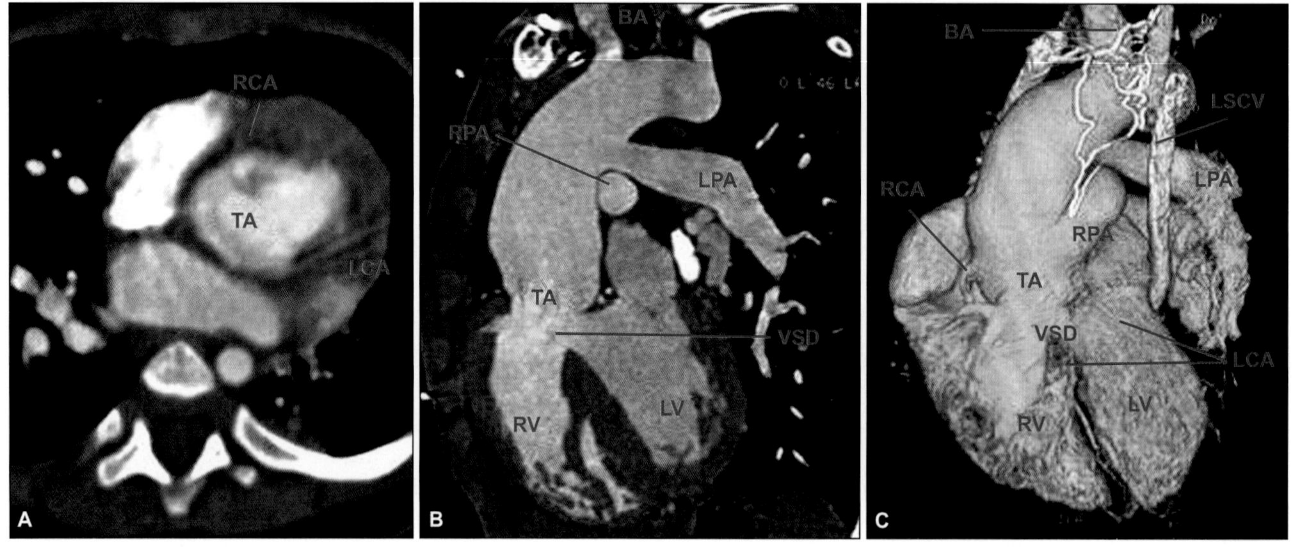

图 5-8-20 共同动脉干 MDCT
横断面（A）、MPR 图像（B）及三维重建图像（C）：于半月瓣层面可见一组大的共干瓣（TA）骑跨于室间隔缺损（VSD）之上，共同动脉干接受来自左右心室（LV、RV）的混合血，左右冠状动脉（LCA、RCA）及左右肺动脉（LPA、RPA）和头臂动脉（BA）均从共同动脉干发出。三维重建图像可以清晰直观地显示双侧肺动脉的起源部位，及并发的永存左上腔静脉畸形，但是不能显示共同动脉瓣及腔内结构。TA：共干瓣，LCA、RCA：左右冠状动脉，LPA、RPA：左右肺动脉，LV、RV：左右心室，LSCV：左上腔静脉，BA：头臂动脉

现多种变异

- 根据不同分型可见不同的肺动脉的情况，可以清楚的显示肺动脉的起源部位及合并的狭窄情况
- 显示并发的其他畸形及主动脉的发育情况

超声表现

- 常规采用胸骨旁、心尖或剑突下等切面进行检查，由于动脉干的病变部位较高，还应在胸骨上窝声窗部位进行重点观察
- 如胸前探测未能清楚显示右心室流出道或肺动脉者，应高度警惕本病的存在
- 通过多个切面仔细寻找大动脉的数目，并注意大动脉的分支情况
- 利用多普勒超声对异常血流进行显示并测量
- 利用超声心动图检查可明确诊断并可区分永存动脉干的类型，确定室间隔缺损的大小、位置，可显示单支血管骑跨于室间隔之上，并显示动脉干瓣膜的异常，半月瓣瓣叶数目及有无狭窄及关闭不全情况等
- 检查共干动脉，单枝动脉骑跨于室间隔缺损之上为其特征性病变（图 5-8-21），同时可以测量共同干的宽度，探测其主要分支。观察共同

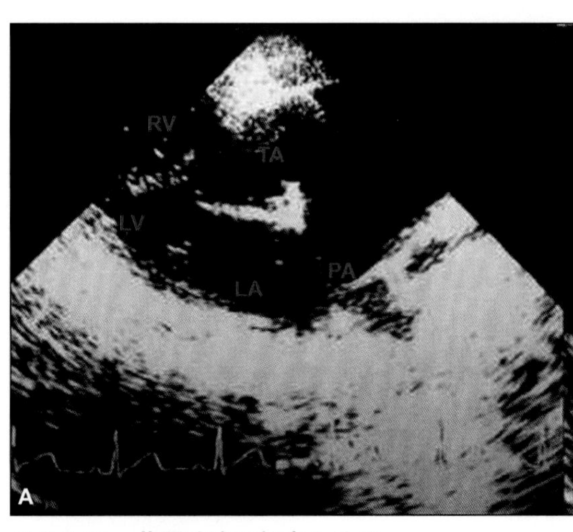

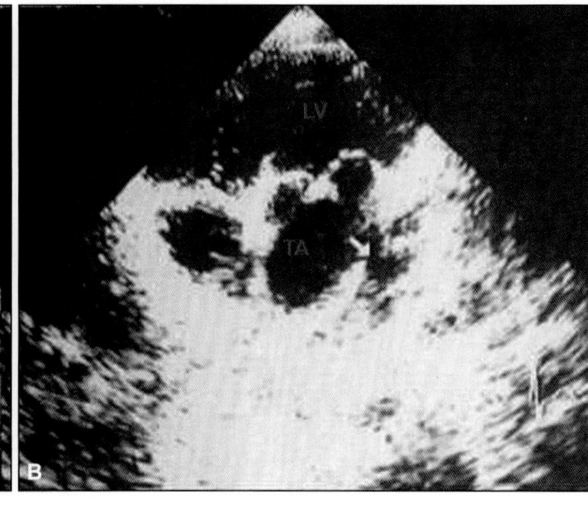

图 5-8-21 **共同动脉干超声心动图**
左室长轴位（A）及心尖五腔心断面（B）可观察到大动脉内径明显增宽，前壁与室间隔连续中断，仅探及一组半月瓣并骑跨室间隔缺损之上，半月瓣稍上方的后壁发出肺动脉（箭头所指）。TA：共同动脉干，PA：肺动脉，LV：左室，RV：右室，LA：左房

瓣的形态与活动

- TA 有多种亚型，超声检查有时难以准确显示，此时应结合心血管造影，磁共振成像或 MDCT 等检查进行综合判断，并注意同室间隔缺损合并肺动脉瓣闭锁相鉴别

心导管及心血管造影表现

- 心导管检查及心血管造影是目前诊断本畸形的金标准，可提供肺动脉、主动脉的解剖改变及血流动力学状态等方面的资料
- 一般采取动脉干根部造影及左或（和）右心室造影
- 动脉干根部注入造影剂，可显示肺动脉起源、大小及分支情况，也可使冠状动脉显影了解冠状动脉的分布情况，同时还可了解共干瓣的形态结构和启闭等功能情况
- 左或（和）右室造影，几乎可以获得上述同样的信息，同时可了解室间隔缺损的情况和共同动脉干骑跨的程度，但无法对共干瓣关闭不全的情况进行判断（图 5-8-22）
- 右心导管检查显示右室流出道血氧含量增高，右心室压力与体循环动脉压相等，若导管能直接进入左右肺动脉，则可直接测定肺动脉的压力及其血氧饱和度，对准确计算肺血管阻力有较大帮助

推荐影像检查方法

- X 线胸片在观察心脏整体的大小及肺血的多少方面具有独到的优势，但对共同动脉干无特征性表现
- 超声心动图凭借其无创、廉价、适时的成像及对瓣膜和心功能评价的优势可以对本畸形做出初步的诊断
- 对于解剖畸形较复杂的患者需 MDCT 或 MRI 明确诊断
- 心导管及造影检查为本畸形诊断的金标准，但由于其为有创性检查，目前只用于将要进行手术矫治，术前需要进一步明确诊断或了解及判断肺动脉高压性质的患者

【鉴别诊断】

- 肺动脉闭锁或严重法洛四联症
    - 肺动脉闭锁一般通过发自降主动脉、头臂动脉的体肺侧支或未闭动脉导管供血给肺动脉
    - 法洛四联症一般右室经肺动脉瓣与主肺动脉有连通
- 主 - 肺动脉间隔缺损
    - 类似 I 型共同动脉干，主 - 肺动脉间隔缺损可见到两组半月瓣，而共同动脉干最大的特点是只有一组半月瓣
- 大动脉错位
    - 主动脉起源于右心室，主肺动脉起源于左心室，为两组半月瓣
- 半干畸形（hemi-truncus arteriosus）
    - 指一侧肺动脉（右肺动脉多见）发自升主动脉，另一侧肺动脉经肺动脉瓣与右室相通，具有两组半月瓣，属肺动脉起源异常的一种类型

（郑 宏 徐争鸣 杨延坤）

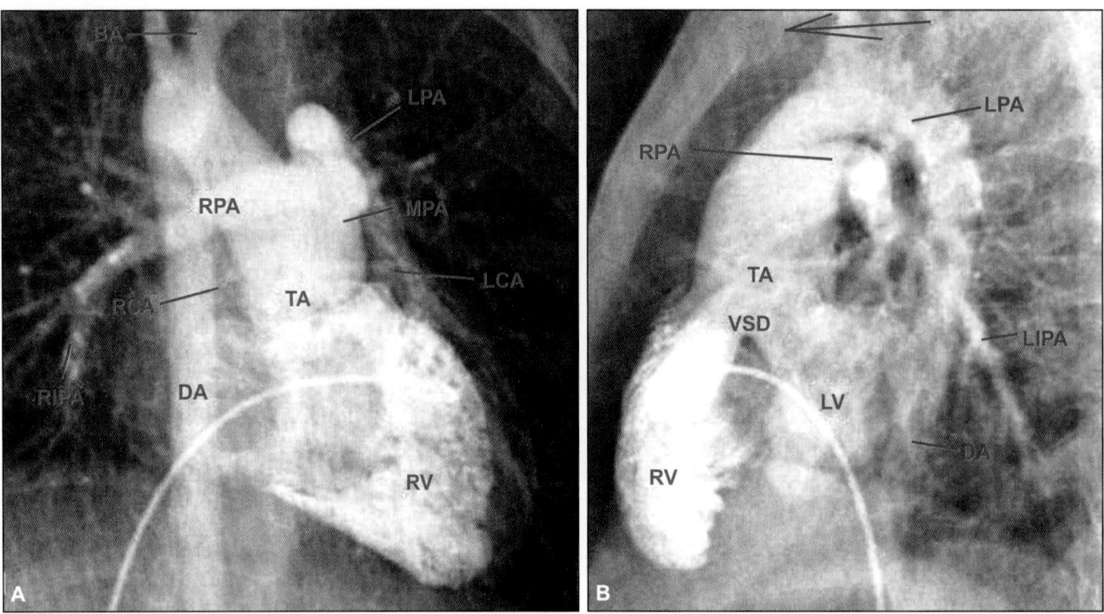

图 5-8-22 **共同动脉干右室造影**
I 型共干右室造影正侧位投照，示主肺动脉（MPA）自共同动脉干的近端发出，然后再分为左右肺动脉（LPA、RPA），共干瓣（TA）骑跨于室间隔缺损（VSD）及左右心室（LV、RV）之上，主动脉为右弓右降。LIPA、RIPA：左、右下肺动脉，DA：降主动脉，BA：头臂动脉

诊断与鉴别诊断精要

- 共同动脉干本身影像诊断不难，超声、CT 和 MRI 均可准确评价
- 伴随畸形的显示对分型和治疗非常重要

重点推荐文献

[1] 李益群, 郑宏. 先天性心脏病共同动脉干的造影诊断. 中国医学影像学杂志, 1993, 1(1): 23-27.
[2] 刘玉清. 心血管病影像诊断学. 合肥: 安徽科学技术出版社, 2000: 451-461.
[3] 陈新, 赵志峰, 唐莉, 等. 共同动脉干的MRI诊断及影像学比较. 中华放射学杂志, 2003, 37(4): 314-316.

第 9 节 全心畸形

一、法洛氏四联症

【概念与概述】

- 法洛氏四联征（tetralogy of Fallot，TOF）为包括肺动脉狭窄、室间隔缺损、主动脉骑跨和右心室肥厚在内的一组先天性心血管畸形
- 本症是发绀型心血管畸形中最常见者，约占整个先心病的 10%

【病因、病理与病理生理】

一般特征

- 发病机制
  - 法洛四联症虽然包含有四种畸形，但从胚胎发育观点来看，圆锥间隔向右室方向移位是根本原因
  - 由于漏斗部间隔向右室侧移位，产生了右室漏斗部及肺动脉狭窄
  - 由于漏斗部间隔向前上移位，漏斗部间隔与肌部间隔不能相连，产生了连接不良型室间隔缺损
  - 由于漏斗部间隔向右室侧移位，主动脉也随之移位，使主动脉瓣骑跨于室间隔之上
  - 右心室肥厚则是右室压力升高的继发性改变

- 流行病学
  - 在最常见的先天性心脏病中占第四位
  - 是最常见的发绀型先天性心脏病，发病率：0.3‰ ~ 0.5‰，约占整个先心病的 10%

病理

- 最主要的解剖畸形为肺动脉狭窄及室间隔缺损
  - 由于漏斗与室间隔对位不良产生的室间隔缺损常为非限制性的大型缺损，与主动脉根部大小相近，在中国人中，仅约 2% 病例合并肌部室间隔缺损
  - 肺动脉狭窄多为中 - 重度，常与漏斗间隔前移有关，肺动脉狭窄可累及漏斗部、肺动脉瓣环、肺动脉瓣膜、主肺动脉及左、右肺动脉分支，58% 患者伴肺动脉瓣二瓣畸形，漏斗部狭窄可较长，呈管状，亦可较短，呈环状，并在该狭窄与肺动脉瓣口间形成漏斗部心腔（第三心室）
  - 主动脉骑跨于室间隔之上，管径增粗，骑跨率不等，约 25% 患者合并右位主动脉弓
- 右心室肥厚为继发性改变
- 3% ~ 5% 患者合并冠状动脉起源异常，最重要的为冠状动脉前降支起源于右冠状动脉和单支左冠状动脉，有较大的冠状动脉分支其紧贴肺动脉瓣环向下横跨右室流出道，可影响手术

病理生理

- 法洛四联症时，由于室间隔缺损通常较大使左、右心室和主动脉压力接近，右向左的分流量主要取决于肺动脉狭窄的程度

【临床表现】

表现

- 症状
  - 发绀，活动能力下降，常有气急表现，喜蹲踞
  - 伴杵状指（趾），生长发育迟缓，智力下降
  - 易形成脑血栓
- 体征
  - 胸骨左缘第 2 ~ 4 肋间闻及较响的收缩期杂音，且能扪及震颤
  - 肺动脉第二音减弱甚或消失
- 其他检查
  - 化验示血细胞比容增加
  - 心电图示右心室肥厚为其特征

发病率

- 发病率：0.3‰ ~ 0.5‰
- 在最常见的先天性心脏病中占第四位

自然病程与预后

- 未经治疗的患者有 10% 可存活超过 20 年
- 短期预后：早期手术预后良好
- 长期预后：取决于有无右室舒张功能紊乱

治疗

- 姑息治疗
  - 经典的 Blalock—Taussig 分流术：与主动脉弓相对的锁骨下动脉与肺动脉作端侧吻合
  - 改良的 Blalock—Taussig 分流术：用 Gore-Tex 管作锁骨下动脉于肺动脉的连接
  - 中央型分流术：主、肺动脉间的管道连接
- 根治手术：扩大右室流出道，关闭室间隔缺损
  - 用跨环补片：术后可有肺动脉反流
  - 根治术的成功率越来越高，手术死亡率目前已降至 5% 以下
  - 以往采用的测量主动脉、肺动脉比，以主动脉与肺动脉比是否大于 3 ∶ 1，来判断可否采用根治的方法显然是不够的
  - 决定根治术与否，主要取决于左右肺动脉的发育状况，目前常用左右肺动脉发出第一支分支血管前的肺动脉直径之和除以横膈水平的降主动脉直径来代替原来采用的主动脉、肺动脉比
  - 影响法洛四联症手术结果的因素很多，除肺动脉直径及周围肺动脉有无狭窄外，冠状动脉的解剖异常及存在多发性室间隔缺损是另两个至关重要的因素，虽其发生率不高，但一旦漏诊后果严重

【影像表现】

概述

- 影像检查的主要目的是为手术作准备，判断哪些患儿可做根治术，哪些患儿需先做姑息性手术

X 线表现

- X 线平片表现与其通过肺循环的血流量密切有关，法洛四联症伴的室间隔缺损几乎总是非限制性的，右室流出道狭窄引起的梗阻程度的不同，决定了 X 线平片表现
- 右室流出道狭窄很轻时，表现为肺血正常，心脏大小正常或轻度增大，肺动脉段平直
- 右室流出道狭窄较明显时，表现为典型的法洛四联症，心脏不大，肺动脉段平直或轻度凹陷，肺血减少

- 右室流出道梗阻严重，肺动脉重度狭窄或闭锁时，表现为心脏轻度增大，心影呈靴型，肺动脉段凹陷，心尖上翘，肺血减少，并可见肺纹紊乱等侧支循环征象
- 其他表现
  - 升主动脉增宽
  - 右位主动脉弓：常见的主动脉异常，表现为主动脉结影位于气管的右侧，气管位置居中或略偏左，脊柱右侧密度略高于左侧，右位主动脉弓的存在对法洛四联症有很高的诊断价值（图 5-9-1）

超声心动图表现

- 二维超声心动图和多普勒能显示法乐氏四联症的基本形态改变
- 左室长轴切面见右室壁肥厚，室间隔与主动脉前壁连续中断，室间隔左移，主动脉增宽，骑跨于室间隔残端之上
- 大动脉短轴切面，可见右室流出道及肺动脉发育不良，内径狭窄
- 胸骨旁四腔切面，可见主动脉扩张，骑跨于室间隔残端之上包括肺动脉瓣和漏斗部狭窄的程度，主肺动脉发育情况等
- 左肺动脉较右肺动脉难以观察，疑有冠状动脉的开口和走行异常者，超声心动图亦观察受限

CT 表现

- 可通过观察室间隔连续性是否中断来判断室间隔缺损的大小和部位（图 5-9-2），但 CT 检查的主要价值在于显示外周肺动脉（图 5-9-3）等
- 肺动脉主干狭窄，肺动脉分叉部狭窄，左右肺动脉起始部狭窄及肺内周围肺动脉狭窄均可很好地显示
  - 回顾性 MIP 重建显示肺动脉，可自由选择任意角度，对左右肺动脉起始部的狭窄有时优于心血管造影
  - CT 可做横断位重建，对于区分位置偏前的肺动脉和位置偏后的侧支循环血管很有帮助
  - CT 对于判断异常的冠状动脉是否横过右室流出道，要比 DSA 心血管造影更直观，相对而言，多层螺旋 CT 对冠状动脉的显示率要高于 MRI，更接近 DSA 心血管造影，对排除异常的冠状动脉横过右室流出道更可靠

MRI 表现

- 可通过观察室间隔连续性是否中断来判断室间隔缺损的大小和部位
- 自旋回波 T1W 图像对右心室增大和右心室心肌肥厚可很好地显示，还能较好地显示室间隔缺损和右室漏斗部狭窄，对主动脉骑跨也能显示
- 梯度回波电影序列对左心室舒张末容量和左心室射血分数等可比较准确地测量，还可显示肺动脉狭窄等的异常血流
- 造影增强磁共振血管成像序列对外周肺动脉狭窄显示好，对肺动脉主干狭窄，肺动脉分叉部狭窄，左右肺动脉起始部狭窄及肺内周围肺动脉狭窄均可很好地显示（图 5-9-4）
- 造影增强磁共振血管成像对法洛四联症的侧支循环血管也可很好地显示（图 5-9-5）

心血管造影表现

- 最好既做坐观位右心室造影，也做长轴斜位左心室造影，对于部分病例还加做升主动脉造影
- 右室造影
  - 主要观察肺动脉及右室流出道的解剖，正常心脏肺动脉从前下走向后上，正位投照时肺动脉有重叠缩短，法洛四联症肺动脉的走向比正常心脏更为水平，肺动脉重叠缩短更严重，故法洛四联症右室造影必须用坐观位投照才能使 X 线与肺动脉趋于垂直，减少肺动脉的重叠缩短
  - 坐观位右室造影能较好地显示肺动脉瓣环狭窄，瓣膜增厚、狭窄，肺动脉主干狭窄，肺动脉分叉狭窄，左右肺动脉起始部狭窄及肺内周围肺动脉狭窄（图 5-9-6）
  - 坐观位右室造影读片注意事项
    - 首先观察右室漏斗部，正常心脏右室漏斗部呈上小下大的梯形。在法洛四联症时，右室漏斗部横径较小，呈管状或上大下小的倒三角形，漏斗部间隔向右室侧移位且肥厚，在心室的舒张期漏斗部形态异常，反映该狭窄为器质性改变
    - 其次应注意观察肺动脉瓣，正常时肺动脉瓣环直径不小于主动脉瓣环，肺动脉瓣叶薄如纸状，心室收缩时瓣叶开放，法洛四联症肺动脉瓣环明显小于主动脉瓣环，肺动脉瓣膜明显增厚，瓣叶开放受限
    - 还应注意观察肺动脉主干和左右肺动脉，正常心脏肺动脉干与升主动脉直径相仿，法洛四联症右室造影时，升主动脉与肺动

脉干同时显影，可见肺动脉主干明显窄于升主动脉。坐观位右室造影肺动脉干呈管状、漏斗状或局限性狭窄均能很好显示，对肺动脉干分叉部的狭窄显示也很好

- ■ 观察周围肺动脉狭窄是法洛四联症右室造影最主要的目的，周围肺动脉的狭窄若术前未能诊断，术中可能不被发现，周围肺动脉狭窄以左肺动脉起始部局限性狭窄最为常见

- ● 左室造影
  - ○ 首选体位为长轴斜位，X 线与前部室间隔相切，能很好地显示法洛四联症主要室间隔缺损的直接征象（图 5-9-7），了解其大小及部位
  - ○ 除观察主要室间隔缺损外，更要观察有无多发性室间隔缺损存在。长轴斜位左室造影时如在主要室间隔缺损下方见造影剂自左室向右室分流，表示肌部有多发性室间隔缺损存在，左室造影诊断或排除多发性室间隔缺损要明显优于右室造影
  - ○ 长轴斜位左室造影能很好地显示主动脉骑跨的程度
  - ○ 心室舒张期，不含造影剂的血从左房进入左室，形成一圆形负性阴影，勾画出二尖瓣的轮廓，可显示二尖瓣与主动脉瓣纤维连续表现
  - ○ 长轴斜位投照时可较好地拉开主动脉弓，显示有无动脉导管未闭
  - ○ 长轴斜位左室造影左右心室均显影，且互不重叠，可较好地判断左室发育的情况
  - ○ 长轴斜位投照能较好显示左肺动脉起始部局限性狭窄
  - ○ 长轴斜位上，冠状动脉能很好地显示
    - ■ 冠状动脉正常者，于主动脉瓣的后方可清楚地见到左冠状动脉主干分为两支，回旋支向后走行于左房室沟中，前降支向前走行于室间沟中
    - ■ 如未见到前降支从左冠状动脉发出，要注意观察其是否起于右冠状动脉近端
    - ■ 单支左冠状动脉：另一常见的冠状动脉异常，在明确了单支冠状动脉后应注意观察右冠状动脉发出的部位
      - ❑ 右冠状动脉从左前降支发出，必然横过右室流出道，影响手术
      - ❑ 右冠状动脉从左回旋支发出，则走行于主动脉的后方，不影响手术
      - ❑ 右冠状动脉从左冠状动脉主干发出，其走行方向不定，可向前横过右室流出道，也可能走行于主动脉后方，需结合其他体位分析
    - ■ 左室造影未能显示冠状动脉解剖或疑及冠状动脉有异常者，应加做升主动脉根部造影，主动脉造影一般足以显示冠状动脉解剖，不必依靠选择性冠状动脉造影来显示冠状动脉（图 5-9-8）

核医学表现

- ● 一般不用于本病的诊断

推荐影像学检查

- ● 胸部 X 线平片典型的“靴型心”结合临床发绀的表现可对大多数患者作出正确的诊断
- ● 超声心动图根据典型的对位不良室间隔缺损伴主动脉骑跨和右心室流出道梗阻可作出明确诊断。对于冠状动脉左前降支亦能较好地显示
- ● 对于周围肺动脉的狭窄、体 - 肺侧支循环和冠状动脉的走行情况尚需进一步 MRI、CT 或 DSA 检查

【鉴别诊断】

- ● 右室双腔
  - ○ 右室双腔的室间隔缺损以膜部缺损最常见，其中半数以上的病例有某种程度的室间隔膜部瘤形成，此点与法洛四联症明显不同，法洛四联症的室间隔缺损极少伴有室间隔膜部瘤形成
  - ○ 右室双腔的室间隔缺损可为限制性缺损，也可为非限制性缺损，但以限制性居多，而法洛四联症几乎均为非限制性的连接不良型缺损

诊断与鉴别诊断精要

- 胸部X线平片典型的“靴型心”，临床发绀，MRI、CT典型的对位不良室间隔缺损，主动脉骑跨和右心室流出道梗阻
- 对于周围肺动脉的狭窄、体-肺侧支循环和冠状动脉的走行情况需手术前明确

典型病例

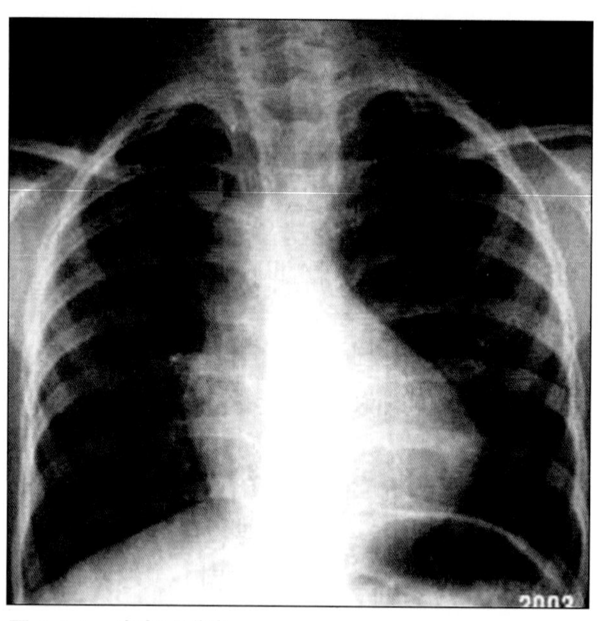

图 5-9-1 **法洛四联症**
胸部正位X线平片，见肺血减少和右位主动脉弓

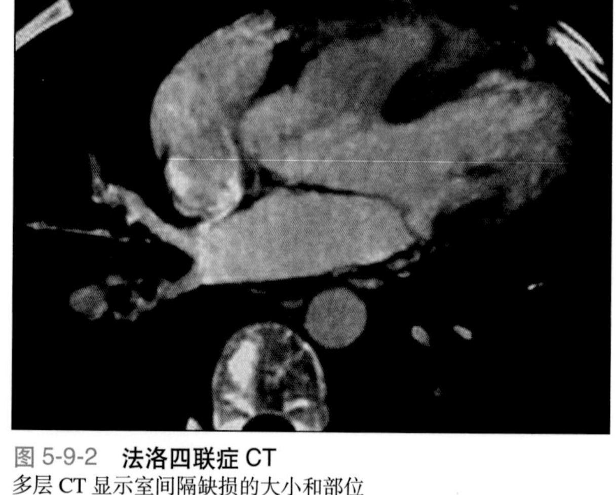

图 5-9-2 **法洛四联症 CT**
多层CT显示室间隔缺损的大小和部位

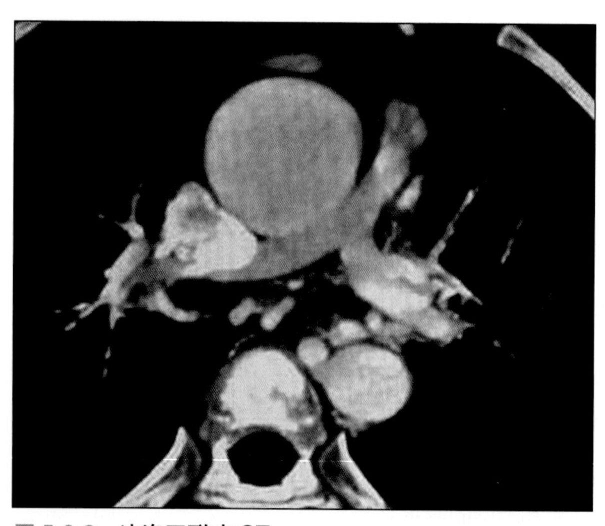

图 5-9-3 **法洛四联症 CT**
多层CT显示狭窄的肺动脉主干，外周肺动脉和侧支血管

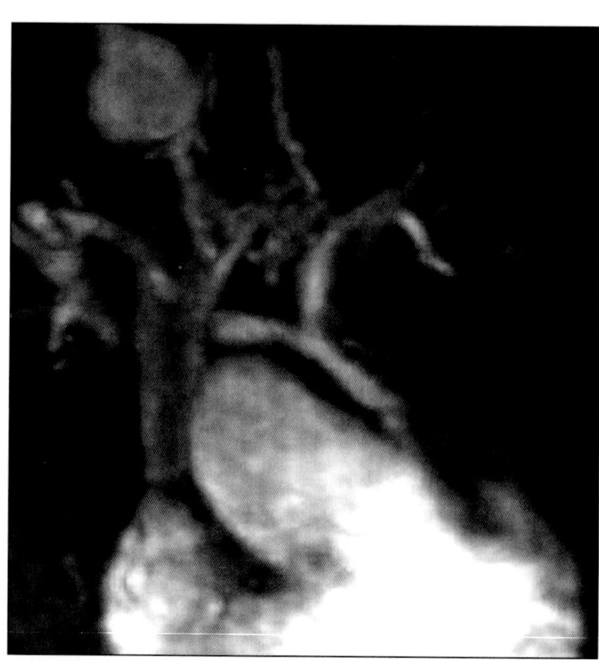

图 5-9-4 **法洛四联症 MRI**
造影增强磁共振血管成像显示狭窄的肺动脉主干，外周肺动脉和侧支血管

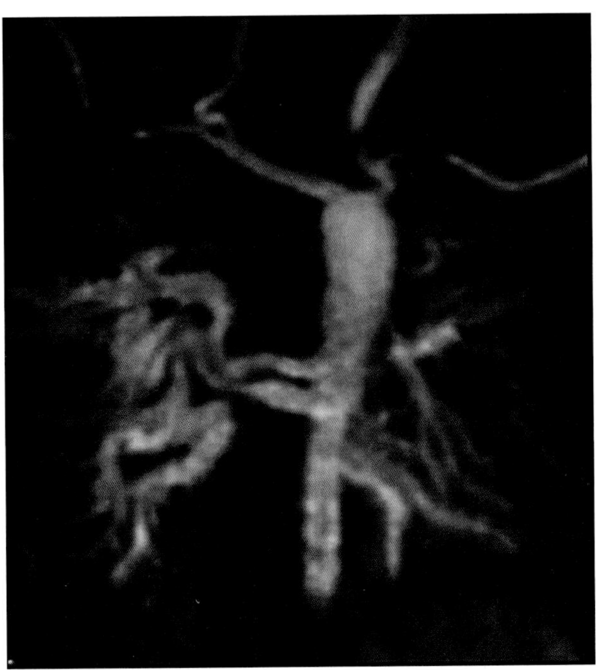

图 5-9-5 **法洛四联症 MRI**
造影增强磁共振血管成像显示粗大的侧支血管

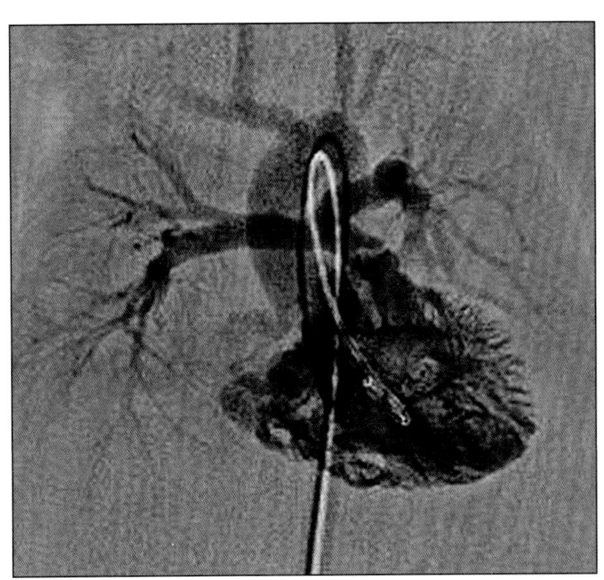

图 5-9-6 **法洛四联症**
坐观位右室造影，显示肺动脉瓣环狭窄，瓣膜增厚，肺动脉主干和左右肺动脉狭窄

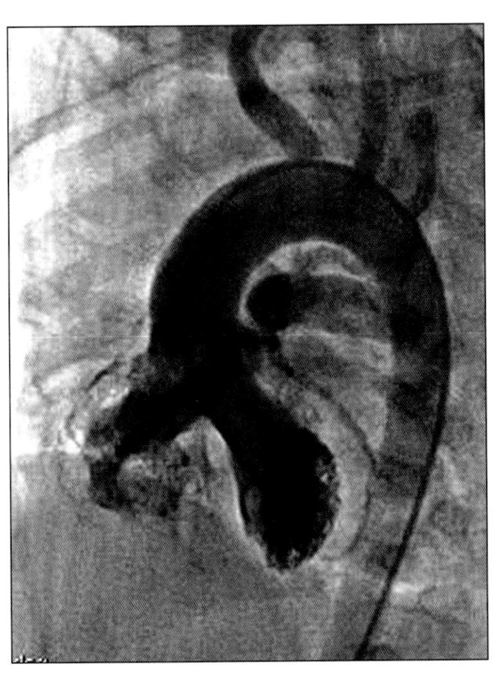

图 5-9-7 **法洛四联症**
长轴斜位左室造影。显示室间隔缺损的直接征象，排除多发性室间隔缺损，显示主动脉骑跨的程度

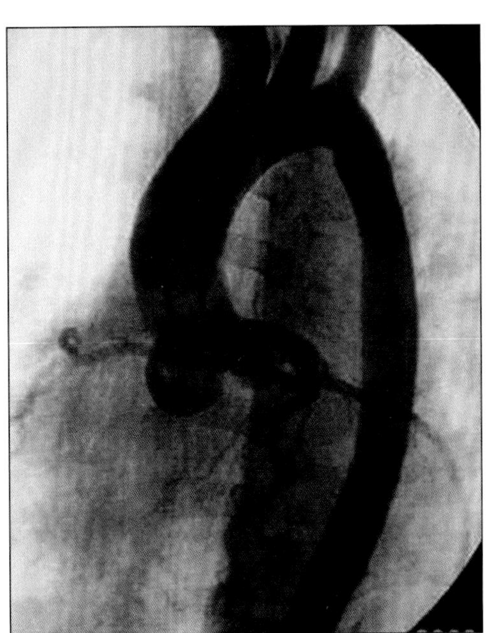

图 5-9-8 **法洛四联症**
升主动脉根部造影见单支冠状动脉，右冠状动脉从左冠状动脉发出

重点推荐文献

[1] Holmqvist C, et al. Pre-operative evaluation with MR in tetralogy of fallot and pulmonary atresia with ventricular septal defect. Acta Radiol, 2001, 42: 63-9.
[2] Helbing WA, et al. Clinical applications of cardiac magnetic resonance imaging after repair of tetralogy of Fallot. Pediatr Cardiol, 2000, 21: 70-9.
[3] Greenberg SB, et al. Magnetic resonance imaging compared with echocardiography in the evaluation of pulmonary artery abnormalities in children with tetralogy of Fallot palliative and corrective surgery. Pediatr Radiol, 1997, 27: 932-5.

二、心内膜垫缺损

【概念与概述】

- 心内膜垫缺损（endocardial cushion defects）是一组以房室瓣周围的间隔组织缺损及房室瓣异常为特征的先天性心血管畸形
- 同义词：房室间隔缺损（atrioventricular septal defects）和房室通道缺损（atrioventricular canal defects）
- 21 三体（Down's 综合征）患者常伴有房室间隔缺损

【病因、病理与病理生理】

一般特征

- 发病机制
  - 胚胎发育早期，房室管仅为 1 个孔，以后随着下（后）及上（前）心内膜垫出现并融合将房室管分隔成 2 个各有纤维环的房室孔
  - 下心内膜垫尚参与闭合房间隔第 1 孔及分隔 2 侧心室流入道的室间隔发育。下心内膜垫及左、右侧心内膜垫参与二尖瓣及三尖瓣的形成，上心内膜垫也参与一部分二尖瓣的发育
  - 心内膜垫部分或完全缺失的胚胎学发生与房室管心内膜垫发育障碍，房间隔第 1 孔处间隔的发育异常及参与形成房室瓣装置的心室肌发育异常有关
- 流行病学
  - 心内膜垫缺损约占所有先天性心脏病的 4% ~ 6.8%。其发生率为活产婴儿的 0.118‰ ~ 0.362‰，差异与检查的方法有关
  - 大约 40% 的 21 三体综合征患儿伴先天性心脏病，其中 40% 为心内膜垫缺损

病理

- 心内膜垫部分或完全缺失有共同的病理特征，即由于心内膜垫缺损，房间隔与室间隔不直接连接而导致形成共同的房室纤维环，即使房室瓣前桥叶与后桥叶连接并通过舌状组织结构完全附着于室间隔嵴上形成 2 个房室孔，房室纤维环仍是共同的
- 心内膜垫缺损通常有原发孔型房间隔缺损和房室瓣异常
- 常用的心内膜垫缺损分型
  - 部分型心内膜垫缺损：共同房室瓣前桥叶与后桥叶相互连接，并通过组织舌状结构附着于勺状凹陷的室间隔，形成 2 个房室孔。房室瓣与室间隔之间无缺损，不存在心室水平的血流分流。房室瓣上方房间隔缺损（原发孔型）合并不同程度的左侧房室瓣畸形（“二尖瓣”前叶裂缺）并伴不同程度的左侧房室瓣反流
  - 过渡型心内膜垫缺损：共同房室瓣前桥叶与后桥叶连接，通过组织附着于勺状凹陷的室间隔形成 2 个房室孔。房室瓣叶上方原发孔型房间隔缺损，下面可有室间隔缺损，通常较小并有桥叶腱束附着，存在心室水平的血液分流，为限制性分流
  - 完全型心内膜垫缺损：共同房室瓣前桥叶与后桥叶均骑跨在室间隔上，相互不连接而形成共同房室孔。房室瓣上方的原发孔型房间隔缺损，房室瓣下方的室间隔缺损均伴有血流分流，心室水平为非限制性分流
- 根据前桥叶骑跨的程度，房室瓣与室间隔的关系可以分成 3 种类型（RastelliA，B，C）

病理生理

- 心内膜垫缺损的血流动力学改变主要为心房、心室水平分流及房室瓣反流
- 心房、心室水平的分流量取决于缺损大小，房室瓣与房间隔、室间隔组织的关系，体、肺循环压力和阻力
  - 心房水平左向右分流导致右侧心腔扩大，肺动脉增宽
- 房室瓣反流与瓣膜缺失程度及瓣膜装置畸形有关
  - 左侧房室瓣（二尖瓣）反流不显著的部分型心内膜垫缺损的血流动力学改变与继发型房间隔缺损相同
  - 左侧房室瓣反流显著则同时有左心室增大的表现
- 完全性心内膜垫缺损同时存在心房、心室水平的分流及不同程度的房室瓣反流
  - 两侧心室负荷增加，心腔扩大
  - 肺血流量增加，肺动脉压力明显增高
  - 并发严重肺动脉高压较早，重度肺动脉高压时，心室水平可呈双向分流，出现青紫
- 心内膜垫缺损合并左室流出道梗阻时更加重左心室的负荷

【临床表现】

表现

- 症状
  - 心内膜垫缺损主要临床表现为易呼吸道感染
  - 生长发育差
- 体征
  - 胸骨左缘第可闻及杂音
  - 由于房室瓣反流，心腔容量性负荷增加，在常见的左向右分流先心病中，心内膜垫缺损的心影增大程度往往最为明显

自然病史和预后

- 完全型心内膜垫缺损患者因大量左向右分流，右心室和肺动脉压和体心室压相等，从出生时就有严重的肺高压，并进行性加重，直到行肺动脉环缩或完全纠治后才会减轻
- 合并 Down 综合征的患者肺高压的进度更快
- 房室通道缺损患者的肺血管阻力在生后几个月内就常有明显的升高，房室瓣反流会增加心室容量负荷，加剧肺高压和充血性心力衰竭，早期手术至关重要

治疗

- 部分性心内膜垫缺损应在 2 ～ 4 岁间手术，如果有明显的二尖瓣反流或左侧心脏结构发育不良如主动脉缩窄、二尖瓣异常、主动脉瓣下狭窄应提早手术
- 完全性心内膜垫缺损在生后 2 ～ 4 个月已有严重的充血性心力衰竭，应当在 3 ～ 6 个月间手术，如果推迟到 1 岁以后再手术就有肺血管阻力不可逆升高的危险
- 过度性心内膜垫缺损的手术时间根据 VSD 的大小而定，缺损越大，手术时间应越早
- 心内膜垫缺损合并法洛四联症和明显右室流出道狭窄的患者，以前多分期手术，目前主张早期一次手术纠治

【影像表现】

概述

- 超声心动图是心内膜垫缺损的相对最好的诊断方法，对判断房室瓣反流方便准确

X 线表现

- 心内膜垫缺损的 X 线平片表现与其病理类型及血流动力学改变有很大关系
- 最常见的部分性心内膜垫缺损伴有较明显的二尖瓣反流，原发孔房缺也较大，左心室的血反流入左心房后迅速进入右心房，右心房、右心室、左心房和左心室的容量性负荷均增加，右心房、右心室、左心房和左心室均有扩大，心影明显增大，并显得心影增大和肺血增加不成比例
- 若部分性心内膜垫缺损无二尖瓣反流，其血流动力学改变与继发孔型房缺相似，X 线平片表现也与继发孔型房缺相似，右心房、右心室增大，肺动脉段突出
- 若部分性心内膜垫缺损二尖瓣反流明显，但房间隔缺损很小，心房水平分流不明显，其血流动力学改变与二尖瓣关闭不全相似，X 线平片表现也与二尖瓣关闭不全相似，以左心房和左心室均增大为主
- 最常见的完全性心内膜垫缺损有较大的室间隔缺损，但房室瓣反流较轻，X 线平片表现右心房、右心室、左心房和左心室均有增大（图 5-9-9），肺动脉段突出，肺血增加明显，常有肺动脉高压表现，与部分心内膜垫缺损有所不同
- 若过渡型心内膜垫缺损室间隔缺损很小，则其血流动力学改变和 X 线平片表现也与部分性心内膜垫缺损相似
- 若完全性心内膜垫缺损伴有严重的房室瓣反流，则其 X 线平片也有改变，二尖瓣反流明显则以左心房和左心室增大为主，三尖瓣反流明显则以右心房和右心室增大为主

超声心动图表现

- 二维超声心动图和彩色多普勒是心内膜垫缺损的首选非介入的诊断方法，在观察房室瓣瓣叶的解剖形态变化方面优于心血管造影，心内膜垫缺损术前外科要求明确缺损与房室瓣的关系，房室瓣的病理解剖改变和功能
- 二维超声心动图能满意显示房室瓣是独立两组，还是一组共同房室瓣，后者前后瓣叶的情况及其抵止点
- 多普勒有助房室分流水平的确定并能估计房室瓣关闭不全的程度

CT 表现

- CT 可通过观察房间隔、室间隔连续性是否中断来判断有无房间隔、室间隔缺损
- CT 检查必须注射造影剂，虽能较好地显示原发孔房缺和室间隔缺损（图 8-2-2），但对判断

房室瓣反流有困难

- 多层螺旋 CT 多角度的最大密度投影重建对显示“鹅颈征”有一定的帮助（图 8-2-3）
- 除直接征象外，CT 检查还可清楚显示左心房、左心室增大，右心房、右心室增大，肺动脉扩张等对心内膜垫缺损诊断有帮助的间接征象，并可较好地排除其他伴随畸形如主动脉缩窄等

MRI 表现

- MRI 检查可通过观察房间隔、室间隔连续性是否中断来判断有无房间隔、室间隔缺损
- MRI 自旋回波 T1W 和梯度回波电影图像能较好地显示原发孔房缺及有无室间隔缺损存在，横断位图像即可较好地显示四个心腔相通（图 5-9-12），冠状位 MRI 图像能较好地显示“鹅颈征”；在梯度回波电影序列上可根据异常的血流存在来判断房室瓣反流
- 造影增强磁共振血管成像序列对判断有无房间隔、室间隔缺损诊断帮助不大，但多角度的最大密度投影重建对显示“鹅颈征”有一定的帮助
- MRI 检查还可清楚地显示左心房增大，右心房增大，左心室增大，右心室增大，肺动脉扩张等对心内膜垫缺损诊断有帮助的间接征象，并可较好地排除其他伴随畸形如主动脉缩窄等

心血管造影表现

- 心内膜垫缺损的心血管造影方法以左心室造影为主，投照位置一般用正位、右前斜位和肝锁位，有时加做左心房造影
  - 希望通过显示心内膜垫缺损特征性的“鹅颈征”来确认心内膜垫缺损并通过观察心室水平有无分流及房室瓣是否为共同瓣进行分型
  - 通常用猪尾导管经主动脉逆行送入左室做左室造影，以保证准确判断房室瓣反流的严重程度，同时可测定左室舒张末期压，以评价左室功能
- “鹅颈征”：是由于左室流入道缩短，左室流出道拉长及房室瓣位置改变，二尖瓣构成左室右缘这一形态特征所致，上述改变的共同基础是心内膜垫发育异常
  - 正位和右前斜位左心室造影为“鹅颈征”最好的显示位置（图 5-9-13），无论何种类型的心内膜垫缺损，正位左室造影均有“鹅颈征”表现，“鹅颈征”于心室舒张朗显示较收缩期更明显
  - 肝锁位投照也可显示“鹅颈征”，但不如正位清楚
- 心内膜垫缺损心室水平分流：肝锁位左室造影是最佳显示体位，但即使在肝锁位上，心室水平的小分流与房室瓣的反流也易混淆
  - 心内膜垫缺损的室间隔缺损位置较低，通常在室间隔的中部，造影剂流动方向向下，而房室瓣反流的造影剂向上流动，进入右房
- 室间隔缺损：较大的室间隔缺损常达到后桥叶的下方，左室造影一般能清楚显示室间隔缺损
- 共同房室瓣：完全性心内膜垫缺损如室间隔缺损大，左室造影有较多造影剂进入右室，在心室舒张期可见不含或少含造影剂的心房血进入心室，勾画出共同房室瓣轮廓，形成卵圆形的负性阴影
  - A 型完全性心内膜垫缺损桥叶通过腱索连于室隔嵴上，心室舒张期有部分造影剂积聚于腱索与室隔嵴之间，看上去共同瓣像两个分开的房室瓣，据此可区别 A 型与 C 型完全性心内膜垫缺损
- 房室瓣反流：判断房室瓣反流的严重程度以肝锁位左室造影为佳
  - 造影剂自左室反流入左房后立即经原发孔房间隔缺损进入右房，根据右房小部分显影、大部分显影、全部显影抑或有腔静脉显影，判断反流的严重程度
  - 若原发孔房间隔缺损较小，为限止性，以左房显影为主，可根据左房小部分显影、大部分显影、全部显影抑或肺静脉也显影，判断反流的严重程度

核医学表现

- 一般不用于本病的诊断

推荐影像学检查

- X 线平片和心脏超声心动图检查是每个心内膜垫缺损患者必做的影像学检查方法
- 大多数的心内膜垫缺损可仅凭借心脏超声检查的结果而直接接受手术
- 对于伴心外结构异常者，可加做多层螺旋 CT 或磁共振
- 首选影像学检查方法是超声心动图

【鉴别诊断】

- 心内膜垫缺损由于房室瓣反流，心腔容量性负荷增加，心腔扩大，在常见的左向右分流先心病中，心内膜垫缺损X线平片的心影增大程度往往最为明显，超过一般的房间隔缺损，室间隔缺损和动脉导管未闭，且易伴Down's综合征，心脏超声检查可明确诊断

诊断与鉴别诊断精要

- 超声、CT、MRI均可清晰显示缺损，以及四个心腔相通
- CT和MRI可以更清晰显示伴发畸形和心外结构异，对诊治有重要意义

典型病例

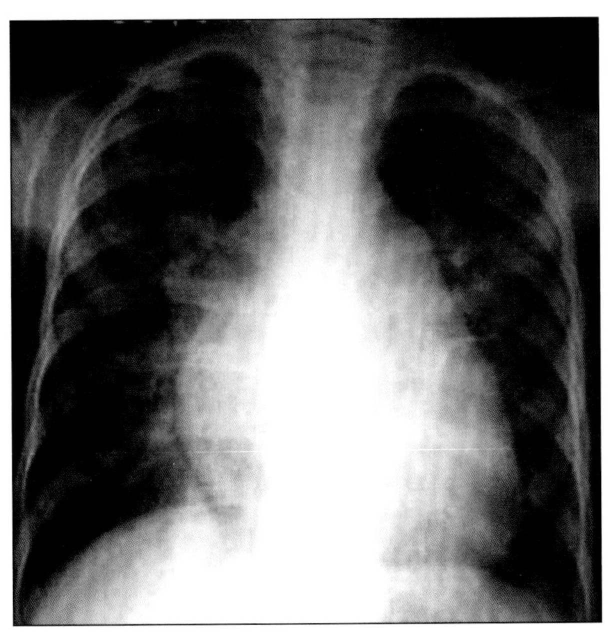

图5-9-9 **完全性心内膜垫缺损**
X线平片见右心房、右心室、左心房和左心室均有增大，肺充血

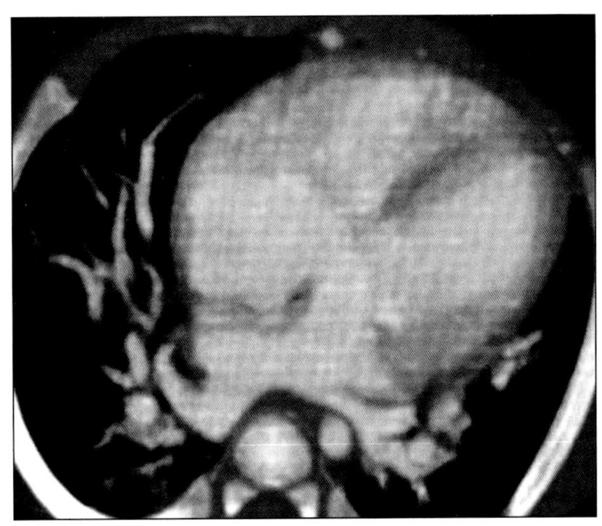

图5-9-10 **完全性心内膜垫缺损CT**
横断位CT显示原发孔房间隔缺损和室间隔缺损

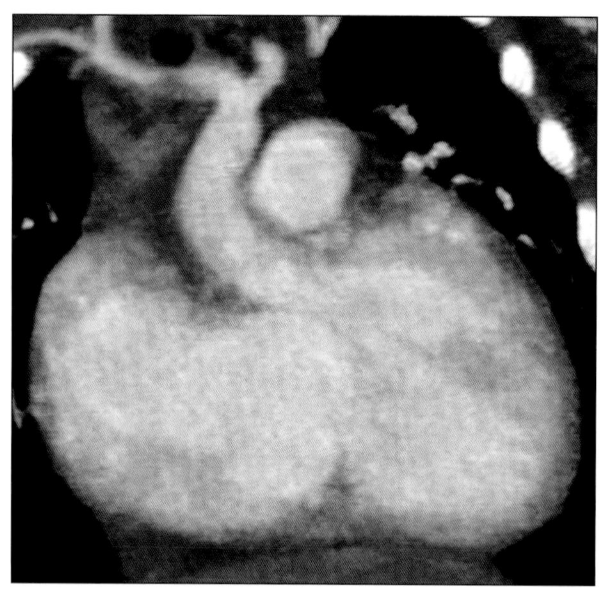

图 5-9-11 **部分性心内膜垫缺损 CT**
多层螺旋 CT 冠状位最大密度投影重建显示"鹅颈征"

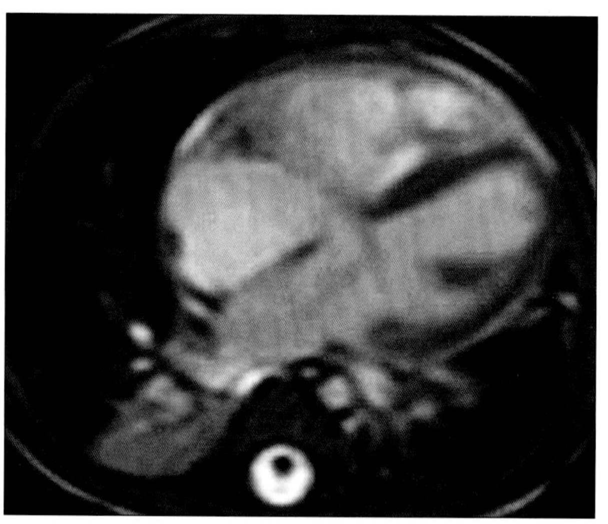

图 5-9-12 **过渡型心内膜垫缺损 MRI**
横断位梯度回波电影图像显示原发孔房缺及小室间隔缺损

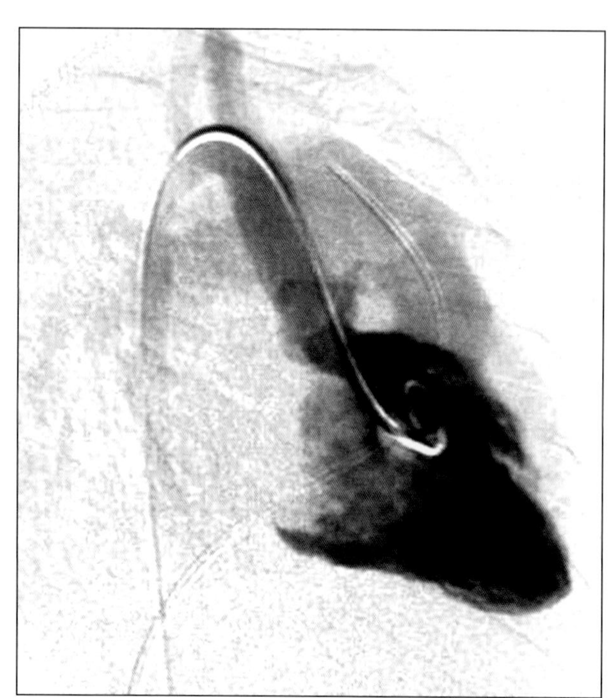

图 5-9-13 **心内膜垫缺损**
右前斜位左心室造影见心内膜垫缺损的特征性心血管造影表现"鹅颈征"

重点推荐文献

[1] Brenner LD, et al. Quantification of left to right atrial shunts with velocity-encoded cine nuclear magnetic resonance imaging. J Am Coll Cardiol, 1992, 12: 46-50.

[2] Parsons JM, et al. Morphological evaluation of atrioventricular septal defects by magnetic resonance imaging. Br Heart J, 1990, 64: 138-45.

[3] 陈树宝, 朱铭. 先天性心脏病影像诊断学. 北京: 人民卫生出版社, 2004.

三、大动脉错位

（一）完全性大动脉错位

【概念与概述】

- 完全性大动脉错位（complete transposition of the great arteries）是指房室连接一致而心室大动脉连接不一致，即解剖右心室与主动脉连接，解剖左心室与肺动脉连接的先心病
- 完全性大动脉转位主动脉瓣常位于肺动脉瓣右前方，有时也称D型大动脉转位（D-transposition of great arteries，D-TGA）
- 完全性大动脉错位是一种严重的发绀性先天性心脏病，为引起婴幼儿早期死亡的最常见的先天性心脏病。占所有先心病的 7% ~ 8%

【病因、病理与病理生理】

一般特征

- 发病机制
  - 完全性大动脉错位的发生与胚胎时圆锥动脉干的发育异常有关
  - Van Praagh 认为主动脉下圆锥持续存在并发展，而肺动脉下圆锥被吸收，而使肺动脉瓣与二尖瓣存在纤维连续，由此，大血管关系出现反转，主动脉位于肺动脉前方，形成 TGA
- 流行病学
  - 发病率：1/3000
  - 占先天性心脏病的 5%
  - 男性＞女性

病理

- 完全性大动脉错位房室一致，而心室大动脉不一致，其最明显的特征是主、肺动脉相对位置异常
- 正常主动脉瓣位于肺动脉瓣右后方，主动脉瓣膜位置低于肺动脉瓣
- 常见的完全性大动脉转位主动脉在肺动脉的右前方，也可主动脉在肺动脉的正前方、左前方，主动脉瓣瓣膜位置高于肺动脉瓣
- 冠状动脉起源于主动脉与肺动脉相近的两个窦

分类

- 完全性大动脉错位室间隔完整，最多，约占 50% ~ 60%
- 完全性大动脉错位伴室间隔缺损，无肺动脉狭窄，圆锥间隔移位时，可出现对位不良型室间隔缺损。向前偏移时可造成主动脉瓣下狭窄，此类患者可合并主动脉缩窄或主动脉弓离断
- 完全性大动脉错位伴室间隔缺损和肺动脉狭窄，存活时间最长
- 完全性大动脉错位室间隔完整伴肺动脉狭窄，最少

病理生理

- 完全性大动脉错位患者形成了两个独立平行的血液循环
  - 体循环回流的静脉血经右房、右室到主动脉，经全身循环后又回流至右室
  - 肺循环回流的氧合血经左房、左室入肺动脉，经肺循后又回到左室
- 肺、体循环失去正常循环交互，只有在两个循环之间存在交通才能维持生存，如开放的卵圆孔、房间隔缺损、室间隔缺损、动脉导管未闭
- 如两个循环之间分流量小，肺静脉氧合血混合到体循环少，体循环动脉血氧饱和度低，缺氧症状严重
- 完全性大动脉错位患儿肺血管疾病的发生早，大多数伴有室间隔缺损的患儿在 6 个月时可出现肺血管疾病

【临床表现】

表现

- 症状
  - 完全性大动脉错位患儿出生后即有发绀、气促、心力衰竭，且生长发育迟缓
  - 杵状指趾
- 体征
  - 心脏杂音随合并的畸形而异
  - 肺动脉第二音亢进”为其特征之一
- 其他检查
  - 心电图多为右心室肥厚

自然病史和预后

- 绝大多数在 1 岁内死亡。存活至 6 个月以上的婴儿几乎都有杵状指趾

治疗

- 前列腺素 E_1 有助于保持动脉导管开放
- 急诊球囊房隔造口术
- 早期手术：大动脉转换术以及冠状动脉移位术
- 晚期手术：心房内档板血流改道术（Mustard 术），房间隔移位术（Senning 术）

【影像表现】

概述

- 完全性大动脉错位影像表现变化很大，其表现与是否合并室间隔缺损及左室流出道梗阻有关，显示房室连接一致，而心室大动脉连接不一致，即腔静脉→右心房→右心室→主动脉，左心房→左心室→肺动脉是诊断关键

X 线表现

- 完全性大动脉错位是新生儿期最常见的肺充血的青紫型先天性心脏病，新生儿患青紫型先心病，X 线胸片若表现为肺充血，首先就应考虑完全性大动脉转位
- 完全性大动脉转位患儿刚出生时心影大小可正常，肺血改变也不明显，出生数日后，心影逐步增大，肺血逐渐增多
- 完全性大动脉错位 X 线胸片表现与是否合并肺动脉狭窄有关
    - 无肺动脉狭窄或肺动脉狭窄很轻者：心脏呈中度至重度增大，以向左增大为主，心影呈蛋型，左右心室增大，以右室增大为甚，左右心房也增大，肺动脉段不凸出但肺门血管扩张，呈明显肺充血改变，正位胸片上纵隔血管影狭小也是完全性大动脉错位 X 线胸片的典型表现（图 5-9-14）
    - 完全性大动脉错位合并明显肺动脉狭窄者：X 线胸片的表现较不典型，肺血减少，心影略呈靴形

超声心动图表现

- 胸骨旁长轴切面：主动脉与右心室相连，肺动脉与左心室相连，二者呈平行关系，主动脉位于肺动脉前方且瓣膜略高于肺动脉
- 胸骨旁短轴切面：可显示主动脉与肺动脉根部的关系，在大多数病例中，主动脉位于肺动脉的右前方
- 心尖五腔切面：声束向前倾斜，可见与右室连接的大动脉向上向后形成主动脉弓，与左室连接的大动脉很快分叉形成左右肺动脉

CT 表现

- CT 检查对完全性大动脉错位诊断有一定的帮助，对于牵涉到房室连接，心室大动脉连接是否一致的复杂先心病，判断心房位置、心室位置、大动脉位置及其连接十分重要
- CT 可通过直接显示心耳来确定心房位置，还可依靠最小密度投影重建显示双侧主支气管形态来准确推断心房位置
- CT 图像可很好地显示心肌小梁的粗糙程度，据此判断心室位置
    - 心肌小梁粗糙的为形态学右心室，光滑者为形态学左心室
- 房室连接一致，心室大动脉连接不一致，即右心房→右心室→主动脉，左心房→左心室→肺动脉，是完全性大动脉转位诊断的根本点
    - 利用任意角度、任意层厚的最大密度投影图像，可确保清楚显示房室连接一致，而心室大动脉异常连接（图 5-9-15）
- CT 还可观察左、右心室大小，室间隔缺损的有无及大小、部位，有无肺动脉狭窄等

MR 表现

- MRI 检查对于牵涉到房室连接，心室大动脉连接是否一致的复杂先心病，判断心房位置、心室位置、大动脉位置及其连接十分重要
- 自旋回波 T1W 图像可很好地显示心肌小梁的粗糙程度，据此判断心室位置，心肌小梁粗糙的为形态学右心室，光滑者为形态学左心室
- 可见房室连接一致，心室大动脉连接不一致，即右心房→右心室→主动脉，左心房→左心室→肺动脉
- 可观察左、右心室大小，室间隔缺损的有无及大小、部位，有无肺动脉狭窄等（图 5-9-16）
- 造影增强磁共振血管成像扫描在重建时可得到任意角度、任意层厚的最大密度投影重建图像，可清楚显示房室连接和心室大动脉连接（图 5-9-17）

心血管造影表现

- 完全性大动脉错位心血管造影关键的一步是将心导管术送入左心室，右心导管可经卵圆孔至左房达左室，投照位置在左室造影首选长轴斜位
- 长轴斜位投照 X 线与室间隔相切，可清楚地显示肺动脉起于左心室（图 5-9-18），并可根据室间隔的偏离方向初步判断两个心室的相对压力水平，长轴斜位左心室造影还可较好地显示室间隔缺损的部位、大小及数目，对于左心室流出道的狭窄和肺动脉瓣的狭窄长轴斜位左心室造影也可较好显示
- 可加做左心室坐位观造影以排除周围肺动脉狭窄

- 侧位右心室造影可显示主动脉起于右心室，瓣下有圆锥，并可显示有无动脉导管未闭和主动脉缩窄存在（图 5-9-19），且对大动脉的相对位置关系及圆锥间隔有无移位能很好地显示，圆锥间隔前移者，易伴主动脉缩窄
- 对于准备做大动脉调换手术者，还需做升主动脉造影，以观察冠状动脉类型

核医学表现

- 一般不用于本病的诊断

推荐影像学检查

- X 线胸片心脏呈“斜蛋形”时，可提示本病
- 超声心动图、MRI 和 CT 检查均能很好地显示心房、心室及大动脉的连接关系和并发畸形，一般以超声心动图检查为首选
- 由于完全型大动脉转位类型很多，情况复杂，最好在超声心动图之外，加做多层螺旋 CT 或磁共振检查，以明确诊断
- 心血管造影仅用于疑难病例和某些解剖细节和生理参数的评估

【鉴别诊断】

- 肺动脉下室间隔缺损不伴肺动脉狭窄的右心室双出口
  - 显示二支大动脉分别起自左、右心室和肺动脉下无圆锥可作鉴别

诊断与鉴别诊断精要

- X 线胸片心脏呈“斜蛋形”
- 房室连接一致，心室大动脉连接不一致，即右心房→右心室→主动脉，左心房→左心室→肺动脉，是完全性大动脉错位诊断的根本点

典型病例

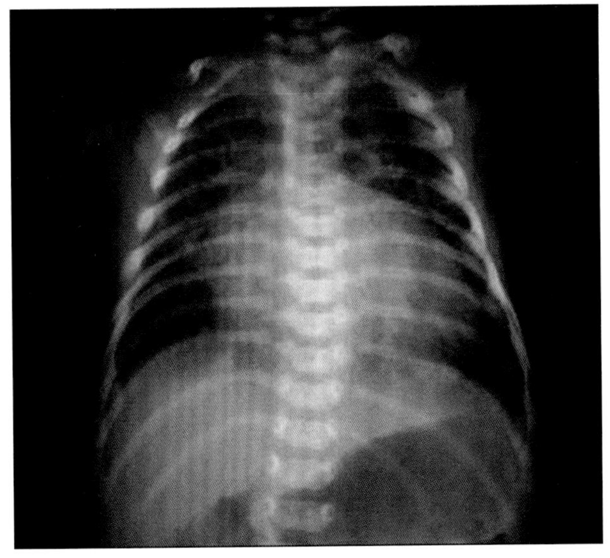

图 5-9-14　**完全性大动脉错位正位 X 线胸片**
心影呈蛋型

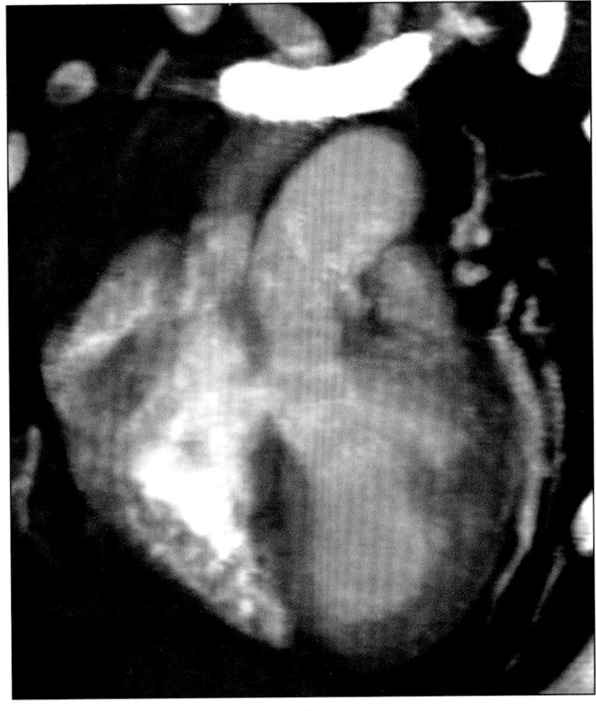

图 5-9-15　**完全性大动脉错位 CT**
最大密度投影重建图像示：主动脉在肺动脉前方，起于心肌小梁粗糙的形态学右心室，肺动脉起于心肌小梁光滑的形态学左心室。有室间隔缺损存在

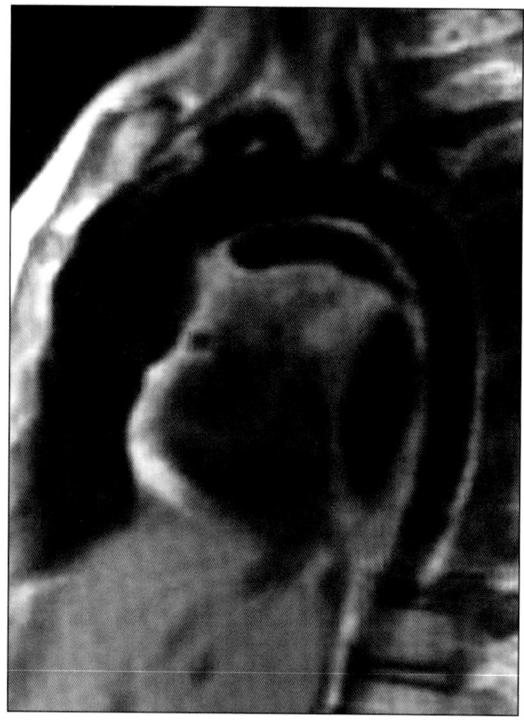

图 5-9-16 **完全性大动脉错位 MRI**
自旋回波 T1W 图像显示主动脉在前，肺动脉在后，有肺动脉狭窄

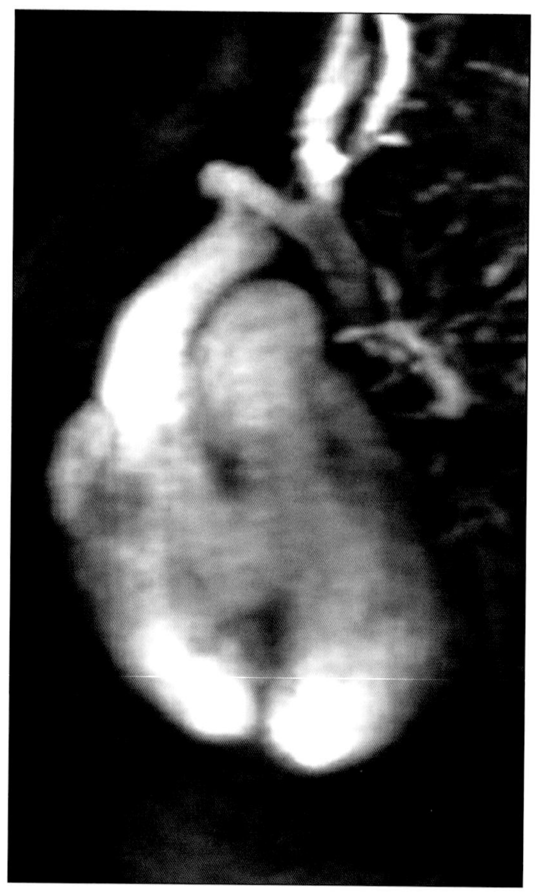

图 5-9-17 **完全性大动脉错位 MRI**
显示心室大动脉连接不一致，右心室与主动脉连接，左心室与肺动脉连接，并有室间隔缺损

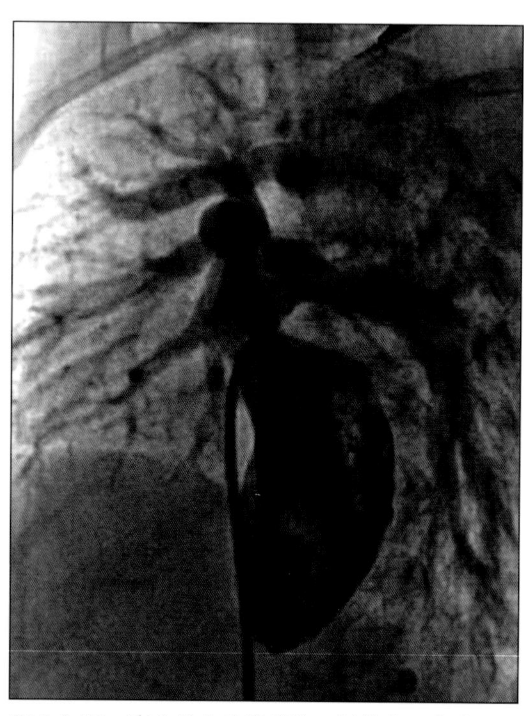

图 5-9-18 **完全性大动脉错位，侧位右心室造影**
显示主动脉起于心肌小梁粗糙右心室，瓣下有圆锥

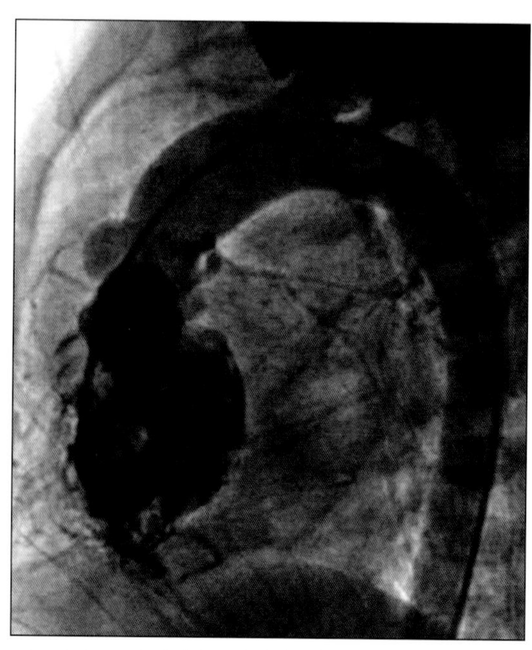

图 5-9-19 **完全性大动脉错位，长轴斜位左心室造影**
肺动脉起于心肌小梁光滑的左心室，室间隔完整

重点推荐文献

[1] Cutberlet M, et al. Arteral switch peocedure for D-transposition of the great arteries: quantitative midterm evaluation of hemodynamic changes with cine MR imaging and phase-shift velocity mapping-initial experience. Radiology, 2000, 214: 467-75.

[2] Blakenberg F, et al. MRI vs echocardiography in the evaluation of the Jatene procedure. J Comput Assist Tomogr, 1994, 18: 749-54.

[3] Beek FJ, et al. MRI of the pulmonary artery after arterial switch operation for tranposition of the great arteries. Pediatr Radiol, 1993, 23: 335-40.

（二）纠正性大动脉错位

【概念与概述】

- 纠正性大动脉错位（corrected transposition of the great arteries）是指心房心室连接不一致同时有心室大血管连接不一致，即主动脉与右心室连接，右心室与左心房连接，肺动脉与左心室连接，左心室与右心房连接，达到功能上"矫正"
- 同义词：L 型大动脉转位（L-transposition of the great arteries，L-TGA）

【病理与病因】

一般特征

- 发病机制
  - 纠正性大动脉错位系由于心管向左成袢，使解剖左心室位于右侧，从右心房接受体静脉血，解剖右心室位于左侧，从左心房接受肺静脉血。主动脉在左前与位于左侧的解剖右心室连接，肺动脉在右后与位于右侧的解剖左心室连接
- 流行病学
  - 纠正性大动脉错位发生率约占所有先天性心脏病的 1%，其中绝大多数（99%）伴有其他心内结构异常

病理

- 纠正性大动脉错位连接关系为：右房→左室→肺动脉；左房→三尖瓣→右室→主动脉
- 左、右心室位置常呈并列关系，室间隔呈矢状位
- 一般均有传导系统异常
- 内脏及心房位置正常者约占 90% ～ 95%，肺动脉瓣与二尖瓣呈纤维连续，主动脉瓣与三尖瓣无纤维连续，其间为肌性组织
- 由于心管向左成袢，25% 纠正性大动脉错位为右旋心
- 冠状动脉与正常呈镜像反位，即向解剖左心室供血动脉起源于右窦，分为两支，走行于前室间沟和右侧房室沟，相当于正常心脏的左冠状动脉，向解剖右心室供血动脉起源于左窦，走行于左侧房室沟，相当于正常心脏的右冠状动脉
- 大多数伴发其他心内畸形，约 60% ～ 80% 患者合并室间隔缺损和（或）肺动脉瓣狭窄，其次为三尖瓣关闭不全或 Ebstein 样畸形，其他还有房间隔缺损、动脉导管未闭等

病理生理

- 纠正性大动脉错位体循环回流的静脉血经右房、左室到达肺动脉；非氧合的静脉血进入肺循环氧合后进入体循环，血液的氧合情况同生理状态一致
- 肺循环回流的氧合血经左房、右室进入主动脉，血流动力学在功能上得到矫正，如不合并其他心脏畸形，则无需治疗
- 如合并室间隔缺损，其血流动力学改变与单纯室间隔缺损相似
- 如合并室间隔缺损及肺动脉狭窄，当缺损较大时，其血流动力学类似法洛氏四联征

【临床表现】

表现

- 症状
  - 纠正性大动脉错位的临床表现和体征取决于其并发畸形
  - 最常见的是室间隔缺损合并肺动脉狭窄，患儿有早发发绀，杵状指趾
- 体征
  - 由于在动脉和心室转位，主动脉成分的"肺动脉第二音"明显亢进
  - 合并左侧房室瓣关闭不全时，于心尖部闻及相应收缩期杂音
- 其他检查
  - 心电图多示有房室传导阻滞，电轴左偏或

于右胸前导联出现 Q 波等
- 纠正性大动脉错位由于房室连接不一致，其传导束走向与正常心脏也不同，手术时很易损伤传导束，导致传导阻滞，有相当一部分病例需终生携带心脏起搏器

自然病史和预后
- 纠正性大动脉错位的自然病程区别很大
- 最常见的是因为左向右分流或发绀，在儿童期或成人阶段出现活动耐力减退，生长发育落后，并出现进行性的体循环房室瓣的反流，充血性心力衰竭导致的死亡经常发生在年龄 30 ~ 40 岁
- 有 10% 的患者出现先天性或极早期的完全性房室传导阻滞
- 三尖瓣反流是致死的独立的高危因素
- 如果没有严重的房室瓣反流，20 年的生存率是 93%，如果出现房室瓣反流，生存率降低到 49%

治疗
- 纠正性大动脉错位的外科治疗有一定困难，因为这类疾病比较复杂而且病理解剖变异较大
- 一般来说，纠正性大动脉错位的心内修补手术不如房室连接一致的心脏出现同样类型的缺损修补效果好，尤其右心室承担体循环功能
- 根据经典修补或解剖修补方法不同，手术结果不同

【影像表现】

概述
- 纠正性大动脉错位的诊断除明确心房、心室及大动脉连接关系外，必须明确是否合并其他心脏畸形
- 需判断心房位置、心室位置、大动脉位置及其连接关系
- 房室连接不一致，心室大动脉连接也不一致，即右房→左室→肺动脉；左房→三尖瓣→右室→主动脉，是纠正性大动脉转位诊断的根本点

X 线表现
- 由于升主动脉向左前移位，在正位胸片上构成心左缘的上段，表现为左心缘上段向左膨隆，左肺门影被部分遮盖，而心右缘无升主动脉影（图 5-9-20）
- 不合并其他心内畸形者心脏影大小、肺血可正常
- 合并室间隔缺损者心脏增大、肺血增多
- 合并肺动脉狭窄者肺血减少
- 合并三尖瓣关闭不全者可见肺淤血及左房增大的表现
- 由于患者心室左袢，可表现为中位心或右旋心

超声心动图表现
- 二维超声心动图检查通过心尖、剑突下四腔切面及胸骨旁、剑突下短轴切面探查房室及心室与大动脉连接不一致的特征
- 心尖四腔切面是观察心室错位的最佳位置，左心室位于右侧，内膜光滑，右侧房室瓣室间隔附着处较高，可见两个瓣叶，通过二尖瓣与右心房相连。右心室位于左侧，肌小梁粗大，左侧房室瓣室间隔附着处较低，可见三个瓣叶，通过三尖瓣与左心室相连
- 左室 - 主动脉长轴切面可见与左室连接的大动脉分叉，为肺动脉，其半月瓣与二尖瓣隔瓣相连续
- 右室 - 肺动脉长轴切面则见与右室连接的大动脉形成动脉弓，为主动脉，其半月瓣与三尖瓣距离较远，无纤维延续，瓣环下有圆锥
- 超声心动图检查还应注意有无室间隔缺损、肺动脉狭窄、房间隔缺损等并发畸形

CT 表现
- CT 对纠正性大动脉错位的诊断很有帮助，与完全性大动脉错位一样，纠正性大动脉错位的诊断也牵涉到判断心房位置、心室位置、大动脉位置及其连接关系
- 不仅可通过直接显示心耳来确定心房位置，还可依靠最小密度投影显示双侧主支气管形态来推断心房位置，以及通过心肌小梁的粗糙程度判断心室位置
- 最大密度投影可显示房室连接不一致，心室大动脉连接也不一致，即右房→左室→肺动脉；左房→三尖瓣→右室→主动脉
- CT 可判断室间隔缺损的有无及大小，肺动脉狭窄的有无及严重程度等

MRI 表现
- 形态学显示作用与 CT 类似，包括判断心房位置、心室位置、大动脉位置及其连接关系
- 造影增强磁共振血管成像的最大密度投影重建图像，可确保图像清楚地显示房室连接和心室大动脉连接情况（图 5-9-21）
- 纠正性大动脉错位时，主动脉常在左前与位于左侧的解剖右心室连接（图 5-9-22）
- 肺动脉一般在右后与位于右侧的解剖左心室连

接（图 5-9-23）

- 梯度回波电影序列上更可根据异常的血流存在，来判断房室瓣反流的有无及严重程度

心血管造影表现

- 常见的纠正性大动脉错位，心室左襻，室间隔的走向不再像正常心脏或完全性大动脉转位时呈右后向左前走行，而是近似于前后走向，普通正位投照 X 线基本与室间隔呈切线位，两个心室互不重叠。坐观位主要用于观察伴有肺动脉狭窄患者的肺动脉发育情况（图 5-9-24）
- 需做左、右心室造影，在纠正性大动脉错位心血管造影诊断中，最关键的问题是心室形态学的判断，肌小梁粗糙者为形态学右心室，肌小梁光整者为形态学左心室，然后根据房室不一致及心室与大动脉不一致的特点，很容易诊断纠正性大动脉转位
- 伴随畸形
  - 室间隔缺损最多见，正位或坐观位形态学左心室造影，常能清楚地显示肺动脉起于左室及室间隔缺损的直接征象，了解室间隔缺损的大小，部位及数目。正位右室造影，由于室间隔呈前后走向，能较好地显示主动脉起于形态学右室，位于左前，其瓣下有圆锥，还能显示室间隔缺损的直接征象
  - 肺动脉狭窄，纠正性大动脉错位另一常见伴随畸形，坐观位形态学左心室造影能很清楚地显示肺动脉瓣狭窄、瓣下肌性狭窄及周围肺动脉狭窄
  - 三尖瓣关闭不全，逆行形态学右室造影能很好地显示三尖瓣关闭不全，并可判断三尖瓣关闭不全的严重程度
- 除了正位造影外，纠正性大动脉错位也常行侧位造影，侧位形态学左心室造影可见肺动脉起于左室，位置相当偏后，并可见左心室前部呈肩状改变，此为特征性造影表现（图 5-9-25）

核医学表现

- 一般不用于本病的诊断

推荐影像学检查

- 纠正性大动脉错位的诊断除明确心房、心室及大动脉连接关系外，必须明确是否合并其他心脏畸形
- 超声心动图、MRI 和 CT 检查均能很好地显示心房、心室及大动脉的连接关系和并发畸形，由于纠正性大动脉错位类型很多，情况复杂，最好在超声心动图之外，加做多层螺旋 CT 或磁共振检查，以明确诊断
- 心血管造影仅用于疑难病例和某些解剖细节和生理参数的评估

【鉴别诊断】

- 房室不一致和右心室双出口
  - 房室不一致右室双出口病理解剖特点为房室不一致，即右心房与形态学左心室相连，左心房与形态学右心室相连；二大动脉均起于右心室，二大动脉下均有圆锥。观察肺动脉是否起于形态学右心室是鉴别的关键

诊断与鉴别诊断精要

- 房室连接不一致，心室大动脉连接也不一致，即右房→左室→肺动脉；左房→三尖瓣→右室→主动脉，是纠正性大动脉错位诊断的根本点

典型病例

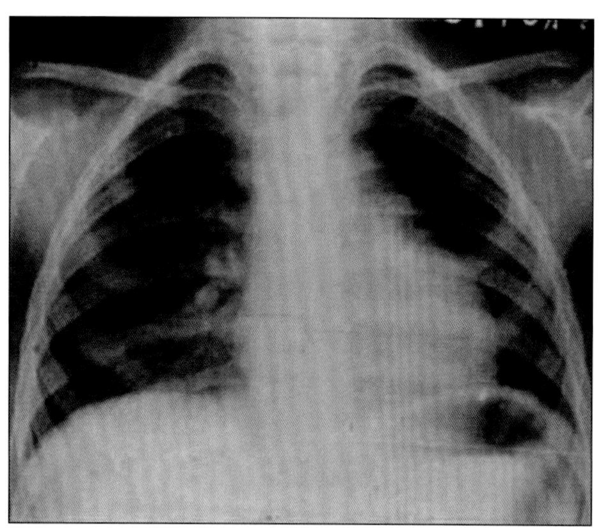

图 5-9-20 **纠正性大动脉错位，正位胸片**
见左心缘上段向左膨隆，左肺门影被部分遮盖，而心右缘无升主动脉影

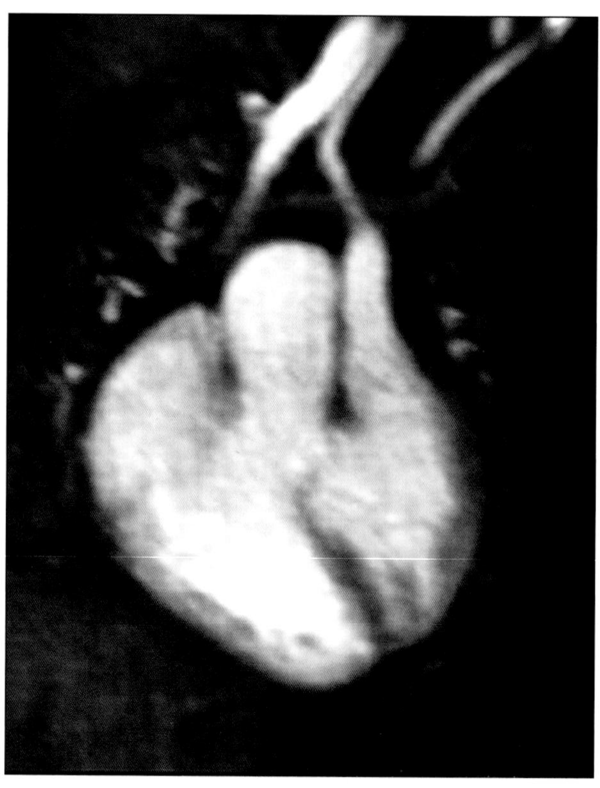

图 5-9-21 **纠正性大动脉错位 MRI**
造影增强磁共振血管成像最大密度投影重建图像，显示：右房→左室→肺动脉，主动脉在左前方

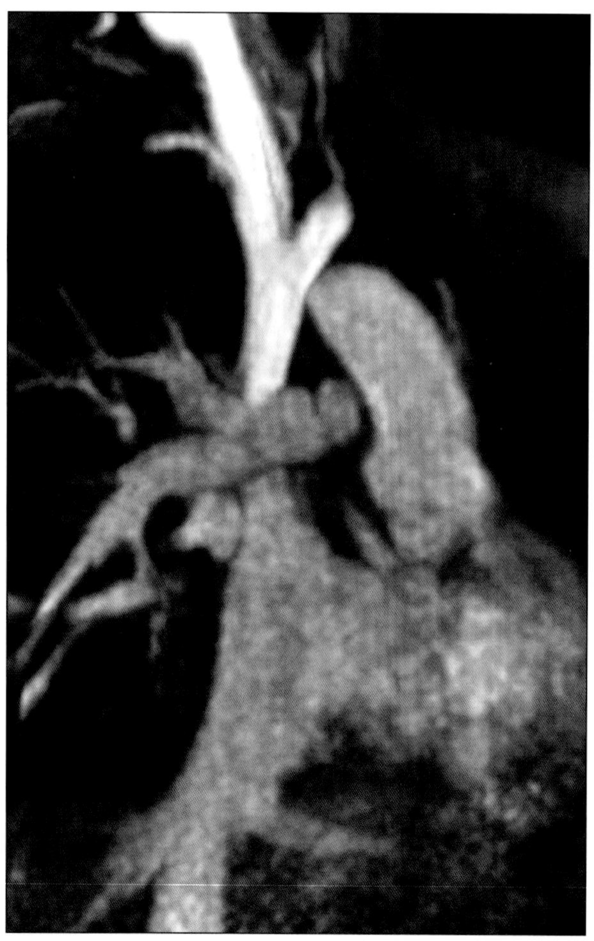

图 5-9-22 **纠正性大动脉错位 MRI**
冠状位梯度回波电影序列显示主动脉在左前方

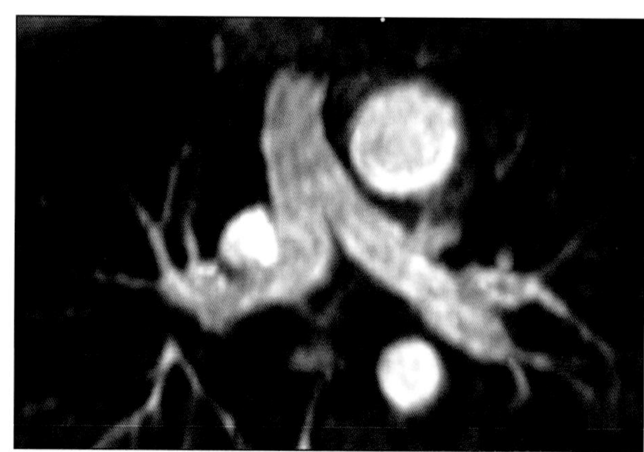

图 5-9-23 **纠正性大动脉错位 MRI**
横断位梯度回波电影序列显示主动脉在左前方，肺动脉一般在右后方

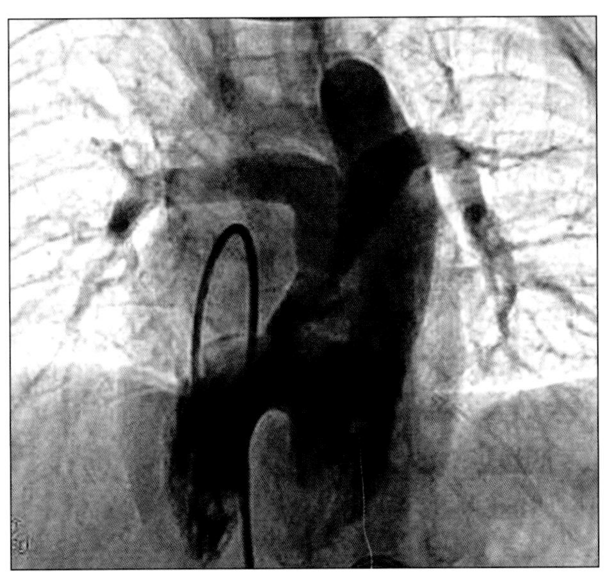

图 5-9-24 **纠正性大动脉错位，坐观位左心室造影**
为首选体位。显示肺动脉狭窄和室间隔缺损的直接征象，显示肺动脉起于左室及主动脉起于右室，位于左前

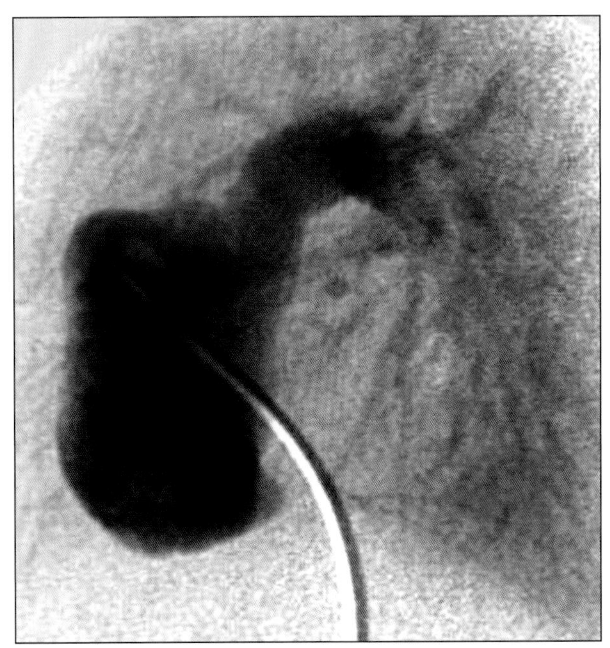

图 5-9-25 **纠正性大动脉错位，侧位左心室造影**
显示肺动脉起于左室及左心室前部呈肩状改变

重点推荐文献

[1] Cutberlet M, et al. Arteral switch peocedure for D-transposition of the great arteries: quantitative midterm evaluation of hemodynamic changes with cine MR imaging and phase-shift velocity mapping-initial experience. Radiology, 2000, 214: 467-75.

[2] Blakenberg F, et al. MRI vs echocardiography in the evaluation of the Jatene procedure. J Comput Assist Tomogr, 1994, 18: 749-54.

[3] Beek FJ, et al. MRI of the pulmonary artery after arterial switch operation for tranposition of the great arteries. Pediatr Radiol, 1993, 23: 335-40.

四、心脏位置异常

【概念与概述】

- 正常心脏大部分位于左侧胸腔，与其他胸腹腔脏器之间有一定的对应关系
- 如心脏不位于左侧胸腔或心脏虽位于左侧胸腔，但心脏与其他脏器的对应关系明显改变，称为心脏位置异常（cardiac malposition）
- 先天性心脏位置异常与心脏移位不同，后者系因胸肺疾患和畸形使心脏移离其正常位置，一侧全肺不张、广泛的胸膜肥厚、大量胸液、一侧肺不发育或发育不全以及明显的脊柱侧后或S状隆凸等是心脏移位的主要致发疾患

【病因、病理与病理生理】

一般特征

- 发病机制
  - 在胚胎发育早期，不同器官发育起源的结构大部分位于胚体的中线，两侧对称，而随着胚胎发育发生侧化（laterality）或不对称化（asymmetry）
  - 器官发育的侧化过程由基因调节的，这决定了神经、消化、循环及呼吸等系统器官在左、右侧的差异
  - 无脾综合征、多脾综合征的心脏与正常孕娠35天时的心脏相似，因此，有人认为某些内脏异位症是胚胎在孕期间第5周发育停顿的结果
- 疾病人群分布
  - 内脏反位者在人群中不超过1/6000 ~ 1/8000
  - 无脾综合征、多脾综合征在先天性心脏病患者中占2.02% ~ 4.2%

分类

- 心脏部分或全部不在胸腔内，称胸外心脏
  - 胸外心脏可分为四类：
    - 颈型，心脏位于前颈部

- 胸型，胸骨缺损，心脏部分或全部位于胸腔外
- 胸腹型，下部胸骨裂缺或缺损，前胸壁、上腹壁及前部横膈也有缺损，部分心脏位于腹腔内或体外
- 腹型，心脏位于腹腔内，横膈缺损并有膈疝

○ 几乎所有的胸外心脏均伴有先天性心脏结构畸形，患者自然存活时间极短。由于胸廓过小，手术难度也很高。近年来，对于比较常见的胸腹型胸外心脏已有不少成功手术的报道

- 心脏异位，通常是指胸腔内心脏呈先天性的位置异常，可分为四类：
  - 镜像右位心：心脏大部位于右侧胸腔，心尖指向右下，胃泡位于右膈下，肝位于左隔下，是正常心脏的镜像位。不少镜像右位心心脏结构无异常，镜像右位心若伴有先天性心脏病，其病种与心脏正常位者相似，其中室间隔缺损、法洛四联症等最常见
  - 孤立性右位心（右旋心）：心脏大部位于右侧胸腔，心尖指向右下，但胃泡仍位于左膈下，肝位于右膈下。绝大多数孤立性右位心心脏结构异常，通常为复杂先天性心脏病，如纠正性大动脉转位及房室不一致右室双出口
  - 孤立性左位心（左旋心）：心脏大部位于左侧胸腔，心尖指向左下，但胃泡位于右膈下，肝位于左膈下。几乎所有孤立性左位心均有心脏结构异常，通常为复杂先天性心脏病，其中以无脾综合征、多脾综合征较为常见
  - 中位心：心脏位置居中，心尖指向前方
- 心脏异位诊断时首先要明确心房的位置。心房位置的类型可分三类：
  - 心房正位：形态学右心房位于右侧，形态学左心房位于左侧
  - 心房反位：形态学右心房位于左侧，形态学左心房位于右侧
  - 心房不定位：心房不定位者主要有两种情况
    - 无脾综合征：一般情况下无脾综合征者两侧心房均为心耳宽大的形态学右心房，故称右房异构
    - 多脾综合征：一般情况下多脾综合征者两侧心房均为心耳狭长的形态学左心房，故称左房异构
- 心房位置常与胸腹腔其他脏器的位置有密切的关系，因此根据胸腹腔其他脏器的位置作为判断心房位置的依据。心室、大动脉的位置则与胸腹腔其他脏器的位置没有内在联系
- 在正常人，两侧心房不对称，除心房外，支气管、肺、肝、胃、脾等都为不对称结构，通常与左心房在同侧的左侧结构有二叶的肺、动脉下支气管、胃、脾及腹主动脉。通常与右心房在同侧的右侧结构有三叶的肺、动脉上支气管、肝主叶、下腔静脉等。其中胸腔脏器与心房的关系比腹腔脏器更为密切
- 各种类型心房位置伴有的胸腹腔脏器位置
  - 心房正位，右肺三叶，左肺二叶，两侧支气管不对称，左侧主支气管为动脉下支气管，细长而发出上叶支气管晚，右侧主支气管为动脉上支气管，粗短而发出上叶支气管早：肝主要位于右侧，胃位于左侧，脾位于左侧，腹主动脉位于脊柱左侧，下腔静脉位于脊柱右侧
  - 心房反位，右肺二叶，左肺三叶，两侧支气管不对称，左侧主支气管为粗短的动脉下支气管，右侧主支气管为细长的动脉下支气管；肝主要位于左侧；胃、脾位于右侧；下腔静脉居左，腹主动脉居右。总之胸腹腔脏器均为心房正位的镜像位
  - 心房不定位
    - 无脾综合征（右房异构或对称右房），双侧心房均为右房，胸腹腔许多脏器也为双侧右侧结构。二肺均三叶，两侧支气管对称，主支气管均为粗短的动脉上支气管；肝两侧对称，位置居中，下缘呈水平状，胃位置不定，无脾：下腔静脉与腹主动脉位于同侧，可均位于脊柱左侧，也可均位于脊柱右侧
    - 多脾综合征（左房异构或对称左房），双侧心房均为左房，胸腹腔许多脏器也为双侧左侧结构。二肺均二叶；两侧支气管对称，主支气管均为细长的动脉下支气管；肝两侧对称，位置居中，下缘呈水平状，胃位置不定，有多个脾，通常

沿胃大弯分布；下腔静脉中断，经奇静脉或半奇静脉回流

病理生理

绝大多数心脏位置异常患者其位置异常本身并无病理生理改变，病理生理改变主要与其合并畸形有关，可差别很大

【临床表现】

表现

- 绝大多数心脏位置异常患者其位置异常本身并无临床症状与体征，临床症状与体征与其合并畸形有关

自然病史和预后

- 预后主要与其合并畸形有关
- 约 20% ~ 25% 的内脏反位右位心合并 Kartagener 综合征（右位心、内脏反位、支气管扩张、慢性鼻窦炎、纤毛运动异常等）
- 内脏异位的右位心均合并复合的心脏畸形
- 伴内脏异位的孤立性左位心，合并心脏畸形的比例极高（接近 100%），预后较差

治疗

- 伴随畸形可考虑手术治疗，但并非所有畸形均有手术机会

【影像表现】

概述

- 节段分析法（segmental approach）：先天性心脏病尤其新生儿和婴儿的复杂畸形可常伴有心脏房室和大血管的连接和排列异常，时或构成畸形的主要部分。把心脏分成若干节段，循序分析上述关系和异常，称为节段分析法。这一概念首先由病理学家（Van Praagh 和 Anderson 等）提出，以后逐渐应用于心血管造影和其他影像学方法
- 一般将心脏划分为三个节段：心房、心室和大动脉。首先根据形态学的标志或特征，确定心脏三个节段并循序分析彼此间的解剖连接、空间排列关系为节段分析的内容。区分左 / 右心房、左 / 右心室和升主动脉 / 肺动脉干的形态学标志，要求不拘正常或异常情况下恒定存在的具有特征的形态学结构
- 全面的先心病影像学诊断应包括或阐述下列三方面
    - 心脏节段分析及其异常
    - 心脏异位
    - 并发畸形的诊断，如狭窄 − 阻塞，间隔缺损，瓣膜病变，体肺静脉连接异常和心腔、心肌的发育异常等
- 心房和心房位（atrium and atrial situs）
    - 区分左 / 右心房的形态学标志是心耳：左心耳呈管（或指）状、细长，右心耳呈锥状（或三角形）、短粗
    - 根据形态学左 / 右心耳的位置排列关系，心房位可分为下列三类四型
        - 心房正位，右 / 左心耳分别位于心脏的右 / 左侧
        - 心房转位，两者倒转，即右 / 左心耳分别位于心脏的左 / 右侧，即正常位的镜面像
        - 心房不定位，两心耳均呈右或左心耳形态，又称对称位（isomerism），故两个亚型是右和左心房（耳）对称为（right and left isomerism）
    - 由于心脏和腹腔脏器胚胎发育的内在联系，上述心房位和肝、胃（脾）以及右 / 左支气管 / 肺动脉的分支关系通常是一致的，故心房位又称为内脏心房位（vicero-atrial situs），即：
        - 心房正位，肝在右侧、胃（脾）在左侧，属正常位置关系
        - 心房转位，肝和胃（脾）的位置转呈正常的镜面像
        - 心房不定位，肝多居中，称水平肝，但亦可位于右侧或左侧，胃多居中或偏右、偏左
            - 心房右对称位，通常脾缺如为无脾症，约 90% 合并心内畸形且多为发绀属的复杂畸形
            - 心房左对称位，通常脾分成两块或多块，为多脾症，可位于左侧或分布在两侧，75% 合并心内畸形，以体、肺静脉及其连接异常更为常见
    - 主支气管、肺动脉形态和相对位置关系
        - 心房正位通常两者也呈正常关系，即右主支气管短（自气管下端至上叶支气管开口间的长度）位于右侧，左主支气管长，位于左侧，两者的长度比值右：左约 1 ∶ 2。右肺动脉位于上叶支气管下方，左肺动脉则位于左主支气管上方，故右

和左主支气管分别称为动脉上和动脉下支气管
- 心房转位，支气管和相应的肺动脉位置亦倒转，呈镜面像
- 心房不定位的右、左对称位，支气管和相应的肺动脉分别均为右侧和左侧形态

○ 腹主动脉和下腔静脉的相对位置关系与心房位有密切关系，如，腹主动脉/下腔分别位于脊柱左/右侧属正常位置关系，心房正位，心房转位则腹主动脉/下腔静脉位置倒转，呈镜面像等

- 心室形态学
  - ○ 心室的组成和心室区形态学：心室由三部分组成，自房室瓣口至心尖前为流入道，心尖部和间隔面具有肌小梁部分为小梁部，自该部至半月瓣为流出
  - ○ 无流入道即无房室瓣连接的心腔则不是（完整）心室，称为残余心腔，仅有小梁部者称为小梁囊，仅有流出道即有大血管连接者称为输出腔或两者兼有
  - ○ 具有两个（完整）心室者称为双室心，具有一个心室一个残余心腔或仅有一个心室者称为单室心
  - ○ 区分左、右心室主要形态学标志

形态学右心室：心室含小梁部的肌小梁结构，心尖部以及间隔面肌小梁粗厚、交错，间隔面则附有由室上嵴隔、壁束汇合延伸而形成的间隔边缘肌小梁及远端的调节束，通常具有室上嵴圆锥肌，房室瓣和半月瓣无纤维连接

形态学左心室：肌小梁比较纤细、整齐，间隔面平滑，甚至心肌肥厚时亦如此，无室上嵴圆锥肌，房室瓣和半月瓣呈纤维连接

未定心室（indeterminate ventricle）：罕见，心室的肌小梁既无右室又无左室的特征，或部分由右室部分由左室小梁构成

- 房室连接的类型和方式
  - ○ 房室连接类型，指心房与心室的连接关系，可分为下述类型（前三型为双室型房室连接，后两型为单室型房室连接）
    - 相适应（concordant）连接，即形态学（下同）右、左房与右、左心室连接
    - 不相适应（discordant）连接，即右房与左室，左房与右室连接
    - 不定型（ambiguous）连接又可分为右、左对称型连接，即双右房或双左房与右/左或左/右室连接
    - 心室双入口，双房与一个心室连接
    - 房室无连接，可为右侧或左侧，房室间沟充以脂肪结缔组织
  - ○ 房室连接方式，指连接房室间瓣膜不同的形态，可分为下述方式
    - 双开通的房室瓣
    - 共同房室瓣
    - 一侧房室瓣未穿孔（一侧开通）
    - 房室瓣骑跨或跨位（前者指房室环、后者指腱索跨居室间隔的另一侧）
- 心室的排列：两心室的空间排列关系
  - ○ 形态学（下同）右室位于左室的右前方，左室居于右室的左后方为正常排列关系，为心室右袢（D-loop）
  - ○ 右室位于左室的左侧而左室在右室的右侧则为心室转位（ventricular inversion），为左袢（L-loop）
  - ○ 心室尚可呈上下排列、右左并列等，均属罕见
  - ○ 十字交叉型心脏
    - 一种颇为特殊的心室和房室连接区的排列异常，亦称为房室连接扭转（twisted atrioventricular connection），心室上下排列（upstairs-downstairs heart）和混合型左位心（mixed levocardia）等
    - 共同特征是房室连接区包括心房和心室间隔扭转，心室多呈上下排列（水平间隔 horizontal septum），右室居上偏左而左室在下偏右
    - 自心房、心室的血流与通常的平行方向不同，呈交叉方向
    - 一般心房为正位，房室为适应性连接，大血管多有转位
- 大动脉、心室动脉连接和排列
  - ○ 大动脉的形态学标志：一般以发出肺动脉分支或发出头臂动脉和冠状动脉分支的区分肺动脉和主动脉，三组分支均自单一动脉干发出者为共同动脉干
  - ○ 心室动脉连接的类型
    - 相适应（concordant）连接，形态学（下

同）右、左心室分别与肺动脉和主动脉连接
    - 不相适应（discordant）连接，右、左心室分别与主动脉和肺动脉连接，从先心病角度称为大动脉错位（transposition of great arteries）
    - 心室双出口（double outlet），肺动脉和主动脉均起自一个心室可为右室或左室
    - 心室单出口（single outlet），只有一支动脉干与心室相连，可为主动脉、肺动脉或共同动脉干
  - 心室动脉连接方式指连接心室动脉间瓣膜的不同形态，可分为
    - 半月瓣开通
    - 半月瓣未穿孔
  - 动脉干圆锥形态，指肺动脉和主动脉干下有无漏斗部圆锥肌，可分为以下类型
    - 肺动脉瓣下圆锥肌
    - 主动脉瓣下圆锥肌
    - 双圆锥肌，即主和肺动脉瓣下均有圆锥肌
    - 圆锥肌缺如（或甚少）
  - 大动脉的排列关系，指升主动脉和肺动脉干的相对位置关系
    - 正常位，升主动脉位于肺动脉干（两者均以半月瓣水平为准）的右后而肺动脉干在其左前
    - 大动脉异位（malposition of great arteries）：主 - 肺动脉偏离正常的相对位置关系
      - 如主 - 肺动脉呈右前 / 左后位置关系，通常称为右位型异位（D-malposition）
      - 如主 - 肺动脉呈左前 / 右后位置关系则称为左位型异位（L-malposition）
      - 尚可有两者呈前 / 后、左 / 右并列关系等

X 线表现

- X 线平片可根据心脏大部位于哪侧胸腔以及肝、胃（泡）位于上腹部右侧或左侧的相对位置关系，来确定心脏位置异常的类型
  - 镜像右位心　心脏大部位于右侧胸腔，心尖指向右下，胃泡位于右膈下，肝位于左隔下，是正常心脏的镜像位（图 5-9-26）
  - 孤立性右位心（右旋心）心脏大部位于右侧胸腔，心尖指向右下，但胃泡仍位于左膈下，肝位于右膈下（图 5-9-27）
  - 孤立性左位心（左旋心）心脏大部位于左侧胸腔，心尖指向左下，但胃泡位于右膈下，肝位于左膈下（图 5-9-28）
  - 中位心　心脏位置居中，心尖指向前方
- X 线平片还可观察初步气道，高电压后前位胸片，通常可显示右、左主支气管形态，X 线体层摄影则更为清楚，主支气管形态是确定心房位的重要指征
  - 在高千伏胸片上，分别测量左、右主支气管的长度，以较长的一侧去除以较短的一侧，以求得支气管长度比，该值如大于 1.66，说明两侧支气管不对称，为心房不对称，如该值小于 1.66，说明两侧支气管对称，心房也对称，为无脾或多脾综合征
  - 两侧支气管不对称时，左房与较长的支气管位于同一侧，右房与较短的支气管位于同一侧。如两侧支气管对称，需进一步判断对称的支气管是双侧左侧或双侧右侧支气管，可用两侧主支气管长度的平均值去除以气管的宽度，所得数值大于 2.6，说明两侧支气管均为左侧支气管，心房位置为左房异构（多脾综合征），如所得数值小于 2.6，说明为双侧右侧支气管，右房异构（无脾综合征）
- 心脏位置异常患者 X 片上要观察内脏位置，通常肝下缘呈斜形走向，胃囊内则有气体存在，很容易判断肝、胃的位置，在腹部有一定肠道充气的情况下，如见到肝下缘呈水平状，提示心房不定位，但不能区别是无脾还是多脾综合征
- 心脏位置异常患者读片时要注意观察胸部的胸膜水平裂，如两侧均有水平叶间裂，提示为无脾综合征。由于并非每份胸片均能显示水平叶间裂，如未见到水平裂，不可作出相反的结论
- 侧位胸片对心房位置的判断也有一定的价值。正常侧位胸片气道前后方均有血管影，气道前方是右肺动脉影，气道后方是左肺动脉影。如侧位胸片是气道前方血管影增深而气道后方有空虚感，提示两侧肺动脉均为形态学右肺动脉，均走行于气道前方，可能为无脾综合征，侧位胸片如见气道后方血管影增深而气道前方有空虚感，提示两侧肺动脉均为左肺动脉，可

能为多脾综合征

超声表现

- 超声可显示和分析左/右心房与肺静脉/上腔静脉的连接关系，腹主动脉/下腔静脉左/右的相对位置关系等，可基本上可明确心房位置。但超声对鉴别左/右心耳形态有一定的难度和限制
- 超声心动图主要依靠腹主动脉与下腔静脉的相互位置关系来诊断心房位置
  - 当腹主动脉与下腔静脉分居脊柱两侧时，心房不对称，左房位于腹主动脉侧而右房位于下腔静脉侧
  - 当下腔静脉与腹主动脉位于脊柱同侧时，为无脾综合征
  - 当下腔静脉中断，下腔静脉经奇静脉、半奇静脉回流时，常为多脾综合征

CT 表现

- 多层螺旋CT最小密度投影重建可非常清晰地显示两侧支气管的形态
  - 两侧支气管不对称时，左房与较长的支气管位于同一侧，右房与较短的支气管位于同一侧
  - 两侧支气管对称，心房也对称，为无脾或多脾综合征（图 5-9-29，图 5-9-30，图 5-9-31，图 5-9-32）
  - 两侧支气管对称，需进一步判断对称的支气管是双侧左侧或双侧右侧支气管，也可用两侧主支气管长度的平均值去除以气管的宽度，所得数值大于2.6，说明两侧支气管均为左侧支气管，心房位置为左房异构（多脾综合征），如所得数值小于2.6，说明为双侧右侧支气管，右房异构（无脾综合征）
  - 多层螺旋CT还可清晰地显示胸膜水平裂，如两侧均有水平叶间裂，提示为无脾综合征
- 多层螺旋CT扫描可清楚显示心室内部结构、房室和心室大动脉连接以及心室、主/肺动脉的空间位置关系，同样也可以观察腹主动脉/下腔静脉的左右位置关系以及肝、脾等脏器，对心脏节段分析很有帮助

MR 表现

- MRI心电图门控的自旋回波技术，结合冠状和横断面，可清楚地显示心脏位置（图 5-9-33）。还可显示左/右主支气管及相应肺动脉的位置关系，对确定三类四型心房位很有帮助，适当的层面有时可以看到心耳尤其左心耳，但有一定限度
- MR多体位扫描可清楚显示心室内部结构、房室和心室动脉连接以及心室、主/肺动脉的空间位置关系，同样也可以观察腹主动脉/下腔静脉的左右位置关系以及肝、脾等脏器，对心脏节段分析很有帮助。当腹主动脉与下腔静脉分居脊柱两侧时，心房不对称，左房位于腹主动脉侧而右房位于下腔静脉侧，当下腔静脉与腹主动脉位于脊柱同侧时，为无脾综合征。当下腔静脉中断，下腔静脉经奇静脉、半奇静脉回流时，常为多脾综合征
- 磁共振扫描可直接观察支气管、肺、肝、脾的形态与位置等，虽然磁共振扫描对支气管、肺的显示不如多层螺旋CT，但要比其他方法都好（图 5-9-34）

心血管造影表现

- 上述无创性技术，基本上可满足心脏节段分析的诊断要求。但疑难病例，有时需造影检查进一步明确和核实
- 可通过心房造影直接显示心耳形态确定心房的位置。还可通过观察肺动脉的形态，判断心房位置，形态学左肺动脉走行于主支气管的上方、后方，而右肺动脉走行于主支气管的前方、下方。正常两侧肺动脉不对称，也可两侧均为右肺动脉及两侧均为左肺动脉，这也有助于无脾综合征及多脾综合征的诊断
- 心血管造影还可观察下腔静脉、腹主动脉的位置，有无下腔静脉中断（图 5-9-35），肝静脉与心房连接情况，有无冠状窦等，来判断心房位置

核医学表现

- 有时用于发现和寻找脾，但不常用

推荐影像学检查

- X线平片和心脏超声检查是每个心脏位置异常患者必做的影像学检查方法
- X线胸部摄片要求用较大的片子，要包括上腹部。在普通正位X线胸片上，支气管影常不能很好地显示。高千伏胸片常用100 ~ 150千伏管电压摄片，辅以滤线器及球管前金属滤片的使用，常能较好地显示两侧支气管的形态
- 超声心动图，二维、扇形超声有时能显示心耳

的形态 此时诊断心房位置很可靠，但在绝大多数病例常不能显示双侧心耳形态，主要依靠腹主动脉与下腔静脉的相互位置关系来诊断心房位置

- 由于支气管的形态和周围血管心脏超声显示相对困难，对心脏位置异常患者加做多层螺旋CT或磁共振以进一步明确诊断是很值得的。在一般情况下多层螺旋CT和磁共振这两种检查方法只需要做一种。多层螺旋CT对支气管的形态显示更好，而磁共振观察视野更大
- 心脏位置异常患者，有时对生理资料有特殊要求，常需做心导管，此时为观察外周肺血管和侧支血管等，会做心血管造影检查
- 心脏异位的病例在通过非损伤性检查明确了心房位置后，可根据其心内畸形发生率，初步推断最有可能的心内畸形

【鉴别诊断】

- 获得性心脏移位
  - 系因胸肺疾患和畸形使心脏移离其正常位置，如一侧全肺不张、广泛的胸膜肥厚、大量胸液、一侧肺不发育或发育不全以及明显的脊柱侧后或S状隆凸等
  - 一般都可找到产生心脏移位的疾病的影像学改变

诊断与鉴别诊断精要

- 节段分析是准确诊断心脏位置异常的关键
- 分析心脏位置异常的同时应重点识别伴随畸形

典型病例

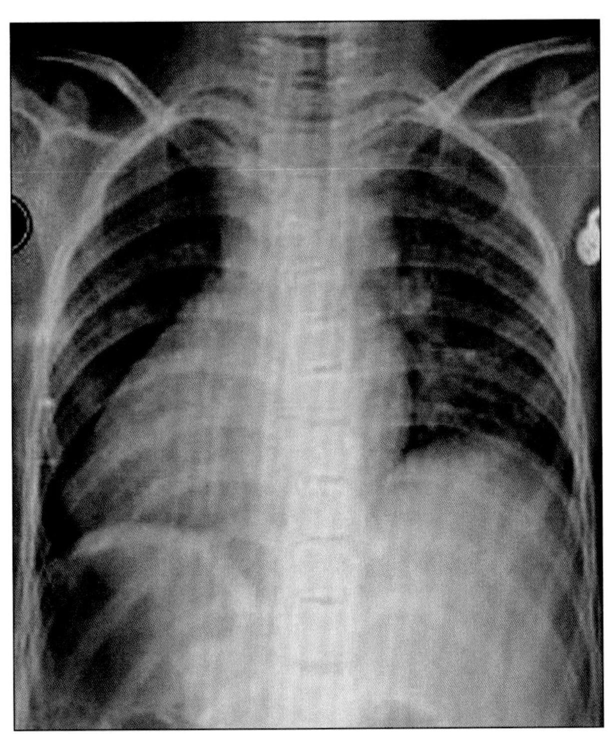

图 5-9-26 **镜像右位心正位胸片**
心尖指向右下，胃泡位于右膈下

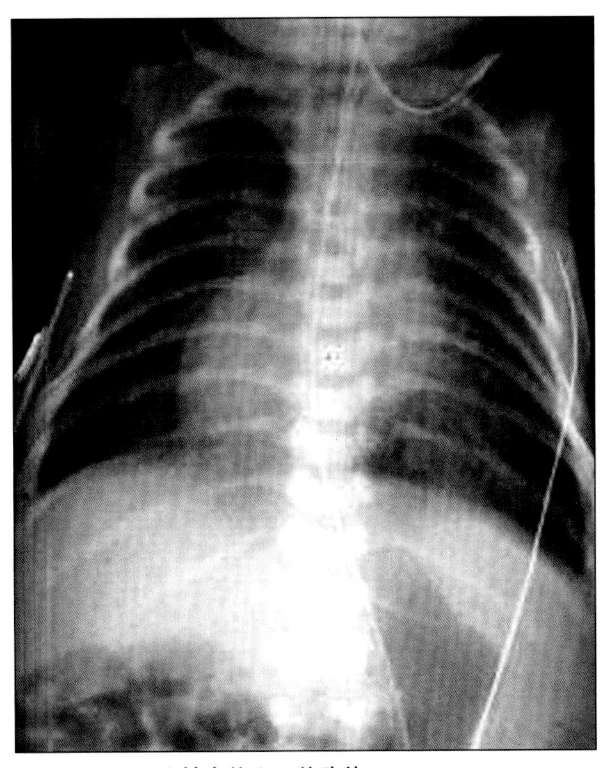

图 5-9-27 **孤立性右位心正位胸片**
心尖指向右下，胃泡位于左膈下

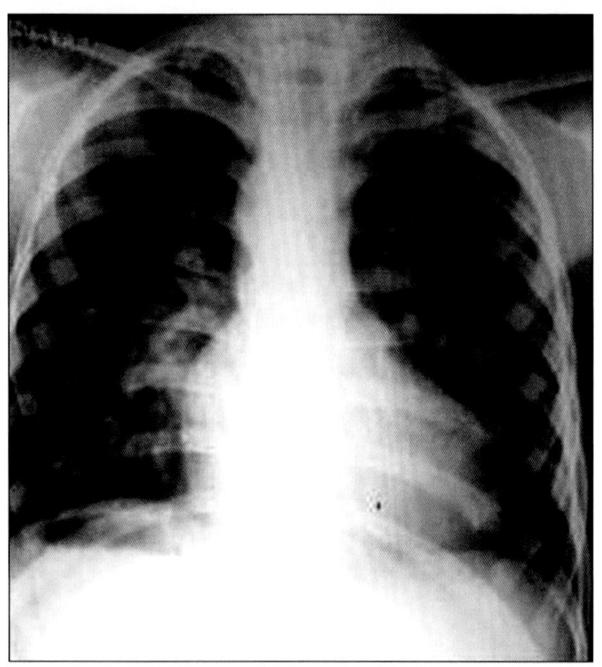

图 5-9-28 **孤立性左位心正位胸片**
心尖指向左下，胃泡位于右膈下

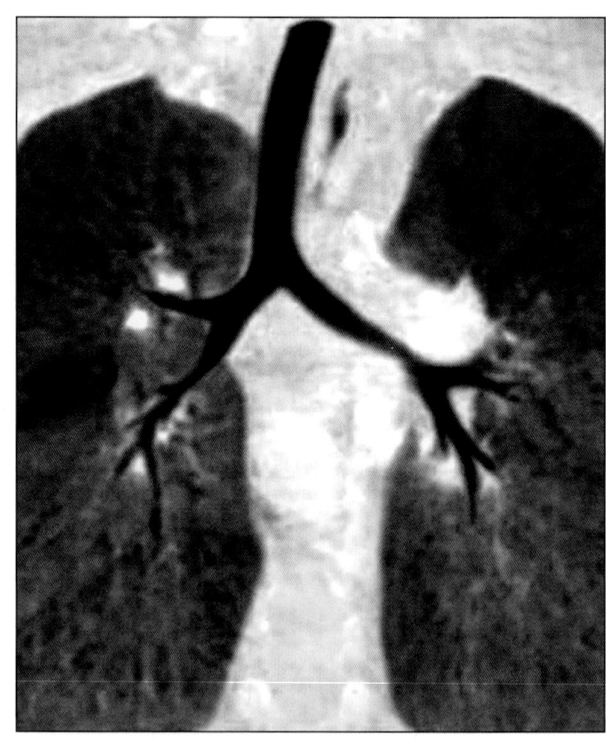

图 5-9-29 **心房正位支气管不对称 CT**
最小密度投影重建，二侧支气管不对称

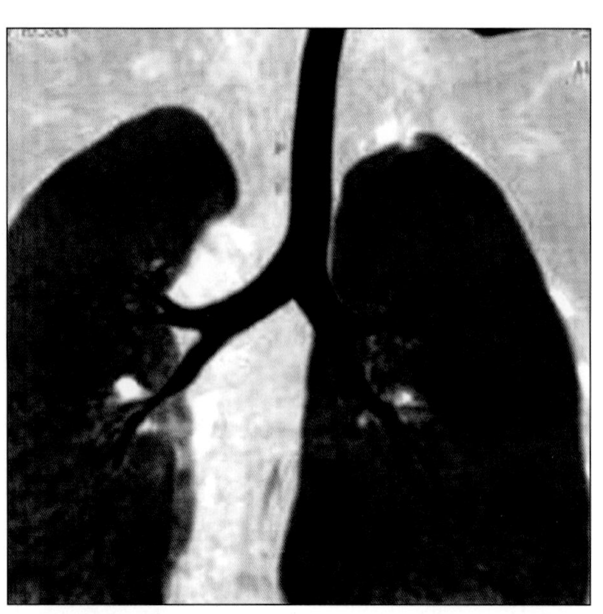

图 5-9-30 **心房反位 CT**
最小密度投影重建，二侧支气管不对称，右房与较短的支气管位于同一侧

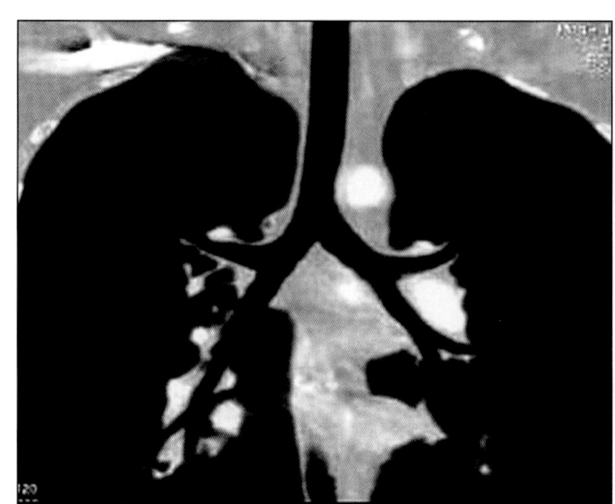

图 5-9-31 **无脾综合征 CT**
多层螺旋 CT 最小密度投影重建，显示二侧支气管对称，较短

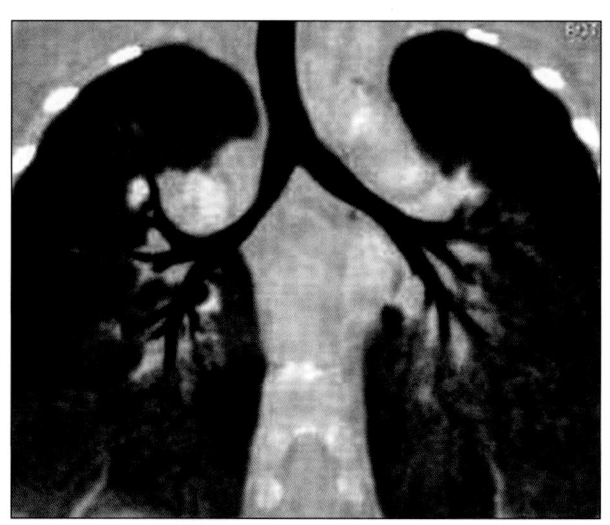

图 5-9-32 **多脾综合征 CT**
多层螺旋 CT 最小密度投影重建，显示两侧支气管对称，较长

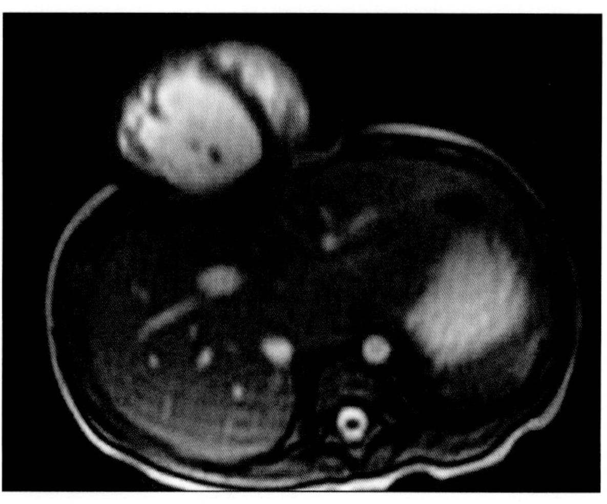

图 5-9-33 **胸外心脏 MRI**
胸腹型，前胸壁、上腹壁及前部横膈缺损，部分心脏位于体外

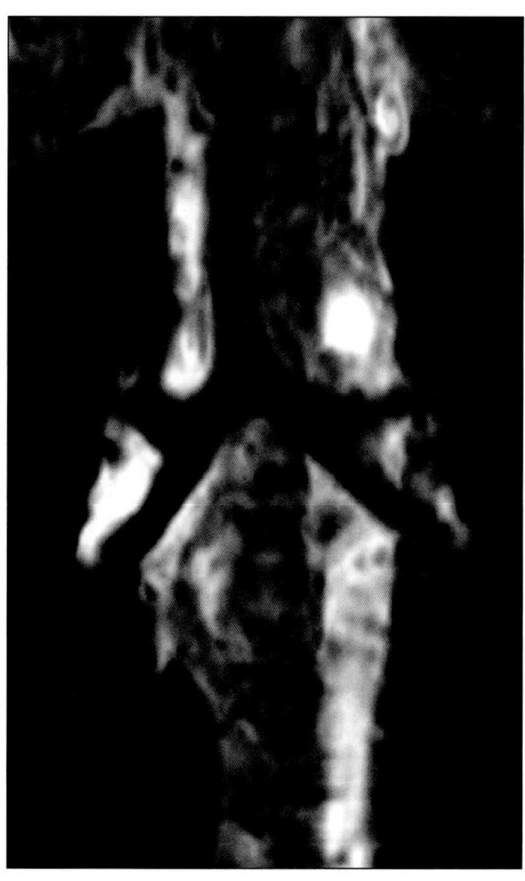

图 5-9-34 **无脾综合征 MRI**
磁共振扫描最小强度投影重建，显示二侧支气管对称，较短

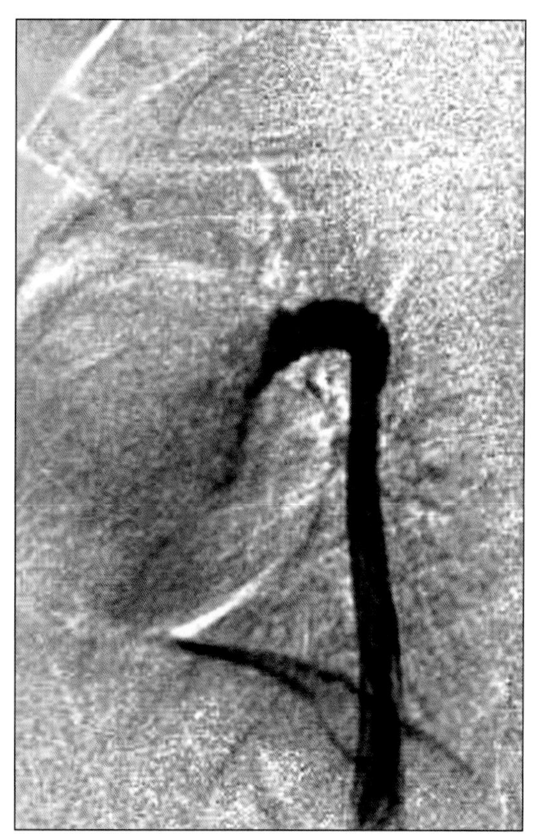

图 5-9-35 **多脾综合征血管造影**
侧位奇静脉造影，无下腔静脉中断，经奇静脉回流

（朱 铭）

重点推荐文献

[1] Hong YK, Park YW, Ryu SJ, et al. Efficacy of MRI in complicated congenital heart disease with visceral heterotaxy syndrome. J Comput Assist Tomogr, 2000, 24: 671-682.

[2] Yilmaz E, Gulcu A, Sal S, et al. Interruption of the inferior vena cava with azygos/hemiazygos continuation accompanied by distinct renal vein anomalies: MRA and CT assessment. Abdom Imaging, 2003, 28: 392-394.

[3] Berrocal T, Madrid C, Novo S, et al. Congenital anomalies of the tracheobronchial tree, lung, and mediastinum: embryology, radiology, and pathology. Radiographic, 2004, 24(1): e1.

第 10 节 冠状动脉变异和畸形

【概述】

- 冠状动脉的变异和畸形是指冠状动脉先天性发育异常，包括起源、走行、分支异常以及异常连接
- 常见冠状动脉变异和畸形包括冠状动脉起源异常、冠状动脉瘘和壁冠状动脉
- 冠状动脉的变异和畸形临床并不少见，多数无症状和体征，通常偶然发现，部分与先天性心脏病并存

一、冠状动脉起源异常

【概念与概述】

- 冠状动脉起源异常是指左、右冠状动脉主干未正常开口于左、右冠状窦内
- 常见起源异常包括冠状动脉高位开口、冠状动脉起源于对侧冠状窦或冠状动脉、单一冠状动脉、左前降支和左回旋支单独起源于左冠状窦

【病因、病理与病理生理学】

冠状动脉起源异常的类型

- 冠状动脉起源于升主动脉：冠状动脉开口于主动脉的窦上嵴的上方，又称冠状动脉高位开口，以右冠状动脉最为常见
- 冠状动脉异位起源于对侧冠状窦：以右冠状动脉起源于左冠状窦常见
  - 右冠状动脉发自左冠状窦，可经右心室圆锥部与升主动脉之间间隙走行，受二者挤压可狭窄或闭塞，致心肌缺血
  - 左冠状动脉开口于右冠状动脉近端或右冠状窦，穿过右心室圆锥部与升主动脉之间后分出左前降支和左回旋支，左冠状动脉可受压而引起急性狭窄或闭塞，可能与某些不明原因的死亡有关
- 左回旋支异位起源于右冠状窦或右冠状动脉：左回旋支发出后，绕过主动脉根部后方沿左房室沟走行，近段可能受升主动脉和心房挤压而影响其供应区域的心肌灌注
- 左前降支和左回旋支单独开口于左冠状窦：又称前降支与回旋支双开口
- 冠状动脉异位起源于后冠状窦
- 单一冠状动脉：部分类型的单一冠状动脉与心肌缺血有关，可能有潜在性危险
- 冠状动脉起源于肺动脉：少见，属严重冠状动脉畸形。左冠状动脉主干、左前降支、左回旋支或右冠状动脉均可起源于肺动脉，全部冠状动脉均起源于肺动脉者罕见
- 其他少见畸形
  - 左回旋支缺如
  - 冠状动脉多开口
  - 前降支开口于右冠状窦
  - 冠状动脉分支起源异常

流行病学

- 冠状动脉起源异常发生率占进行冠状动脉检查患者的 1% 左右
- 冠状动脉高位开口最常见，多为右冠状动脉，其次为冠状动脉起源于对侧冠状窦或冠状动脉

【临床表现】

表现

- 多无临床表现，为偶然发现
- 临床表现与冠状动脉异常走行有关
  - 右冠状动脉发自左冠状窦，可经右心室圆锥部与升主动脉之间间隙走行，受二者挤压可狭窄或闭塞，致心肌缺血出现相应症状
  - 左冠状动脉开口于右冠状动脉近端或右冠状窦，于穿过右心室圆锥部与升主动脉之间可受压引起急性狭窄或闭塞，可能与某些不明原因的死亡有关
  - 左回旋支异位起源于右冠状窦或右冠状动脉，近段可能受升主动脉和心房挤压致心肌缺血出现相应症状

治疗

- 无严重冠状动脉血供异常者可不治疗
- 手术治疗
  - 冠状动脉重建术

【影像学表现】

概述

- 冠状动脉起源异常的诊断依赖于冠状动脉成像，可应用 X 线造影、CT 和磁共振方法

X 线冠状动脉造影

- 冠状动脉正常起源位置插管不成功，无法显示部分冠状动脉分支，或出现异位起源的冠状动脉及分支
- 主动脉造影显示冠状动脉分支异位起源

- 异常起源的冠状动脉与心脏各房室结构关系的显示不理想

冠状动脉 CTA

- MSCT 心脏容积再现重组图像对异常起源的冠状动脉整体观察较好，能直观显示血管与主动脉的连接情况，判断异常起源，同时可清晰显示冠状动脉与心脏各房室结构的关系，准确评价其走行路径
- 二维曲面重组图像及最大密度重组图像可准确评价异常走行的冠状动脉，判断管腔的受压及狭窄情况
- 采用多时相成像，可显示异常走行冠状动脉的受压情况

磁共振冠状动脉血管成像

- 磁共振冠状动脉血管成像目前仍主要处于研究阶段，技术尚不成熟
- 磁共振冠状动脉成像可准确显示冠状动脉异常起源及异常走行

推荐影像学检查

- 最佳检查法：冠状动脉 CTA
- 检查建议
    - 多种重组方法结合，准确显示冠状动脉起源和走行异常，以及评价冠状动脉管腔情况

【鉴别诊断】

- 基本是不同类型冠状动脉起源异常之间的鉴别诊断

诊断与鉴别诊断精要

- 在血管显示的情况下，X 线冠状动脉造影可准确诊断冠状动脉起源异常，但在血管未显示情况下，难以鉴别起源异常与冠状动脉分支缺如
- CT 冠状动脉成像诊断冠状动脉起源异常准确，可多角度、多平面观察异常起源和走行的冠状动脉，能提供更多的诊断信息

典型病例

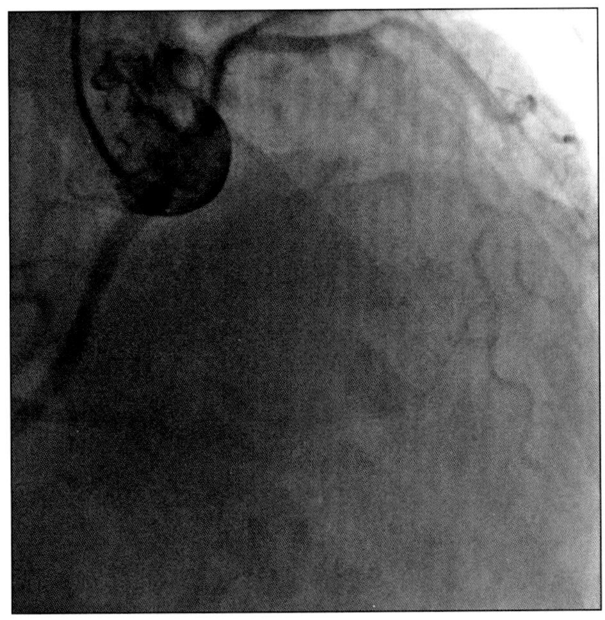

图 5-10-1　**左冠状动脉发自右冠窦**
冠状动脉造影示左右冠状动脉均发自右冠窦

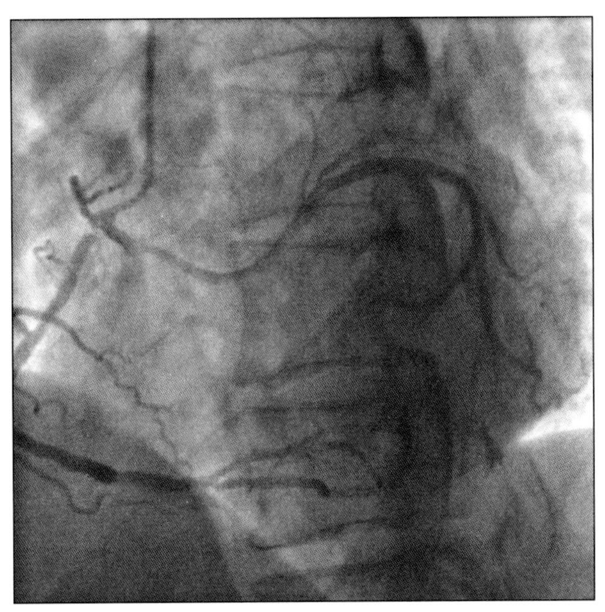

图 5-10-2　**左回旋支发自右冠状动脉**
冠状动脉造影示左回旋支发自右冠状动脉近段

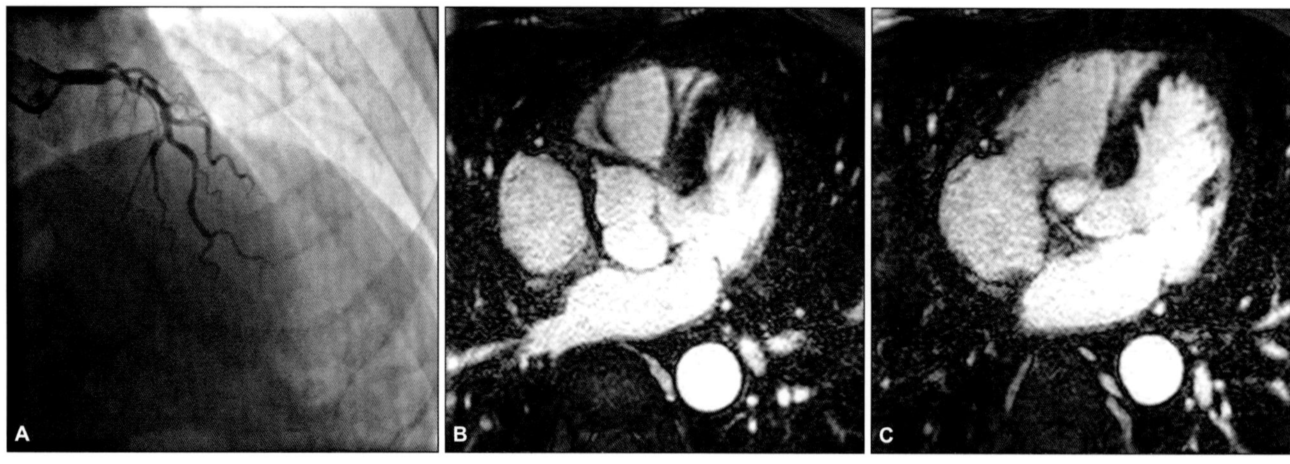

图 5-10-3 **左回旋支发自右冠窦**

A. 左冠状动脉造影未见回旋支显示；B. 冠状动脉 MRA 显示右冠起始部旁血管分支；C. 冠状动脉 MRA 示该分支在主动脉根部后方走行向左房室沟

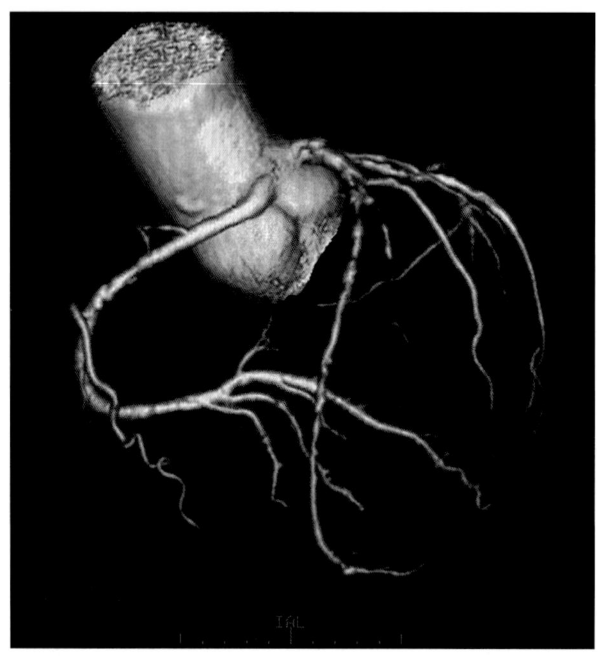

图 5-10-4 **右冠状动脉发自左冠窦**

冠状动脉 CTA 示左右冠状动脉均发自左冠窦

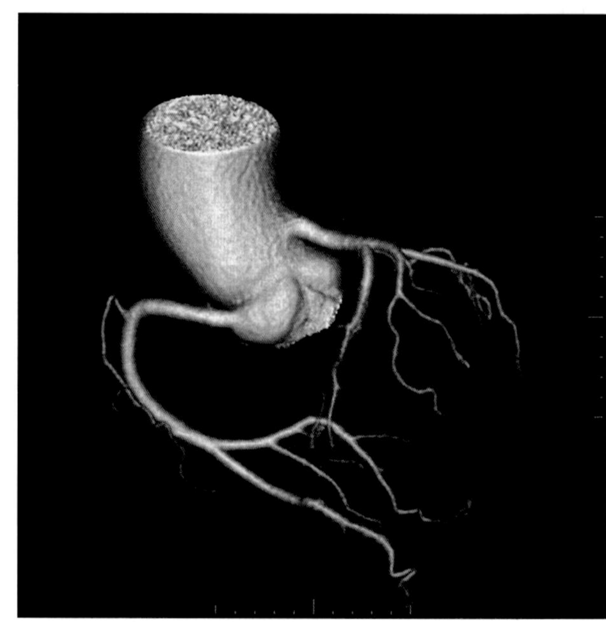

图 5-10-5 **左冠状动脉发自升主动脉**

冠状动脉 CTA 示左冠状动脉高位起源，发自升主动脉

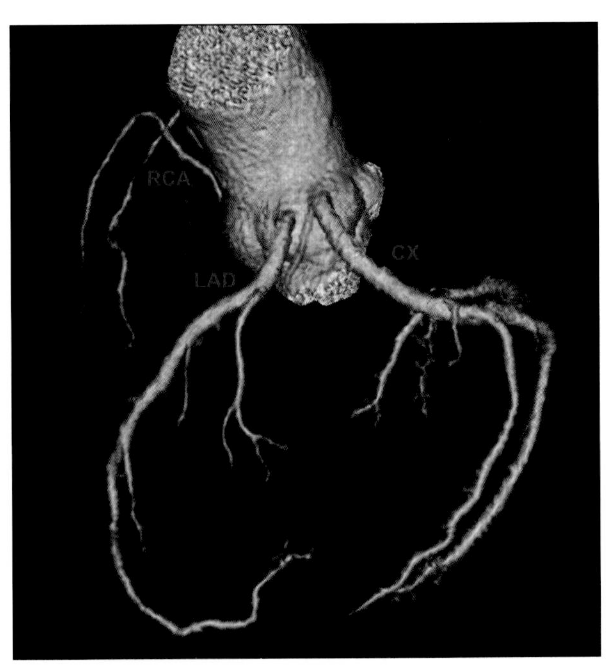

图 5-10-6 **左前降支与回旋支分别起源于左冠窦**
冠状动脉 CTA 示左前降支与回旋支分别起源于左冠窦

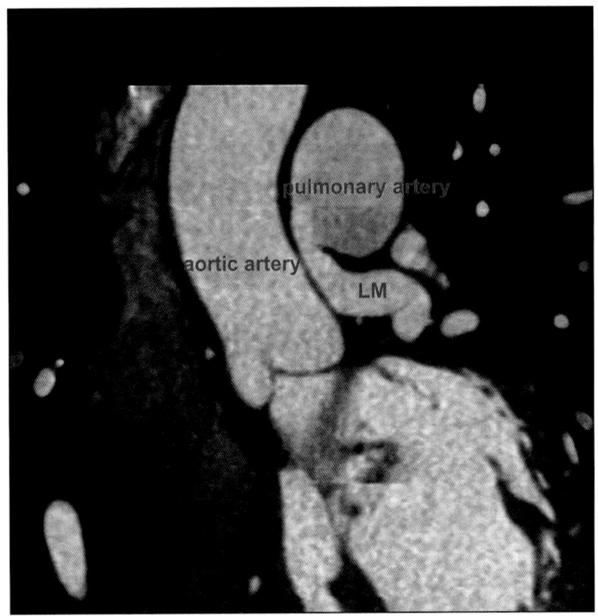

图 5-10-7 **左冠状动脉发自肺动脉**
冠状动脉 CTA 示左冠状动脉发自肺动脉，血流自冠状动脉向肺动脉流动

重点推荐文献

[1] 刘玉清. 心血管病影像诊断学. 长沙: 湖南科技出版社, 2001.
[2] 李坤成. 中华影像医学心血管分卷. 北京: 人民卫生出版社, 2006.
[3] 沈东, 黄党生, 张丽伟, 等. 成人冠状动脉起源异常的分类及其发生率. 武警医学, 2007, 18(5): 359-361.

二、冠状动脉瘘

【概念及概述】

- 冠状动脉瘘是指冠状动脉和（或）分支与心腔、冠状静脉窦、上腔静脉或肺动脉直接相通
- 该冠状动脉异常可引起血流动力学障碍

【病因、病理与病理生理】

病理

- 冠状动脉瘘约 50% 起源于右冠状动脉或其分支，约 42% 起源于左前降支、左回旋支或其分支者，约 5% 起源于多支血管，约 3% 血管起源不清
- 冠状动脉瘘常见的分流部位为右心室（占 41%）、右心房（占 26%）、肺动脉（占 17%）、冠状静脉窦（占 7%）、左心房（占 5%）、左心室（占 3%）和上腔静脉（占 1%）

病理生理

- 症状出现与否及轻重程度与瘘口大小、年龄、有无合并其他心内畸形等有关
- 部分冠状动脉血流分流入心内，增加心脏负荷
- 瘘远端冠状动脉血流量减少，局部心肌供血不足
- 瘘近端冠状动脉血流量增加，易出现内膜损伤、动脉粥样硬化，血管迂曲扩张易形成血栓

流行病学

- 冠状动脉瘘约占先天性心脏病的 0.3%

【临床表现】

临床症状和体征

- 多数患者瘘口较小，无临床症状
- 体检可有心前区连续性杂音，部分只闻及收缩期杂音甚至无杂音

治疗

- 对无症状及无合并心内畸形者是否手术治疗存在争议
- 外科手术治疗包括结扎和切断术、冠状动脉内修补术及心腔内修补术
- 介入堵塞治疗仅适用于少数患者

【影像学表现】

X 线冠状动脉造影

- 冠状动脉分支异常增粗

- 分支远端形成迂曲血管团
- 血管团以远对比剂呈烟雾状快速飘散，根据多体位图像可判断远端相连的结构

冠状动脉 CTA

- 冠状动脉分支异常增粗并延续为扭曲的血管团
- 血管团与心腔、冠状静脉窦或肺动脉关系密切
- 部分可显示畸形血管团与心腔、冠状静脉窦或肺动脉相连，未强化或轻度强化的相应结构内可见小斑片状明显强化

推荐影像学检查

- 冠状动脉 CTA 可准确显示冠状动脉瘘形态，且为无创检查，可作为首选
- 冠状动脉造影可了解冠状动脉瘘的血流状况，可作为冠状动脉 CTA 的补充和术前检查手段

【鉴别诊断】

- 冠状动脉瘘影像表现具有特征性，通常不需要与其他疾病鉴别，影像诊断中的主要问题是识别冠状动脉瘘的供血动脉和引流位置

诊断与鉴别诊断精要

- 无论在冠状动脉造影中，还是冠状动脉 CTA，较小的冠状动脉瘘都可能被遗漏，应注意全面观察
- 冠状动脉 CTA 的血管重组图像通常容易忽略冠状动脉瘘的存在，应结合横断位图像综合观察，尤其注意位置较高的冠状动脉瘘

典型病例

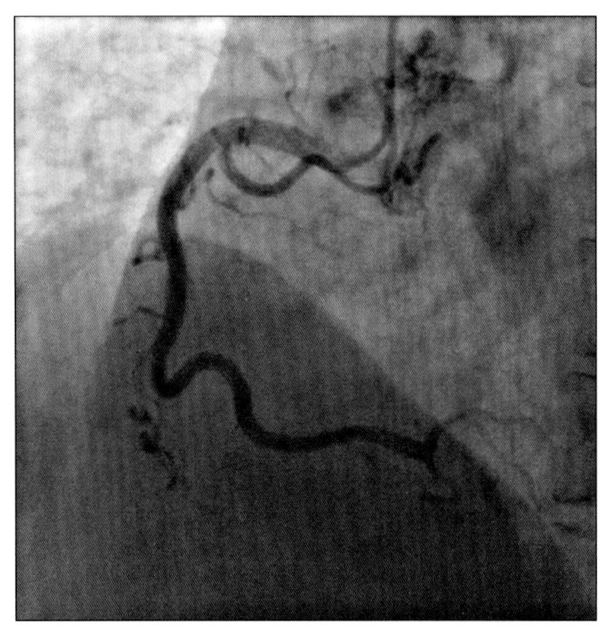

图 5-10-8 **右冠状动脉 - 肺动脉瘘**
冠状动脉造影示与窦房结支相连血管团，远端向肺动脉引流

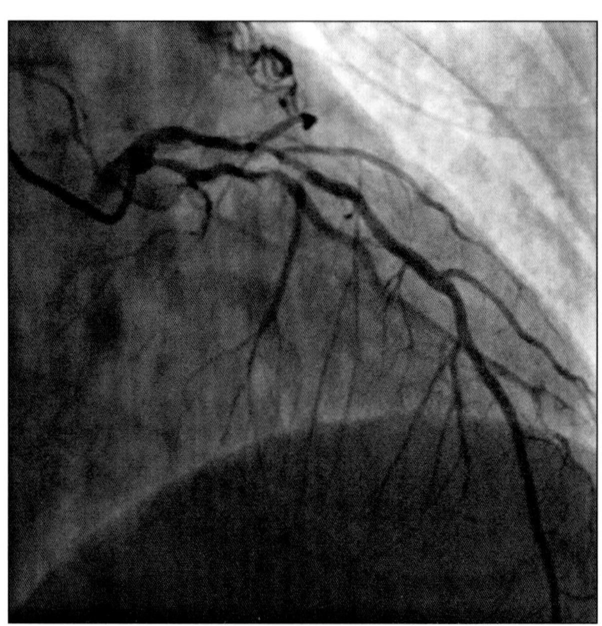

图 5-10-9 **左冠状动脉 - 肺动脉瘘**
冠状动脉造影示左前降支近段分支向上形成血管团，远端向肺动脉引流，对比剂呈烟雾状飘散

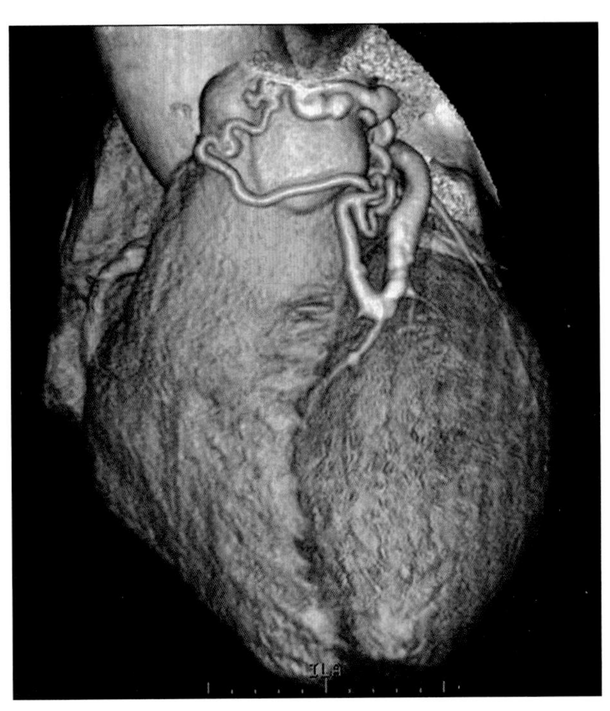

图 5-10-10 **左冠状动脉 - 肺动脉瘘**
冠状动脉 CTA 示左冠状动脉近段增粗，可见增粗分支向上走行形成迂曲血管团，贴于肺动脉根部表面

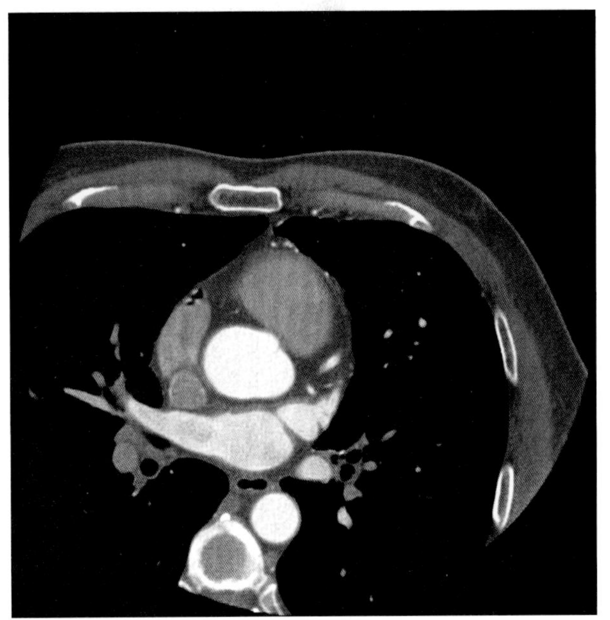

图 5-10-11 **左冠状动脉 - 肺动脉瘘**
冠状动脉 CTA 横断位图像显示肺动脉内斑片强化，提示对比剂到达体循环后部分分流入肺动脉

重点推荐文献

[1] 刘玉清. 心血管病影像诊断学. 长沙: 湖南科技出版社, 2001.
[2] 李坤成. 中华影像医学心血管分卷. 北京: 人民卫生出版社, 2006.
[3] 熊青峰, 马小静, 张雪莲, 等. 先天性冠状动脉瘘CT血管成像特征及机制研究. 中国CT和MRI杂志, 2010, 8(3): 1-4.

三、心肌桥和壁冠状动脉

【概念】

- 本应走行于心外膜下脂肪组织内或心外膜的深面的冠状动脉主干及其主要分支血管部分被浅层心肌覆盖
- 覆盖冠状动脉的心肌称为心肌桥
- 被心肌覆盖的冠状动脉段称壁冠状动脉

【病理和病理生理】

病理

- 壁冠状动脉多见于左前降支（占 60%，以左前降支的近、中 1/3 交界处常见），也可见于左回旋支（占 14.2%）、右冠状动脉（占 2.8%）或其他主要分支（如对角支和钝缘支等）
- 壁冠状动脉的长度可为 2 ~ 50mm，肌桥的厚度可为 1 ~ 5mm

病理生理

- 心室收缩期，心肌桥可导致壁冠状动脉管腔狭窄，影响局部心肌供血，但心室舒张期，壁冠状动脉管腔可恢复正常，而收缩期血流量只占冠状动脉血流量的 5% ~ 30%，因此对冠状动脉总体血流量影响不显著
- 有文献报道，心肌桥可导致心肌缺血（心电图改变和心绞痛）、心肌梗死甚或猝死，这可能由壁冠状动脉在心室收缩期扭曲，血管内皮细胞损伤引起血小板聚集和继发血栓形成所致

流行病学

- 文献报道心肌桥的发生率差异较大，尸检发现从 5.4% ~ 85.7%，冠脉造影确定的发生率为 0.5% ~ 16%，多低于 2%
- 心肌桥多见于原发性肥厚性心肌病的患者

【临床表现】

表现

- 多数无明显症状，在冠状动脉检查中发现
- 少数可因心肌桥在心室收缩期导致壁冠状动脉管腔狭窄出现心肌缺血症状，表现为心电图改

变和心绞痛，极少数甚至可能出现心肌梗死甚至猝死

治疗

- 无症状和症状轻微者无需治疗
- 药物治疗
  - 钙通道阻滞剂
  - 受体阻滞剂
  - 其他扩冠药和抗凝药
- 介入治疗
  - 血管成形术
  - 支架植入
- 手术治疗
  - 心肌桥切除术
  - 冠状动脉旁路吻合或移植术

【影像学表现】

X 线冠状动脉造影

- 局部冠状动脉走行较直，并略向心腔靠拢
- 心室收缩期局部冠状动脉管腔变窄，部分可变扭曲，而舒张期血流恢复正常，呈“挤奶效应”
- 左前降支收缩期狭窄可分为 3 度：1 度，狭窄直径 <50%；2 度，狭窄直径介于 50% 和 75% 之间；3 度，狭窄直径 >75%

冠状动脉 CTA

- 冠状动脉部分血管段由不同厚度和范围的心肌覆盖，血管横断面图像显示最明确
- 血管曲面重组图像可显示被心肌覆盖的壁冠状动脉长度
- 收缩末期与舒张期图像比较显示局部冠状动脉管腔变细

推荐影像学检查

- 冠状动脉 CTA 为无创检查，且发现心肌桥和壁冠状动脉敏感，为优选检查
- 检查建议
  - 对可疑壁冠状动脉部分进行血管横断面重组
  - 有可能情况下观察收缩末期和舒张中晚期图像协助判断心肌桥导致狭窄的程度

【鉴别诊断】

- 冠状动脉 CTA 图像上，壁冠状动脉主要应与贴近心肌走行的正常冠状动脉相鉴别

诊断与鉴别诊断精要

- 冠状动脉 CTA 图像上，冠状动脉贴近心肌走行时，体轴横断位图像可因容积效应导致难以区分是否壁冠状动脉，血管横断位图像可用于鉴别

典型病例

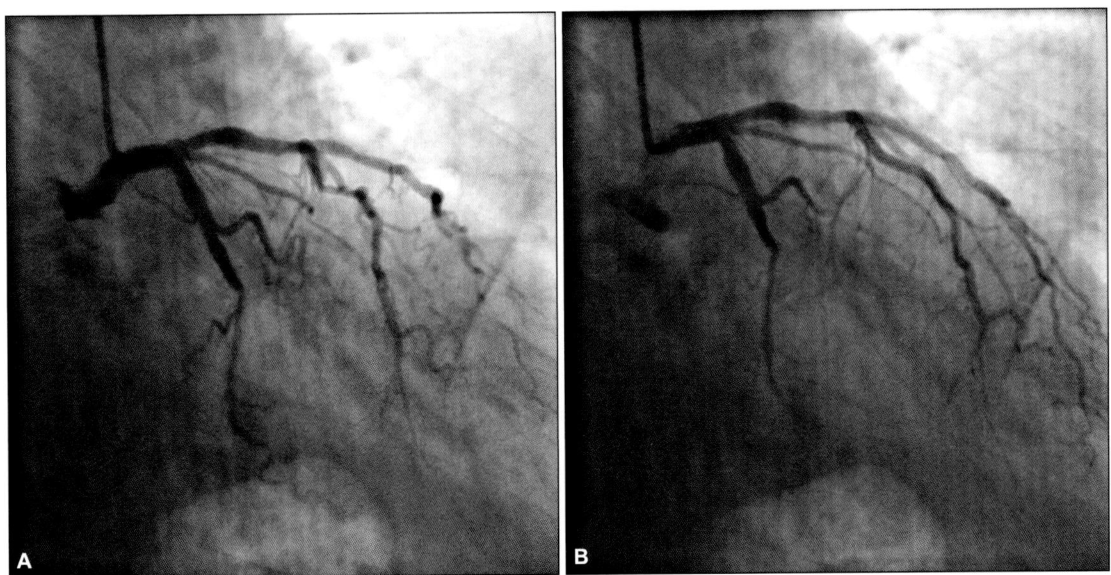

图 5-10-12 **左前降支中段肌桥**
冠状动脉造影示左前降支中段局部收缩期管腔变窄（A），而舒张期管腔正常（B）

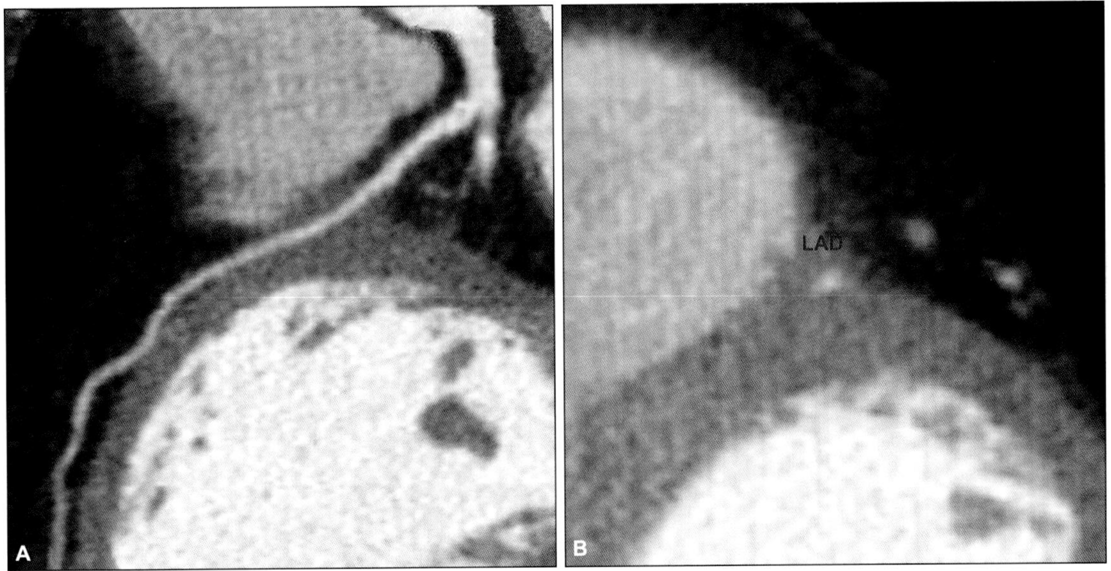

图 5-10-13 **左前降支中段肌桥**
冠状动脉 CTA 曲面重组图像（A）和血管横断面图像（B）示前降支中段局部走行于心肌内

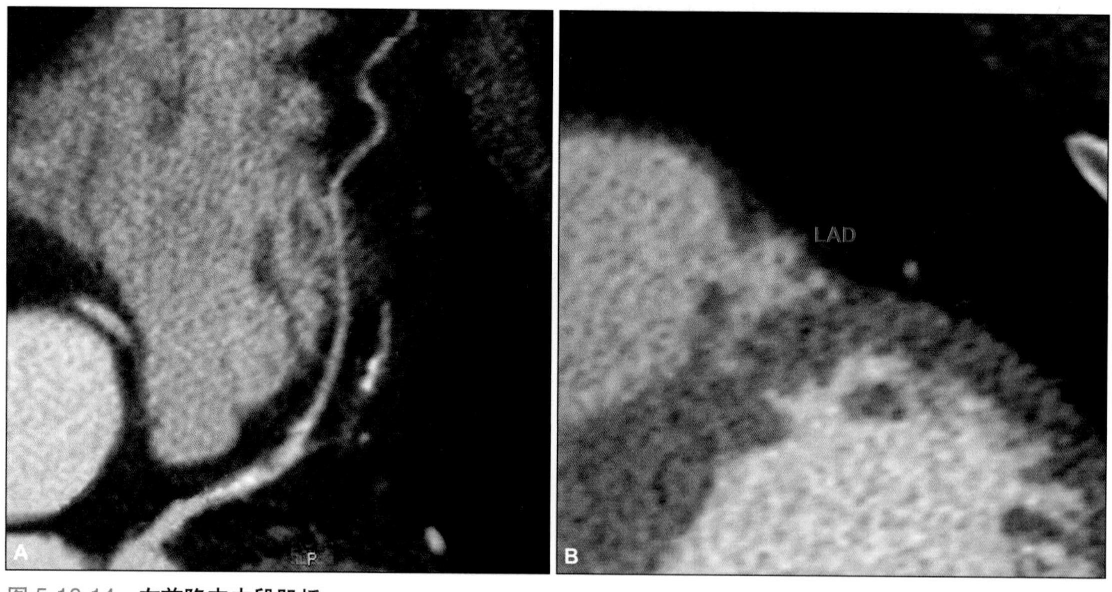

图 5-10-14 **左前降支中段肌桥**
冠状动脉 CTA 曲面重组图像（A）和血管横断面图像（B）示前降支中段局部走行于心肌内

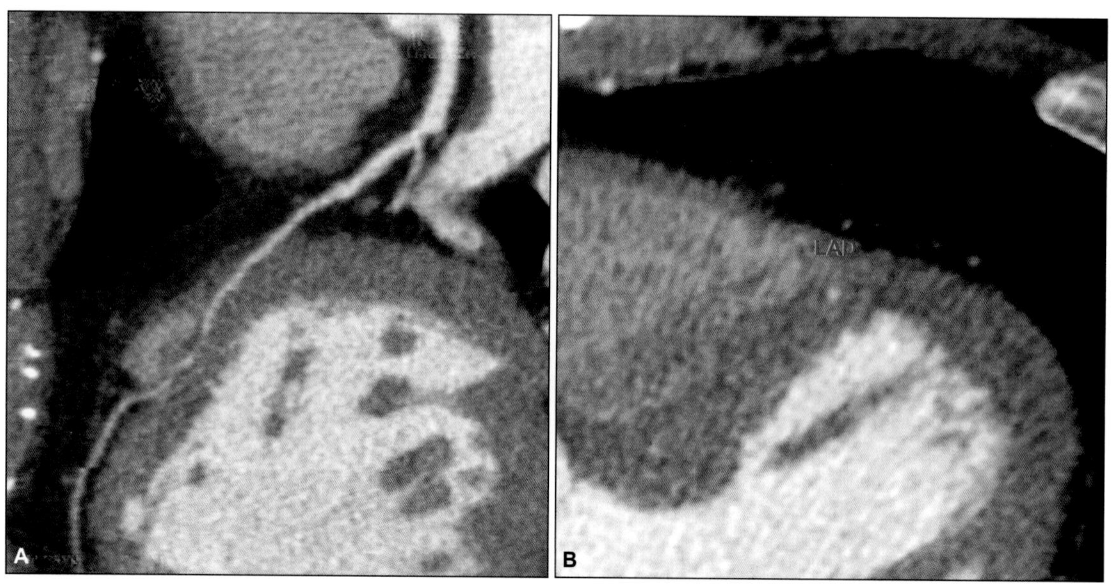

图 5-10-15 **左前降支中段肌桥**
冠状动脉 CTA 曲面重组图像（A）和血管横断面图像（B）示前降支中段局部走行于心肌内且较深在

（杜祥颖）

重点推荐文献

[1] 刘玉清. 心血管病影像诊断学. 长沙: 湖南科技出版社, 2001.
[2] 李坤成. 中华影像医学心血管分卷. 北京: 人民卫生出版社, 2006.
[3] 杨立, 赵林芬, 李颖, 等. 心肌桥和壁冠状动脉的多层螺旋CT诊断及其临床意义. 中华医学杂志, 2006, 86(40): 2858-2862.

主要参考文献

[1] 李坤成. 心血管磁共振成像诊断学. 北京: 人民卫生出版社, 1997.
[2] 刘玉清. 心血管病影像诊断学. 合肥: 安徽科学技术出版社, 2000.
[3] 陈树宝. 先天性心脏病影像诊断学. 北京: 人民卫生出版社, 2004.

[4] 陈灏珠. 实用内科学. 11版. 北京: 人民卫生出版社, 2004.

[5] 毛焕元, 曹林生. 心脏病学. 2版. 北京: 人民卫生出版社, 2001.

[6] 兰锡纯, 冯卓荣. 心脏心管外科学. 2版. 北京: 人民卫生出版社, 2002.

[7] 拉森. 人类胚胎学(英文版). 北京: 人民卫生出版社, 2002.

[8] 丁文祥, 苏肇伉. 小儿心脏外科学. 济南: 山东科学技术出版社, 2000.

[9] 朱晓东, 主译. 先天性心脏病外科学. 2版. 北京: 人民卫生出版社, 1996.

[10] 汪曾炜, 刘维永, 张宝仁. 心脏外科学. 北京: 人民军医出版社, 2003.

[11] Roest AAW, Helbing WA, van der Wall EE, et al. Postoperative evaluation of congenital heart disease by magnetic resonance imaging. J MagnReson Imaging, 1999; 10:656-666.

[12] Masui T, Katayama M, Kobayashi S, et al. Gadolinium-enhanced MR angiography in the evaluation of congenital cardiovascular disease pre- and postoperative states in infants and children. J Magnreson Imaging, 2000; 12: 1034-1042.

[13] Freedom RM, Mawson JB, Yoo SJ, et al. Congenital heart disease: textbook of angiocardiography. Chinese Edition. Armonk, NY: Futura Publishing Company, Inc. 1997.

[14] Gutierrez FR, Brown JJ, Mirowitz SA. Cardiovascular magnetic resonance imaging. St Louis, 1992, Mosby-Year book, Inc.

[15] 冯卓荣. 心脏心管外科学. 2版. 北京: 人民卫生出版社, 2002.

[16] 孙立军, 江菊芬, 郑敏文. 复杂先心病EBT与心脏超声和心血管数字造影的对比研究. 实用放射学杂志, 2004, 20: 25-27.

[17] Shiraz A. Maskatia. Congenital Anomalies of the Mitral Valve[J] Congenit Heart Dis. 2011;6:77-82

[18] 杨健萍, 周爱卿, 等. 完全性肺静脉异位引流诊断探讨(附91例报告). 中国医学影像技术, 2003, 19(8): 1013-1015。

[19] 郑宏, 谢若兰, 李益群. 镰刀综合征合并房间隔缺损. 中国循环杂志, 1991; 4: 319.

[20] 郑宏, 蒋世良, 谢若兰, 等. 完全性肺静脉畸形连接于右上腔静脉的放射诊断. 中华放射学杂志, 2000; 34: 779.

[21] 赵雪梅, 李志伟, 李洪银, 等. 多层螺旋CT血管造影对肺静脉异位引流的诊断价值. 实用放射学杂志, 2008, 24(4): 468-471.

[22] 曹海玮, 秦勤兵. 完全性肺静脉异位引流的超声诊断. 中国医学超声医学杂志, 2008, 24(10): 948-950.

[23] 朱式娟, 张运, 张蘸, 等. 肺静脉畸形引流的经胸和多平面经食管超声心动图诊断. 中国超声医学杂志, 1995, 1(10): 788-789。

[24] 郑宏, 李益群, 蒋世良. 完全性肺静脉畸形连接的放射诊断. 中国循环杂志, 1992; 5: 431-434

[25] 朱晓东, 张宝仁. 心脏外科学. 北京: 人民卫生出版社, 2001.

[26] Volpe P, Campobasso G, De Robertis V, et al. Two- and four-dimensional echocardiography with B-flow imaging and spatiotemporal image correlation in prenatal diagnosis of isolated total anomalous pulmonary venous connection. Ultrasound ObstetGynecol, 2007; 30(6):830-837.

[27] 朱平, 张镜方, 庄健, 等. 单心房的诊断与外科治疗, 中国医师杂志[J], 2005, 增刊: 268-269.

[28] 袁旭春, 廖文凌, 陈琴, 等. 成人三房心: 64层CT的诊断价值. 放射学实践[J], 2010, 25(10): 1113-1115.

[29] 陈新, 王佳, 胡连源, 等. 三房心的影像学诊断(附12例报告). 中华放射学杂志[J], 2000, 34(10): 695-696.

[30] Chieh-Shou Su, I-Chen Tsai, Wei-Wen Lin, et al. Usefulness of Multidetector-RowComputed Tomographyin Evaluating Adult CorTriatriatum. Texas Heart Institute Journal[J], 2008, 35(3):349-351.

[31] Wan Y, He Z, Zhang L, et al. The anatomical study of left atrium diverticulum by multi-detector row CT. SurgRadiolAnat[J], 2009, 31:191-198.

[32] Abbara S, Mundo-Sagardia JA, Hoffmann U, et al. Cardiac CT assessment of left atrial accessory appendages and diverticula. AJR[J], 2009, 193: 807-812.

[33] Ryan R, Abbara S, Colen RR, et al. Cardiac Valve Disease: Spectrum of Findings on Cardiac 64-MDCT.AJR, 2008;190(5):294-298.

[34] Alkadhi H, Bettex D, Wildermuth S, et al. Dynamiccine imaging of the mitral valve with16-MDCT: a feasibility study. AJR, 2005;185:636-646.

[35] 戴汝平.心血管CT诊断学.北京: 人民卫生出版社, 2001.

[36] Shiraz A. Maskatia. Congenital Anomalies of the Mitral Valve [J] Congenit Heart Dis, 2011;6:77-82.

[37] 席丽丽.先天性二尖瓣病变影像学诊断新进展.临床儿科杂志, 2008;10(26):905-907.

[38] 陈新, 刘振春, 朱鲜阳, 等.15例单心室磁共振诊断.中华放射学杂志[J], 1995, 29(10): 668-671.

[39] 王荣发, 高伟, 余志庆, 等. 单心室的病理特征和临床诊断. 临床儿科杂志[J], 2006, 26(5): 372-373.

[40] 张文博, 先天性心室憩室的研究进展. 心血管病学进展[J], 2009, 30(2): 1006-1008.

[41] 陈新, 赵志锋, 唐莉, 等. 先天性心室憩室的心血管造影诊断. 中华放射学杂志[J], 2002, 36(6): 570-571.

[42] 杨跃进, 尤士杰, 高润霖, 等. 中国成人先天性孤立性左室憩室的临床和影像诊断特点.[J]中华内科杂志, 2000, 39(2): 85-87.

[43] Gopal VP, Charles T. Left ventricular diverticulosis demonstration on cardiac CT [J]. J Thorac Imaging, 2008, 23(1): 28-30.

[44] Navdeep Singh, M.L. Bera, Manvinder S. Sachdev, et al. Pantalogy of Cantrell with left ventricular diverticulum: A case report and review of literature, Congenit Heart Dis. 2010, 5: 454-457.

[45] Gomes AS, Lois JF, Williams RG. Pulmonary arteries: MR imaging in patients with congenital obstruction of the right ventricular outflow tract. Radiology. 1990;174:51-57.

[46] Geva T, Greil GF, Marshall Acet al. Gadolinium-enhanced 3-dimensional magnetic resonance angiography of pulmonary blood supply in patients with complex pulmonary stenosis or atresia: comparison with x-ray angiography. Circulation. 2002;106: 473-478.

[47] Powell AJ, CHung T, Landzberg MJ, et al. Accuracy of MRI evaluation of pulmonary blood supply in patients with complex pulmonary stenosis or atresia. Int J Card Imaging.

2000;16:169-174.
[48] Harikrishnan S, Tharakan J, Titus T, et al. Central pulmonary artery anatomy in right ventricular outflow tract obstructions. *Int J Cardiol*. 2000;73:225-230.
[49] Kellenberger CJ, Yoo SJ, Buchel ER. Cardiovascular MR imaging in neonates and infants with congenital heart disease. Radiographics. 2007;27:5-18.
[50] Sondergaard L, Stahlberg F, Thomsen C. Magnetic resonance imaging of valvular heart disease. J MagnReson Imaging. 1999; 10: 627-638.
[51] Roche KJ, Rivera R, Argilla M, et al. Assessment of vasculature using combined MRI and MR angiography. Am J Roentgenol.2004;182:861-866
[52] Kannan BR, Anil SR, Kumar RK. Cannulation of patent arterial duct in patients with pulmonary atresia and ventricular septal defect. Catheter CardiovascInterv. 2005;65:455-458.
[53] Davies B, Mussa S, Davies P, et al. Unifocalization of major aortopulmonary collateral arteries in pulmonary atresia with ventricular septal defect is essential to achieve excellent outcomes irrespective of native pulmonary artery morphology.J ThoracCardiovasc Surg. 2009;138:1269-1275.
[54] Pachirat O, Seward JB, O' leary PW, et al. Absent Pulmonary Valve: Echocardiographic Features. Echocardiography, 1997; 14(2);129-134.
[55] Dodgekhatami A, Backer CL, Holinger LD, et al. Complete repair of Tetralogy of Fallot with absent pulmonary valve including the role of airway stenting. J Card Surg, 1999;14(2):82-91.
[56] Attie F, Rijlaarsdam M, CHuquiure E, et al. Isolated congenital absence of the pulmonary valve. Circulation, 1999;99(3):455-456.
[57] Zhong YM, Jaffe RB, ZHu M, et al. CT assessment of tracheobronchial anomaly in left pulmonary artery sling. PediatrRadiol, 2010, 40(11):1755-1762.
[58] 张琳, 李欣, 王春祥, 等. 儿童中心气道疾病的MSCT诊断. 中国医学计算机成像杂志, 2009, 15(5):438-443.
[59] Huang SC, Wu ET, Wang CC, et al. Repair of complex tracheobronchial stenosis with left pulmonary artery sling and bridging broncHus.AnnThoracSurg, 2010, 90(4):1379-1381.
[60] Friedrich MG, ScHulz-Menger J, Poetsch T, et al. Quantification of valvular aortic stenosis by magnetic resonance imaging. Am Heart J. 2002; 144: 329-334.
[61] Sagmeister F, Herrmann S, Ritter C, et al. Functional cardiac MRI for assessment of aortic valve disease. Radiologe, 2010, 50:541-547.
[62] Tanaka R, Yoshioka K, Niinuma H, et al. Diagnostic value of cardiac CT in the evaluation of bicuspid aortic stenosis: comparison with echocardiography and operative findings. AJR. 2010, 195:895-899.
[63] Zeb I, Hamirani YS, Mao S, et al. Detection of aortic regurgitation with 64-slice multidetector computed tomography(MDCT).AcadRadiol, 2010, 17(8):1006-1011.
[64] Sagmeister F, Herrmann S, Ritter C, et al. Functional cardiac MRI for assessment of aortic valve disease. Radiologe, 2010, 50(6):541-547.
[65] Lee ST, Lin MH. Color Doppler echocardiographic assessment of valvular regurgitation in normal infants. J Formos Med Assoc, 2010, 09(1):56-61.
[66] Ming Z, Yumin Z, YuHua L et al. Diagnosis of congenitalobstructive aortic arch anomalies in Chinese children by contrastenhancedmagnetic resonance angiography. J CardiovascMagnReson, 2006, 8:747-753.
[67] Bogatert J, et al. Follow-up of patients with previous treatment for coarctation of the aorta: comparison between contrast-enhanced MR angiography and fast spin-echo MR imaging. Eur Radio, 2000, 10: 1847-1854.
[68] Riquelme C, et al. MR imaging of coarcation of aorta and its postoperative complications in adults:assessment with spin-echo and cine-MR imaging. MagnReson Imaging, 1999, 17:37-46.
[69] McElhinney DB, Clark BJ, Weinberg PM et al .Associationof chromosome 22q11 deletion with isolated anomalies of aorticarch laterality and branching. J Am CollCardiol, 2001, 37:2114-2119.
[70] Isomatsu Y, Takanashi Y, Terada M et al. Persistent fifthaortic arch and fourth arch interruption in a 28-year-old woman. PediatrCardiol, 2004, 25:696-698.
[71] Singh C, Gupta M, Sharma S. Compression of trachea due to double aortic arch: demonstration by multi-slice CT scan(MSCT). Heart Lung Circ, 2006, 15:332-333.
[72] Munro HM, Sorbello AM, Nykanen DG. Severe stenosis of a long tracheal segment, with agenesis of the right lung and left pulmonary arterial sling. Cardiol Young, 2006, 16:89-91.
[73] Loukanov T, Sebening C, Springer W, et al. Simultaneous management of congenital tracheal stenosis and cardiac anomalies in infants. J ThoracCardiovasc Surg. 2005;130:1537-41.
[74] Forsey JT, Elmasry OA, et al . Patent arterial duct. Orphanet Journal of Rare Disease, 2009, 4(17):1-9.
[75] 张庆桥, 蒋世良, 黄连军, 等. 动脉导管未闭的血管造影分型及临床意义. 中华放射学杂志, 2004, 38(4): 382-385
[76] 郑宏, 李益群. 主-肺动脉间隔缺损的放射诊断. 中华放射学杂志, 1995; 29(7): 478-480.
[77] 赵趣鸣, 韩玲. 主肺动脉间隔缺损的诊断研究进展. 实用儿科临床杂志, 2010, 25(13): 1016-1020.
[78] 李益群, 郑宏. 先天性心脏病共同动脉干的造影诊断. 中国医学影像学杂志, 1993, 1(1): 23-27.
[79] 陈新, 赵志峰, 唐莉, 等. 共同动脉干的MRI诊断及影像学比较. 中华放射学杂志, 2003, 37(4): 314-316.
[80] Holmqvist C, et al. Pre-operative evaluation with MR in tetralogy of fallot and pulmonary atresia with ventricular septal defect. ActaRadiol, 2001, 42:63-69.
[81] Helbing WA, et al. Clinical applications of cardiac magnetic resonance imaging after repair of tetralogy of Fallot. PediatrCardiol, 2000, 21:70-79.
[82] Greenberg SB, et al. Magnetic resonance imaging compared with echocardiography in the evaluation of pulmonary artery abnormalities in children with tetralogy of Fallot palliative and corrective surgery. PediatrRadiol, 1997, 27:932-935.

[83] Brenner LD, et al. Quantification of left to right atrial sHunts with velocity-encoded cine nuclear magnetic resonance imaging. J Am CollCardiol, 1992, 12: 46-50.
[84] Parsons JM, et al. Morphological evaluation of atrioventricularseptal defects by magnetic resonance imaging. Br Heart J, 1990, 64:138-45.
[85] CutberletM,etal.Arteral switch peocedure for D-transposition of the great arteries: quantitative midterm evaluation of hemodynamic changes with cine MR imaging and phase-shift velocity mapping-initial experience. Radiology, 2000, 214:467-75.
[86] Blakenberg F, et al. MRI vs echocardiography in the evaluation of the Jatene procedure. J Comput Assist Tomogr, 1994, 18:749-54.
[87] Beek FJ, et al. MRI of the pulmonary artery after arterial switch operation for tranposition of the great arteries. PediatrRadiol, 1993, 23:335-40.
[88] CutberletM,etal.Arteral switch peocedure for D-transposition of the great arteries: quantitative midterm evaluation of hemodynamic changes with cine MR imaging and phase-shift velocity mapping-initial experience. Radiology, 2000, 214:467-75.
[89] Blakenberg F, et al. MRI vs echocardiography in the evaluation of the Jatene procedure. J Comput Assist Tomogr, 1994, 18:749-54.
[90] Beek FJ, et al. MRI of the pulmonary artery after arterial switch operation for tranposition of the great arteries. PediatrRadiol, 1993, 23:335-40.
[91] Hong YK, Park YW, Ryu SJ, et al. Efficacy of MRI in complicated congenital heart disease with visceral heterotaxy syndrome. J Comput Assist Tomogr, 2000, 24:671-682.
[92] Yilmaz E, Gulcu A, Sal S, et al. Interruption of the inferior vena cava with azygos/hemiazygos continuation accompanied by distinct renal vein anomalies:MRA and CT assessment. Abdom Imaging, 2003, 28:392-394.
[93] Berrocal T, Madrid C, Novo S, et al. Congenital anomalies of the tracheobronchial tree, lung, and mediastinum: embryology, radiology, and pathology. Radiographics, 2004, 24(1): e1.
[94] 沈东, 黄党生, 张丽伟, 等. 成人冠状动脉起源异常的分类及其发生率. 武警医学, 2007, 18(5): 359-361.
[95] 熊青峰, 马小静, 张雪莲, 等. 先天性冠状动脉瘘CT血管成像特征及机制研究.中国CT和MRI杂志, 2010, 8(3): 1-4.
[96] 杨立, 赵林芬, 李颖, 等. 心肌桥和壁冠状动脉的多层螺旋CT诊断及其临床意义. 中华医学杂志, 2006, 86(40): 2858-2862.

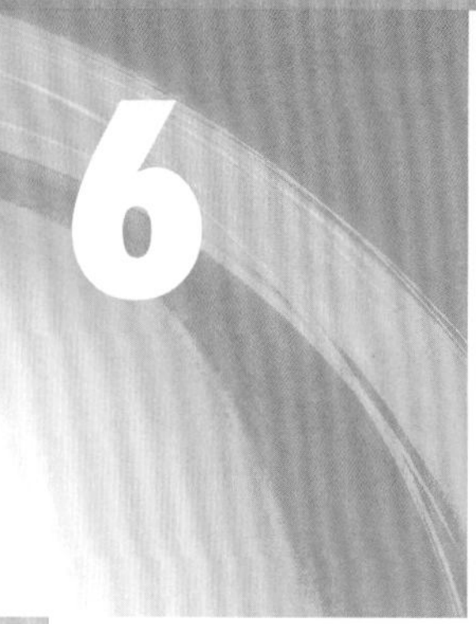

6 心包疾病

第1节 概 述

【解剖结构】

- 心包：包裹在心脏和出入心脏大血管根部外面的纤维性浆膜囊状结构，主要有两层结构构成：
  - 纤维性心包
    - 又称心包纤维层，是一层纤维结缔组织结构
    - 位于心包最外层，紧贴纵隔胸膜，向上与出入心脏的大血管外膜相移行，向下与横膈的中心腱紧密相连
    - 伸缩性较小，较坚韧
  - 浆膜性心包
    - 为心包的内层结构，分为脏、壁两层
    - 壁层紧贴于纤维性心包内面，脏层紧贴于心脏表面（即心外膜）
- 心包腔：脏、壁两层在出入心的大血管根部相互移行，两者之间的腔隙
  - 通常容纳少量浆液体（5 ~ 50ml）作为润滑剂，该液体是血浆的超滤液，可以减少心脏跳动时引起心包脏、壁两层之间的摩擦，正常时经右淋巴导管及胸导管吸收
- 正常情况下心包对心脏起保护作用，能够防止心脏的过度扩大，以保持血容量的恒定。但如果心包发生病变，可能对心脏起到牵拉或压迫作用，进而影响到心脏的正常功能
- 心包腔在大血管和心脏周围形成许多窦、隐窝、间隙，分别为横窦、斜窦、前下窦、心包上隐窝、上腔静脉后隐窝、下腔静脉后隐窝、左肺动脉隐窝、肺静脉隐窝、心包前间隙、心包下间隙和心包后间隙等（图 6-1-1，心包后壁示意图）
  - 心包横窦
    - 心包脏层和壁层的移行部将大血管根部分隔成两组包囊，一组包囊了主动脉和肺动脉，使主动脉和肺动脉起始部分的 1 ~ 2cm 范围完全游离在心包腔内；另一组包囊了上、下腔静脉和肺静脉
    - 两组间的心包间隙即心包横窦，是心包顶部主动脉和肺动脉的起始部与心包后壁间的自然通道
    - 成人平均长度 50.4mm
    - 横窦向上经由肺动脉前方与主动脉后隐窝相通，向左后方与左肺动脉隐窝相通
  - 心包斜窦：下腔静脉和肺静脉与左心房后壁间的间隙。左心房后壁与后部心包壁之间留有空隙，两侧为左、右肺静脉和下腔静脉，斜窦与肺静脉隐窝之间有彼此消长关系，二者隔以系膜
  - 心包前下窦：心包前部与下部移行处所夹得心包腔，深约 1 ~ 2cm
  - 心包上隐窝：围绕主动脉弓周围形成的，其与横窦的分界为右肺动脉的上缘，分主动脉前隐窝，主动脉后隐窝，80% 心包上隐窝可向上延伸至主动脉弓、头臂干起始处，位于主动脉弓与胸腺和上腔静脉之间
  - 上腔静脉后隐窝：上腔静脉的右后侧与右肺动脉前方，下方为右上肺静脉，为心包上隐窝的外侧延伸

- 左肺动脉隐窝：左肺动脉后下方与左肺上静脉前上方之间，在横窦的左端，平均长17.2cm
- 肺静脉隐窝：上、下肺静脉之间，左侧宽而浅，右侧较窄而深，肺静脉隐窝常沿着左心房后壁向上伸展，右肺静脉隐窝位于右肺中叶支气管的内侧和隆嵴下淋巴结的前方，常会误诊为淋巴结肿大

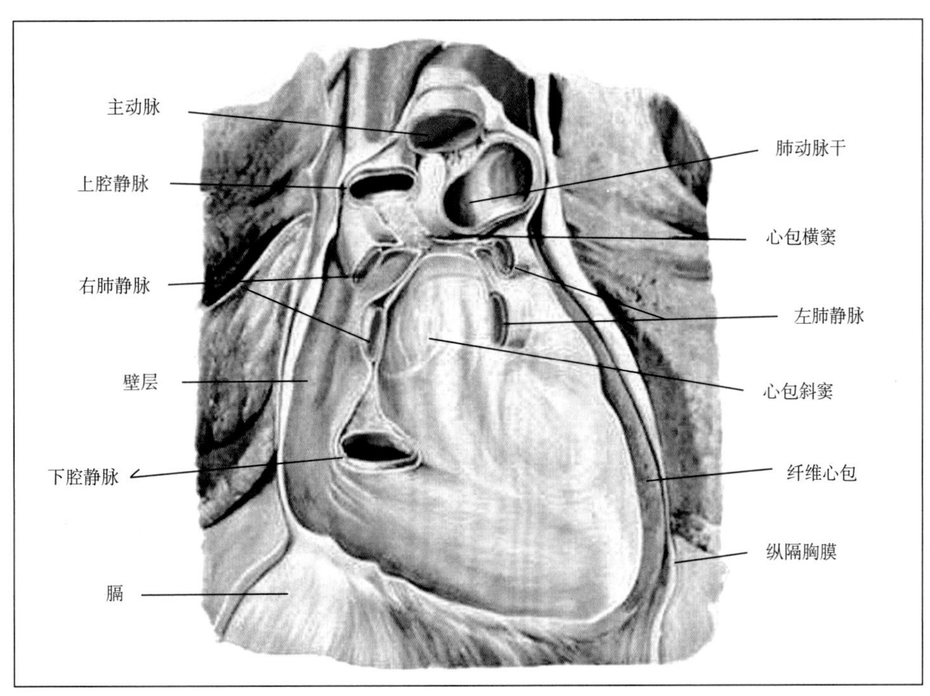

图 6-1-1 **心包后壁（心脏已摘除）**

【心包常见疾病】

- 心包炎（pericarditis）
  - 最常见的心包病变，可由多种致病因素引起，常为全身疾病的一部分，或由临近组织的病变蔓延而来
  - 可与心脏的其他结构如心肌或心内膜等的炎症同时存在，亦可单独存在
  - 可分为急性和慢性两种
    - 急性心包炎是心包膜的脏层和壁层的急性炎症，常伴有心包渗液，可以同时合并心肌炎和心内膜炎，也可以作为唯一的心脏病损而出现
    - 慢性心包炎常引起心包缩窄，表现为心包增厚及钙化
- 心包囊肿（pericardial cyst）
  - 多是在胚胎发育过程中部分原始的心包腔隙未能和其他的腔隙融合成心包，而单独存在，形成一个独立的腔隙，在以后的发育过程中可以发展为心包囊肿
  - 囊肿的壁多菲薄透明，外壁多为疏松的结缔组织，内层为单层的内皮细胞。其壁上可有血管分布，类似心包组织，囊内含有澄清或淡黄色的液体。血性液体则极为少见
  - 心包囊肿本身极为少见，或因多数患者无症状，囊肿小者又与纵隔阴影相重叠，不易被发现
  - 该病约占纵隔肿瘤的 8.9%，占纵隔囊肿的 17%
  - 发病者多为青壮年，有症状者主要表现为心悸、气短、咳嗽及心前区不适感等
- 其他常见的心包疾患：心包的肿瘤、先天性心包缺如等
- 按照病因学分类心包疾患包括：感染性、全身免疫性疾病累及心包、临近病变蔓延至心包、代谢性疾病导致心包疾患及外伤性心包疾患等

【影像诊断方法】

常用与于诊断心包疾患的影像学诊断手段有

- X 线平片：主要用于初步的评价心影大小，以及肺部的情况，对心包的钙化有重要的诊断价值。对典型的心包积液也有其特征性的改变

- 超声心动图：对于心包本身的病变显示欠佳，但可以明确心包积液的部位、量的大小以及心包病变导致的相应的心脏收缩功能的改变
- CT 及 MRI：二者共有的特点都以横断面成像为基础
  - CT 的横断层图像可以清楚的显示心包钙化的具体位置以及心包积液的情况
  - MRI 既可显示心包的厚度及积液量的大小，还可通过电影序列显示心包疾患对心脏收缩功能的影响，特别是对心包囊肿或心包肿瘤的显示具有优势

（郑 宏 孙 鑫 徐争鸣）

第 2 节 心包积液

【概念与概述】

- 正常心包腔常有少量液体，存在于封闭的浆膜腔内，为超滤的血浆，通常为 20 ~ 30ml，一般不超过 50ml，主要起到润滑作用以利于心室收缩活动
- 心包积液（hydropericardium）是指心包腔内的液体超过了正常值，是心包疾患的一种常见的临床表现
- 随着现代影像学技术的发展，尤其是在超声心动图成为心血管疾病的常规检查方法以来，以及 MRI 和 CT 技术在临床应用中的普及与推广，心包积液的检出率明显的上升，可高达 8.4%

【病理与病因】

- 心包积液的常见病因可以分为感染性和非感染性两大类
  - 感染性的心包积液：包括结核、病毒（柯萨奇、流感等病毒）、细菌、原虫等
  - 非感染性心包积液：包括肿瘤、风湿性疾病、心脏损伤或大血管破裂、内分泌代谢性疾病、放射损伤心肌梗死后积液等
- 大多数心包积液顽固难治，难以彻底根除，明确病因，对疾病本身进行治疗，可使心包积液缓解或根治
- 目前，大多将心包积液看做是多种疾病的一种临床表现，而不列为是一种疾病
- 慢性特发性心包积液
  - 找不到基础病因，心包积液是否会自行消失尚不能确定，分类尚缺乏精确的定义，一般情况下符合以下特征的可以归于此类心包积液：
    - 在大量的心包积液，并已由 UCG 证实
    - 心包积液量在观察期基本保持稳定
    - 心包积液持续存在至少 3 个月以上
    - 患者已被排除任何全身性疾病，而不论该病是否可能与心包积液有关
    - 系统的病因学检查为阴性
  - 本病在心包疾病中的发生率约为 2% ~ 3.5%
  - 临床多通过常规 X 线胸片检查发现心影增大，再经 UCG 和全身系统检查，以及病因学检查，排除特异性病变如结核性心包炎、风湿性心包炎等之后可诊断本病

【临床表现】

心包积液的临床症状根据基础病因的不同及发病的快慢而不同

- 慢性发病因素引起的心包积液多为慢性心包积液
  - 早期大多无不适症状，可以参加正常的工作，或仅仅表现为原发疾病的症状
  - 随病情的进展及心包积液量的增多，患者可以出现气短、胸闷等症状
  - 晚期亦可随着病情的缓解，心包积液慢慢的吸收以至症状消失
- 部分患者可出现急性心包积液，如可急性突发性胸闷，气短、呼吸困难等急性心包填塞的症状
- 由于心包积液大多由慢性进展而来，心包的容量又对积液量的增长有一定的适应性，只有存在大量（有时达到 2000ml 以上）的心包积液时，才能产生心包内压增加而影响心脏功能的症状
- 心电图常有低电压、心动过速，在大量的心包积液的患者还会出现电压交替
- 心脏听诊常有心音低钝、心音遥远等表现

【影像表现】

主要包括 X 线胸片、超声心动图、CT 及 MR

X线胸片

- 出现较晚，只有当积液量在300ml以上时，才会在X线胸片有所表现
- 首先表现为心影向两侧普遍扩大，心影各弧度、切迹消失，心底增宽，大血管变短等
- 大量心包积液时（积液量大于1000ml时），站立位时心影呈烧瓶样改变
- 心包内压增高到影响静脉回流时会出现上腔静脉影增宽，肺淤血的表现（图6-2-1）
- 透视下心影增大的同时，还可观察到心脏搏动减弱甚至消失
- 虽有肺淤血的表现，但是肺野多清晰，这点可以与心力衰竭相鉴别
- 当存在包裹性积液时，心影可呈不规则的形状，不对称的增大

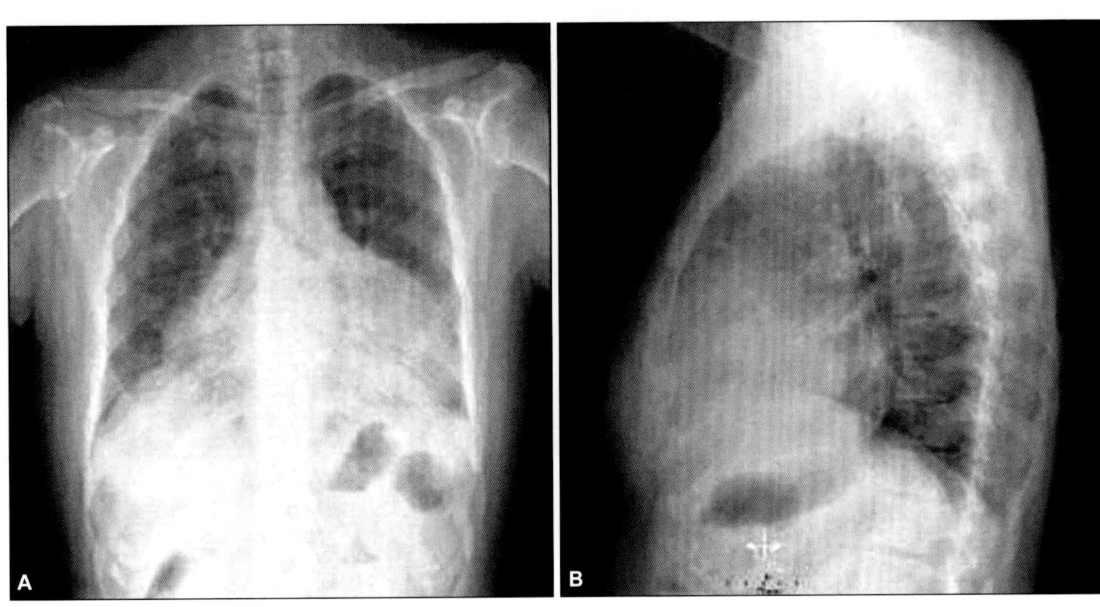

图6-2-1 **心包积液**
A. 正位胸片示心脏外形呈烧瓶状明显向两侧扩大，两肺轻度淤血；B. 侧位可见心影增大，心前间隙消失，心后间隙缩小

超声心动图

- 一般心包积液均可通过超声心动图确诊
- M型超声显示心包回声和心外膜的回声之间有液性无回声区
- 二维超声心动图可在心前壁之前和心后壁之后均见液性暗区
  - 心包膜和心外膜之间最大舒张期暗区达10mm时，积液为少量
  - 10～19mm之间，为中等量
  - 大于20mm，为大量心包积液
- 存在特定部位的包裹性积液时，二维超声心动图上可清晰观察到局限性液性暗区

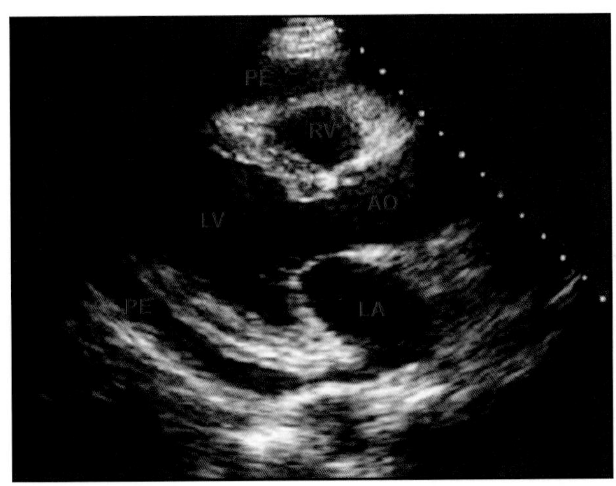

图6-2-2 **心包积液超声成像**
胸骨旁左室流出道切面可见左室后方及右室前方液性暗区，PE为心包积液。LA、LV、RV及AO分别代表左房、左室、右室及升主动脉

CT 及 MRI

- 单纯的心包积液，超声心动图即可明确诊断，多不需进行 CT 及 MRI 检查
- 如合并其他心内畸形或进行病因学的鉴别诊断时才需进行 CT 及 MRI 检查，其对心包积液的诊断和超声心动图精确度大致相同
- CT 一般通过横断层图像对心包积液进行诊断
  - 主要表现有心包腔增宽，其内呈现液体密度
  - 心包积液的 CT 值与液体的 CT 值相似，可略高于水，常在 10 ～ 40Hu 之间
  - 心包积液性质可影响其 CT 值，如近期出血性心包积液的 CT 值可高 50Hu 以上

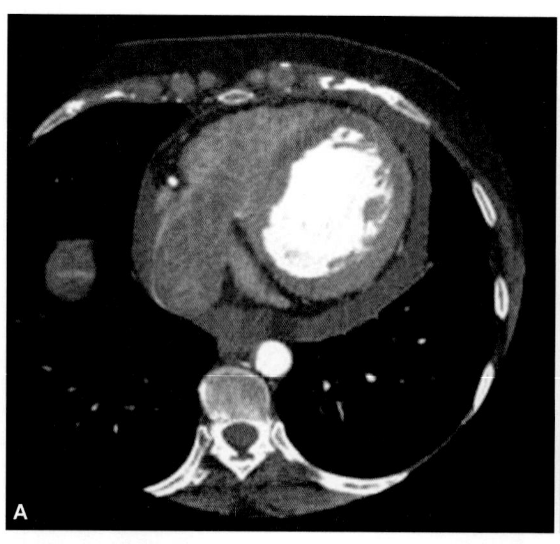

图 6-2-3 **心包积液 CT**
CT 横断层心包腔内可见环形液性低密度影

- MRI 利用其特有的组织成像，在诊断心包积液具有特征性的表现，且诊断的准确性几乎高达 100%
  - T1 加权像上表现为心脏表面的低信号影，有时与心包的低信号影难以鉴别
  - T2 加权像上表现为心外膜和心包的低信号之间的高信号影，在水抑制像上有表现为低信号
  - 信号的强度常与积液的性质有关

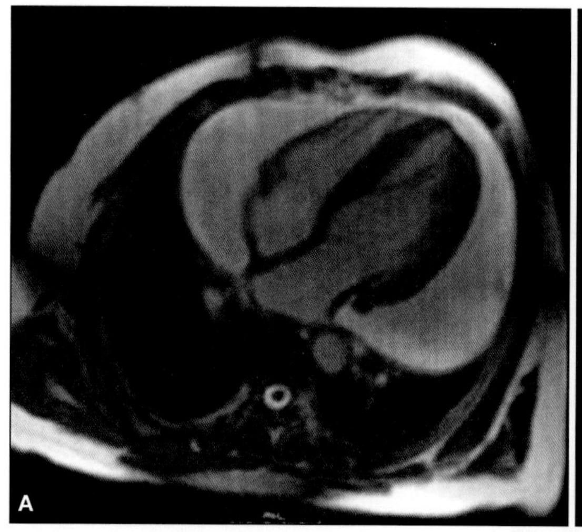

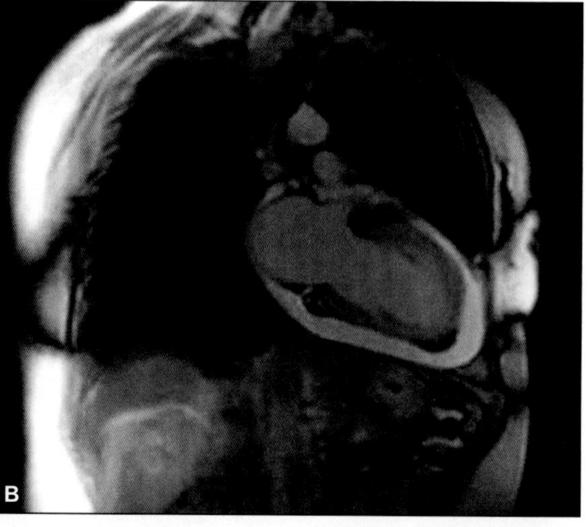

图 6-2-4 **心包积液 MRI**
MRI 四腔心切面 A. 可见心脏周围环绕大量液体信号影；B. 为另一患者左室两腔心切面可见左室上下缘心包内液体样信号影

推荐影像学方法

- 超声为首选确诊影像学手段
- MRI 有助于判断积液性质，为病因诊断提供依据

【鉴别诊断】

心包积液通过上述的影像学方法不难做出诊断，其诊断的重点和难点是心包积液的程度及病因的鉴别

- 心包积液的程度判断
  - 超声心动图：如前所述
  - CT 与 MRI
    - Ⅰ度心包积液为少量积液：积液量小于 100ml，但大于 50ml，舒张期心包脏壁层之间的间距为 5 ～ 15mm
    - Ⅱ度心包积液为中量积液：积液量在 100 ～ 500ml 之间，舒张期心包脏壁层之间的间距 16 ～ 24mm
    - Ⅲ度心包积液为大量的心包积液：积液量大于 500ml，舒张期心包脏壁两层之间的间距大于 25mm
- 心包积液的病因学诊断：心包积液病因的分析对疾病的诊断和治疗有重要的指导意义，分析结果应结合临床症状及其他检查指标如血清学肿瘤标记物、自身抗体标记物与结核标记物进行综合评价
- 心包积液常常以其他疾病的并发症形式存在，如肿瘤、心力衰竭、风湿病等

诊断与鉴别诊断精要

- 心包积液多数情况下并非独立的疾病
- 超声，CT 和 MRI 均可进行准确定量诊断
- 利用 MRI 进行积液成分分析有助于其病因学诊断

（郑　宏　孙　鑫　徐争鸣）

重点推荐文献

[1] 卢春燕, 杨志刚, 杨开清, 等. 心包窦及隐窝积液的16层螺旋CT影像学表现特征及其解剖学基础. 中华放射学杂志. 2007, 41(2): 165-168.
[2] 林淑琴, 李康猷, 周舜辉. 心包积液的少见病因及误诊分析. 中国全科医学. 2009, 16: 1527-1529.
[3] 杨远志. 心包积液患者病因及误诊分析. 华西医学, 2010, 6: 1204-1204.

第 3 节　缩窄性心包炎

【概念与概述】

- 缩窄性心包炎（constrictive pericarditis，CP）是由于急性或慢性心包疾病所引起的心包脏、壁两层之间发生粘连、纤维化、钙化等改变，使得心包增厚、僵硬，心包腔局部或全部闭塞增厚，限制了心室的舒张，进而影响舒张期心室充盈的一组疾病
- 缩窄性心包炎（包括渗出 - 缩窄性心包炎）是一种比较常见的心包疾病，起病较为隐匿，也可因缩窄病变的部位不同而表现出不同的临床症状
- 本病的诊断及病变程度辨别存在一定的困难，其误诊率高达 41.9%，常被误诊为肝硬化、限制性心肌病和瓣膜病等
- 缩窄性心包炎的患者心包缩窄的时间长短不一，通常将急性心包炎发生后 1 年内演变为心包缩窄的称为急性缩窄，1 年以上者称为慢性缩窄
- 缩窄性心包炎是心包增厚和血流动力学障碍进行性加重的慢性疾病，晚期多因心力衰竭、腹水及周围性水肿或严重心脏并发症而致残或死亡。如果能在病变的早期施行心包切除术则可能避免发展到心源性恶病质、严重肝功能不全、心肌萎缩等情况，所以一旦确诊本病，待急性症状消退后应立即进行手术剥离心包，以

免发生心肌萎缩而影响预后

【病因、病理与病理生理】

病因

- 缩窄性心包炎常常继发于急性心包炎，其病因主要包括：
  - 结核感染
  - 化脓性炎症
  - 寄生虫侵犯心包
  - 肿瘤转移和侵犯心包等
- 在我国以结核性为常见，其次也可见于心包外伤后或类风湿性关节炎的患者，也有少数可见于真菌或病毒感染未得到及时治疗者，或心包肿瘤放射性治疗后等
- 一部分患者即使进行心包病理组织检查也难以确定其病因
- 尽管缩窄性心包炎的病因多由急性心包炎引起，但有些情况下急性病变起病隐匿，难以被发现。就诊时即表现为缩窄性心包炎的临床表现及病理特征，或者就诊时急性病变已经好转，则病因较难确定

病理

- 在急性心包炎度过急性期后，随着心包积液的吸收，可以并发纤维组织的增生，心包增厚，脏壁两层之间粘连、钙化
- 心包的增厚可为全面的，也可仅限于心包的局部，心脏或大血管的根部活动受限
- 长期病变可以导致心肌萎缩
- 病理显示纤维组织的增生或透明样变，多为非特异性改变
- 若原发病为结核性病变所引起，可见结核性肉芽组织的增生或干酪样坏死等病理改变
- 其他病因可出现相应的病理改变

病理生理

- 缩窄性心包炎使心室舒张期心室的舒张受限，心室舒张期房室瓣提前关闭，心室充盈量减少，每搏输出量相应降低
- 为了满足机体的需要，机体常通过调节心率，使心率增快而达到提高心输出量的目的
- 上下腔静脉的回心血流受限，出现颈静脉怒张、肝脾大、腹水、下肢水肿等静脉系统压力升高的症状
- 由于吸气时胸腔的负压增加，周围静脉系统的回心血流增加，但缩窄的心包限制了心室的适应性舒张能力，因而中心静脉的压力反而进一步升高，颈静脉怒张等症状进一步加重
- 血流动力学随呼吸的变化是缩窄性心包炎的主要特点

【临床表现】

缩窄性心包炎病史长短不一，可发生在急性心包炎 1 年后或数年后，患者的临床症状和体征均由体、肺循环充血及低心输出量的原因所致

- 常见症状
  - 心输出量减低所致的症状：主要有呼吸困难（劳力性为主）、乏力、食欲缺乏、上腹胀或疼痛等
  - 体、肺循环淤血所致的症状：腹胀、下肢水肿等症状可能与静脉系统的压力升高有关，有些患者会出现呼吸困难或端坐呼吸等症状，这些症状并非心力衰竭引起，而是由于腹水或胸腔积液压迫所致
- 体征
- 血压低、心率快，有的可出现奇脉或心房颤动等
- 颈静脉怒张，静脉系统淤血的症状与呼吸有关
- 心脏视诊可见收缩期心尖回缩，舒张早期有心尖搏动，触诊时可有舒张期搏动撞击感，胸骨左缘 3、4 肋间可闻及心包叩击音
- 其他体征：黄疸、肝大、腹水及肺底湿啰音等，有时与肝硬化表现相似

【影像表现】

心脏结构和功能的改变是影像诊断或其他诊断技术诊断该病的依据，特别是近年来影像诊断技术的飞速发展，使得缩窄性心包炎的诊断准确性进一步提高

X 线表现

- X 线胸片阳性率相对较低
- 心包钙化是 X 线胸片诊断缩窄性心包炎唯一特征性的改变，胸片检查时应常规拍摄正侧位，对心包的钙化以侧位显示最佳
- X 线胸片对心包钙化的显示率大约为 12.3% ~ 48.53%，在此方面优于 B 超，典型心包钙化形状大多呈现不完整的环状
- 心影大小及形状的改变可辅助诊断，但不具特异性
  - 部分患者可有心脏的轻度增大，可能与心包积液或心包增厚有关

- 部分患者心影呈球形或三角形，心缘变直等心脏各心弓分界不清，心底部横径增宽，心缘部分或全部呈现高密度影，形成典型的“盔甲心”表现
- 透视下可表现为心脏搏动减弱或消失，上腔静脉影增宽、随呼吸运动而变化
- 平片可综合评价肺淤血的程度，主要表现为肺纹理的增粗、模糊，以上野最为明显，肺野呈毛玻璃样改变，有时还可见到K氏线，肺门影增大的表现

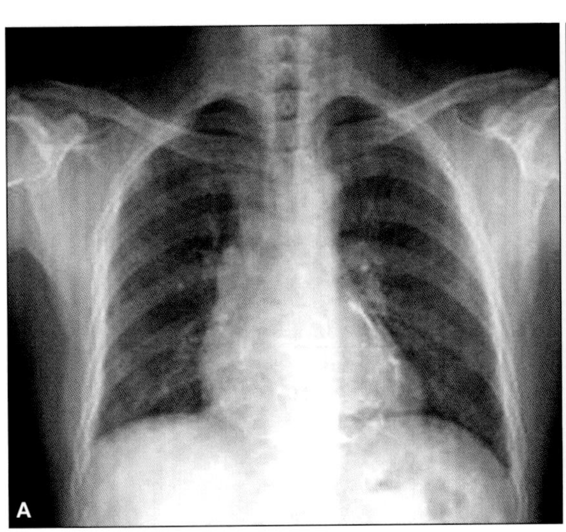
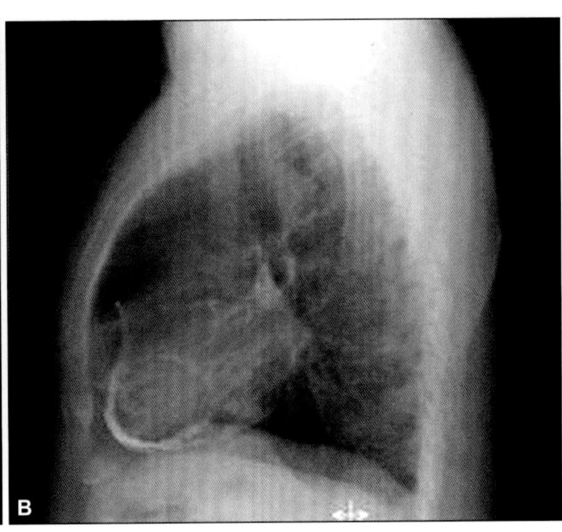

图 6-3-1 **缩窄性心包炎 X 线平面**
A. 正位胸片示心影左缘弧形钙化，上腔静脉稍宽；B. 侧位钙化位于心尖部

超声心动图

- 超声心动图可见心包增厚，但无特异指标诊断缩窄性心包炎，有些文献提到以心包增厚大于3mm为诊断依据
- M型超声心动图：增厚的心包回声呈两条平行线样改变，在非粘连的部位可以见到至少1mm的清晰间隙，舒张早期心房收缩过程中还可见室间隔的突然向后移动，该征象恰好与心包叩击音重叠
- 二维超声心动图
  - 心室腔因舒张受限变小，心房正常或稍大，心包膜回声增强，上、下腔静脉扩张、心脏外形固定，房室瓣活动度大
  - 心室由快速充盈期到缓慢充盈过渡期，可见其充盈突然停止
  - 吸气时回心血量增加，因右室舒张受限使

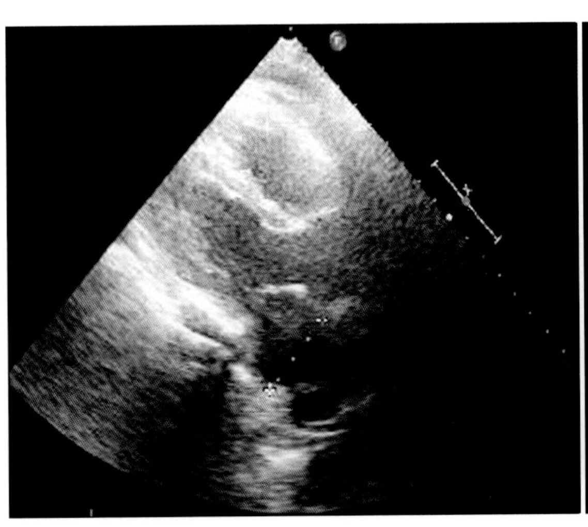
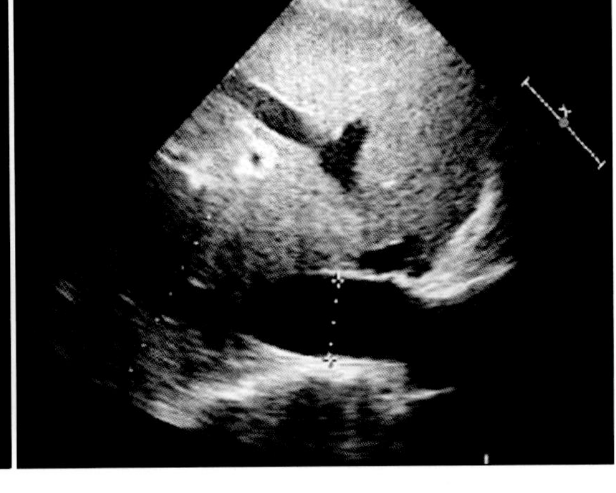

图 6-3-2 **缩窄性心包炎超声心动图**
示两心室稍偏小，下腔静脉增宽及左房轻度增大

房室间隔被推向左侧，但该异常表现并非本病特有，在右心室压力升高或束支传导阻滞时也可见到
- 心包增厚是缩窄性心包炎的直接征象，但其受增益及操作者水平影响较大，经胸测量较为困难，并且约有 4% ～ 36% 的患者可以不出现心包增厚的表现
- 由于左房增大及左室相对减小，导致左房与左室之间的夹角小于 150°，此对诊断有一定提示意义
- 由于心包顺应性下降，心室舒张期回心血量减少，可以导致左心室后壁在舒张期相对平直，也可作为该病的另一诊断指标

- 多普勒超声心动图
  - 可反映本病的病理生理特点，为本病治疗提供了更多诊断信息
  - 由于心腔压力和胸腔压力脱节而导致吸气时左室充盈压减少，二尖瓣 E 峰减低，呼气时 E 峰增加，二尖瓣的这种超声特点对该病诊断价值较大
- 组织多普勒
  - 组织多普勒是最近发展起来的评价室壁运动的技术，可以定量分析心室局部与整体的功能，且受前负荷的影响较小
  - 国外学者认为，缩窄性心包炎在舒张早期室间隔出现较高速波动，而后壁则运动减弱或无运动，此与其他右心容量负荷过重的疾病所致室间隔异常运动不同，提示该技术在无心包增厚的缩窄性心包炎患者有一定的诊断意义

CT 检查
- 对心包增厚具有相当高的特异性和分辨力，可评估心包的形状及心脏大血管的形态，如腔静脉扩张、左室后壁纤维化及肥厚等，是可疑缩窄性心包炎诊断的重要检查手段，其敏感性高于 X 线和超声心动图，对于心包增厚及钙化的定位及累及范围确定都有较高价值
- 主要表现为心包病变部位的不规则增厚、粘连，心包下脂肪间隙模糊或消失，增强扫描可见增厚的心包呈中等强化
- 另一个特征性改变是心包钙化，心包钙化以右心室前面和膈面最为常见，其次为左心室侧后面及房室沟、室间沟等处，可以表现为斑点状、片状或线条状钙化灶，当钙化局限且较轻时可以表现为细点状的高密度影

MRI 检查
- 可清楚显示缩窄性心包炎的特征性改变即心包增厚，能准确测量其厚度，判断其累及范围，并能显示心脏舒张功能受限所引起的心脏大血管形态及内径的异常改变，如右室流出道狭窄及肝静脉、下腔静脉扩张等
- 最大优势在于其高度的软组织分辨率以及大视野、无死角，通过不同的扫描序列能够对心包增厚、少量心包积液进行诊断和鉴别诊断
- 少量积液在 T2WI 或电影序列上表现为线状高信号，并且随心跳变化而变化，借此可鉴别心包增厚与少量积液
- MRI 对钙化常显示不足是其缺陷

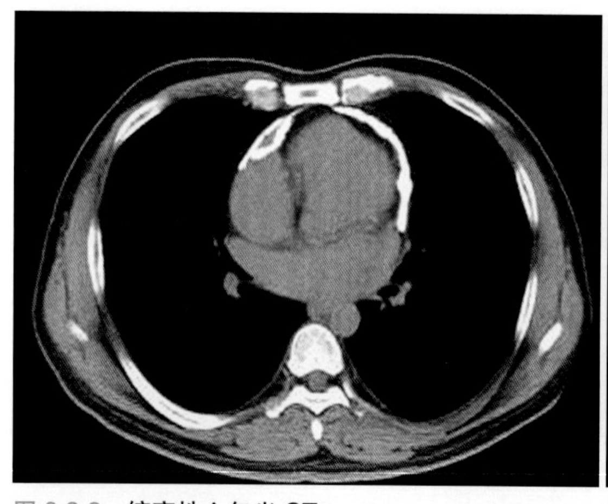
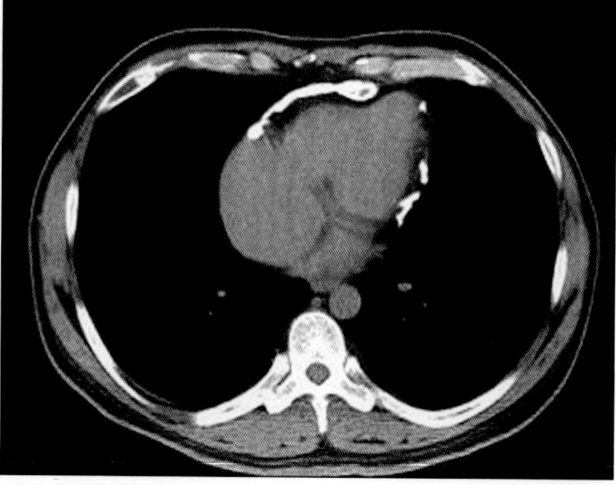

图 6-3-3 **缩窄性心包炎 CT**
显示心室缘心包增厚，弧形钙化，双室前侧壁及心尖部受压缩小，双房增大

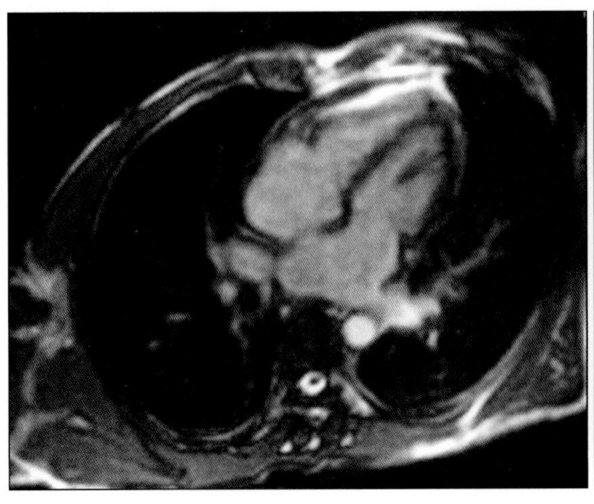
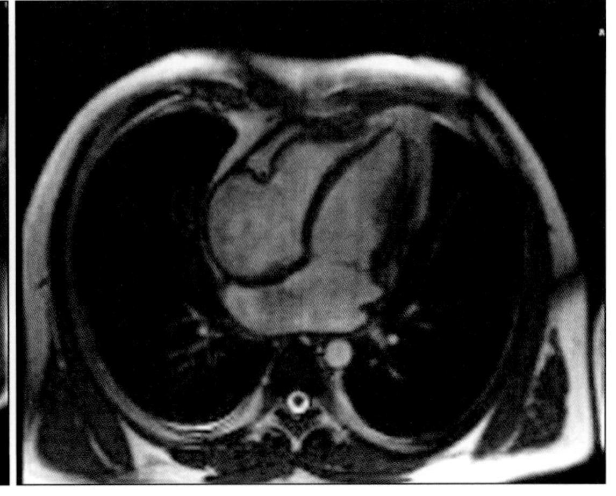

图 6-3-4 **缩窄性心包炎 MRI**
四腔心切面可见心尖部心包信号减低，为钙化所致，右室游离壁前缘及心尖部心包增厚，右室腔受压、变形，双室心尖部受压变小

心导管检查

- 对高度怀疑缩窄性心包炎，且其他手段不能确诊时，心导管检查通过以下指标有助于其进行佐证
  - 证明舒张充盈压升高
  - 了解缩窄心包对每搏量及心输出量的影响
  - 评价心肌收缩功能
  - 鉴别缩窄性心包炎和限制性心肌病
  - 排除心包纤维化所致的冠状动脉受压
- 左、右心导管同时记录左、右心的压力曲线，可以显示肺小动脉嵌压、肺动脉舒张压、右心室舒张末压、右心房平均压和腔静脉压均显著增高和趋向于相等，心排血量降低等表现
- 右心房压力曲线呈 M 或 W 波形，由增高并几乎相等的 a 波、V 波和加深的 Y 波及正常 X 波形成
- 右心室压力曲线呈现舒张早期下陷和舒张后期的高原波即开方根号曲线
- 可仔细记录到吸气后屏气时右心房压力曲线升高，有助于鉴别缩窄性心包炎和限制性心肌病及心脏压塞的血流动力学的不同表现

推荐影像学检查

- CT 具有较高的敏感性，诊断价值优于超声，是优选检查手段

【鉴别诊断】

- 肝硬化、门静脉高压伴腹水
  - 患者虽有肝大、腹水和水肿，与缩窄性心包炎表现相似，但无颈静脉怒张和周围静脉压升高现象，无奇脉，心尖搏动正常
  - 食管钡透显示食管静脉曲张；肝功能损害及低蛋白血症
- 肺心病
  - 右心衰竭时颈静脉怒张、肝大、腹水、水肿，需与缩窄性心包炎鉴别
  - 肺心病有慢性呼吸道疾病史，休息状态下仍有呼吸困难，两肺湿啰音，吸气时颈静脉下陷，Kussmaul 征阴性，血气分析低氧血症及代偿或非代偿性呼吸性酸中毒，心电图右室肥厚，胸部 X 线片见肺纹理粗乱或肺淤血，右下肺动脉段增宽，心影往往扩大等，可与缩窄性心包炎鉴别
- 心脏瓣膜疾病
  - 局限性心包缩窄由于缩窄部位局限于房室沟和大血管出入口可产生与瓣膜病及腔静脉阻塞病相似的体征，如缩窄局限于左房室沟，形成外压性房室口通道狭窄，体征及血流动力学变化酷似二尖瓣狭窄
  - 风湿性心脏病二尖瓣狭窄可有风湿热史而无心包炎病史，心脏杂音存在时间较久
  - 超声心动图示二尖瓣增厚或城墙样改变，瓣膜活动受限与左室后壁呈同向运动
  - 胸部 X 线检查，心脏搏动正常无心包钙化
  - 心导管检查，缩窄性心包炎有特征性的压力曲线
  - 结合心血管造影有助于与先天性或后天获得性瓣膜病鉴别
- 限制型心肌病

- 原发性或继发性限制型心肌病由于心内膜和心肌受浸润或纤维瘢痕化，心肌顺应性丧失引起心室舒张期充盈受限，血流动力学和临床表现与缩窄性心包炎相似，鉴别诊断极为困难
- 因两者治疗方法，预后截然不同，故鉴别诊断很重要，确实难以鉴别时可采用开胸探查明确诊断

诊断与鉴别诊断精要

- 临床资料对诊断非常重要
- 心包钙化为缩窄性心包炎诊断的特征性表现

（郑 宏 孙 鑫 梁锦标）

重点推荐文献

[1] 陈结, 彭光高, 刘向阳, 等. 缩窄性心包炎的三种影像诊断比较分析. 医学临床研究, 2006, 23(5): 737-739.

[2] 盛旅德, 刘燕娜. 缩窄性心包炎临床及影像诊断技术. 江西医药, 2009, 44(9): 936-937.

[3] 刘爽, 任卫东. 缩窄性心包炎的超声诊断. 山东医药, 2009, 49(23): 118-119.

[4] 程怀兵, 赵世华. 限制性心肌病和缩窄性心包炎的影响诊断. 临床放射学杂志, 2009, 28(10): 1483-1486.

[5] 赵世华, 冯敢生, 陆敏杰, 等. 缩窄性心包炎MRI诊断. 临床放射学杂志, 2009; 28(3): 334-337.

第 4 节 心包缺损

【概念与概述】

- 心包缺损（pericardial defect）是由于先天性或后天性原因所导致的心包连续性中断，部分或完全性心包缺失的一种病变
- 临床并不罕见，但因缺损所引起心包疝的报道并不多见
- 先天性心包缺损是一种罕见的先天性畸形，1793 年由 Baille 首次报道了这种先天心脏畸形，Van Son 等报道的 34000 例心脏手术的患者中发现有 15 例患有先天性心包缺损
- 本病可以单独存在，亦可并发其他心脏畸形，常见的并发畸形包括：房间隔缺损、动脉导管未闭、主动脉瓣二瓣畸形及法洛四联症等先天性畸形

【病理与病因】

心包缺损的病因主要包括医源性、外伤性及先天性等三种主要因素：

- 医源性心包缺损：最常见的原因，可见于因心包疾病而行心包部分或全部切除者；更常见的原因是因做心脏、纵隔或肺部的手术而附带的切开或切除心包；有时为了使心包积液引流到胸腔或腹腔，会在心包的两侧或下面行心包开窗术；极罕见的情况是消化性溃疡病变侵蚀破坏心包而引起的心包缺损
- 外伤性心包缺损：相对较少见。可因直接的穿通伤或间接的损伤而使心包破裂，较多见于左侧
- 先天性心包缺损
  - 较罕见，多与同侧的胸膜合并缺损，此时胸腔和心包腔连续为一个腔，心脏在运动时会失去约束
  - 少部分患者为不完全性的小孔状缺损
  - 主要由于胚胎发育时 Cuvier 氏管早期提前萎缩，使心包及胸膜血液供应不足而导致其发育障碍，从而出现同侧的胸膜腔与心包腔相通
  - 心包的全部或部分缺损中 90% 出现在左侧，右侧心包缺损和完全性心包缺损分别占约 5%

【临床表现】

临床表现主要与心脏是否通过缺损疝出及其严重程度有关，还与缺损边缘是否压迫冠状动脉有关，少数情况下也可因其他组织疝入心包而引起临床症状，有些情况下，心包疝必须尽快明确诊断，及早进行手术以挽救生命

- 心包缺损大多无症状，日常生活无影响，部分

可因心包缺损的边缘压迫冠状动脉引起心肌缺血，此时会出现胸痛、心悸、心率失常等冠心病的症状

- 发生心包疝时可出现心悸、胸闷、胸痛等症状，还可因疝出的心脏压迫肺组织而引起发热、咳嗽等肺部疾病的症状
- 心脏完全疝出时可出现剧烈的胸痛、严重的心率失常、晕厥、心搏骤停、血压明显下降、呼吸困难甚至会因左心排血受阻出现猝死的情况
- 心脏发生疝的基本条件是存在心包壁层的缺损，与心包缺损的大小无明显关系
- 心脏的剧烈收缩运动或突然的改变体位均可导致心脏的一部分或大部分经过缺损口突出
- 行中央型肺癌切除术时，会将肺及部分心包一并切除，空虚的胸腔（肺切除后）压力降低，胸管引流或咳嗽等均会使心脏向患侧疝出

【影像学表现】

影像学检查技术在诊断心包缺损中起着至关重要的作用，过去主要依靠行人工气胸后检测心包积气来诊断本病，该检查方法风险相对较大。近年来随着超声心动图、MR 及 CT 技术的发展、心脏造影等技术的应用使得本病的诊断较为容易，特别是近来应用胸腔镜直接来窥视心包进行诊断本病

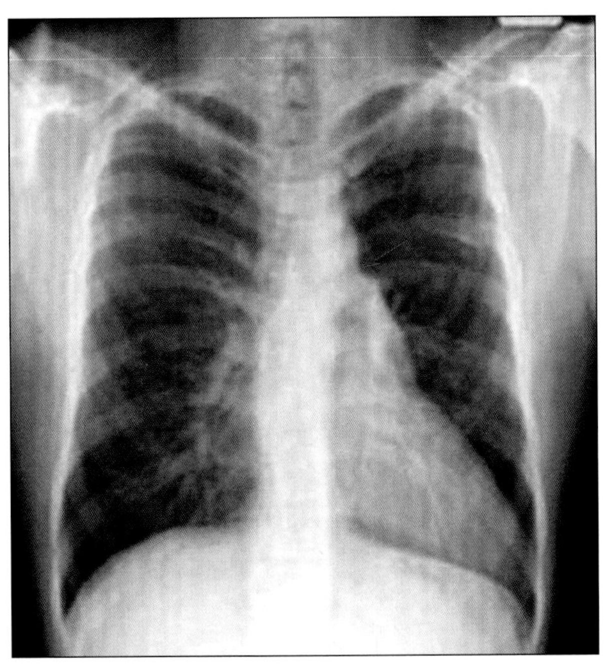

图 6-4-1　**心包缺损 X 线平行**
心脏正位片，显示心脏左移，气管居中，心腰部明显突出，部分肺疝入到主动脉结与肺动脉段之间（箭头）

X 线表现

- 心包缺损没有典型的 X 线表现，缺损较小没有心包疝时，X 线平片可呈阴性
- 缺损较大时，心包对心脏约束较小，表现为心脏的横径稍扩大，透视下可见心脏收缩幅度增大，搏动增强
- 心包疝出时有一定的影像学表现，主要表现为疝出部位的异常密度增高影凸向肺野内，边缘清晰锐利，形成所谓的“雪锥征”
- 心脏大部分或全部疝出心包时，可表现为团块状高密度影明显突出于肺野内，此时心包缺损的对侧心缘轮廓消失
- 心包腔与胸腔相通时，可见到同时发生胸腔及心包的积气

超声心动图表现

- 二维超声心动图对心包缺损的诊断有明确的指导意义，可以观察到心包缺损的位置及心包缺损的大小
- 疝出的心脏表现为心包缺损位置心脏疝出，并有一定的收缩运动
- 可有心包积液

CT 及 MRI 检查

CT 检查较高的密度分辨率及 MR 检查高的组织分辨率可清晰显示心包的结构

- 心包缺损部位可见心包壁层部分或大部缺如，缺损区有部分或大部分的心脏疝出，心脏的疝出部分与未疝出部位有成角征象，空虚的心包内可为积液或积气所取代

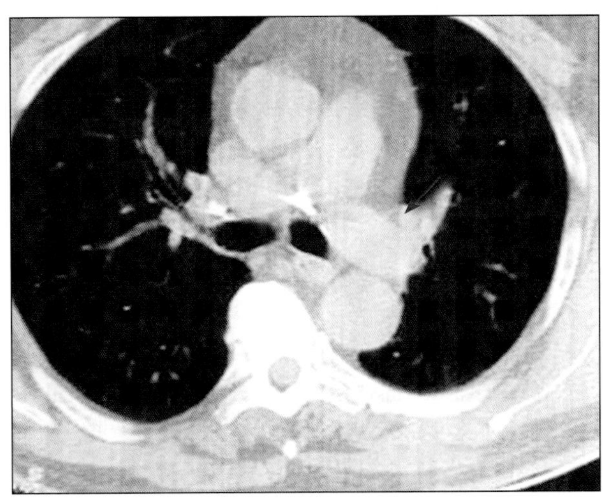

图 6-4-2　**心包缺损 CT**
横断层示左房耳部经缺损心包突出于心包外（箭头所示）

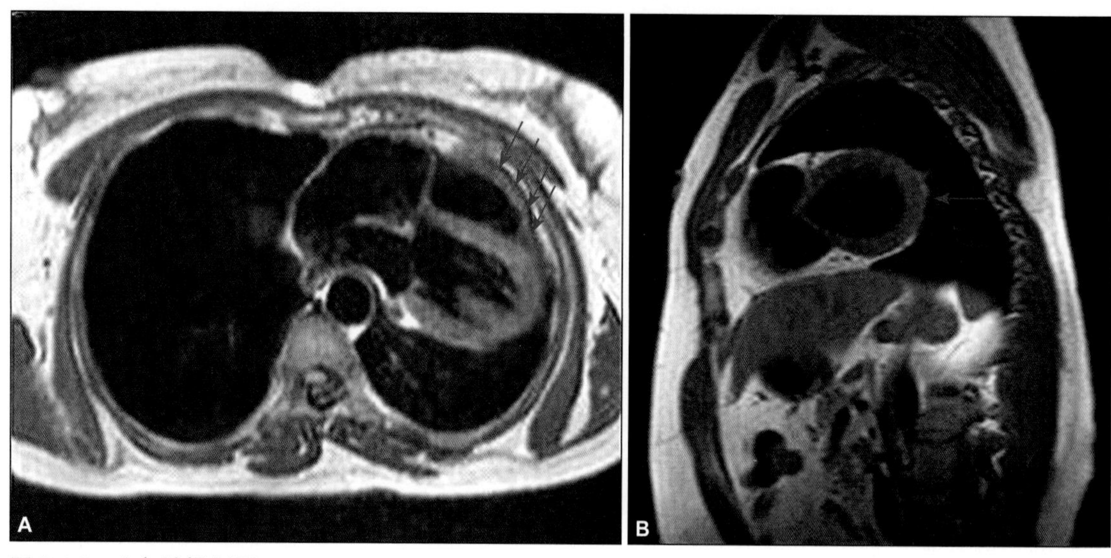

图 6-4-3 **心包缺损 MRI**
A. 横断层心脏明显左移，右室前壁心包缺如，（红箭头）；B. 心室短轴位可见左室后壁的心包信号中断（红箭头）

- 心脏疝出在 CT 上表现为突出于心影外的软组织密度影，边缘光滑锐利，表面没有壁层心包覆盖
- MRI 可清晰观察心脏疝出心包，心包中断等征象，心包腔内的液体信号说明空虚的心包内充满积液，但对心包积气显示欠佳

推荐影像学检查

- 超声为首选影像检查手段

【鉴别诊断】

本病可以通过影像学检查做出初步诊断，同时需要进行相关疾病的鉴别诊断

- 心包囊肿：亦可表现为突出于心影以外的密度增高影，其鉴别点主要是心包囊肿没有搏动或仅有传导性的搏动，而心包缺损时心脏搏动主要表现为离心性的收缩运动
- 其他心血管疾病：尽管也有心脏形态的改变，但多有特征性的心脏杂音，肺血亦有相应的改变。本病的特征是肺血是正常的，这点可以和心血管疾病相鉴别

诊断与鉴别诊断精要

- 应用超声、CT 和 MRI 诊断心包缺损并不困难
- 应注意对心脏疝出的评价，及时诊断，及时治疗

（郑 宏 徐争鸣 梁锦标）

重点推荐文献

[1] 李红. 心包部分缺损1例报告. 实用放射学杂志, 1996, 12(3): 179.
[2] Weitzman LB, Tinker WP, Kronzon I, et a1. The incidence and natural history of pericardial effusion after cardiac surgery. An echocardiographic study. Circulation, 1984, 69: 506-511.
[3] 吴卫华, 郑更生. 先天性心包缺损症——附3例报告. 上海医学, 1996, 19(5): 280.
[4] 黄海. 先天性心包缺损症1例报告. 中国罕少疾病杂志, 1999, 6(2): 42.

主要参考文献

[1] 卢春燕, 杨志刚, 杨开清, 等. 心包窦及隐窝积液的16层螺旋CT影像学表现特征及其解剖学基础. 中华放射学杂志, 2007, 41(2): 165-168.

[2] 林淑琴, 李康猷, 周舜辉. 心包积液的少见病因及误诊分析. 中国全科医学, 2009, 16: 1527-1529.

[3] 杨远志. 心包积液患者病因及误诊分析. 华西医学, 2010, 6: 1204-1204.

[4] 陈结, 彭光高, 刘向阳, 等. 缩窄性心包炎的三种影像诊断比较分析. 医学临床研究, 2006, 23(5): 737-739.

[5] 盛旅德, 刘燕娜. 缩窄性心包炎临床及影像诊断技术. 江西医药, 2009, 44(9): 936-937.

[6] 刘爽, 任卫东. 缩窄性心包炎的超声诊断. 山东医药, 2009, 49(23): 118-119.

[7] 程怀兵, 赵世华. 限制性心肌病和缩窄性心包炎的影响诊断. 临床放射学杂志, 2009, 28(10): 1483-1486.

[8] 赵世华, 冯敢生, 陆敏杰, 等. 缩窄性心包炎MRI诊断. 临床放射学杂志, 2009, 28(3): 334-337.

[9] 李红. 心包部分缺损1例报告. 实用放射学杂志, 1996, 12(3): 179.

[10] Weitzman LB, Tinker WP, Kronzon I, et a1. The incidence and natural history of pericardial effusion after cardiac surgery. An echocardiographic study. Circulation, 1984, 69: 506-511.

[11] 吴卫华, 郑更生. 先天性心包缺损症—附3例报告. 上海医学, 1996, 19(5): 280.

[12] 黄海. 先天性心包缺损症1例报告. 中国罕少疾病杂志, 1999, 6(2): 42.

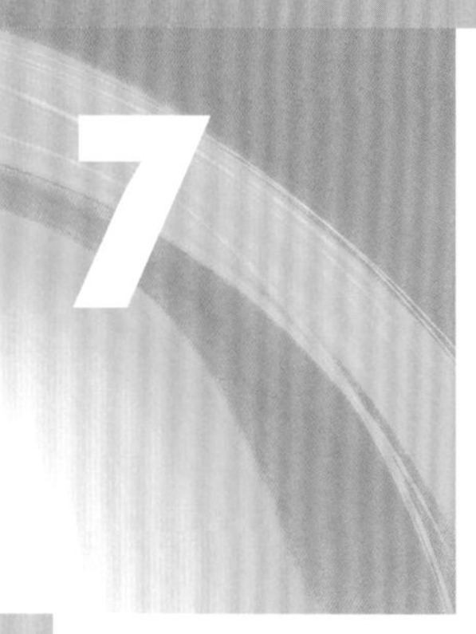

7 大血管疾病

大血管疾病是一组严重危害人民健康的心血管疾病，并随人口老龄化呈逐年增多趋势。大血管疾病分为动脉和静脉系统两类疾病。动脉系统疾病主要指累及主动脉及其主要分支血管扩张性和闭塞性病变，其中周围血管闭塞、主动脉瘤（aortic aneurysm）和急性主动脉综合征（acute aortic syndrome）是临床最常见动脉病变。静脉系统疾病主要指上腔静脉和下腔静脉闭塞性病变

第 1 节　概　述

一、主动脉解剖与病理生理

主动脉从大体解剖上分为五个部分，包括主动脉根部、升主动脉、主动脉弓、胸降主动脉和腹主动脉（图 7-1-1）

（一）主动脉根部（aortic root）

【解剖】

- 主动脉根部是指主动脉瓣环到窦管交界的主动脉部分，主要包括瓦氏窦（sinuses of valsalva），也称主动脉窦或冠状动脉窦
- 位于心包腔内在主动脉瓣叶水平有三个圆形的、袋状膨出的窦，即左冠状窦、右冠状窦和无名窦，这种解剖结构允许主动脉瓣膜叶呈 90° 自由开放和关闭
- 左冠状动脉开口位于左冠状窦上部，右冠状动脉开口位于右冠状窦上部
- 正常成人主动脉根部直径是（29±4）mm
- 窦管交界是指圆的、较宽的瓦氏窦与窄的、管状的升主动脉移行部。正常情况下，窦管交界与主动脉瓣环的直径相同，正常成人直径是（26±3）mm。窦管交界对瓣叶交界起到很重要的悬吊作用

【病理生理】

主动脉根部病变常常会影响主动脉瓣膜功能或冠状动脉

- 主动脉根部扩张会减少主动脉瓣的有效对合面积，导致主动脉瓣关闭不全
- 急性 Stanford A 型主动脉夹层常常累及主动脉根，累及瓦氏窦导致急性心包填塞，累及冠状动脉开口导致急性心肌梗死或室颤
- 窦管交界近端病变会影响到主动脉瓣交界从而影响到主动脉瓣的悬吊，导致主动脉瓣关闭不全或脱垂、急性左心功能衰竭
- 窦管交界破坏，即消失或模糊提示主动脉环形扩张，常见于马方综合征

（二）升主动脉

【解剖】

- 从窦管交界到第一个主动脉弓分支开口（右无名动脉），这一节段的主动脉称为升主动脉
- 升主动脉位于心包内，心包返折位于主动脉第一个分支血管的根部。升主动脉的平均直径为（2.6±0.3）cm，有些个体差异
- 升主动脉的后下方为右肺动脉、左主支气管、左喉返神经和左房顶。升主动脉的前方为主肺

动脉。升主动脉的右侧为上腔静脉

【病理生理】

- 升主动脉最常见的病变是主动脉瘤和主动脉夹层
- 在升主动脉上的手术操作是极具挑战性的，因为体外循环的插管和主动脉阻断的部位都在此

（三）主动脉弓

【解剖】

- 主动脉弓是主动脉的横行部分，是主动脉发出头臂动脉的部分，从主动脉的第 1 个分支到左锁骨下动脉开口
- 主动脉弓大部分位于心包外。正常直径为（2.6±0.3）cm，因人而异
- 主动脉弓绕过右肺动脉、左主支气管、左喉返神经和左房顶，食道位于主动脉弓的左后方，气管位于右后方
- 主动脉弓从右前向左后依次发出的分支血管包括右无名动脉（它发出右锁骨下动脉和右颈总动脉）、左颈总动脉和左锁骨下动脉（主动脉弓分支血管有不少变异）（图 7-1-1）。左颈总动脉开口位置最高，是三支中管径最小的分支血管。左锁骨下动脉是第三支弓部血管，由主动脉弓上后部发出
- 解剖变异：大约 1/3 的人群（30% ～ 35%）主动脉弓的三个分支有变异。右无名动脉和左颈总动脉共同开口是最常见的变异（约 20% ～ 30%）。左椎动脉在左颈总动脉和左锁骨下动脉之间直接发自主动脉弓变异约 5%

（四）主动脉峡部和胸降主动脉

【解剖】

- 主动脉峡部是指左锁骨下动脉与动脉导管（动脉导管韧带）间的很短的一段主动脉。主动脉峡部的分支血管为动脉导管
- 主动脉峡部到膈肌水平的主动脉段通常是垂直的，被称为胸降主动脉。食道与其伴行（相距小于 0.5cm）。近端胸降主动脉的平均直径 <3cm，在第 11 肋水平其平均直径 <2.3cm
- 胸降主动脉发出很多分支，包括肋间动脉、脊髓动脉（如 Adamkiewicz 动脉）和支气管动脉。胸降主动脉为脊髓前动脉提供血供，这点在临床和主动脉外科上非常重要，特别是 Adamkiewicz 动脉（根大动脉）对脊髓血供非常重要，它通常来自 T5 至 L2 水平左侧肋间动脉或腰动脉，其中大部分（75%）从 T9 至 T12 水平发出。如果在外科手术中，该动脉受到损伤，将出现脊髓前动脉缺血导致截瘫

（五）腹主动脉

【解剖】

- 膈肌与腹主动脉分叉间的主动脉称为腹主动脉。腹主动脉发出多个重要的单支和成对分支血管
- 单支血管开口在腹主动脉前壁，供应前腹部结构。单支血管分支包括腹腔干动脉、肠系膜上动脉和肠系膜下动脉
- 成对分支开口在腹主动脉侧壁，供应后腹部结构。成对分支血管包括膈下动脉、肾上动脉、肾动脉、精索动脉（或卵巢动脉）、腰动脉及髂动脉
- 肾动脉上的腹主动脉的正常直径为 2.0cm，肾动脉下腹主动脉的正常直径 <2.0cm。腹主动脉的直径与患者的大拇指相当

二、大血管疾病的影像学检查

【X 线平片】

- X 线平片是传统影像学检查技术，在大血管疾病的初检及筛查中依然具有重要地位
- 直接征象：如马方综合征、Stanford A 型主动脉夹层及梅毒性主动脉瘤等，胸部 X 线平片显示主动脉扩张或纵隔影增宽
- 间接征象：也可发现胸腔和心包积液，提示心脏各房室大小形态改变，这些改变对诊断主动脉疾病及判断有无并发症有很大的意义
- 腹主动脉疾病的患者，X 线平片的诊断作用相当有限，一般不作为常规检查手段

【X 线血管造影】

- X 线血管造影（包括 DSA）过去一直被视为诊断大血管疾病诊断的“金标准”。根据文献报道，其对主动脉夹层诊断的敏感性为 80% ～ 90%，特异性为 90% ～ 100%
- 属有创性检查，需注入碘对比剂和有 X 线辐射，在应用上有一定并发症和死亡率的危险性，特别是在急性 DeBakey Ⅰ型及Ⅱ型主动

夹层危险性相当高

- 检查时间长，常由于检查延迟治疗进一步增加患者的危险性
- 没有横断面影像，不能显示血管壁和壁外情况，对主动夹层破口、再破口及内膜片的显示有时并不理想
- 目前这种技术主要用于介入治疗同时进行诊断检查。此外，对于冠状动脉和周围动脉受累情况显示，选择性血管造影仍为首选检查方法和诊断的“金标准”

【超声】

- 经胸超声心动图（transthoracic echocardiography，TTE）
  - TTE 最大优点是操作简单和费用低。它可以移动到床旁，能对病情较重或血流动力学不稳的可疑大血管疾病患者进行检查
  - 也可以同时评价心脏和瓣膜功能及异常
  - 能准确地测量正常和异常大血管管径及血流动力学变化，是主动脉和腔静脉疾病筛查和随访的最有效方法
  - 由于受图像的空间分辨率和声窗及操作者依赖限制，TTE 对主动脉疾病诊断有一定的假阴性和假阳性
  - 常常看不太清升主动脉，经常会受到心脏搏动伪影影响。通常胸骨旁的右侧高位窗口能获得较好的升主动脉图像
  - 不宜观察主动脉弓，常用胸骨上窝窗和锁骨上窝窗，可以看到左颈总动脉和左锁骨下动脉的起始部，但观察不到无名动脉的起始部
  - 受肺气体和骨骼影响，TTE 很难观察到降主动脉
  - 腹部超声探头对腹主动脉的观察更清楚，但要克服肠道气体和肥胖的影响
  - TTE 对 AD 诊断敏感度是 59% ～ 85%，特异度是 63% ～ 96%。一些不典型 AAS 患者，TTE 可能出现漏诊或延误诊断。因此，一旦发现异常或临床上不能除外主动脉疾病，应进一步进行其他影像学检查
- 经食道超声心动图（transesophageal echocardiography，TEE）
  - 是胸主动脉疾病诊断最重要的影像学方法之一。TEE 在大多数患者中可以获得很清楚的主动脉图像，但在升主动脉这一段，会产生伪影。所能观察到的升主动脉的长度取决于食道、气管和右主支气管的走行
  - 可以很好地观察主动脉弓，但气管内的气体可能会挡住一部分主动脉弓的显示
  - 由于探头距胸降主动脉很近，可以很方便地观察胸降主动脉，但有时因为太近，反而产生伪影
  - 由于高分辨率血管图像，它能清晰地显示主动脉解剖和病理，对胸主动脉疾病或 AD 诊断的敏感度和特异度可达 95%
  - 它能清晰地显示 AD 的真假腔和内膜片，对于经典 AD 诊断和与其他主动脉疾病鉴别诊断并不困难。但 TEE 对主动脉壁间血肿（intramural hematoma，IMH）与其他原因引起的主动脉壁增厚疾病（包括多发大动脉炎、主动脉粥样硬化和主动脉瘤伴层状血栓）的鉴别诊断有时较困难
  - 识别主动脉壁内膜结构对于 IMH 与其他原因引起的主动脉壁增厚疾病鉴别诊断是重要的。TEE 证实主动脉管腔表面光滑和增厚的主动脉壁在内膜下应考虑为 IMH，而主动脉管腔表面不规则和增厚的主动脉壁在内膜上应考虑为主动脉腔内血栓
  - 可准确地显示主动脉瓣反流、心包积液或心包填塞和受累冠状动脉开口
  - TEE 主要缺点
    - 不能对整个主动脉成像或对主动脉某些区域显示不清。如约 40% 的升主动脉段不能显示，部分主动脉弓和腹主动脉也可能显示不清，可能造成检查不充分或遗漏某些重要的相关信息，甚至延误疾病诊断
    - 探头需要插入食管进行检查，对急危重患者有一定的危险性，需严格掌握检查的适应证和禁忌证

【CT 血管成像】

- CT 血管成像（CTA）的优点
  - CTA 一直被视为大血管疾病诊断的最重要方法之一，特别是 64 排螺旋 CT（MDCT）的出现，实现了真正意义的主动脉 3D 容积血管成像。根据国外文献报道，约 61% 以上的 AAS 患者首选 CT 检查

- 主动脉 CTA 可采用非心电门控和较大螺距扫描。这样采集时间更短、范围更大，一次采集可获得大范围的全主动脉图像。同时患者接受的电离辐射剂量和对比剂量相对较低
- 可获得更薄层(0.5 ~ 1mm)数据，体素近似于各向同性，进一步提高了图像的空间分辨率。根据文献报道 CT 对主动脉疾病诊断的特异度和敏感度接近 100%
- 可以显示 3D 血管形态解剖，还可以显示血管腔、血管壁和血管周围结构，这对显示 AD 影像特征（如内膜破口、内膜片和真假腔等）和主动脉壁异常（如主动脉粥样硬化、溃疡、钙化、主动脉壁间血肿或附壁血栓）以及主要分支血管受累情况是非常重要的
- 与 MRI 相比，MDCT 检查速度更快、更安全和不受金属伪影影响，更适合于 AAS 的诊断和主动脉腔内支架隔绝术后患者复查

- CTA 扫描方案
  - 非心电门控螺旋扫描：主要用于主动脉疾病筛检和术后复查
    - 其主要优点是电离辐射剂量低和碘对比剂用量少
    - 但主动脉根部可产生明显搏动伪影，不仅可造成 AD 假阳性诊断，也不能用于冠状动脉、主动脉瓣膜和左心功能的评价
  - 前瞻性心电门控扫描：主要用于主动脉疾病伴冠状动脉病变和急性胸痛三联症的诊断
    - 其主要优点是图像质量高和电离辐射剂量低
    - 但该检查方法对患者情况要求高，如心率 < 65 次 / 分且心律齐，否则可能导致冠状动脉成像失败。另外，不能获得用于心脏和主动脉瓣膜功能评价的多时相图像
  - 回顾性心电门控螺旋扫描：临床应用比较少，主要用于胸主动脉疾病需同时综合评价主动脉根部（包括冠状动脉窦、主动脉瓣膜和冠状动脉）及左心室功能情况
    - 其最大问题是电离辐射剂量明显增大，文献报道应用管电流剂量调节技术可大大地降低辐剂量

【磁共振成像】

- 磁共振成像（MRI）的优点
  - 可不用对比剂，即通过其“黑血”和“亮血”进行血管成像，即便应用对比剂也是比碘剂更安全的钆螯合剂（Gd-DTPA）
  - 没有 X 线电离辐射
  - 可同时提供解剖、功能和血流信息，有利于主动脉疾病的诊断和综合评价
  - MRI 是唯一一种能基于血红蛋白不同降解物评价血肿的信号强度和年龄的影像学方法
  - 是诊断 IMH 最敏感和最佳的影像学方法之一，特别是多种 MR 技术或序列结合可提供更多信息
- MRI 的主要缺点
  - MR 设备是强磁场，一些患者是 MR 检查的禁忌证，包括带有心脏起搏器、颅内动脉瘤手术钳夹、不安全部位留置有金属铁和重症监护的患者
  - 幽闭恐惧症也是 MR 检查的禁忌证
  - MR 检查时间相对长，图像质量易受患者体动和生理运动（心血管搏动和呼吸运动）影响，不利于急性或重症患者检查
  - MRI 还不能用于冠状动脉成像，不能完成主动脉疾病同时伴冠状动脉病变患者“一站式”检查

典型病例

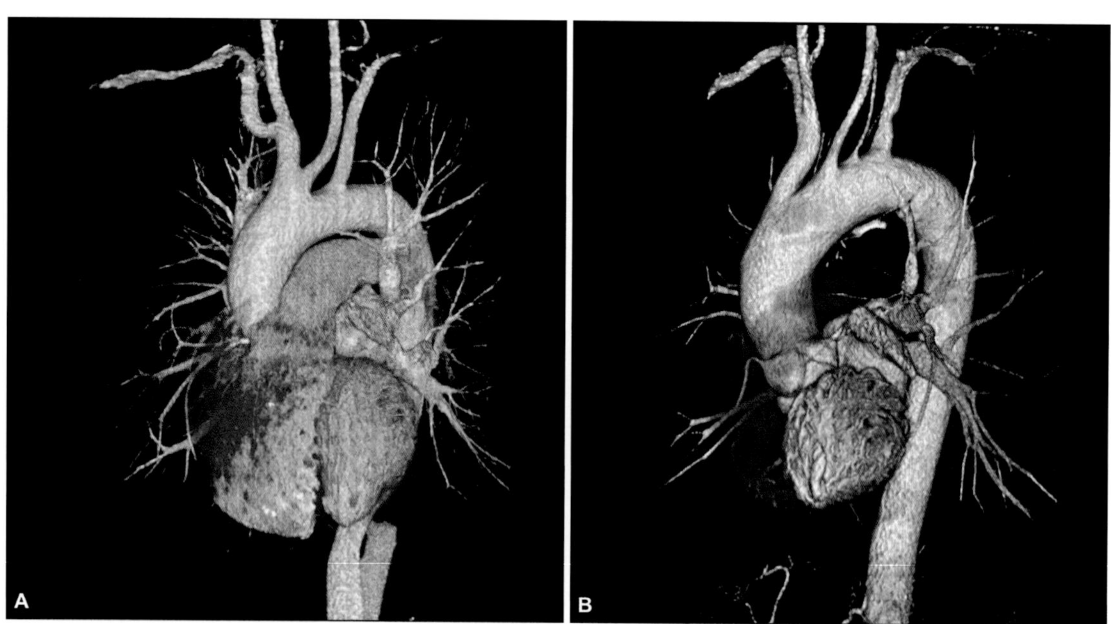

图 7-1-1 **主动脉弓部分支血管变异**
A. 右无名动脉和左颈总动脉共同开口；B. 左椎动脉在左颈总动脉和左锁骨下动脉之间直接发自主动脉弓

第 2 节 主动脉瘤

一、真性主动脉瘤

【概念与概述】

动脉瘤（aneurysm），是由各种原因造成的动脉局部或多处向外不可逆性的扩张或膨出，形成的“瘤样”包块。量化的概念为，动脉管径扩张或膨出超过其正常管径的 1.5 倍以上

- 真性动脉瘤（true aneurysm）是由于血管壁中层弹力纤维变性、失去原有坚韧性，形成局部薄弱区，在动脉内压力作用下使动脉壁全层（包括三层组织结构）扩张或局限性向外膨凸形成动脉瘤
- 分类：主动脉瘤分胸主动脉瘤和腹主动脉瘤
  - 胸主动脉瘤包括主动脉根部、升主动脉、主动脉弓、降主动脉和累及膈下的胸腹主动脉瘤
  - 腹主动脉瘤是指腹主动脉局限性扩张，管径≥ 3cm。也有人认为动脉管径≥ 4cm 或肾下腹主动脉管径扩张超过肾上腹主动脉 1.2 ~ 1.5 倍定义为腹主动脉瘤

（一）胸主动脉瘤

【病理与病因】

一般特征

- 病因学
  - 动脉中层囊性坏死或退行性变：是胸主动脉瘤最常见的一种病因之一
    - 多见于青、中年男性，其好发部位为升主动脉
  - 遗传性疾病：如马方综合征、Ehler-Danlos 综合征、家族性动脉瘤病等
  - 动脉粥样硬化：是胸主动脉瘤最常见病因之一
  - 主动脉夹层：主动脉夹层导致主动脉和假腔弥漫性或局限性扩张，形成主动脉夹层动脉瘤
  - 细菌、真菌或病毒感染
    - 在败血症时，细菌也可通过动脉营养血管而进入主动脉壁形成动脉瘤
    - 真菌性主动脉瘤多继发，偶可见原发性真菌性动脉瘤

    - 梅毒性主动脉瘤已少见，它是梅毒性主动脉炎的后期并发症
  - 先天性：较少见，包括主动脉窦瘤及胸降主动脉峡部动脉瘤
    - 常并发先天性主动脉瓣狭窄、动脉导管未闭及先天性主动脉缩窄
- 流行病学
  - 胸主动脉瘤的发生率目前还无准确的统计
    - 美国 Bickerstaff 报道的人群中发生率为 5.9/（10 万人·年）
    - 欧洲 1998 年报到的发生率为 10.4/（10 万人·年）
    - 国内尚缺乏这方面的统计
  - 发病率随着年龄的增长而增加，平均年龄为 59 ～ 69 岁
  - 男性发生率明显高于女性，男女比例为 2 ～ 4 ∶ 1
    - 欧洲近 10 年的研究报告 40 ～ 70 岁年龄段比较多见，男女比为 3 ∶ 1

大体病理及病理生理

- 动脉瘤一旦形成，有不可逆性发展和增大的趋势，瘤体继续扩大，可破入心包、气管、纵隔和胸腹腔，引起急性心包填塞、大出血等而猝死
- 主动脉根部瘤因主动脉窦和瓣环扩大可引起主动脉瓣关闭不全，并导致左心室扩大和左心功能不全
- 老年患者由于动脉硬化，多合并有高血压、冠心病和脑、肾血管病变
- 动脉瘤局部血流产生涡流，可产生血栓，如血栓脱落，可导致远端动脉栓塞

显微镜下特征

- 动脉壁弹性蛋白和胶原蛋白降解增加，平滑肌细胞减少

分型

- 囊性动脉瘤：主动脉壁局部破坏、变薄，偏心性向外膨出
  - 常见于感染性动脉瘤
- 梭形动脉瘤：动脉瘤中间扩张，两端接近正常，形似纺锤形
  - 多见于动脉硬化性动脉瘤
- 混合性动脉瘤：主动脉广泛迂曲扩张，形态多样
  - 常见于动脉硬化性和先天性动脉瘤

【临床表现】

表现

- 症状
  - 疼痛
    - 疼痛性质多为钝痛，也有刺痛
    - 有的疼痛呈持续性，也有的可随呼吸或运动而加剧
  - 压迫症状
    - 压迫上腔静脉则可出现上腔静脉阻塞综合征的表现
    - 压迫气管或食管，出现呼吸困难、喘鸣、咳嗽、咯血、吞咽困难及胸痛等
    - 压迫膈神经和喉返神经可出现膈肌麻痹和声音嘶哑
  - 心功能不全与心绞痛
    - 主动脉根部瘤的患者常伴有严重主动脉瓣关闭不全，可出现心悸、气短等心功能不全症状，严重者可出现左心功能心衰
    - 心绞痛可由于严重主动脉瓣关闭不全造成脉压过大而产生冠状动脉供血不足或患者伴冠心病
- 体征
  - 马方综合征可出现胸廓畸形为扁平胸、漏斗胸或鸡胸、四肢过长，蜘蛛指（趾），晶状体脱位或高度近视，脊柱侧弯等
  - 上腔静脉阻塞综合征可见颈静脉和胸壁的静脉怒张，面颈部肿胀和青紫等体征
  - 声音嘶哑时，喉镜检查可见一侧声带麻痹
  - 主动脉瓣关闭不全，可闻及舒张期杂音及相应的外周血管征，并可出现脉压增大、水冲脉、枪击音和毛细血管搏动征

疾病人群分析

- 马方综合征患者多在 25 ～ 40 岁
- 先天性多在 20 ～ 30 岁
- 动脉硬化性多在 50 岁以上
- 感染性和外伤性多发生在青壮年

预后

- 主动脉瘤自然史经过不良，已确诊胸主动脉瘤未经治疗的患者，平均破裂时间仅 2 年，生存时间少于 3 年
- 2002 年美国国家健康中心统计，因主动脉瘤

疾病每年住院 67000 人，死亡 16000 人，死亡的主要原因是胸主动脉瘤破裂或主动脉夹层

- 动脉瘤的大小与破裂和血压密切相关
  - 1999 年 Coady 研究发现，动脉瘤直径 6.0 ~ 6.9cm 的患者，其破裂发生率比直径 4.0 ~ 4.9cm 的患者增加 4.3 倍
- Shimada 研究发现胸主动脉瘤平均增长为每年 2.6mm，胸主动脉瘤直径越大，增长越快
- 病因不同自然病程也有差异
  - 马方综合征可加速动脉瘤的生长并在较小直径（小于 5cm）时就形成主动脉夹层或破裂，未治疗的马方综合征平均死亡年龄仅 32 岁
  - 梅毒性动脉瘤出现症状后，平均生存仅 6 ~ 8 个月
  - 创伤性动脉瘤由于病因与病理的差异，如不积极治疗，更易破裂死亡

治疗

- 手术治疗
  - 单纯升主动脉瘤：行升主动脉人工血管替换术
    - 手术方法简单，并发症发生率低
    - 术后不需长期服用抗凝剂，长期预后较好
  - 主动脉根部瘤：手术主要采用 Bentall 和 David 两种手术
  - 胸降主动脉瘤：行胸降主动脉人工血管替换术
    - 如果动脉瘤累及下胸段，可用成型法或再植法重建 T10 以下的肋间动脉
- 胸主动脉腔内修复术
  - 已成为胸降主动脉瘤和 B 型主动脉夹层的主要治疗方法
    - 创伤小、技术成功率高、围手术期并发症及死亡率明显低于外科手术

【影像学表现】

概述

- 形态特征
  - 真性或假性动脉瘤
  - 囊状、梭形或梭囊状
- 大小、范围和数量
  - 动脉瘤直径和长度
  - 局限性或弥漫性
  - 单发或多发
- 分支血管是否受累
  - 如冠状动脉、颈动脉、腹腔动脉、肠系膜上动脉、肾动脉和肢体动脉等是否受累或有病变
- 动脉瘤腔、瘤壁和瘤周情况
  - 瘤腔内有无附壁血栓
  - 瘤壁有无断裂
  - 瘤周有无出血或渗液
- 其他并发症或伴发病
  - 如动脉瘤破裂、左心功能不全和主动脉瓣膜病变等

X 线表现

- 许多患者 X 线胸部发现纵隔影增宽，主动脉根部与升主动脉影增大和主动脉弓及胸降主动脉迂曲延长，需与心肺和纵隔病变鉴别诊断
- 如果有主动脉瓣关闭不全，心脏影常有不同程度的增大

X 线血管造影

- 诊断的“金标准”，但属有创检查，具有潜在危险性和操作时间长等不足之处
- 已很少作为主动脉瘤的首选检查和诊断目的
  - 在怀疑合并冠心病时，采用此技术有助于确定诊断

CTA 和 MRI 表现

- 升主动脉直径 ≥ 40mm 和降主动脉直径 ≥ 30mm 时，应考虑主动脉扩张（指 ≤ 60 岁成人）
- 主动脉直径超过正常管径 1.5 倍（或 50%）时诊断为主动脉瘤
  - 升主动脉和降主动脉的最大管径分别超过 50mm 和 40mm 时，即可诊断胸主动脉瘤
- 一般为单发，有时可形成多发性或弥漫性动脉瘤
- 根据病变部位可分为胸主动脉瘤、胸腹主动脉瘤和全主动脉瘤
  - 主动脉真性动脉瘤通常呈梭形，累及主动脉全周
- 常伴有主动脉不规则增厚、钙化和附壁血栓和分支血管病变等动脉粥样硬化性改变
- 马方氏综合征典型影像学表现是主动脉根部或

近心段升主动脉明显扩张呈“大蒜头状”或“梨形”动脉瘤，动脉瘤向远端渐进变细，至弓部变为正常管径

超声心动图

- 可显示升主动脉瘤形态和大小，主动脉瓣和二尖瓣的结构，瓣叶活动状态以及左心室大小和收缩舒张功能情况；
- 经食道超声心动图对升主动脉瘤和主动脉根部瘤的诊断有很大价值，能更精确地显示瓣膜、瘤体和心脏功能，是否合并主动脉夹层。

推荐影像学检查

- 最佳检查法：CTA
- 检查建议
  - 如果为升主动脉瘤建议心电门控扫描明确根部病变与否及程度
  - 无论胸主动脉瘤或腹主动脉瘤都尽量进行主动脉全程扫描

【鉴别诊断】

- 纵隔肿瘤
  - 主动脉受压改变
  - 增强后主动脉与肿瘤分界清楚

典型病例

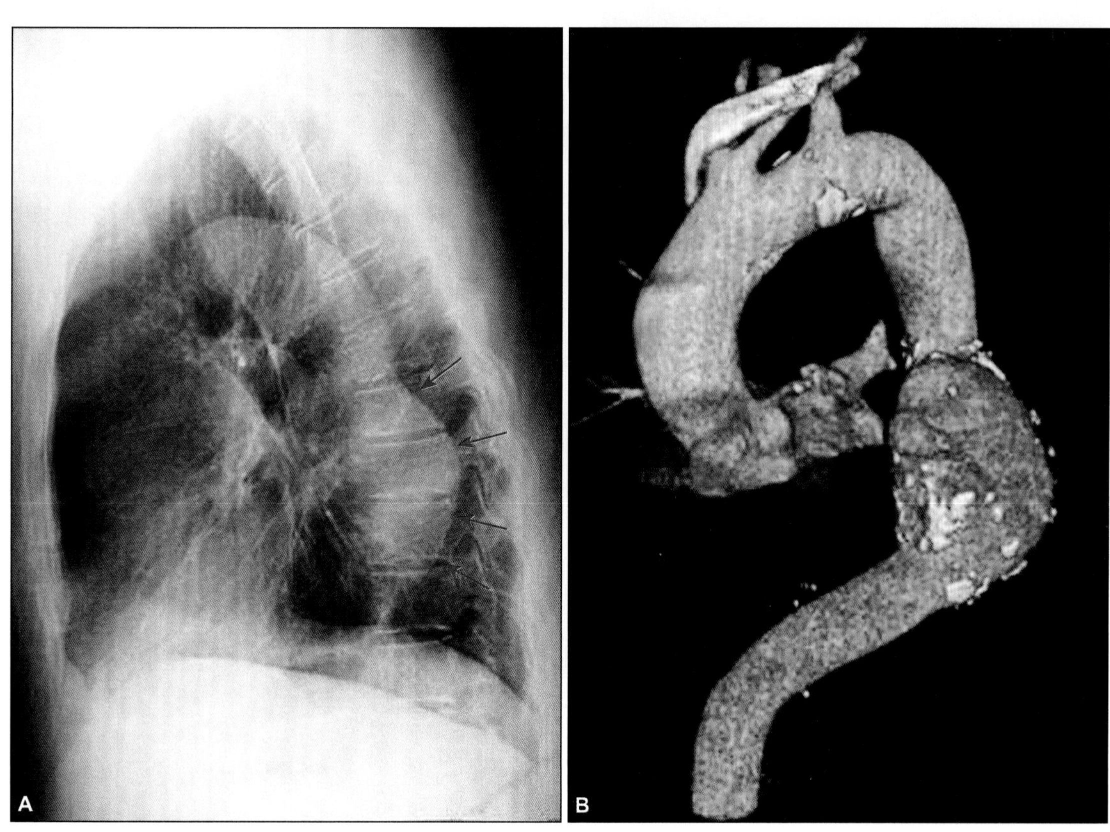

图 7-2-1 **胸主动脉瘤**
男性，60 岁，胸闷 8 年。A. 左侧位平片显示降主动脉局限性扩张，动脉壁可见钙化点；B. CTA 3D 重建示降主动脉局限性囊状扩张，病变近端及远端主动脉管壁较规则，可见钙化斑

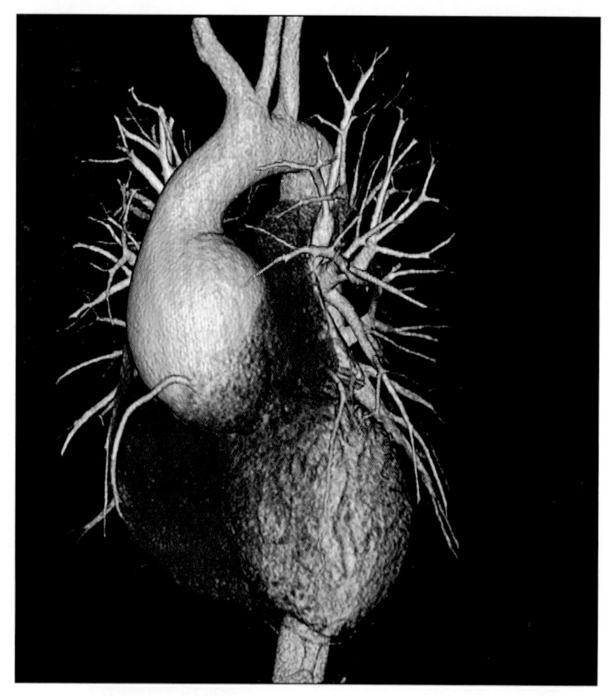

图 7-2-2 **马方综合征**
女性，28 岁，体检发现心脏杂音，CTA 3D 重建见升主动脉根部大蒜头样扩张

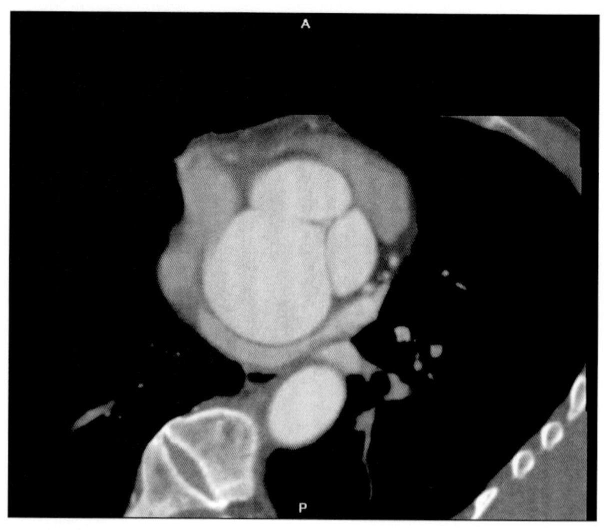

图 7-2-3 **主动脉窦瘤**
男性，26 岁，胸闷半年余。CTA 显示主动脉后窦瘤样扩张，左房受压变扁

（二）腹主动脉瘤

【病理与病因】

一般特征

- 病因学
  - 动脉粥样硬化：尽管目前证据表明腹主动脉瘤是多因素相互作用的结果，但动脉粥样硬化仍被认为是主要的病因
  - 其次是年龄和性别
    - 大于 4cm 的腹主动脉瘤患者中男性约是女性的 10 倍之多
  - 高血压和高脂血症
  - 遗传性动脉疾病
    - 家系发病率研究提示腹主动脉瘤的形成有遗传倾向，28% 的腹主动脉瘤患者一级亲属中有同样病史
    - 有家族性病史的患者比普通人危险因素增加 30%，不仅发病年龄趋于年轻化，而且发生破裂的风险更高
  - 极少数起因于炎症、创伤和感染

大体病理及病理生理

- 肾下段腹主动脉常有动脉粥样硬化累及，该段是腹主动脉瘤好发部位（约 90% 以上）
  - 仅少数腹主动脉瘤是肾上段，包括胸腹主动脉瘤，动脉粥样硬化很少累及胸降主动脉近段，累及升主动脉更罕见
- 动脉粥样硬化引起主动脉瘤的机制不清。最近假说认为肾下段腹主动脉较其他部位中层缺乏滋养血管，中层内侧必须通过弥散方式从管腔吸取氧气和营养，动脉粥样硬化引起内膜增厚，使中层所需的氧气和营养弥散更加困难
- 高血压导致动脉壁中层损害，主动脉壁减弱，时间长便形成梭性主动脉瘤

分型

- 有无腹痛、周围脏器压迫症状：分为症状型腹主动脉瘤和无症状型腹主动脉瘤
- 发病部位与肾动脉关系：分为肾上型腹主动脉瘤、肾型腹主动脉瘤、肾下型腹主动脉瘤
- 瘤壁结构：分为真性动脉瘤、假性动脉瘤、夹层动脉瘤
- 瘤体的形态：分为梭形动脉瘤和囊状动脉瘤
- 病因：分为炎性动脉瘤、粥样硬化性动脉瘤

【临床表现】

表现

- 疼痛
  - 大多数患者仅有腹部不适和胀痛
  - 当瘤体侵蚀椎体或压迫脊神经根时，出现腰背部疼痛
  - 突然出现剧烈的腹痛或腰背痛，是动脉瘤向腹腔内或腹膜后破裂的象征
- 压迫症状
  - 压迫十二指肠及近端空肠，引起消化道症状

- 输尿管受压后，出现尿路梗阻症状
- 少数胆总管受压而出现阻塞性黄疸
- 腹部搏动性肿块
  - 大多数位于脐旁左侧腹部，同时有髂动脉瘤时，则向同侧髂窝延伸
  - 可伴有震颤及血管杂音
- 急性动脉栓塞
  - 瘤腔的血栓脱落，造成腹主动脉分支的急性栓塞，如肠系膜动脉、肾动脉或下肢动脉栓塞，引起相应的急性动脉缺血的临床表现
- 动脉瘤破裂；动脉瘤破裂必将引起大量出血，后果严重
  - 按照动脉瘤破裂的方式，可以表现为
    - 腹腔内快速大量出血，患者往往在短时间内死于失血性休克
    - 腹膜后巨大血肿，出现腹部或腰背部突然剧烈疼痛及失血性休克症状
    - 主动脉 - 肠瘘，引起消化道反复大量出血，导致失血性贫血及休克
    - 主动脉 - 下腔静脉瘘，引起严重的充血性心力衰竭

疾病人群分析

- 55 岁以上的男性和 70 岁以上的女性发病率急剧上升
- 超声流行病学调查发现年龄≥ 65 岁男性平均发病率≈ 5%

自然病史与预后

- 患者的主要风险是发生破裂和高死亡率
  - 研究显示发生破裂的患者中，有 25% 在到达医院前死亡，51% 在到达医院后准备外科手术前死亡，有机会接受手术治疗的患者死亡率也高达 46%
- 术后 30 天的生存率仅为 11%
  - 然而腹主动脉瘤破裂之前行择期外科手术治疗的患者死亡率仅为 4% ～ 6%
- 破裂的风险是随着动脉瘤直径的增加而增加，文献报道腹主动脉瘤平均增长为每年 4mm
- 研究发现直径 <4cm、4 ～ 4.9cm 和 5 ～ 5.9cm 的腹主动脉瘤破裂风险分别为 0.3%、1.5% 和 6.5%。直径 >6cm 的腹主动脉瘤患者破裂的风险将显著增加
- 腹主动脉瘤好发于男性，但女性患者更易发生破裂，破裂风险是男性的 3 倍，破裂平均直径更小
- 吸烟和合并高血压的患者更易发生破裂
- 80% 的腹主动脉瘤破裂进入左后腹膜，后腹膜能够包裹破裂，其余破裂进入腹腔，引起难以控制的出血和急剧的循环衰竭，腹主动脉瘤破裂进入下腔静脉、髂静脉或肾静脉的情况罕见

治疗

- 腹主动脉瘤原则上应做择期手术，对于手术耐受不佳者，应积极内科药物治疗后为手术创造条件
  - 外科手术
    - 肾动脉下型：以相应口径的人造血管置换病变腹主动脉
    - 肾动脉上型：采用 4 分支人工血管替换胸腹主动脉，使手术更简化
  - 腹主动脉瘤腔内修复术
    - 覆膜支架腔内修复术，降低瘤体破裂风险，以其微创、安全、有效，逐步成为部分外科手术患者的替代疗法
    - 1994 年，Scott 等应用分叉型覆膜支架系统成功治疗累及髂动脉的腹主动脉瘤，进一步发展了该项技术

【影像表现】

概述

- 最佳诊断依据：腹主动脉管径大于正常 50%
  - 通常腹主动脉管径大于 2cm 可考虑扩张，而大于 3cm 时应诊断为腹主动脉瘤
- 术前评估：近端瘤颈长度和远端瘤体累及范围是腔内修复术是否可行和手术方式的决定性因素，依据影像检查提供的解剖形态分型如下
  - 动脉瘤与肾动脉关系：其中 90% 腹主动脉瘤为肾下型
    - 动脉瘤累及肾动脉开口及以上为肾上型
    - 距离肾动脉开口≤ 1.5cm 为肾型
    - 距离肾动脉开口 >1.5cm 为肾下型
  - 动脉瘤近端瘤颈长度与病变累及范围
    - Ⅰ型近端瘤颈长度≥ 1.5cm，远端瘤颈长度≥ 1.0cm
    - $Ⅱ_a$ 型近端瘤颈长度≥ 1.5cm，病变远端累及腹主动脉分叉；$Ⅱ_b$ 型近端瘤颈长度≥ 1.5cm，病变远端累及髂总动脉；Ⅱc 型近端瘤颈长度≥ 1.5cm，病变远端累及髂动脉分叉

    - Ⅲ型近端瘤颈 <1.5cm，病变远端扩张
  - EUROSTAR 改良分型
    - A 型近端和远端瘤颈长度≥ 1.5cm 且直径≤ 2.5cm
    - B 型近端瘤颈同 A 型，病变累及腹主动脉分叉
    - C 型近端瘤颈同 A 型，病变累及腹主动脉分叉和髂总动脉，且髂总动脉直径≤ 1.2cm
    - D 型近端瘤颈同 A 型，病变累及腹主动脉分叉、一侧髂总动脉及分叉，或一侧髂总动脉直径≥ 1.2cm
    - E 型近端瘤颈同 A 型，病变累及腹主动脉分叉、双侧髂总动脉及分叉，或一侧髂总动脉直径≥ 1.2cm

X 线表现

- 腹主动脉瘤腹部 X 线平片通常为阴性，部分患者可见腹主动脉壁钙化影

X 线血管造影

- 可以显示动脉瘤的大小、范围，动脉瘤是否累及主要分支，为确定诊断及决定手术方案提供依据

CTA 表现

- 可显示腹主动脉瘤的三维图像
  - 显示瘤体的位置、长度和直径
  - 显示瘤体与分支血管及周围脏器的关系
  - 显示瘤腔和分支血管的情况
- 是目前最常用的影像学检查方法，基本可以替代 DSA

MRI 表现

- 非增强 MRI 可以确定腹主动脉瘤诊断、大小、形态和位置，同时可显示瘤腔、瘤壁和瘤周的情况，但动脉瘤与肾动脉的关系难以清除显示
- 三维增强 MRA 可清楚显示动脉瘤及其分支血管的关系，以及瘤体内是否有血栓形成，是一种有价值的术前评估方法

超声表现

- 可明确诊断，能提供瘤体大小、瘤壁结构，有无粥样斑块及附壁血栓，分支血管通畅情况等资料

推荐影像学检查

- 最佳检查法：CTA
- 检查建议
  - 应包括主动脉全程
  - 尽可能同时评价冠状动脉情况

典型病例

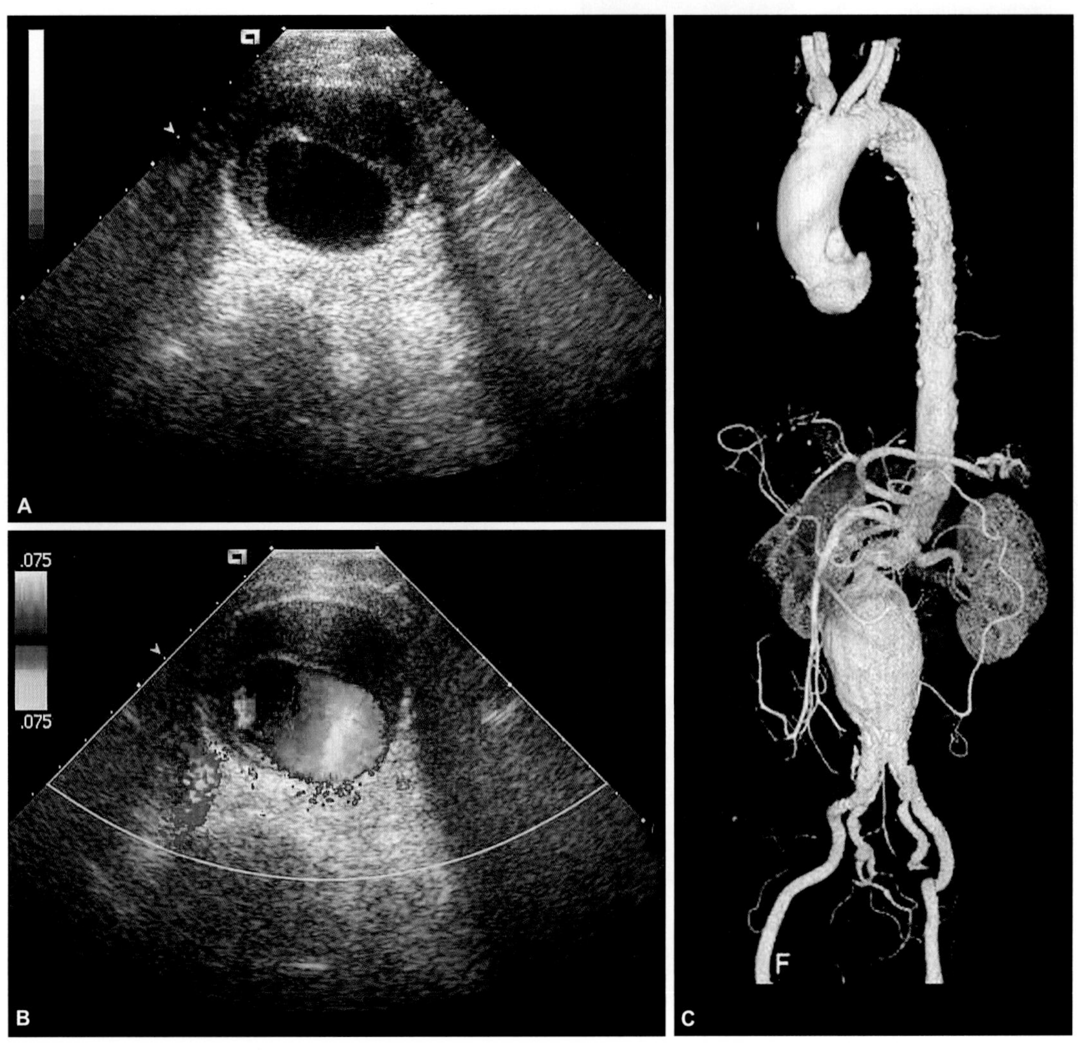

图 7-2-4　**腹主动脉瘤（肾下型）**
男性，72。发现腹部搏动性肿块 1 年余。A. 二维超声见腹主动脉管腔扩张，管壁不规则增厚；B. 彩色血流图见瘤体内血流信号不均匀；C. CTA 3D 重建见主动脉全程管壁不规则，腹主动脉肾动脉开口以远管腔梭形扩张

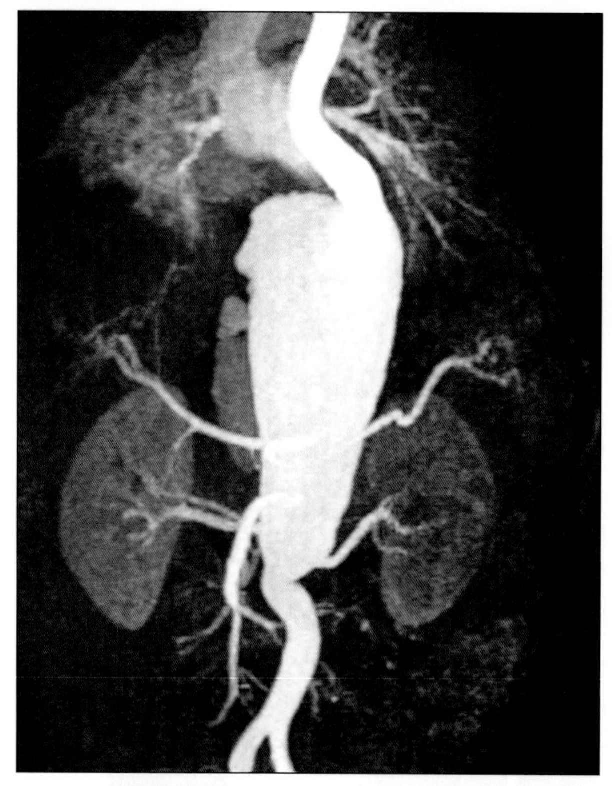

图 7-2-5 **腹主动脉瘤（肾型）**
3D MRA 显示腹主动脉自膈下至肾动脉开口下管腔明显扩张，腹腔干、肠系膜上动脉及双侧肾动脉均受累，瘤壁不规则

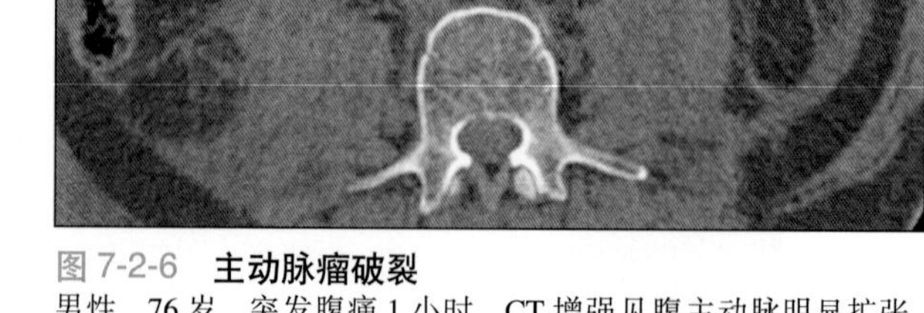

图 7-2-6 **主动脉瘤破裂**
男性，76 岁，突发腹痛 1 小时。CT 增强见腹主动脉明显扩张，瘤壁完整性中断，对比剂外溢，后腹膜结构紊乱，见血肿形成

二、假性主动脉瘤

【概念与概述】

假性主动脉瘤（aortic false aneurysm or pseudoaneurysm）是指动脉壁三层结构断裂，血液溢出血管腔外，被周围组织或血栓包裹形成囊腔；或主动脉内膜和中层破坏，残留外膜向外偏心膨突。与真性动脉瘤相比，假性动脉瘤没有完整动脉壁的三层结构

【病理与病因】

一般特征

- 病因学
  - 外伤：多见于降主动脉近段，靠近主动脉峡部破裂；其他部位破裂较少见
  - 感染：原发性感染较少见，多继发于下列病因或病源菌
    - 感染性心内膜炎的细菌在有病变的、动脉粥样硬化斑块或受外伤的主动脉内膜繁殖并造成动脉壁的感染
    - 真性动脉瘤多由菌血症或其他感染性疾病造成的感染
    - 主动脉内人工植入装置（如人工瓣膜或支架等）发生感染
    - 其他可以导致主动脉感染的危险因素还有先天性心脏大血管畸形、创伤、免疫缺陷等
  - 心脏、主动脉手术和介入治疗：假性主动脉瘤多发生在主动脉切口、主动脉插管部位、心脏停搏液灌注针头穿刺部位、冠脉搭桥近端吻合口、主动脉 - 主动脉或主动脉 - 人工血管吻合口和植入支架近端或远端
  - 遗传因素
    - 马方综合征（Marfan syndrome）
    - Ehlers-Danlos 综合征
  - 退行性变：多发生于升主动脉，囊性中层退行性变所致动脉壁薄弱而形成瘤样扩张
    - 穿透性动脉粥样硬化溃疡是胸降主动脉假性动脉瘤最常见病因
  - 免疫因素：多发性大动脉炎、白塞病、川崎病、巨细胞动脉炎等免疫性疾病都可能导致主动脉假性动脉瘤

病理生理

- 瘤体压迫周围脏器：如气管、支气管、肺、食管、上腔静脉、无名静脉、喉返神经、颈交感神经节等受压，出现相应的临床症状
- 瘤腔血栓脱落造成栓塞：假性动脉瘤腔内血流缓慢，形成附壁血栓，血栓脱落堵塞远端分支血管，可造成脏器或肢体缺血，甚至发生坏死
- 瘤体破裂：假性动脉瘤一旦破裂，多数患者迅速发生出血性休克而死亡

【临床表现】

表现

- 症状：多数患者早期无特异性症状，随着假性动脉瘤增大，渐出现疼痛、压迫周围脏器的症状和体征
  - 疼痛
    - 性质多为钝痛，有时为持续性痛，也可随呼吸或体力活动而加剧
    - 疼痛部位可随动脉瘤位置不同而不同
  - 压迫症状
    - 主动脉弓部假性动脉瘤可压迫气管、支气管而出现刺激性咳嗽、呼吸困难等症状，严重时可引起肺不张、支气管扩张、支气管和肺部感染等
    - 压迫上腔静脉可出现上腔静脉阻塞综合征的症状：进行性头、面、上肢水肿，重者可波及颈部及胸背，皮肤呈紫红色，胸壁静脉曲张
    - 弓部和峡部的动脉瘤可压迫喉返神经出现声音嘶哑、饮水反呛，压迫颈交感神经节可出现单侧瞳孔缩小、眼睑下垂、眼球内陷和颜面无汗等Horner综合征的表现
    - 降主动脉动脉瘤可压迫食管出现咽下困难，晚期可破入食管、气管或支气管出现大量呕血、咯血，造成失血性休克或窒息而死亡。腹主动脉瘤可破入十二指肠出现上消化道大量出血而导致患者死亡
  - 栓塞：可以发生脑、肾、腹腔脏器、肢体等不同部位的栓塞，出现相应的缺血、坏死症状
- 体征
  - 早期体征不明显，渐出现压迫周围脏器的体征，如Horner综合征、上腔静脉阻塞综合征、喉返神经受压的体征等
  - 腹主动脉假性动脉瘤体检时可发现腹部搏动性肿块
  - 脑、肾、腹腔脏器、肢体等不同部位的动脉栓塞时，体检可发现相应的体征

治疗

- 无论什么病因导致的主动脉假性动脉瘤，其急性期和早期死亡率较高。因此，临床上一旦明确诊断，应积极行外科手术和腔内修复术
  - 外科手术
    - 主动脉根部、升主动脉及主动脉弓部进行单纯破口修补或人工血管置换手术
    - 胸降主动脉替换术
    - 胸降主动脉直视术中支架置入术
    - 杂交手术（介入技术＋外科治疗）
    - 腹主动脉进行单纯破口修补或人工血管置换手术
  - 介入治疗
    - 胸降主动脉腔内修复术
    - 腹主动脉腔内修复术：适合肾下型腹主动脉假性动脉瘤患者

【影像表现】

概述

- 假性动脉瘤通常呈偏心性囊状，常在主动脉一侧形成窄的瘤颈
- 囊状动脉瘤伴宽的瘤颈多考虑真菌性，这些动脉瘤多发生于升主动脉，细菌性心内膜炎更容易累及升主动脉近段
- 外伤是主动脉峡部假性动脉瘤最常见原因，而主动脉穿透性主动脉溃疡是胸降主动脉瘤最常见原因
- 任何部位和不同病因所致的主动脉瘤，均有进展和增大的自然发展过程，甚至达到破裂出血的严重后果。假性动脉瘤或动脉瘤体越大，瘤腔内压力越大或不对称，其破裂可能性就越大
- 假性动脉瘤形态多不规则，瘤腔内有不规则血栓，瘤壁不规则增厚
- 周围脏器压迫征象，如胸主动脉假性动脉瘤可导致气管、食道或心脏移位，而腹主动脉假性动脉瘤可导致腹腔脏器移位
- 瘤周渗出征象，假性动脉瘤常伴有瘤周血肿和胸腔或腹腔积液，这是动脉瘤破裂直接征象

X 线表现

- 胸主动脉假性动脉瘤
  - 纵隔增宽
  - 胸腔积液
  - 肺组织受压

X 线血管造影

- 主动脉局限性偏心性扩张

CTA/MRA 表现

- 主动脉管壁完整性中断
- 主动脉管腔局限性向外扩张
- 瘤周血栓形成
- 胸腔积液或腹腔积液
- 瘤周血肿
- 周围组织器官受压

推荐影像学检查

- 最佳检查法：CTA

诊断与鉴别诊断精要

- 主动脉管腔扩张 1.5 倍以上
- 主动脉瘤壁不完整为假性动脉瘤

典型病例

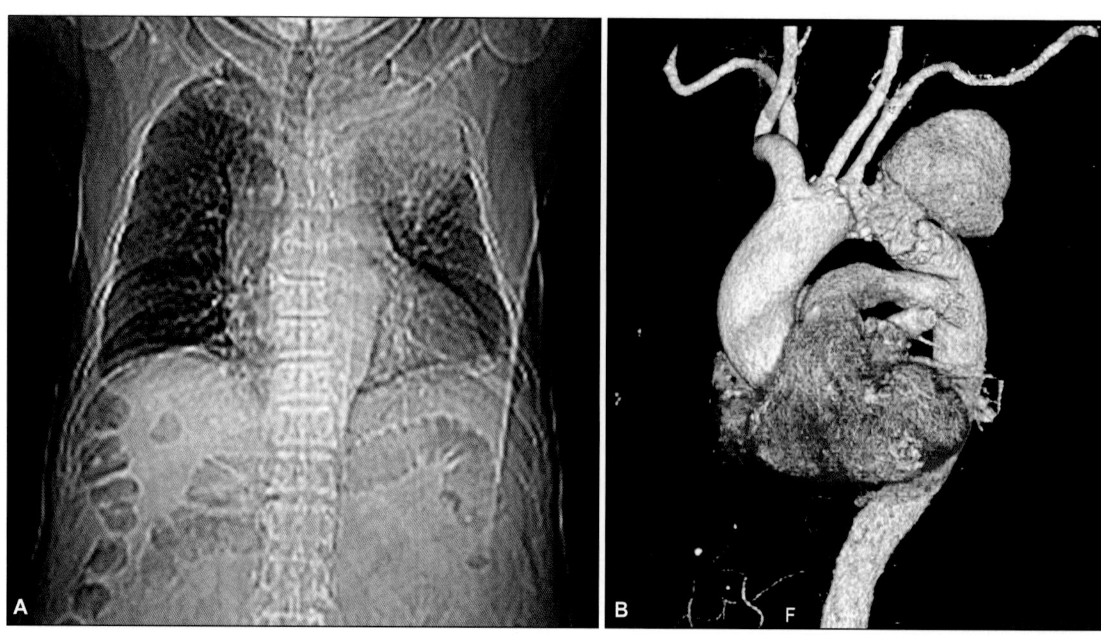

图 7-2-7 **主动脉假性动脉瘤**
男性，68 岁。胸闷 1 年余。A. 胸部平片显示左上纵隔增宽；B. CTA 3D 重建显示主动脉管壁不规则伴钙化，左锁骨下动脉以远降主动脉管腔局限性向外突出，以狭颈与主动脉管腔相通

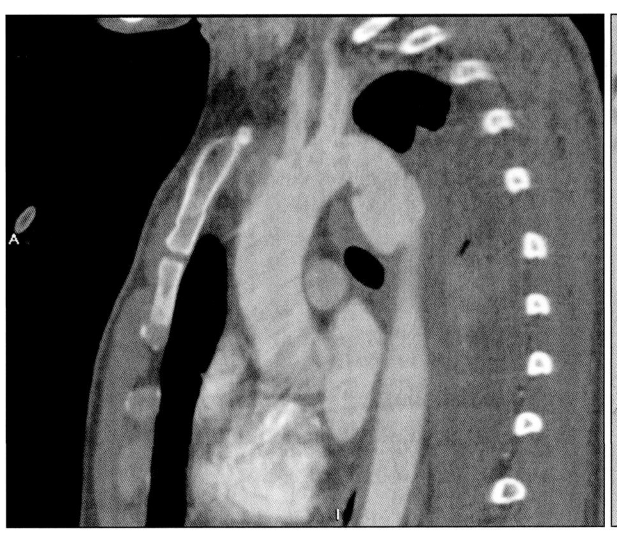

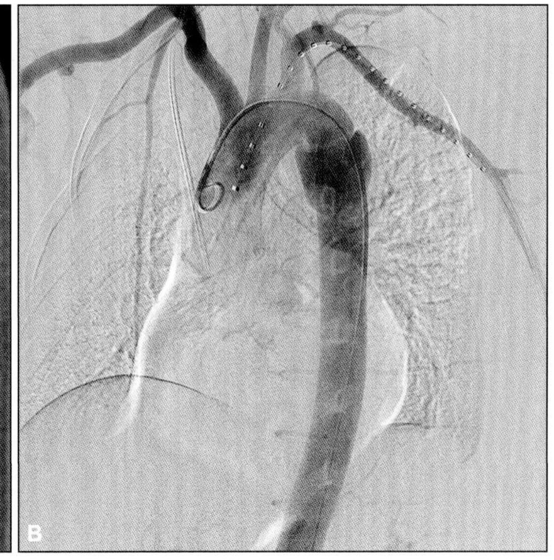

图 7-2-8 **主动脉外伤性假性动脉瘤**
男性，27 岁。外伤后胸痛 3 小时。A. CTA 显示降主动脉峡部管腔局限性扩张，管壁不规则，并可见胸腔大量积液，肺组织受压。B. DSA 所见与 CTA 同

重点推荐文献

[1] Freiberg MS, Arnold AM, Newman AB, et al. Abdominal Aortic Aneurysms, Increasing Infrarenal Aortic Diameter, and Risk of Total Mortality and Incident Cardiovascular Disease Events: 10-Year Follow-Up Data From the Cardiovascular Health Study. Circulation, 2008, 117: 1010-1017.

[2] Loeys BL, Schwarze U, Holm T, et al. Aneurysm syndromes caused by mutations in the TGF-beta receptor. N Engl J Med, 2006, 355(8): 788-98.

[3] Issselbacher EM. Thoracic and abdominal aortic aneurysms. Circulation, 2005, 111: 816-828.

第 3 节　急性主动脉综合征

急性主动脉综合征（acute aortic syndrome，AAS）包括急性主动脉夹层（aortic dissection，AD）、主动脉壁间血肿（intramural hematoma，IMH）和穿透性动脉粥样硬化溃疡（penetrating atherosclerotic ulcer，PAU）是最常见一类急性主动脉疾病

一、主动脉夹层

【概念与概述】

主动脉夹层是一种病情凶险、进展快、死亡率高的急性主动脉疾病。它始发于主动脉壁内膜和中层撕裂形成内膜撕裂口（intimal tear），使中层直接暴露于管腔，主动脉腔内血液在脉压的驱动下，经内膜撕裂口直接穿透病变中层，将中层分离形成夹层

【病理与病因】

一般特征

- 病因学
  - 中层胶原及弹力纤维蛋白退行性变：即所谓的囊性中层坏死，被认为是首要易患因素
    - 文献报道约 20% 急性主动脉夹层患者有囊性中层退行性变，如巨细胞动脉炎常并发主动脉夹层
  - 马方综合征：是急性主动脉夹层形成的一个重要形态学因素，约 20% ~ 40%
  - 基因缺陷：如 Turner 综合征、 Noonan 综合征和 Ehlers-Danlos 综合征是典型基因紊乱性疾病，常常发生主动脉夹层
  - 先天性主动脉疾病：如二瓣畸形和主动脉缩窄常常伴发急性主动脉夹层
  - 妊娠：妊娠后期主动脉夹层发病率增高，其关系还无法解释，可能与妊娠后期血容量、心输出量增加及血压增高有关
  - 吸毒：一些报道主动脉夹层与年轻人吸毒品有关
  - 创伤：主动脉直接创伤可引起主动脉夹层
    - 医源性创伤也是导致主动脉夹层的原因之一，如动脉插管（包括各种动脉造影、介

入治疗和主动脉球囊体外反搏）

- 主动脉壁间血肿：可能是主动脉夹层的先兆病变或特殊类型，是主动脉夹层病因之一
- 高血压：在临床上约 70% ～ 90% 主动脉夹层患者伴有高血压或高血压病史

病理生理

- 假腔持续扩张和真腔（true lumen）受压变窄或塌陷是主动脉夹层最重要的和基本的病理生理改变
- 破裂出血：扩张假腔囊壁是由薄的内膜片和外膜构成，假腔血液常破入心包、胸腔（通常左胸腔），偶尔也可破入腹腔
  - 即使未发生破裂出血，由于流体压力变化假腔内血液通过薄弱的中膜和外膜外渗，形成纵隔或心包血肿
- 形成主动脉夹层动脉瘤：假腔逐渐扩张，受累的主动脉和假腔管径明显增大和管壁增厚，通常主动脉和假腔呈弥漫性扩张，但也可形成局限性动脉瘤，甚至破裂出血
- 假腔血栓化：由于血流动力学变化，假腔内可部分或完全性血栓化，甚至假腔消失
- 脏器缺血：假腔扩张使主动脉真腔受压变窄或塌陷，并累及主动脉各分支血管，甚至导致脏器缺血或梗死改变，如急性心肌梗死、脑卒中、脊髓截瘫、肾衰竭、肠坏死和下肢缺血等
- 急性左心功能衰竭：急性心肌梗死和主动脉瓣膜关闭不全是导致急性左心功能衰竭的主要原因

分型

- 分型的目的是指导临床治疗和评估患者预后。DeBakey 分型和 Stanford 分型是目前被广泛应用的主动脉夹层两种传统分型
  - DeBakey 分型
    - Ⅰ型：内膜破口位于升主动脉近端，夹层累及升主动脉和主动脉弓，范围广泛者可同时累及胸降主动脉和腹主动脉
    - Ⅱ型：内膜破口位于升主动脉，夹层范围局限于升主动脉
    - Ⅲ型：破口位于左锁骨下动脉开口以远，升主动脉和主动脉弓未受累，夹层范围局限于胸降主动脉者为Ⅲ a，夹层广泛者同时累及腹主动脉为Ⅲ b
  - Stanford 分型
    - A 型：凡夹层累及升主动脉者均为 A 型，包括 DeBakey Ⅰ型和Ⅱ型
    - B 型：仅累及胸降主动脉，即 DeBakey Ⅲ型
  - 按发病时间分类：以最初症状发作至临床评估或诊断时间长短来定义
    - 急性主动脉夹层是指最初的临床症状出现 2 周以内
    - 慢性主动脉夹层是指症状出现 2 周或 2 周以上，主动脉夹层死亡率及其进展的风险随着时间的推移而逐步降低

【临床表现】

表现

- 症状和体征
  - 疼痛：突然性胸背部剧烈疼痛是急性主动脉夹层最常见的临床症状，占 74% ～ 90%
    - 以胸背部痛为主，呈刺痛、撕裂痛、刀割样痛
    - 疼痛的另一特点为放射性，当疼痛向腹部甚至大腿放射时，则提示夹层向远端撕裂
  - 高血压：高血压或有高血压史也是急性主动脉夹层最常见的临床表现之一，约 60% ～ 80% 有高血压或有高血压史
  - 脏器缺血
    - 急性心肌梗死
    - 脑卒中
    - 截瘫
    - 急性肾衰竭
    - 腹腔脏器梗死：急腹症及肠坏死等
    - 下肢动脉缺血

预后

- 未经外科手术治疗的主动脉夹层急性期死亡率或猝死率极高，仅有极少数患者经内科保守治疗可长期生存或病变自然愈合（假腔消失）
- 发病后 24 小时或急性期内总生存率在 40% ～ 90%，但这可能忽略了分型，即 Stanford A 型和 B 型的预后（生存率或死亡率）有明显差别
- 未经治疗的急性 Stanford A 型主动脉夹层，1 ～ 3 天内死亡率每小时约为 1% ～ 2%，约 50% 以上患者 1 周内死亡，75% 以上患者 1 月内死亡，90% 以上患者 1 年内死亡
- Stanford B 型主动脉夹层内科保守治疗长期存活

率，5 年为 60% ~ 80%，10 年为 40% ~ 45%

治疗

- 药物治疗（或内科保守治疗）
  - 监测生命体征
  - 控制血压
  - 缓解疼痛
- 外科手术（同胸主动脉瘤）
- 介入治疗（同胸主动脉瘤）

【影像学表现】

概述

- 根据影像学特征，明确有无急性主动脉夹层，即做出定性诊断
- 明确病变程度和范围，夹层是否累及升主动脉，即明确主动脉夹层的分型
- 明确内膜破口或再破口（内膜出口）的大小、位置和数量，如果诊断 Stanford B 型主动脉夹层
- 明确主动脉有无扩张及程度，真腔和假腔的大小、形态，真 / 假腔比值，假腔内是否完全血栓或部分血栓形成
- 主要分支血管受累情况，包括冠状动脉、头臂动脉、腹腔动脉、肠系膜上动脉、肾动脉和四肢动脉是否受累，明确有无脏器梗死或灌注减低
- Stanford A 型主动脉夹层需测量主动脉瓣环、窦和窦管交界管径，明确主动脉瓣膜和窦是否受累、有无主动脉瓣关闭不全及程度或马方综合征
- 评价左心功能情况
- 明确有无其他并发症，如心包积液、胸腔积液、主动脉破裂和动脉瘤等

X 线表现

- 胸主动脉全程或局部扩张增宽，急性期边界模糊。主动脉根部明显扩张提示可能是马方综合征
- 主动脉壁有钙化，钙化自主动脉壁内移超过 4mm 提示主动脉壁增宽，是具有诊断意义的征象
- 心影增大多因主动脉关闭不全或心包积液，胸腔积液多发生在左侧

主动脉造影

- 直接征象：显示内膜破口、假腔和双腔主动脉或内膜片。Earnest 等报道主动脉造影可显示 87% 假腔，70% 内膜片和 56% 内膜破口
- 间接征象：主动脉管腔狭窄或变形、主动脉壁增厚、分支血管异常和主动脉瓣反流
- 分支血管受累：主动脉主要分支血管狭窄或闭塞，腹腔脏器不显影或灌注减低

CT 和 MR 表现

- 内膜片（intimal flap）：是主动脉夹层诊断的直接征象
  - 横断图像上呈垂直于主动脉腔的线状结构，并将主动脉腔分隔为双腔，即真腔和假腔
  - 通常内膜片延主动脉长轴纵向延伸，轴位图像上观察更清楚
  - 内膜片也可沿主动脉长轴螺旋状撕裂延伸，有时需矢状位、冠状位和斜矢状位观察
- 真腔（true lumen）和假腔（false lumen）：即“双腔主动脉”也是主动脉夹层诊断的直接征象
  - 假腔通常位于升主动脉右侧（真腔外侧），降主动脉左侧（真腔外侧），主动脉弓部前上部。但在部分病例夹层呈螺旋撕裂假腔可位于真腔任何方位。假腔通常明显大于真腔
  - 根据主动脉周径撕裂范围，假腔可呈各种形态，例如半月形、三角形、环形等，也可呈“鸟嘴征”和“蜘蛛征”特征性影像表现
- 内膜破口（intimal entry）和再破口（reentry）：在横断图像上表现为内膜片连续性中断，是主动脉夹层诊断的关键点
  - 内膜破口多数位于升主动脉窦上和降主动脉近端（左锁骨下动脉以远）处，但也可发生在主动脉其他部位
- 分支血管受累及脏器缺血：内膜片延伸至主要分支血管开口或血管腔内，引起血管开口受压、狭窄和闭塞。可同时伴脏器或组织缺血、梗死或灌注减低
- 其他并发症：包括主动脉瓣关闭不全、左心功能不全、心包积液、胸腔积液、主动脉破裂或假性动脉瘤形成和假腔内血栓形成等

超声心动图

- 主动脉增宽：受累主动脉节段常呈不同程度的增宽，其中累及升主动脉者常出现明显扩张
- 主动脉腔内出现撕裂的内膜回声：多个切面显示细长、活动的、线状回声，呈波浪状曲回在主动脉腔内，并随心动周期呈现明显的有规律的活动
- 真假腔：内膜片沿主动脉长轴撕裂将主动脉分

隔成为真、假两腔。典型的在收缩期内膜片与所剥离的主动脉壁互相靠近，舒张期相互背离回弹

- 血流状态：假腔内血流缓慢而呈现自发性云雾状低回声，当假腔内血栓形成时可见附壁的高回声。真腔内血流速度加快，降主动脉中远段可呈逆向或双向血流
- 血流破口：即真、假腔相交通之处，此处内膜回声带可见有连续性中断，断端呈飘带样运动
- 钙化内膜中心移位：主动脉内膜回声明显增强增粗并向主动脉腔内移位、或向主动脉腔中央靠拢
- 间接征象：主动脉瓣关闭、左室功能不全和心包积液等

推荐影像学检查

- 最佳检查法：CTA

【鉴别诊断】

- 主动脉壁间血肿
  - 主动脉壁新月形增厚
  - 增厚管壁内无对比剂充盈
  - 无内膜破口

诊断与鉴别诊断精要

- 主动脉为双腔
- 可见内膜破口及内膜片

典型病例

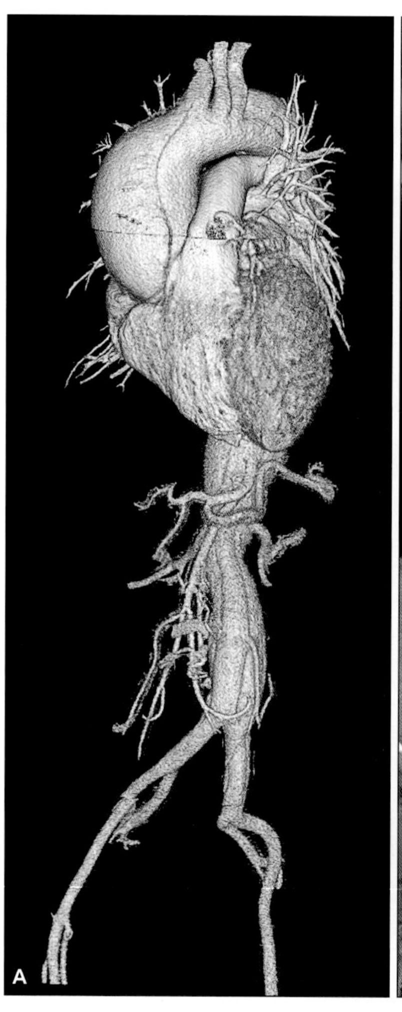

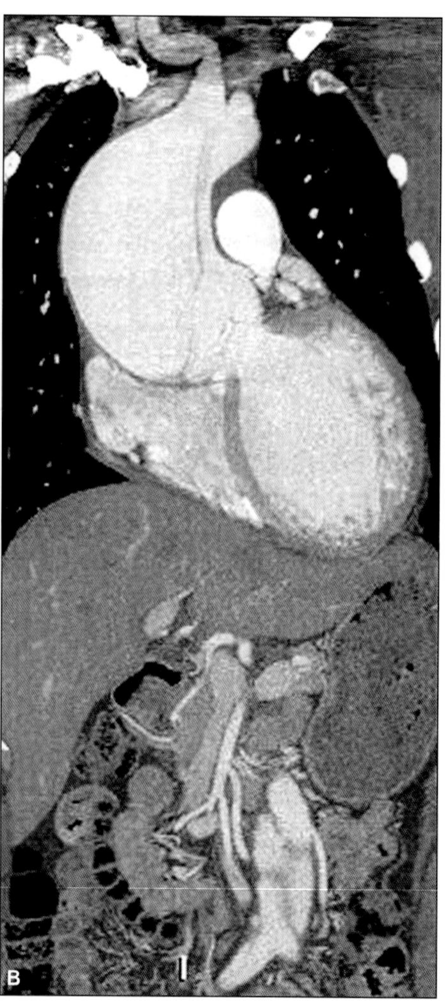

图 7-3-1 Stanford A 型主动脉夹层
女性，33 岁，突发胸痛 2 小时。A. CTA 3D 重建见主动脉全程为双腔；B. MRR 显示主动脉瓣上可见内膜破口，升主动脉及降主动脉内见内膜片

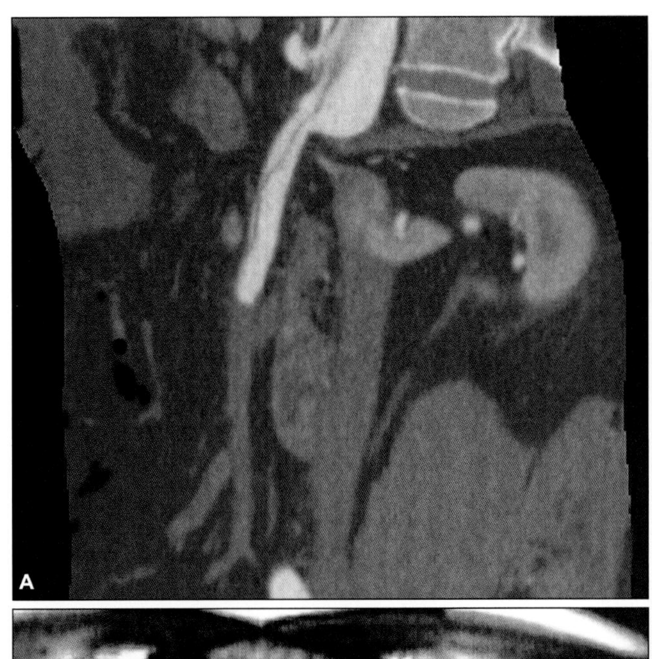

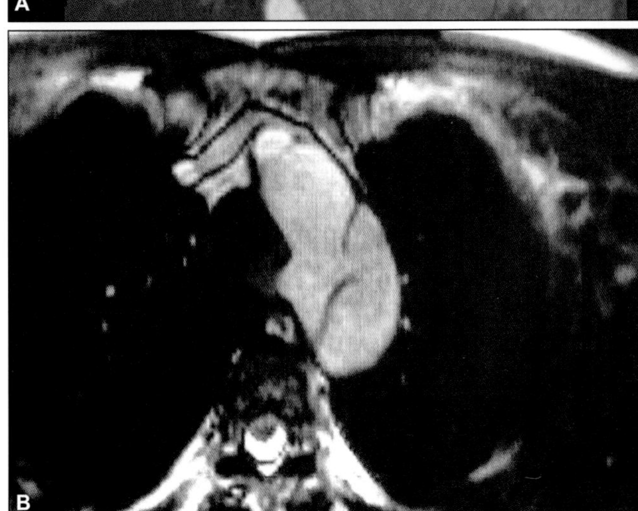

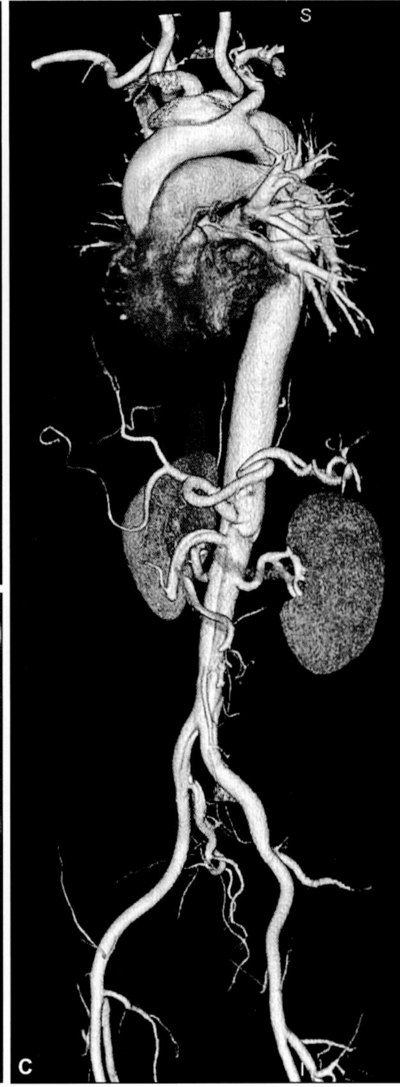

图 7-3-2 Stanford B 型主动脉夹层

男性，55 岁，突发胸腹痛 2 天。A. MRR 显示肠系膜上动脉内见内膜片，中远段管腔血栓化；B. Cine MRI 清晰显示内膜破口及内膜片；C. CTA 3D 重建见自左锁骨下动脉以远降主动脉全程及右侧髂总动脉为双腔，肠系膜上动脉也为双腔，中远段未显影

重点推荐文献

[1] Vilacosta I, Roman JA. Acute aortic syndrome. Heart, 2001, 85: 365-368.

[2] Clouse WD, Hallett JW, Schaff HV. Acute aortic dissection: population-based incidence compared with degenerative aortic aneurysm rupture. Mayo Clin Proc, 2004, 79: 176-180.

[3] Kapustin AJ, Litt HI. Diagnostic imaging for aortic dissection. Semin Thorac Cardiovasc, 2005, 17: 214-223.

二、主动脉壁间血肿

【概念及概述】

主动脉壁间血肿（aortic intramural hematoma, IMH）是主动脉壁内滋养血管自发破裂出血，引起主动脉壁环形或新月形增厚，增厚的主动脉壁没有内膜撕裂或溃疡样病变和真假腔血流交通

【病理与病因】

一般特征

- 病因学
  - 滋养血管破裂学说：主动脉壁内滋养血管自发破裂出血，主动脉壁变性更容易导致滋养血管自发破裂
  - 穿透性动脉粥样硬化性溃疡：穿透性动脉粥样硬化性溃疡或溃疡样病变可能是主动脉壁间血肿形成原因之一
  - 外伤：外伤引起主动脉壁损伤也是主动脉壁间血肿的原因之一
  - 其他：经典主动脉夹层的假腔内早期完全血栓化可能是主动脉壁间血肿的另一个发病

原因。少数经典主动脉夹层假腔内可发生部分或完全血栓化，甚至完全治愈

病理生理

- 完全吸收：主动脉壁间血肿可在短期内部分吸收，甚至完全吸收，其吸收率为 25% ~ 64%
- 溃疡样病变：主动脉壁间血肿常常形成溃疡，这可能是发生主动脉夹层、主动脉瘤或主动脉破裂的基础
- 恶性进展：发展为主动脉夹层、形成主动脉瘤或主动脉破裂
- 无脏器缺血：主动脉壁间血肿不导致主动脉腔狭窄和分支血管受累，患者通常无脏器缺血征象

【临床表现】

表现

- 突发性胸背痛，类似于主动脉夹层的临床表现
- 高血压：约 60% ~ 70% 患者有高血压或高血压病史

预后

- 主动脉壁间血肿没有内膜撕裂口和无真假腔血流交通，与急性主动脉夹层相比有更好的预后结果，部分或大部分患者可治愈
- 文献报道 A 型和 B 型主动脉壁间血肿长期生存率，1 年、2 年和 5 年分别为 90% 和 100%、97% 和 97%
- 部分主动脉壁间血肿也可有较高的并发症和死亡率，如进展为经典主动脉夹层，形成主动脉瘤或主动脉破裂

治疗

- 内科保守治疗：是没有并发症患者的首选治疗方案
  - 主要控制血压和缓解疼痛，但早期需要密切临床和影像学随诊
- 外科手术
  - 适应证
    - 受累主动脉管径≥ 60mm
    - 主动脉管径和血肿厚度增大
    - 出现溃疡或溃疡增大
    - 主动脉破裂出血
- 介入治疗（同胸主动脉瘤）：B 型主动脉壁间血肿伴并发症是治疗适应证，如进展为主动脉夹层，形成主动脉瘤或溃疡样病变

【影像表现】

X 线血管造影

- 是诊断血管疾病的金标准，但对主动脉壁间血肿的检出率较低，文献报道约 87% 的患者可能被漏诊
- 目前，已被无创横断影像技术取代

CT 表现

- 平扫 CT：早期主动脉壁呈环形或新月形高密度或稍高密度增厚，但随着时间的推移，增厚的壁逐渐表现为等密度，在中晚常常呈低密度
- 增强 CT 和 CTA：环形或新月形增厚的主动脉壁无强化，与主动脉腔相比呈明显低密度
  - 没有内膜断裂征象，包括没有内膜破口、没有溃疡和没有血肿强化
  - 钙化移位：部分有主动脉壁钙化斑块患者，可显示钙化内膜向主动脉腔内移位

MRI 表现

- SE 序列 T1 加权图像：主动脉腔流空效应呈无信号或低信号，增厚的主动脉壁呈环形或新月形异常高信号
- GRE 序列图像：主动脉腔流动增强效应呈高信号，增厚的主动脉壁呈环形或新月形低信号
- 相位对比 MR 血流成像：增厚的主动脉壁无血液流动信号
- 3D CE MRA：增厚的主动脉壁没有内膜断裂征象，包括没有内膜破口或溃疡样病变和血肿强化征象
- True FISP 序列：快速血流主动脉腔与无血流血肿均显示为高或中等信号强度，而内膜结构被勾画为特征性低信号环
- MRI 是唯一一种能基于血红蛋白不同降解物评价血肿的信号强度和年龄的影像学方法

超声心动图

- 典型表现：环形或新月形主动脉壁增厚和没有内膜断裂或主动脉腔与血肿间无血流交通
- 鉴别诊断：有时较困难，识别主动脉壁内膜对于鉴别诊断是重要的
  - 超声证实主动脉管腔表面光滑和增厚的主动脉壁在内膜下应考虑为主动脉壁间血肿，而腔表面不规则和增厚的主动脉壁在内膜上应考虑为主动脉腔内血栓
- 超声可显示主动脉瓣反流、心包积液或心包填塞和受累近段冠状动脉

推荐影像学检查

- 最佳检查法：CTA 或 MR

【鉴别诊断】

- 主动脉粥样硬化
  - 增厚的管壁不规则，见附壁血栓，内缘不规则
  - 钙化内膜在增厚壁外侧
- 大动脉炎
  - 多为青年女性
  - 管壁环形向心性增厚
  - 可合并管腔狭窄

诊断与鉴别诊断精要

- 主动脉壁内血肿具有典型征象
- 管腔形态有助于鉴别壁内血肿与慢性夹层

典型病例

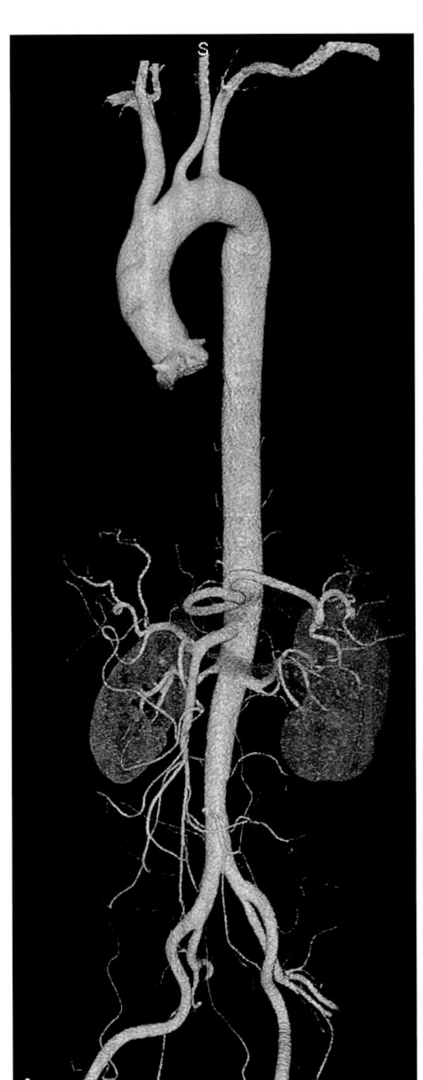

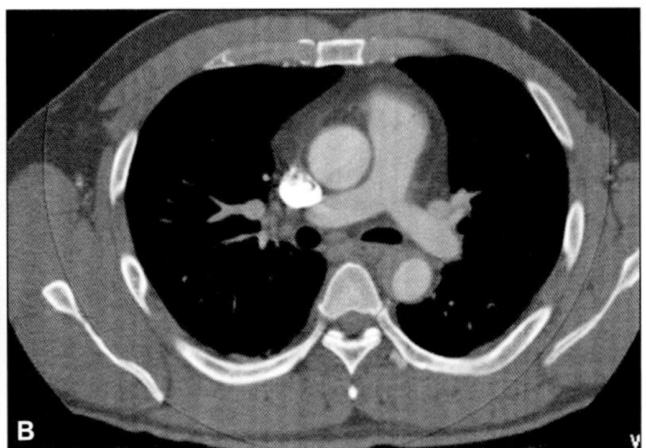

图 7-3-3 **主动脉壁间血肿**

男性，56 岁，突发胸痛 2 天。A. CTA 3D 显示主动脉管腔通畅规则，未见明显异常；B. 横轴位 MPR 见主动脉管壁新月形增厚，内壁光滑规则

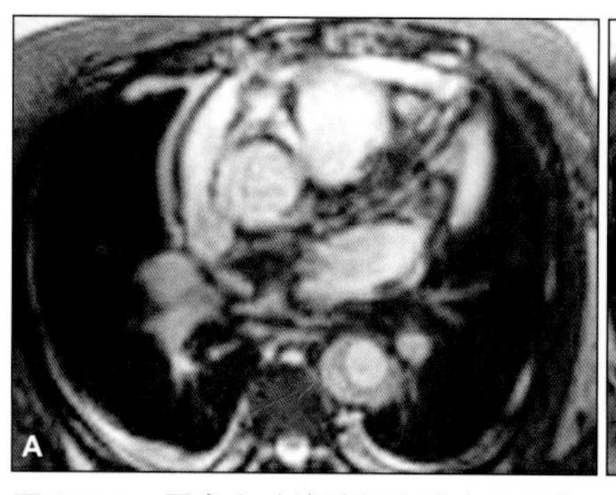

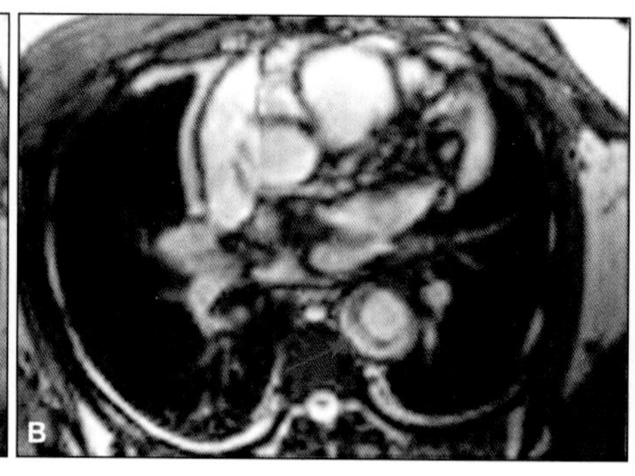

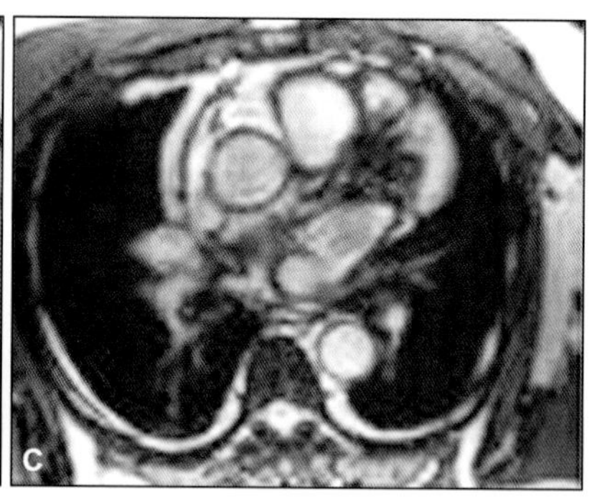

图 7-3-4 **原发主动脉壁间血肿完全吸收**
男性，58 岁，突发胸痛。MR true-FISP A. 降主动脉管壁增厚，见低信号内膜结构；B. 2 周后血肿信号部分变低，血肿厚度略减小；C. 3 个月后血肿完全吸收

重点推荐文献

[1] Song JM, Kim HS, Kang DH, et al. Usefulness of the initial noninvasive imaging study to predict the adverse outcomes in the medical treatment of acute type A aortic intramural hematoma. Circulation, 2003, 108(Suppl 1): Ⅱ324- Ⅱ328.

[2] Ganaha F, Miller DC, Sugimoto K, et, al. Prognosis of aortic intramural hematoma with and without penetrating atherosclerotic ulcer: a clinical and radiological analysis. Circulation, 2002, 106(3): 342-348.

[3] Lee YK, Seo JB, Jang YM, et al. Acute and chronic complications of aortic intramural hematoma on follow-up computed tomography: incidence and predictor analysis. J Comput Assist Tomogr, 2007, 31(3): 435-440.

三、穿透性动脉粥样硬化性溃疡

【概念及概述】

- 穿透性动脉粥样硬化性溃疡（penetrating atherosclerotic ulcers，PAU）是在主动脉粥样硬化斑块基础上形成的溃疡
- 其特征性病理改变是粥样硬化斑块破裂形成溃疡，溃疡可穿透内弹力层并在动脉壁中层内形成血肿，血肿范围不等，但不形成假腔

【病理生理】

- 特征性病理改变是粥样硬化斑块破裂形成溃疡，多发生于胸降主动脉中远段和腹主动脉
- 溃疡可穿透内弹力层并在动脉壁中层内形成血肿，血肿范围不等，往往是局限的或者只延伸数厘米，但不形成假腔
- 文献报道约有四分之一的病例中溃疡穿透中膜达外膜形成囊状或梭形假性动脉瘤，8% 的病例溃疡穿透外膜而导致透壁性主动脉破裂

【临床表现】

表现

- 胸痛：部分患者出现类似于经典主动脉夹层的急性胸痛或胸背痛的临床表现
- 高血压：大多数患者就诊时有高血压或高血压病史
- 动脉粥样硬化：患者常常伴有广泛主动脉和主要分支血管动脉粥样硬化，如伴发脑卒中、冠心病和周围血管疾病等

疾病人群分布

- 年龄：多发生于年龄较大患者，文献报道年龄为 56 ～ 79 岁（平均年龄 65 岁）

预后

- 长期保持稳定或不变
- 也可出现主动脉管径或溃疡逐渐增大，甚至假性动脉瘤形成或主动脉破裂

治疗

- 内科保守治疗：对于高龄和手术治疗风险大的患者药物保守治疗是首选治疗方案，主要控制血压和缓解疼痛，但早期需要密切临床和影像学随诊
- 外科手术：如果患者出现持续或反复的疼痛、血流动力学不稳定或有形成假性动脉瘤或主动脉破裂的征象，则需急诊外科手术治疗
- 介入治疗：溃疡发生于胸降主动脉和不适应外科手术的患者。对于溃疡发生于主动脉弓部患者也可采用杂交手术方法，即外科手术和介入治疗技术结合，以降低手术治疗风险

【影像表现】

X 线血管造影

- 主动脉迂曲、扩张和管壁不规则及钙化，呈动脉粥样硬化改变，以胸降主动脉和腹主动脉更

明显

- 可见突出于主动脉腔的龛影特征性表现，类似于钡餐造影上消化道溃疡的龛影表现。但需要注意的是小的溃疡或溃疡没有投照在切线位置时，X线血管造影可以漏诊

CTA 表现

- CTA 显示主动脉壁不规则增厚和钙化，并伴有单发或多发溃疡样病变，即龛影
- 穿透性动脉粥样硬化性溃疡周围也可伴有不同程度的主动脉壁间血肿，其范围可局限或弥漫
- CTA 可显示穿透性动脉粥样硬化性溃疡并发症，如假性动脉瘤和主动脉破裂等

MRI 表现

- 对穿透性动脉粥样硬化性溃疡诊断能力和表现类似于 CTA，但 MRI 可提供多序列图像显示增厚主动脉壁特征性病理改变，包括主动脉粥样硬化斑块、主动脉壁间血肿和附壁血栓等
- 可评价穿透性动脉粥样硬化性溃疡伴血肿的年龄，即新鲜出血或陈旧性血栓
- MRI 的主要缺点是不能显示内膜钙化斑块

推荐影像学检查

- 最佳检查法：CTA

【鉴别诊断】

- 主动脉壁间血肿
  - 管壁新月形增厚，较规则
  - 钙化内膜片内移

诊断与鉴别诊断精要

- 类似消化道溃疡的龛影表现
- 可伴主动脉假性动脉瘤形成

典型病例

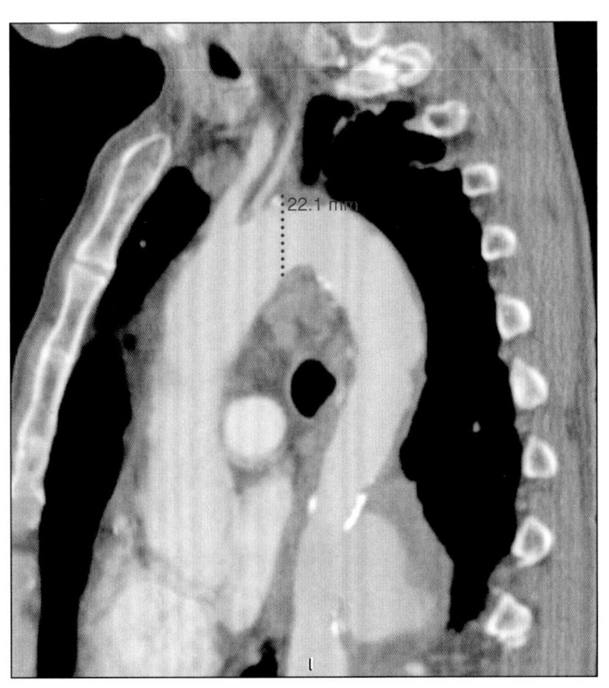

图 7-3-5 **主动脉粥样硬化穿透性溃疡**
男性，65 岁，体检发现纵隔增宽。CTA MPR 重建见主动脉管壁不规则增厚伴钙化，胸主动脉远段可见管腔局限性向外突出，瘤壁不规则，外层可见血栓形成

重点推荐文献

[1] Cho KR, Stanson AW, Potter DD, et al. Penetrating atherosclerotic ulcer of the descending thoracic aorta and arch. J Thorac Cardiovasc Surg, 2004, 127: 1393-401.

[2] Jang YM, Seo JB, Lee YK, et al. Newly developed ulcer-like projection（ULP）in aortic intramural haematoma on follow-up CT: is it different from the ULP seen on the initial CT? Clinical Radiology, 2008, 63: 201-206.

第4节 大血管狭窄和闭塞性疾病

主动脉狭窄或闭塞性疾病主要见于先天性主动脉发育不良、动脉粥样硬化、大动脉炎以及主动脉夹层等，此外还有较为罕见的由心房颤动和细菌性心内膜炎等疾病所导致的主动脉栓塞等

一、大动脉炎

【概念及概述】

大动脉炎（takayasu arteritis，TA）是指主动脉及其主要分支的慢性进行性非特异的炎性疾病。多见于年轻女性

【病理与病因】

病因

- 病因迄今尚不明确，一般认为可能由感染引起的免疫损伤所致
- 可能是一种与免疫复合物沉着有关的自体免疫性疾病，且多数可能与某些感染有关联

病理生理

- 管腔狭窄：由于大动脉炎为动脉全层的增生性病变，纤维组织增生导致管腔狭窄
- 动脉扩张、假性动脉瘤或夹层动脉瘤形成：因炎症破坏动脉壁中层，弹力纤维及平滑肌纤维坏死所致

分型

- 头臂动脉型（主动脉弓综合征）：占23% ~ 24.5%
- 胸、腹主动脉型：约占17%
- 肾动脉型：约占22%
- 广泛型（混合型）：占38% ~ 41.5%

上述四型均可合并肺动脉受累，占50%，而在各类型中伴有或不伴有肺动脉受累之间无明显差别，单纯肺动脉受累者罕见

【临床表现】

表现

- 全身症状：患者可有全身不适、易疲劳、发热、食欲缺乏、恶心、出汗、体重下降、肌痛、关节炎和结节性红斑等症状，可急性发作，也可隐匿起病
- 局部症状体征按受累血管不同，有不同器官缺血的症状与体征，如椎动脉或颈动脉受累则表现为头痛、头晕、晕厥、卒中、视力减退等，肺动脉受累可表现为胸痛、呼吸困难、咯血及肺动脉高压。冠状动脉口受累可有心绞痛。体格检查可发现臂动脉或股动脉搏动减弱或消失，颈部、锁骨上下区、上腹部、肾区出现血管杂音，锁骨下动脉受累则两上肢收缩压差大于10mmHg等
- 实验室检查无特异性血化验项目
  - 红细胞沉降率和C反应蛋白的异常为本病病变活动的指标，但缺乏特异性
  - 可有抗链球菌溶血素“O”抗体的增加，抗结核分枝杆菌素试验阳性，半数患者可有IgG或IgM升高，血液中α、γ球蛋白和免疫蛋白G增高，血中抗动脉抗体阳性等

预后

- 多数进展为不可逆性血管狭窄或闭塞，导致相应器官缺血
- 假性动脉瘤形成
- 真性动脉瘤形成

治疗

- 保守治疗：活动期可口服皮质激素，或辅以环磷酰胺
- 介入治疗：对狭窄程度大于70%或狭窄处压差大于50mmHg时可行球囊扩张、血管腔内支架植入
- 外科旁路搭桥术：对重度狭窄或闭塞病变可采取外科手术

【影像表现】

X线表现

- 无特异性

- 主动脉弓部分支血管瘤样扩张可致主动脉影增宽或纵隔增宽；晚期可见主动脉壁钙化
- 肺动脉受累可见肺纹理稀疏

血管造影

- 检查范围应包括胸主动脉和腹主动脉。不能识别管腔厚度变化，目前已不作为大动脉炎的诊断

超声表现

- 血管管壁为全层增厚，管壁僵硬，厚薄不一，回声增强，内膜不规则增生，呈弥漫性环形增厚，形成典型的"通心粉"征
- 管腔的改变表现为狭窄、闭塞及扩张，狭窄最为常见，常可见血栓形成。病变范围较广泛，呈节段性分布，累及最多的为主动脉弓分支的头臂支血管，如颈总动脉、颈内动脉起始段及锁骨下动脉
- 彩色多普勒表现为病变处血流分布状态异常
  - 多发性大动脉炎如病变血管狭窄程度较轻，彩色血流仍呈单一色泽，仅见彩色血流边缘欠规则
  - 随狭窄程度的加重，狭窄段及远心端彩色血流束变窄
  - 血管完全闭塞时，狭窄段及远心端无彩色血流显像
- 脉冲多普勒表现为狭窄区血管腔内血流速度加快，频带增宽，频窗减小或消失。狭窄区远端动脉可测及低速、低阻力、加速度明显减慢的单向血流频谱

CT 表现

- 管壁的增厚是诊断大动脉炎的一个重要征象
  - 活动期增强扫描管壁可强化
  - 管壁无强化、平扫管壁密度增高伴钙化提示为非活动期
- 受累部位动脉管腔狭窄或闭塞；并可见侧支循环形成
- 当大动脉炎累及头臂动脉时，常表现为头臂动脉开口和近段的管壁不规则，管腔的鼠尾状狭窄，甚至完全闭塞。锁骨下动脉重度狭窄或闭塞时，可见患侧的椎动脉代偿增粗扩张并向腋动脉供血，形成所谓"椎动脉窃血"
- 大动脉炎累及肾动脉时，表现为肾动脉开口和近段管腔狭窄、闭塞；患侧肾延迟显影或无对比剂充盈
- 大动脉炎累及肺动脉时，可累及左右肺动脉干、肺叶动脉、肺段动脉而致上述肺动脉管壁不同程度的增厚和管腔向心性狭窄，可类似"枯树枝"状改变

MR 表现

- 受累血管管壁增厚，管腔狭窄
- 活动期 T2WI 可见管壁高信号，提示水肿
- 由于无辐射的特点，MR 可用于大动脉炎的随诊，管壁强化程度降低提示炎症趋于稳定
- Cine-MR 可观察主动脉瓣是否合并反流

推荐影像学检查

- 最佳检查法：CTA 或 MRA

【鉴别诊断】

- 主动脉壁间血肿
  - 管壁呈新月形增厚，较规则
  - 管腔无明显狭窄
- 主动脉粥样硬化
  - 多为老年患者，男性常见
  - 管壁不规则增厚伴钙化
  - 可见附壁血栓形成
- 先天性主动脉缩窄
  - 胸主动脉见特定部位：婴儿在主动脉峡部，成人型位于动脉导管相接处常见
  - 管壁无明显增厚
  - 常合并其他心内畸形

诊断与鉴别诊断精要

- 年轻女性多见
- CTA 或 MRA 均可显示多发性管壁增厚和较长段管腔向心性狭窄或闭塞

典型病例

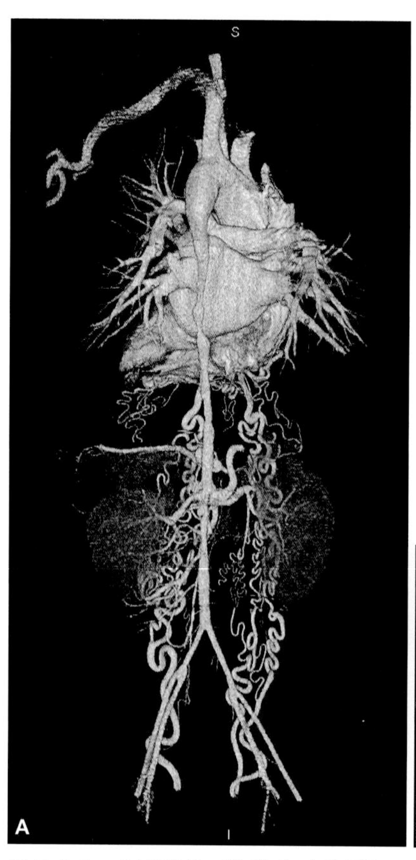

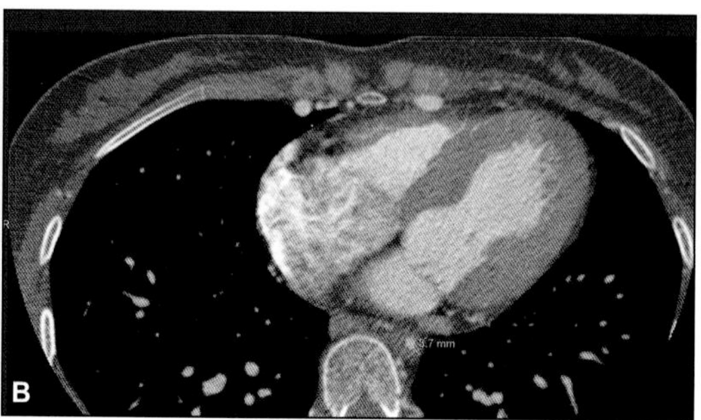

图 7-4-1 **大动脉炎（胸腹主动脉型）**
女性，26 岁，A. CTA 3D 显示降主动脉管腔弥漫性不规则狭窄，腹壁可见侧支血管显影；B. 横轴位 MPR 显示降主动脉管壁增厚，管腔狭窄

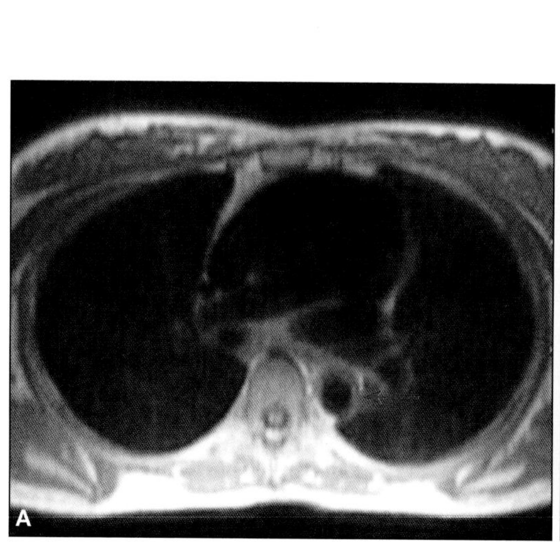

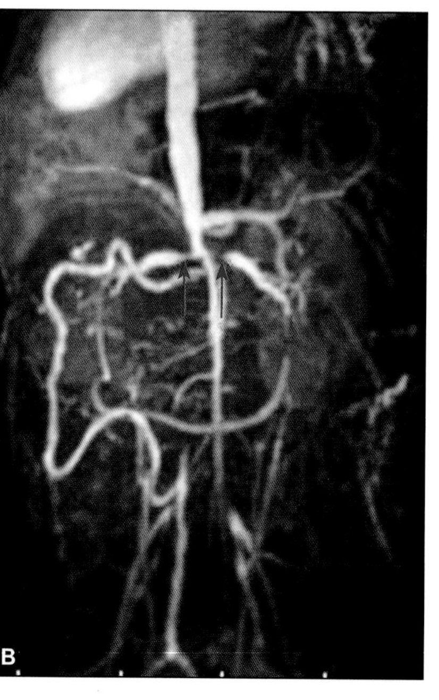

图 7-4-2 **大动脉炎（混合型）**
女性，28 岁。A. MR 黑血显示胸降主动脉管壁环形增厚，管腔狭窄；B. 3D MRA 显示降主动脉管壁不规则，腹主动脉自肾动脉开口以远未见显影，双侧肾动脉开口处重度狭窄，可见大量侧支血管显影

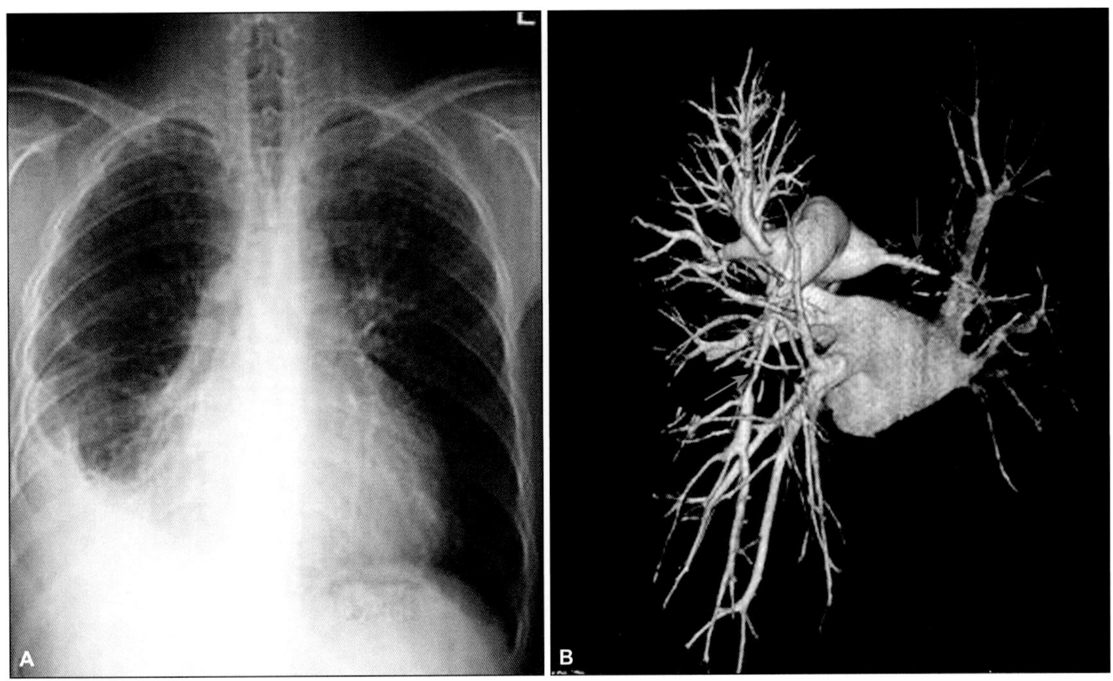

图 7-4-3 **大动脉炎（肺动脉型）**
A. 正位胸片显示双肺纹理稀疏，以右侧为重。右侧少量胸腔积液。心影略大，心尖位于膈上；B. CTA 示主肺动脉发育良好，右肺动脉主干逐渐变细，呈鸟嘴样改变，远端血管明显变纤细，接近闭塞（红箭头）；左主干及左上肺动脉各分支显影良好，未见充盈缺损；左下肺动脉主干明显狭窄，远端扩张（绿箭头）

重点推荐文献

[1] Tavora F, Jeudy J, Gocke C. Takayasu aortitis with acute dissection and hemopericardium Cardiovasc Pathol, 2005, 14(6): 320-3.

[2] Koide K. Takayasu aortitis in Japan. Heart Vessels, 1992, 7: 48.

二、主动脉粥样硬化闭塞

【概念与概述】

动脉粥样硬化（atherosclerosis）闭塞是在主动脉粥样硬化斑块基础上血管平滑肌细胞增生、炎性细胞浸润导致的血管腔渐进性狭窄、闭塞

【病理生理与病因】

一般特征

- 发病机制
  - 粥样硬化斑块形成，多发生在大血管及其一级分支
  - 血管壁纤维组织增生、附壁血栓形成导致血管管腔狭窄甚至闭塞；慢性病变可见侧支循环形
- 病因学
  - 血管内皮细胞损伤
  - 风险因素包括高血压、吸烟、糖尿病、年龄增长、性别（男性多见）、基因遗传、代谢异常综合征、肥胖等
- 流行病学
  - 不确定，多数病变无临床症状而无法统计
  - 占心血管疾病死亡人数的 3/4 左右

【临床表现】

临床症状和体征

- 头颈血管狭窄
  - 头痛、头晕
  - 视觉改变
  - 吞咽困难
  - 阅读或语言障碍
  - 运动或感觉缺失
  - 锁骨下动脉受累者双上肢血压不对称、脉弱
  - 颈动脉分叉处狭窄可听到血管杂音
- 周围血管狭窄
  - 肢体缺血性改变：如下肢静息痛、足趾缺血溃疡
  - 慢性患者可有跛行、不适
  - 股动脉搏动减弱
  - 下肢皮温、颜色、皮肤完整性改变，杵状趾

- 腹主动脉病变
  - 一般无特异表现
  - 粥样硬化致血管破裂可有腹痛、低血压、休克
- 肾动脉狭窄
  - 顽固性高血压
  - 可听到血管杂音
- 肠系膜血管狭窄
  - 慢性缺血一般无明显症状
  - 急性缺血
    - 腹痛
    - 恶心、腹泻、胃肠道出血

疾病人群分布

- 年龄 多在 50 岁以上
- 性别 男性 > 女性

自然病史与预后

- 急性发病预后差，器官可因急性缺血而功能丧失
- 慢性发病侧支形成较好者预后较好

治疗

- 保守治疗：消除风险因素，抗动脉粥样硬化
- 介入治疗：血管腔内扩张成形、支架植入
- 外科手术：粥样硬化斑块剥脱或旁路搭桥血管重建

【影像学表现】

概述

- 管壁
  - 不规则
  - 可见钙化
  - 附壁血栓形成
- 管腔
  - 偏心性狭窄或闭塞
  - 狭窄以远血管不显影或借侧支血管显影

X 线表现

- 血管走行区钙化

CT 表现

- 平扫
  - 血管壁钙化
  - 供血器官萎缩如肾萎缩等
- 增强 CTA
  - 显示主动脉壁不规则增厚和钙化，钙化内侧可见低密度附壁血栓
  - 管腔狭窄或完全闭塞，狭窄以远管腔不显影或借侧支血管显影
  - 急性肠系膜动脉闭塞可见肠管壁增厚、强化
  - 可对斑块进行定性定量分析

MR 表现

- T1、T2 黑血序列可对管壁组织成分评价
- Phase-Contrast 序列可对血流进行评价
- MRA 对管腔评价如 CTA

X 线血管造影

- 有创性检查，已不作为一线诊断方法
- 一般作为介入治疗前诊断

超声表现

- 血管管壁不规则增厚，管壁僵硬，回声增强
- 彩色多普勒表现为病变处血流分布状态异常。血管完全闭塞时，狭窄段及远心端无彩色血流显像。狭窄区远端动脉可测及低速、低阻力、加速度明显减慢的单向血流频谱

推荐影像学检查

- CTA
- 肾功能不全者建议 MRA

【鉴别诊断】

- 大动脉炎
  - 年轻女性常见
  - 主动脉及一级血管分支近端
  - 管壁向心性增厚，狭窄呈“鼠尾状”
  - 活动期管壁水肿，可强化
- 肾动脉纤维肌营养不良
  - 多见于年轻患者
  - 肾动脉狭窄呈“串珠样”改变
  - 一般不合并心血管病危险因素

诊断与鉴别诊断精要

- 老年患者，管壁不规则增厚伴钙化，管腔狭窄或闭塞
- CTA 为诊断首选检查方法

典型病例

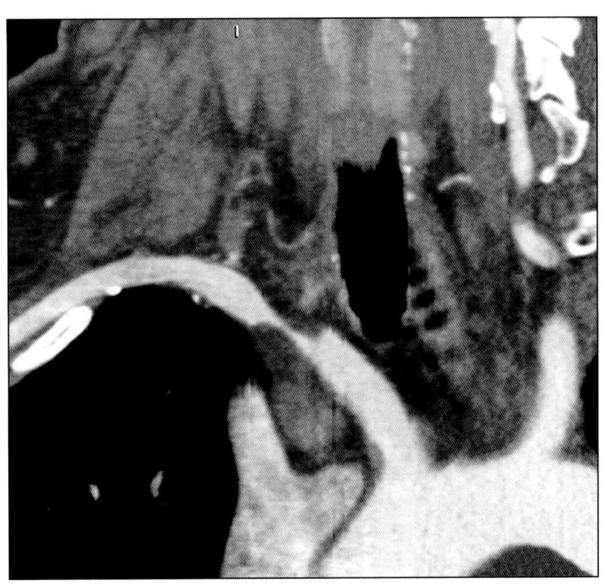

图 7-4-4 **右无名动脉狭窄**
CTA 显示右无名动脉管壁增厚，见低密度斑块，管腔重度狭窄

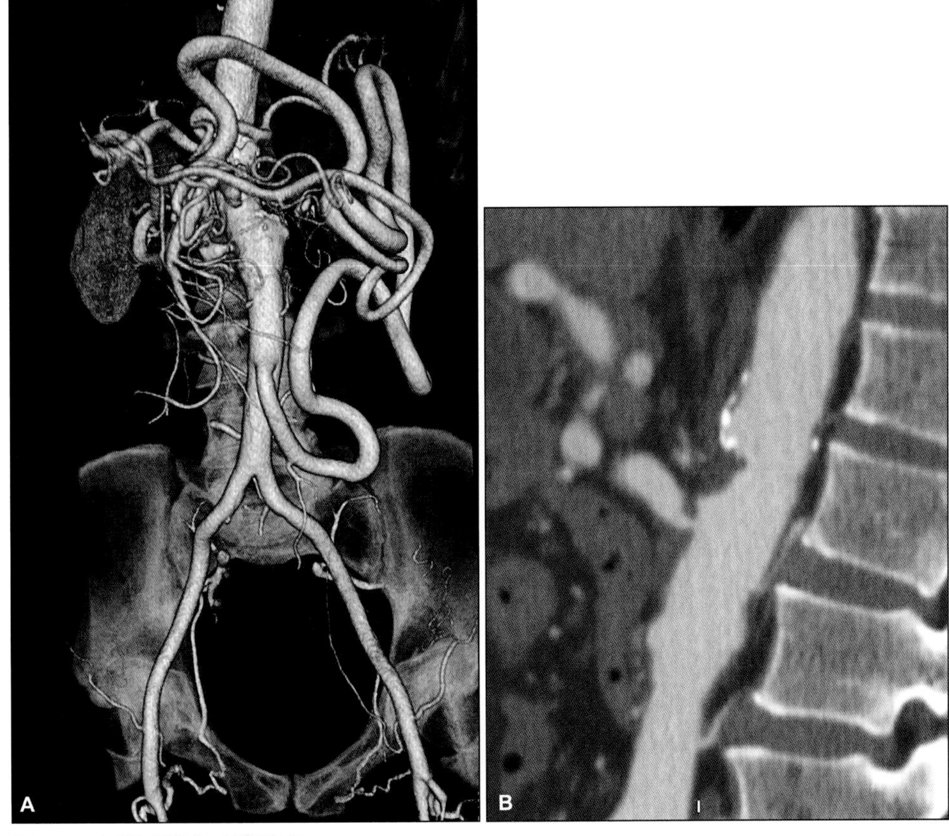

图 7-4-5 **肠系膜上动脉狭窄**
A. CTA 3D 重建显示腹主动脉管壁不规则，肠系膜上动脉狭窄，可见侧支血管形成；B. MPR 显示主动脉管壁不规则增厚伴钙化，肠系膜上动脉起始处重度狭窄

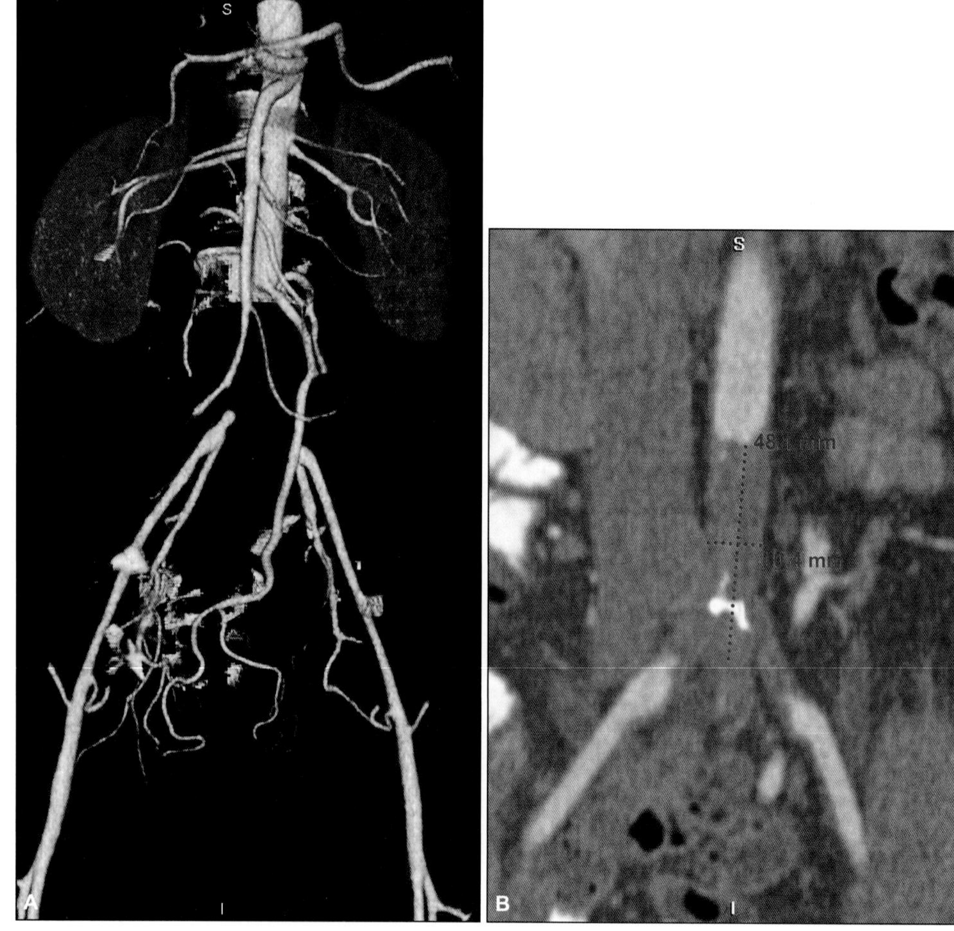

图 7-4-6 **腹主动脉粥样硬化闭塞**
A. CTA 3D 重建显示腹主动脉远段及双侧髂总动脉未见显影，双侧髂、内外动脉管壁不规则；B. MPR 显示腹主动脉远段及双侧髂总动脉管壁不规则伴钙化，管腔完全闭塞

重点推荐文献

[1] Hirsch AT, Haskal ZJ, Hertzer NR, et al. ACC/AHA 2005 Practice Guidelines for the management of patients with peripheral arterial disease(lower extremity, renal, mesenteric, and abdominal aortic): a collaborative report from the American Association for Vascular Surgery/Society for Vascular Surgery, Society for Cardiovascular Angiography and Interventions, Society for Vascular Medicine and Biology, Society of Interventional Radiology, and the ACC/AHA Task Force on Practice Guidelines(Writing Committee to Develop Guidelines for the Management of Patients With Peripheral Arterial Disease): endorsed by the American Association of Cardiovascular and Pulmonary Rehabilitation; National Heart, Lung, and Blood Institute; Society for Vascular Nursing; TransAtlantic Inter-Society Consensus; and Vascular Disease Foundation[J]. Circulation, 2006, 21; 113(11): 463-654.

[2] Mallika V, Goswami B, Rajappa M. Atherosclerosis pathophysiology and the role of novel risk factors: a clinicobiochemical perspective. Angiology, 2007, 58(5): 513-22.

[3] Goldstein LB, Bushnell CD, Adams RJ, et al. Guidelines for the primary prevention of stroke: a guideline for healthcare professionals from the American Heart Association/American Stroke Association. Stroke, 2011, 42(2): 517-84.

三、中心静脉阻塞

中心静脉阻塞常导致充血、水肿和静脉性高血压。病因有多种，常见有放疗，外部的肿块压迫，感染。中心静脉阻塞可以分为上腔静脉（SVC）阻塞综合征和下腔静脉（IVC）阻塞综合征

（一）上腔静脉阻塞综合征

【概念与概述】

上腔静脉阻塞综合征是由于各种病因引起完全或不完全的上腔静脉或头臂大静脉阻塞，头、面、颈、上肢及胸部的静脉血液淤滞，产生的一种临床症候群

【病理和病因】

病理

- 上腔静脉支配的区域及脏器组织淤血、水肿和缺氧
- 受压或受侵犯后静脉回流受阻，可形成侧支通路
  - 奇静脉通路 奇静脉→食管静脉丛→冠状静脉→门静脉→下腔静脉
  - 乳内静脉通路 乳内静脉→腹壁上、下静脉→髂外静脉→下腔静脉
  - 胸外侧静脉通路 胸外侧静脉、胸腹壁静脉→腹壁浅静脉→股静脉→下腔静脉
  - 椎静脉系通路 最上肋间静脉→椎静脉→奇静脉→下腔静脉

病因

- 肿瘤压迫或侵犯，最常见
- 纵隔内良性肿瘤或血管瘤压迫
- 纵隔内炎症
- 发性纤维瘢痕收缩或放疗术后
- 静脉炎
- 静脉血栓

【临床表现】

临床症状和体征

- 进行性呼吸困难、咳嗽、迫坐式呼吸
- 颜面、颈胸壁和上肢水肿、皮肤发绀，颈胸部出现侧支循环，颈静脉怒张等，若阻塞进展迅速可引起脑水肿等
- 原发病变相关症状和体征

疾病人群分布

- 年龄 多在 30 ～ 60 岁之间
- 男女发病比例约为 4 ∶ 1

自然病史与预后

- 良性病变受压性改变，病因去除后症状可自行缓解
- 肿瘤侵袭性改变多为晚期，预后较差
- 慢性炎症或纤维瘢痕收缩者侧支形成预后较好

治疗

- 外科手术：外压性病变可通过手术解除压迫
- 保守治疗：缓解症状

【影像表现】

X 线表现

- 可发现肺部原发病灶、纵隔增宽或肺门淋巴结增大

CT 表现

- 可发现病因
- 上腔静脉 CTA 可发现血管受压或受侵程度、范围及侧支开放情况
- 如为瘤栓可有强化

MR 表现

- 对胸部原发病变诊断价值有限
- 通过信号特点可鉴别血栓和瘤栓
- 增强 MRA 能够清楚显示上腔静脉不同程度的狭窄或阻塞及多发的侧支血管通路

超声表现

- 可见到阻塞的部位及病变形态

推荐影像学检查

- 最佳检查方法：胸部 CT 平扫加上腔静脉 CTA

【鉴别诊断】

- 充血性心力衰竭或缩窄性心包炎
  - 除上腔静脉回流受阻外还有下腔静脉回流受阻的表现，如肝大或双下肢浮肿
- 一侧腋静脉栓塞
  - 多表现为一侧上肢淤血、水肿，对侧正常
- 肿瘤性栓子与血栓栓子的鉴别（表 7-4-1）

表 7-4-1 肿瘤性栓子与血栓栓子的鉴别

		肿瘤栓子	血栓栓子
信号	T1WI	等信号	高信号
	T2WI	等信号	高信号
管壁关系		界限不清	界限清楚
强化		多有强化	少有强化
原发肿瘤		有	无

诊断与鉴别诊断精要

- 头、颈部、上肢、前胸及背部上半身水肿、淤血或发绀
- 胸腹壁静脉曲张，血流方向向下
- 上肢静脉压明显高于下肢
- CT 有助于明确诊断

典型病例

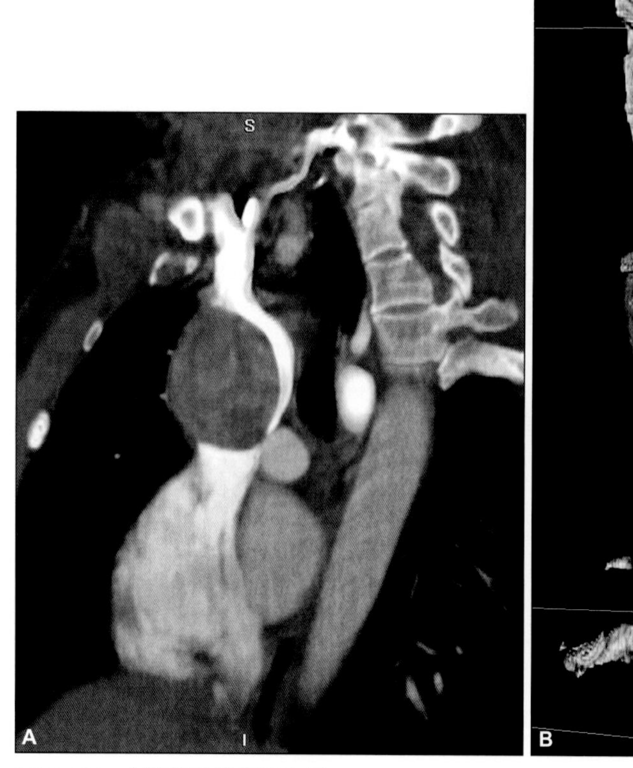

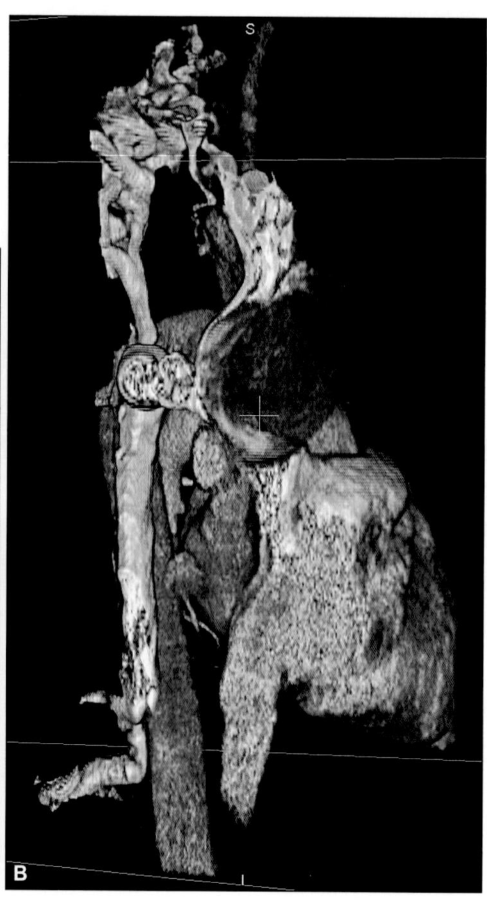

图 7-4-7 **上腔静脉堵塞综合征**
女性，46 岁。甲状腺癌术后 1 年。A. 上腔静脉中段管腔内可见圆形充盈缺损，边界清楚较规则，上腔静脉管腔狭窄；B. CTA3D 重建见侧支静脉扩张

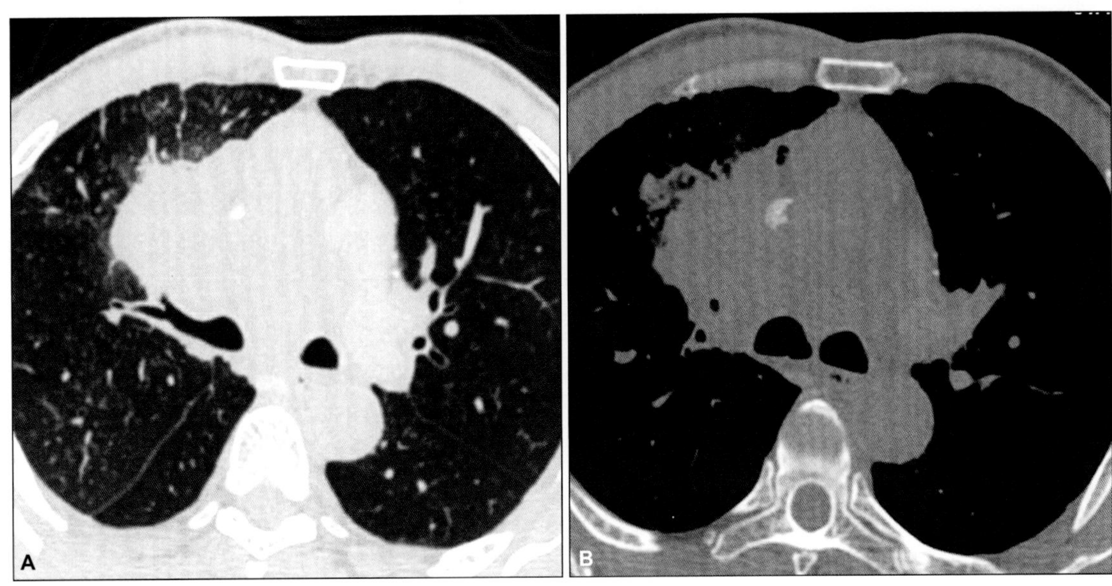

图 7-4-8 **上腔静脉堵塞综合征**
男性，63 岁。A. 右上肺可见团块状影，边界不清，右上支气管堵塞；B. 上腔静脉造影见上腔静脉狭窄，其内见低密度充盈缺损，边界不规则，主肺动脉窗内见肿大淋巴结，肺动脉受压

重点推荐文献

[1] Gompelmann D, Eberhardt R, Herth FJ. Advanced malignant lung disease: what the specialist can offer. Respiration, 2011, 82(2): 111-23.
[2] Taguchi J, Kinoshita I, Akita H. Superior vena cava syndrome. Gan To Kagaku Ryoho, 2011, 38(4): 518-23.
[3] Wan JF, Bezjak A. Superior vena cava syndrome. Hematol Oncol Clin North Am, 2010, 24(3): 501-13.

（二）下腔静脉阻塞综合征

【概念与概述】

下腔静脉阻塞是由于下腔静脉受临近病变侵犯、压迫或腔内血栓形成等原因引起的部分或完全性阻塞，下腔静脉血液回流障碍而出现的一系列症候群

【病理与病因】

病理

- 下腔静脉支配的区域及脏器组织淤血、水肿
- 受压或受侵犯后静脉回流受阻，可形成侧支通路
  - 下腔静脉与上腔静脉之间的浅层和深层两组交通支
  - 下腔静脉与门静脉之间的交通支
  - 上腔静脉与门静脉之间的交通支
  - 下腔静脉主干三段之间的交通支

病因学

- 先天发育异常
- 肿瘤
- 血栓形成

流行病学

- 下腔静脉血栓形成在欧美国家发病率高
- 日本、非洲国家先天发育异常多见
- 下腔静脉分段
  - 下段：肾静脉汇入处以下部分
  - 中段：介于肾静脉与肝静脉汇入处之间的部分
  - 上段：肝静脉汇入处以上部分下腔静脉阻塞的首要原因是血栓形成

【临床表现】

表现

- 临床表现取决于阻塞的部位、程度以及侧支循环的状况
- 轻度阻塞可无明确的症状或被原发病变的症状所掩盖
- 下腔静脉下段的完全阻塞：下腔静脉高压状态如下肢静脉曲张、胸腹壁静脉曲张
- 下腔静脉中段完全堵塞：肾静脉高压、肾功能障碍
- 下腔静脉上段完全堵塞：下腔静脉高压、门静脉高压和心贮备功能不足
- 原发病变表现及体征

疾病人群分布

- 年龄

- 先天发育异常：发病较早，最早 2.5 岁
- 血栓：可发生于任何年龄
- 肿瘤：原发性肿瘤常见于育龄期女性；继发性瘤栓常见于中老年

- 性别
  - 先天发育异常及血栓形成：男女均可发病
  - 原发肿瘤：女性 > 男性

自然病史与预后

- 先天发育异常及血栓形成：预后较好
- 肿瘤
  - 继发性常为肿瘤晚期，预后差
  - 原发平滑肌瘤病非致命性病变，但易复发
  - 肿瘤延至右房，可致右心功能不全

治疗

- 血栓形成
  - 急性期：溶栓
  - 慢性期：对症处理
- 先天发育异常
  - 外科手术或介入治疗
- 肿瘤
  - 手术
  - 肿瘤晚期可对症处理，辅以化疗

【影像表现】

概述

- 最佳诊断依据：下腔静脉隔膜形成或由于外压、腔内充盈缺损所致狭窄
- 部位
  - 先天发育异常：下腔静脉肝后段或 Eustachian 瓣发育异常
  - 血栓：多来源于下肢深静脉血栓向近侧繁衍扩展累及下腔静脉
  - 肿瘤：
    - 原发肿瘤：下腔静脉平滑肌瘤病可全程发病
    - 瘤栓：多来源于肾肿瘤，自肾静脉延伸至下腔，并向右房方向生长
    - 临近肿瘤压迫下腔静脉：与原发肿瘤部位相邻

X 线表现

- 一般无特异性
- 右房受累胸片可见右房增大，右上纵隔影宽，提示上腔静脉回流受阻
- 肺内转移时可有相应表现

CT 表现

- 平扫 CT
  - 肿瘤性病变下腔静脉常增宽，并可见原发肿瘤相关表现
  - 下腔静脉（CTA）肝后段狭窄可致肝硬化，门静脉高压，肝脾肿大，顽固性腹水
- 增强 CT
  - 下腔静脉狭窄或完全闭塞
  - 下腔静脉内充盈缺损，可沿血流方向向右房方向延伸
  - 侧支静脉增粗、迂曲
  - 原发肿瘤表现
    - 肾恶性肿瘤：肾内占位性病变，可强化，可见异常肿瘤血管或动静脉瘘，肾静脉内可见瘤栓
    - 子宫静脉内平滑肌瘤病：子宫体增大，多发肌瘤，瘤体沿子宫静脉或卵巢静脉延伸至下腔静脉
    - 后腹膜内占位：下腔静脉受压或受侵

MR 表现

- 形态学诊断同 CT
- 通过信号特点可鉴别瘤栓及血栓（同上腔静脉）

超声诊断

- 彩色多普勒可见

下腔静脉造影

- 显示下腔静脉阻塞的部位、范围、腔内抑或腔外阻塞以及侧支循环形成的情况可以做出较明确的诊断
- 有创，可致栓子脱落

推荐影像学检查

- 最佳检查方法：下腔静脉 CTA 检查
- 检查建议
  - 双下肢同时同流速注药
  - 对比剂稀释

【鉴别诊断】

- 下肢静脉曲张
  - 浅静脉曲张
  - 肢体肿胀不对称
  - 下腔静脉通畅
- 非血管源性肝硬化
  - 特殊病史：肝炎、酗酒等
  - 下腔静脉通畅

诊断与鉴别诊断精要

- 下腔静脉狭窄或闭塞
- 血栓及肿瘤为常见原因
- CTA 或 MRA 可作出病因诊断

典型病例

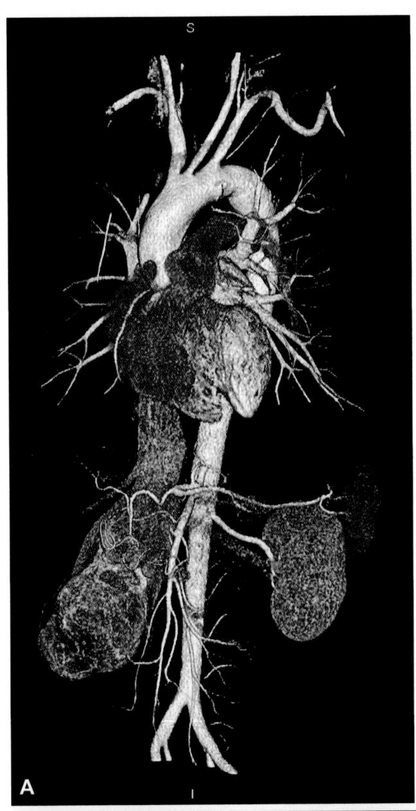

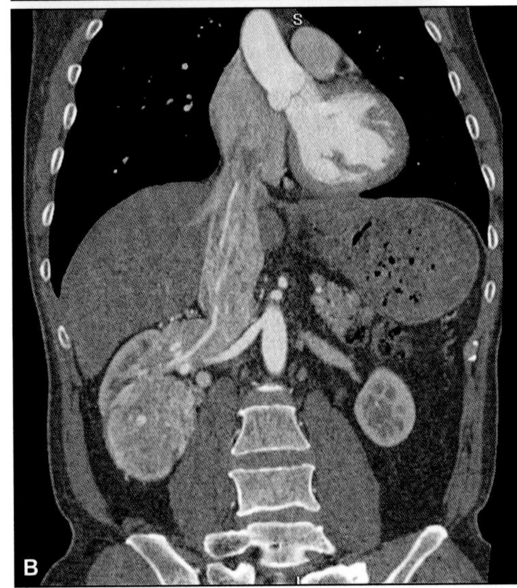

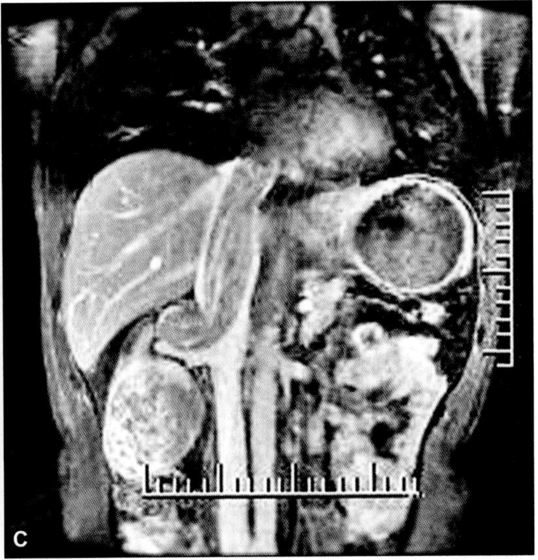

图 7-4-9 **右肾癌**
男性，60 岁。A. CTA 3D 重建显示右肾体积增大，结构紊乱，下腔静脉增宽并提前显影；B. 冠状位 MPR 见右肾异常强化肿块影，自右肾动脉经下腔静脉向右房延伸；C. MR 增强所见同 CT 增强

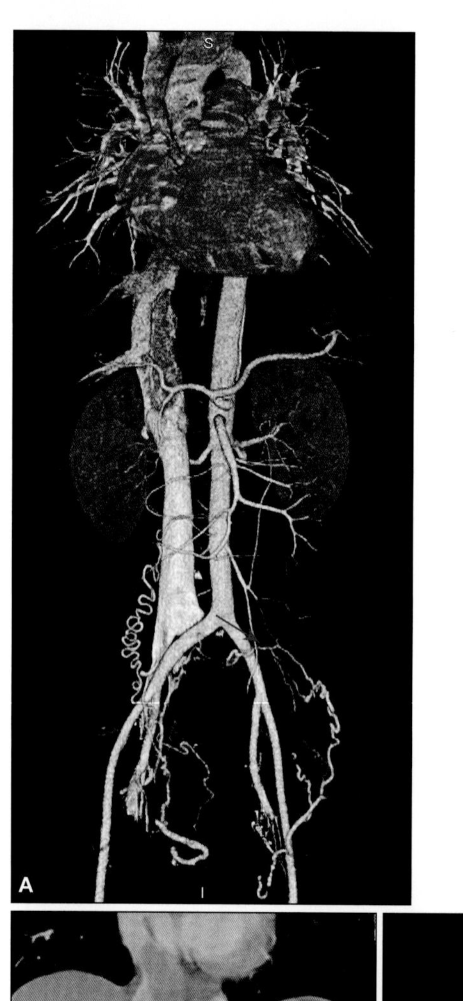

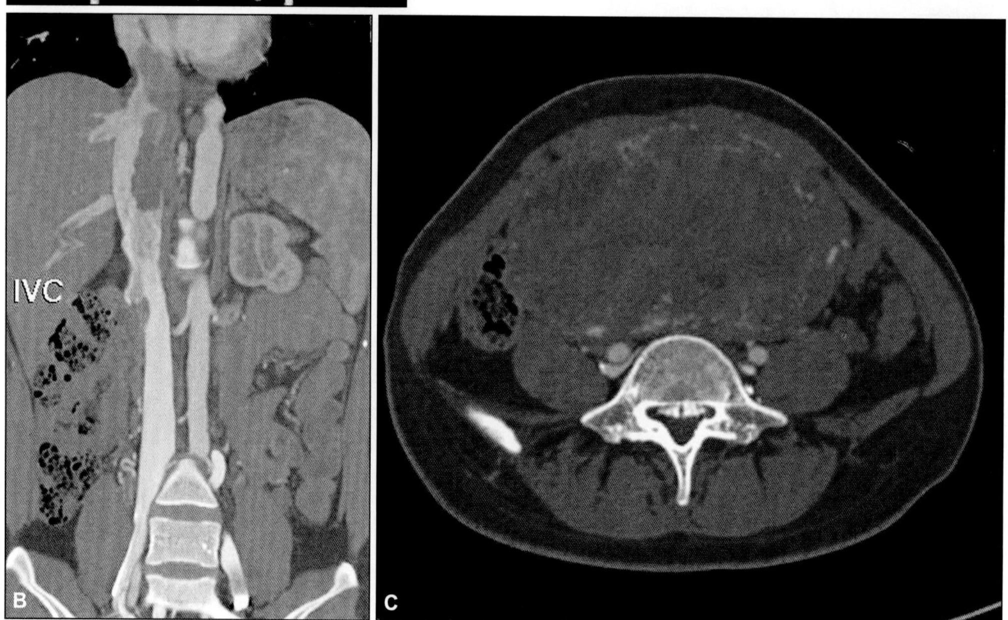

图 7-4-10 **子宫静脉内平滑肌瘤病**
女性，24 岁，发现盆腔占位 1 月余。A/B. 下腔静脉（CTA）显示下腔静脉增宽，其内可见不均匀低密度充盈缺损向上延伸至右房；C. MPR 横轴位见盆腔内巨大占位，不均匀强化

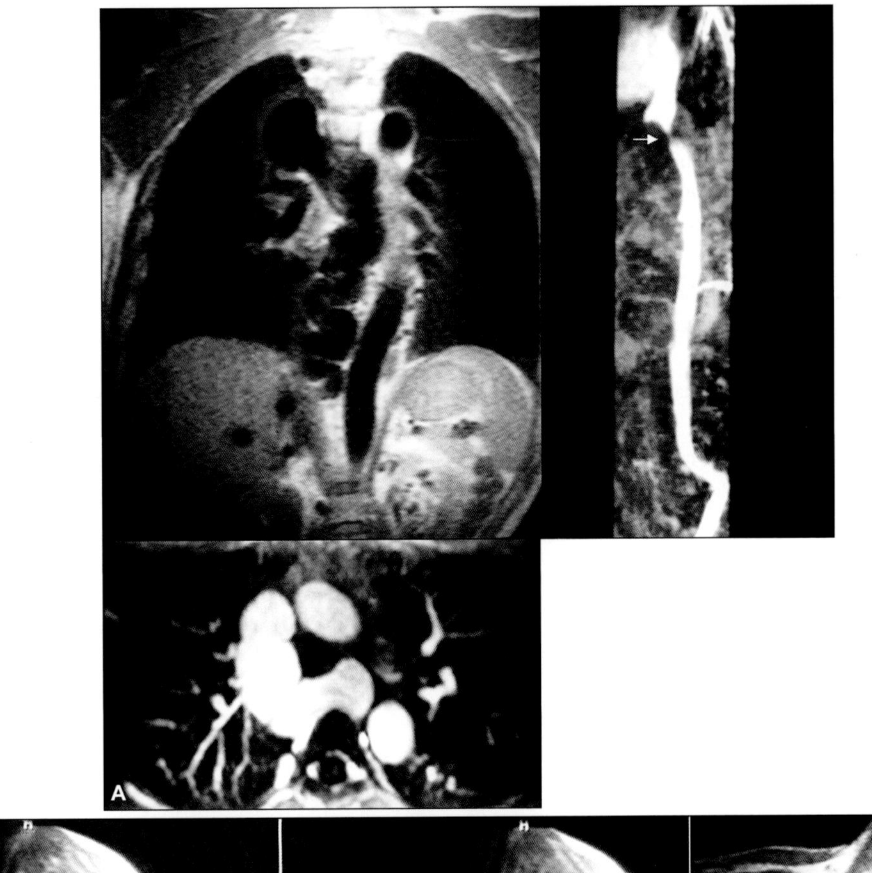

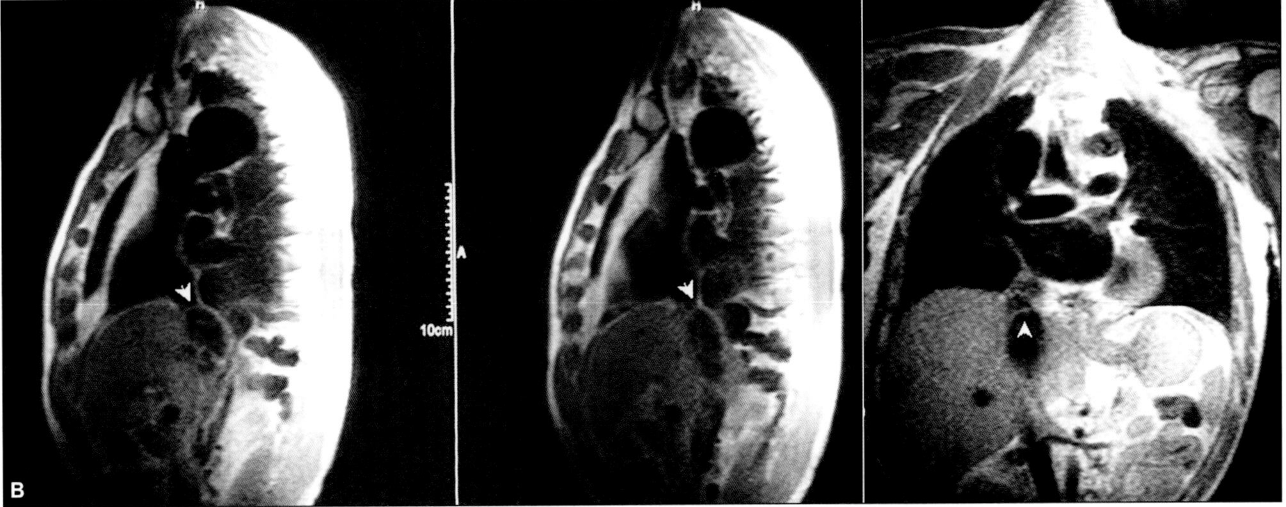

图 7-4-11 **布 - 加综合征**
A. 胸部冠状位黑血序列显示奇静脉明显扩张、扭曲，下半身静脉经奇静脉至上腔静脉回流。MRA 显示下腔静脉肝段局限性重度狭窄；B. 冠状位及矢状位显示下腔静脉肝段隔膜形成

（范占明　李　宇）

重点推荐文献

[1] Mukund A, Gamanagatti S.Imaging and interventions in Budd-Chiari syndrome. World J Radiol. 2011, 3(7): 169-77.

[2] Fokin AA, Tereshin OS, Karnaukh PA. Technical peculiarities of surgical management for renal cell carcinoma complicated by thrombosis of the renal vein and inferior vena cava. Angiol Sosud Khir, 2009, 15(3): 99-107.

[3] Nagral A, Hasija RP, Marar S, et al. Budd-Chiari syndrome in children: experience with therapeutic radiological intervention. J Pediatr Gastroenterol Nutr, 2010, 50(1): 74-8.

主要参考文献

[1] Freiberg MS, Arnold AM, Newman AB, et al. Abdominal Aortic Aneurysms, Increasing Infrarenal Aortic Diameter, and Risk of Total Mortality and Incident Cardiovascular Disease Events: 10-Year Follow-Up Data From the Cardiovascular Health Study. Circulation, 2008, 117: 1010-1017.

[2] Loeys BL, Schwarze U, Holm T, et al. Aneurysm syndromes caused by mutations in the TGF-beta receptor. N Engl J Med, 2006, 355(8): 788-98.

[3] Issselbacher EM. Thoracic and abdominal aortic aneurysms. Circulation, 2005, 111: 816-828.

[4] Vilacosta I, Roman JA. Acute aortic syndrome. Heart, 2001, 85: 365-368.

[5] Clouse WD, Hallett JW, Schaff HV. Acute aortic dissection: population-based incidence compared with degenerative aortic aneurysm rupture. Mayo Clin Proc, 2004, 79: 176-180.

[6] Kapustin AJ, Litt HI. Diagnostic imaging for aortic dissection. Semin Thorac Cardiovasc, 2005, 17: 214-223.

[7] Song JM, Kim HS, Kang DH, et al. Usefulness of the initial noninvasive imaging study to predict the adverse outcomes in the medical treatment of acute type A aortic intramural hematoma. Circulation, 2003, 108(Suppl 1): Ⅱ324-Ⅱ328.

[8] Ganaha F, Miller DC, Sugimoto K, et, al. Prognosis of aortic intramural hematoma with and without penetrating atherosclerotic ulcer: a clinical and radiological analysis. Circulation, 2002, 106(3): 342-348.

[9] Lee YK, Seo JB, Jang YM, et al. Acute and chronic complications of aortic intramural hematoma on follow-up computed tomography: incidence and predictor analysis. J Comput Assist Tomogr, 2007, 31(3): 435-440.

[10] Cho KR, Stanson AW, Potter DD, et al. Penetrating atherosclerotic ulcer of the descending thoracic aorta and arch. J Thorac Cardiovasc Surg, 2004, 127: 1393-401.

[11] Jang YM, Seo JB, Lee YK, et al. Newly developed ulcer-like projection(ULP)in aortic intramural haematoma on follow-up CT: is it different from the ULP seen on the initial CT? Clinical Radiology, 2008, 63: 201-206.

[12] Tavora F, Jeudy J, Gocke C. Takayasu aortitis with acute dissection and hemopericardium Cardiovasc Pathol, 2005, 14(6): 320-3.

[13] Koide K. Takayasu aortitis in Japan. Heart Vessels, 1992, 7: 48.

[14] Hirsch AT, Haskal ZJ, Hertzer NR, et al. ACC/AHA 2005 Practice Guidelines for the management of patients with peripheral arterial disease(lower extremity, renal, mesenteric, and abdominal aortic): a collaborative report from the American Association for Vascular Surgery/Society for Vascular Surgery, Society for Cardiovascular Angiography and Interventions, Society for Vascular Medicine and Biology, Society of Interventional Radiology, and the ACC/AHA Task Force on Practice Guidelines(Writing Committee to Develop Guidelines for the Management of Patients With Peripheral Arterial Disease): endorsed by the American Association of Cardiovascular and Pulmonary Rehabilitation; National Heart, Lung, and Blood Institute; Society for Vascular Nursing; TransAtlantic Inter-Society Consensus; and Vascular Disease Foundation[J]. Circulation, 2006, 21; 113(11): 463-654.

[15] Mallika V, Goswami B, Rajappa M. Atherosclerosis pathophysiology and the role of novel risk factors: a clinicobiochemical perspective. Angiology, 2007, 58(5): 513-22.

[16] Goldstein LB, Bushnell CD, Adams RJ, et al. Guidelines for the primary prevention of stroke: a guideline for healthcare professionals from the American Heart Association/American Stroke Association. Stroke, 2011, 42(2): 517-84.

[17] Gompelmann D, Eberhardt R, Herth FJ. Advanced malignant lung disease: what the specialist can offer. Respiration, 2011, 82(2): 111-23.

[18] Taguchi J, Kinoshita I, Akita H. Superior vena cava syndrome. Gan To Kagaku Ryoho, 2011, 38(4): 518-23.

[19] Wan JF, Bezjak A. Superior vena cava syndrome. Hematol Oncol Clin North Am, 2010, 24(3): 501-13.

[20] Mukund A, Gamanagatti S.Imaging and interventions in Budd-Chiari syndrome. World J Radiol. 2011, 3(7): 169-77.

[21] Fokin AA, Tereshin OS, Karnaukh PA. Technical peculiarities of surgical management for renal cell carcinoma complicated by thrombosis of the renal vein and inferior vena cava. Angiol Sosud Khir, 2009, 15(3): 99-107.

[22] Nagral A, Hasija RP, Marar S, et al. Budd-Chiari syndrome in children: experience with therapeutic radiological intervention. J Pediatr Gastroenterol Nutr, 2010, 50(1): 74-8.

肺动脉栓塞

8

第1节 概 述

【概念】

- 肺动脉栓塞（pulmonary embolism，PE）是以各种外来栓子阻塞肺动脉系统，引起肺循环障碍的一组疾病或临床综合征的总称
- 包括肺血栓栓塞症（pulmonary thromboembolism，PTE）、脂肪栓塞综合征、羊水栓塞、空气栓塞等

【临床和影像学检查发展概况】

临床诊断和治疗

- 肺动脉栓塞最初并未引起医学界的足够重视，被认为是一种少见的心血管疾病，误诊、漏诊常见
- 近十几年来人们对其认识普遍提高，相关知识的普及推广，随着医学影像技术的飞速发展，越来越多的患者得到了及时、正确的诊断与治疗，降低了病死率和致残率
- 目前普遍认为肺动脉栓塞是一种比较常见的心血管疾病

影像学检查的发展

- 20世纪30年代，认识到肺动脉栓塞所致肺梗死的X线胸片表现
- 20世纪50年代，应用X线肺动脉造影诊断肺动脉血栓栓塞，并将其作为诊断“金标准”
- 20世纪90年代，螺旋CT肺动脉造影（CT pulmonary angiography，CTPA）诊断肺动脉血栓栓塞，并逐步发展为诊断肺栓塞的首选检查，同时可联合下肢CT静脉造影技术诊断深静脉血栓
- 20世纪90年代，对比剂首次通过MR肺动脉造影术（MR pulmonary angiography，MRPA），并可评价肺动脉的血流动力学改变及结合下肢MR静脉成像诊断深静脉血栓
- 核素肺灌注显像可显示血管阻塞部位，肺通气/灌注联合显像可提高诊断的特异性
- 超声心动图可诊断肺动脉主干内的血栓栓子，并评价心肺血流动力学变化

重点推荐文献

[1] 中华医学会呼吸病分会. 肺血栓栓塞症的诊断和治疗指南(草案). 中华结核和呼吸杂志, 2001, 24(5): 259-264.

[2] 王辰. 肺栓塞. 北京: 人民卫生出版社, 2003: 431-463.

第2节 肺动脉血栓栓塞

【概念和概述】

- 肺动脉血栓栓塞（pulmonary thromboembolism，PTE）：来自静脉系统或右心的血栓阻塞肺动脉或其分支，以肺循环和呼吸功能障碍为主要临床表现和病理生理特征，通常简称肺动脉栓塞或肺栓塞
- 静脉血栓栓塞症（venous thromboembolism，VTE）：引起PTE的血栓主要来源于深静脉血栓形成（deep vein thrombosis，DVT），PTE为DVT的一种并发症，二者统称为VTE
- 肺梗死（pulmonary infarction，PI）：肺动脉发生栓塞后，若其支配区的肺组织因血流受阻或中断而发生坏死
- 据发病时间，可分为急性期（发病2周内），亚急性期（发病2 ～ 4周）和慢性期（发病4周以后）
- 据栓塞部位，可分为中心型和周围型，即血栓栓子位于肺叶动脉及以上者为中心型，血栓栓子位于肺段动脉及以下者为周围型
- 欧洲心脏病学会肺栓塞工作组将PTE分为两大型：栓塞2个肺叶或以上或者栓塞不足2个肺叶，但是伴血压下降者称为大面积PTE；不符合大面积标准的PTE为非大面积PTE；在后者中，发现右心室运动功能减弱或出现右心功能不全者，称次大面积PTE

【病因、病理及病理生理改变】

一般特征

- 发病机制
  - DVT栓子脱落后随血流流经肺并阻塞肺动脉
- 流行病学
  - 易患因素：近期创伤、手术、脑卒中、长期卧床、肿瘤及肾病综合征
  - 在美国，PTE大约每年发病650 000人次，死亡100 000人，为第三大常见死亡原因
  - 肺栓塞在我国以前被认为是少见病，但随着认识的提高，发现病例呈明显上升趋势，较新的前瞻性研究显示急性PE的致死率约为7% ～ 11%

病理改变

- 静脉系统血栓（下肢深静脉为主，其次腔静脉或右心腔）
- 肺动脉内血栓，右肺多于左肺，下叶多于上叶
- 肺梗死：肺组织出血、坏死
- 心肌改变：少数出现灶性肌浆凝集性坏死

病理生理改变

- 肺动脉高压
- 急性右心功能不全
- 低氧血症
- 呼吸功能不全
- 肺梗死

【临床表现】

表现

- 症状
  - 呼吸困难及呼吸急促最常见，活动后明显，可伴有发绀
  - 胸痛，包括胸膜炎性胸痛或心绞痛样疼痛
  - 晕厥，可以是PTE的唯一首发症状
  - 烦躁不安、惊恐甚至濒死感
  - 少见或非特异症状：咯血，咳嗽，心悸，腹痛
- 体征
  - 呼吸急促，呼吸频率>20bpm，是PTE最常见的体征
  - 心动过速，心率大于100bpm
  - 血压变化，大面积PTE患者可出现血压下降甚至休克
  - 发热，多为低热，少数中度以上
  - 肺动脉高压
  - 右心扩大
  - 右心功能不全，体循环淤血
- 实验室检查
  - 血浆D-二聚体（D-Dimer）升高
  - 动脉血气分析显示低氧血症，吸氧无明显缓解

疾病人群分布

- 危险性随年龄增加而增加，40岁以上明显增加，尤其60岁以后，儿童罕见
- 性别差异不明显，但妊娠妇女发病率明显增高

自然病史及预后

- 症状的严重程度依赖于栓子大小、阻塞肺动脉的部位、数目。大块PTE堵塞肺动脉干或主支，引起急剧呼吸困难、心动过速、甚至休克；外围分支的肺动脉栓塞可无临床表现及血

流动力学改变

- 未导致死亡的急性 PTE 大部分在 4 ～ 6 周内溶解，少部分血栓栓塞残留并机化，形成慢性肺动脉栓塞，引起肺动脉高压

治疗

- 主要治疗
  - 抗凝
  - 静脉溶栓治疗
  - 介入治疗
  - 手术治疗
- 其他治疗
  - 一般治疗：吸氧，建立静脉通路，止痛
  - 抗心源性休克
  - 预防性治疗：下腔静脉滤器置入术

【影像学表现】

X 线胸部平片表现

- 主要征象
  - 单侧肺或局部肺血管纹理稀疏、纤细（Westermark 征）
  - 一侧肺门或肺动脉分支细小，对侧肺门影扩张（Fleischner 征）
  - 尖端指向肺门的楔形阴影（Hampton 征）
  - 患侧横膈抬高
- 其他征象
  - 肺动脉分支粗细不均，走行异常
  - 肺动脉高压征象（如：右心室增大、肺动脉段凸出、肺门影扩张等）
  - 肺野局部浸润性阴影
  - 肺不张或膨胀不全
  - 胸腔积液（少 ～ 中量）

CT 表现

- 平扫 CT
  - 肺梗死：基底靠近胸膜、尖端指向肺门的三角形阴影（新鲜肺梗死）；斑片或索条影（陈旧梗死）
  - 胸腔积液：肺梗死的同侧胸腔
  - 肺动脉内高密度：陈旧血栓可呈肺动脉内高密度甚至部分钙化
  - 肺内"马赛克"征：由于肺动脉栓塞区域的血流灌注减少，与正常或过渡灌注区域形成密度差，相应肺野呈黑白相嵌样
- CT 肺动脉造影
  - 肺动脉腔内充盈缺损（中心性、偏心性或附壁性）
  - 肺动脉完全梗阻（杯口状、不规则圆杵状或斜坡状）
  - 轨道征或漂浮征（CT 电影显示血栓栓子随血流在腔内漂动为漂浮征，为急性 PTE 特有征象）
  - 肺动脉管壁不规则增厚（附壁血栓，见于慢性 PTE）
  - 肺动脉高压（主肺动脉或左、右肺动脉扩张，右心室肥厚、心腔扩大）
  - 右心房、右心室内血栓
  - 支气管动脉扩张

MRI 表现

- 常规 MRI
  - 中心性 PTE 的血栓栓子（快速自旋回波 T1 加权像 /T2 加权像上，均表现为异常中等度高信号，而正常血流为流空信号；梯度回波电影图像上，正常血流为高信号，而血栓为低信号）
  - 主肺动脉、左右肺动脉主干扩张
  - 右心房、室扩大伴室壁运动减弱，室间隔僵直向左室凸出
  - MR 电影示肺动脉瓣、三尖瓣舒张期反流低信号
  - 底部靠近胸膜的楔形异常中等度高信号（肺梗死）
- MR 肺动脉造影
  - 动脉腔内充盈缺损
  - 肺动脉完全梗阻
  - 轨道征或漂浮征
  - 肺动脉管壁不规则增厚
  - 肺实质血流灌注缺损或减低区
  - 肺动脉高压：肺动脉增宽、右心室扩大，MR 流速编码图像显示肺动脉压力升高

X 线肺动脉造影表现

- 直接征象
  - 肺动脉腔内充盈缺损，多为圆形、椭圆形，偶可见骑跨左、右肺动脉的大块栓子
  - 出现"双轨征"，即充盈缺损边缘有对比剂充盈
  - 肺动脉主干及大分支的阻塞，断端呈杯口状、囊袋状或完全截断
  - 肺动脉局限性或节段性狭窄

- 肺动脉管壁不规则，凹凸不平
- 间接征象
  - 肺动脉分支缺支、粗细不均、走行不规则
  - 肺动脉内对比剂流动缓慢
  - 肺实质期出现局部低灌注区
  - 静脉回流延迟

超声表现

- 主要征象
  - 肺动脉主干及左右肺动脉主支内的大块栓子
  - 右心室和（或）右心房扩大
  - 右心室壁局部运动幅度降低，室间隔左移和运动异常
  - 三尖瓣关闭不全
  - 下腔静脉扩张，吸气时不萎陷
  - 右心房或右心室内的血栓栓子
  - 右心功能不全
  - 肺动脉压力升高

推荐影像学检查

- 最佳检查法：多排螺旋 CT 肺动脉血管成像
- 检查建议
  - 应用薄层进行观察以避免漏诊小栓子
  - 多平面成像有助于诊断

【鉴别诊断】

- 肺静脉
  - 连续层面观察，区分肺动脉与肺静脉，防止将未充盈对比剂的肺静脉误认为肺动脉未充盈
- 支气管的容积效应
  - 结合肺窗观察支气管走行，并进行多平面观察，防止将支气管的容积效应误认为肺动脉充盈缺损

诊断与鉴别诊断精要

- 具备肺动脉血栓栓塞危险因素患者出现胸闷、呼吸困难，血液检查发现二聚体升高，应急诊行肺动脉血管成像
- 肺动脉血管成像（CT、MR、血管造影）发现肺动脉内栓子，排除其他原因所致假象

典型病例

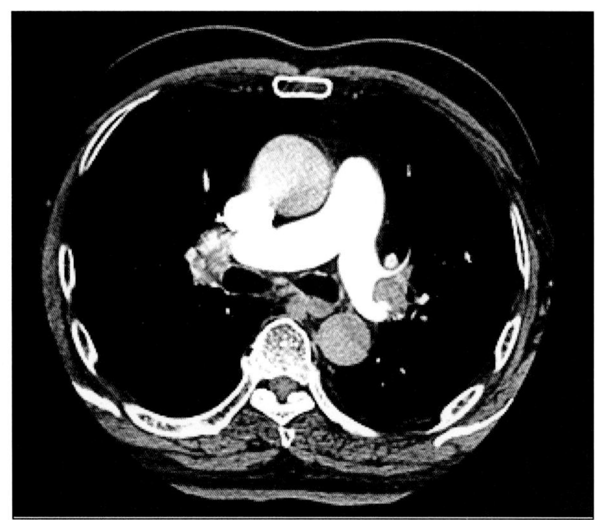

图 8-2-1 **肺动脉血栓栓塞**
肺动脉 CTA 轴位图像显示：两侧肺动脉分叉部可见充盈缺损

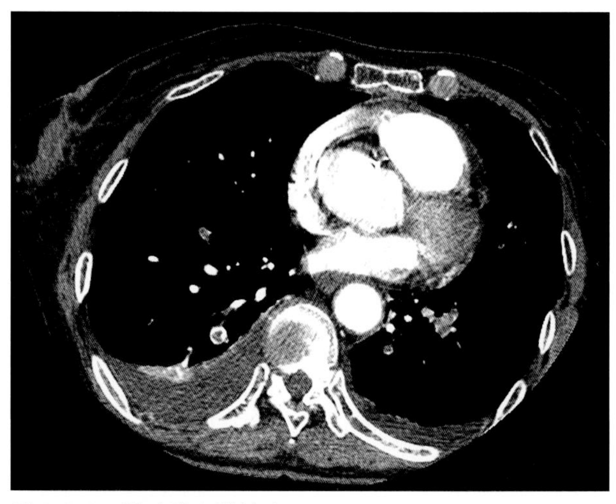

图 8-2-2 **肺动脉血栓栓塞**
肺动脉 CTA 轴位图像显示：右肺下叶后基底段动脉中央型充盈缺损，右肺下叶内基底段动脉、左肺下叶基底段动脉亦可见充盈缺损，伴两侧胸腔积液

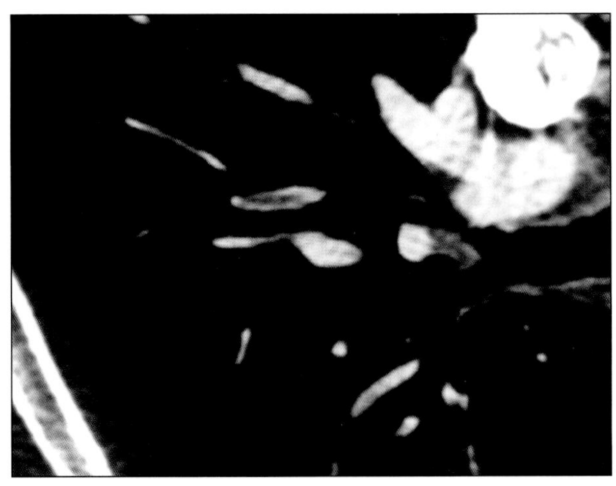

图 8-2-3 **肺动脉血栓栓塞**
肺动脉 CTA 轴位薄层图像显示：右肺上叶肺动脉分支内充盈缺损，相同位置较厚层图像则不能明确显示

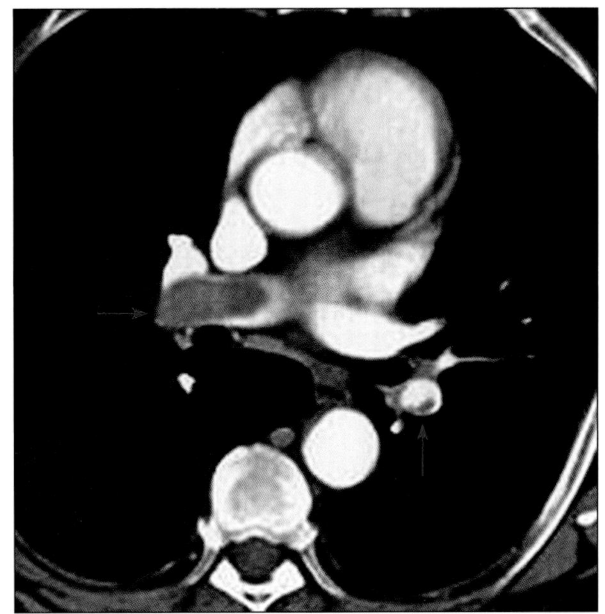

图 8-2-4 **肺动脉血栓栓塞**
肺动脉 CTA 轴位图像显示：右肺动脉主干内充盈缺损，左下肺动脉内亦可见充盈缺损

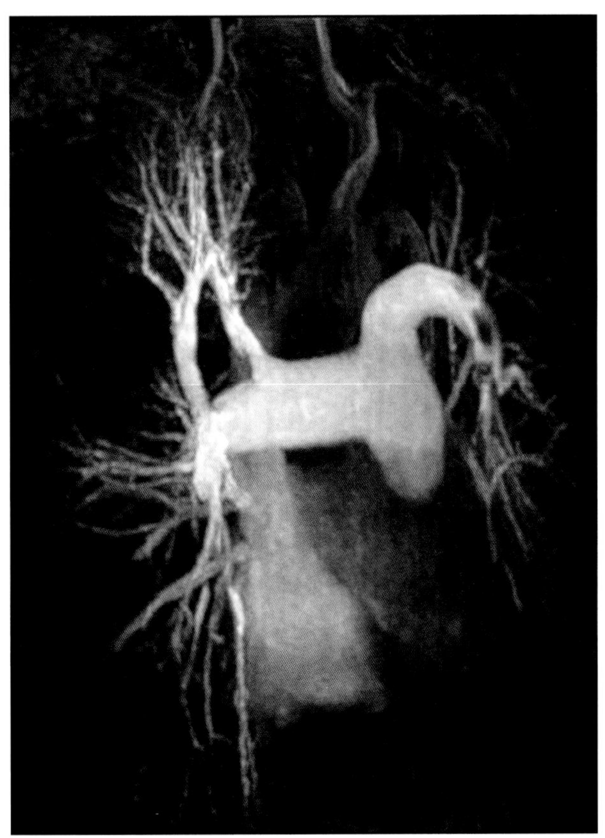

图 8-2-5 **肺动脉血栓栓塞**
肺动脉 MRA 显示：左下肺动脉内充盈缺损

重点推荐文献

[1] 中华医学会呼吸病分会. 肺血栓栓塞症的诊断和治疗指南(草案). 中华结核和呼吸杂志, 2001, 24(5): 259-264.
[2] 王辰. 肺栓塞. 北京: 人民卫生出版社, 2003: 431-463.
[3] 赵力, 郎志瑾, 伍建林, 等. 多层螺旋CT在肺动脉栓塞诊断中的应用价值. 中华放射学杂志, 2003, 37(4): 307-310.

第3节 非血栓性肺栓塞

非血栓性肺栓塞主要包括空气栓塞、羊水栓塞、脂肪栓塞综合征、异物栓塞及肿瘤栓塞等，均是以栓子阻塞肺动脉系统为基本病因的疾病或临床综合征

一、脂肪栓塞综合征

【概念和概述】

- 脂肪栓塞综合征是脂肪小滴进入血循环引起的一组临床症候群

【病因、病理及病理生理改变】

病因

- 下肢长骨骨折后，发生率约为1% ~ 3%；全身多发严重骨折，发生率可高达20%
- 烧伤、大面积软组织损伤、开胸术、急性胰腺炎、输血和吸脂术后

发病机制

- 机械性阻塞，发生于早期，脂肪小滴到达肺血管后形成脂肪栓塞，导致机械性阻塞，并引起血小板和红细胞聚集，形成更大栓子阻塞肺血管
- 生物化学效应，发生于晚期，肺毛细血管内的自由脂肪酸产物诱发严重的炎症反应，破坏肺泡结构、减少表明活性物质，引起肺水肿和肺出血

【临床表现】

表现

- 多发生于损伤后12 ~ 24小时之内
  - 低氧血症（呼吸急促）
  - 神经功能障碍（头痛、嗜睡）
  - 皮肤黏膜出血点或淤斑

治疗

- 纠正休克，呼吸支持
- 抗脂栓药物

【影像学表现】

X线平片表现

- 早期可表现正常，多在伤后48 ~ 72小时出现异常表现
  - 典型征象
  - 类似急性呼吸窘迫综合征，表现为两肺多发斑片状阴影

CT表现

  - 两肺广泛毛玻璃样阴影改变和实变

【鉴别诊断】

- 创伤性窒息
  - 异常影像出现的时间明显迟于外伤时间，无胸腔积液、肺静脉高压表现

二、空气栓塞

【病因、病理及病理生理改变】

病因

- 静脉空气栓塞最常见，多数为医源性疾病，为内科穿刺、正压通气和外科手术的严重并发症

发病机制

- 空气栓塞的后果依据气体进入血循环的速度和剂量的大小而异
- 小剂量空气栓塞不引起明显改变
- 大量气体（大于300ml）或气体迅速（大于100ml/s）进入静脉和右心系统，与血液搅拌形成大量气泡，使心脏收缩时血液不能排出，可造成严重循环障碍。进入右心的小气泡可阻塞肺小动脉分支

【临床表现】

表现

- 临床表现缺乏特异性
  - 呼吸困难
  - 胸痛
  - 低血压

治疗

- 穿刺或导管排气
- 吸氧

【影像学表现】

X线平片表现

- 可无异常改变
- 常见改变
  - 心脏、肺动脉的透过度增加
  - 局部肺血减少
  - 肺水肿和肺动脉高压

CT表现

- 主要征象
  - 腔静脉、右心房室和肺动脉内的气体影

推荐影像学检查

- 对可疑气体栓塞者，CT 扫描是理想的检测手段

三、羊水栓塞

【病因、病理及病理生理改变】

发病机制

- 羊水进入母体血液循环后引起血管活性物质（如内毒素介质）释放，产生类似过敏的反应或败血症

【临床表现】

表现

- 早期临床表现为突发低血压、低氧血症和弥散性血管内凝血（DIC）
- 出血最常见

自然病程和预后

- 羊水栓塞是产科急症，死亡率高达 80%

治疗

- 抗过敏、吸氧
- 解除肺动脉高压
- 抗休克、预防心力衰竭
- 防治 DIC
- 产科处理

【影像学表现】

概述

- 诊断本病影像学检查仅起辅助作用，确诊常常依靠死后尸检

X 线平片表现

- 双肺弥漫性片状阴影，沿肺门分布，心影可增大，与其他原因引起的肺水肿表现类似

诊断与鉴别诊断精要

- 肺动脉非血栓栓塞的诊断主要依赖临床病史和危险因素
- 肺动脉血管成像（CT、MR、血管造影）对空气栓塞相对容易诊断，但对其他栓子不易诊断
- 栓塞后的肺部表现缺乏特异性

（杜祥颖）

重点推荐文献

[1] 刘玉清. 心血管病影像诊断学. 长沙: 湖南科技出版社, 2001.
[2] 李坤成. 中华影像医学心血管分卷. 北京: 人民卫生出版社, 2006.
[3] 任广城, 苏文, 许志霞. 脂肪栓塞综合征肺部损害的影像学表现. 宁夏医学杂志, 2012, 34(6): 535-536.

主要参考文献

[1] 中华医学会呼吸病分会. 肺血栓栓塞症的诊断和治疗指南(草案). 中华结核和呼吸杂志, 2001, 24(5): 259-264.
[2] 王辰. 肺栓塞. 北京: 人民卫生出版社, 2003.
[3] 赵力, 郎志瑾, 伍建林, 等. 多层螺旋CT在肺动脉栓塞诊断中的应用价值. 中华放射学杂志, 2003, 37(4): 307-310.
[4] 刘玉清. 心血管病影像诊断学. 长沙: 湖南科技出版社, 2001.
[5] 李坤成. 中华影像医学心血管分卷. 北京: 人民卫生出版社, 2006.
[6] 任广城, 苏文, 许志霞. 脂肪栓塞综合征肺部损害的影像学表现. 宁夏医学杂志, 2012, 34(6): 535-536.

心血管系统介入放射学

第1节 概述

【概念】

- 2010年，John A. Kaufman（Dotter介入研究所，俄勒冈健康科学大学，美国，俄勒冈州，波特兰）代表美国介入放射学会（SIR）联合世界41余个国家（包括中国）的介入放射学会发表了有关介入放射学（interventional radiology）定义的全球声明
- 以多个要素定义介入放射学，包括：介入放射学的临床范围、培训课程、资格证书的获得、临床实践、病人诊疗标准化、用于影像引导下介入治疗的成像设备及各种配套设施和器械、介入放射学的质量保证、科学研究、从业人员职业化等
- 同时强调介入放射学的专业性，介入放射医生的专业性及与其他专业医生合作的必要性

【概述】

- 兼顾诊断与治疗双重功能，其适应证不断变化（增加或减少），利用介入技术为主要治疗手段的临床专科不断地产生
- 介入放射学以微创为特点和肯定的临床疗效，已使它成为和内科、外科并列的三大临床治疗学科之一。共同特点是以Seldinger技术为基础，在影像设备的导向下，对多种疾病进行诊断和治疗
- 根据治疗疾病的不同可分为神经介入、心脏介入、肿瘤介入、血管介入以及非血管介入等

【血管介入技术】

- 指在血管内进行的治疗和诊断性操作
- 以经皮腔内血管成形术（percutaneous transluminal angioplasty，PTA）、经导管栓塞术（transcatheter embolization）和经导管动脉内药物灌注术（transcatheter intra-arterial infusion）三大技术为基础

（李 选 曾祥柱）

重点推荐文献

[1] 郭启勇. 介入放射学. 3版. 北京: 人民卫生出版社, 2010.
[2] 吴恩惠，贺能树. 中华影像医学: 介入放射学卷. 北京：人民卫生出版社, 2005.
[3] 秦永文. 实用先天性心脏病介入治疗. 上海: 上海科学技术出版公司, 2005.

第2节 先天性心脏病的介入治疗

一、房间隔缺损的封堵术

【概述】

- 房间隔缺损（atrial septal defect，ASD）（简称房缺）封堵术始于1976年King和Mills使用双伞形装置进行房间隔缺损的封堵。但是运载补片的导管系统粗达23F且操作复杂，临床难以接受
- 20世纪80年代Rashkind等先后研制了单盘带钩闭合器、无锚钩双面伞闭合器
- 1989年Rashkind和Lock将封堵PDA的Rashkind装置改良为蚌状夹式闭合器，虽然改良后的输送装置有所减少，但在临床实验中发现残余分流率高达27%～44%，补片弹簧臂断裂的发生率亦相当高而终止了临床试用
- 1990年Sideris发明风筝状的纽扣式补片封堵房间隔缺损，该系统使输送鞘管变的很细，但是操作复杂，补片容易移位，术后残余分流率高，所以应用较少
- 1991年推出的Cardio-SEAL封堵器安全性较高，但是需要11F的输送鞘管，不适于低龄儿童使用，且封堵器型号较少，只适用于20mm以下的缺损
- 1997年Amplatz发明了双盘状的镍钛合金的封堵器，使房间隔缺损的封堵治疗有了迅速的发展，近年来在临床上得到广泛应用，目前已成为房缺介入治疗的主要方法
- 我国近几年也推出了多款自己研发的封堵装置，使我国的房间隔缺损的介入治疗得到了迅速的发展

【适应证和禁忌证】

- 适应证
    - 年龄，通常≥3岁为宜
    - 直径≥5mm，伴右心容量负荷增加的患者，直径≤36mm
    - 缺损的边缘至冠状静脉窦、上、下腔静脉及肺静脉边缘的距离≥5mm，距房室瓣的距离≥7mm
    - 房间隔的直径大于所选封堵器左房侧盘的直径
    - 无艾森曼格综合征
    - 不合并其他需要外科手术进行治疗的心内畸形
- 禁忌证
    - 原发孔型及静脉窦型的房间隔缺损
    - 合并有心内膜炎及其他出血性疾患
    - 封堵器安放处或导管插入处有血栓存在，左心房或左心耳血栓形成
    - 存在严重的肺动脉高压导致双向或右向左分流的患者
    - 伴有与房缺无关的其他严重心肌疾患或瓣膜病
    - 伴有其他需要外科矫治的心血管畸形，如肺静脉畸形引流、左房内隔膜及左心发育不全综合征等

【介入治疗技术】

- 目前ASD的介入治疗基本上均采用Amplatzer封堵器进行封堵术治疗
- 术前进一步明确房间隔缺损的大小以及边缘间隔情况，完善术前各项实验室检查及理化检查
- 麻醉：年长儿及成年人采用局部麻醉。对于不能配合手术的低龄患儿，则须采用静脉复合麻醉（全麻）
- 穿刺部位：大多数患者穿刺股静脉，采取经静脉途径进行介入治疗，但有少数患者存在下腔静脉肝段缺如，则需采取经颈静脉途径进行介入治疗
- 操作过程
    - 床旁超声复核：分别在胸骨旁四腔位、大动脉短轴位及剑下双房位对ASD的大小直径及边缘情况进行复核（图9-2-1），同时对房室瓣膜的功能情况也再次复查，根据测量结果确定所选封堵器的型号大小
    - 右心导管检查：经静脉穿刺鞘管送入5或6F右心导管进行常规肺动脉压及双房压力检测（图9-2-2，A），必要时还要测定血氧饱和度以明确房水平分流方向及了解肺血管阻力情况
    - 加硬交换导丝置入：右心导管检查完毕，将右心导管放入上腔静脉或经房间隔缺损、左心房放入肺静脉内，经右心导管放入导引钢丝（位于上腔静脉内或肺静脉内）（图

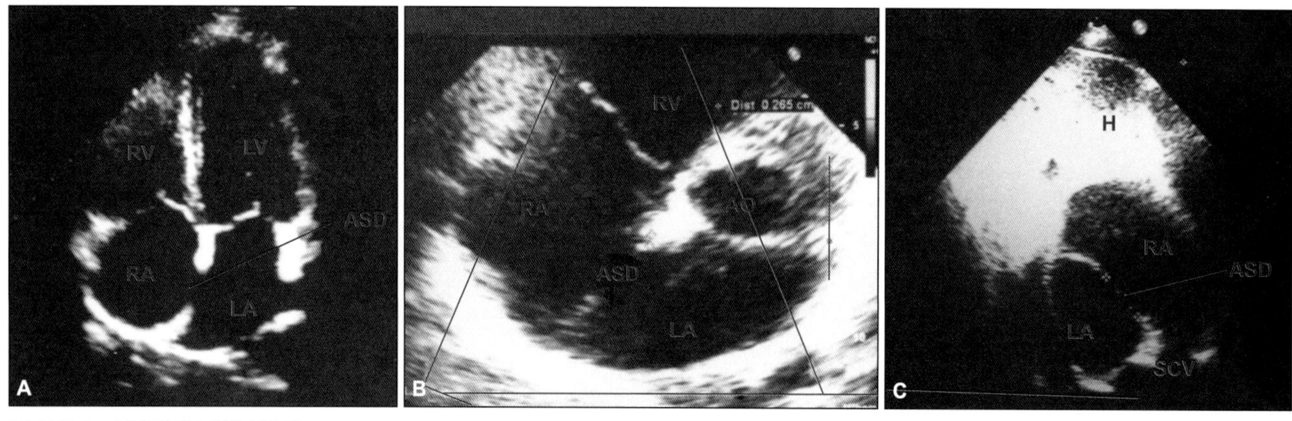

图 9-2-1 **房间隔缺损封堵术**
胸骨旁四腔位（A）、大动脉短轴位（B）及剑下双房位（C）切面超声检查，显示房间隔缺损的大小及其周边间隔情况

9-2-2，B），退出右心导管及下肢静脉鞘管

- 全身肝素化：一般用 100U/kg 的量进行全身肝素化，以避免术中发生血栓栓塞的并发症，小儿可酌情减少肝素的用量
- 送入输送系统：根据所选封堵器的大小型号选用其相对应的输送系统，沿加硬交换导丝送入合适大小的输送鞘管至心房中（图 9-2-2，C），退出导丝及扩张管
- 封堵器置入：将选好的房间隔缺损封堵器沿输送鞘管送至左房，一般先将封堵器的左房侧盘面打开（图 9-2-2，D），后撤鞘管和推送钢缆，使左房侧盘面紧贴房间隔左侧

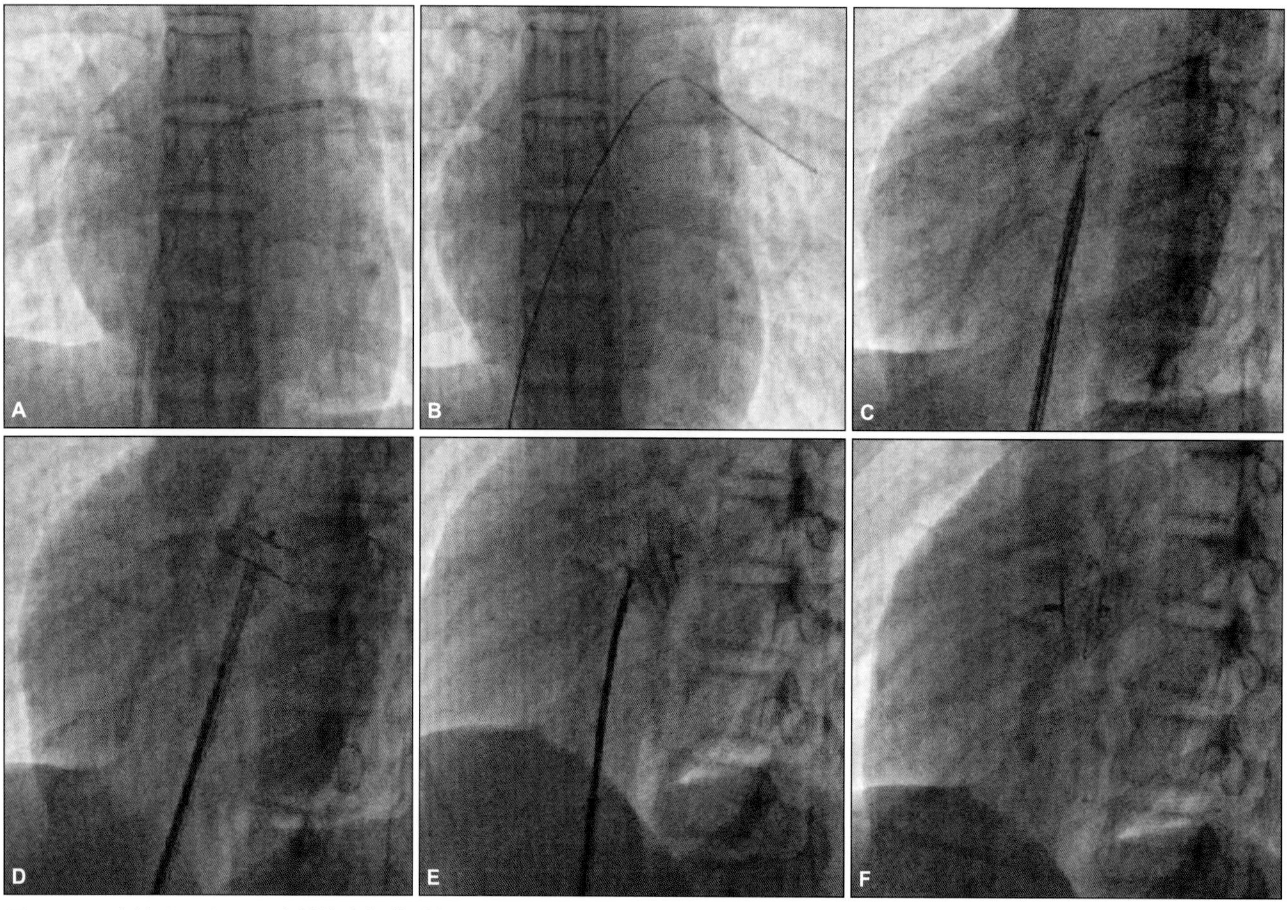

图 9-2-2 **房缺 Amplatzer 法封堵术操作过程**
右心导管术后，将右心导管送至左肺静脉（A），再送入加硬交换导丝（B）；沿交换导丝用输送系统交换出右心导管（C）；再从输送鞘管送入封堵器，先将左侧面封堵伞打开（D）；再后撤输送鞘管至封堵器左侧伞面贴近房缺的左间隔面，固定推送钢缆后撤输送鞘管将封堵器右侧伞面张开，与左侧伞面共同将 ASD 夹闭（E）；待术中各项检测示封堵器位置正常并无如何不良反应与表现时，释放封堵器（F），封堵术手术成功

面，然后固定推送钢缆后撤鞘管，使封堵器的腰部和右房侧伞盘张开，并与左房侧伞盘一起将房缺夹闭（图 9-2-2，E）。封堵器放置到位后，轻轻来回推拉封堵器，透视下检测封堵器放置是否牢靠。

- 床旁超声监测：封堵器放置完毕，再次应用超声实时观察封堵器的位置、形态及夹闭各边缘的情况，检查有无残余分流及瓣膜有无启闭异常等，经超声确认无误后再旋转输送钢缆释放封堵器，完成房间隔缺损的介入治疗（图 9-2-2，F）

- 超声心动图的作用
  - 超声心动图在房间隔缺损的术前诊断、术中监测及术后随访都起着非常重要的作用
  - 房间隔缺损的介入治疗中最常应用的观察切面有以下 3 个部位
    - 心尖四腔心切面：可以观察房间隔的全长，房缺后上与前下缘房间隔的情况，可较准确地显示缺损前下缘与二尖瓣前瓣附着点的距离以及二、三尖瓣的功能情况（图 9-2-3）
    - 大动脉短轴位：可以观察缺损的主动脉缘的长度，房缺后缘距左房后壁的距离，测量房缺的前后径

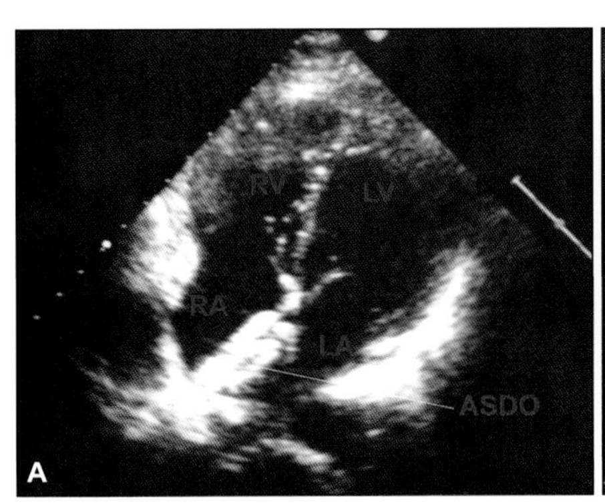

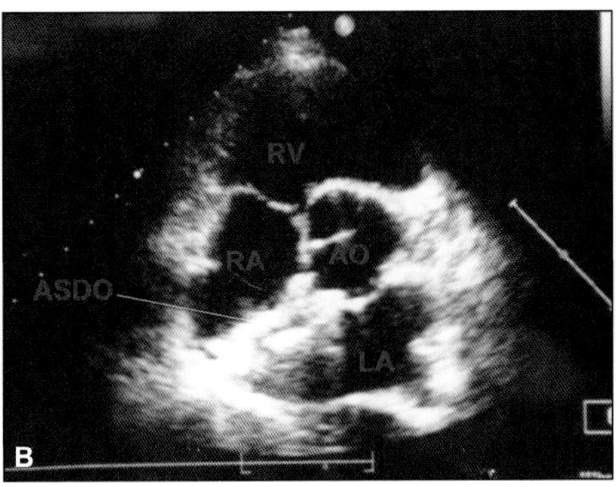

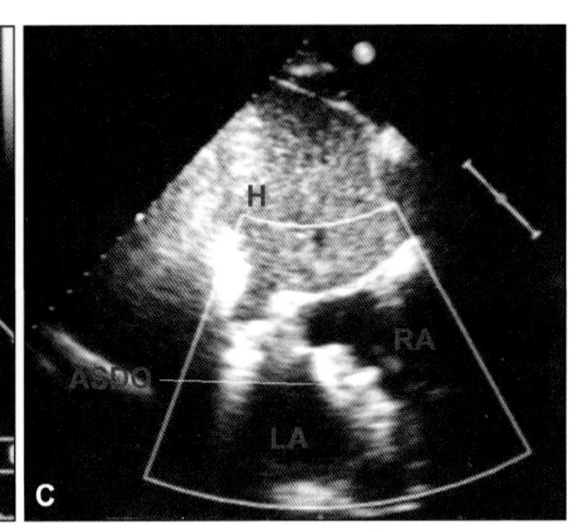

图 9-2-3　**封堵术后超声心动图复查**
封堵器在胸骨旁四腔位（A）、大动脉短轴位（B）及剑下双房位（C）切面超声表现

    - 剑下双房切面：可以观察缺损与上、下腔面的缺损边缘的情况，测量房缺上下缘分别与上下腔静脉入口处的距离
    - 三个切面结合观察可以全面的房间隔缺损的情况以及各个边缘的情况，必要时结合其他体位进行评价
- 术后处理
  - 患者卧床 12 小时，沙袋压迫 4 小时，心电监护
  - 术后肝素抗凝 24 小时，出院后口服阿司匹林抗凝 6 个月，小儿患者 3-5mg/(kg · d)，成年患者 3mg/(kg · d)。对阿司匹林过敏者可改服其他血小板聚集抑制剂，如波立维等，用量根据患者的情况在临床医师的指导下使用
  - 术后常规应用抗生素，预防感染 2 ~ 3 天
  - 术后 24 小时，1、3、6 及 12 个月复查超声心动图、心电图及 X 线胸片

【疗效评价】

疗效评价根据多普勒左向右分流信号判定，分为以下几级

- 术前的左向右分流信号于术后消失，该种情况疗效为最佳
- 术后分流束信号的直径 < 1mm，为微量的残余分流，该种情况多在术后 6 个月随访时消失
- 分流量信号直径 < 2mm 为少量残余分流，分流束 2 ~ 3mm 者为中量残余分流，分流束 >4mm 者为大量残余分流

【并发症及其处理】

房间隔缺损介入治疗相对于外科来讲是一种即安全、有效又经济的治疗方法。尽管如此，在房缺介入治疗过程中，甚至在治疗术后亦可能发生相应并发症

- 心导管术的相关并发症
  - 血肿：对穿刺部位的解剖不熟悉，穿刺过程中穿破股动脉后没有很好地压迫止血
  - 股动静脉瘘：输送导管穿过股动脉后再进入股静脉所致，可加压包扎及随诊观察，必

要时再行外科处理

- 冠状动脉的栓塞、脑栓塞等：栓塞多发生在术中，可由空气或血栓形成所造成，术中应充分的肝素化及避免空气进入鞘管，封堵术后常规服用阿司匹林，以防术后血栓栓塞的发生
- 封堵器脱落
  - 可发生在术中或术后，术中发生更常见，由封堵器推送过程中，输送钢缆与封堵器发生相对旋转致封堵器连接松动引起；封堵器的型号选择过小，房间隔缺损的边缘不完整或部分边缘菲薄柔软（尤其位于下腔静脉缘）所致。术前应仔细超声检查，必要时应行经食道超声检查可减少不适宜封堵术的患者入选，从而减少封堵器脱落的发生
  - 封堵器多脱落于右心房或左心房，封堵器型号较小，还可经过房室瓣进入左、右心室或体、肺动脉内
  - 封堵器脱落后根据术者的技术熟练程度可行介入方法用圈套器取出，若不成功应转有经验的外科医生手术取出
- 心律失常：多发生在术中，与导管或封堵器刺激心室壁或心房壁有关，以房室性早搏及心动过速多见，一般停止操作后多自动消失
- 心脏穿孔、心包填塞等：多因推送导管及导丝时用力过猛所致，导管穿破心壁引起心包填塞较导丝引起的穿孔要更重更急
- 房室瓣的反流或残余分流
  - 房室瓣反流多因封堵器的选择过大或房室瓣缘的房间隔残端过短，封堵器释放后随原始形状的恢复而影响房室瓣的功能
  - 残余分流多因房间隔缺损的形状不规则，或有多发孔存在，致使封堵不完全所致，或者封堵器过大，网眼内存在残余分流，后者多在封堵术后逐渐消失
- 主动脉 - 右房瘘：出现在主动脉瓣缘不足，放置封堵器后，封堵器的右房侧盘磨损主动脉壁引起
- 过敏反应
  - 有术后服用阿司匹林过敏的报道，表现为胸前或颈臂部广泛红点状丘疹，一般停用阿司匹林及对症处理即可
  - 过敏体质或有金属过敏史者，术前应行相关金属过敏试验，可选择同一厂家生产的封堵器，用绷带包扎贴敷于患者的手腕内侧，24 小时后观察局部皮肤情况，若无红斑、水疱，则为阴性

（郑　宏　徐争鸣）

重点推荐文献

[1] 周爱卿, 蒋世良. 先天性心脏病经导管介入治疗指南. 中华儿科杂志, 2004, 42(3): 234-239.

[2] 秦永文. 实用先天性心脏病介入治疗. 上海: 上海科学技术出版公司, 2005.

[3] 胡大一, 王显. 房间隔部位介入治疗的焦点与思考. 中国循证心血管医学杂志，2009, 1(2): 65-67.

[4] 祁长敏，高虹. 房间隔缺损三种治疗方法的比较研究. 四川医学, 2009, 30(6): 844-846.

[5] Athar MQ，Larry AL. Recent advances in closure of atrial septal defects and patent foramen ovale. f1000 Medicine Reports, 2010, 2: 8.

二、动脉导管未闭封堵术

【概述】

- 动脉导管未闭（PDA）是临床上常见的先天性心脏病之一，占先天性心脏病的 9% ~ 12%，男女患病的比例约为 1 ： 3。PDA 可以是单一的畸形，也可以合并其他心血管畸形，如合并房间隔缺损、室间隔缺损、大动脉畸形等等
- 动脉导管未闭传统的治疗方法为外科开胸结扎术
- 1966 年 Porstmann 首先应用经导管栓塞术闭合 PDA 获得成功，开创了 PDA 介入治疗的先河
- 1998 年 Amplatzer 发明蘑菇形封堵器以来，先心病介入治疗发生了革命性的变化
- 目前临床上除少部分细小 PDA 采用可控弹簧栓子栓塞术外，直径大于 2mm 的动脉导管未闭几乎均可采用 Amplatzer 封堵术
- 我国于 1983 年引进 PDA 介入治疗技术，随着国产封堵器的研制和开发，PDA 的介入治疗在全国范围内已逐渐普及推广
- 该方法操作简单、创伤小、手术时间短及恢复快等优点，特别是近年来封堵器材的改进与国产化，介入封堵未闭动脉导管已基本取代了外

科手术，成为PDA患者的首选治疗方法

【适应证和禁忌证】

- 适应证
  - 左向右分流不合并需要外科手术治疗的心脏畸形的PDA
  - 通常年龄≥5个月，体重≥4kg
  - 应用Amplatzer法，PDA直径最窄≥2mm
  - 外科术后的残余分流
- 禁忌证
  - 重度肺动脉高压伴有右向左或双向分流的患者
  - PDA合并其他需要外科手术治疗者
  - 依赖PDA才能生存的其他心脏畸形患者
  - 合并瓣膜或PDA内赘生物形成，合并感染性心内膜炎者

【介入治疗技术】

- 弹簧圈栓塞术
  - 常用的均为可控性弹簧圈栓子，包括美国Cook弹簧圈和德国PFM弹簧栓子两种，前者弹簧圈上放置纤维织物，以加速凝血，后者依靠其密集的锥形弹簧圈结构直接进行堵塞，但因价格昂贵且操作复杂现已少用
  - 弹簧圈栓塞术的适应证为直径≤2.0mm的细小PDA，一般采用动脉入路
  - 操作步骤（图9-2-4）

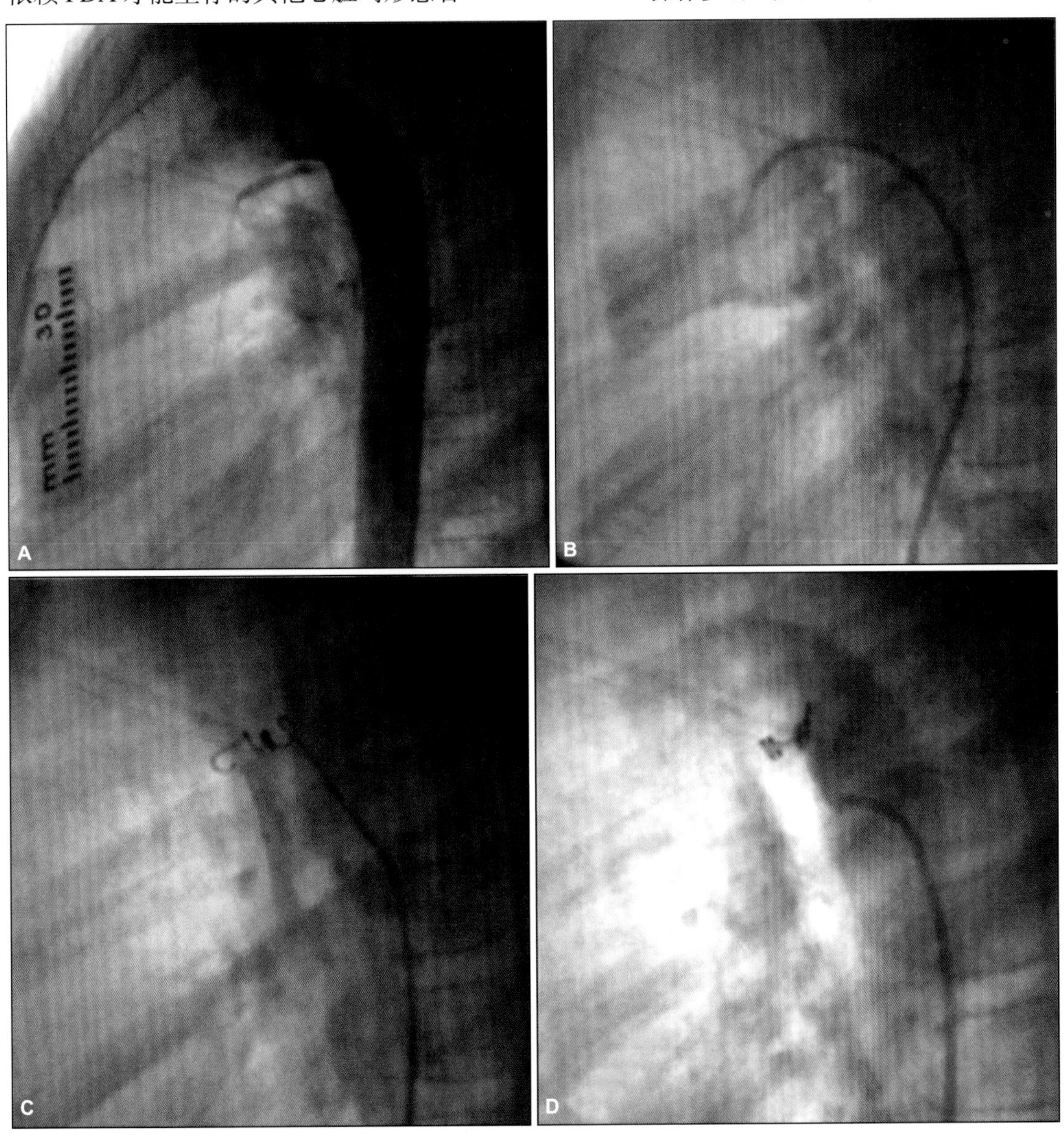

图9-2-4　**动脉导管未闭封堵术**

降主动脉造影（A）示PDA呈细长管状，采用端孔导管将其先端送入肺动脉侧（B），再将安装好的可控性弹簧圈栓子经端孔导管送至肺动脉，放开弹簧圈并后撤，保留1～2圈于肺动脉把其余弹簧圈置于主动脉侧（C），确定弹簧圈栓子放置牢靠后，释放弹簧圈并重复造影示左向右分流完全消失（D）

- 局麻或和全麻（儿童）下，穿刺股动脉，分别放置 5F 或 6F 动脉鞘管
- 经动脉途径送入 5F 猪尾导管于主动脉弓降部行降主动脉造影检查，如果造影显示 PDA 细小且形态合适，则退出猪尾导管替换 5F 端孔导管，并通过未闭动脉导管将端孔导管送至肺动脉
- 经端侧孔导管，常规检测肺动脉压力，然后根据 PDA 大小与形态选择适当的可控弹簧圈并装载到转送细管中备用
- 将装载弹簧圈的细管送至端孔导管的入口中，通过预装的推送导丝将弹簧圈小心推送入端孔导管内并沿该导管送达肺动脉端，在肺动脉侧保留 1 至 1.5 圈弹簧栓子，固定推送导丝而后撤端孔导管，将其余的弹簧圈退到主动脉侧，继续回撤导管使弹簧栓子完全显露，然后轻轻前推弹簧圈使之形成螺旋状结构从而使弹簧圈固定于动脉导管两端，成功封堵动脉导管未闭后，释放弹簧栓子
- 撤出端孔导管、推送导丝及动脉鞘管，压迫止血

- Amplatzer 蘑菇伞封堵术
  - 疗效可靠，操作简便，安全性高以及适应证广等特点，目前已取代外科手术成为首选的治疗方法
  - 操作过程（图 9-2-5）
    - 局麻或（和）全麻后，穿刺股动、静脉，

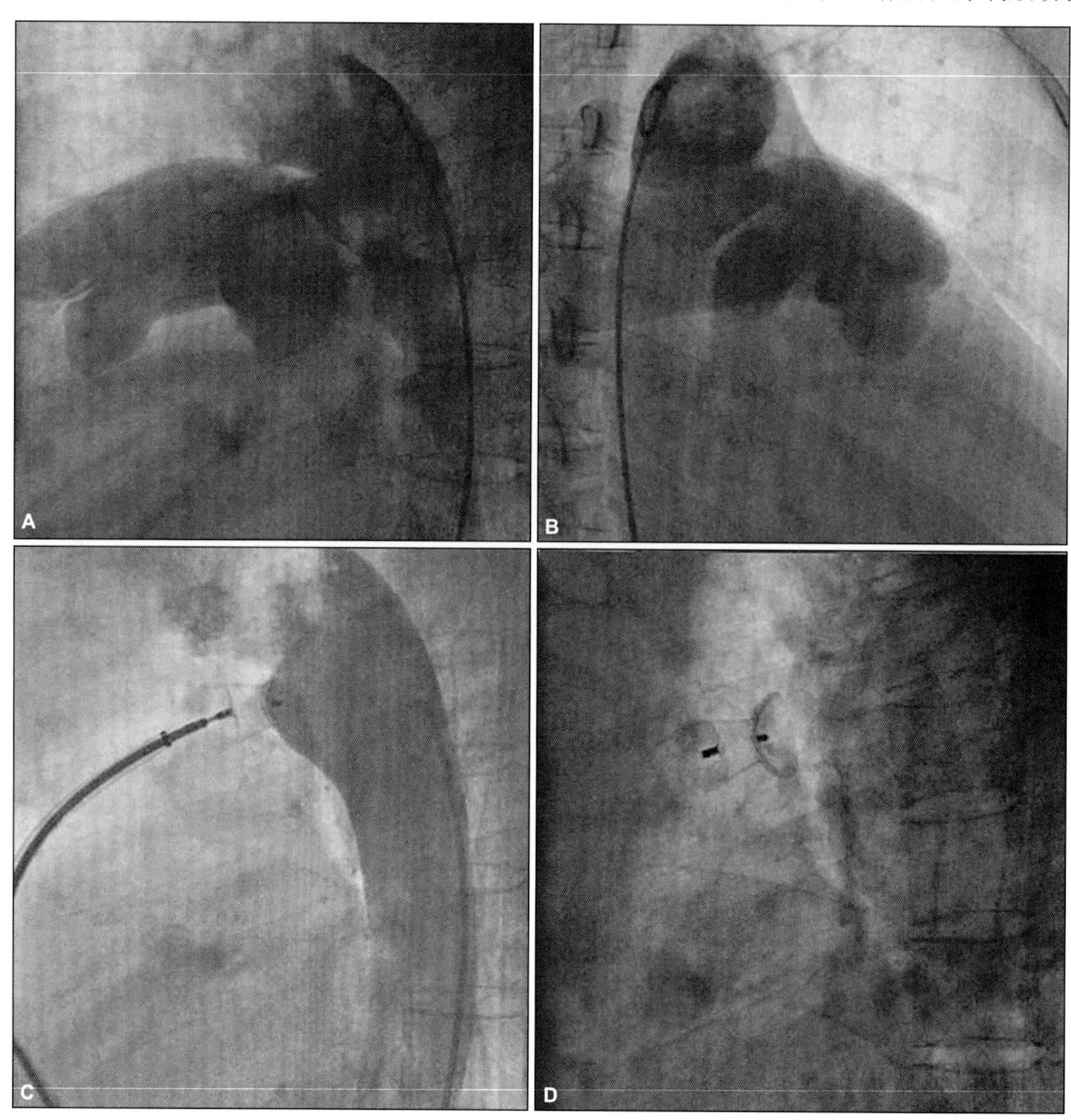

图 9-2-5 **Amplatzer 法 PDA 封堵术前后降主动脉造影所见**

A, B. 为左侧及右前斜为造影示 PDA 为漏斗状；C. 封堵术后约 10 分钟造影示 PDA 完全堵闭，左向右分流完全消失；D. 为封堵器释放后位置正常

常规行左右心导管检查，行降主动脉造影显示PDA的位置、大小及形态（图9-2-5，A～B），根据PDA的大小选择好合适型号的封堵器及相应的输送系统

- 经静脉将右心导管从肺动脉送至降主动脉，再将加硬交换导丝经导管送至降主动脉以远，保留交换导丝撤出心导管及静脉鞘管，沿交换导丝送入输送鞘管至降主动脉，退出交换导丝及输送系统的扩张导管。
- 将预装好的PDA封堵器沿输送鞘管推送到降主动脉，先将封堵器前圆盘张开，后撤输送鞘及封堵器至PDA的动脉端，固定推送钢缆后撤输送鞘管使封堵器卡于未闭动脉导管内（图9-2-5，C）。
- PDA封堵约10分钟左右重复降主动脉造影，显示左向右分流消失或仅有少量非喷射性残余分流，即可释放封堵器（图9-2-5，D），PDA介入封堵术完成

【疗效评价】

- 降主动脉造影：封堵术后10分钟左右造影示左向右分流完全消失，或仅有非喷射状微、少量残余分流。有残余分流者术后应密切注意有无溶血表现
- 右心导管测压：肺动脉压降至正常者效果好；肺动脉平均压降至50mmHg以下，且平均压降压幅度大于25mmHg者，可以考虑释放封堵器。否则，应放弃封堵术治疗
- 超声心动图：术后一般采用超声心动图进行随诊观察

【并发症及其处理】

- 心导管检查和造影检查的并发症：如心律失常，多为一过性，与术中操作有关
- 外周血管损伤包括动静脉瘘和血栓栓塞等：主要与血管穿刺与压迫不当有关，多对症处理，技术娴熟可明显减少此并发症的发生
- 溶血：原因大多与封堵器的选择过小或封堵器内的阻流体缝制欠佳有关。术后如存在残余分流，可闻及收缩期杂音者应警惕溶血的发生，其主要表现为术后数小时甚至数天后出现酱油色尿液。一般使用激素、止血药、碳酸氢钠及保护肾功能治疗，如正规内科治疗无效，血色素持续降低者应考虑外科手术治疗，或再次植入另一封堵器进行补救治疗
- 封堵器脱落：弹簧栓子脱落主要发生在早年使用非可控弹簧圈时，近年来发生较少见。Amplatzer封堵器脱落则主要与选择型号过小或封堵器未到位就释放有关。一旦发生应该立即用抓捕器将其取出或行急诊外科取出
- 左肺动脉及降主动脉狭窄：选用Amplatzer蘑菇伞封堵器过大，其尾部突出肺动脉过多可造成主肺动脉的狭窄，突出于降主动脉过多可造成降主动脉的“缩窄”。使用弹簧栓子者置入肺动脉端的弹簧圈过长如突入左肺动脉也可能造成左肺动脉狭窄。对突入左肺动脉或主动脉较明显者，释放封堵器前先应测量封堵器两端有无压差，或应用超声观察流经封堵器的血流速度是否加快并测量其压差大小，如果压差>10mmHg，应考虑重置或换用封堵器，甚至放弃介入治疗

（郑　宏　徐争鸣　孙　鑫）

重点推荐文献

[1] 周爱卿, 蒋世良. 先天性心脏病经导管介入治疗指南. 中华儿科杂志, 2004, 42(3): 234-239.
[2] 秦永文. 实用先天性心脏病介入治疗. 上海: 上海科学技术出版公司, 2005.
[3] 张庆桥, 蒋世良, 黄连军等. 动脉导管未闭的血管造影分型及临床意义. 中华放射学杂志. 2004, 38(4): 382-385.
[4] 李奋, 周爱卿, 蒋世良等. 动脉导管未闭封堵的临床研究. 临床儿科杂志, 2006, 24(11): 924-929.
[5] 况春燕, 杨天和, 谭洪文, 等. 动脉导管未闭分型及其在介入封堵术中的价值评价. 临床心血管病杂志, 2009m 25(10): 765-768.

三、室间隔缺损的介入治疗

【概述】

- 单纯的室间隔缺损（ventricular septal defect，VSD）为常见的先天性心脏病之一，国内外的统计显示其发病率位于先天性心脏病的首位，发病率约为20%左右，VSD也常常合并其他心脏畸形
- 1988年Lock等首先应用Rashkind的双面伞封堵器成功地进行了室间隔缺损的介入封堵术。后来临床上曾应用的封堵器有Sideris纽扣式补片、Cardio-SEAL、可控弹簧圈等封堵装置。由于操作复杂、并发症发生率高，均未能在临床上得到普及推广
- 近年来，Amplatzer发明了新型的封堵器和输送系统，并发症的发生率有所降低，尤其是我国临床医生在进口封堵器的基础上进行改进，为室间隔缺损封堵术的应用推广起到了积极促进作用
- 目前室间隔缺损的介入治疗可以部分的代替外科修补术，但其适应证的选择应严格掌握

【适应证和禁忌证】

- 适应证
  - 年龄：通常≥3岁，且有血流动力学影响如致左心增大等
  - 不合并需外科手术的其他心脏畸形
  - 膜周部VSD：要求VSD上缘距主动脉右冠瓣≥2mm，无主动脉瓣右冠瓣脱入VSD及主动脉瓣反流
  - 肌部室间隔缺损：缺损直径≥5mm
  - 外科手术后的残余分流、心肌梗死或外伤所致的VSD
  - 不合并重度肺动脉高压伴右向左分流或双向分流
  - 不合并感染性心内膜炎、全身性感染性或出血性疾病
- 禁忌证
  - 活动性心内膜炎，心内有赘生物，或引起菌血症的其他感染
  - 封堵器安置处有血栓存在，导管插入处有静脉血栓形成
  - 室缺解剖位置不良，如干下型或隔瓣下型缺损等，封堵器无法安放或放置后影响主动脉瓣或房室瓣功能
  - 重度肺动脉高压伴双向分流或右向左分流者

【介入治疗技术】

室间隔缺损的介入治疗操作相对复杂，难度较高及并发症较多，因此对术者的要求也较高，需要操作更加规范和细心

- 术前检查：由于室缺介入治疗要求较高，所以术前检查一定要齐全，严格把握适应证。其术前检查主要包括：心电图、X线平片、超声心动图以及其他的常规实验室术前检查项目
- 介入手术操作步骤（图9-2-6）
  - 麻醉：对于成年或能够配合手术的年长儿科患者可以采取局部麻醉的方法，而对于低龄儿童为了安全起见，需要在全麻吸氧下进行
  - 股动、静脉穿刺：分别于股动静脉放置5F、6F的脉鞘管并行左、右心导管检查。测量左、右心室、主动脉和肺动脉的压力情况
  - 造影检查：经股动脉逆行送入5F的猪尾导管先行左心室造影，左室长轴斜或四腔位投照，以室间隔呈切线位清晰显示室间隔缺损的位置及大小为准。再行主动脉根部造影，以明确主动脉瓣反流情况
  - 肝素化：经术前检查以及术中的进一步核实，明确可以试封堵时要进行全身肝素化，以防止在操作过程中出现血栓形成
  - 建立动静脉轨道：经股动脉途径逆行送入5F Cobra导管或Judkins右冠状动脉造影导管至左心室，调整导管先端经过室间隔缺损进入右心室，经导管送入260cm长的交换导丝至肺动脉内或上腔静脉内。经股静脉送入圈套器将交换导丝套住并将其抓捕从股静脉鞘管牵拉出体外，建立股动脉→左心室→室间隔缺损→右心室→股静脉轨道
  - 封堵器选择：原则上根据术前超声的测量及术中造影测量的结果选择封堵器的大小。室间隔缺损封堵器的种类较多，包括膜部VSD封堵器和肌部室VSD封堵器，其中膜部封堵器又分为偏心型和对称型两种。这是根据VSD的解剖特点而设计的。膜部VSD封堵器腰部厚度约2mm，而肌部VSD腰部直径长达7mm。偏心型VSD封堵器用于膜部VSD的封堵，该封堵器左室盘面靠

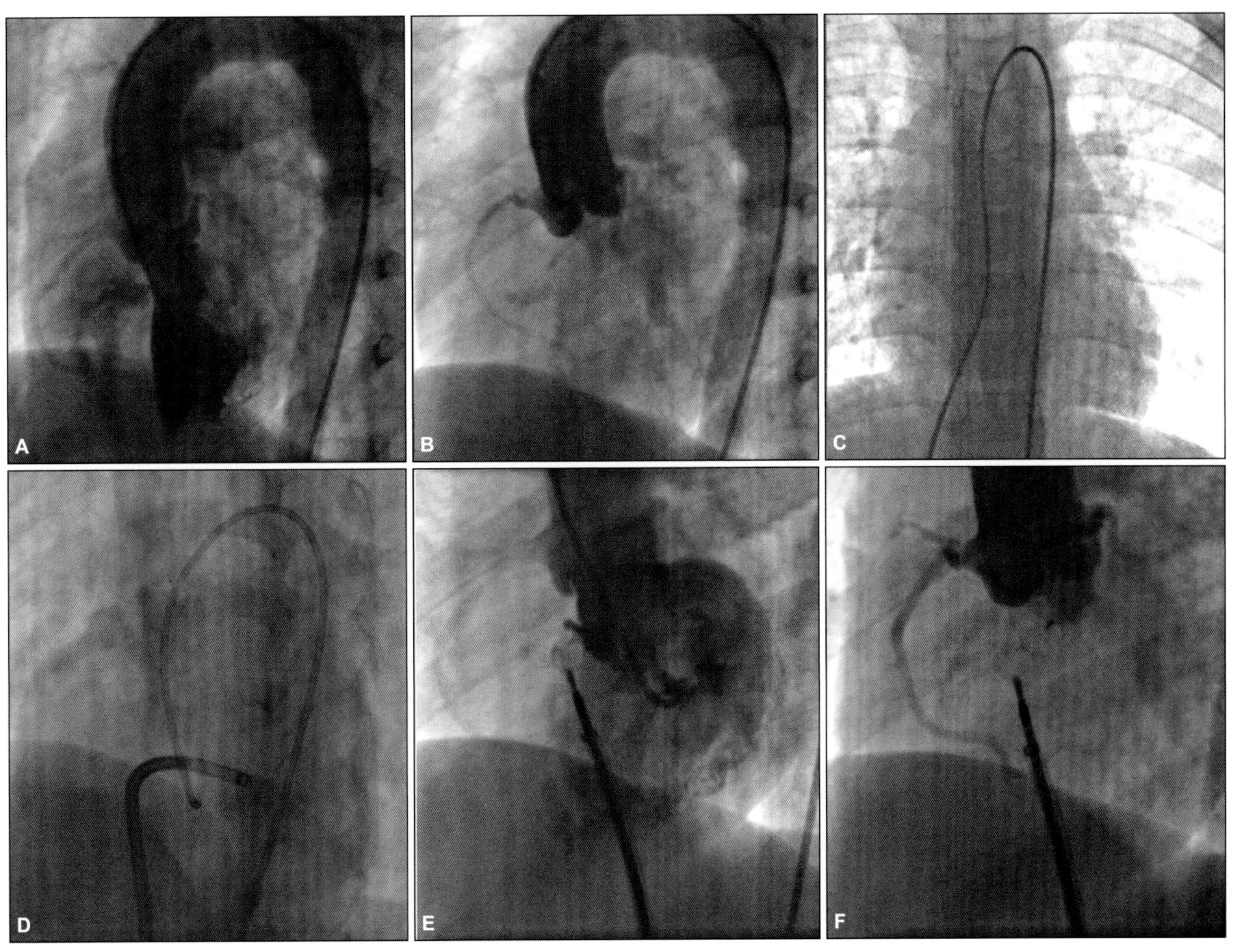

图 9-2-6 **室间隔缺损的介入治疗**
左室造影于左室长轴斜位投照（A）示膜部室缺呈菜花状有一个入口三个出口，入口直径约 5mm；升主动脉造影（B）未见造影剂反流；经过室缺建立动静脉轨道（C）；沿轨道将输送鞘管送至左室内（D）；经输送鞘将一 10mm 对称型 VSD 封堵器送至左室，先后打开左右封堵器圆盘将该室缺与膜部瘤夹闭，左室造影示左向右分流消失（E）；重复升主动脉造影未见主动脉瓣关闭不全征象（F）

近主动脉侧的边缘较短，为 0 ~ 0.5mm，与其相对的边缘为 5 ~ 6mm，右室侧的盘片直径较腰部直径大 2mm，这种封堵器的优点是可以减少对主动脉瓣的损伤，但由于其长边对左室面膜部下缘的压迫与损伤，发现其引发的心律失常较多见，故目前已少用。国产对称型室缺封堵器由于其柔软度适中且操作方便，目前在室缺封堵术中应用最广

- 封堵器植入：从静脉途径沿建立的轨道交换导丝送入相应的输送鞘管穿过室缺至左心室，撤出鞘内的扩张管和导丝，保留输送鞘管于左心室内。在透视下将选定的室缺封堵器沿输送鞘管向前推送入左室。先将封堵器左室面伞盘张开，后撤整个输送系统使左侧伞盘紧贴室间隔，然后固定推送钢缆后撤输送鞘管释放出右室侧伞盘将 VSD 夹闭。重复造影确认室缺左向右分流消失，并且主动脉瓣的闭合不受影响。观察封堵前后心电图没有异常变化即可释放封堵器
- 撤出输送鞘管及动脉鞘管压迫止血，室缺封堵术完毕

【疗效评价】

- 术后造影或和超声显示室水平左向右分流消失，主动脉瓣及房室瓣瓣膜功能正常，心电图与术前相比无何变化以及无其他不良并发症发生是最理想结果
- 残余分流
  - 封堵器安置后 10 分钟左右行左心室造影，观察室水平左向右分流是否完全消失
  - 微少量残余分流且心前区杂音较术前明显

减轻或消失者，一般术后会逐渐堵闭
- 如存在喷射性少量以上残余分流，且心前区听诊能闻及收缩期杂音者，应延长造影复查时间，必要时应更换封堵器至残余分流明显减少或消失为止

- 瓣膜功能情况
  - 封堵器置入到位后，应常规进行升主动脉造影，如主动脉瓣出现明确反流或较术前加重者（尤其是未成年儿童），应放弃封堵术治疗
  - 距三尖瓣较近或怀疑三尖瓣受封堵器影响者，术中应该进行超声监测，如发现三尖瓣关闭不全为中度或以上时，也应放弃介入治疗
- 心电图改变
  - 封堵术前后心电图的变化也是评价室缺封堵术成功与否的重要指标之一
  - 术前术后心电图一致为好，如出现Ⅱ度或Ⅲ度房室传导阻滞者应该放弃封堵术
  - 术前有右束支传导阻滞者，置入封堵器后如合并有左束支传导阻滞或其他新发心律失常者，则应慎重考虑

【并发症及其处理】

- 心导管术的相关并发症：穿刺部位的血肿及动静脉瘘等局部并发症，心脏及血管穿孔等相关并发症
- 心律失常
  - 术中可能出现室性早搏或室性心动过速等，多因导管刺激心室内膜引起，暂停操作或调整导管位置多可终止此并发症的发生
  - 最严重的心律失常是Ⅲ度房室传导阻滞，多发生在封堵器安放后不久（释放前），少数情况下亦可发生于封堵术后一段时间，即所谓迟发性房室传导阻滞，一般以术后 2～7 天多见，应注意及时发现并密切观察和积极处理
  - 术中发生房室传导阻滞者，可能是由于封堵过程中碰伤传导组织所致，经过积极的内科治疗有恢复的可能
  - 晚期并发Ⅲ度房室传导阻滞极有可能是因封堵器塑形过程中压迫房室传导束引起，是 VSD 的介入治疗最严重的并发症之一，如对症处理无效则需植入人工起搏器治疗
- 封堵器的脱落、栓塞
  - 多因封堵器的选择过小，术后早期进行剧烈的活动引起
  - 封堵器多脱落于低压的右心系统，可以引起肺动脉远端的栓塞，亦可脱落于左心室或主动脉，引起体循环的栓塞，如肾动脉或四肢动脉等
  - 封堵器脱落者应根据现场的情况和条件采取相应的处理（介入或外科方法）
- 主动脉瓣、房室瓣的反流
  - 多因封堵器选择过大或相应的边缘不足，封堵器放置后影响到瓣膜结构，或因操作过程中损伤健索或瓣膜，引起房室瓣的反流
  - 选择合适大小的封堵器。操作轻柔多可减少此并发症的发生
- 残余分流及溶血
  - 多因 VSD 的形状不规则导致封堵不完全，或者是存在两个或两个以上的缺口，封堵时不能将临近的缺损口一并完全封堵所致
  - 由于左右心室的压力差异较大，如果存在残余分流多引起高速的血流通过残余漏口，可引起溶血现象
  - 术后细心观察患者尿液的颜色改变，多可早期发现溶血的发生
  - 正规内科治疗无效的情况下可以行外科手术取出封堵器再行 VSD 的修补术
- 神经系统并发症
  - 多因术中发生体循环的栓塞引起脑栓塞所致
  - 术前确认无心房及大血管的栓塞、术中做好肝素化以及操作时仔细排除导管中的气体等等，多可避免此并发症
- 局部血栓形成及周围血管栓塞
  - 封堵器的部位血栓形成、脱落多可导致周围血管及冠脉的栓塞
  - 术中肝素化和术后的规范应用抗凝药是必要处置

（郑 宏 徐争鸣 兰 天）

重点推荐文献

[1] 周爱卿, 蒋世良. 先天性心脏病经导管介入治疗指南. 中华儿科杂志, 2004, 42(3): 234-239.

[2] 秦永文, 丁仲如. 室间隔缺损的介入治疗效果及评价. 中国医师进修杂志. 2007, 30(1): 8-10.

[3] 胡海波, 蒋世良, 徐仲英, 等. Amplatzer 封堵器治疗膜部室间隔缺损的近期疗效评价. 中华医学杂志, 2004, 84(19): 1592-1596.

[4] 朱云民, 孙晓裴, 徐秦成, 等. 国产封堵器介入治疗和外科修补治疗膜部室间隔缺损的比较. 心脏杂志, 2008, 20(5): 520.

[5] 胡海波, 蒋世良, 徐仲英, 等. 经导管室间隔缺损封堵术与外科手术治疗膜周部室间隔缺损的对比研究. 中华心血病杂志, 2004, 32(5): 398-401.

四、复杂先心病的介入治疗

【概述】

- 介入技术应用在复杂先心病中的主要体现是介入技术与外科技术相互补充的杂交技术（hybride procedure）。
- 杂交技术首先于 1996 年有英国学者提出，当时主要指联合应用介入技术和外科治疗的手段，采取序贯的治疗的方式分期治疗冠心病
- 先天性心脏病杂交治疗技术的发展
  - 1966 年 Rashkind 等采用房间隔造口术对一例重症复杂性先心病的患者进行了姑息性治疗，然后在适当的年龄行外科根治，取得了很好的效果
  - 1972 年 Bhati 等在开胸术中通过小切口送入球囊导管暂时阻断未闭动脉导管的血流，然后缝合动脉导管，开创外科治疗中应用介入技术的先河
  - 杂交技术的概念直到 2002 年才在先心病方面提出，近年来该技术成为先心病治疗领域的热点
- 杂交技术是将两种技术联合起来应用，以达到优势互补的目的，主要应用于以下两类病人
  - 单独应用介入或外科治疗均不能达到理想的治疗目的的患者
  - 两种治疗方法同时应用可以达到优势互补，降低创伤和手术难度，减少并发症等的患者

【临床应用】

- 球囊房间隔造口术
  - 由 Rashkind 和 Miller 等于 1966 年首先应用头端带有球囊的特种导管进行的
  - 主要是为了姑息性治疗完全性大动脉转位等一些复杂重症婴儿的先心病，以达到缓解发绀及改善异常血流动力学的目的，从而使这类病人生存期延长，为后续的外科根治术赢得时间，明显改善了这类患者的预后
  - 后 Park 应用微型刀切开房间隔的技术以达到坚韧房间隔的造口术
  - 1982 年 Kan 报道采用聚乙烯（PE）球囊扩张肺动脉瓣狭窄成功以来，应用聚乙烯球囊进行房间隔造口术已成为更为安全有效方法（图 9-2-7）
  - 应用范围
    - 完全性大动脉转位，可以使房水平的分流量增加，使动静脉血混合程度增加，从而改善患者的缺氧症状
    - 二尖瓣发育不良及左心室发育不良综合征等左心排血受阻疾病，可增加房水平的左向右分流，缓解肺淤血的程度
    - 肺动脉闭锁、三尖瓣闭锁及右心室发育

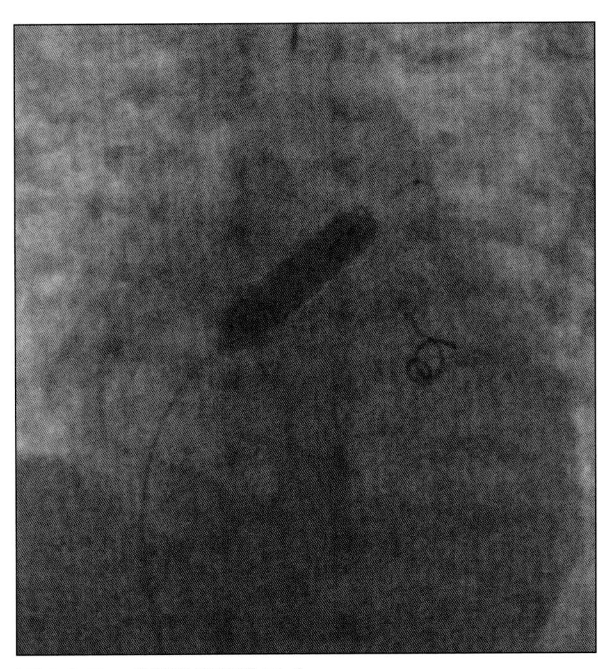

图 9-2-7 **球囊房间隔造口术**
采用 PE 球囊扩张小 ASD，使 ASD 直径加大

不良，增加右向左分流的量，进而缓解右心功能不全的临床症状

- 疗效评价
  - 动脉血氧饱和度的改变：完全性大动脉转位的患者行房间隔造口术后动脉血氧饱和度增加达10%以上示效果良好，而在左心室或右心室排血受阻的患者术后动脉血氧饱和度变化情况不一
  - 左右心房压差的改变：房间隔造口术后左右心房的平均压差减少，其二者的压差<2mmHg为效果良好，>4mmHg为效果不良
  - 房间隔缺损的大小：多采用术后超声心动图进行房间隔造口大小的评价，通常造口大于10mm以上
  - 症状及体征的改善情况：包括发绀的情况，活动耐量的增加等心功能的改善情况

- 侧支循环的介入封堵
  - 侧支循环的封堵主要是指主动脉与肺动脉之间的体肺侧支的栓塞与封堵治疗
  - 体肺侧支循环主要发生在法洛四联症、肺动脉闭锁伴室间隔缺损及肺动脉瓣重度狭窄伴肺动脉发育不良的患者
  - 体肺侧支可以单独的供应某一肺段，亦可与固有肺动脉交通或二者共同供应某一肺段
  - 体肺侧支存在可以提高肺的灌注，增加血氧饱和度改善缺氧的症状，起到保护患儿的目的
  - 外科手术治疗后，如果体肺侧支继续存在，可以导致肺血流量增多和左心容量负荷增加，粗大的体肺侧支可以使患者术后出现肺灌注现象而不能脱离呼吸机，降低患者的存活预后
  - 对于较大体肺侧支应该在术中进行结扎，但是，由于体肺侧支的位置比较深，术中无法清晰辨认，采取介入方法行体肺侧支的栓塞效果会更加理想
  - 体肺侧支栓塞术可以在术中外科根治术后关胸前进行，也可在外科根治术前进行，然后再开胸行根治术
  - 体肺侧支的栓塞最常使用的是明胶海绵，但是对于较大的体肺侧支可以使用治疗动脉导管未闭的弹簧圈或封堵器进行栓塞与封堵
  - 对于并发动脉导管未闭的复杂性先天性心脏病，在行外科治疗心内畸形的同时可以使用介入技术行动脉导管未闭封堵术，减少手术的难度，使用小切口治疗，从而减少患者的痛苦，使术后恢复加快

- 复杂先心病外科治疗术后的介入技术干预
  - 治疗外科手术后所残留的某些问题，减少或避免外科的二次开胸治疗，降低患者的痛苦和医疗费用
  - 残余分流的封堵：对于外科术后的残余分流，如法洛四联症合并房间隔缺损行法洛四联症根治术后残留的房间隔缺损，或行房间隔造口术的复杂先天性心脏病患者根治术后房间隔缺损封堵，或动脉导管未闭结扎术后残余分流介入封堵
  - 人工管道的栓塞：主要是指体肺分流术后的人工管道的封堵。体肺分流术是肺血少的发绀属先心病的主要姑息性治疗方法，可以增加肺的血流量，提高动脉血氧饱和度，同时可以促进固有肺动脉的发育，起到暂时的姑息性治疗的目的，为根治性手术打下基础。该类手术主要包括B-T分流术，改良的B-T分流术及中央分流术等，对于行此类手术的患者在进行根治手术后需要将人工血管闭塞。此时通过介入的方式进行人工血管的闭合较外科结扎简便安全且并发症相对较少
  - 残余梗阻的治疗：主要是指对于行外科手术的部位术后瘢痕愈合造成的狭窄进行的扩张治疗。主要包括血管吻合口的狭窄，肺动脉瓣的残余狭窄、主动脉狭窄治疗后的再狭窄等。可以经介入的方式行球囊扩张术或支架的植入术进行治疗，相对于外科二次开胸来讲极大地降低了手术的风险，改善了患者的预后
  - 其他：包括法乐四联症术后体肺动脉侧支引起的咯血的介入治疗，方坦手术术后吻合口狭窄的扩张与支架术等

（郑 宏 徐争鸣 孙 鑫）

重点推荐文献

[1] 周爱卿, 蒋世良. 先天性心脏病经导管介入治疗指南. 中华儿科杂志, 2004, 42(3): 234-239.
[2] 从长伟, 郑宏, 乔晨晖, 等. 法乐四联症术后右锁骨下动脉-右肺动脉侧支循环弹簧圈栓塞术一例. 中国循环杂志, 2009 ; 24(1): 68.

第 3 节　心脏瓣膜病的介入治疗

一、二尖瓣病变的介入治疗

【概述】

- 经皮二尖瓣成形术（percutaneous balloon mitral valvuloplasty，PBMV）是利用球囊或其他工具的扩张力使粘连的二尖瓣叶交界处分离，以缓解二尖瓣瓣口的狭窄程度
- 根据临床上所用的扩张器可分为
  - 球囊扩张法
  - 金属机械扩张器法
- 自 1984 年 Inoue 等成功应用经皮二尖瓣球囊成形术治疗二尖瓣狭窄以来，经皮球囊扩张成形术已经成为二尖瓣狭窄的首选治疗方法

【适应证与禁忌证】

- 适应证
  - 中重度的单纯性二尖瓣狭窄，瓣口面积 $\leqslant 1.5cm^2$，或二尖瓣舒张期跨瓣压差 >8mmHg
  - 不合并明显的二尖瓣关闭不全，及主动脉瓣病变（即左心室舒张末径＜ 50mm）
  - NYHA 的心功能分级为Ⅱ、Ⅲ级
  - 无明显风湿活动，严重钙化、左房内的新鲜血栓、近期发生栓塞（＜ 6 个月）
  - 外科术后或球囊扩张术后二尖瓣再狭窄患者
  - 鲁登巴综合征患者，或合并其他复杂畸形需要姑息性治疗者
- 禁忌证
  - 风湿活动期
  - 严重的心律失常
  - 近期体循环栓塞史或脊柱、胸廓的严重畸形
  - 有房间隔穿刺的禁忌证
  - 瓣膜条件差，如钙化明显或漏斗型瓣膜等

【介入治疗技术】

- 术前准备
  - 体检、化验：术前要对患者进行详细的体格检查和相关病史的询问，进行心电图、X 线平片及超声心动图检查，其他必要的实验室术前常规检查，必要时进行 X 线透视，以了解二尖瓣病变的程度，有无钙化等情况
  - 向患者及其家属交代病情，解释术中可能出现的并发症并签署知情同意书，得到患者及家属的配合
  - 准备氧气，心包穿刺包及气管插管等抢救仪器，以防术中发生并发症时进行及时的抢救
  - 备皮、穿刺部位的消毒、麻醉，低龄患者可以采取全麻的方法，成年患者一般采取局麻
- 手术方法（图 9-3-1）
  - 麻醉后经皮穿刺股动脉、股静脉，进行常规的左、右心导管检查，常规测量主动脉、肺动脉、左心室、左心房压力及跨二尖瓣压差，必要时测量肺毛细血管嵌顿压
  - 将猪尾导管置于主动脉根部，以在后续操作中监测主动脉压力的变化
  - 经股静脉途径送入房间隔穿刺导管及穿刺针行房间隔穿刺术，房间隔穿刺成功后，撤出房间隔穿刺针，将房间隔穿刺导管送入左心房记录左心房的压力
  - 沿房间隔穿刺导管送入左心房导丝（即环形导丝），保留环形导丝在左心房内，撤出房间隔穿刺导管，用扩张管沿环形导丝依次扩张穿刺点皮肤、股静脉及房间隔，后撤出扩张管
  - 观察患者主动脉压力，心率、心律及心脏的搏动情况，以上指标无异常后进行全身肝素化
  - 扩张球囊直径的选择：首次扩张球囊直径的选择应根据二尖瓣的情况而定，对于理想的患者，首次扩张球囊的直径（mm）=[身高（cm）/10]+10。瓣膜条件较差的患者，应该在上述公式计算的结果上相应的减小 2mm 或用更小直径的球囊进行扩张
  - 将选定的球囊沿环形导丝送入左心房，撤

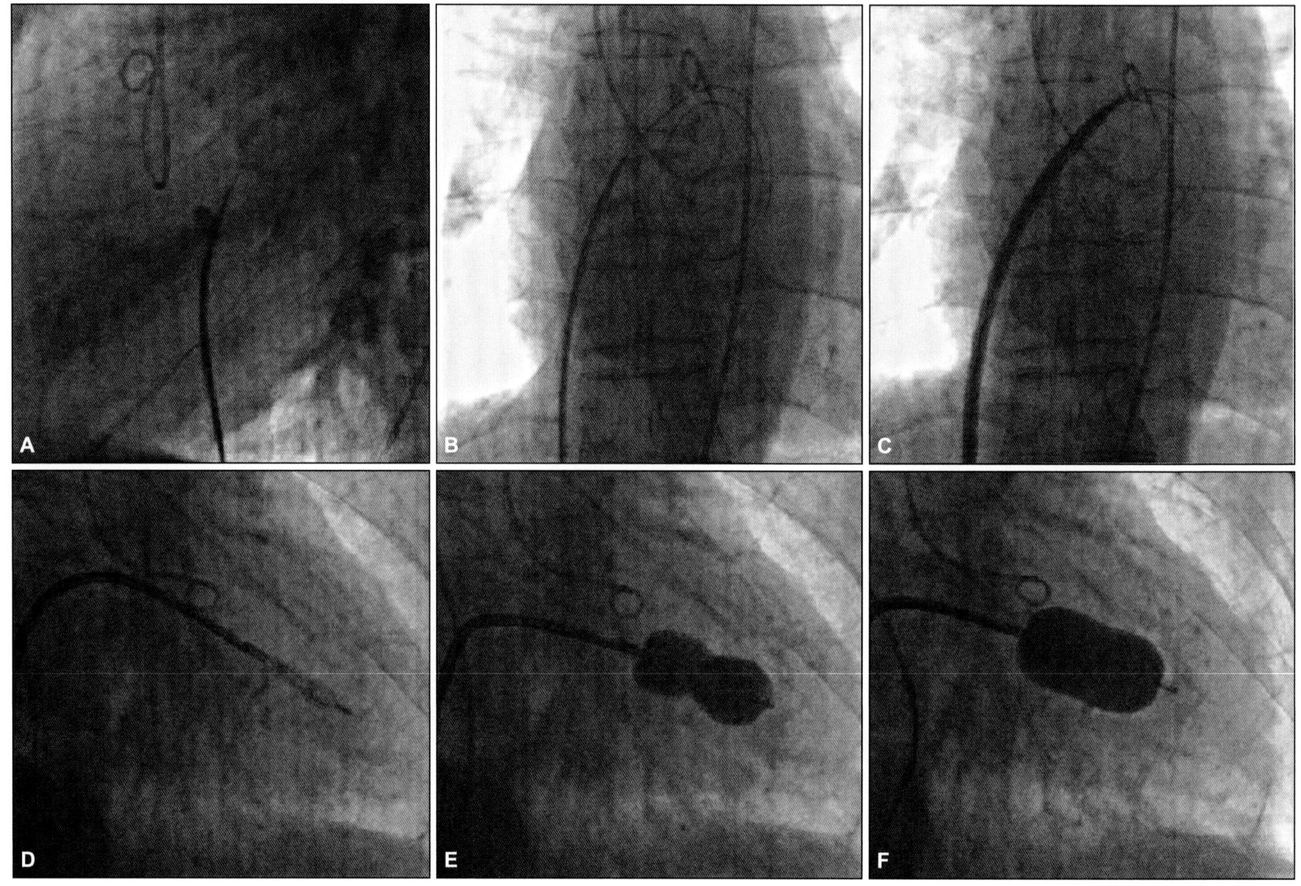

图 9-3-1 二尖瓣球囊扩张术的过程

出延长器及环形导丝，在透视监视下送入二尖瓣探条，在右前斜位下逆时针旋转二尖瓣探条，并同时推送球囊导管，使其通过二尖瓣瓣口达左心室心尖部，确定扩张球囊在左心室内处于游离状态后将前端球囊充盈，并回撤球囊导管使其卡在二尖瓣瓣口左心室面，然后迅速的充盈球囊，腰征消失后迅速的吸瘪球囊并回撤入左心房内。球囊扩张的整个过程应在 10 秒内完成

- 观察患者的症状是否减轻，核对二尖瓣区杂音的变化，再次测量跨二尖瓣的压力差
- 经测压、听诊或和超声检查示疗效满意后可以撤出球囊，局部的压迫止血

【疗效评价】

二尖瓣球囊扩张术后测量左心房的压力，左心室的压力及跨二尖瓣的压力差，行超声心动图测量二尖瓣口的面积。扩张成功的判定标准：

- 杂音消失或减弱，PBMV 术后杂音的性质都会发生改变，由原舒张期递增性隆隆样杂音变低，甚至消失
- 瓣口面积扩大，二尖瓣口面积 >1.5 cm^2，或二尖瓣口的面积较术前增加 25% 以上为成功；二尖瓣口面积≥ 2.0 cm^2 者为优
- 左心房压及二尖瓣跨瓣压差下降，左房平均压≤ 11mmHg，二尖瓣压差≤ 8 mmHg 即为成功；左心房压比术前下降 10mmHg，舒张期跨二尖瓣压差应≤ 6 mmHg 或下降幅度 >50% 以上者，疗效为优
- 肺动脉压或全肺阻力均有下降，心排血量增加
- 随访期评价标准：术后心功能提高一级以上

【并发症及其处理】

- 术中房间隔穿刺的并发症；包括心包压塞或房间隔术后遗留穿刺部位的缺损，造成左向右分流
- 球囊扩张的并发症：包括扩张过程中二尖瓣的撕裂，中度以上的二尖瓣反流
- 血栓栓塞
- 室颤及迷走神经兴奋相关的缓慢性心率失常等并发症

（郑 宏 徐争鸣 兰 天）

重点推荐文献

[1] 武云, 马依彤, 马翔. 经皮球囊二尖瓣成形术的中远期随访研究. 中国介入心脏病学杂志, 2007, 15(2): 84-86.
[2] 郭继鸿. 二尖瓣球囊扩张术. 中国心血管杂志, 2009, 14(6): 482-484.
[3] 侯子山, 石增成, 徐同龙, 等. 二尖瓣金属分离器治疗风湿性心脏病二尖瓣狭窄八例. 中国介入心脏病学杂志, 2004, 12(2): 126.
[4] 胡承恒, 杜志民, 李怡, 等. 伴巨大左心房的二尖瓣狭窄经皮球囊成形术的疗效评价. 中国介入心脏病学杂志, 2001, 12(9): 75-76.
[5] 戴剑, 孔祥清. 风湿性心脏病二尖瓣狭窄的介入治疗. 医学综述, 2010, 16(16): 2452-2453.

二、肺动脉瓣病变的介入治疗

【概述】

- 主要是肺动脉瓣狭窄的介入治疗，即经皮球囊肺动脉瓣成形术（percutaneous balloon pulmonary valvuloplasty，PBPV）
- 1982 年 Kan 等首先报道经皮球囊肺动脉瓣成形术治疗单纯肺动脉瓣狭窄以来，通过对 PBPV 的适应证、方法学、术前术后血流动力学、作用机制及随访等方面的深入综合研究，目前认为 PBPV 为简便、安全、经济的治疗肺动脉瓣狭窄的首选方法
- 1987 年 Alkasabs 等采用双球囊导管技术治疗肺动脉瓣狭窄，其优点是可用于瓣环较大者、对穿刺部位损伤较小及不完全阻断血流等
- Meier 等报道应用三叶形球囊导管进行扩张肺动脉瓣能够降低低血压和心动过缓并发症的发生
- 双球囊法和三叶形球囊扩张术操作相对复杂且费用较高，已很少应用，目前临床上多采用聚乙烯单球囊（小儿）和 Inoue 硅胶球囊（年长儿及成人）进行扩张

【适应证和禁忌证】

- PBPV 的适应证分为典型适应证和相对适应证：
    - 典型适应证：肺动脉瓣狭窄典型，心输出量正常，经右心导管检查发现跨肺脉瓣压差 ≥ 50mmHg，最佳的治疗年龄在 2 到 4 岁之间，其余各年龄段均可进行
    - 相对适应证
        - 肺动脉瓣狭窄伴右心室肥大，右心室造影示肺动脉扩张，存在喷射征，但心导管检查发现跨肺动脉瓣压差在 30mmHg 与 50mmHg 之间
        - 新生儿的重症肺动脉狭窄，尽管手术的并发症较高，但还是可以考虑进行介入治疗
        - 重症肺动脉瓣狭窄，伴房水平的右向左分流
        - 轻中度的发育不良型肺动脉瓣狭窄
        - 典型的肺动脉瓣狭窄伴有动脉导管未闭或房间隔缺损等先心病，可同时进行介入治疗的患者
        - 相对适应证的选择需要根据心导管中心介入性导管术的经验、条件及病人的情况而定

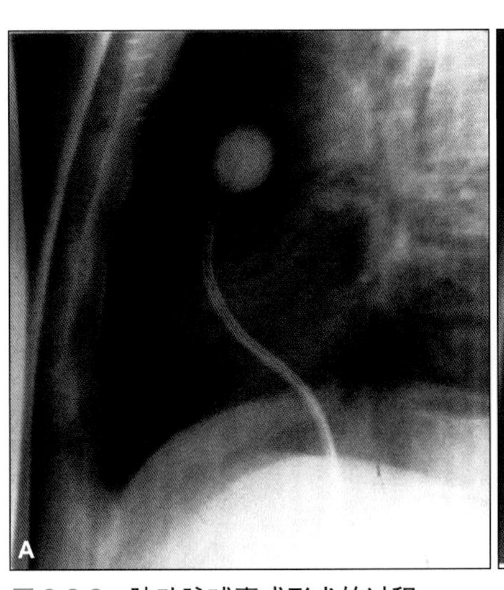

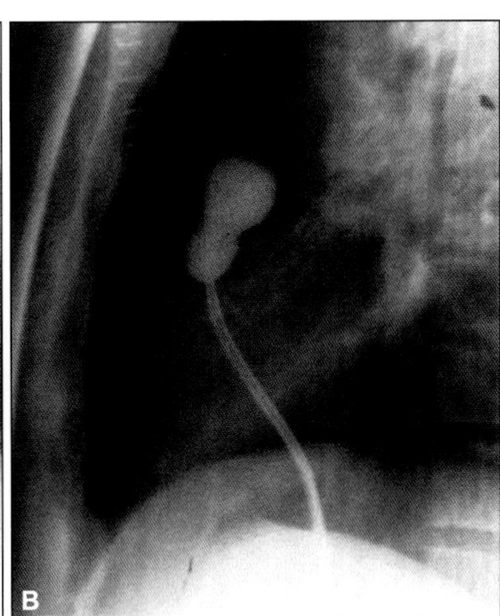

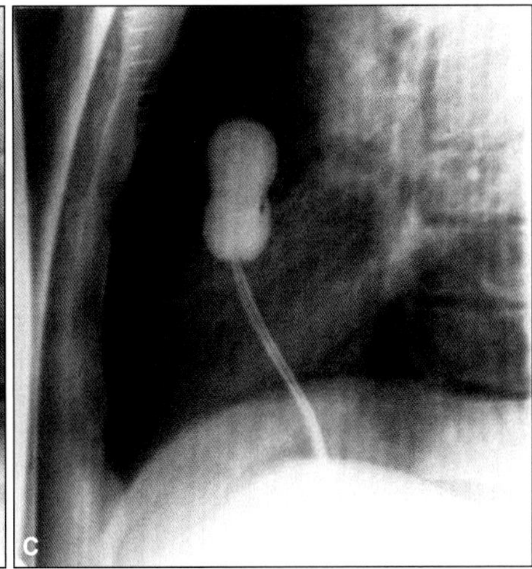

图 9-3-2 肺动脉球囊成形术的过程

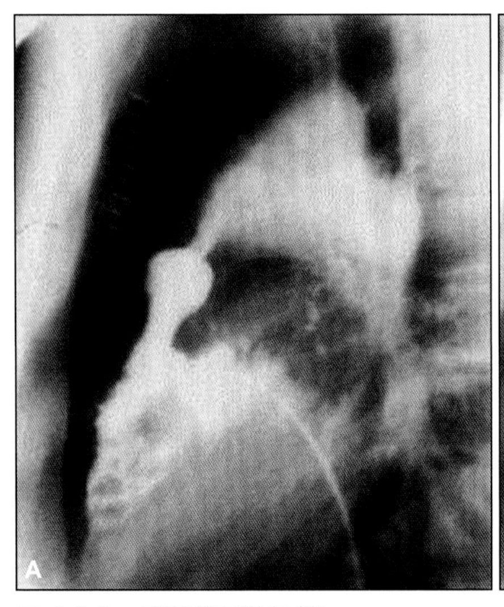

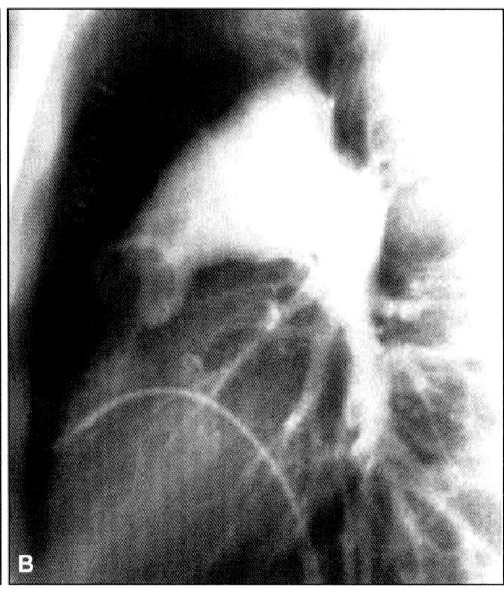

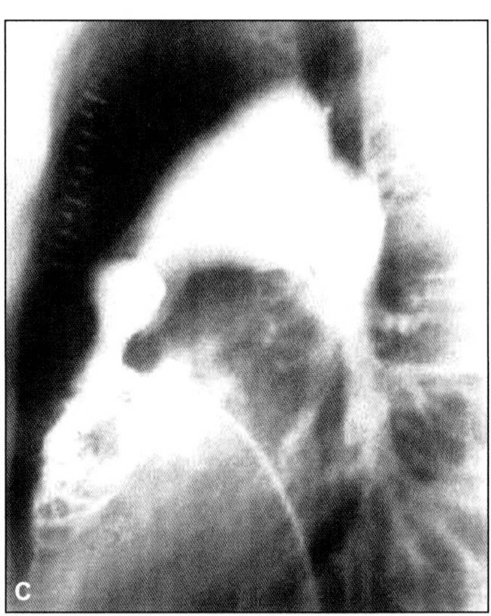

图 9-3-3 **扩张前后的比较**
前两幅为扩张前可以看到明显的圆顶征及喷射征，第三幅为术后造影，可以看到喷射征消失

- 禁忌证
  - 单纯性肺动脉瓣下漏斗部狭窄，但瓣膜正常者
  - 重度发育不良型的肺动脉瓣狭窄
  - 伴重度三尖瓣反流需要外科处理的，或合并其他需要外科矫治的其他心血管畸形

【介入治疗技术】

- 术前准备
  - 完善各项术前检查，与患者及家属进行必要的沟通，消除患者的紧张情绪。
  - 小儿及低龄患者需要在全麻下进行手术，故术前需要提前禁食 6 小时
  - 穿刺部位的消毒、局部麻醉等
- 手术过程
  - 穿刺部位局部消毒后，经皮穿刺右侧股静脉，放置动脉鞘
  - 分别使用猪尾巴导管及端侧孔导管进行右室造影和右心导管检查，测量右心室和肺动脉的压力及跨肺动脉瓣压差，以明确肺动脉狭窄的程度并测量肺动脉瓣环直径
  - 将端孔导管送入左下肺动脉，必要时采用泥鳅导丝引导
  - 沿端孔导管将长 260cm 的交换导丝送至左下肺动脉内，或将两圈半导引钢丝沿导管送至肺动脉主干内，退出端侧孔导管
  - 根据造影测量肺动脉瓣环的直径，选择比肺动脉瓣环直径大 20% 到 30% 直径球囊以备扩张使用。如采用双球囊导管，所选择两球囊的直径之和应比肺动脉瓣环直径大 50% 左右
  - 沿交换导丝或导引钢丝将球囊导管送至主肺动脉，后撤球囊导管使之中央置于狭窄的肺动脉瓣口处
  - 定位好球囊后，向导管内注入 1 ：5 左右的稀释造影剂充盈球囊，首次扩张球囊时常可看见腰征，如果腰征位置合适则迅速扩张球囊至腰征消失。每次扩张持续 3 至 5 秒，两次扩张之间隔 5 分钟左右，一般扩张 2 ~ 3 次即可，再次次扩张时如不出现腰征，说明狭窄的肺动脉瓣已经扩张成功
  - 退出扩张球囊并测量跨瓣压力变化情况，如效果满意则可结束介入手术
  - 拔管后按压穿刺点数分钟后，加压包扎

【疗效评价】

- 跨肺动脉瓣压差
  - 跨肺动脉瓣压差≤ 50mmHg 者即为成功
  - 跨肺动脉瓣压差≤ 25mmHg 者为优
- 右心室造影：常可显示肺动脉瓣狭窄所致的圆顶征或喷射征消失或减轻
- 右心室测压：部分病人尽管肺动脉瓣口梗阻已经解除，但由于继发性的右心室流出道肥厚狭窄，术后其右心室压力下降可不满意，于术后 6 个月左右多可恢复正常
- 长期随访结果表明 PBPV 疗效确切，再狭窄发

生率低，效果完全可与外科手术相媲美

【并发症及其处理】

- 肺动脉瓣球囊扩张术尽管较为安全有效，但仍有5%左右的并发症，总的死亡率< 0.5%，多见于新生儿，小婴儿及重症病例
- 心导管术引起的并发症
- 心律失常：包括心动过缓，传导阻滞、早搏和心动过速等
  - 心动过缓一般发生于球囊充盈时，球囊排空后多可很快恢复
  - 室性早搏多因导管刺激心室壁产生的，甚至出现短阵室速，停止导管刺激或撤出导管后即可消失
- 肺动脉瓣反流：术后多普勒超声心动图常发现肺动脉瓣的反流，发生率高达87.5%，多为轻度的反流，长期随访多无右室过度肥厚表现，一般不引起血流动力学异常改变
- 意识丧失：主要因为球囊充盈时间过长，肺循环血流阻断时间过久，引起的脑部血流不足而出现短暂的意识丧失，四肢抽搐等症状，排空球囊后可恢复
- 其他：肺动脉损伤及穿孔，偶尔可发生肺动脉撕裂或肺动脉瓣环的撕裂而需要急诊手术，股静脉闭塞及流出道痉挛等并发症也偶见报道

（郑 宏 徐争鸣 杨延坤）

重点推荐文献

[1] 周爱卿, 蒋世良. 先天性心脏病经导管介入治疗指南. 中华儿科杂志, 2004, 4(3): 234-239.
[2] 秦永文. 实用先天性心脏病介入治疗. 上海: 上海科学技术出版公司, 2005.
[3] 石萍, 杨杰, 杨敏, 等. 肺动脉瓣狭窄合并房间隔缺损的介入治疗效果分析. 临床儿科杂志, 2008, 5(26): 381-383.
[4] 黄奕高, 李渝芬, 黄涛, 等. 肺动脉瓣狭窄合并房间隔缺损的介入治疗. 中华心血管病杂志, 2000, 28(6): 485-486.
[5] 韩秀敏, 朱鲜阳, 邓东安, 等. 介入治疗房间隔缺损并发肺动脉瓣狭窄的临床评价. 心脏杂志, 2005, 17(3): 288.

三、主动脉瓣病变的介入治疗

【概述】

- 主动脉瓣病变的介入治疗包括经皮球囊主动脉瓣成形术（PBAV）和经皮主动脉瓣置换术，后者是一种新兴的技术，其适应证要求更加严格且长期疗效有待进一步观察
- 主动脉瓣病变介入治疗一般是指经皮球囊主动脉瓣成形术
- PBAV首先由Lababidi等在1984年报道，1985年Cribier等报道用球囊扩张狭窄的主动脉瓣产生良好的效果，以后在多个中心推广
- 我国主动脉瓣狭窄的发病率较欧美国家为低，且发生严重并发症的机会较高，因此国内报道较少
- 临床上再狭窄的发生率高达40% ~ 60%，未能提高严重主动脉瓣狭窄患者的长期存活率，PBAV仅作为严重主动脉瓣狭窄患者的一种姑息性治疗措施

【适应证和禁忌证】

- 适应证
  - 选择适应证应充分考虑到主动瓣置换术的极好疗效和球囊扩张术的不良结果，近年来开展的PBAV手术有下降的趋势
  - 明确适应证：典型的主动脉瓣狭窄，心输出量正常时经导管检查跨主动脉瓣压差≥ 50mmHg，无或仅轻度主动脉瓣反流
  - 相对适应证：重症新生儿主动脉瓣狭窄，或隔膜型主动脉瓣上狭窄
- 禁忌证
  - 主动脉瓣狭窄伴中度以上的主动脉瓣反流
  - 发育不良型的主动脉瓣反流
  - 纤维肌性或管道样主动脉瓣下狭窄
  - 非隔膜型主动脉瓣上狭窄

【介入治疗技术】

- 术前准备
  - 术前体检、心电图、X线胸片、超声心动图及术前常规实验室检查，初步明确主动脉瓣狭窄程度及病因诊断
  - 心导管术前的常规准备，必要时配血备用
- 诊断性心导管术
  - 麻醉后经皮穿刺股动、静脉，首先进行常规的右心导管检查，测量肺动脉的压力及心输出量，必要时进行右心室造影明确肺

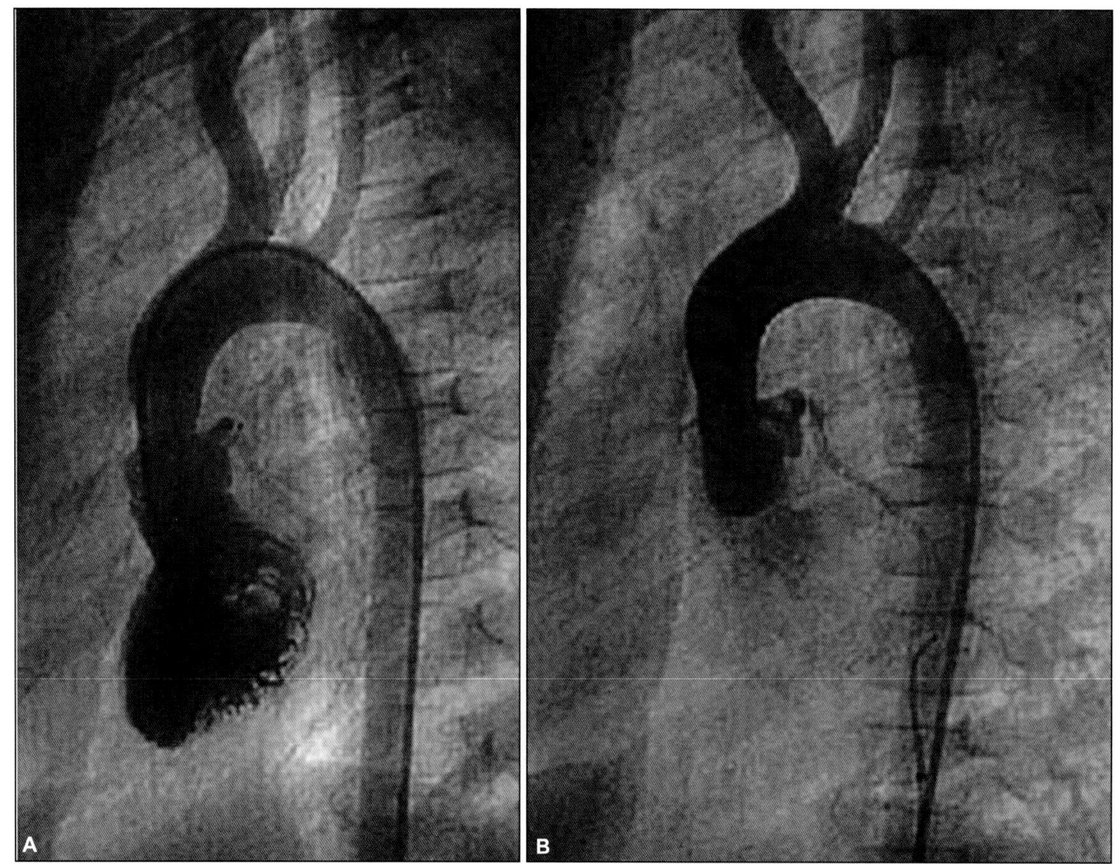

图 9-3-4 **主动脉瓣病变的介入治疗**
A. 扩张前造影；B. 扩张后血流明显增多，瓣上狭窄明显消失

动脉的情况
- 经股动脉途径逆行送入端侧孔导管至左心室，测量左心室的压力，主动脉的压力及跨主动脉瓣压差
- 交换猪尾导管进入左心室行左心室造影，明确左心室的收缩功能及主动脉瓣狭窄的情况
- 将猪尾导管撤到主动脉根部行升主动脉造影，明确主动脉瓣有无反流及反流的程度

- 球囊扩张术
  - 逆行插管法
    - 一般应用聚乙烯球囊，球囊长度在 30～50mm 之间，球囊直径通常选择球囊 / 瓣环比值在 0.8～1 之间
    - 将猪尾导管放入左心室近心尖部，经猪尾导管送入 260cm 的交换导丝，待其进入左心室后撤出猪尾导管，保留交换导丝并沿该导丝送入球囊扩张导管
    - 球囊的中心置于主动脉瓣狭窄的瓣口处，用稀释的造影剂（1 ∶ 4 稀释）充盈球囊 3 次左右，每次扩张球囊至球囊腰征消失后随即迅速的吸瘪球囊，要求从扩张球囊到吸瘪所用时间不超过 10 秒，两次之间间隔 5 分钟左右
    - 术中应密切注意心率、心律及血压的变化，操作完成后撤出鞘管，局部压迫止血
  - 顺行插管法
    - 球囊的选择标准同逆行插管法
    - 一般经股静脉途径穿刺房间隔，经过二尖瓣顺行进入左心室，通过狭窄的瓣口进入升主动脉，将交换导丝送入升主动脉内，沿交换导丝送入扩张球囊
    - 余下步骤同逆行插管法
    - 顺行插管操作增加的难点是房间隔穿刺术，但可以减少并发症和动脉穿刺的风险，此法多用于有髂动脉手术史或髂动脉栓塞性病变，血管扭曲或变异者

【疗效评价】
- 术后测量跨主动脉瓣压差，并进行主动脉造影

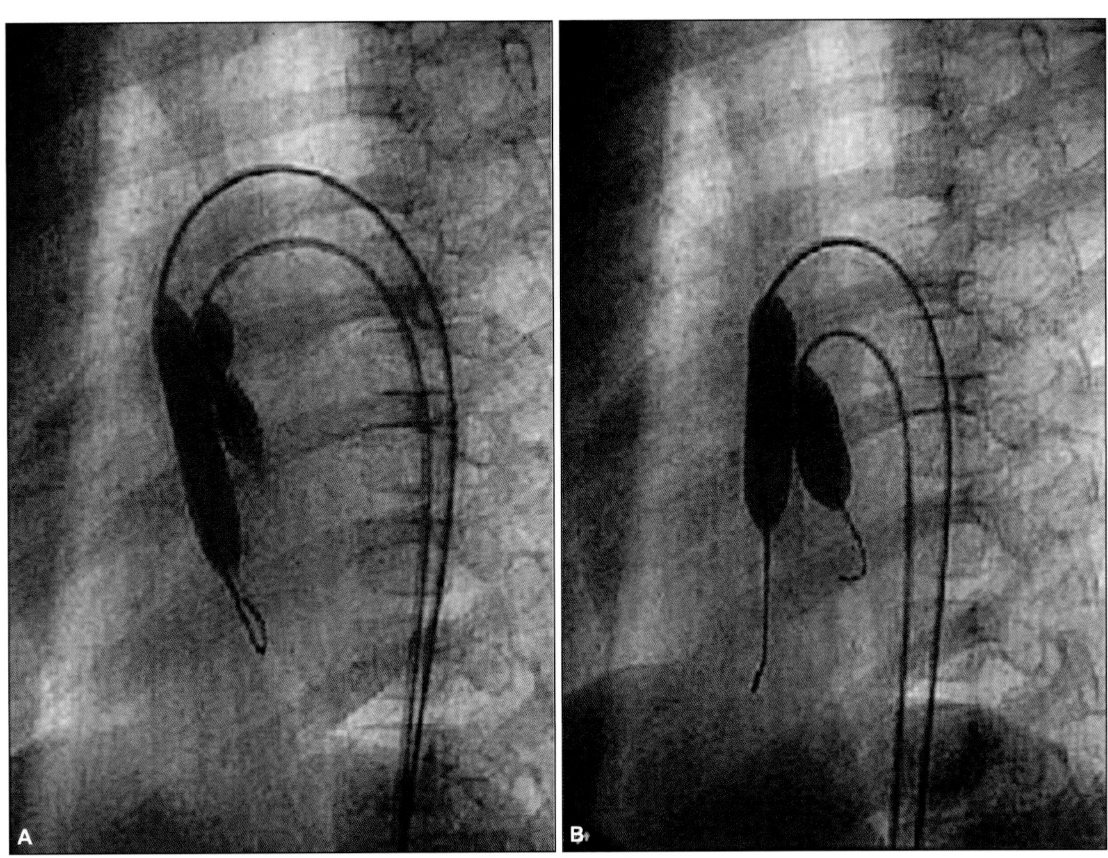

图 9-3-5 **主动脉瓣病变的介入治疗**
扩张的过程：该例患者使用双球囊的方法进行扩张

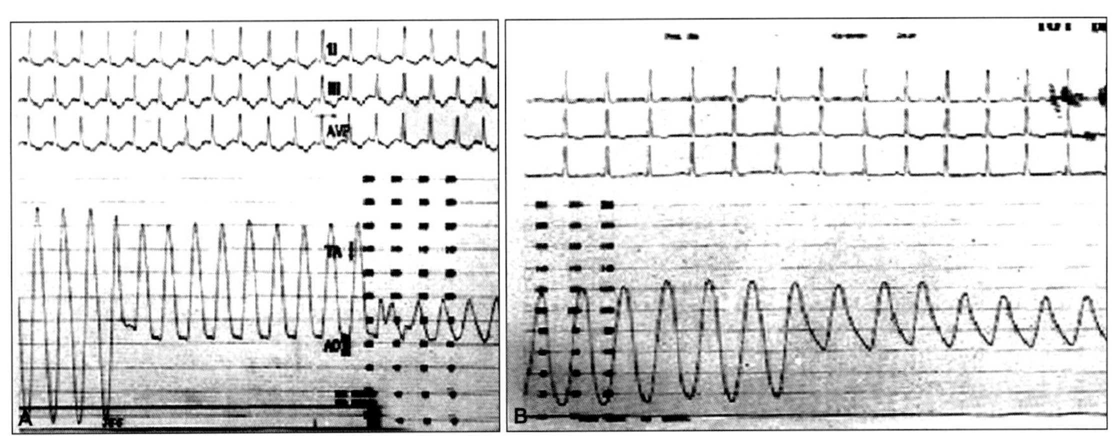

图 9-3-6 **扩张前后压力阶差的改变**
A. 扩张前；B. 扩张后。扩张后升主动脉至缩窄远端主动脉压力阶差明显减小，术后压差无血流动力学意义

和左心室造影，以评价主动脉瓣狭窄解除的程度及是否发生或加重主动脉瓣反流

- 术后跨主动脉瓣压差下降 50% 以上，主动脉瓣口面积增大 25% 以上为效果良好
- 一般杂音只会减轻而不会消失

【并发症及其处理】

- PBAV 术的病死率和致残率均较高，住院患者病死率在 3.5% ~ 13.5%，术后 24 小时内，20% ~ 25% 患者至少出现一次严重的并发症，这部分病人死亡率和致残率除与操作有关外，还与病变的严重程度和并发的其他疾病有关
- 心律失常：多因导管或导丝刺激心室壁有关，调整其位置或暂停操作即可避免其发生
- 主动脉瓣关闭不全：少数患者会于术后出现，需要外科手术者不到 2%。主动脉瓣反流的发生率与选择的球囊的大小密切相关，通常所选

球囊的直径小于主动脉瓣环的直径可以明显地减少主动脉瓣关闭不全的发生率
- 二尖瓣损伤：多发生于低龄患者，常因损伤二尖瓣健索引起，或逆行插管法，在导丝或球囊导管经过二尖瓣时损伤二尖瓣瓣叶所致
- 其他：血栓栓塞、心壁穿孔、局部部血栓形成等

附：经导管主动脉瓣置换术

- 严重主动脉瓣狭窄或关闭不全的老年患者，无外科手术适应证时，临床的其他治疗十分困难，经导管人工主动脉瓣置换术成为治疗的又一选择
- 2002 年，Alain Cribier 在进行大量实验的基础上，首次进行了第一例（57 岁的主动脉狭窄的患者）经导管人工主动脉瓣置换术
- 采用顺行法和逆行法两种途径
  - 顺行法：穿刺股静脉进行房间隔穿刺，将导丝送至左心房，经过二尖瓣、左心室流出道至升主动脉，再从股动脉内用圈套器拉出体外，建立股动静脉轨道
  - 逆行法：穿刺股动脉，将导引钢丝经腹主动脉、升主动脉至左心室。输送鞘沿上述两种途径至主动脉根部，或左心室，根据左心室造影标记的主动脉瓣环，将支架球囊送至该位置，扩张球囊固定支架后吸瘪球囊释放支架瓣膜
  - 顺行法与逆行法相比，在建立轨道、输送鞘管时易发生室性心动过速、心室颤动而发生心源性休克
- 手术使用的瓣膜为球囊扩张支架瓣膜，主要有两部分组成：
  - 镍钛合金支架
  - 生物瓣，主要选用猪肺动脉瓣或牛心包瓣缝合到镍钛合金支架上
- 经导管主动脉瓣人工瓣膜置换术技术难度大，成功率及死亡率高且并发症发生率高，主要应用于瓣膜病变严重又无外科主动脉瓣置换术的适应证的患者，临床上尚未推广应用，有待进一步观察中远期疗效

（郑 宏 孙 鑫 徐争鸣）

重点推荐文献

[1] 周爱卿, 蒋世良. 先天性心脏病经导管介入治疗指南. 中华儿科杂志, 2004, 42（3）: 234-239.

[2] 秦永文. 实用先天性心脏病介入治疗. 上海: 上海科学技术出版公司, 2005.

第 4 节 冠状动脉疾病的介入治疗

一、冠心病的介入治疗

（一）经皮腔内冠状动脉成形术

【概述】

- 经皮腔内冠状动脉成形术（percutaneous transluminal coronary angioplasty，PTCA） 是指经皮动脉穿刺法将带有球囊的导管沿主动脉逆行送入冠状动脉病变部位，利用加压充盈球囊的机械作用直接扩张血管，增大血管直径，改善心肌缺损，达到缓解症状和减少心肌梗死的发生率
- 1964 年由 Dotter 及其同事率先提出经皮腔内血管成形术并应用于下肢动脉，成功的扩张了 9 例股动脉阻塞的患者
- 1977 年，Gruentzig 等完成了世界上第一例经皮腔内冠状动脉成形术，开创了冠心病介入治疗的新纪元
- 1978 年国际球囊扩张协会成立。随着新技术的诞生，介入器械工艺的不断改进及相关经验的积累，PTCA 的成功率在不断提高，尤其是近 10 年来，PTCA 技术更是取得了突飞猛进的发展

【适应证和禁忌证】

- 适应证
  - 有明确的不同程度和不同类型的心绞痛患者或有客观证据的无临床症状的心肌缺血的患者，相关的冠状动脉狭窄大于 75%

- 心肌梗死患者，包括急性心梗早期的急诊 PTCA 和急性心梗后期的 PTCA
- 左心功能明显受损（LVEF<30%），肾功能轻度受损的患者
- 外科搭桥术后的 PTCA：在外科搭桥术后 30 天内心肌缺血的患者，搭桥术后 3 年内出现桥血管局限性病变或自身血管新出现病变引起心肌缺血的患者，搭桥术后 3 年以上静脉桥病变引起心肌缺血的患者
- 支架植入术后支架内再狭窄
- 有保护的左主干病变的球囊扩张
- 年龄无上限限定，高龄患者（年龄 >75 岁）应根据临床情况及其他指标进行综合分析，若得益大于风险，则为 PTCA 的良好适应证

- 禁忌证
  - 绝对禁忌证
    - 冠状动脉直径狭窄程度 <50%，且无临床症状
    - 严重的弥漫性病变
    - 未被保护的左主干病变，即左主干狭窄 >50%，而未搭桥至前降支或回旋支
    - 无外科搭桥手术指征
  - 相对禁忌证
    - 凝血机制障碍，包括出血性疾患或血液高凝状态
    - 狭窄程度小于 50%，同时伴有冠状动脉痉挛
    - 严重的多支病变，扩张任何一支冠状动脉时，若发生急性闭塞则可能导致心源性休克
    - 预计 PTCA 的成功率较低的患者，如完全性阻塞病变达 6 个月以上，或几乎完全阻塞性病变 >20mm
    - 急性心肌梗死时，冠状动脉造影证实有多支病变，非梗死相关血管支的 PTCA 也属于相对禁忌证，但目前的看法是该类病变应同时进行治疗

【介入治疗技术】

- 经皮腔内冠状动脉成形术可经股动脉途径或桡动脉途径进行。二者手术经过大致相同
- 术前准备
  - 心电图、X 线胸片、超声心动图检查及冠脉 MDCT 检查以初步判断病情，并完善术前常规进行的实验室检查，进而判断有无介入治疗的禁忌证
  - 与患者及家属沟通，使患者能密切的配合整个的手术过程，必要时要进行碘过敏实验
  - 术前 3 天至 5 内要口服阿司匹林 100 ~ 300mg，每日 1 次；氯吡格雷 75mg，每日 1 次。有研究表明 600mg 负荷量的氯吡格雷 600mg 可能效果更好
- 术中操作
  - 消毒、铺巾：根据不同的穿刺途径进行相应部位消毒，股动脉途径消毒上至脐部，下至膝盖，桡动脉途径上至肘关节，下至指尖，包括指缝，然后铺巾
  - 穿刺动脉：目前多采用 Seldinger 法进行动脉穿刺，穿刺成功后留置动脉鞘管，股动脉一般植入 5F-7F 的鞘管，而桡动脉多植入 5F 或 6F 的鞘管
  - 肝素化：自鞘管内注入肝素 6000U ~ 10000U/kg 或 100U/kg 的剂量，以后每小时追加 1000U ~ 2000U。必要时可以适当的调整肝素的用量
  - 冠状动脉造影：选用冠脉造影导管先行选择性冠状动脉造影检查，如冠脉狭窄性病变适合 PTCA，造影结束后将交换导管置于要进行 PTCA 的冠状动脉口，选择最佳的透照体位以显示病变部位、范围、程度、判定病变远近端血管的充盈情况以及侧支循环的情况
  - 送入导引钢丝：沿导引导管送入 PTCA 的指引导丝至病变的远端，如球囊为快速交换系统，可单独先植入导丝达病变远端，如为 over-the-wire 系统，则事先将导丝插入球囊导管内，球囊导管距导丝头端 1cm 处，然后固定球囊导管，将指引导丝送至病变的远端。推送导丝时要轻柔，缓慢的推进，以防损伤血管壁
  - 定位球囊导管
    - 指引导丝到达病变远端时，沿指引钢丝送入球囊导管到达病变部位，通过注入少量的造影剂或球囊上的标记来调整球囊的位置，使其正好位于病变的中央位置
    - 狭窄严重或病变不规则导致球囊到位困难时，可以在冠状动脉内注入少量的硝

酸甘油以扩张冠脉而利于球囊到位，或换用较小的球囊进行预扩张

- 扩张球囊
  - 球囊准确定位后应立即充盈球囊，球囊加压应采取递增的方式进行，先用低压扩张以观察球囊的膨胀情况，并进一步通过球囊的受压切迹即“腰征”进一步确定球囊位于病变处，然后进行加压扩张直至球囊的腰征消失或球囊完全膨胀
  - 扩张压力应低于球囊的爆破压，第一次扩张压力不宜太大，时间亦不要太长
  - 球囊减压过程中最好采取逐渐递减的方式，待压力降到2个大气压时再用负压吸瘪球囊
  - 扩张成功后可以进行造影以观察疗效

【疗效评价】

- 术后疗效的评价多以造影结果进行评判
  - 术后狭窄程度较术前减少≥20%，术后残余狭窄＜50%且无严重并发症则认为PTCA成功
  - 若导丝或球囊导管不能通过病变部位，或扩张后未达到上述标准，或出现依靠药物和介入治疗不能矫治的并发症如急性血管闭塞和内膜撕裂等，均认为PTCA失败
- 术后随访可采用超声、心电图及MDCT进行，再次出现临床症状且MDCT提示冠脉病变加重时才需要进行冠状动脉造影

【并发症及其处理】

- 冠状动脉痉挛
  - 可发生于选择性冠状动脉造影时，或发生于PTCA时，痉挛多发生于狭窄病变部位，非钙化病变、偏心病变及年轻人发生痉挛的机会较大，痉挛严重时可使冠状动脉急性闭塞
  - 痉挛往往是操作过程中导引导管、指引导丝、球囊导管对血管壁的机械刺激而引起
  - 冠状动脉痉挛以右冠发生较多
  - 处理措施
    - 硝酸甘油，一般在冠状动脉内应用硝酸甘油0.1～0.3mg即可迅速有效的缓解痉挛
    - 钙离子拮抗剂，硝酸甘油效果不好时应用
    - 撤出球囊导管而保留指引导丝，病变远端发生痉挛者可以部分或全部撤出导丝
    - 球囊扩张：采取以上措施仍不能缓解痉时，可以采取低压力，长时间扩张球囊，多可缓解痉挛
- 冠状动脉夹层
  - 血管扩张部位出现充盈缺损，管腔内出现内膜片或造影剂滞留等现象
  - 轻度的冠状动脉夹层可以看作是PTCA的机制，不需特别的处理
  - 严重的夹层，尤其是内膜撕裂导致管径狭窄＞50%，或形成假腔，或病变远端血流充盈延迟
  - 严重的夹层首先考虑冠状动脉内支架植入术，如病变部位不适合植入支架，应用球囊导管低压力、长时间的充盈球囊，以黏合撕裂的内膜，其次应加强抗凝和血小板药物的应用
- 冠状动脉穿孔
  - 冠状动脉穿孔是指造影剂经撕裂的内膜出流到血管外，发生率较低，主要是因为指引导丝或球囊导管在前进过程中及球囊扩张或球囊破裂所引起
  - 穿孔后可以出现心包积液，心包积液多在透视下即可发现，超声心动图多可做出明确的诊断
  - 可采用球囊低压长时间充盈以封闭穿孔，或采用覆膜支架来闭合穿孔，必要时进行急诊外科手术治疗
- 其他：病变血管闭塞、分支的闭塞或严重狭窄、心律失常等

重点推荐文献

[1] 卢才义. 临床心血管病介入操作技术. 北京: 科学出版社, 2009.

[2] 中华医学会心血管病分会，中华心血管病杂志编辑委员会. 经皮冠状动脉介入治疗指南. 中国循环杂志，2003, 18(2): 89-100.

（二）经皮腔内冠状动脉支架植入术

【概述】

- 随着PTCA适应证的不断扩展及在临床应用的迅速发展，其高急性闭塞率及高的远期再狭窄率成为制约冠心病介入治疗的重要因素，经皮腔内冠状动脉支架植入术应运而生
- 1986年，冠状动脉支架首次应用于人体，开启了冠状动脉支架介入治疗的新时代
- 1994年，Palmaz-Schatz裸金属支架首先通过美国FDA认证并在临床上推广
- 1994至2000年，各种支架不断问世，使冠状动脉介入由单纯球囊成形进入金属裸支架时代，尽管人们在支架的支撑力、短缩性、柔韧性、顺应性等方面作了不少改进，裸金属支架仍然存在较高的再狭窄率，并成为制约冠状动脉支架植入术发展的最大影响因素
- 2001年9月，欧洲心脏病会议上公布了第一个药物洗脱支架的临床研究结果
- 2003年美国FDA批准使用由强生公司生产的第1个药物洗脱支架——Cypher支架，从此冠脉介入迎来了药物支架的时代，进一步拓宽了支架植入术的适应证，改变了冠心病治疗的现状

【基础知识】

- 用于冠状动脉狭窄介入治疗的支架按支架自身的材料分为
  - 裸支架：大多采用不锈钢材料制成，由不锈钢丝编制或用激光雕刻而成。但裸金属支架再狭窄率较高
  - 药物支架：其心脏不良事件及再狭窄率明显低于裸金属支架，主要包括：
    - 金属支架表面包被磷酸胆碱、肝素、地塞米松及碳化合物的药物涂层
    - 支架表面高分子聚合物携载具有抗增殖作用的药物
- 支架按照在病变部位的释放方式分为：
  - 自膨胀支架
  - 球囊扩张支架
- 支架常规参数
  - 直径，包括装载在球囊上的直径和球囊扩张、支架伸展后的内径，前者反应支架的通过病变的能力，后者要与病变前后的冠状动脉直径相匹配
  - 长度，支架的长度应根据病变的长度进行选择，应注意到支架扩张后都有一定程度的缩短率
  - 可视性，指支架两端的X线标记及支架本身在X线透视下的可视性，其有利于支架的准确定位
  - 其他参数：支架的支撑力、支架的扩张压、支架的顺应性及支架对血管分支的保护能力

【适应证和禁忌证】

- 确定冠状动脉支架置入术的适应证和禁忌证实际上是在平衡手术的收益和风险，如果经过综合评价收益大于风险则是相对适应证，反之则为相对禁忌证
- 对患者病情进行综合评价时需要考虑的因素有：
  - 患者的全身情况是否能耐受该手术过程
  - 病变引起心肌缺血的程度
  - 介入操作成功的可能性
  - 术者及导管室人员处理并发症的能力
  - 远期疗效的预估和患者承担的费用
- 目前临床多根据患者的临床症状、心肌缺血的客观证据、左心室的功能、及介入手术的成功性等方面考虑适应证的选择，常选择的病例条件如下：
  - 术前存在PTCA术后的再狭窄高危因素，如高龄、糖尿病、高血压、高胆固醇血症等，或者是PTCA术后的明显弹性回缩或残余狭窄>30%
  - 急性血管闭塞或接近闭塞的病变、严重的左主干病变或冠状动脉开口部位的狭窄，存在外科手术禁忌证或血流动力学不稳定的情况下需要行冠状动脉造影同时急诊介入治疗
  - 药物治疗无效、不适合再次外科手术治疗的大隐静脉桥的局限性狭窄或多处狭窄
  - 直径较大血管的再狭窄，尤其是PTCA术后或旋切术后的再狭窄
  - 病变的解剖特点适合支架植入术且左心功能较好的多支冠状动脉病变
  - 术者认为需要植入支架的其他病变

【介入治疗技术】

- 术前准备：支架植入术前的准备工作与PTCA

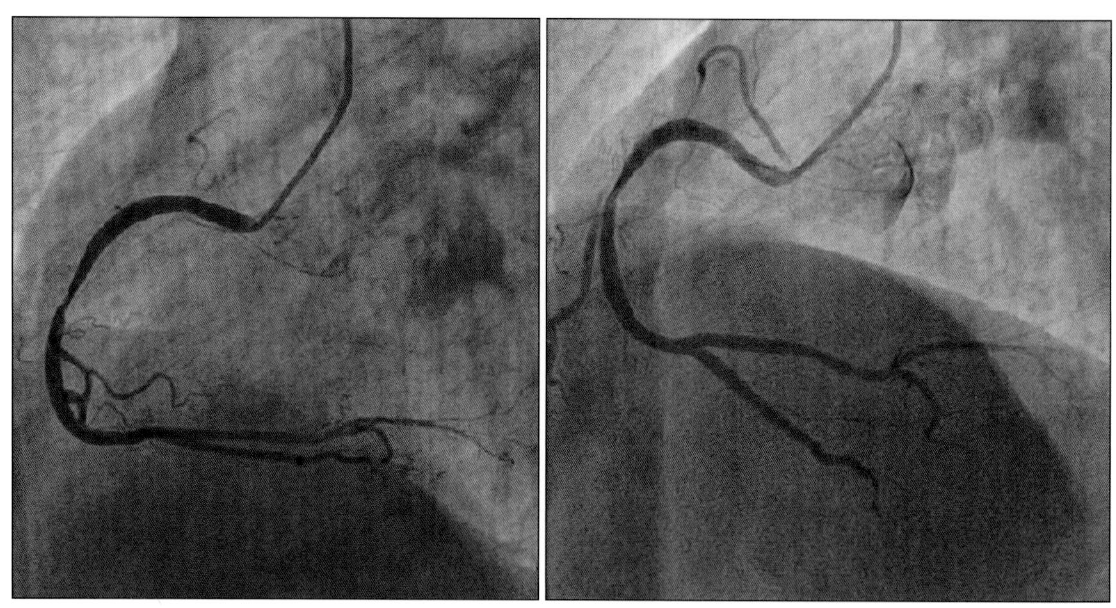

图 9-4-1 **右冠状动脉造影**
显示右冠状动脉中段狭窄 75% 狭窄

的术前准备相同

- 支架植入术
  - 消毒穿刺部位，铺巾，然后植入动脉鞘管，先行选择性冠状动脉造影，进一步明确冠状动脉病变情况
  - 采取与 PTCA 相同的方法将指引导丝放入冠状动脉病变血管的远端并固定导丝，病变狭窄严重或钙化较明显者，先用 PTCA

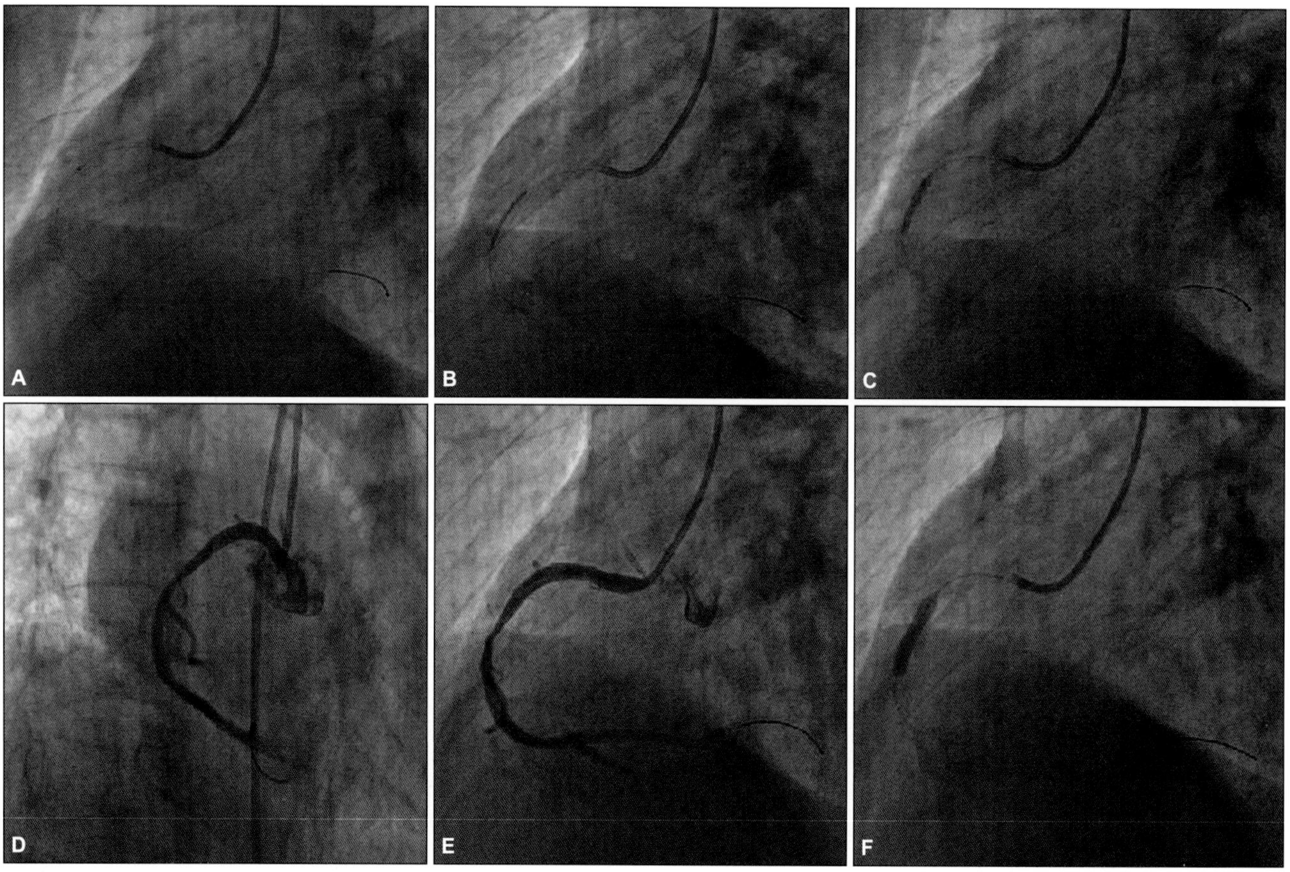

图 9-4-2 **右冠状动脉 PTCA 过程**
沿导丝送入球囊进行预扩张，然后导入球囊扩张支架

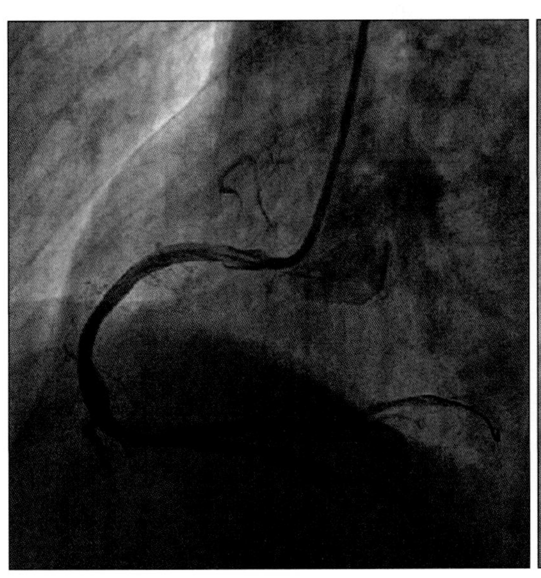
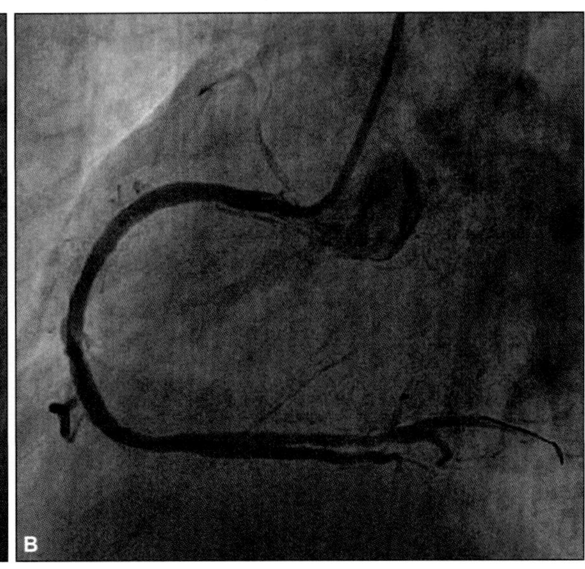

图 9-4-3 **支架术后复查右冠状动脉造影**
显示右冠状动脉中段狭窄消失，管腔粗细较均匀

球囊沿引导导丝送入对病变进行预扩张以便后续支架通过

- 预扩张完毕，保留导丝撤出 PTCA 球囊导管，术者松开连接引导导管的 Y 形接口的活瓣，再将负载支架的球囊导管沿导丝经引导导管轻柔地推送至冠脉病变处，透视下观察球囊上支架两端的标记，粗略判断支架的位置，预计支架到达病变部位时，可以推注少量造影剂以协助球囊支架的精确定位
- 支架位置定好后，推送旋转压力注射器在透视下充盈球囊以扩张支架，直到球囊的腰征消失（有的继续扩张至 12 ~ 18 个大气压），然后迅速负压抽吸球囊
- 回撤球囊后行冠状动脉造影，观察支架的扩张情况及支架近、远端冠状动脉管壁的情况。
- 确认冠状动脉内支架的扩张情况良好，患者病情稳定后，撤出所有装置，压迫止血

【疗效评价】

- 冠状动脉支架植入术的疗效评价多在支架扩张置入到位后，回撤球囊导管至引导导管内或体外，通过引导导管注射造影剂行冠状动脉造影进行评价
- 支架植入术理想的效果是支架贴壁良好、无残余狭窄、支架两端无夹层和支架内无血栓形成、冠状动脉前向血流为 TIMI3 级等

【并发症及其处理】

- 血管穿刺部位的并发症
  - 包括穿刺部位的出血或血肿形成、动静脉瘘及假性动脉瘤等，多与操作者的技术有关
  - 术者应经过严格的专业培训，操作时应严格按照规范进行
  - 术后适当的延长拔管时间（至体内肝素基本代谢完毕），选择正确止血压迫点并行加压包扎
- 冠状动脉部位的并发症
  - 包括冠状动脉内膜撕裂、急性冠状动脉闭塞、支架内血栓形成或闭塞、冠状动脉穿孔、支架扩张不完全及脱载等
  - 此类并发症，应注重预防，需要选择合适的支架及球囊，扩张的压力要严格掌握，术中及术后进行充分的抗凝治疗
  - 发生内膜撕裂或穿孔时可行球囊长时间、低压力扩张或应用带膜支架以封闭之，必要时行急诊外科手术治疗
- 与操作相关的并发症
  - 包括心率失常、血管迷走反射、非穿刺部位的出血、导管相关感染、血管痉挛等
  - 此类并发症相对较为少见，一般对症处理即可

重点推荐文献

[1] 卢才义. 临床心血管病介入操作技术. 北京: 科学出版社, 2009.
[2] 中华医学会心血管病分会，中华心血管病杂志编辑委员会. 经皮冠状动脉介入治疗指南. 中国循环杂志, 2003, 18(2): 89-100.

二、冠状动脉畸形的介入治疗

【概述】

- 冠状动脉畸形主要包括：
  - 冠状动脉起源异常（如冠状动脉起源于肺动脉，左冠状动脉起源于右冠或右窦，右冠状动脉起源于左冠或左窦）
  - 单支冠状动脉
  - 冠状动脉瘘
- 左冠状动脉起源于右冠或右窦，右冠状动脉起源于左冠或左窦及单支冠状动脉畸形，如无特殊情况一般不需要治疗
- 冠状动脉起源于肺动脉目前仍靠外科手术
- 冠状动脉瘘（coronary artery fistulas，CAF）传统上也属外科手术范畴
- 近年来随着介入技术的发展及介入器材的改进，冠状动脉瘘封堵术正逐渐取代外科手术，自从 1983 年 Reidy 首次报道经皮导管闭合冠状动脉瘘以来，历经 20 多年的发展，介入治疗 CAF 开始被广泛的接受，并被认为是一种创伤小且安全有效的治疗方法

【基础知识】

- 冠状动脉瘘的分型方法较多，其中对手术有指导意义的是根据心血管造影分型，将 CAF 分为 A、B 两型
  - A 型：瘘口位于冠脉近端，起源扩张，远端的冠脉正常
  - B 型：瘘口位于冠状动脉的远端，整个冠脉都有扩张。此型患者手术多需在体外循环下进行

【适应证和禁忌证】

- 适应证
  - 有明显的外科手术适应证却不合并其他需要手术治疗的先天性 CAF
  - 外伤性或冠脉介入治疗所导致的获得性 CAF
  - 较易安全到达且能清晰显影的瘘管
  - 冠状动脉瘘口狭窄、瘘道瘤样扩张的 CAF
  - 多发的冠状动脉瘘开口要根据具体情况来定，一般单发 CAF 进行介入治疗效果较好，但少数情况下，多发的冠状动脉瘘由一支或多支形成与心腔相连的多发微小血管网，

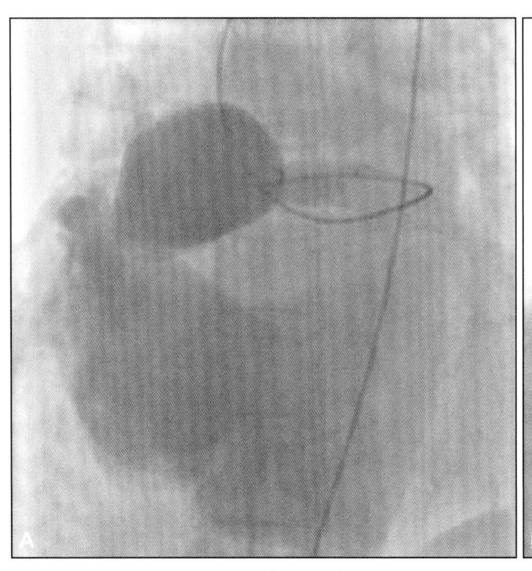

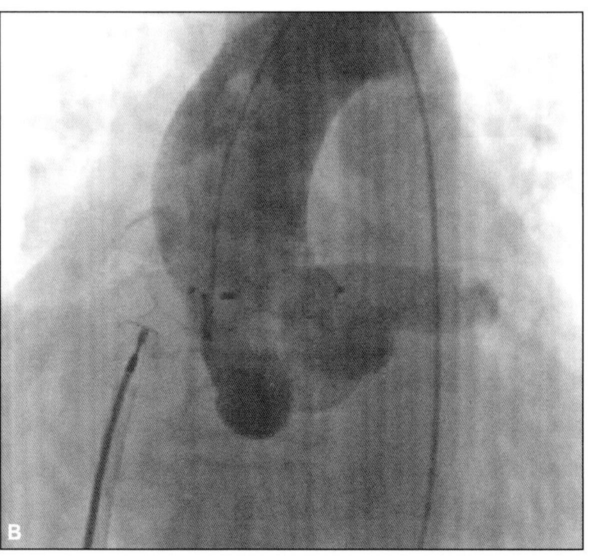

图 9-4-4　**冠状动脉畸形的介入治疗**
A. 冠状动脉造影示左回旋支粗大，远段合并冠状动脉瘤形成，瘤体远端则与右心房相通；B. 第一枚封堵器释放于冠状动脉瘤的近端入口处，输送鞘顶端退于瘤体内，沿鞘管送入第二枚封堵器堵闭冠状动脉瘤远端瘘口，重复造影示分流完全消失

可以应用覆膜支架进行封堵

- 禁忌证
  - 受累的冠状动脉血管极度弯曲，无法建立轨道或导管无法进入到 CAF 的靶位点
  - 右心导管提示右向左分流，重度肺动脉高压
  - 封堵之前 1 个月内或手术时有严重感染
  - 穿刺部位有感染或血管阻塞病变

【介入治疗技术】

- 冠状动脉瘘的介入治疗过程较为复杂，尤其是瘘口较大、冠脉扩张明显者需要建立动静脉轨道，考虑到血管损伤与止血问题，一般经静脉途径送入封堵器
- 术前准备
  - 完善各种术前检查，包括心电图、X 线平片、超声心动图及各项实验室检查
  - 术前与患者及家属进行沟通，签署知情同意书，取得病人及家属的配合
- 介入操作
  - 消毒、铺巾，一般采取穿刺股动静脉的途径进行治疗，故应进行下肢的消毒，消毒范围以右侧腹股沟穿刺部位为中心，上至脐周，下至膝盖
  - 穿刺右侧股动、静脉，分别放置相应的鞘管，分别进行常规的左、右心导管检查，经动脉途径逆行插入冠状动脉造影导管或猪尾导管行冠状动脉造影检查，以评价冠状动脉瘘的位置、大小及邻近冠状动脉分支等相关的情况，必要时行左心室造影以评价心功能
  - 通过造影导管将 260cm 的加长导丝经冠状动脉瘘送入相应的心腔，经静脉途径送入抓捕器将导丝从静脉端拉出体外，建立股动脉—升主动脉—冠状动脉瘘—相应心腔—股静脉的轨道
  - 沿建立的动静脉轨道送入合适的输送系统并将选定的封堵器沿输送鞘管送至冠状动脉瘘口附近进行封堵治疗
  - 封堵成功后再行冠状动脉造影以观察封堵效果和邻近冠状动脉的情况
  - 确认封堵成功后，拔出鞘管，局部压迫止血，术后给予阿司匹林抗凝

【疗效评价】

- 术后造影未见残余分流存在且不影响远端冠状动脉的血流灌注，并且不临近分支的闭塞即为优秀
- 若有少量残余分流一般于术后随访时多可消失

【并发症及其处理】

- 介入治疗的并发症
  - 封堵器脱落
  - 栓塞
  - 溶血
  - 心肌缺血
  - 心肌梗死
  - 心律失常
- 并发症多是由于封堵器选择过小、操作不规范或适应证选择不当造成的，严格把握适应证、合理选择病人及提高术者技术水平均有助于减少并发症的发生

（郑 宏）

重点推荐文献

[1] 郭宏伟, 张供. 冠状动脉瘘的诊治及新进展. 医学综述, 2006, 12(10): 630-632.

[2] 余志庆, 周爱卿, 高伟, 等. 经导管介入治疗冠状动脉瘘. 中华心血管病杂志, 2002, 30(10): 616-617.

[3] 朱鲜阳, 秀敏, 玉威, 等. 经心导管法封堵冠状动脉瘘的临床分析. 中华心血管病杂志, 2003, 3l(6): 424-426.

[4] 刘高利, 王安彪, 李德才, 等. 先天性冠状动脉瘘的临床解剖及外科治疗. 中国临床解剖学杂志, 2006, 24(6): 703-704.

[5] 陈开, 黄进. 先天性冠状动脉瘘的介入治疗. 心血管病学进展, 2006, 27(3): 334-336.

第 5 节 主动脉病变的介入治疗

一、主动脉夹层

【概述】

- 主动脉夹层是由于主动脉内膜破损，血流经过裂口进入中膜，中膜撕裂使动脉形成真假 2 个腔，严重的可形成夹层动脉瘤，是一种起病急骤、预后不良的主动脉疾病
- 最常见的主动脉灾难性疾病，男性多见
- 根据解剖的不同，夹层有两种分类方法：
  - Debakey 分型
    - Ⅰ型：主动脉夹层起始于升主动脉，累及腹主动脉
    - Ⅱ型：主动脉夹层仅累及升主动脉（多为马方综合征）
    - Ⅲ型：主动脉夹层起始于胸降主动脉
  - Stanford 分型
    - A 型：累及升主动脉的
    - B 型：夹层起源于胸降主动脉且未累及升主动脉者
- 根据病程，发病在 2 周内为急性，2 周以上为慢性，2 周时，未治疗的主动脉夹层患者死亡曲线趋于平缓

【适应证和禁忌证】

- 适应证
  - Stanford B 型夹层
  - 有下肢或内脏缺血的症状
  - 胸痛症状，动脉瘤有可能破裂
  - 夹层动脉瘤腔有明显的扩大
- 禁忌证

近年来，移植物的研究开发，尤其是混合手术（Hybride）的日臻成熟，使主动脉腔内隔绝术适用范围不断加大，下列禁忌证已成为相对禁忌证

  - Stanford A 型夹层
  - 髂动脉严重迂曲，双侧股动脉均夹层受累
  - 肝、肾功能衰竭

【介入治疗技术】

- 主动脉支架行血管腔内修复技术主要用于重建被压迫的真腔，保证主动脉主要分支血供，增加主动脉远端血流
- 夹层第一裂口应当封堵，引导血流进入真腔，减小假腔压力，促使假腔内形成血栓
- 跨腹腔干、肠系膜上动脉和肾动脉放置支架会导致主要脏器衰竭
- 介入操作
  - 全身麻醉
  - 经左侧肱动脉插管，以 4F 猪尾导管行全主动脉造影，以进一步明确破口的位置、腹腔及下肢动脉分支的位置（位于真腔或假腔）及血流情况
  - 保留动脉导管于升主动脉内，以标记左锁骨下动脉开口
  - 暴露股动脉，采用 Seldinger 技术，尽量选择未受夹层累及的一侧股动脉入路
  - 在透视下将超滑导丝沿真腔置于升主动脉内，导入猪尾导管，更换 0.035 in 超硬导丝，退出导管，保留导丝
  - 沿加硬导丝小心导入支架至主动脉弓部
  - 透视下，以 4F 猪尾导管为标记，将未释放的支架准确定位后释放支架，避免其移位
  - 以 4F 猪尾巴导管复查主动脉造影观察通畅情况
  - 如果支架膨胀不良或胸主动脉近端裂口封堵不完全情况下，可使用球囊行短暂扩张，使支架接口和主动脉壁贴附更紧密

【疗效评价】

- 技术成功标准
  - 血管内支架膨胀良好，无移位
  - 支架内血流通畅
  - 无内漏（Ⅳ型内漏除外）
- 临床疗效评价
  - 治愈：夹层内膜破口被封闭，假腔无血流并血栓形成
  - 有效：假腔大部分形成血栓，但仍有少量血流，夹层范围无扩大。真腔内血流通畅，各分支血供基本正常
  - 无效：假腔血流增加，管径增大，真腔管径变小。夹层范围扩大，分支动脉缺血症状加重等

【并发症及其处理】

- 围手术期并发症
  - 血管入路并发症：包括动脉夹层及髂动脉破裂，可用支架或覆膜支架治疗

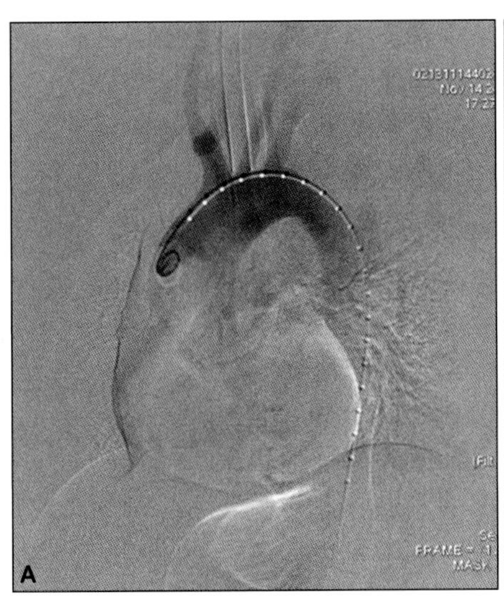

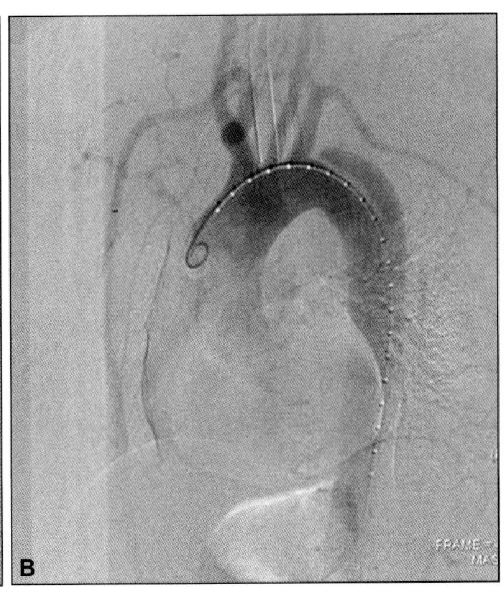

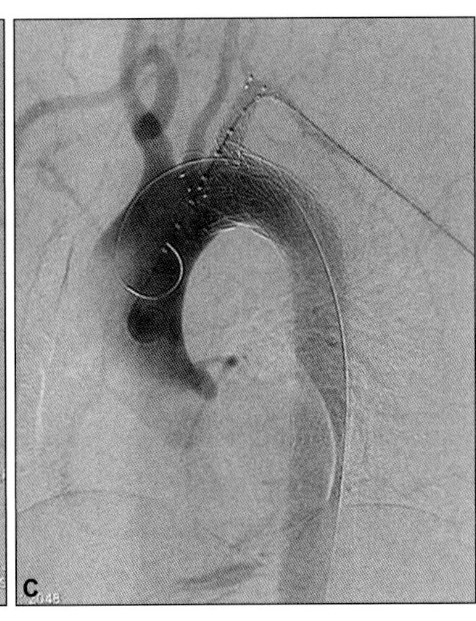

图 9-5-1 **主动脉病变的介入治疗**
男性，46 岁。胸背痛 1 天，加重 5 小时。CTA 示胸主动脉夹层动脉瘤，Stanford B 型。A，B 胸主动脉 DSA 示降主动脉夹层，破裂口位于左锁骨动脉开口约 1cm，胸主动脉真腔受压狭窄；C 主动脉腔内隔绝术后，破裂口封闭，假腔未显影，真腔扩大。因破裂口距离左锁骨下动脉较近，为防止内漏形成，覆膜支架覆盖左锁骨下动脉开口，并于左锁骨下动脉内植入支架，保持动脉通畅（烟囱技术，chimney）

- 移植物移位：多见于高血压患者，在释放支架前，应将血压高压控制在 90mmHg 左右
- 神经并发症：截瘫、卒中，较少见，但是后果严重。脑脊液引流可能有效
- 胸腔积液：病因不清，常可自行缓解
- 主动脉破裂：当支架置入主动脉真腔后，如假腔压力升高，可发生主动脉破裂出血，应立即实施外科急诊手术抢救生命

- 迟发合并症
  - 主动脉真腔再度狭窄或血栓形成：可以再行支架成形术治疗
  - 支架断裂：少见，可再行支架置入
  - 内漏：动脉腔内支架移植物置入后，动脉瘤腔及邻近血管腔内出现持续性血流称为内漏，内漏一般分为 5 型（详见腹主动脉瘤部分）。Ⅰ型、Ⅲ型和Ⅴ型内漏需处理

重点推荐文献

[1] Dake MD, Kato N, Mitchell RS, et al. Endovascular stent-graft placement for the treatment of acute aortic dissection. N Engl J Med 1999; 340: 1546-1552.

[2] Cambria RP, Brewster DC, Gertler J, et al. Vascular complications associated with spontaneous aortic dissection. J Vasc Surg 1988; 7: 197-209.

[3] Dake MD. Endovascular stent-graft management of thoracic aortic disease. Eur J Radiol, 2001; 39: 42-49.

[4] Nienaber CA, Ince H, Petzsch M, et al. Endovascular treatment of thoracic aortic dissection and its variants. Acta Chir Belg 2002;102:292-298.

[5] Desanctic RW, Doroghazi. Aortic Dissection. N Engl J Med, 1987; 317: 1060-1067.

二、腹主动脉瘤

【概述】

- 腹主动脉瘤是指各种原因引起的腹主动脉壁薄弱，主动脉壁局部或普遍扩张，主动脉直径大于正常直径 50% 以上的病理改变
- 多见于老年男性，65 岁以上患者多见
- 多数动脉瘤呈进行性生长，部分动脉瘤可表现为数年无变化而后快速增大
- 动脉瘤增长越大，破裂可能性越大。当直径 >5cm 时，破裂的可能性高达 25% ~ 40%

【适应证和禁忌证】

- 适应证
  - 适合肾动脉平面以下的腹主动脉瘤，其瘤体直径 >5.5cm 或瘤体直径 <5cm，但动脉瘤有破裂趋势者
  - 无碘造影剂过敏
- 禁忌证
  - 近端瘤颈短，<1.5cm
  - 近端瘤颈呈圆锥形
  - 近端瘤颈成角 >120°
  - 肠系膜下动脉优势
  - 严重的髂动脉闭塞性病变
  - 髂血管迂曲

【介入治疗技术】

- 介入治疗是利用带膜支架移植物封闭动脉瘤，使循环血液不能进入瘤腔，从而达到旷置动脉瘤的目的
- 介入操作
  - 全麻或腰麻后，经皮股动脉穿刺，置放 5F 导鞘管，引入 0.035 in 超滑导丝，并置换猪尾导管行腹主动脉造影
  - 确定瘤体大小、直径及两端瘤颈长度及髂动脉情况，选择合适的腔内支架装置
  - 引入 260cm 长的 0.035 in 超硬导丝，位于胸主动脉下部，沿导丝引入支架移植物主体，释放主体；由对侧股动脉插管将导丝引入移植物主体短臂内，沿导丝置入移植物对侧臂，并与主体紧密结合
  - 以专用球囊导管扩张主体锚定区及主体与侧臂结合区，使之更密切接合，减少内漏的发生
  - 多数支架需要至少 1.5cm 长的近端瘤颈以保证其固定和封堵效果，一些支架移植物需要在肾动脉以上进行锚定
  - 操作完成后，用猪尾导管在支架近端稍上方做主动脉造影，以确定动脉瘤的完全隔绝，无血流进入瘤腔内，注意支架装置近端和远端连接处有无内漏

【疗效评价】

- 技术成功标准
  - 血管内支架膨胀良好，无移位
  - 术后造影无内漏表现
  - 支架内血流通畅，无下肢缺血
- 临床疗效评价
  - 治愈：动脉瘤被完全隔绝于血液循环之外，无内支架周围漏存在，瘤体最大横径缩小，患者无需再行开放手术
  - 无效：血液仍持续进入支架型血管外的动脉瘤瘤腔内，形成内漏

【并发症】

- 最主要的并发症是内漏，即血液仍持续进入支架型血管外的动脉瘤瘤腔内，会增加动脉瘤瘤腔直径，并增加动脉瘤破裂的风险，内漏分为五型
  - Ⅰ型内漏为锚定区漏，发生在移植物锚定不好时，近远端均可出现
  - Ⅱ型内漏为分支血管漏，主要是肠系膜下动脉及腰动脉等分支血管持续反流，血液逆行进入瘤腔
  - Ⅲ型为移植物缺陷，由于移植物本身的缺陷或撕裂，血液从移植物内部进入动脉瘤形成
  - Ⅳ型为移植物覆膜织物孔眼渗透引起，多在早期出现，随着纤维织物膜孔眼被血栓封堵而逐渐消失
  - Ⅴ型为瘤内张力（endotension），无明显内漏，但瘤腔不断扩大，可能与血栓传递压力有关
- Ⅰ型和Ⅲ型内漏需尽快处理，Ⅳ型内漏通常会自行消失，Ⅱ型内漏的处理争议较大，有部分Ⅱ型内漏可自行血栓栓塞，少数内漏会导致瘤腔扩大，Ⅴ型内漏应密切观察，若瘤腔持续扩大 >5cm 时，必须进行临床干预

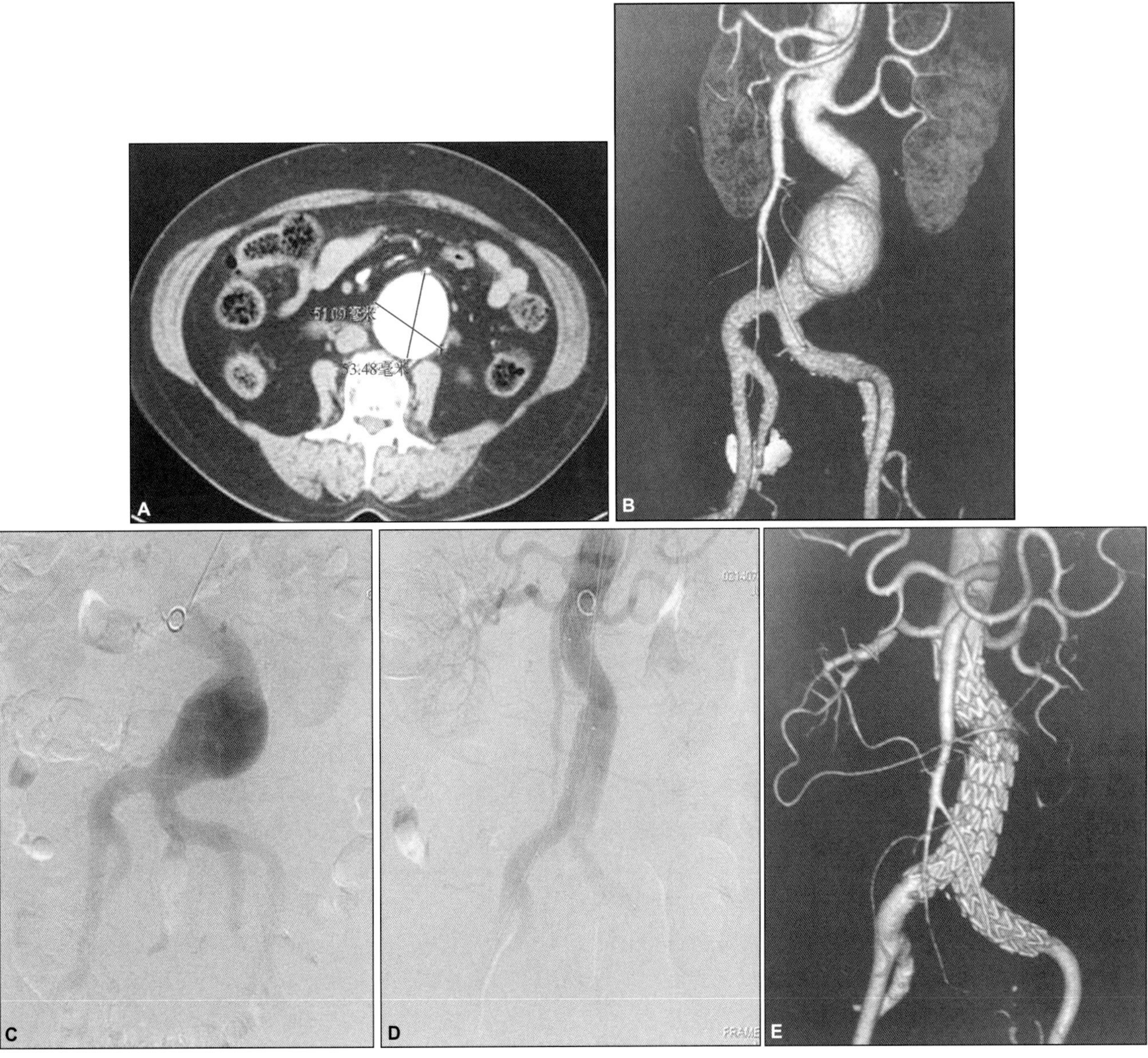

图 9-5-2 **腹主动脉瘤的介入治疗**
男性，67 岁。腹部不适 3 年。体检发现下腹部搏动性包块。CTA 及腹主动脉 DSA 示：A ~ C. 腹主动脉瘤，直径大于 5cm；D. 腹主动脉瘤腔内隔绝术后，动脉瘤未显影；E. 术后 12 个月 CTA 复查，腹主动脉瘤消失，无内漏

重点推荐文献

[1] Matsumura JS, Brewster DC, Makarroun MS, et al. A multicenter controlled clinical trial of open versus endovascular treatment of abdominal aortic aneurysm. J Vasc Surg, 2003, 37: 262-271.
[2] Blum U, Uoshage G, Lammer J, et al. Endoluminal stent-grafts for infrarenal abdominal aortic aneurysms. N Engl J Med, 1997, 336: 13-20.
[3] Mathison MN, Becker GJ, Katzen BT, et al. Implications of problematic access in transluminal endografting of abdominal aortic aneurysms. J Vasc Interv Radiol, 2003, 14: 33-39.
[4] Ohki T, Veith FJ. Patient selection for endovascular repair of abdominal aortic aneurysms: Changing the threshold for intervention. Semin Vasc Surg, 1999, 12: 226-234.
[5] Micheals J. The future of endovascular aneurysm repair. Eur J Vasc Endovasc Surg, 2005, 30: 115-118.

第 6 节　腔静脉和门静脉高压的介入治疗

一、上腔静脉综合征

【概述】

- 上腔静脉受压或阻塞，上腔静脉回流受阻引起的上肢或面部水肿、呼吸困难、头痛和胸痛等症状组成的临床综合征即为上腔静脉综合征（superior vena cava syndrome，SVCS）
- 最常见的病因是恶性肿瘤，其中最主要的是肺癌和淋巴瘤，分别占 80% 和 10%；良性病变约占 20%，主要包括中心静脉置管和起搏器植入、炎症、纵隔纤维化和良性肿瘤
- 在缓慢的受阻过程中，可发生乳房内侧、脊柱、奇静脉、胸廓的侧支循环形成，表现出特征性胸壁浅静脉怒张
- DSA 是诊断 SVCS 的“金标准”，可以动态观察上腔静脉阻塞和侧支循环的情况，明确狭窄及梗阻的部位、程度、范围

【适应证与禁忌证】

- 适应证
  - 由肺癌、纵隔肿瘤等的侵犯或压迫所致的 SVCS
  - 由纵隔炎症或腔内病变等原因引起的良性 SVCS
- 相对禁忌证（无绝对禁忌证）
  - 心、肝、肺、肾功能明显不全者
  - 局部肿瘤破溃

【介入治疗技术】

- 支架植入术可采用经股静脉入路、或经颈静脉、锁骨下静脉、上肢静脉入路
- 从右侧颈内静脉或上肢静脉入路的优势在于容易操控，上肢静脉入路可选择肱静脉或贵要静脉，大多数病人比较容易接受上肢静脉入路
- 务必使导丝完全通过病变，尤其严重狭窄的病例
- 在支架释放过程中，务必保证导丝通过右心房进入到下腔静脉内，可有效防止支架移位到右心房、右心室或肺动脉内
- SVC 支架植入术前和期间可进行溶栓治疗，一般认为在血管内治疗前进行溶栓是必要的，由于大多是狭窄病变的长度较溶栓前缩短，因此所需支架长度也缩短，可减少支架表面血栓形成的风险
- SVCS 病人有中心静脉导管者，在支架植入时，先将导管拉出，在支架植入后马上通过支架再将导管送回原处
- 目前大多数 SVCS 血管内治疗均采用自膨式支架，通常采用直径约 12 ~ 16mm 的支架，Wallstent 支架曾广泛用于 SVCS 治疗，主要缺点是释放后缩短明显，难以精确定位，而自膨式镍钛合金支架包括 Smart 支架和 Zilver 支架已解决此问题

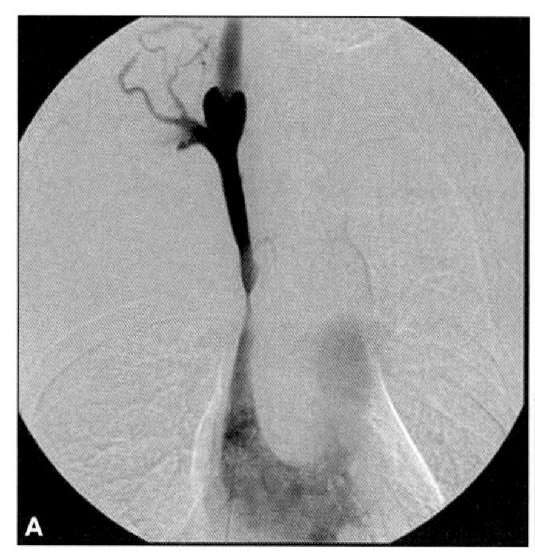

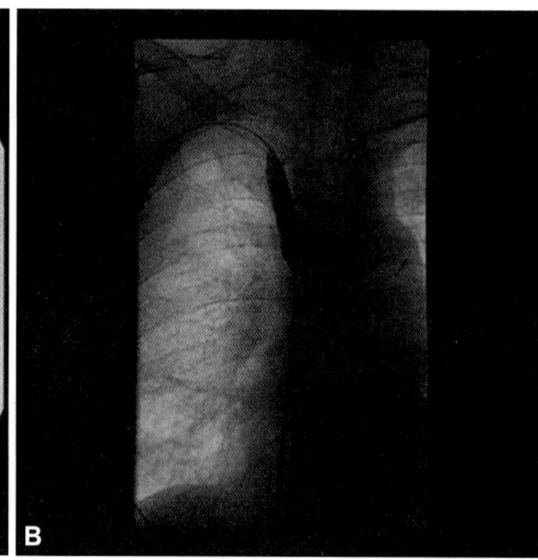

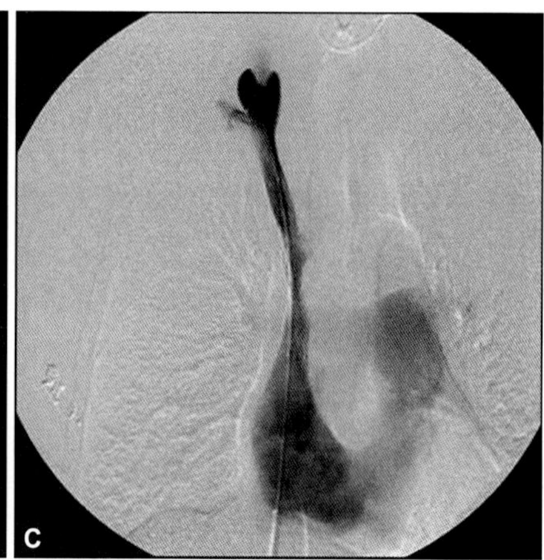

图 9-6-1　**上腔静脉综合征的介入治疗**

男性，70 岁。肺癌放疗术后，头疼，呼吸困难 1 周。不能平卧。经股静脉入路，上腔静脉 DSA 示上腔静脉狭窄约 80%（A），右锁骨下静脉逆行显影。上腔静脉与右心房间压力差为 15cm 水柱。球囊扩张上腔静脉狭窄段（B）；支架植入后 DSA 示，上腔静脉狭窄减轻，右锁骨下静脉未显影；上腔静脉与右心房间压力下降至 2cm 水柱。患者症状消失

【疗效评价】

- SVCS 支架植入术成功率约 95%，疗效判断标准为：
  - 有效：治疗后 1 ~ 2 周内主要症状及体征基本缓解、消失
  - 无效：术后主要症状及体征无缓解
- 支架植入的成功标准
  - 支架位置良好，术后管腔狭窄 <50%
  - 造影观察血流通畅，侧支循环消失

【并发症及其处理】

- 肺栓塞：术中操作导致血栓脱落引起，可溶栓治疗
- 支架移位或脱落：选择合适的支架，准确定位
- 心包积血：最常发生在支架植入术中或术后的短时间内，如高度怀疑心包积血，应尽快做超声或右心导管术
- 支架再狭窄：术后严格抗凝，同时治疗原发病

重点推荐文献

[1] Hennequin LM, Fade O, Jacqus G, et al. Superior vena cava stent placement: results with the Wallstent endoprosthesis. Radiology, 1995, 196: 353-361.

[2] Kee ST, Kinoshita L, Razavi MK, et al. Superior vena cava syndrome: treatment with catheter-directed thrombolysis and endovascular stent placement. Radiology, 1998, 206: 187-193.

[3] Nicholson AA, Ettles DF, Arnold A, et al. Treatment of malignant superior vena cava obstruction: mental stents or radiation therapy. J Vasc Inter Radiol, 1997, 8(5): 781-788.

[4] Duvnjak S, Andersen P. Endovascular treatment of superior vena cava syndrome, 2011, 30(5): 458-461.

[5] Lepper PM, Ott SR, Hoppe H, et al. Superior vena cava syndrome in thoracic malignancies. Respir Care. 2011, 56(5): 653-666.

二、门静脉高压症经颈静脉内门腔静脉分流术

【概述】

- 门静脉高压症是由各种原因引起的门静脉血流障碍，门静脉血流量和血管阻力增加，最常见的原因是肝硬化，其次为特发性门静脉高压
- 门静脉高压的并发症包括曲张静脉出血、腹水和肝衰竭
- 经颈静脉内门腔静脉分流术（transjugular intrahepatic portosystemic shunt，TIPS）是治疗门脉高压症的微创介入技术，利用金属内支架在肝静脉和门静脉之间建立有效的分流通道，从而达到降低门脉压力，控制食道静脉曲张破裂及促进腹水吸收的目的
- TIPS 是经皮穿刺，在肝内建立门脉左支或右支至三支主要肝静脉之一的门静脉 - 腔静脉人工血流通路并置入支架，从而降低门脉系统的压力，其本质上是限制性门 - 腔侧侧分流术
- 同传统外科的门 - 奇断流或分流手术相比，TIPS 有创伤小、并发症少、死亡率低、适应证范围广等优点
- 部分内镜治疗不能控制的出血以及一些门脉高压不能耐手外科手术患者，行 TIPS 有效

【适应证与禁忌证】

- 适应证
  - 急性或反复曲张静脉破裂出血通过药物或内镜不能控制
  - 门脉高压伴反复腹水或胸腔积液
  - 肝肾综合征
  - Budd- Chiari 综合征继发门脉高压者
- 禁忌证
  - 绝对禁忌证
    - 右心衰，重度肺动脉高压
    - 多发性肝囊肿
    - 由 Budd- Chiari 综合征和活动性曲张静脉出血以外原因引起肝功能衰竭者
    - 不能解除的胆道梗阻，胆系感染者
  - 相对禁忌证
    - 严重的感染
    - 肝性脑病
    - 门脉血栓或癌栓形成而导致门静脉闭塞
    - 先天性门静脉发育不良者
    - 肝肿瘤
    - 严重出血倾向

【介入治疗技术】

- 术前超声、CT 或 MR 及间接门脉造影检查，了解门静脉及肝静脉位置、管径，有无解剖变

异及阻塞

- 采用颈内静脉入路，从右侧胸锁乳突肌前缘内侧进针，以 Seldinger 法穿刺右颈内静脉，行选择性肝静脉插管，进行肝静脉造影及测量肝静脉压
- 根据肝静脉和门脉的位置关系，应用 TIPS 专用的穿刺套针自肝静脉大分支穿刺，成功后引入导丝至肠系膜上静脉或脾静脉
- 引入导管，行门静脉造影并测量门静脉压
- 应用直径 8 ~ 12mm 的球囊扩张肝内肝内穿刺通道
- 应用导丝引入支架推送系统，在肝静脉和门脉间的穿刺通道内置入金属内支架，支架两端应位于肝静脉及门静脉内
- 再次门静脉造影，测量门静脉压力
- 对于有食管 - 胃底静脉曲张的患者可在术中同时行曲张静脉栓塞术

【疗效评价】

- TIPS 目前的治疗成功率可达 95% ~ 100%
- TIPS 控制门脉高压引起的活动性出血效果肯定，出血控制率为 88% ~ 99%
- TIPS 治疗门脉高压引起的顽固性腹水效果良好，空置率约为 70%
- TIPS 中远期疗效仍较难满意，由于支架内

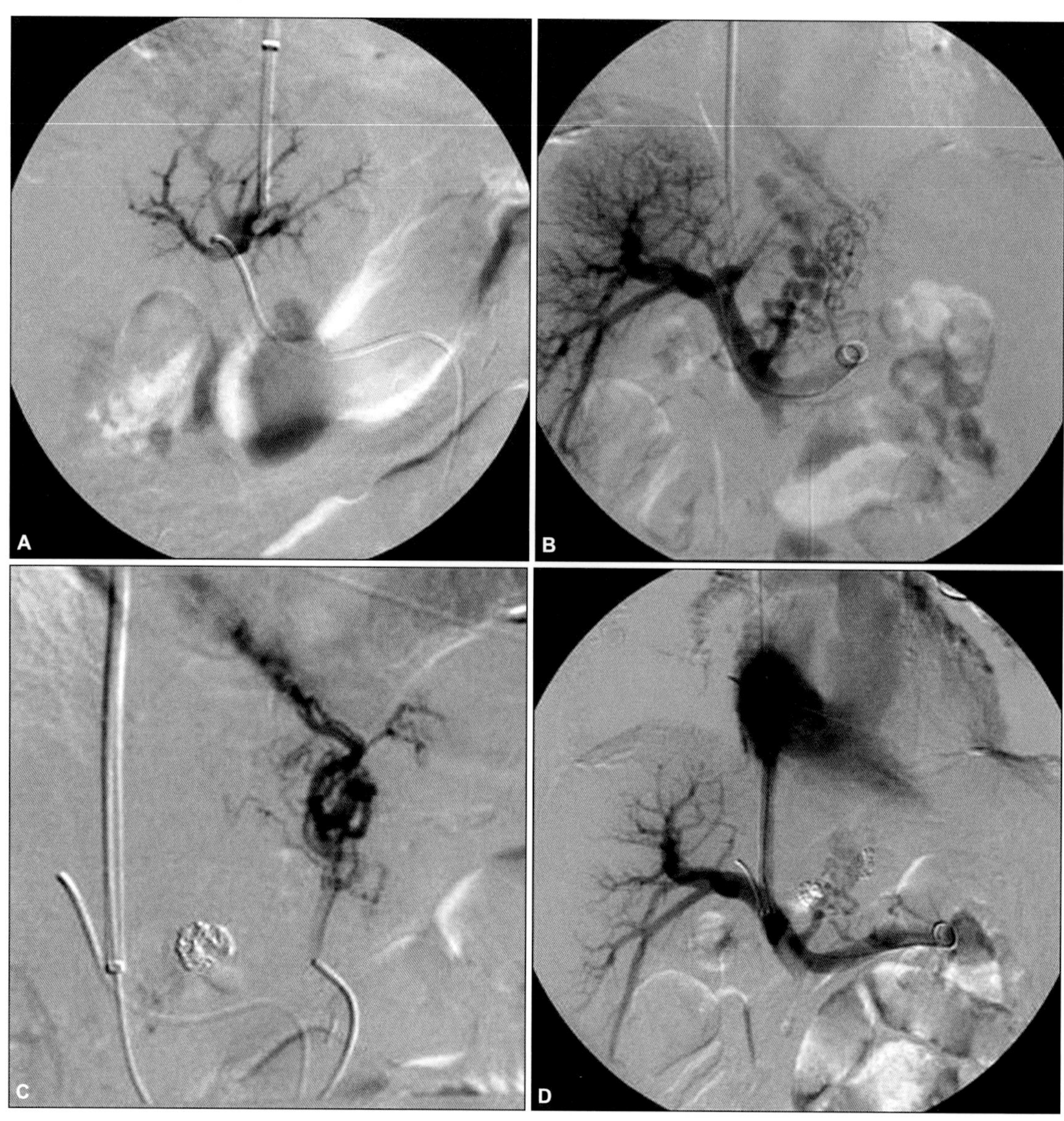

图 9-6-2 **门静脉高压症经颈静脉内门腔静脉分流术**

男性，60 岁。呕血 1 天。乙肝病史 30 年，诊断肝硬化 10 年。经右颈内静脉入路，经肝静脉穿刺门静脉（A）；直接门静脉 DSA 示：肝内门静脉分支通畅，胃冠状静脉逆行显影，食道胃底静脉曲张（B）；以弹簧圈栓塞食道胃底引流静脉，容留后腹膜侧支静脉（C）；门静脉与肝静脉间植入支架，复查门静脉 DSA，对比剂沿支架回流入心房，食道胃底静脉未显影。术前门静脉压力 40cm 水柱，术后降为 15cm 水柱

再狭窄，TIPS 术后 1 年分流道通畅率仅为 25% ~ 65%

【并发症及其处理】

- 肝性脑病
  - TIPS 术后患者新出现或原有肝性脑病加重的概率为 5% ~ 35%
  - 术前严格选择患者，掌握手术适应证有助于减少术后脑病的发生
  - 术后应保持患者大便通畅，可预防性使用抗肝昏迷药物
- 分流道狭窄
  - 分流道狭窄程度 >50%，或门脉高压相关临床症状复发加重，或门脉压 >12mmHg 者考虑存在分流道狭窄
  - 3 个月以后者狭窄者多和假性内膜增生相关，是影响 TIPS 远期效果的重要因素，而胆汁的漏出与假性内膜增生关系尤为密切
  - 使用覆膜支架能明显减少 TIPS 分流道狭窄的发生，提高远期通畅率

重点推荐文献

[1] Stanley AJ, Jalan R, Forrest EH, et al. Longterm follow up of transjugular intrahepatic portosystemic stent shunt (TIPS) for the treatment of portal hypertension: results in 130 patients. Gut, 1996, 39: 479-485.

[2] Luca A, Miraglia R, Caruso S, et al. Short- and long-term effects of the transjugular intrahepatic portosystemic shunt on portal vein thrombosis in patients with cirrhosis. Gut, 2011, 60(6): 846-852.

[3] Sanyal AJ, Freedman AM, Luretic VA, et al. The natural history of portal hypertension after transjugular intrahepatic portosystemic shunts. Gastroenterology, 1997, 112: 889-898.

[4] 张曦彤, 徐克, 戴旭, 等. 经颈静脉肝内门腔分流术治疗复杂型Budd-Chirari综合征. 中华放射学杂志, 2001, 35: 34-36.

三、Budd-Chiari 综合征

【概述】

- Budd-Chiari 综合征（budd-chiari syndrome, BCS）是由于肝静脉流出道阻塞导致的腹部疼痛、肝衰竭及大量腹水。阻塞可发生在肝静脉水平或肝于右心房之间的下腔静脉水平
- 病因：由于肝静脉或下腔静脉血栓形成或膜性病变导致的阻塞
- 临床症状：肝大、脾大及顽固性腹水，可合并食道静脉曲张、黄疸等。下腔静脉回流障碍可引起双下肢水肿、静脉曲张
- 以肝静脉为中心可分为四型：
  - Ⅰ型（肝静脉阻塞型）：单纯肝静脉狭窄、闭塞
    - Ⅰa 型：肝静脉主干或开口部狭窄或闭塞
    - Ⅰb 型：肝静脉广泛狭窄或闭塞
  - Ⅱ型（下腔静脉型）：下腔静脉狭窄阻塞而肝静脉开口于其下方
  - Ⅲ型：肝静脉并下腔静脉狭窄阻塞（混合型），肝静脉的病变常位于开口处，少部分为广泛性；下腔静脉病变多为节段性，少部分为膜性
  - Ⅳ型：肝小静脉闭塞型，较为罕见
- 肝静脉和下腔静脉造影，以及静脉压力的测定仍是本症诊断的金标准：
  - 直接征象：显示肝静脉或下腔静脉阻塞的程度、平面和长度，阻塞程度可分为完全性和部分性，闭塞长度可通过阻塞两端造影显示，膜性阻塞一般厚度不超过 10mm，否则可认为是节段性阻塞
  - 间接征象：阻塞远端的肝静脉或下腔静脉可显示程度不同的扩张、增粗，阻塞远端常显示丰富的侧支循环

【适应证和禁忌证】

- 适应证
  - 下腔静脉各种膜性或节段性梗阻及肝静脉入口的狭窄或闭塞，不论是否为完全梗阻
- 禁忌证
  - 无绝对禁忌证
  - 相对禁忌证
    - 导丝或穿刺针无法穿过的下腔静脉或肝静脉完全闭塞
    - 肝静脉广泛狭窄、闭塞

【介入治疗技术】

- 术型的选择
  - 下腔静脉阻塞型：采用下腔静脉开通术，对膜型阻塞型单纯 PTA 后若下腔静脉压力恢

复正常，管腔无明显回弹可不再置入内支架，反之，应行PTA+EMS，对节段型阻塞，常规行PTA+EMS
- 肝静脉阻塞型：单纯PTA复发率很高，常规行EMS
- 混合型：先行下腔静脉PTA和(或)EMS，之后视情再行肝静脉EMS
- 肝静脉广泛阻塞型：不适合肝静脉EMS，可考虑TIPSS或外科手术

- 入路的选择：主要有经股静脉、经颈静脉和经肝静脉，必要时可联合应用
  - 经股静脉是常规途径，有利于了解阻塞远端的情况，并可在大多数情况下完成下腔静脉开通术
  - 经颈静脉入路利于了解阻塞近心端的情况。经股静脉入路导丝或导管难以通过下腔静脉阻塞段时，本入路可成功，上入路也有利于肝静脉开通术的进行
  - 经肝静脉入路适用于肝静脉阻塞情况的诊断，易于由此通过肝静脉狭窄阻塞部
- 导丝和导管成功通过血管阻塞处是CBS介入治疗的关键：
  - 不完全梗阻者，可直接使导丝跨越狭窄段
  - 膜性或节段性完全梗阻者，先用导丝硬头或穿刺针钻挤破膜或打通闭塞段后再引入导丝
- 病变局部有血栓形成者，应先溶栓后再开通梗阻段
- 导丝和导管成功通过静脉狭窄或阻塞部，随即可行球囊成形术。下腔静脉成形常用20mm-

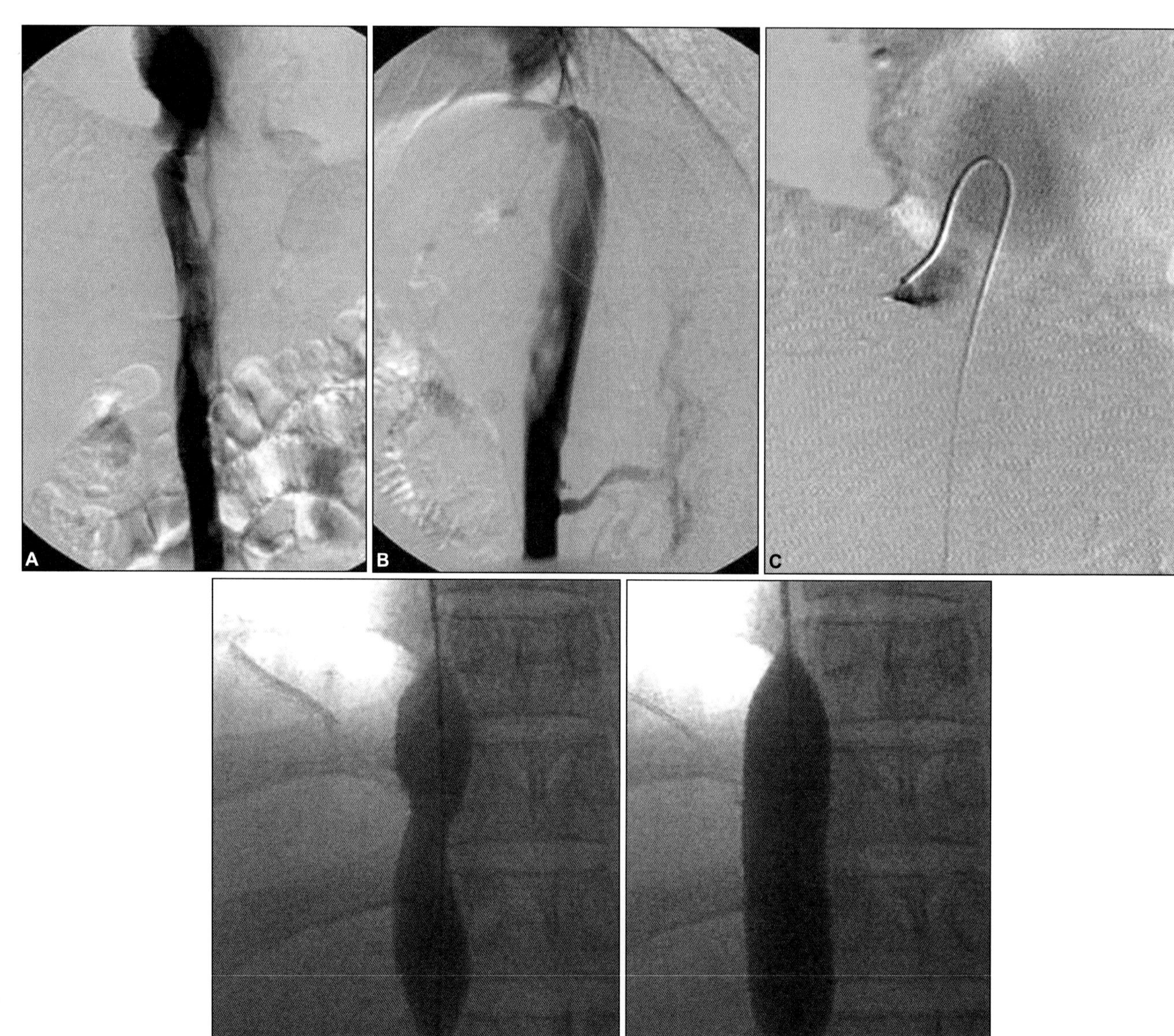

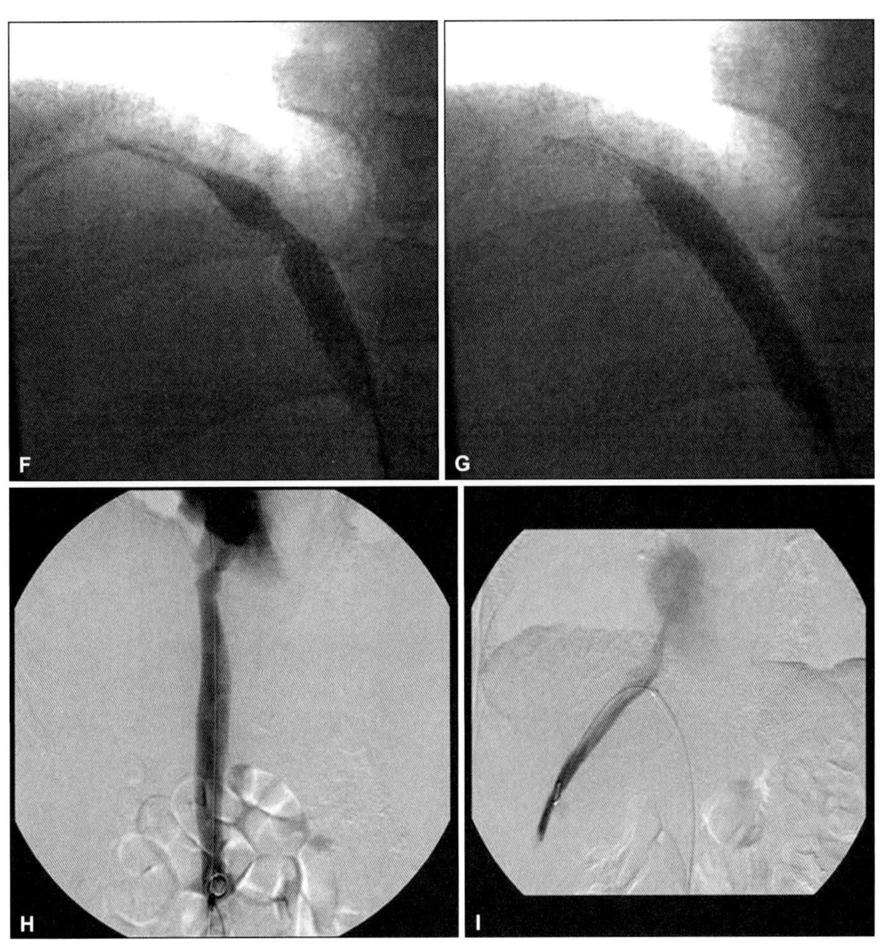

图 9-6-3 Budd-Chiari 综合征介入治疗
女性，47 岁。发现腹水 3 个月。双下肢静脉曲张、水肿，左侧著。经股静脉下腔静脉 DSA 示：下腔静脉肝后段重度狭窄，侧枝静脉显影（A,B）；肝静脉 DSA 示：肝静脉闭塞（C）；开通肝静脉，以球囊导管分别扩张下腔静脉、肝静脉（D，E, F, G）；复查肝静脉及下腔静脉 DSA，肝静脉、下腔静脉通畅，侧枝静脉未显示（H，I）。肝静脉测压：术前 17cm 水柱；术后 4cm 水柱。下腔静脉测压：术前 15cm 水柱；术后 2cm 水柱

25mm 球囊导管，肝静脉常用 15 ~ 20mm

- 术后即行测压及造影显示残余狭窄 <30% 及静脉压明显下降为成功的标志
- 术中球囊成形术后血管残余狭窄 >50%，静脉压力下降不满意者，应采用内支架治疗，内支架置入要定位精确，支架展开后要保证充分支撑病变处，长度应超过病变两端各 1 ~ 2cm

【疗效评价】

- 介入治疗技术成功率可达 98% 左右
- Ia、Ⅱ和Ⅲ型 BCS，只要成功开通肝静脉和（或）下腔静脉，可使患者痊愈
- Ib 和Ⅳ型患者行 TIPSS 治疗成功后可缓解门脉高压

【并发症及其处理】

- 支架移位：支架可向上移位脱入右心房，向下移位至下腔静脉肝外段。造成支架移位的常见原因有：
  - 支架放置时定位不准确，位置放的太靠上或靠下
  - 选择支架直径过小，IVC 对支架的约束力差
  - 患者呼吸幅度较大，放置过程中出现位置移动等
- 心包积血、填塞：
  - 多发生于闭塞段的开通过程中，由于用力过猛，破膜针穿过度可刺破心房壁
  - 也可由于破膜定位不准，损伤心房壁至心包积血
  - 球囊直径偏大至下腔静脉与右心房联结处撕裂也可出现心包填塞
  - 心包填塞时要及时行穿刺引流并密切观察
- 心律失常：多由于导丝导管进入右心房过深，刺激心肌而诱发的多种形式的心律失常，导丝

导管后撤后即消失，一般不影响操作

- 肝穿刺道出血：经皮穿行肝静脉成形时，血管鞘撤出前应使用弹簧栓子及明胶海绵封闭穿刺道，以防出血，对于门静脉高压患者，单纯使用明胶海绵封闭穿刺道是有风险的
- 支架血栓性闭塞：术后应常规系统抗凝治疗

重点推荐文献

[1] Lee BB, Villavicencio L, Kim YW, et al. Primary Budd-Chiari syndrome: outcome of endovascular management for suprahepatic venous obstruction. J Vasc Surg. 2006, 43(1): 101-108.

[2] Mukund A, Gamanagatti S. Imaging and interventions in Budd-Chiari syndrome. World J Radiol. 2011, 28; 3(7): 169-177.

[3] Dilawari JB, Bambery P, Chawla Y, et al. Hepatic outflow obstruction (Budd-Chiari syndrome). Experience with 177 patients and a review of the literature. Medicine (Baltimore). 1994, 73(1): 21-36.

[4] Murad SD, Valla DC, de Groen PC, et al. Determinants of survival and the effect of portosystemic shunting in patients with Budd-Chiari syndrome. Hepatology 2004, 39(2): 500-508.

[5] Fisher NC, McCafferty I, Dolapci M, et al. Managing Budd-Chiari syndrome: a retrospective review of percutaneous hepatic vein angioplasty and surgical shunting. Gut, 1999, 44(4): 568-574.

第 7 节 四肢动脉病变的介入治疗

一、锁骨下动脉狭窄（锁骨下动脉盗血综合征）

【概述】

- 锁骨下动脉部分或完全闭塞性损害，由于虹吸作用（盗血）引起患侧椎动脉和内乳动脉中的血流逆行，进入患侧锁骨下动脉的远心段，导致椎 - 基底动脉缺血性发作和患侧上肢缺血性的症候
- 当锁骨下动脉近端重度狭窄或闭塞时，其远段血压下降。这一压力梯度导致椎动脉和内乳动脉的血液逆流以满足同侧锁骨下动脉狭窄远端的血供，常导致椎动脉供血区及内乳动脉 - 冠脉搭桥后心肌缺血性症状出现
- 锁骨下动脉狭窄常见病因包括栓子栓塞、动脉粥样硬化、大动脉炎等。而造成锁骨下动脉栓塞的栓子多来源于心脏，常由心瓣膜病引起
- 临床常表现可无症状，体检时发现。有的患者表现为患肢无力、麻木、寒冷，活动后出现间歇痛。查体可见患侧桡动脉搏动减弱或消失，患肢血压降低，锁骨上窝可闻及收缩期杂音
- 出现锁骨下动脉盗血综合征（subclavian steal syndrome, SSS）时，可出现晕厥、头晕、头痛、共济失调、视物模糊等症状，常在使用肢体（如体力运动）或压迫椎动脉（如扭头）时加重，主要由于椎基底动脉供血不足引起
- 造影所见：急性锁骨下动脉栓塞时锁骨下动脉远端堵塞；动脉粥样硬化等导致的狭窄或闭塞表现为动脉内壁不规则，管腔狭窄或完全闭塞。当锁骨下动脉起始部炎症狭窄或闭塞时，可见同侧椎动脉或内乳动脉内血液反向逆流入锁骨下动脉。

【适应证与禁忌证】

- 适应证
  - 有锁骨下动脉狭窄或闭塞导致的上肢缺血症状，内科治疗无效者
  - 有锁骨下动脉窃血综合征临床表现，Doppler 超声提示部分或持续的椎动脉或内乳动脉逆向血流
  - 锁骨下动脉狭窄程度 >70%，狭窄长度 <10cm 或闭塞段病变 <2cm 者
- 相对禁忌证（无绝对禁忌证）
  - 病变跨越椎动脉开口
  - 严重血管狭窄局部合并动脉瘤者

【介入治疗技术】

- 首选股动脉入路，对动脉完全闭塞性病变，经股动脉 - 主动脉弓无法穿通者，可行腋动脉或肱动脉入路
- 孤立性向心性狭窄，一般采用 0.035in 超滑交换导丝越过病变区
- 严重狭窄或闭塞的病变先以直径 4 ~ 5mm 球囊预扩张，然后释放支架，球囊膨胀式或自膨胀式支架均可应用
  - 较局限的病变（1cm 以下），球囊扩张式支

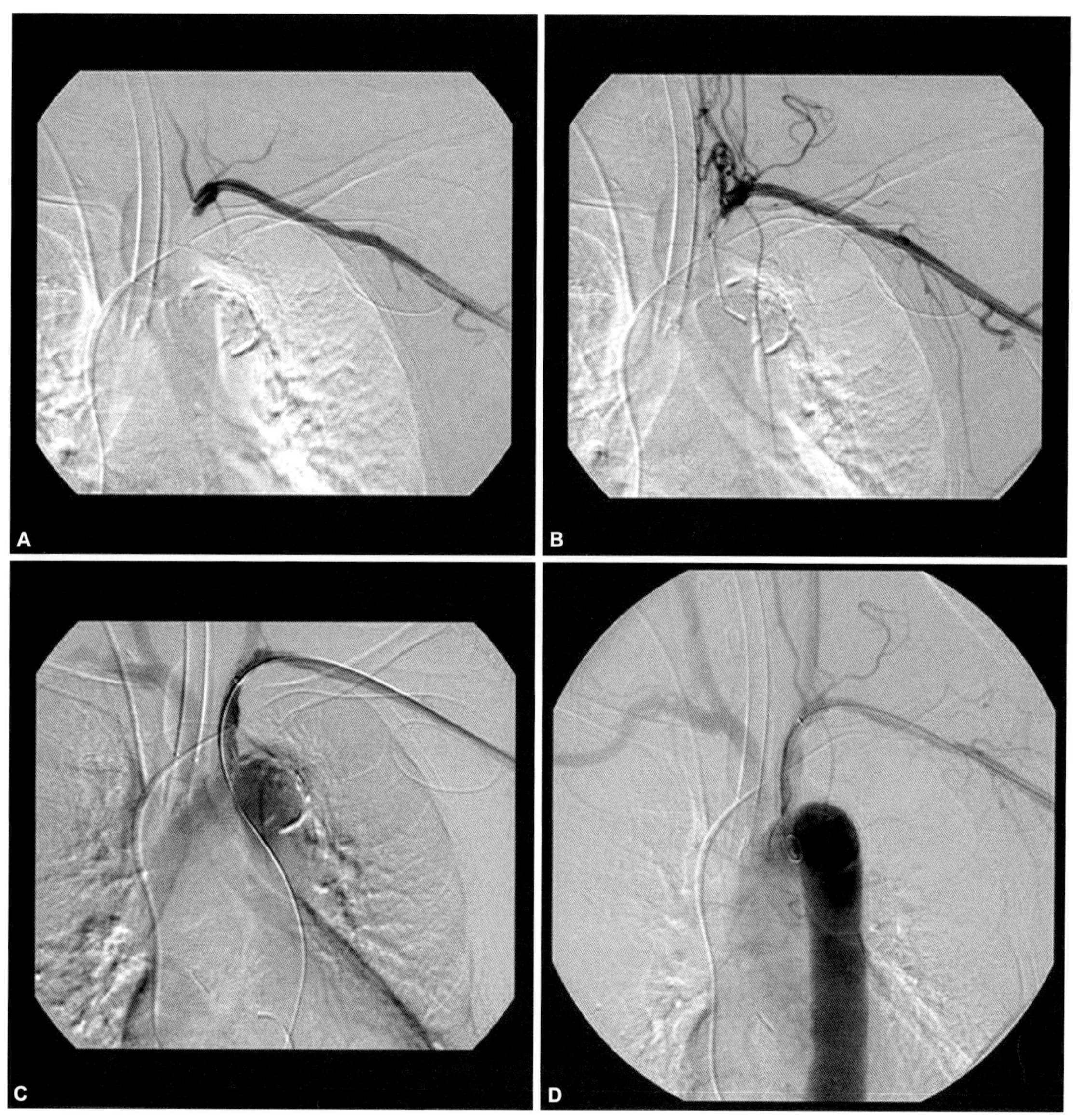

图 9-7-1 **锁骨下动脉狭窄（锁骨下动脉盗血综合征）介入治疗**
男性，70 岁，左上肢无脉 10 年。双上肢血压差 35mm 汞柱。无特殊症状。左侧肱动脉穿刺 DAS 示左锁骨下动脉闭塞，左椎动脉未显影（A,B）；逆行开通做所附下动脉（C）；植入支架后复查主动脉 DSA 示锁骨下动脉通畅，左椎动脉显影

架较好
  - ○ 较长范围的病变应选用自膨式支架
- 尽量不使支架跨越椎动脉开口，以防影响椎动脉血流
- 若支架置入后残存狭窄 >30%，再用直径 6 ~ 8mm 球囊做后扩张，扩张球囊直径不应超过邻近正常血管管径
- 术后常规抗血小板治疗，每日 1 次，氯吡格雷 75mg/ 6 个月，每日 1 次，阿司匹林 100mg/ 2 年或终生服用

【疗效评价】
- 锁骨下动脉血管成形术技术成功标准
  - ○ 残存狭窄 <10%
  - ○ 跨狭窄段压差 <1.33kPa（10mmHg）
  - ○ 临床症状改善或消失

【并发症及其处理】
- 穿刺部位并发症
- 动脉栓塞
  - ○ 椎基底动脉栓塞：由于锁骨下动脉狭窄，椎动脉为逆向血流，基底动脉栓塞罕见，多为动脉再通或支架植入误操作所致
  - ○ 颈动脉栓塞：可见于右侧锁骨下动脉成形术，术中预置颈动脉栓子保护装置，可有效预防这一合并症
  - ○ 上肢动脉的栓塞：少见
- 与支架相关的并发症：见下肢动脉狭窄 / 闭塞

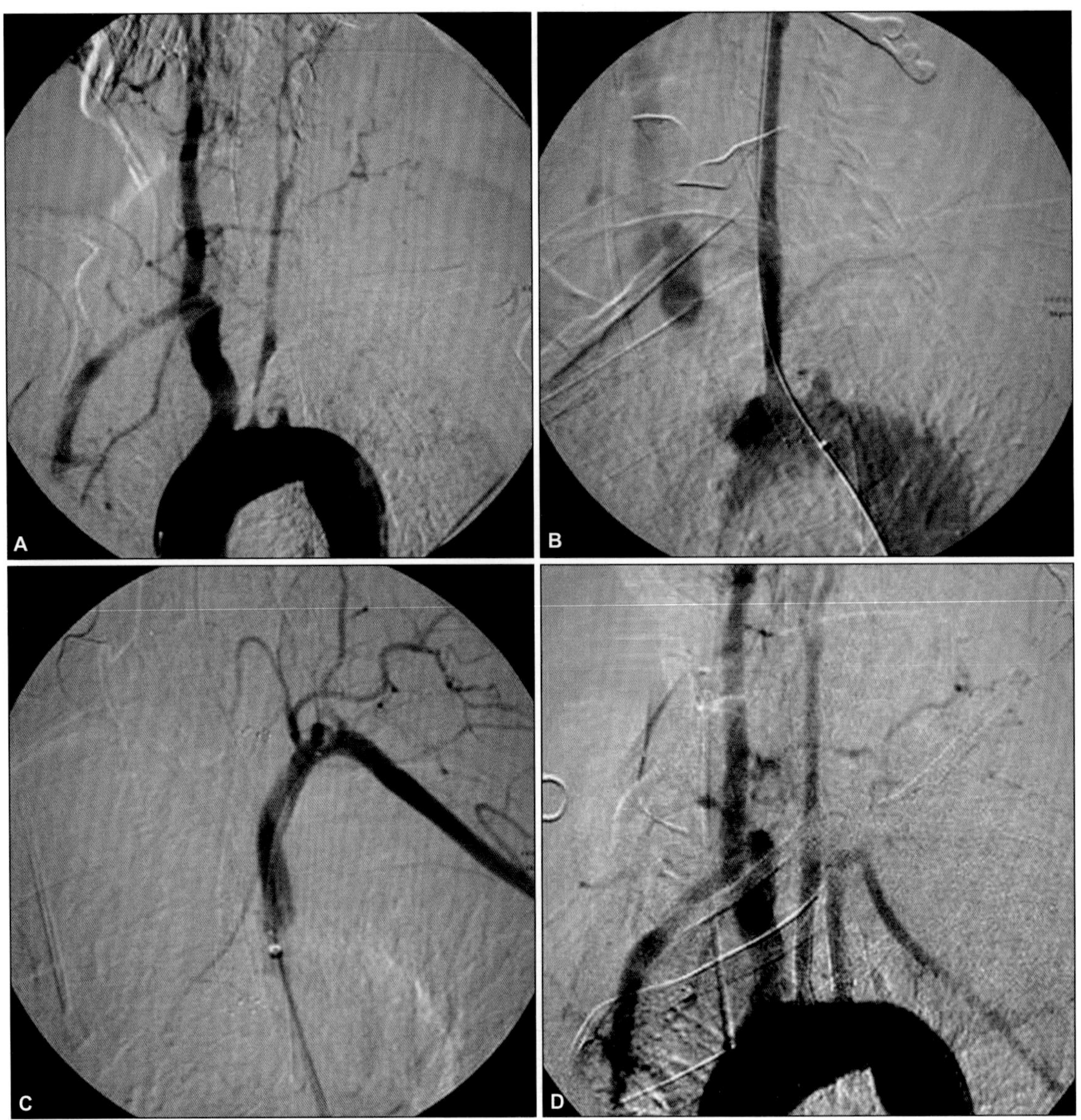

图 9-7-2 **锁骨下动脉狭窄（锁骨下动脉盗血综合征）介入治疗**
女性，35 岁。头晕，左上肢无力 1 年。主动脉弓上造影示：左颈总动脉狭窄 80%，左锁骨下动脉闭塞，为典型大动脉炎表现（A）。依次行左颈总动脉支架植入术（B）；左锁骨下动脉再通，支架植入术（C）。复查主动脉 DSA，左颈总动脉、左锁骨下动脉通畅（D）

重点推荐文献

[1] Bates MC, Broce M, Lavigne PS, et al. Subclavian artery stenting: Factors influencing long-term outcome. Catheter Cardiovasc Interv, 2004, 61: 5-11.

[2] Brountzos EN, Petersen B, Binkert C, et al.: Primary stenting of subclavian and innominate artery occlusive disease: A single center' s experience. Cardiovasc Intervent Radiol, 2004, 27: 616-623.

[3] Hadjipetrou P, Cox S, Piemonte T, et al. Percutaneous Revascularization of atherosclerotic obstruction of aortic arch vessels. JACC,1999, 33:1238-1245.

[4] Selby JB, Matsumoto AH, Tegtmeyer CJ, et al: Balloon angioplasty above the aortic arch: immediate and long-term results. AJR, 1993, 631-635.

[5] Wholey MH, Eles G, Jarmolowski CR, et al. Percutaneous transluminal angioplasty and stents in the treatment of extracranial circulation. J Interven Cardiol, 1996, 9: 225-231.

二、下肢动脉狭窄 / 闭塞

【概述】

- 下肢缺血性疾病是一种常见的外周血管病（peripheral arterial disease，PAD）通常由动脉狭窄或闭塞引起
- 急性下肢缺血的病因主要包括动脉血栓形成，急性栓子脱落动脉栓塞（常见于心房纤颤患者），创伤及各种医源性异物导致的动脉栓塞等
- 慢性下肢缺血病因主要包括动脉硬化性闭塞症（ASO）、多发性大动脉炎（takayasu's arteritis）及血栓闭塞性脉管炎（TAO）等
- 吸烟、糖尿病、血脂异常、高血压、高龄是下肢动脉疾病的危险因素，吸烟和糖尿病对下肢动脉疾病的影响最明显
- 不同程度的动脉狭窄、梗阻，使远端组织出现相应缺血症状
- 临床通常根据缺血的严重程度进行 Fontaine 分期：
  - Ⅰ期：无症状
  - Ⅱa 期：出现轻度跛行
  - Ⅱb 期：中到重度跛行
  - Ⅲ期：缺血性静息痛
  - Ⅳ期：溃疡或坏疽
- 踝臂指数（ABI）：足背动脉或胫后动脉血压相对于肱动脉血压的比值
  - 静息 ABI 值小于 0.9 考虑下肢动脉狭窄可能
  - 静息 ABI 值为 0.4 ~ 0.9 时提示轻到中度 PAD
  - 静息 ABI 值 <0.4 提示重度 PAD
- 动脉造影：对于下肢动脉梗阻性病变，CTA、MRA 的诊断作用可以完全取代，甚至优于传统的血管造影，以诊断为目的的传统血管造影临床上已很少应用，血管检查的目的是了解下肢动脉狭窄或闭塞的部位、范围、钙化情况以及病因

【适应证和禁忌证】

- 适应证
  - 急性下肢动脉梗阻：急性动脉血栓形成；急性栓子脱落动脉栓塞（常见于心房纤颤患

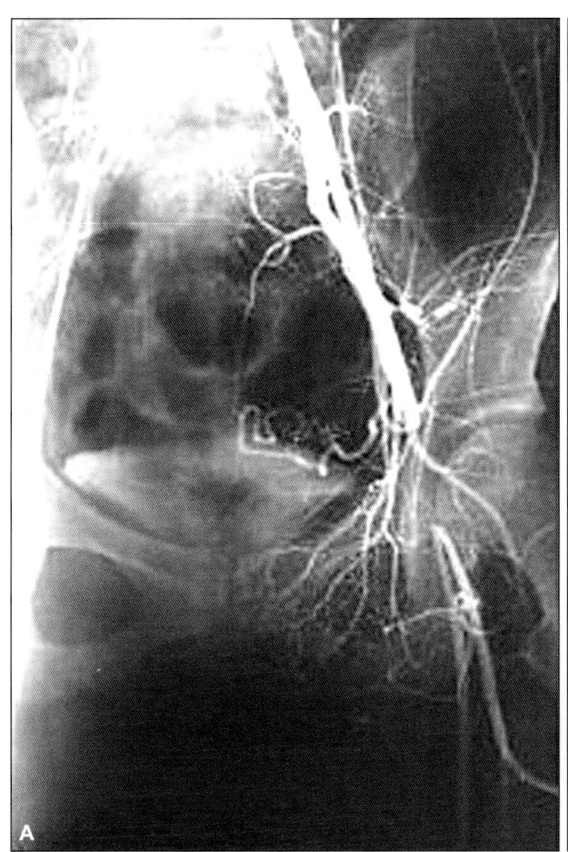

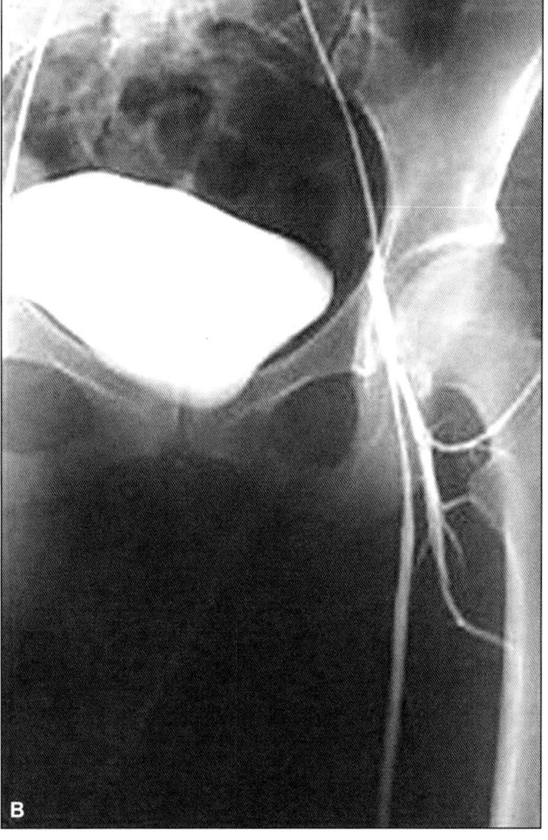

图 9-7-3　**下肢动脉溶栓术**

女性，24 岁。左侧股动脉穿刺，PTRA 术后 3 小时，左下肢静息痛，皮温低。动脉造影示：左股动脉闭塞（A）；经导管滴注尿激酶 4000U/min，2 小时。复查动脉造影，股动脉再通。患者症状消失（B）

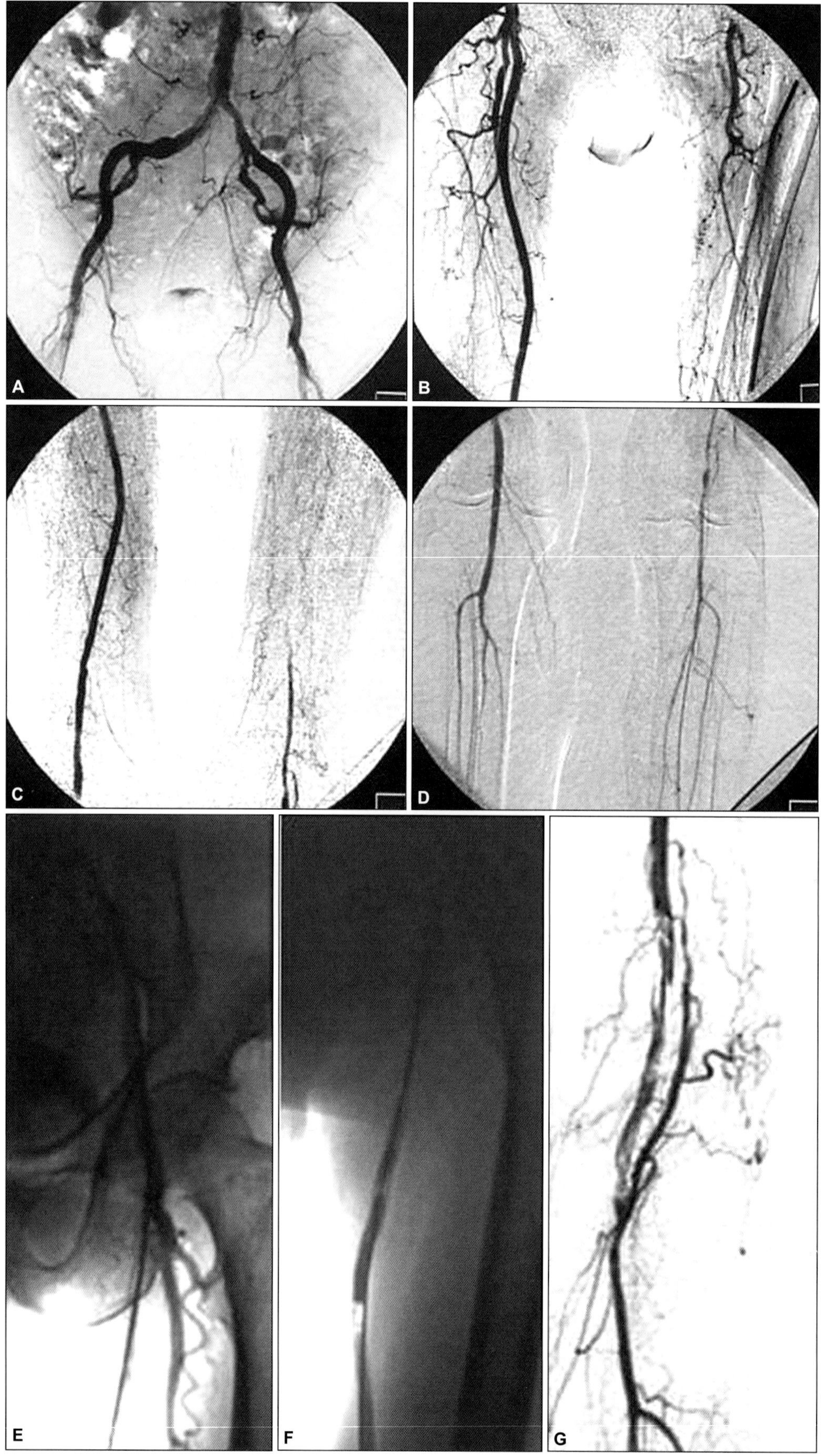
A
B
C
D
E
F
G

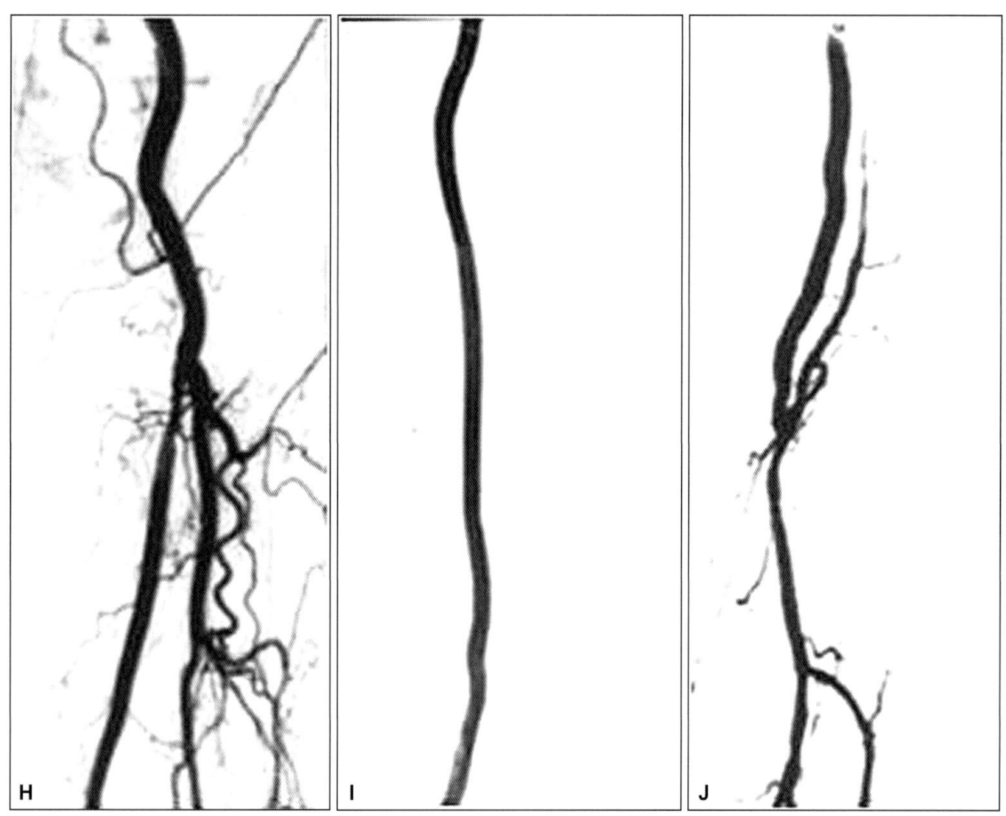

图 9-7-4 **下肢动脉取栓术**
男性，69 岁。左下肢间歇性跛行 3 个月。9 个月前因左侧股动脉闭塞行左下肢股腘人工血管转流术。双下肢动脉 DSA 示：左侧股动脉闭塞，人工血管亦未显影（A,B,C,D）。将 8F 导引导管插入人工血管内，抽吸血栓（E,F,G）；辅以尿激酶溶栓 24 小时（尿激酶 200 万单位）人工血管内血栓清除，管腔再通（H,I,J）

者）；各种医源性异物导致的动脉栓塞
- ○ 慢性下肢动脉梗阻：各种病因导致的慢性下肢动脉梗阻，最常见的为动脉硬化闭塞症；较常见的大动脉炎、血栓闭塞性脉管炎等

- 禁忌证
  - ○ 造影剂过敏
  - ○ 严重的肝肾功能不全
  - ○ 出血倾向，不能接受抗凝治疗，不能接受抗血小板治疗
  - ○ 弥漫性病变，严重钙化（特别是环形钙化）的病变
  - ○ 近期发生过心脑血管意外

【介入治疗技术】
- 溶栓术
  - ○ 应用带侧孔的专用溶栓导管
  - ○ 快速脉冲 - 喷射溶栓法：将溶栓导管插入血栓内，使之溶栓段（带侧孔部分）覆盖血栓段，每分钟一次团注尿激酶 4000 ~ 100000U，间隔 15 ~ 20 分钟造影观察疗效，血栓部分溶解后向前推进导管，继续溶栓治疗
  - ○ 小剂量慢速滴注溶栓法：尿激酶 5000 U ~ 100000 U /h 滴注，每小时造影观察血管开通情况及凝血时间，如溶栓有效，可持续滴注，直至血管完全开通，如 24 小时无效，可停止治疗
  - ○ 肝素化：溶栓期间，静脉点滴肝素，每小时复查一次 APTT 或（和）ACT，使 APTT 维持在正常值的 2 倍，ACT 维持在 300 秒
- 取栓术
  - ○ 负压抽吸取栓：采用大腔导引导管或专用血栓抽吸导管，将导管插入血栓内，加负压抽吸
  - ○ 机械取栓：专用机械将血栓粉碎至 6 ~ 7μm，可通过血管由网状内皮系统清除
- 球囊导管扩张术
  - ○ 同侧或对侧股动脉穿刺入路，也可采用双侧入路法
  - ○ 沿导丝将球囊导管通过动脉狭窄或闭塞段，将带压力表的加压注射器连接球囊导管的

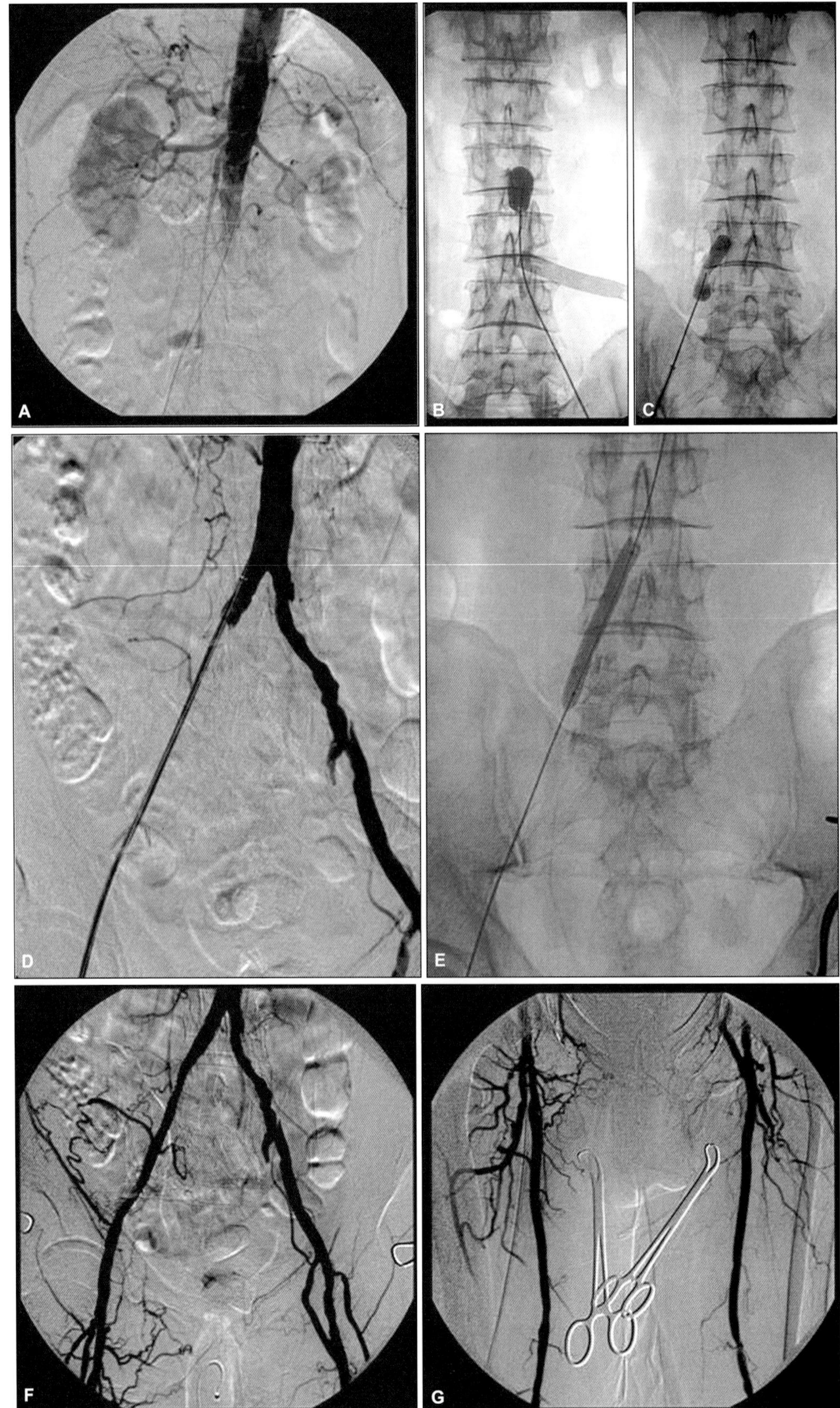

图 9-7-5 下肢动脉球囊导管扩张术

男性，50 岁。双下肢间歇性跛行，伴下肢冷感、阳痿 2 年。腹主动脉 DSA 示：肾动脉下主动脉闭塞（A），典型 Leriche 综合征。双侧股动脉入路 fogarty 导管取栓（B,C）；左侧动脉再通，右侧髂动脉行球囊扩张术（D,E）；术后 DSA 复查：腹主动脉及双侧髂动脉通畅（F,G）

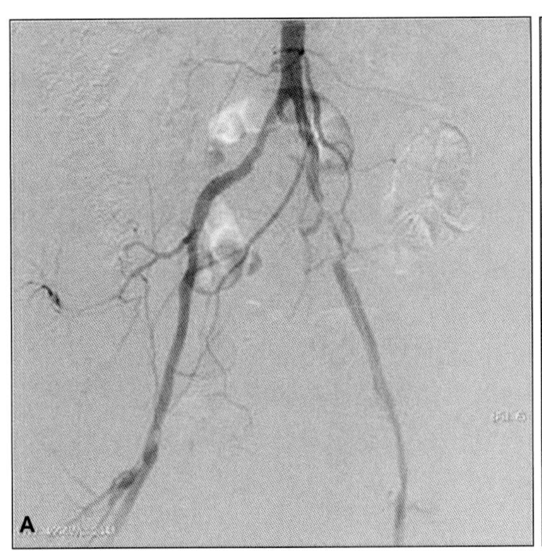
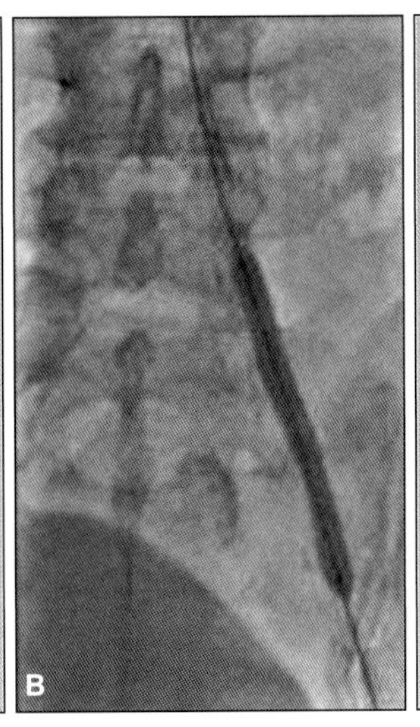
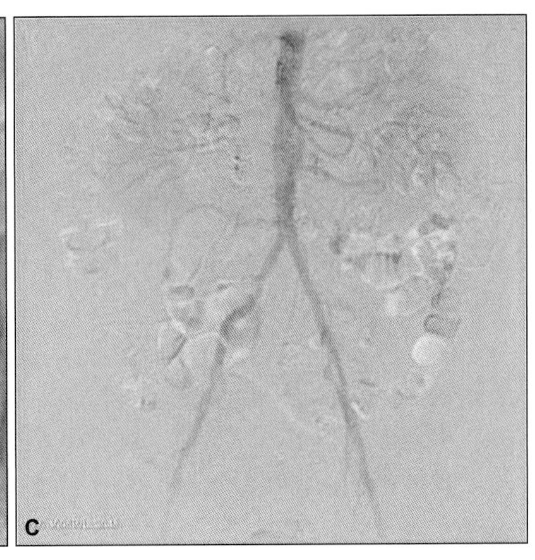

图 9-7-6 **下肢动脉支架植入术**
男性，51 岁。左下肢间歇跛行半年，跛行距离 100 米，无静息痛。腹主动脉 DSA 示：左髂外动脉狭窄，狭窄率 70%（A）。左髂动脉腔内成形、支架植入（B，C）

球囊端孔，缓慢加压注入稀释的造影剂，至一定的压力，动脉狭窄段扩张，保持压力约 2～3 分钟，释放压力，取出球囊导管，复查扩张效果

- 球囊导管的选择：直径较邻近正常动脉管径大 1mm，长度超过狭窄段 5mm
- 对于较长病变，可行分段扩张

- 支架植入术
  - 多用于球囊扩张后，动脉内膜撕裂或动脉管腔弹性回缩的病例
  - 各种血管支架均可用于下肢动脉梗阻性病变
  - 支架直径应大于病变临近正常血管直径约 1mm，长度应覆盖全部狭窄段
  - 病变血管通过关节时，跨关节植入支架应慎重

【疗效评价】

- 下肢动脉包括肾下腹主动脉、髂动脉（髂总动脉、髂内动脉及髂外动脉）、股动脉（股深动脉、股浅动脉）、腘动脉、胫前动脉、胫后动脉及腓动脉，动脉长度长，动脉直径变化大，多部位狭窄或闭塞病变比例较高，各部位病变治疗方法不同，疗效不同
- 技术成功标准
  - 残存狭窄 <30%
  - 跨狭窄压差≤ 1.33kPa
  - 临床症状改善或消失
  - 无重要并发症
- 主髂动脉
  - 介入治疗方法以球囊扩张及支架植入为主
  - 技术成功率约为 100%
  - 10 年通畅率可达 86%
- 股腘动脉
  - 介入治疗方法以球囊扩张为主，近年来适用于长段股腘动脉的支架不断应用于临床
  - 技术成功率可达 98%
  - 2 年通畅率为 37%～70%
  - 通畅率与病变部位、长度、治疗方法、支架的材料以及是否合并支架断裂有关
- 膝下动脉
  - 膝下动脉病变是血管外科及介入医师面临的难题，介入治疗以球囊扩张为主，支架植入再狭窄率极高
  - 技术成功率为 80%～90%
  - 1 年通畅率为 14%～70%，亦有 5 年通畅率达 88% 的报道
  - 膝下动脉成形术，疗效差异极大，与病变的病因（是否伴有糖尿病）、病变的长度、是否伴有股动脉的病变有关
  - 新型支架（药物洗脱支架、可吸收材料支架）的开发应用值得期待

【并发症及其处理】

- 穿刺部位并发症
  - 血肿：最常见，认真有效的压迫可避免这一合并症
  - 假性动脉瘤形成：瘤体较小可观察，瘤体较大可采用超声引导下压迫，瘤腔内注入凝

血酶治疗，必要时可行开放手术治疗
- 动静脉瘘：小的瘘口可自行闭塞或局部压迫，大的瘘口植入覆膜支架或手术治疗

- 动脉破裂
  - 纠正失血性休克，挽救生命
  - 球囊导管压迫出血部位
  - 植入覆膜支架
  - 开放手术是最后的选择
- 肢体远端栓塞：较为常见，为血栓或粥样斑块脱落形成，可采用吸栓治疗，植入支架后再行球囊扩张，可有效地避免大栓子的脱落
- 支架相关并发症
  - 感染：较少见，严格的无菌操作，有效地抗生素是必要的
  - 支架移位：罕见，多为释放时操作失误
  - 支架脱落：见于早期球扩式支架，偶见于自涨式支架，与误操作有关
  - 支架断裂：较多见于股动脉支架，与股动脉较长，肢体活动使支架承受多方应力有关，释放时支架被拉伸亦为支架断裂的原因之一
- 动脉再狭窄或闭塞：可行二次介入治疗或手术转流治疗

重点推荐文献

[1] Bosch JL, Hunink MG. Meta-analysis of the results of percutaneous transluminal angioplasty and stent placement for aortoiliac occlusive disease. Radiology, 1997, 204: 87-96.

[2] Walsh DB, et al. The natural history of superficial femoral artery stenoses. J Vasc Surg, 1991, 14: 299-304.

[3] Ballard JL, et al. Complications of iliac artery stent deployment. J Vasc Surg, 1996, 24: 545-555.

[4] Vroegindeweij D, Vos LD, Tiebeek AV, et al. Balloon angioplasty combined with primary stenting versus balloon angioplasty alone in femoropopliteal obstruction: a comparative randomized study. Cardiovasc Intervent Radiol, 1997, 20: 420-425.

[5]Muradin GS, et al. Balloon dilation and stent implantation for treatment of emoropopliteal arterial disease: Meta-analysis. Radiology, 2001, 221: 137-145.

第 8 节 颈动脉病变的介入治疗

一、颈动脉狭窄

【概述】

- 由于动脉粥样硬化、大动脉炎及纤维肌性发育不良等导致的颈动脉狭窄或闭塞性疾病
- 颈动脉狭窄可造成颅脑和眼部的缺血症状，如头晕、头痛、一过性黑矇甚至失明等，椎动脉狭窄可出现后循环缺血表现
- 血管造影是诊断颈动脉狭窄的“金标准”，准确显示血管狭窄程度及范围
- 颈动脉狭窄程度分级参照北美颈动脉外科学会标准：
  - 轻度（0 ~ 29%）
  - 中度（30% ~ 69%）
  - 重度（70% ~ 99%）
  - 狭窄程度计算公式

（1 －颈动脉最窄处直径 / 狭窄病变远端正常颈内动脉直径）× 100%

- 这里颈动脉包括颈总动脉、颈内动脉、颈外动脉和椎动脉
- 动脉窦位于颈总动脉末端及颈内动脉起始部，管腔内壁有压力感受器，能感受血压的变化，当受到刺激时可引起血压下降，在该处进行介入操作时，应当小心注意，可给予阿托品预防用药
- 颈内动脉从近心端开始可分为颈段、岩段、海绵窦段和颅内段。其中颈段是最长的一段，全程无分支，是颈动脉狭窄介入治疗常涉及的一段
- 颈内动脉和颈外动脉、颈外动脉和椎动脉间有多支吻合，颈外动脉的栓子有可能通过这些吻合支进入颈内动脉或椎动脉内

【适应证与禁忌证】

- 适应证
  - 无症状患者，影像学检查发现颈动脉狭窄程度超过 80%
  - 有症状患者（如中风、TIA 发作、黑矇等），颈动脉狭窄程度超过 50%
  - 动脉内膜剥脱术后效果不理想或术后再狭窄
- 禁忌证
  - 进展性脑梗塞或 3 个月内发生脑出血
  - 主动脉弓解剖位置困难或颈动脉严重迂曲，

介入器材无法通过
- 大于 99% 的严重狭窄
- 同侧颈动脉瘤或颅内存在动脉瘤，不能同时处理动脉瘤者
- 造影禁忌，如慢性肾功能不全或曾发生过严重造影剂过敏史
- 大动脉炎活动期

【介入治疗技术】

- 术前准备
  - 全脑血管 DSA 造影：了解主动脉弓及头臂

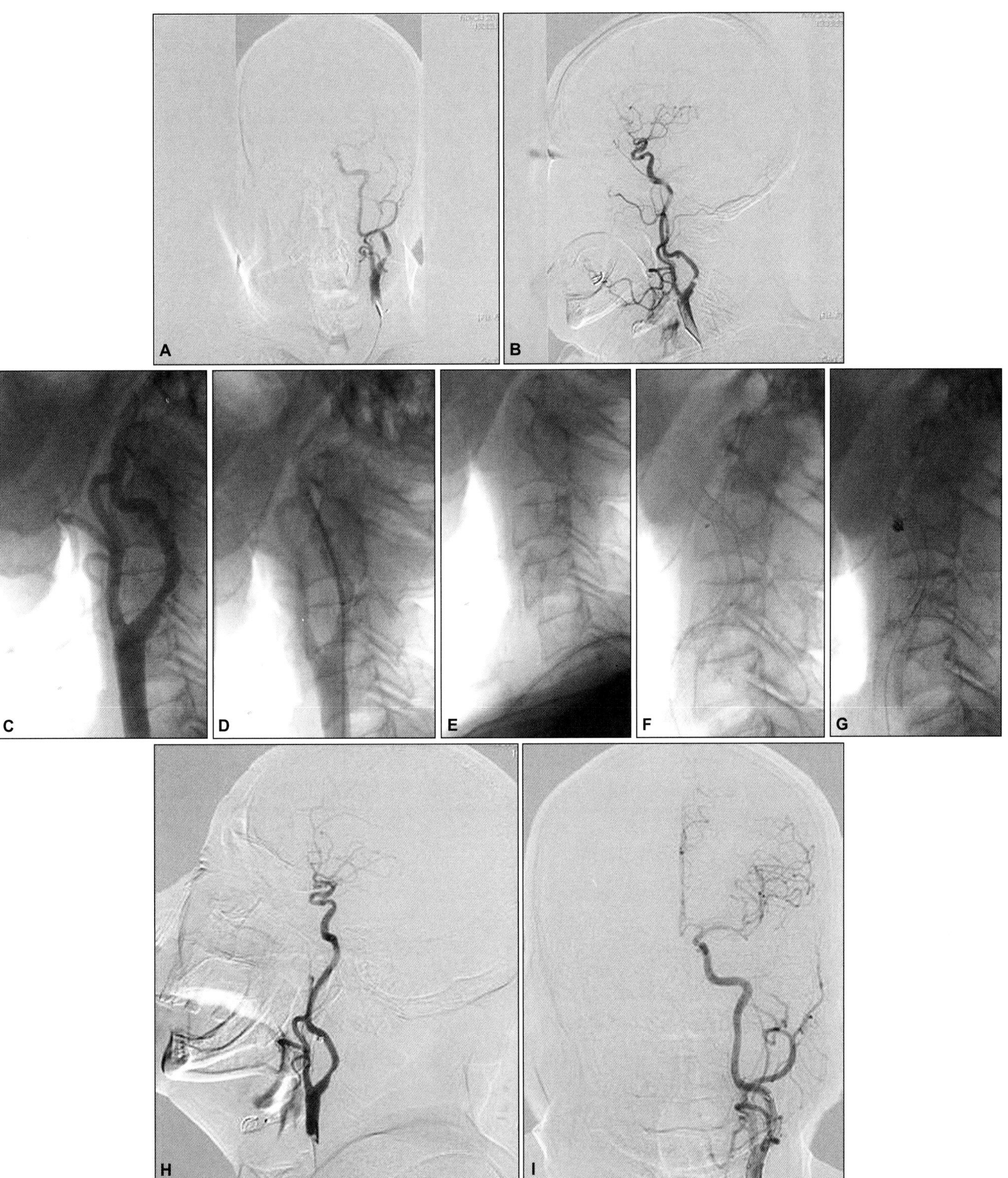

图 9-8-1　颈动脉狭窄的介入治疗

男性，78 岁。头疼、头晕 3 年。体检发现右颈动脉狭窄。颈动脉 DSA 示：右颈内动脉 C1 段重度狭窄，狭窄远侧可见动脉瘤约 4mm 大小（A，B）。在脑保护装置保护下，球囊扩张狭窄段并植入颈动脉支架（C,D,E）；将第 2 枚支架覆盖颈内动脉瘤口部（F）；微导管通过支架网眼间隙插入动脉瘤腔（G）；经微导管向动脉瘤腔内植入弹簧圈，复查 DSA，右颈内动脉残存狭窄小于 20%；动脉瘤未显影（H,I）

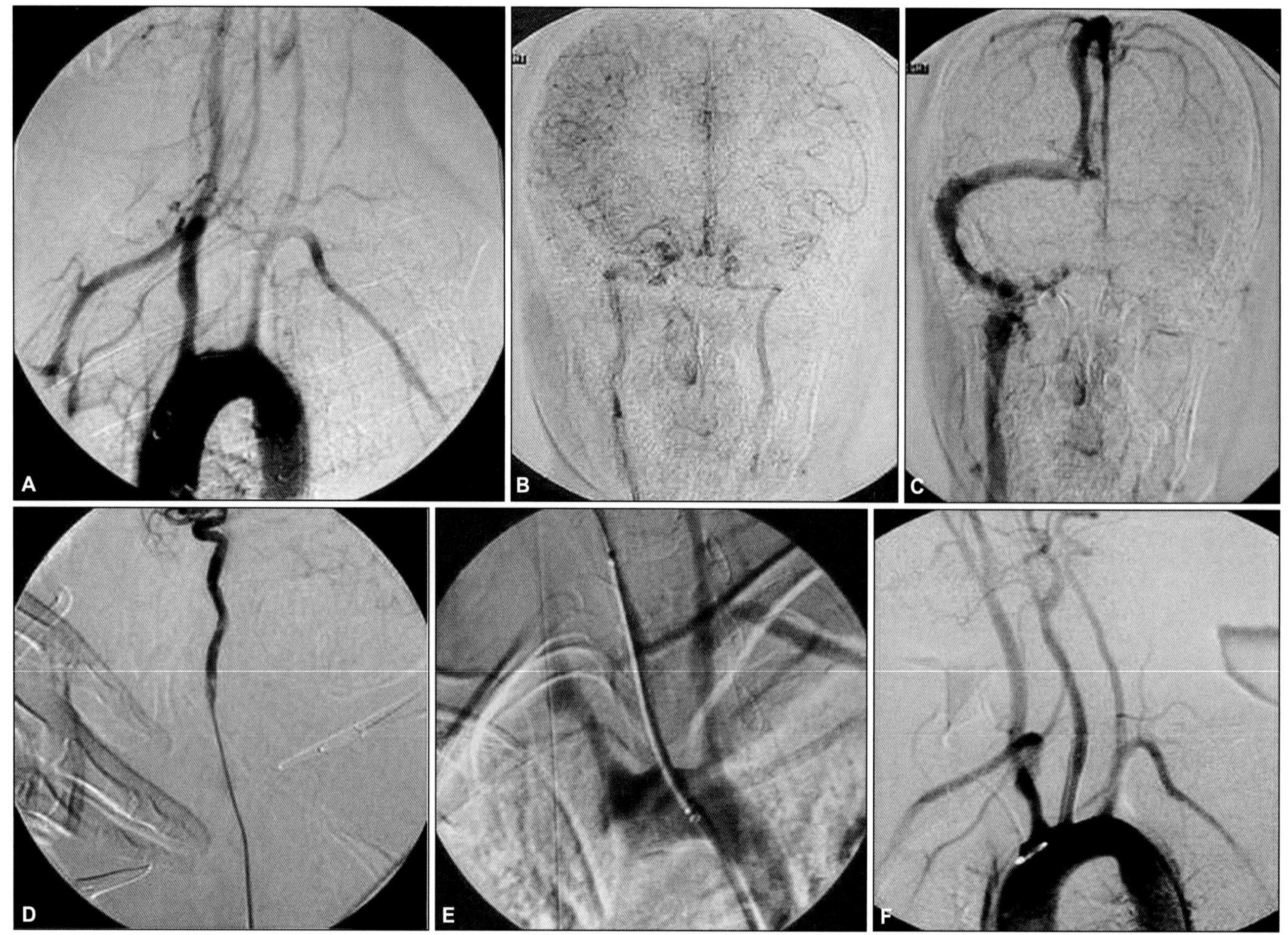

图 9-8-2　Hybrid 技术应用
女性，27 岁。突发右侧肢体无力 6 小时。主动脉弓上 DSA 示：左颈总动脉起始段闭塞，左颈动脉逆行显影（A,B,C）。解剖左颈内动脉，直视穿刺左颈内动脉置入颈动脉保护伞（D）；颈动脉支架植入（E）；术后 DSA 复查，左颈总动脉通畅（F）。患者症状消失

分支动脉位置和角度，同时还可以评估颅内动脉，了解有无动脉瘤和血管畸形，以及颅内侧支循环建立情况

- 术前及术后用药
  - 抗血小板治疗：术前 3 天，术后常规抗血小板治疗，每日 1 次，氯吡格雷 75mg 服用 6 个月；每日 1 次，阿司匹林 100mg/d 服用 2 年或终生服用
  - 脑保护药物：术前 3 天至术后 2 周，尼莫地平 3 ~ 5ml/h，持续静脉输入
- 介入操作（以颈内动脉为例）
  - 首选股动脉入路，置入 6F 动脉长鞘（Shuttle Cook USA）或 7F 导引导管
  - 导管选择进入病变侧颈总动脉，行颈动脉造影，选择合适角度，使颈内外动脉分叉完全展开，颈动脉病变段暴露最佳，详细观察狭窄的部位、范围、程度
  - 以 0.035in 超滑导丝至颈外动脉远端，更换加硬交换导丝，撤出造影导管，沿加硬导丝更换相应动脉鞘或导引导管至颈总动脉分叉下方 1 ~ 2cm 处，经导引导管持续加压注入肝素盐水
  - 路径图的指引下，将脑保护装置通过颈动脉病变段，到达颈内动脉岩骨水平的下方释放脑保护装置
  - 应用 4 ~ 6mm 球囊导管扩张动脉狭窄段
  - 使用自膨式支架，将支架送至狭窄段，经造影明确位置后释放支架
  - 对高度狭窄或闭塞性病变（狭窄程度 >80%），先以小球囊预扩张，然后再释放自膨式支架
  - 适度的残余狭窄是可以接受的，一般不需要后扩张，若残余狭窄 >30%，再用直径 5 ~ 6mm 球囊行后扩张

- 回撤脑保护装置，再行颈动脉造影和颅内动脉造影，了解颅内血供改善情况
- 撤除导管和导管鞘，加压包扎穿刺部位

【疗效评价】

- 残存狭窄 <30%
- 跨狭窄段压差 <1.33kPa（10mmHg）
- 临床症状改善或消失

【并发症及其处理】

- 脑卒中
  - 颈动脉支架成形术（CAS）最常见的并发症
  - 由术中栓子脱落造成，可发生在手术的各个阶段，操作时注意避免动作粗暴，尤其在输送导丝导管及脑保护装置时要注意
  - 术前充分应用抗血小板药物，术中充分抗凝，可有效减少术中栓子脱落
  - 发生脑卒中，应立即给予溶栓、脱水、解痉和脑保护治疗
- 过度灌注损伤
  - 严重狭窄的颈动脉病变在腔内治疗术后，因同侧脑血流量显著增加，可能会发生严重脑水肿，甚至颅内出血，称为术后过度灌注损伤
  - 严格控制围手术期血压是预防术后脑过度灌注的最有效手段
  - 癫痫及脑出血被认为是严重高灌注损伤的表现，一经出现，应立即停止抗凝治疗
- 心动过缓
  - 颈内动脉分叉部位进行球囊扩张时，对颈动脉压力感受器的压迫常导致反射性心动过缓
  - 术中发现心动过缓可给予静脉推注 1mg 阿托品
  - 亦有采用扩张前可肌注阿托品 1mg，防止心动过缓
- 支架内再狭窄
  - 最重要的晚期并发症之一
  - 多普勒超声随访 18 个月，严重支架内再狭窄（≥ 80%）发生率为 3% ~ 4%
  - 支架术后抗血小板药物的应用是减少再狭窄发生的主要方法

重点推荐文献

[1] Golledge J, Greenhalgh RM, Davies AH. The symptomatic carotid plaque. Stroke, 2000, 31: 774-781.

[2] Fox AJ, Eliasziw M, Rothwell PM, et al. Identification, prognosis, and management of patients with carotid artery near occlusion. AJNR, 2005, 26: 2086-2094.

[3] Gil-peralta A, Mayol A, Macros JR, et al. Percutaneous transluminal angiogplasty of the symptomatic atherosclerotic carotid arteries results complication and flollow-up. Stroke, 1996, 27: 2271-2273.

[4] McGuinness CL, Burnand KG. Percutaneous transluminal angioplasty of the internal carotid artery. Br J Surg, 1996, 83: 1171-1173.

[5] Yadav JS, Wholey MH, Kuntz RE, et al. Protected carotid-artery stenting versus endarteretomy in high-risk patients. N Engl J Med, 2004, 351: 1493-1501.

二、颅内动脉狭窄的介入治疗

【概述】

- 颅内动脉狭窄是缺血性脑卒中的重要病因，主要是由于动脉粥样硬化使血管内膜增厚或斑块形成，引起动脉内径逐渐缩小
- 颅内动脉粥样硬化导致缺血性脑卒中发生机制有多种，包括低灌注、病变部位血栓形成、病变部位栓子脱落造成远端栓塞等
- 颈动脉岩段、海绵窦段、床突上段和 MCA 主干、椎动脉远端、椎 - 基底连接处是最易受累的部位

【适应证与禁忌证】

- 适应证
  - 有相应症状患者血管狭窄 ≥ 50%，无相应症状患者血管狭窄 ≥ 80%
  - 有与狭窄相关的脑实质缺血影像学表现，证明狭窄处有明显的血流动力学改变，狭窄远端未建立有效的侧支循环
  - 急性发作后至少 3 周以上
  - 禁忌证
  - 血管迂曲严重或极度成角，无法将介入导管导入病变部位的患者
  - 颅内动脉慢性完全性闭塞

- 3个月内有颅脑出血，2周内有新鲜脑梗死患者
- 对肝素、阿司匹林等抗血小板聚集药物有禁忌者
- 造影剂过敏者

【介入治疗技术】

- 一般均采用全身麻醉，术前术后抗血小板及术中抗凝药物的使用与颈动脉分叉部位病变介入治疗相同
- 介入操作
  - 经股动脉穿刺入路，经皮穿刺后置入6F导管鞘，并用6F引导导管沿0.035in导丝置于颈部ICA远端行颅内前循环介入操作，或置于VA的V2段远端行颅内后循环介入操作
  - 将0.010～0.014in微导丝小心穿过狭窄段，通常将导丝放置于大脑中动脉或大脑后动脉的二级或三级分支
  - 应用专用球囊或冠状动脉球囊行血管成形术，球囊直径为血管直径的70%～80%，球囊应缓慢扩张至额定压力（4～8atm）以下，以确保支架充分展开，球囊放气过程也应缓慢
  - 所选球囊扩张式支架直径应比估计的血管直径小0.5mm，长度应尽量小，以减少斑块移位或穿破分支血管的风险
  - 病变部位及远端脑循环造影，观察支架位置和狭窄改善情况

【并发症及其处理】

- 血管破裂
  - 术中血管破裂是最严重的并发症
  - 术中血管破裂原因可能有
    - 支架选择过大
    - 支架的球囊扩张压力过大、过快
    - 操作过程动作粗暴，推进导管导丝动作不当
- 再狭窄
  - 再狭窄发生率各研究报道有所不同，大致

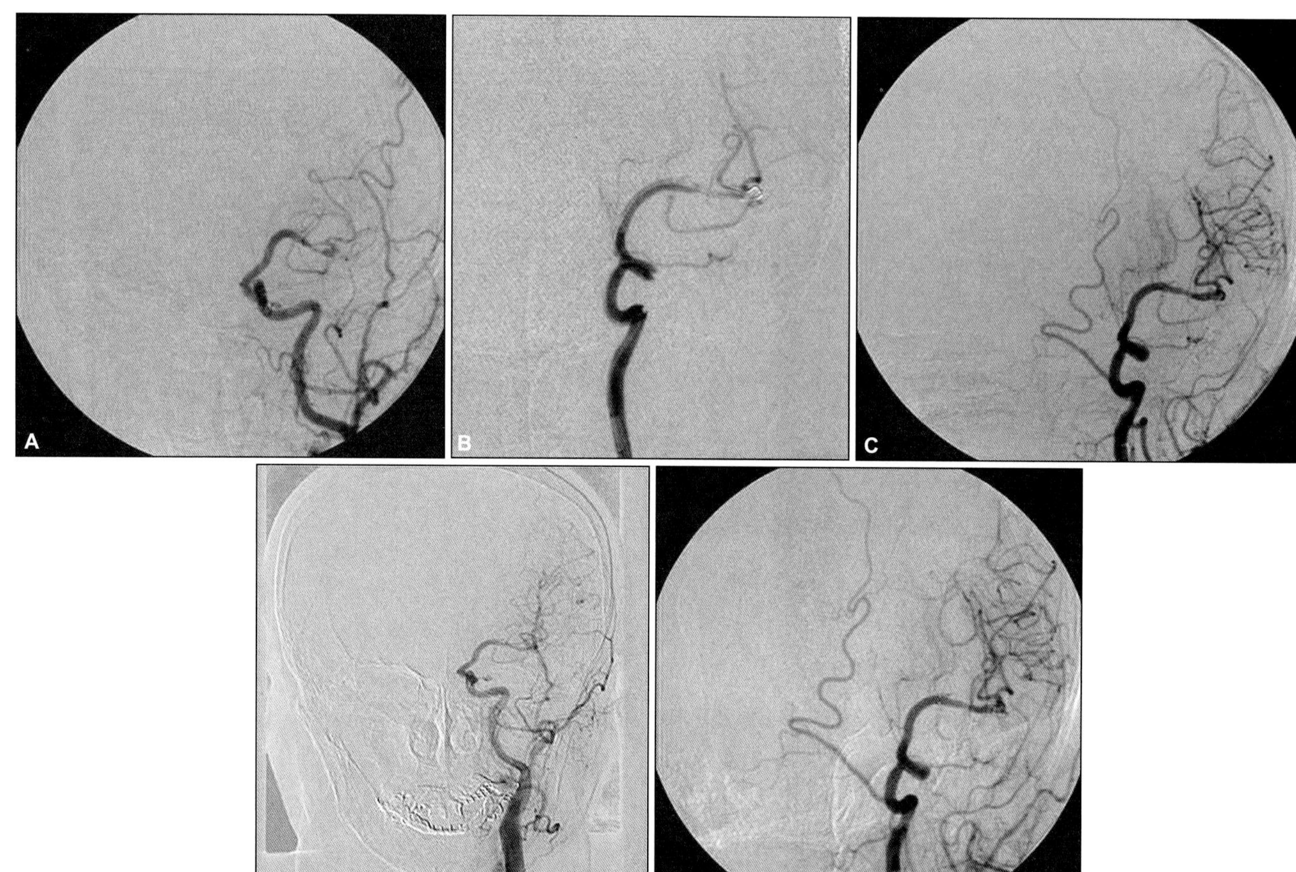

图9-8-3 **颅内动脉狭窄的介入治疗**

女性，57岁。反复发作头疼、头晕2年。全脑DSA示：左大脑中动脉M1段狭窄（A）。将导丝小心通过狭窄段，球囊扩张并植入支架（B,C），狭窄段明显改善。2年后复查全脑DSA（D,E）

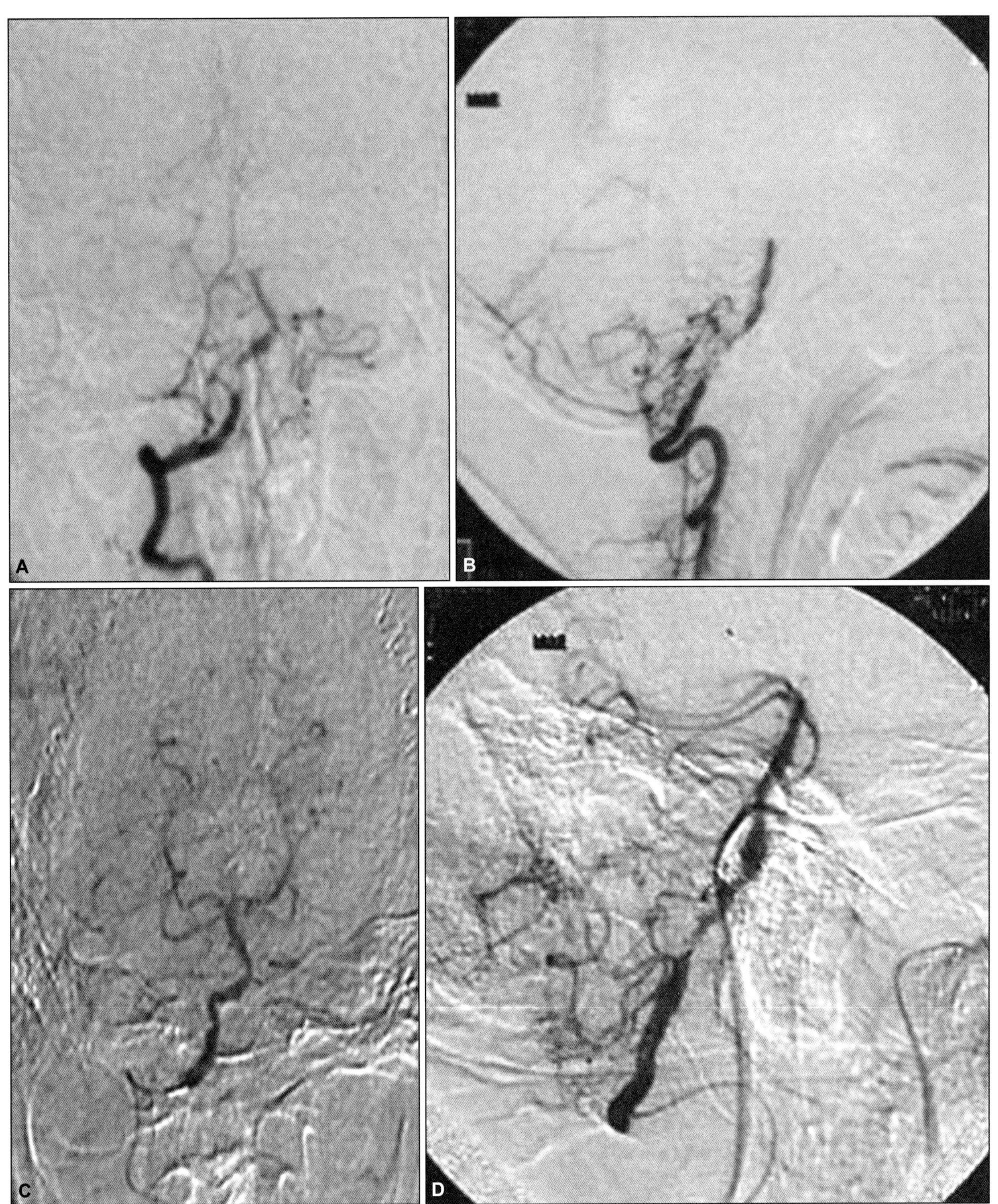

图 9-8-4 **颅内动脉狭窄的介入治疗**
男性，56 岁。头晕 5 天，昏迷 10 小时。椎动脉 DSA 示基底动脉多发狭窄，血栓形成（A,B)。经动脉导管灌注尿激酶 100 万 U/d，血栓溶解，基底动脉再通，双侧大脑后动脉显影。12 小时后，患者逐渐苏醒

与冠状动脉支架置入术后的再狭窄发生率相近

- 多数再狭窄是无症状性的，可能与支架置入后血管扩张改善了脑供血有关
- 再狭窄进展速度缓慢，使机体有足够的时间建立起较好的侧支循环

● 穿支动脉闭塞

- 穿支动脉向基底节区和脑干供血，多为终末动脉，一旦闭塞可能引起严重的脑梗塞
- 支架置入后支架本身的网状结构难免会压迫或覆盖穿支动脉开口
- 支架网丝覆盖穿支动脉开口 50%，穿支动脉会保持通畅

● 远端栓塞

- 颅内动脉介入治疗一般无法使用栓子保护装置，增加了远端栓塞的风险

- ○ 远端栓塞可以发生在手术的各阶段，是术中和术后急性缺血性卒中发生重要原因
- ○ 远端栓塞可以引起严重的神经功能缺失，也可以无症状，这取决于侧支循环代偿能力
- ● 过度灌注
  - ○ 高度狭窄血管的支架置入，可能会导致急性过度灌注
  - ○ 术中和术后短期内保持相对较低血压，并给予适当扩容治疗，也可适当给予脑保护剂

重点推荐文献

[1] Gomez CR, Misra VK, Liu MW, et al. Elective stenting of symptomatic middle cerebral artery stenosis. AJNR, 2000, 21: 971-973.

[2] Horowitz MB, Purdy PD. The use of stents in the management of neurovascular disease: a review of historical and present status. Neurosurgery, 2000, 46: 1335-1343.

[3] Hartmann M, Jansen O. Angioplasty and stenting of intracranial stenosis. Curr Opin Neurol, 2005, 18: 39-45.

[4] Levy EI, Chaturvedi S. Perforator stroke following intracranial stenting: A sacrifice for greater good? Neurology, 2006, 66: 1803-1804.

[5] Mori T, Mori K, Fukuoka M, et al. percutaneous transluminal cerebral angioplasty: serial angiographic follow-up after successful dilation. Neuroadiology, 1997, 39: 111-116.

第 9 节　肾动脉狭窄的介入治疗

【概述】

- ● 各种原因导致的肾动脉狭窄，可以引起肾性高血压，肾功能不全
- ● 肾动脉狭窄主要病因包括动脉粥样硬化、大动脉炎及肾动脉肌纤维发育异常
  - ○ 肾动脉粥样硬化约占总病例数的 90% 以上，是全身动脉粥样硬化的一部分，多见于中老年人，病变多发生于肾动脉起始部，动脉内膜有脂质沉着形成粥样病变，导致内膜增厚、管腔狭窄或闭塞
  - ○ 大动脉炎常侵犯肾动脉（20%），是肾动脉狭窄的常见病因之一，基本病变为弥漫性纤维组织增生伴有炎性细胞浸润，以增生性病变为主，可累及动脉全层。动脉内膜和外膜显著增厚，中层弹力纤维变性和纤维化，动脉管腔有不同程度的狭窄，常合并有血栓形成，动脉壁中层破坏严重者可形成局限性动脉瘤和狭窄后扩张
  - ○ 肾动脉肌纤维发育异常约占总病例数不到 10%，多见于年轻女性，病变主要侵犯肾动脉中段或近肾门处，可引起肾动脉内膜增厚、中层纤维增生、胶原纤维沉积致动脉狭窄
- ● 肾动脉造影：CTA、MRA 及超声诊断已经可以对肾动脉狭窄做出正确的诊断，甚至在有些方面优于传统的动脉造影，但是，肾动脉造影仍然是诊断肾动脉狭窄的金标准，不同病因动脉造影表现也不尽相同
  - ○ 肾动脉硬化所致肾动脉狭窄动脉造影表现为血管内膜不规则增厚，管腔狭窄与扩张相间，常累及肾动脉近 1/3
  - ○ 大动脉炎所致肾动脉狭窄常表现为动脉管腔狭窄及狭窄后扩张，常累及肾动脉近 1/3，合并腹主动脉、肠系膜上动脉、肠系膜下动脉及腹腔动脉狭窄的亦不少见
  - ○ 肌纤维发育异常所致肾动脉狭窄常累及肾动脉主干中远 2/3 段，造影表现为多发狭窄，典型的表现为动脉管腔狭窄与狭窄后扩张交替呈捻珠样改变

【适应证和禁忌证】

- ● 适应证
  - ○ 各种原因导致的肾动脉狭窄，狭窄程度大于 50% 或狭窄两端平均压差大于 1.33kPa(10mmHg)
  - ○ 有肾血管性高血压或由肾动脉狭窄引发的肾功能不全
- ● 禁忌证
  - ○ 病变广泛，累及肾动脉全长或肾内弥漫性小血管病变
  - ○ 患肾明显萎缩，功能丧失
  - ○ 大动脉炎导致的肾动脉狭窄一般不推荐支架植入，大动脉炎活动期为肾动脉成形术的绝对禁忌证

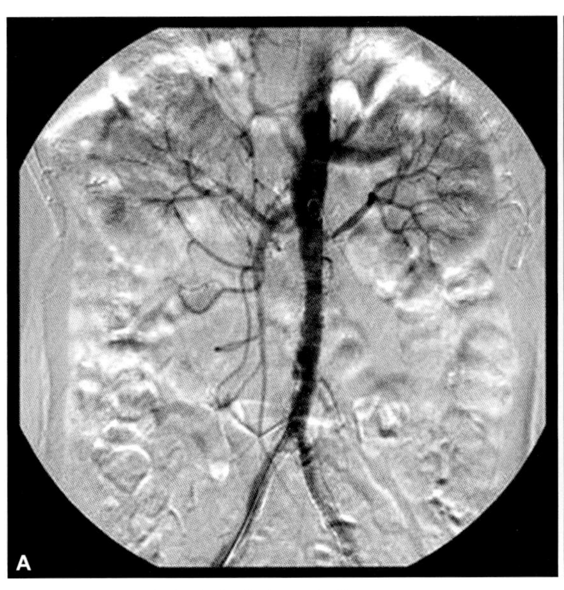

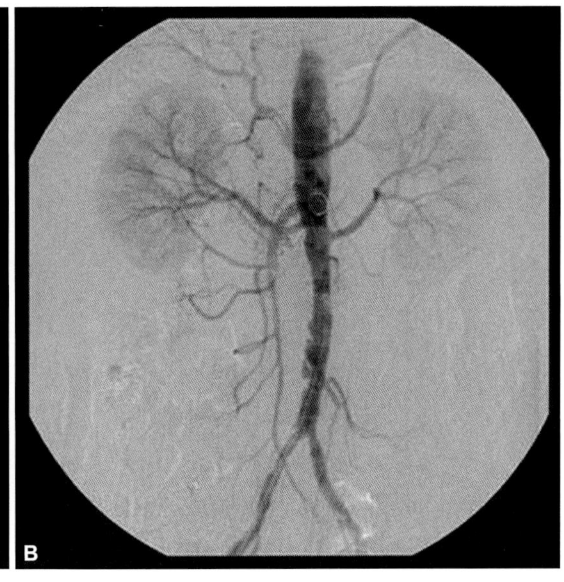

图 9-9-1 **肾动脉狭窄的介入治疗**
男性，62 岁。高血压 10 年，控制不满意 3 个月。B 超示双肾动脉血流速加快；核素扫描，左肾 GFR24.18ml/ 分；右肾 GFR33.41/ 分。腹主动脉 DSA 示：双侧肾动脉狭窄（A）。肾动脉支架植入术后，右肾动脉狭窄消失（B）。术后复查核素扫描，左肾 GFR45.81ml/ 分；右肾 GFR38.18/ 分。术后血压控制满意

【介入治疗技术】

- 肾动脉球囊扩张术
  - 先行腹主动脉及双肾动脉造影，明确病变位置
  - 经导管向肾动脉内注入肝素 3000U，防止术中血栓形成或血管痉挛
  - 以 0.035in 超滑导丝或 0.018in 的加硬导丝通过狭窄段，将导管沿导丝越过狭窄段以预扩张
  - 以 4-5F 的球囊导管更换 Cobra 导管，在狭窄处进行球囊扩张
  - 单纯球囊扩张选用直径略大于狭窄邻近正常肾动脉管径（>1mm）的球囊，若置放支架，应先以比正常肾动脉管径小 1mm 的球囊做预扩张
- 支架植入术
  - 先行腹主动脉及双肾动脉造影，明确病变位置
  - 经导管向肾动脉内注入肝素 3000U，防止术中血栓形成或血管痉挛
  - 以 0.035in 超滑导丝或 0.018in 的加硬导丝通过狭窄段，将导管沿导丝越过狭窄段以预扩张
  - 以 4-5F 的球囊导管更换 Cobra 导管，在狭窄处进行球囊扩张，置放支架前，应先以比正常肾动脉管径小 1mm 的球囊做预扩张，经导管推注造影剂观察扩张效果
  - 撤出球囊导管，更换支架推送器，将支架置放于狭窄段，经导引导管注入造影剂确定支架位置合适后释放支架，支架长度应略长于狭窄段 1 ~ 2mm，不应过长。再次造影确定扩张效果
  - 肾动脉支架应尽量选择定位准确的球囊张式支架，支架内径应不小于 5mm，为了提高疗效，减少再狭窄的发生率，药物洗脱支架值得期待

【疗效评价】

- 肾动脉狭窄成形术的技术成功率近 100%，80% 以上患者术后血压和肾功能有不同程度改善，但痊愈患者仅 10% 左右
- 肾动脉狭窄治疗对高血压疗效要优于肾功能改善
- 技术成功标准
  - 扩张后残存狭窄＜ 30%
  - 跨狭窄段压差＜ 1.33kPa（10mmHg）
  - 无重要并发症发生
- 临床疗效评价
  - 治愈：不用降压药，血压恢复到 18.6/12.0kPa（140/90mmHg）以下
  - 显效：用少量降压药，血压可维持正常
  - 好转：治疗后降压药用量减少，血压下降，但仍在 18.6/12.0kPa（140/90mmHg）以上

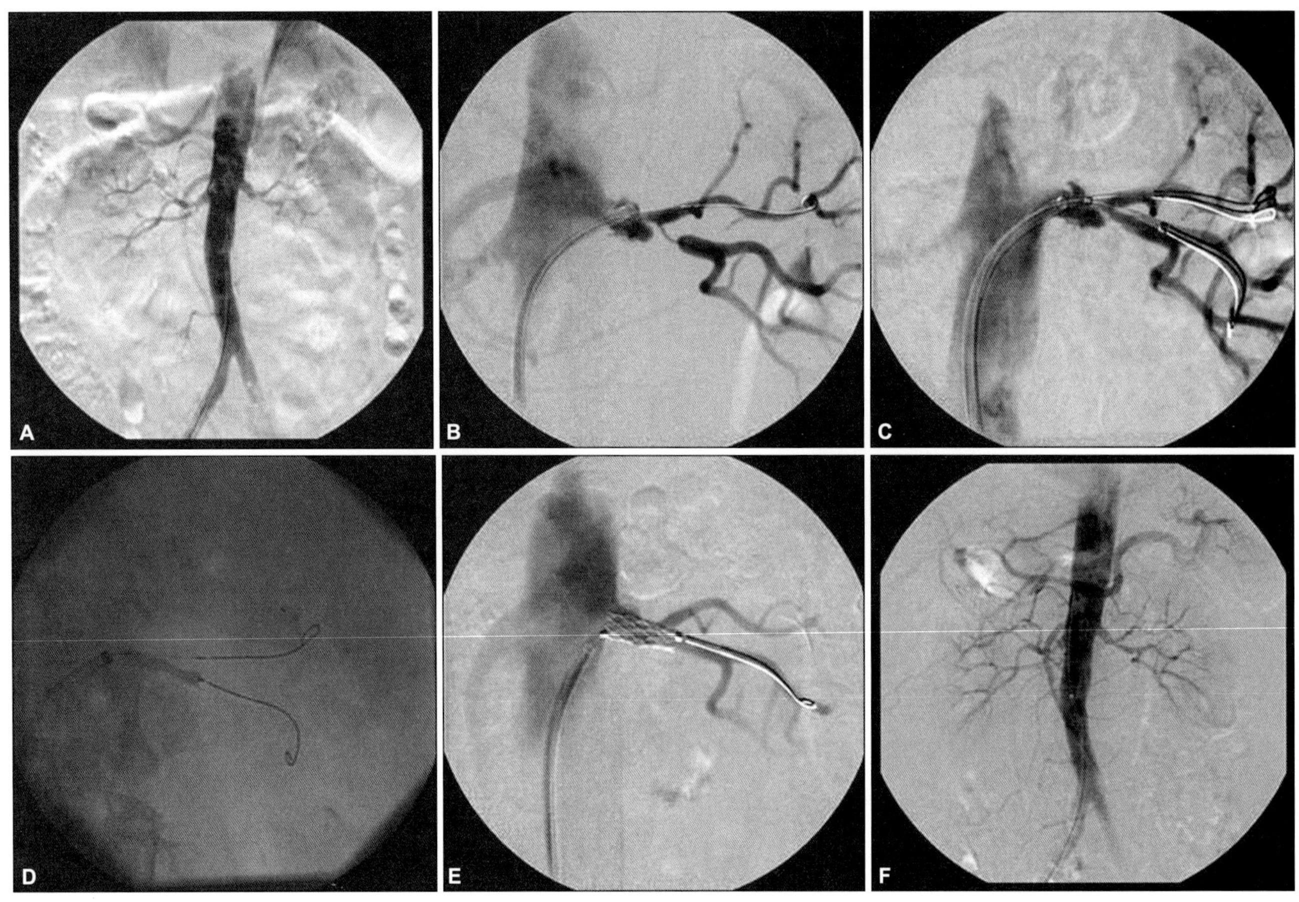

图 9-9-2 **肾动脉狭窄的介入治疗**
男性，75 岁。高血压 30 年。近 3 个月反复发作肺水肿。核素扫描示左肾 GFR 降低。腹主动脉 DSA 示：左肾动脉狭窄，累及肾动脉分支（A,B）。采用双导丝技术保护肾动脉分支，分别扩张腹背侧动脉分支（C,D）；植入肾动脉支架，复查腹主动脉 DSA（E,F)。术后复查核素扫描：术前 GFR:16.65ml/ 分；术后 GFR：24.50ml/ 分

- 无效：血压及降压药用用量较治疗前无明显改善

【并发症及其处理】

- 肾动脉介入治疗并发症发生率约为 1% ~ 5%，常与操作有关，并发症多数较轻，可经保守治疗治愈
- 穿刺部位血肿：为最常见的合并症，认真、正确的压迫穿刺部位，可有效地避免这一合并症。术后使用穿刺点闭合器，可减少血肿的发生率
- 急性肾动脉血栓形成：少见，与动脉迂曲，操作困难有关。一旦发生，可以通过导管溶栓治疗
- 动脉内膜撕裂：可以通过放置支架解决
- 肾动脉破裂、出血：较少见，可以保守治疗，包括绝对卧床、纠正失血性休克、抗感染等，严重病变需进行外科手术治疗

（李　选　曾祥柱）

重点推荐文献

[1] Kalra PA, Guo H, Kausz AT, et al. Atherosclerotic renovascular disease in United states patients aged 67 years or older: Risk factors, revascularization, and prognosis. Kidney Int 2005, 68: 293-301.

[2] Caps MT, Perissinotto C, Zierler RE, et al. Prospective study of atherosclerotic disease progression in the renal artery. Circulation 1998, 98: 2866-2872.

[3] Cambria RP, Brewster DC, L'Itaien GJ, et al. Renal artery reconstruction for the preservation of renal function. J Vasc Surg 1996, 24: 371-382.

[4] Henry M, Amor M, Henry I, et al. Stent placement in the renal artery: three year experience with the Palmaz stent. JVIR, 1996, 7: 343-350.

[5] Henry M, Henry I, Klonaris C, et al. Renal angioplasty and stenting under protection: The way for the future? Catheter Cardiovasc Interv 2003, 6: 299-312.

第 10 节　心血管内异物的处理

【概述】

- 各种造影检查和介入治疗的广泛应用，介入器材可操作方法的多样化，复杂化，血管内异物的发生率相应的增多
- 以往的血管内异物取出的外科手术操作复杂，患者承担的风险和痛苦较大
- 1964 年 Thomas 首先应用支气管镜取出心脏内的异物
- 1967 年 Masumi 报道应用大号的端孔导管，配合双折呈弧圈状的细弹性导丝，在透视下取出血管内异物
- Lassers 应用金属丝网篮导管成功取出主动脉内的异物
- 随着技术和器械的不断改进，通过介入放射学技术经皮穿刺取出血管内异物的成功率在不断地提高

【基础知识】

- 血管内异物多种多样，但绝大多数是离断的中心静脉导管，其可以栓塞到腔静脉、右心房、右心室或肺动脉等处，据 Boomfield 等统计，在 180 例中，79% 为中心静脉导管
- 其他常见的血管内异物为导丝和扭曲的起搏电极导线，血管内异物发生的原因主要有以下几个方面
  - 使用的导管、导丝多次用消毒液浸泡、反复使用，器材变质容易折断
  - 操作手法掌握不当，过度或反复抽、插、旋转使导丝、导管、电极线折断或扭曲
  - 插入导管时，穿刺针的针尖造成导管的损伤进而断裂
  - 患者活动造成插入部的断裂等原因
- 心导管或导丝的折断现象实属罕见，但是其留在心血管腔内的残端可能会引起栓塞、残端滞留部位的血栓形成、心内膜炎、心室或血管的穿孔、心律失常及血栓栓塞等合并症，其引起的死亡率约为 71%
- 血管内发生异物残留时，操作者应该冷静对待，在 X 线透视下仔细的寻找异物所在的部位及临近结构的特点，尽量采用介入的手段将异物取出体外

【介入治疗技术】

- 支气管活检钳或心肌活检钳
  - 支气管活检钳的应用首先是由 Thomas 报道的方法
  - 活检钳的柔韧性差，尖端硬，造成血管壁或心腔穿孔的风险增大
  - 现在已经不再用于心血管内异物的取出
- 圈套环摘取器
  - 使用圈套环摘取器捕捉异物，需要异物有游离端在血管内浮动，才能供其进行抓捕
  - 优点是圈套器的大小和形状可以随操纵而改变，有利于具有游离端的异物的抓取

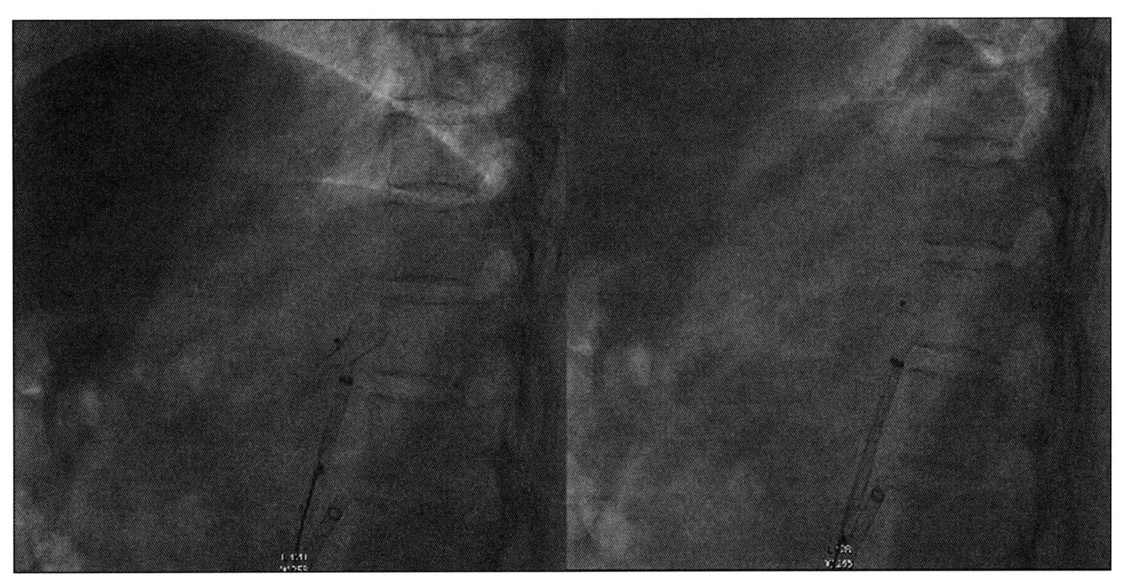

图 9-10-1　**圈套环摘取器操作图**

- 网篮抓取器
  - 网篮抓取器是COOK公司生产的血管内异物取出器，由8F的导引导管和网篮两部分组成
  - 外径最小的摘取器，特别适用于儿童患者
  - 网篮摘取器展开时会填满整个管腔，对摘取较小的血管内异物很有效
  - 易于捕捉异物的游离端
  - 网篮的直径有限，对于心腔内的异物抓取有困难
- 操作过程
  - 将异物的游离端套入环套或网篮
  - 回拉环套或网篮，同时固定导引导管，二者紧密配合夹住异物
  - 导引导管和环套或网篮一起拉出
  - 异物停留的位置异常，没有漂浮端时，可以应用导管或导丝改变异物的位置，然后再抓取其游离端

【并发症及其处理】

- 并发症相对比较少见
- 网篮的尖端比较硬，应谨慎操作，谨防由于操作过程引起心率失常、血管或心脏穿孔等
- 少数病例会出现取出失败的情况，失败的原因为：
  - 异物的自由漂浮端无法利用
  - 异物周围出现血栓机化
  - 异物栓塞的部位较为特别，或异物的形态比较特别
  - X线下呈阴性的物质在X线下无法发现其位置
- 减少异物脱落导致的严重并发症的发生，重在预防发生血管内异物的脱落
  - 心导管检查的术者，须经过严格训练，按照操作规章循序渐进，避免粗鲁的动作，遇到可疑问题时应及时采取措施，以防出现严重并发症
  - 操作导管时，手握导管的部位距皮肤穿刺点的距离要短，并避免大幅度的弯曲导管，以减少导管承受的压力
  - 不使用过期的、反复使用的导管，高温消毒的导管也不能使用
  - 使用导管前，应全面检查是否有折痕，是否有折断的可能，避免使用易折断的导管、导丝

（郑 宏）

重点推荐文献

[1] 蒋小平. 股部小切口取出血管内异物. 中华医学研究杂志, 2006, 6(4): 419-420.
[2] 陈纪言, 周颖玲. 经皮摘取血管内折断的导管和迷失的导线. 广东医学, 1995, 16(2): 82-83.
[3] 大滝诚，李松柏. 心血管内异物取出法. 日本医学介绍, 1991, 12(8): 340.

主要参考文献

[1] 郭启勇. 介入放射学. 3版. 北京: 人民卫生出版社, 2010.
[2] 吴恩惠, 贺能树. 中华影像医学介入放射学卷. 北京：人民卫生出版社, 2005.
[3] 周爱卿, 蒋世良. 先天性心脏病经导管介入治疗指南. 中华儿科杂志, 2004, 42(3): 234-239.
[4] 秦永文. 实用先天性心脏病介入治疗. 上海: 上海科学技术出版公司, 2005.
[5] 胡大一, 王显. 房间隔部位介入治疗的焦点与思考. 中国循证心血管医学杂志, 2009, 1(2): 65-67.
[6] 祁长敏, 高虹. 房间隔缺损三种治疗方法的比较研究. 四川医学, 2009, 30(6)：844-846.
[7] Athar MQ, Larry AL. Recent advances in closure of atrial septal defects and patent foramen ovale. f1000 Medicine Reports, 2010, 2:8.
[8] 王树祥, 张玉顺, 代政学. 成人动脉导管未闭的介入治疗治疗进展. 心脏杂志, 2002, 14(6): 546-549.
[9] 张庆桥, 蒋世良, 黄连军, 等. 动脉导管未闭的血管造影分型及临床意义. 中华放射学杂志, 2004, 38(4): 382-385.
[10] 李奋, 周爱卿, 蒋世良, 等. 动脉导管未闭封堵的临床研究. 临床儿科杂志, 2006, 24(11): 924-929.
[11] 王孟杰, 赵毅兰, 卢志红, 等. 经导管介入治疗动脉导管未闭的疗效评价. Minimally Invasive Medicine, 2006, 1(5): 352-353.
[12] 姜海滨, 赵仙先. 特殊类型动脉导管未闭的介入治疗现状. 心血管病学进展, 2009, 30(4): 628-630.
[13] 况春燕, 杨天和, 谭洪文, 等. 动脉导管未闭分型及其在介入封堵术中的价值评价. 临床心血管病杂志, 2009, 25(10): 765-768.
[14] 秦永文, 丁仲如. 室间隔缺损的介入治疗效果及评价. 中国医师进修杂志, 2007, 30(1): 8-10.

[15] 胡海波, 蒋世良, 徐仲英, 等. Amplatzer 封堵器治疗膜部室间隔缺损的近期疗效评价. 中华医学杂志, 2004, 84(19): 1592-1596.
[16] 朱云民, 孙晓裴, 徐秦成, 等. 国产封堵器介入治疗和外科修补治疗膜部室间隔缺损的比较. 心脏杂志, 2008, 20(5): 520.
[17] 从长伟, 郑宏, 乔晨晖, 等. 法乐四联症术后右锁骨下动脉-右肺动脉侧支循环弹簧圈栓塞术一例. 中国循环杂志, 2009, 24(1): 68-68.
[18] 武云, 马依彤, 马翔. 经皮球囊二尖瓣成形术的中远期随访研究. 中国介入心脏病学杂志, 2007, 15(2): 84-86.
[19] 郭继鸿. 二尖瓣球囊扩张术. 中国心血管杂志, 2009, 14(6): 482-484.
[20] 侯子山, 石增成, 徐同龙, 等. 二尖瓣金属分离器治疗风湿性心脏病二尖瓣狭窄八例. 中国介入心脏病学杂志, 2004, 12(2): 126.
[21] 胡承恒, 杜志民, 李怡, 等. 伴巨大左心房的二尖瓣狭窄经皮球囊成形术的疗效评价. 中国介入心脏病学杂志, 2001, 12(9): 75-76.
[22] 戴剑, 孔祥清. 风湿性心脏病二尖瓣狭窄的介入治疗. 医学综述, 2010, 16(16): 2452-2453.
[23] 石萍, 杨杰, 杨敏, 等. 肺动脉瓣狭窄合并房间隔缺损的介入治疗效果分析. 临床儿科杂志, 2008, 5(26): 381-383.
[24] 黄奕高, 李渝芬, 黄涛, 等. 肺动脉瓣狭窄合并房间隔缺损的介入治疗. 中华心血管病杂志, 2000, 28(6): 485-486.
[25] 韩秀敏, 朱鲜阳, 邓东安, 等. 介入治疗房间隔缺损并发肺动脉瓣狭窄的临床评价. 心脏杂志, 2005, 17(3): 288.
[26] 卢才义. 临床心血管病介入操作技术. 北京：科学出版社, 2009.
[27] 中华医学会心血管病分会，中华心血管病杂志编辑委员会. 经皮冠状动脉介入治疗指南. 中国循环杂志，2003, 18(2): 89-100.
[28] 郭宏伟, 张供. 冠状动脉瘘的诊治及新进展. 医学综述, 2006, 12(10): 630-632.
[29] 余志庆, 周爱卿, 高伟, 等. 经导管介入治疗冠状动脉瘘. 中华心血管病杂志, 2002, 30(10): 616-617.
[30] 朱鲜阳, 秀敏, 玉威, 等. 经心导管法封堵冠状动脉瘘的临床分析. 中华心血管病杂志, 2003, 3l(6): 424-426.
[31] 刘高利, 王安彪, 李德才, 等. 先天性冠状动脉瘘的临床解剖及外科治疗. 中国临床解剖学杂志, 2006, 24(6): 703-704.
[32] 陈开, 黄进. 先天性冠状动脉瘘的介入治疗. 心血管病学进展, 2006, 27(3): 334-336.
[33] Dake MD, Kato N, Mitchell RS, et al. Endovascular stent-graft placement for the treatment of acute aortic dissection. N Engl J Med 1999, 340: 1546-1552.
[34] Cambria RP, Brewster DC, Gertler J, et al. Vascular complications associated with spontaneous aortic dissection. J Vasc Surg 1988, 7: 197-209.
[35] Dake MD. Endovascular stent-graft management of thoracic aortic disease. Eur J Radiol, 2001, 39: 42-49.
[36] Nienaber CA, Ince H, Petzsch M, et al. Endovascular treatment of thoracic aortic dissection and its variants. Acta Chir Belg, 2002, 102: 292-298.
[37] Desanctic RW, Doroghazi. Aortic Dissection. N Engl J Med, 1987, 317: 1060-1067.
[38] Matsumura JS, Brewster DC, Makarroun MS, et al. A multicenter controlled clinical trial of open versus endovascular treatment of abdominal aortic aneurysm. J Vasc Surg, 2003, 37: 262-271.
[39] Blum U, Uoshage G, Lammer J, et al. Endoluminal stent-grafts for infrarenal abdominal aortic aneurysms. N Engl J Med, 1997, 336: 13-20.
[40] Mathison MN, Becker GJ, Katzen BT, et al. Implications of problematic access in transluminal endografting of abdominal aortic aneurysms. J Vasc Interv Radiol, 2003, 14: 33-39.
[41] Ohki T, Veith FJ. Patient selection for endovascular repair of abdominal aortic aneurysms: Changing the threshold for intervention. Semin Vasc Surg, 1999, 12: 226-234.
[42] Micheals J. The future of endovascular aneurysm repair. Eur J Vasc Endovasc Surg, 2005, 30:115-118.
[43] Veith FJ, Baum RA, Ohki T, et al. Nature and significance of endoleaks and endotension: Summary of opinions expressed at an international conference. J Vasc Surg, 2002, 35: 1029-1035.
[44] Hennequin LM, Fade O, Jacqus G, et al. Superior vena cava stent placement: results with the Wallstent endoprosthesis. Radiology, 1995, 196: 353-361.
[45] Kee ST, Kinoshita L, Razavi MK, et al. Superior vena cava syndrome: treatment with catheter-directed thrombolysis and endovascular stent placement. Radiology, 1998, 206: 187-193.
[46] Nicholson AA, Ettles DF, Arnold A, et al. Treatment of malignant superior vena cava obstruction: mental stents or radiation therapy. J Vasc Inter Radiol, 1997, 8(5): 781-788.
[47] Duvnjak S, Andersen P. Endovascular treatment of superior vena cava syndrome, 2011, 30(5): 458-461.
[48] Lepper PM, Ott SR, Hoppe H, et al. Superior vena cava syndrome in thoracic malignancies. Respir Care. 2011, 56(5): 653-666.
[49] Canales JF, Cardenas JC, Dougherty K, et al. Single center experience with percutaneous endovascular repair of superior vena cava syndrome. Catheter Cardiovasc Interv, 2011, 77(5): 733-739.
[50] Bates MC, Broce M, Lavigne PS, et al. Subclavian artery stenting: Factors influencing long-term outcome. Catheter Cardiovasc Interv, 2004, 61: 5-11.
[51] Brountzos EN, Petersen B, Binkert C, et al. Primary stenting of subclavian and innominate artery occlusive disease: A single center’s experience. Cardiovasc Intervent Radiol, 2004, 27: 616-623.
[52] Hadjipetrou P, Cox S, Piemonte T, et al. Percutaneous Revascularization of atherosclerotic obstruction of aortic arch vessels. JACC, 1999, 33: 1238-1245.
[53] Selby JB, Matsumoto AH, Tegtmeyer CJ, et al. Balloon angioplasty above the aortic arch: immediate and long-term results. AJR, 1993, 631-635.
[54] Wholey MH, Eles G, Jarmolowski CR, et al. Percutaneous transluminal angioplasty and stents in the treatment of extracranial circulation. J Interven Cardiol, 1996, 9: 225-231.
[55] Ackermann H, Diener HC, Seboldt H, et al. Ultrasonographic

follow-up of subclavian stenosis and occlusion: Natural history and surgical treatment. Stroke, 1988, 19: 431-435.
[56] Bosch JL, Hunink MG. Meta-analysis of the results of percutaneous transluminal angioplasty and stent placement for aortoiliac occlusive disease. Radiology, 1997, 204: 87-96.
[57] Walsh DB, et al. The natural history of superficial femoral artery stenoses. J Vasc Surg, 1991, 14: 299-304.
[58] Ballard JL, et al. Complications of iliac artery stent deployment. J Vasc Surg, 1996, 24: 545-555.
[59] Vroegindeweij D, Vos LD, Tiebeek AV, et al. Balloon angioplasty combined with primary stenting versus balloon angioplasty alone in femoropopliteal obstruction: a comparative randomized study. Cardiovasc Intervent Radiol, 20:420-425.
[60] Muradin GS, et al. Balloon dilation and stent implantation for treatment of emoropopliteal arterial disease: Meta-analysis. Radiology, 2001, 221: 137-145.
[61] Schillinger M, et al. Balloon angioplasty versus implantation of nitinol stents in the superficial femoral artery. N Engl J Med, 2006, 354: 1879-1888.
[62] Norgren L, Hiatt W, Dormandy J, et al. Inter-Society Consensus for the Management of Peripheral Arterial Disease (TASC Ⅱ) . Eur J Vasc Endovasc Surg. 2007, 33:S1-S75.
[63] Golledge J, Greenhalgh RM, Davies AH. The symptomatic carotid plaque. Stroke, 2000, 31: 774-781.
[64] Fox AJ, Eliasziw M, Rothwell PM, et al. Identification, prognosis, and management of patients with carotid artery near occlusion. AJNR, 2005, 26: 2086-2094.
[65] Gil-peralta A, Mayol A, Macros JR, et al. Percutaneous transluminal angiogplasty of the symptomatic atherosclerotic carotid arteries results complication and flollow-up. Stroke, 1996, 27: 2271-2273.
[66] McGuinness CL, Burnand KG. Percutaneous transluminal angioplasty of the internal carotid artery. Br J Surg, 1996, 83: 1171-1173.
[67] Yadav JS, Wholey MH, Kuntz RE, et al. Protected carotid-artery stenting versus endarteretomy in high-risk patients. N Engl J Med, 2004, 351: 1493-1501.
[68] Wholey MH, Tan WA, Toursarkisssian B, et al. Management of neurological complications of carotid artery stenting. J Endovasc Ther, 2001, 8: 341-353.
[69] Gomez CR, Misra VK, Liu MW, et al. Elective stenting of symptomatic middle cerebral artery stenosis. AJNR, 2000, 21: 971-973.
[70] Horowitz MB, Purdy PD. The use of stents in the management of neurovascular disease: a review of historical and present status. Neurosurgery, 2000, 46: 1335-1343.
[71] Hartmann M, Jansen O. Angioplasty and stenting of intracranial stenosis. Curr Opin Neurol, 2005, 18: 39-45.
[72] Levy EI, Chaturvedi S. Perforator stroke following intracranial stenting: A sacrifice for greater good? Neurology, 2006, 66: 1803-1804.
[73] Mori T, Mori K, Fukuoka M, et al. percutaneous transluminal cerebral angioplasty: serial angiographic follow-up after successful dilation. Neuroadiology, 1997, 39: 111-116.
[74] Kalra PA, Guo H, Kausz AT, et al. Atherosclerotic renovascular disease in United states patients aged 67 years or older: Risk factors, revascularization, and prognosis. Kidney Int 2005, 68:293-301.
[75] Caps MT, Perissinotto C, Zierler RE, et al. Prospective study of atherosclerotic disease progression in the renal artery. Circulation 1998, 98: 2866-2872.
[76] Cambria RP, Brewster DC, L' Itaien GJ, et al. Renal artery reconstruction for the preservation of renal function. J Vasc Surg 1996, 24: 371-382.
[77] Henry M, Amor M, Henry I, et al. Stent placement in the renal artery: three year experience with the Palmaz stent. JVIR, 1996, 7: 343-350.
[78] Henry M, Henry I, Klonaris C, et al. Renal angioplasty and stenting under protection: The way for the future? Catheter Cardiovasc Interv 2003, 6: 299-312.
[79] Lee BB, Villavicencio L, Kim YW, et al. Primary Budd-Chiari syndrome: outcome of endovascular management for suprahepatic venous obstruction. J Vasc Surg. 2006, 43(1): 101-108.
[80] Mukund A, Gamanagatti S. Imaging and interventions in Budd-Chiari syndrome. World J Radiol. 2011, 28; 3(7): 169-177.
[81] Dilawari JB, Bambery P, Chawla Y, et al. Hepatic outflow obstruction (Budd-Chiari syndrome). Experience with 177 patients and a review of the literature. Medicine (Baltimore). 1994, 73(1): 21-36.
[82] Murad SD, Valla DC, de Groen PC, et al. Determinants of survival and the effect of portosystemic shunting in patients with Budd-Chiari syndrome. Hepatology 2004, 39(2): 500-508.
[83] Fisher NC, McCafferty I, Dolapci M, et al. Managing Budd-Chiari syndrome: a retrospective review of percutaneous hepatic vein angioplasty and surgical shunting. Gut 1999, 44(4): 568-574.
[84] Stanley AJ, Jalan R, Forrest EH, et al. Longterm follow up of transjugular intrahepatic portosystemic stent shunt (TIPS) for the treatment of portal hypertension: results in 130 patients. Gut, 1996, 39: 479-485.
[85] Luca A, Miraglia R, Caruso S, et al. Short- and long-term effects of the transjugular intrahepatic portosystemic shunt on portal vein thrombosis in patients with cirrhosis. Gut. 2011, 60(6): 846-852.
[86] Sanyal AJ, Freedman AM, Luretic VA, et al. The natural history of portal hypertension after transjugular intrahepatic portosystemic shunts. Gastroenterology, 1997, 112: 889-898.
[87] 张曦彤, 徐克, 戴旭, 等. 经颈静脉肝内门腔分流术治疗复杂型Budd-Chirari综合征. 中华放射学杂志, 2001, 35: 34-36.
[88] 蒋小平. 股部小切口取出血管内异物. 中华医学研究杂志, 2006, 6(4): 419-420.
[89] 陈纪言, 周颖玲. 经皮摘取血管内折断的导管和迷失的导线. 广东医学, 1995, 16(2): 82-83.
[90] 大滝诚, 李松柏. 心血管内异物取出法. 日本医学介绍, 1991, 12(8): 340.

中英文专业词汇索引

T

W

X

Y

Z

附　录

图目录

表目录